Helmut Rössler/Wolfgang Rüther
Orthopädie und Unfallchirurgie

Helmut Rössler/Wolfgang Rüther

Orthopädie und Unfallchirurgie

Begründet von Peter Pitzen,
weitergeführt und neu bearbeitet von
Helmut Rössler und Wolfgang Rüther

19., aktualisierte und erweiterte Auflage

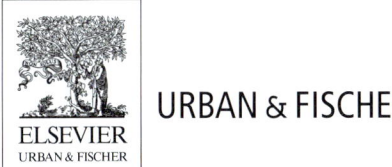

URBAN & FISCHER

Zuschriften und Kritik an:

Elsevier GmbH, Urban & Fischer Verlag, Lektorat Medizinstudium, Karlstraße 45, 80333 München oder e-mail an medizinstudium@elsevier.de oder Klinik für Orthopädie des Universitätsklinikums Hamburg-Eppendorf, Herrn Prof. Dr. med. Wolfgang Rüther, Martinistr. 52, 20246 Hamburg

Wichtiger Hinweis für den Benutzer

Die Erkenntnisse in der Medizin unterliegen laufendem Wandel durch Forschung und klinische Erfahrungen. Herausgeber und Autoren dieses Werkes haben große Sorgfalt darauf verwendet, dass die in diesem Werk gemachten therapeutischen Angaben (insbesondere hinsichtlich Indikation, Dosierung und unerwünschter Wirkungen) dem derzeitigen Wissensstand entsprechen. Das entbindet den Nutzer dieses Werkes aber nicht von der Verpflichtung, anhand der Beipackzettel zu verschreibender Präparate zu überprüfen, ob die dort gemachten Angaben von denen in diesem Buch abweichen, und seine Verordnung in eigener Verantwortung zu treffen.
Wie allgemein üblich wurden Warenzeichen bzw. Namen (z.B. bei Pharmapräparaten) nicht besonders gekennzeichnet.

Bibliografische Information Der Deutschen Bibliothek

Die Deutsche Bibliothek verzeichnet diese Publikation in der Deutschen Nationalbibliografie; detaillierte bibliografische Daten sind im Internet unter http://dnb.ddb.de abrufbar.

Alle Rechte vorbehalten
19. Auflage 2005
© Elsevier GmbH, München
Der Urban & Fischer Verlag ist ein Imprint der Elsevier GmbH.
ISBN 3-437-42381-9

05   06   07   08   09   5   4   3   2   1   0

Für Copyright in Bezug auf das verwendete Bildmaterial siehe Abbildungsnachweis.
Der Verlag hat sich bemüht, sämtliche Rechteinhaber von Abbildungen zu ermitteln. Sollte dem Verlag gegenüber dennoch der Nachweis der Rechtsinhaberschaft geführt werden, wird das branchenübliche Honorar gezahlt.

Programmleitung: Dr. med. Dorothea Hennessen
Leitung Team Klinik: Nathalie Blanck
Lektorat: Kerstin Popp
Redaktion: Thomas Böttcher
Herstellung: Cornelia Reiter
Satz: Typodata, München
Druck und Bindung: Appl, Wemding
Grafiken: Henriette Rintelen, Velbert
Umschlaggestaltung: SpieszDesign, Neu-Ulm
Gedruckt auf Luxosamtoffset 90g

Printed in Germany
ISBN 3-437-42591-9

Vorwort zur 19. Auflage

Als Peter Pitzen 1936 sein »Kurzgefaßtes Lehrbuch der orthopädischen Krankheiten« herausbrachte, war die Orthopädie noch keineswegs an allen deutschen Universitäten vertreten. In seinem Vorwort zur 1. Auflage schrieb er: „Das Buch soll dem Praktiker helfen, das Versäumte nachzuholen. Dem Studenten aber soll es ein Wegweiser in das Neuland der Orthopädie sein."

Seit der 10. Auflage hat sein Schüler Helmut Rössler das Anliegen des Gründers unter fortlaufender Aktualisierung weitergetragen. Trotz völliger Neubearbeitung blieb dabei die ursprüngliche Konzeption, dem Leser bei Konzentration auf das Wesentliche ein möglichst anschauliches und umfassendes Bild der besprochenen Materie und Verständnis für die pathogenetischen und klinischen Zusammenhänge zu vermitteln, vorrangiges Anliegen. Mit der 17. Auflage wurde durch den Eintritt von Wolfgang Rüther, einem Schüler von Helmut Rössler, wiederum ein Generationsübergang eingeleitet.

Seit der ersten Auflage sind fast 70 Jahren vergangen, in denen sich das Bild moderner Orthopädie vor allem durch eine technologische Entwicklung ungeheurer Dimension verändert hat. Manche klassischen orthopädischen Krankheitsbilder, wie die Poliomyelitis und die Tuberkulose der Knochen und Gelenke, haben mit ihrer Bedeutung auch ihre Schrecken verloren. Dafür werden wir dank steigender Lebenserwartung und als Konsequenz zunehmender Segnungen der zivilisatorischen Entwicklung immer mehr mit Problemen konfrontiert, die noch vor wenigen Jahrzehnten kaum eine Rolle spielten: Schäden durch Bewegungsmangel, Schäden durch enthusiastische Sportivität, Erwartungen an die viel zitierte Lebensqualität bis ins hohe Alter. Dadurch erhält die Orthopädie einen hohen Stellenwert für die Gesundheit der Bevölkerung. Hierin liegt auch die wachsende Bedeutung der Orthopädie für das Medizinstudium und für die Tätigkeit des Hausarztes. Die WHO hat dieses Jahrzehnt zur „bone and joint decade" ausgerufen.

Das Fachgebiet Orthopädie war immer auch zuständig für die Traumatologie der Bewegungsorgane. Die beschlossene Zusammenführung der bisher getrennten Gebiete Orthopädie und Unfallchirurgie stellt insofern keine grundlegende Neuerung dar. Dennoch wird sich das Studium der Orthopädie mehr als bisher und zusätzlich dem Unfall und seinen Folgen widmen müssen, wenn zukünftig die Traumatologie vollständig in ein Gebiet „Orthopädie und Traumatologie" eingebettet wird. Wie bisher wird die Orthopädie auch in Zukunft kein ausschließlich operatives Fach sein und seine Vertreter werden sich nicht auf die Tätigkeit eines „orthopedic surgeon" beschränken können. Die konservative Orthopädie einschließlich der Technischen Orthopädie, der Physikalischen Medizin und der Rehabilitation bleibt für den größten Teil der orthopädischen Krankheiten die zentrale Säule.

Das vorliegende Buch will einen Überblick über den gesamten Arbeitsbereich der Orthopädie geben. Dabei liegt die Betonung auf der klinischen Thematik. Der Student findet darin das Grundwissen des Faches, das er zum Examen benötigt; dem Hausarzt und dem Nicht-Orthopäden mag es zur raschen Orientierung dienen. Für die Befriedigung besonderer Interessen muss auf die Spezialliteratur verwiesen werden.

Gemeinsam haben wir den Stoff überarbeitet, aktualisiert und den neueren Entwicklungen der Orthopädie gemäß etwas anders gewichtet. Zugleich soll es unter dem Eindruck der neuen Approbationsordnung und der modernen curricularen Medizinausbildung zeitgemäßen didaktischen Ansprüchen gerecht werden. So möge denn auch diese Auflage dem bisher angesprochenen Leserkreis von Nutzen sein.

Unser Dank gilt allen denjenigen, die mit Kritik, Anregungen und Korrekturen zur Verbesserung beigetragen haben. Ein besonders herzlicher Dank gebührt Herrn Dr. Jörn Steinhagen, der als Mitarbeiter der Hamburger Klinik wertvolle Beiträge zur didaktischen Aufbereitung geliefert hat. Der Verlag hat das Werk in neuer Form, aber wieder in bewährter Qualität herausgebracht. Frau Dr. med. D. Hennessen als Programmleiterin sei gedankt für die Förderung und Frau Popp als Lektorin für die unerschöpfliche Geduld und die unermüdliche Beharrlichkeit.

Bonn und Hamburg, im April 2005
Helmut Rössler und Wolfgang Rüther

Inhalt

Abkürzungsverzeichnis

A.	Arteria		FPL	Flexor pollicis longus
a.p.	anterior-posterior		ggf.	gegebenenfalls
Abd.	Abduktion		γ-GT	Gamma-Glutamyl-Transferase
AC-Gelenk	Akromioklavikulargelenk		GIT	Gastrointestinaltrakt
Add.	Adduktion		GOT	Glutamat-Oxalacetat-Transaminase
ADL	activities of daily living		GPT	Glutamat-Pyruvat-Transaminase
AK	Antikörper		h	Stunde/n
allg.	allgemein/e/r/s		Hb	Hämoglobin
Amp.	Ampulle		Hkt	Hämatokrit
ANA	antinukleäre Antikörper		HLA	human leucocyte antigen
ant.	anterior/anterius		HWS	Halswirbelsäule
ANV	akutes Nierenversagen		HWZ	Halbwertszeit
AP	alkalische Phosphatase		i.a.	intraartikulär
Appl.	Applikation		i.A.	im Allgemeinen
Aro.	Außenrotation		ICP	infantile Zerebralparese
ASL	Antistreptolysin		i.d.R.	in der Regel
AT	Antetorsion		IE	internationale Einheiten
Ätiol.	Ätiologie		Ig	Immunglobulin
AVK	arterielle Verschlusskrankheit		i.m.	intramuskulär
AZ	Allgemeinzustand		Ind.	Indikation
bakt.	bakteriell/e/r		Inf.	Infektion
BB	Blutbild		Inj.	Injektion
BGA	Blutgasanalyse		insbes.	insbesondere
BLD	Beinlängendifferenz		Insuff.	Insuffizienz
BSG	Blutkörperchensenkungsgeschwindigkeit		intraop.	intraoperativ/e/r/s
BÜ	Beckenübersicht		Iro.	Innenrotation
BV	Bildverstärker		ISG	Iliosakralfugen
BWS	Brustwirbelsäule		i.v.	intravenös/e/r/s
BZ	Blutzucker		J.	Jahre
bzw.	beziehungsweise		JRA	juvenile rheumatoide Arthritis
C	zervikale Segmente/Wirbelkörper		JÜR	Jahres-Überlebens-Rate
Ca	Karzinom		JVD	Jugularvenendruck
CCD	Centrum-Collum-Diaphysen(-Winkel)		Jzt.	Jahrzehnte
chron.	chronisch/e/r/s		K$^+$	Kalium
CMV	Cytomegalievirus		KD	Kirschner-Draht
CPM	continuous passive motion		kg KG	Kilogramm Körpergewicht
CRP	C-reaktives Protein		KG	Krankengymnastik, Körpergewicht
CT	Computertomographie		KH	Kohlenhydrate
d	Tag		KHK	koronare Herzkrankheit
D-Arzt	Durchgangsarzt		KI	Kontraindikation
DD	Differentialdiagnose		KM	Kontrastmittel
deg.	degenerative/r/s		KO	Komplikation
Deg.	Degeneration		kons.	konservativ/e/r/s
DGOT	Deutsche Gesellschaft für Orthopädie und Traumatologie		Kps.	Kapsel
DHS	dynamische Hüftschraube		Krea	Kreatinin
Diab. mell.	Diabetes mellitus		L	lumbale Segmente/Wirbelkörper
Diagn.	Diagnostik		LA	Lokalanästhetika/-esie
dist.	distal		lat.	lateral/e/r/s
dl	Deziliter		LDH	Laktatdehydrogenase
DMS	Durchblutung, Motorik, Sensibilität		Leukos	Leukozyten
Drg.	Dragees		li	links
DS	Druckschmerz		Lig.	Ligamentum
Eb.	Ebenen		Lj.	Lebensjahr
EBV	Epstein-Barr-Virus		Ljz.	Lebensjahrzehnt
EK	Erythrozytenkonzentrat		LK	Lymphknoten
EKG	Elektrokardiogramm		LWS	Lendenwirbelsäule
E'lyte	Elektrolyte		M	Männer
EMG	Elektromyographie		M.	Musculus, Morbus
E'phorese	Elektrophorese		MC	Metacarpale
Erkr.	Erkrankung		MCV	mean corpuscular volume
Erw.	Erwachsene		MdE	Minderung der Erwerbsfähigkeit
Ery	Erythrozyten		ME	Materialentfernung
evtl.	eventuell/e/r/s		med.	medial/e/r/s
Ext.	Extension		mg	Milligramm
EZ	Ernährungszustand		Mg	Magnesium
F	Frauen		Min.	Minute

mind.	mindestens	RG	Rasselgeräusche
Mio	Millionen	RM	Rückenmark
ml	Milliliter	Rö	Röntgen
MMC	Myelomeningozele	RR	Blutdruck nach Riva-Rocci
mmHg	Millimeter Quecksilbersäule	s.c.	subkutan/e/r/s
Mon.	Monat/e	Sek.	Sekunde/n
MRT	Magnetresonanztomographie	s.l.	sublingual/e/r/s
MTP-Gelenk	Metatarsophalangealgelenk	SHF	Schenkelhalsfraktur
N.	Nervus	SHT	Schädel-Hirn-Trauma
Na⁺	Natrium	SLE	systemischer Lupus erythematodes
NaCl	Natriumchlorid	Sono	Sonographie
NB	Nachbehandlung	SPA	Spondylitis ankylosans
neg.	negativ/e/r/s	sup.	superior/superius
neurol.	neurologisch/e/r/s	Supp.	Suppositorium
NLG	Nervenleitgeschwindigkeit	Sy.	Syndrom
NPP	Nucleus-pulposus-Prolaps	Syn.	Synonym
NSA	nichtsteroidale Antiphlogistika	Szinti	Szintigraphie
NSAR	nichtsteroidale Antirheumatika	Tbc	Tuberkulose
NW	Nebenwirkungen	Tbl.	Tablette
OA	Oberarm	TEP	Totalendoprothese
OP	Operation	tgl.	täglich/e/r/s
orthop.	orthopädisch/e/r/s	Th	thorakale Segmente/Wirbelkörper
O.d.f.	Osteochondrosis dissecans femoris	Ther.	Therapie
OS	Oberschenkel	Thrombos	Thrombozyten
OSG	oberes Sprunggelenk	TIA	transitorische ischämische Attacke
p.a.	posterior-anterior	Tr.	Tropfen
Pat.	Patient	Tub.	Tuberculum
pathol.	pathologisch/e/r/s	u.a.	und andere
pAVK	periphere arterielle Verschlusskrankheit	UA	Unterarm
PCR	polymerase chain reaction	UAGST	Unterarm-Gehstützen
PDA/PDK	Periduralanästhesie/Periduralkatheter	US	Ultraschall, Unterschenkel
physik.	physikalisch/e/r/s	USG	unteres Sprunggelenk
physiol.	physiologisch/e/r/s	u.U.	unter Umständen
p.o.	per os	V.	Vena
pos.	positiv/e/r/s	V.a.	Verdacht auf
post.	posterior/posterius	v.a.	vor allem
postop.	postoperativ/e/r/s	Vit.	Vitamin
präop.	präoperativ/e/r/s	WK	Wirbelkörper
Progn.	Prognose	Wo.	Woche/n
prox.	proximal/e/r/s	WS	Wirbelsäule
RA	rheumatoide Arthritis	z.B.	zum Beispiel
re	rechts	ZNS	zentrales Nervensystem
Reha	Rehabilitation	z.T.	zum Teil
rez.	rezidivierend/e/r/s	ZVD	Zentralvenendruck
RF	Rheumafaktoren	ZVK	zentraler Venenkatheter

Quellenverzeichnis

[1] Putz, Reinhard; Pabst, Reinhard: **Sobotta, Atlas der Anatomie des Menschen Band 1,** Kopf, Hals, Obere Extremität, 21. Aufl. 1999, Urban & Fischer Verlag

[2] Putz, Reinhard; Pabst, Reinhard: **Sobotta, Atlas der Anatomie des Menschen Band 2,** Rumpf, Eingeweide, untere Extremität, 21. Aufl. 1999, Urban & Fischer Verlag

[3] Muntau, A.: **Intensivkurs Pädiatrie,** 3. Aufl. 2003, Urban & Fischer Verlag

[4] Greenspan, Adam: **Skelettradiologie,** Orthopädie, Traumatologie, Rheumatologie, Onkologie, 3. Aufl. 2002, Elsevier Urban & Fischer Verlag

[5] Renz-Polster, Herbert; Braun, Jörg: **Basislehrbuch Innere Medizin,** 3. Aufl. 2004, Elsevier Urban & Fischer Verlag

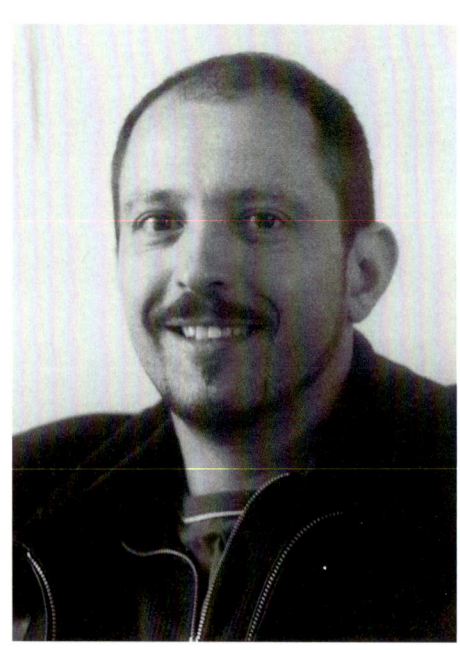

Darko Lesjak

1966 in Slovenj Gradec, Slowenien, geboren. Von 1981 bis 1985 besuchte Lesjak die Schule für Gestaltung und Fotografie in Ljubljana. In Maribor studierte er von 1987 bis 1992 Kunstpädagogik an der Pädagogischen Fakultät und Malerei bei Prof. Pandur, Abschluss mit Diplom. Im Anschluss daran siedelte er nach Deutschland über. Von 1992 bis 1999 folgte das Studium der Malerei bei Prof. Jürgen Reipka an der Akademie der Bildenden Künste in München, 1997 Meisterschüler, Studienabschluss mit Diplom. Seit 1994 intensive Studien und Arbeiten in der Glasmalerei. Von 1999 bis 2002 war er an der Akademie der Bildenden Künste künstlerischer Assistent für Malerei beschäftigt. Lesjak lebt und arbeitet als freischaffender Künstler in München.

Kontakt-Email: darko.lesjak@epost.de

Titelbild: Bewegt in Gelb

1 Grundlagen

Zur Orientierung

Angeborene Störungen, Erkrankungen und Verletzungen der Haltungs- und Bewegungsorgane und Versuche zu ihrer Behandlung sind schon aus den ältesten Zeiten und Kulturen bekannt. Die Bezeichnung „Orthopädie" wurde jedoch erst 1741 von Nicolas Andry geprägt. Etwa von dieser Zeit an setzte die Konsolidierung eines einheitlichen Sonderfaches der Medizin ein, indem die alten, teils paramedizinischen Erfahrungen der manuellen und Bewegungstherapie, handwerklich-technische Methoden und die mit Einführung der Antisepsis und Narkose erweiterten Einsatzmöglichkeiten der Chirurgie zu einem gemeinsamen Arbeitsgebiet verschmolzen.

Das Wort „Orthopädie" lässt aus dem Griechischen verschiedene Deutungen zu:

ορδος (orthos) mag hier an den aufrechten Gang des Menschen, die gerade Haltung, aber auch an Gelenkachsen und Kraftlinien, also wesentliche biomechanische Aspekte, erinnern. παιδεια (Erziehung) steht ebenso für körperliche Ertüchtigung, funktionelles Training wie für Wachstumslenkung und Rehabilitation.

1.1 Einleitung

! Orthopädie ist die Medizin der Stütz- und Bewegungsorgane.
In der offiziellen **Definition** umfasst die **Orthopädie** die Erforschung, Erkennung, Verhütung, Behandlung und Rehabilitation von angeborenen sowie erworbenen Formveränderungen und Funktionsstörungen, Erkrankungen und Verletzungen der Stütz- und Bewegungsorgane in allen Lebensabschnitten.

Dazu gehören alle Strukturen des lokomotorischen Systems: Knochen, Gelenke, Bänder, Schleimbeutel, Muskeln und Sehnen.

! Zur Orthopädie zählen eine Reihe von Spezialdisziplinen wie z.B. die orthopädische Rheumatologie, die Kinderorthopädie, die orthopädische Onkologie, die Rehabilitationsmedizin, die Technische Orthopädie, die Neuroorthopädie, die Osteologie und die Traumatologie.

Der Bauplan des Haltungs- und Bewegungsapparates und seine Leistungen unterliegen den gleichen **physikalischen Gesetzen,** wie sie der Architekt und Ingenieur in der Technik zu beachten haben. Der entscheidende Unterschied zur unbelebten Natur besteht darin, dass alle seine Elemente als lebendige Gebilde Teile des gesamten Organismus und als solche abhängig sind von den **biologischen Gesetzen** unseres Körpers.

Formabweichungen und Störungen der Funktion verlangen daher wie in keinem anderen Fach der praktischen Medizin technisches Denken und Vorstellungsvermögen in enger Bezogenheit auf biologische Vorgänge. Unser Körper, insbesondere das Skelett, ist bis zur Geburt in seiner grundsätzlichen, aber noch nicht endgültigen Gestalt präformiert. Die „Feineinstellung" der Gelenkachsen, der Zueinanderordnung und Formausreifung kleiner Knochen, etwa der Fußwurzel, und des komplizierten Muskelspiels erfolgt erst später durch Anpassungsvorgänge an die Bedingungen des postnatalen Lebens. Maßgebliche Faktoren sind dabei Einflüsse der Schwerkraft, Gewichtsverteilung und Spannungsverhältnisse in Ruhe und Bewegung, Fehlsteuerung durch Wachstumsstörungen, Hemmung der Blutzufuhr, Kontrolle der Bewegungsabläufe durch Nervenleitungen u.a.

Schäden können in allen Lebensphasen durch unterschiedliche Ursachen auftreten. Dabei fasst man drei Gruppen zusammen:

- vor der Geburt: anlagebedingt (genetisch) oder durch teratogene Schädigung
- bei der Geburt: Sauerstoffmangel oder mechanische Läsion
- nach der Geburt: Entwicklungsstörungen, Krankheiten, Überlastungen, Alterung und Verletzungen.

> **!** Jede Störung der **Form** bedingt eine Störung der **Funktion** und umgekehrt. Die Form- und Funktionsstörungen wirken sich auf die benachbarten Gelenke aus. Sie müssen durch funktionelle und strukturelle Veränderungen kompensiert werden.

Die **Formstörung** eines Gelenks führt auf Dauer zur Arthropathie mit Funktionsstörung.

So verursacht z.B. eine grobe Fehleinstellung des Schenkelhals-Schaftwinkels (Coxa valga oder vara, pathologische Torsion) oder eine unphysiologische Form der Pfanne eine verschlechterte Hüftgelenksmechanik. Die damit verbundenen unphysiologischen Belastungs- und Spannungsverhältnisse lösen im Laufe der Zeit Schäden am Gelenkknorpel aus, die von Umbauvorgängen im Knochen und funktionellen und strukturellen Veränderungen in der Gelenkkapsel und der gelenkübergreifenden Muskulatur begleitet werden. Die Folgen sind verminderte Widerstands- und Funktionsfähigkeit des Gelenks, Schmerzen und im Laufe der Zeit Deformierung der Gelenkkörper. Es entsteht eine deformierende Arthropathie. Verschleiß bedeutet in der Technik vorwiegend Substanzverlust, im biologischen Organismus jedoch auch Reaktion, d.h. Um- und Neubildung von Gewebe.

Eine **Funktionsstörung** wiederum löst körperliche Reaktionen in Form einer Veränderung der Muskelaktionen, der Durchblutung, der Zelltätigkeit und der lokalen Stoffwechselvorgänge aus. Sie sind zunächst noch reversibel, können aber schließlich durch eine „Umorganisierung" der betroffenen Strukturen und strukturelle Anpassung zu endgültig veränderten Verhältnissen führen. So veranlassen Schmerzen den Patienten, das betroffene Glied in einer bestimmten Schonstellung zu halten. Die zugehörige Muskulatur verharrt in einer (reflektorischen) Dauerspannung; später erschlafft die Muskulatur und atrophiert. Gelenkkapsel, Sehnen und Muskeln schrumpfen auf der zusammengezogenen Seite, verkürzen sich und ziehen das Gelenk u.U. in eine immer stärkere Fehlstellung. Aus der ursprünglich nur schmerzbedingten funktionellen Störung entwickelt sich durch gewebliche Adaptationsprozesse eine organisch fixierte strukturelle Störung.

Form- und Funktionsstörungen entfalten auch Fernwirkungen. Eine Funktionsstörung am Fuß, eine Kniegelenkerkrankung oder auch eine einseitige Beinverkürzung können z.B. über die damit verbundene Beckenkippung eine Fehlhaltung der Wirbelsäule und damit einhergehende Muskelverspannungen mit Schmerzen auslösen und so Auswirkungen auf ganz andere Körperregionen veranlassen. Man spricht in diesem Zusammenhang von einer **funktionellen Gliederkette.**

1.2 Der Knochen

1.2.1 Morphologie des Knochens

Bei der **Entwicklung des Skelettsystems** differenziert sich ein pluripotentes mesenchymales Keimgewebe zu unterschiedlich strukturiertem Binde-, Knorpel- und Knochengewebe. Die Pluripotenz der mesenchymalen Stammzellen bleibt zeitlebens erhalten. Dadurch wird nicht nur die Entwicklung des Knochensystems im Wachstumsalter möglich, sondern auch die Anpassung an unterschiedliche mechanische und biologische Bedingungen im Erwachsenenalter.

Im Laufe des Lebens unterliegt der Knochen ständigen physiologischen An-, Ab- und Umbauvorgängen. Bis zur Skelettreife überwiegt der Aufbau, im Erwachsenenalter halten sich De- und Regenerationsvorgänge in etwa die Waage. Im Senium steht der Abbau im Vordergrund, der jedoch bei ungünstigen inneren (Stoffwechsel) oder äußeren Bedingungen (Inaktivität) schon wesentlich früher in verstärktem Umfange eintreten kann.

Die eigentümliche **Verbundstruktur der Bauelemente** und ihr Kalkgehalt sind die Grundlage der typischen mechanischen Eigenschaften des Knochens:

- Formbeständigkeit
- Härte
- Druck-, Zug- und Torsionsfestigkeit.

Morphologisch besteht Knochengewebe aus einem Netzwerk von Zellen, die in einer von ihnen abgeschiedenen organischen Zwischensubstanz (Matrix) eingebettet sind, in der anorganische Mineralsalze abgelagert sind (☞ Abb. 1.1).

Zelluläre Knochenbestandteile

Die **zellulären Bestandteile** des Knochens sind
- Osteoblasten
- Osteozyten
- Osteoklasten.

Osteoblasten bilden die noch unverkalkte Grundsubstanz, das Osteoid. Damit mauern sie sich entweder in die Knochenmasse ein und werden zu **Osteozyten,** oder sie bleiben als inaktive (ruhende) Osteoblasten an der Oberfläche liegen. Mit der Matrixproduktion rücken die Osteozyten auseinander, bleiben aber durch ihre Ausläufer netzartig miteinander verbunden. **Osteoklasten** sind mehrkernige Riesenzellen, die mineralisierte Knochensubstanz abbauen und die Abbauprodukte phagozytieren können.

Knochengrundsubstanz und -stoffwechsel

Die **organische Knochengrundsubstanz** besteht im Wesentlichen aus **Kollagen Typ I**, das sehr bedeutsam für die Architektur und die mechanischen Eigenschaften des Knochens ist und ein wichtiges Kristallisationszentrum der Knochenminerale darstellt. Zu den **nichtkollagenen Knochenproteinen** zählen u.a.

- Knochenproteoglykane
- Osteokalzin
- morphogenetisches Knochenprotein.

Sie spielen entscheidende Rollen beim Stoffwechsel und bei der Regeneration des Knochengewebes sowie bei der Mineralisation der Knochenmatrix.

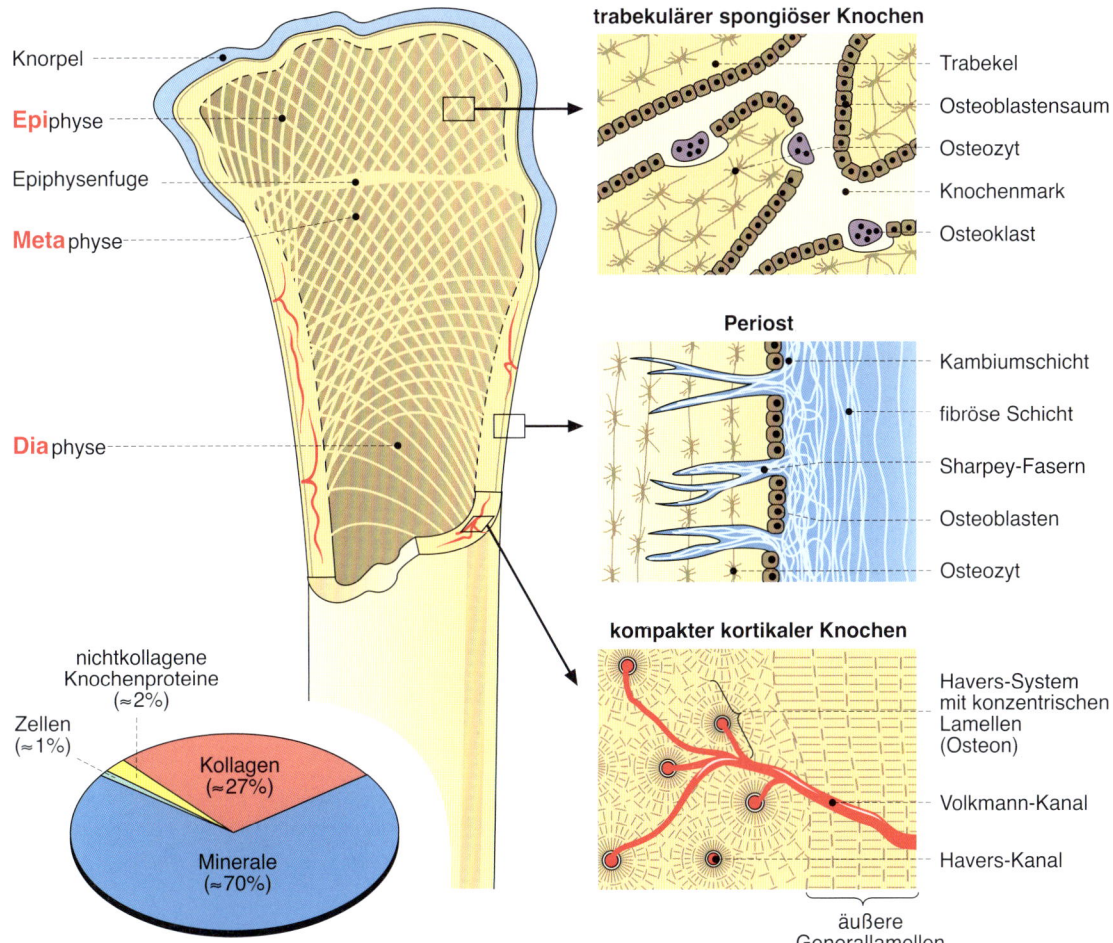

Abb. 1.1   Struktur und Zusammensetzung des Knochens (nach Netter, F. H.: Bewegungsapparat I. Thieme, Stuttgart–New York 1992).

Das Skelett des Erwachsenen enthält zwei Arten von Knochen: spongiösen und kortikalen.

Es handelt sich stets um Lamellenknochen; unreifer Faser- oder Geflechtknochen kommt beim Erwachsenen lediglich bei der Frakturheilung und bei bestimmten Krankheitsbildern vor, z. B. Hyperparathyreoidismus, M. Paget.

Kortikaler und spongiöser Knochen sind in ihrer biochemischen Zusammensetzung ähnlich. Ihr unterschiedlicher mikro- und makroskopischer Aufbau verleiht ihnen aber jeweils charakteristische Eigenarten: An der Knochenmasse ist die Kortikalis mit 80% beteiligt, die Spongiosa mit 20%. Das Verhältnis zwischen Masse und Oberfläche ist bei der Spongiosa zehnmal höher. Die Stoffwechselaktivität der Spongiosa ist ca. achtmal so groß wie die der Kortikalis.

Die **anorganische Knochensubstanz** (Knochenmineralien) besteht ganz überwiegend aus dem kristallinen Hydroxylapatit $[Ca_{10}(PO_4)_6(OH)_2]$, zum geringeren Teil aus anderen kristallinen Kalziumphosphaten und aus Kalziumkarbonaten ($CaCO_3$). Durch die Mineralieneinlage erhält der Knochen erst seine charakteristischen Eigenschaften.

Knochenstoffwechsel

Die Knochen werden durch rasche Verfügbarkeit des Kalziums auch als **Kalziumspeicher** zu einer wichtigen Komponente im Mineralstoffwechsel des Gesamtorganismus; dabei ist die Mobilisation von Kalzium aus dem Knochen ein zellvermittelter Vorgang. Die Einlagerung und die Mobilisierung von Kalzium im Knochen werden durch den Antagonismus zwischen dem in der Schilddrüse gebildeten **Kalzitonin** und dem von den Epithelkörperchen sezernierten **Parathormon** gesteuert (☞ Abb. 1.2). Ein wichtiger Regulator ist auch **Vitamin D,** dessen Produktion aus Vorstufen im Körper je nach der Höhe des Serumkalziumspiegels gefördert oder gebremst wird. Bei Vitamin-D-Mangel härtet der Knochen nicht aus. Die Entwicklung bleibt im unverkalkten Stadium stehen (Rachitis), oder es kommt beim Erwachsenen zur Knochenerweichung (Osteomalazie). Mineralmangel bzw. -ausschwemmung bei gleichzeitigem Eiweißschwund führt zur Knochenatrophie (Osteoporose). Von wesentlicher Bedeutung ist das Verhältnis zwischen Kalzium und Phosphat, das der Körper möglichst konstant zu halten sucht. Wenn der Kalkverlust im Knochen 20–30% erreicht, wird er im Röntgenbild erkennbar.

Phosphatasen sind von den Knochenzellen gebildete Enzyme, die Phosphatverbindungen spalten und damit in den Präzipitierungsvorgang der Mineralsalze in der Grundsubstanz eingreifen. Die **alkalische Phosphatase** ist bei der Knochenregeneration und beim Knochenwachs-

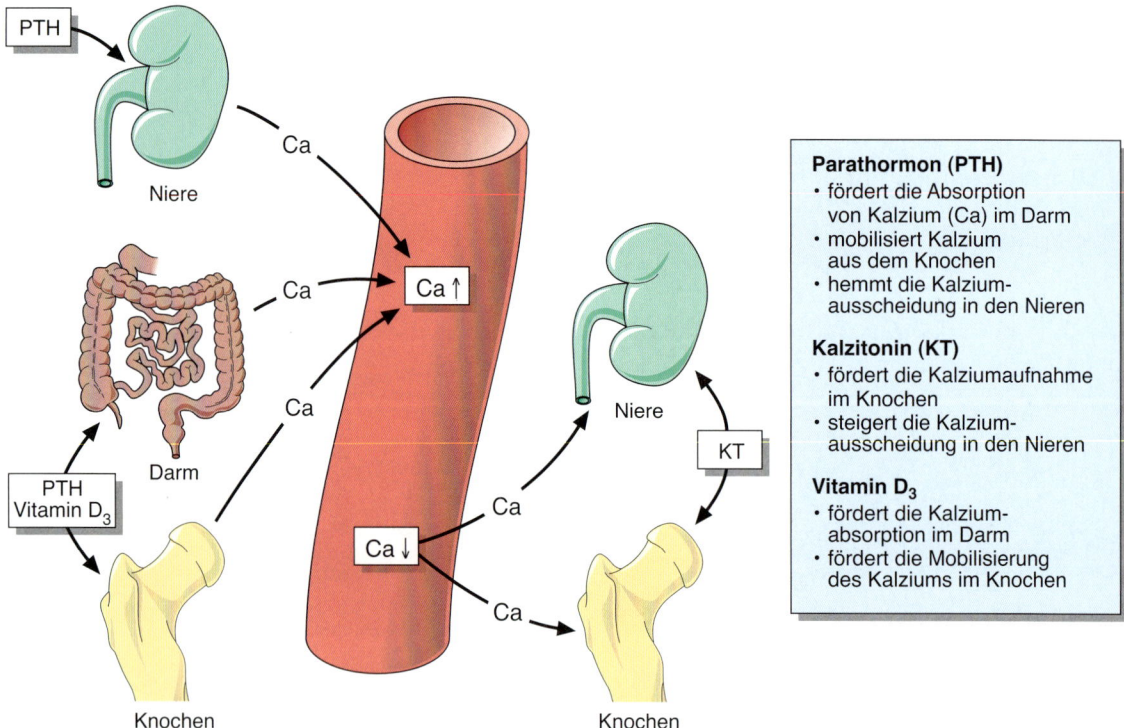

Parathormon (PTH)
- fördert die Absorption von Kalzium (Ca) im Darm
- mobilisiert Kalzium aus dem Knochen
- hemmt die Kalziumausscheidung in den Nieren

Kalzitonin (KT)
- fördert die Kalziumaufnahme im Knochen
- steigert die Kalziumausscheidung in den Nieren

Vitamin D$_3$
- fördert die Kalziumabsorption im Darm
- fördert die Mobilisierung des Kalziums im Knochen

Abb. 1.2   Regulation der Kalziumhömoöstase bei Hyper- und Hypokalzämie.
Der Knochen ist als Kalziumreservoir beteiligt, Darm und Niere als Ausscheidungs- und Resorptionsorgane für Kalzium. Parathormon, Kalzitonin und Vitamin D nehmen über die Regulierung der Kalziumhömoöstase auch Anteil an der Homöostase der Knochenstruktur, indem sie – wie z. B. auch die Östrogene – auf die Knochenzellen einwirken.

tum, also Vorgängen des Knochenaufbaus, erforderlich. Man findet ihre Serumkonzentration daher erhöht bei Kindern und Jugendlichen, aber auch in Fällen, bei denen vermehrt osteoides Gewebe gebildet wird (bei destruierenden Knochenprozessen, Knochentumoren und Metastasen, Osteomalazie, Paget-Krankheit u. a.).

1.2.2 Struktur des Knochens

Strukturell unterscheidet man am reifen Knochen die massiv gebauten Teile als Kompakta, die gewöhnlich auch seine äußere Umhüllung darstellen (Kortikalis), von den innen gelegenen trajektoriell strukturierten Anteilen, der Spongiosa.

> **!** Die Masse kompakten und spongiösen Knochens hängt von den jeweiligen statischen und dynamischen Erfordernissen ab. Sie bestimmen auch die für den einzelnen Knochen charakteristische trajektorielle Spongiosaarchitektur, indem sich die Trabekelzüge entsprechend der mechanischen Beanspruchung ausrichten (☞ Abb. 1.4).

In der Kompakta verlaufen die Lamellen zirkulär um ein zentrales Blutgefäß (**Havers-Kanal**) und bilden so die strukturelle Grundeinheit wie dicht gepackte Zylinder, das Osteon (☞ Abb. 1.1). Die Oberfläche der Havers-Kanäle und der Markräume wird vom **Endost** mit einem dichten Belag aus Osteoblasten bedeckt. Nach außen ist der Knochen vom **Periost** (Knochenhaut) umschlossen. Von ihm geht in

der Jugend das Dickenwachstum des Knochens aus; später dient es der Ernährung des benachbarten Knochens, mit dem zahlreiche Gefäßverbindungen bestehen. Seine osteoblastische Potenz wird aber auch im Erwachsenenalter aktiviert, z. B. bei einer Fraktur oder bei Knochentumoren.

Während die kurzen und platten Knochen von mehr oder weniger kräftiger Kortikalis umschlossene spongiöse Einheiten darstellen, unterscheidet man an den Röhrenknochen den Schaft (**Diaphyse**), der an beiden Enden über eine Übergangszone (**Metaphyse**) in die **Epiphyse** übergeht, die als Gelenkkörper dient (☞ Abb. 1.3).

1.2.3 Osteogenese, Wachstum und Reifung

Wachstum und Entwicklung des Skeletts vollziehen sich über eine Reihe exakt aufeinander abgestimmter Ereignisse. Diese sind in den Grundzügen genetisch determiniert und werden durch zentrale endokrine wie durch periphere biophysikalische und biochemische Prozesse gesteuert. Knochen kann auf verschiedene Weise gebildet werden (☞ Abb. 1.3).

Chondrale Ossifikation

Bei der **chondralen Ossifikation** (Osteogenesis cartilaginea, indirekte Ossifikation) wird der Knochen zunächst knorpelig vorgebildet. Erst danach wird der Knorpel schrittweise durch Knochengewebe ersetzt (Ersatzknochen). Man unterscheidet zwei Arten der Ersatzknochenbildung: die enchondrale und die perichondrale Ossifikation.

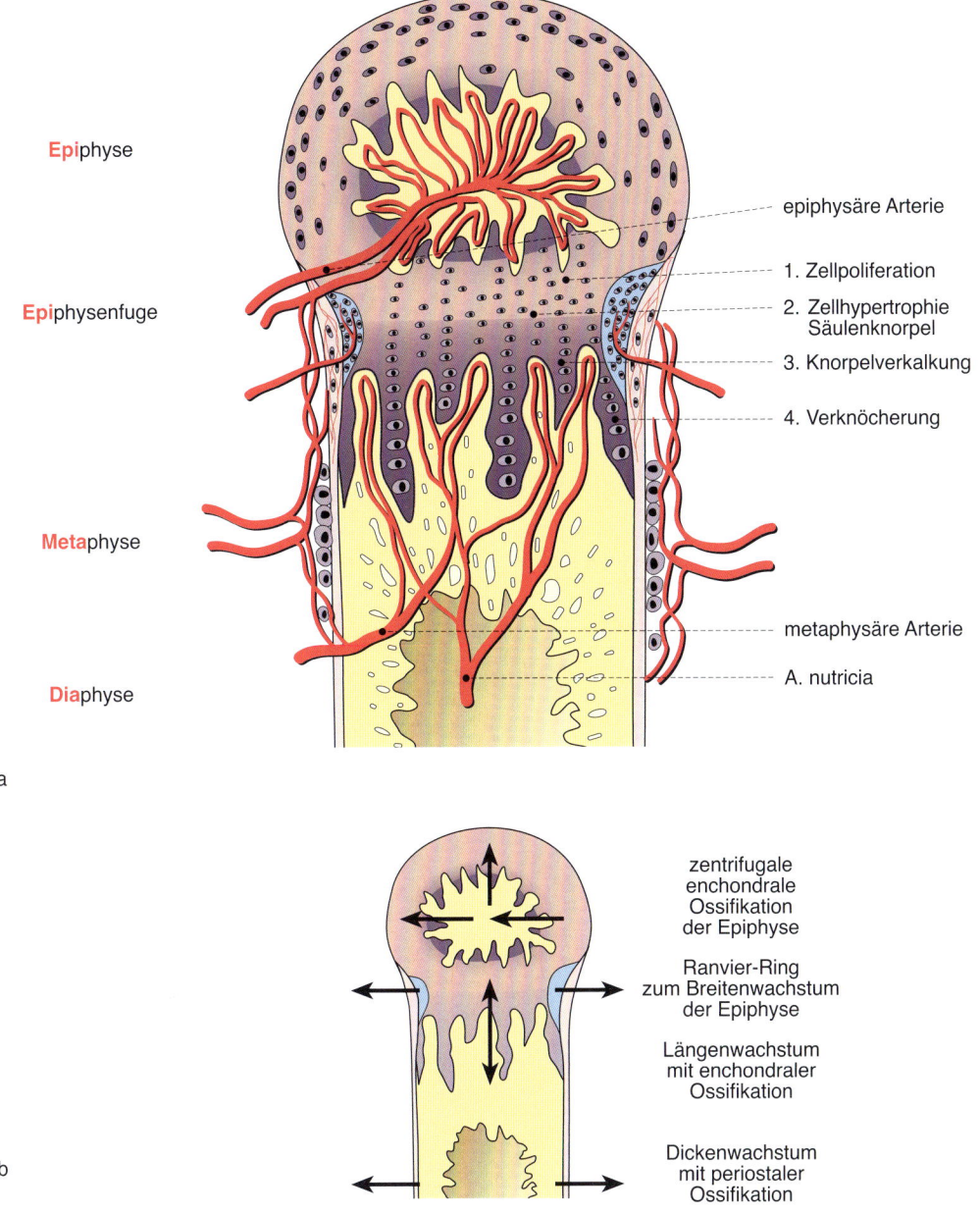

Abb. 1.3 Struktur der Epiphyse, der Metaphyse und der Wachstumsfuge (a) und Formen der Ossifikation (b). Man beachte die zonale Gliederung der Epiphysenfuge und die getrennte arterielle Versorgung der Epiphyse und der Meta- und Diaphyse.

■ Bei der wesentlich bedeutsameren **enchondralen** Ossifikation findet die Knochenbildung im Zentrum des Knorpelgewebes statt, wie z. B. in der Epiphysenfuge und in der Epiphyse. Auch kleine Knochen, z. B. der Hand- und der Fußwurzel, werden enchondral verknöchert.

■ Die **perichondrale** Ossifikation ist ein Vorgang, bei dem die Knochenbildung von der äußeren Oberfläche der präformierten Knorpelstruktur ausgeht.

Desmale Ossifikation

Bei der **desmalen Ossifikation** (Osteogenesis membranacea, direkte Ossifikation) findet eine knorpelige Präformierung nicht statt. Die pluripotenten mesenchymalen Zellen des ortsständigen Bindegewebes wandeln sich in Osteoblasten um und bilden Knochen direkt unter Umgehung einer Knorpelformation. Nur wenige Knochen werden im Wachstumsalter vollständig nach diesem Verknöcherungsmechanismus gebildet, z. B. das Schädeldach, der Gesichtsschädel und die Klavikula. Der Weg der desmalen Knochenneubildung hat vor allem für das Dickenwachstum der Röhrenknochen Bedeutung. Dabei lagert die periostale Kambiumschicht neuen Knochen auf schon vorhandene Knochenlamellen auf; hier wird die desmale Verknöcherung deshalb auch **periostale Ossifikation** genannt. Die gleichzeitige Verbreiterung des Markraumes wird durch endostalen Knochenabbau gewährleistet.

Eine **gemischt chondrale und desmale** Ossifikation findet bei der Frakturheilung und im Rahmen sog. ektoper Knochenneubildung statt.

Wachstum

Das **allgemeine Körperwachstum** erfolgt diskontinuierlich. Die größte Zunahmerate liegt im ersten Lebensjahr. Danach ist die Wachstumsgeschwindigkeit geringer und beschleunigt sich jeweils in sog. Streckungsphasen bis in die Zeit der Pubertät. Danach sind die meisten Knochen ausgereift; mit 18–20 Jahren hört das Größenwachstum ganz auf. Mit den Streckungsperioden ist auch ein **Gestaltwandel** verbunden, das heißt, die Körperproportionen entwickeln sich von denen des Säuglings über die des Kleinkindes zu denen des Jugendlichen und Erwachsenen. Wachstum und Reifung stehen in enger Verbindung mit der Tätigkeit der Hypophyse, der Keimdrüsen und der Schilddrüse, unterliegen aber auch ererbten (individuellen, familiären, ethnischen) und geschlechtlichen Faktoren. Daraus ergeben sich Unterschiede im normalen Wachstum und bei den Wachstumsstörungen.

Das **Längenwachstum** der langen Röhrenknochen erfolgt durch enchondrale Ossifikation in den Epiphysenfugen. Vorzeitiger Schluss oder verminderte Aktivität der Epiphysenfugen führt zu Minderwuchs, Stimulation der Fugen zu beschleunigtem und vermehrtem Wachstum. So kann z. B. eine Verletzung der Fuge zu ihrer Verödung und dadurch zur Verkürzung des Knochens oder – bei nur teilweiser Zerstörung – zum Schiefwuchs führen. Auch schlaffe Lähmungen (Poliomyelitis!) haben infolge Minderdurchblutung bei Kindern vermindertes Wachstum der betroffenen Extremität zur Folge. Traumen in der Fugenumgebung, z. B. bei einer diaphysären Fraktur, führen zu verstärkter Fugenaktivität und vermehrtem Längenwachstum des Knochens.

Skelettreife und -alter

Skelettreife bedeutet das Ende der Längen- und Dickenzunahme der Knochen; das Skelett hat seine endgültige Ausgestaltung erreicht. Zu diesem Zeitpunkt sind die Wachstumsfugen knöchern verlötet. Skelettreife bedeutet aber nicht, dass der Knochen nicht auch im Erwachsenenalter weiteren Veränderungen unterliegt (☞ Kap. 1.2.4).

Als **Skelettalter** bezeichnet man dasjenige Entwicklungs- und Reifestadium des Skeletts, das unter physiologischen Bedingungen zu einem bestimmten chronologischen Zeitpunkt erreicht ist. Das Skelettalter wird wie das chronologische Alter in Monaten und Jahren gemessen, beide müssen nicht übereinstimmen. Vor allem endokrinologische Krankheiten können mit einer erheblichen Verzögerung und auch Beschleunigung der physiologischen Skelettentwicklung einhergehen. Die Kenntnis des Skelettalters ist wichtig für

- die Beurteilung des skelettalen Entwicklungsstadiums
- die Prognose noch zu erwartender Wachstumsdauer
- die Prognose einer zu erwartenden Körperlänge.

Da sich die Ossifikation der einzelnen Handknochen normalerweise in einer festgelegten Reihenfolge und nach einem gesetzmäßigen Muster vollzieht, lässt sich für jedes Lebensalter ein charakteristisches Ossifikationsmuster im Röntgenbild der Hand angeben (z. B. Atlas von Greulich und Pyle). Auf diese Weise lassen sich Abweichungen des

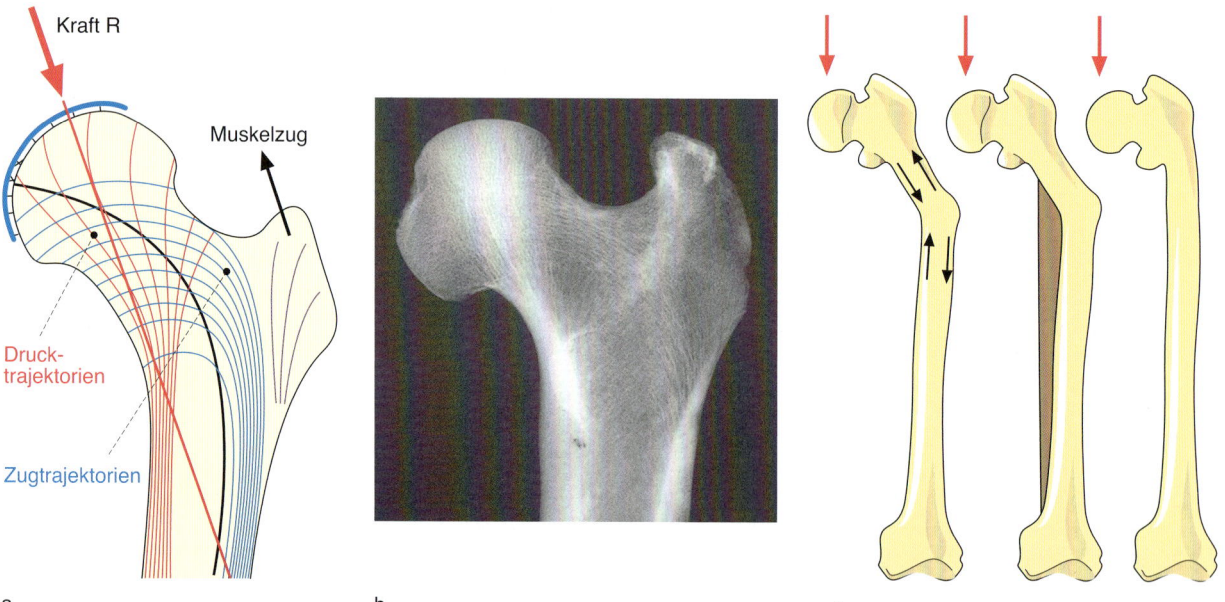

a   b   c

Abb. 1.4   Knochenarchitektur und physikalische Beanspruchung. Die kortikale und spongiöse Struktur des Knochens passt sich nach Form und Dichte den statischen Erfordernissen an. Transformationsgesetz von Wolff: Form und Dichte folgen der Funktion.

a) Zug- und Drucktrajektorien am koxalen Femurende orientieren sich entsprechend der Zug- und Druckbeanspruchung (nach Pauwels).
b) Trajektorienstruktur im Röntgenbild eines proximalen Femurendes.
c) Vor allem im Kindesalter vermag der Knochen (z. B. traumabedingte) Fehlstellungen im Laufe der Zeit wieder auszugleichen. Druck induziert osteoblastären Knochenanbau, Zug osteoklastären Abbau.

chronologischen Alters vom Skelettalter feststellen. Brauchbare Hinweise auf die Wachstumsentwicklung der Wirbelsäule liefert auch die Beurteilung der Darmbeinapophysen nach Risser (☞ Kap. 17.3).

1.2.4 Umbauvorgänge, Atrophie und Dystrophie

Umbauvorgänge

Die Wandlungsfähigkeit der Skelettelemente ist nach Erreichen des Reifestadiums nicht zu Ende, sie passen sich vielmehr wechselnden Anforderungen durch **Umbauvorgänge** ständig an („Remodelling"):
- Vermehrte Beanspruchung führt zu Substanzvermehrung
- Inaktivität und Spannungsverlust bewirken Substanzminderung, Rarefizierung.

> ! Das **Transformationsgesetz von Wolff** besagt, dass sich die Knochenstruktur in Form und Masse so formiert, wie sie am besten den einwirkenden Kräften entsprechen kann; das heißt, Form, Struktur und Masse richten sich nach der funktionellen Beanspruchung.

Dieses Prinzip gilt sowohl für den physiologischen Aufbau des Knochens wie auch für die Anpassung des Knochens an krankhafte Zustände (☞ Abb. 1.4c). Dementsprechend ändern sich die trajektorielle Struktur, Achsenwinkel und die äußere Form von Knochenteilen als Reaktion auf entsprechende Reize oder deren Ausbleiben. Derartige Anpassungsvorgänge stellen sich z. B. nach unfallbedingten Achsenfehlstellungen ein oder werden nach Umstellungsosteotomien bewusst induziert.

Auch wenn keine wechselnden, sondern konstante biophysikalische und biochemische Anforderungen an das Skelett gestellt werden, bleibt lebender Knochen stets stoffwechselaktiv, das heißt, er wird ständig umgebaut. Für diese Umbauvorgänge (**remodelling**) stehen dem Skelett 2–5 Millionen Baueinheiten (bone remodelling units) zur Verfügung. Der Umbau vollzieht sich in festen zeitlichen Zyklen: Kleine Mengen des Knochens werden durch Osteoklasten abgebaut und anschließend durch Osteoblasten wieder aufgebaut. Im gesunden Skelett sind beide Prozesse über interzelluläre Kommunikation mittels sog. Lokalhormone und z. B. elektromagnetischer Potenziale gekoppelt, Knochenabbau und Knochenanbau halten sich mengenmäßig die Waage, die **Knochenbilanz** ist ausgeglichen. Bis etwa zum Ende des 3. Lebensjahrzehnts erreicht die Gesamtknochenmasse durch eine positive Knochenbilanz ein Maximum (**peak bone mass**). Mit zunehmendem Alter wird die Knochenbilanz leicht negativ mit einem Masseverlust von ca. 1% pro Jahr (**Altersatrophie**). Im hohen Alter kann der Masseverlust so ausgeprägt sein, dass die Schwelle für spontane Frakturen unterschritten wird.

Veränderungen der Knochenmasse sind immer an zelluläre Leistungen der Osteoblasten und Osteoklasten gekoppelt. Dementsprechend findet die Regulation der Knochenmasse über eine Förderung oder Hemmung der Knochenzellen statt. Auch krankhafte Veränderungen der Knochenmasse sind stets auf eine Förderung oder Hemmung der Osteoblasten und Osteoklasten zurückzuführen, jeweils in unterschiedlichen Proportionen und mit unterschiedlicher Konsequenz für die Knochenbilanz (Osteoporose, Osteopetrose ☞ Kap. 5.4).

Atrophie und Dystrophie

Atrophie und Dystrophie sind Ausdruck eines krankhaften Gewebestoffwechsels, der selten allein den Knochen, sondern meist auch die Muskulatur, die periartikulären Gewebe und die Haut einbezieht. Ursachen sind lokale Störungen:
- Traumen
- zentrale und periphere Nervenaffektionen
- Inaktivität (auch längere Ruhigstellung von Extremitäten!)
- Entzündungen.

Atrophische Partien sind dünner, abgemagert; Masse und Struktur bzw. Funktion von Knochen, Muskulatur, Bindegewebe sind lokal reduziert. Es resultiert dann eine messbare Umfangsdifferenz an Gliedmaßenabschnitten.

Dystrophische Prozesse sind Ausdruck eines fehlregulierten Stoffwechsels. Sie sind am Anfang meist durch vermehrten Stoffumsatz gekennzeichnet, klinisch durch livide Hautverfärbung, Schmerz und reduzierte Sehnen- und Muskelfunktion. Gelegentlich kommt es zu Extravasation und Flüssigkeitsstau im Gewebe (Ödem, Sudeck-Syndrom; ☞ Kap. 13.10). Röntgenologisch finden sich fleckige, verwaschene und milchglasartige Substanzverluste im Knochen.

1.3 Das Gelenk

1.3.1 Struktur der Gelenke

Die Knochen sind im Skelett kontinuierlich durch Synarthrosen oder diskontinuierlich durch Diarthrosen miteinander verbunden.

Unter den **Synarthrosen** werden Syndesmosen, Synostosen und Synchondrosen unterschieden:
- Bei den **Syndesmosen** handelt es sich um bindegewebige Knochenverbindungen, z. B. Nähte der Schädelknochen.
- Tritt eine Verknöcherung des Bindegewebspaltes ein, spricht man von **Synostosen.**
- Unter einer **Synchondrose** sind Verbindungen zweier Knochen über Faserknorpelgewebe zu verstehen (Beispiele: Symphysis pubica, Discus intervertebralis).

Diarthrosen

Als **Diarthrosen,** echte Gelenke, bezeichnet man Knochenverbindungen, die einen Gelenkspalt aufweisen. Sie dienen der Beweglichkeit zwischen Skelettelementen. **Amphiarthrosen** sind Diarthrosen mit sehr begrenzter Beweglichkeit, z. B. das Iliosakralgelenk.

Die anatomische **Form und Ausstattung der Gelenke** ist nach ihrer Lokalisation, der speziellen Aufgabenstellung und der mechanischen Exposition unterschiedlich. Grundsätzlich gehören dazu (☞ Abb. 1.5):
- die knöchernen **Gelenkkörper** (Kopf und Pfanne)
- der **Gelenkknorpel** als Kontakt- und Gleitfläche

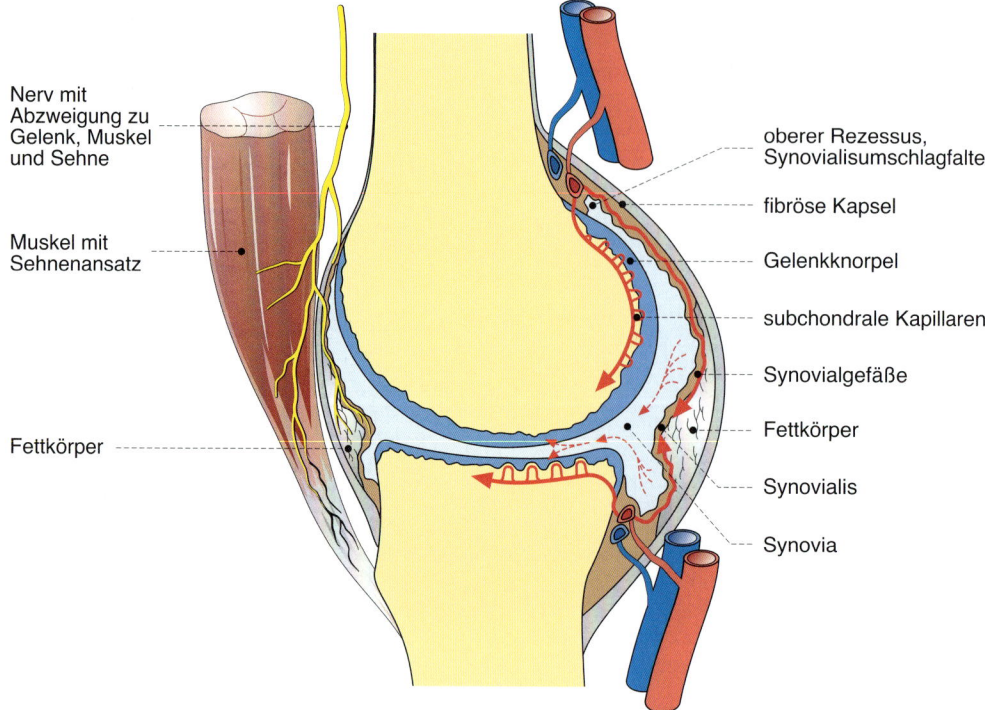

Abb. 1.5   Bau- und Funktionselemente eines Gelenks.

Die Gelenkflüssigkeit (Synovia) ist ein Ultrafiltrat des Serums, das aus den subsynovialen Gefäßplexus in das Gelenkkavum abströmt und den Knorpel ernährt.

Die Fähigkeit zur Schmierung des Gelenks erhält die Synovia durch Beigabe von Hyaluronat aus den Synoviozyten. Die Innervation der Gelenkkapsel dient der Nozizeption und Mechanorezeption.

- die **Gelenkkapsel** mit einer äußeren Deckschicht (Stratum fibrosum) und der Innenauskleidung (Stratum synoviale)
- **die Bänder,** die – z.T. in die fibröse Kapsel eingewebt – dem Zusammenhalt und der Führung der Komponenten dienen. Durch ihren Gehalt an sensiblen Nervenelementen sind sie zusammen mit den nervalen Strukturen der Gelenkkapsel gleichzeitig wichtige Instrumente der propriozeptiven Kontrolle und Steuerung
- ggf. spezielle **Führungs- und Sicherungsstrukturen** (Menisken, Knorpelleisten etc.).

Die **Funktion** dieser passiven Gelenkanteile erfolgt in **Aktionseinheit mit der zugehörigen Muskulatur.** Sie liefert die aktiv bewegende Kraft, gleichzeitig ist ihre ungestörte Tätigkeit die wichtigste Voraussetzung für die Erhaltung des Gelenkmechanismus.

Die Innervation der Gelenkkapsel dient zur Nozizeption. Zudem finden sich im Stratum fibrosum der Gelenkkapsel unterschiedliche Mechanorezeptoren, denen eine Bedeutung für die Perzeption der Gelenkstellung und -bewegung zugeschrieben wird.

1.3.2 Grundlagen der Gelenkfunktion

Knorpel

Die wesentlichen **Bausteine des Knorpels** sind die Chondrozyten, die sie umgebende Grundsubstanz (Matrix) und die kollagenen Fibrillen (☞ Abb. 1.6).

Die **Chondrozyten** differenzieren sich aus Bindegewebszellen der auf die subchondrale Spongiosazone folgenden Keimschicht. Sie produzieren sowohl den Kollagenanteil als auch die Polyglykane der Matrix, in der sie dann eingebettet als reife Knorpelzellen liegen. Während des Wachstums sind sie teilungsfähig und vermögen Knorpeldefekte in gewissem Umfang zu reparieren. Im Erwachsenenalter verlieren sie diese Fähigkeit weitgehend.

Die **kollagenen Fasern** (Kollagen Typ II) bilden im unverkalkten hyalinen Knorpel ein arkadenförmiges, dreidimensionales Gitterwerk. Es ist in der untersten Knorpelschicht verankert, die sich durch eine verkalkte Zone gegen den subchondralen Knochen abgrenzt. Dieses Gitterwerk ist, wie die Eisenarmierung im Beton, eingebettet in Proteoglykane, die wie das Kollagen etwa 15% der Knorpelmasse ausmachen.

Die **Proteoglykane** bilden große Moleküle mit hohem Wasserbindungsvermögen. Sie werden als viskoelastische Gele in den Maschen des Fasergitters festgehalten und entwickeln einen erheblichen Quelldruck, der die „gedämpfte Härte" des Knorpelbelags gewährleistet.

Synovia und Synovialis

Die Gelenkflüssigkeit (**Synovia**) ist ein Ultrafiltrat aus den Kapillaren des Synovialgewebes (**Synovialis**). Die chemische Zusammensetzung der Synovia entspricht weitgehend derjenigen des Serums, der Einweißgehalt ist allerdings wesentlich geringer. Die innere Schicht der Synovialis besteht aus einem lockeren Verband synzytialer Zellen:

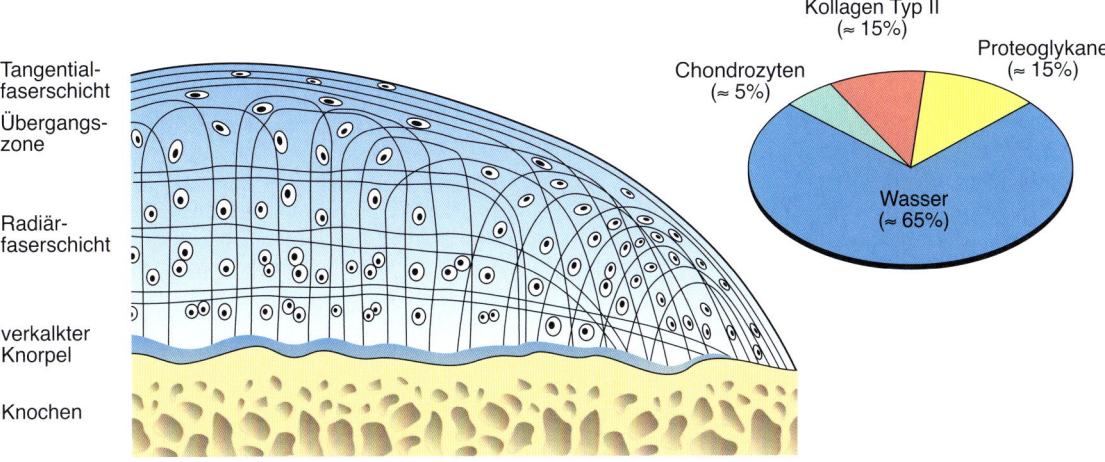

Abb. 1.6 Konstruktionsschema des Gelenkknorpels.
Die Mittelzone zeigt senkrecht zur Oberfläche verlaufende Kollagenfasern und große Maschenräume für die Chondrozyten: Sie ist vornehmlich für Druckbelastung geeignet. Die Knorpeloberfläche und die Randzonen sind durch flaches Gitterwerk und längs verlaufende Fasern gekennzeichnet und eher auf Scherbeanspruchung eingerichtet.

■ Die Typ-A-Zelle der Synovialis hat Makrophagen- und Phagozytenfunktion. Die Beseitigung von Detritus als „Abnützungsprodukt" der Gelenke dürfte eine der physiologischen Aufgaben dieser Synoviozyten sein.
■ Die Typ-B-Zelle dient der Synthese und Ausschüttung von Hyaluronsäure, Glykoproteinen, Kollagenasen, Prostaglandin und weiteren spezifischen Synoviabestandteilen.
Durch ihren Hyaluronatgehalt erhält die Synovia die Fähigkeit, das Gelenk zu schmieren.

! Das Stratum synoviale der Gelenkkapsel bezeichnet man auch als **Synovialis** oder Synovialgewebe. Die Gelenkflüssigkeit wird **Synovia** genannt.

Knorpelernährung

Die Ernährung des Knorpels erfolgt im Kindesalter durch Diffusion teils aus dem noch knorpeligen Epiphysenkör-per, teils aus der Synovialflüssigkeit (☞ Abb. 1.5). Nach Abschluss des Wachstums versiegt allerdings der subchondrale Weg, die Knorpelernährung ist dann mangels eigener Gefäßversorgung ausschließlich auf die Synovia angewiesen. Bei Belastung wird der Knorpel komprimiert, Flüssigkeit wird in die Nachbarschaft und das Gelenkkavum abgegeben und strömt bei Entlastung zurück (☞ Abb. 1.7). Wechselnde Be- und Entlastung erzeugen eine Pumpaktion. Der Vorgang dient
■ der Formstabilität des Knorpels
■ der Bewegung von Flüssigkeiten und Substanzen im Knorpel
■ dem Flüssigkeitsaustausch mit dem Gelenkraum.
Unter der Bewegung stellt der Synoviastrom im Gelenkkavum schließlich die nutritive Kommunikation zwischen Synovialgewebe und Knorpel her. Auf diese Weise werden die Ernährung der Chondrozyten und der Abtransport ihrer Stoffwechselprodukte sichergestellt.

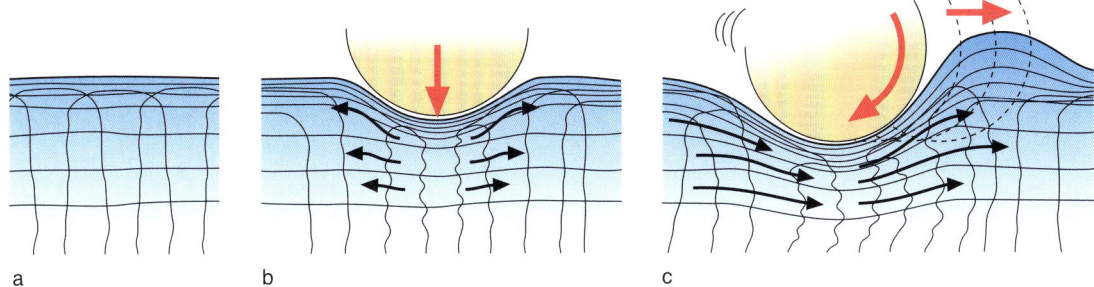

a   b   c

Abb. 1.7 Prinzip der Knorpelbelastung. (Kompressionseffekt schematisiert, stark übertrieben).
a) Knorpelschicht in unbelastetem Zustand.
b) Bei statischem Druck wird die Knorpelschicht komprimiert, Grundsubstanz und Flüssigkeit weichen nach den Gesetzen der Hydrodynamik nach den Seiten aus, soweit es das Fasergitternetz zulässt. Bei Entlastung sorgen die Rückstellkräfte der Fasern und die zurückströmende Interzellularmasse für rasche Wiederherstellung des alten Zustands.
c) Bei einer Roll- oder/und Gleitbewegung der Gelenkkörper kommt es zu einem gerichteten Saftstrom innerhalb des Knorpels und zum Flüssigkeitsaustausch mit dem Gelenkraum: Knorpelernährung!

> **!** Bewegung hat also eine entscheidende Bedeutung für die Lebensvorgänge im Gelenk.

Bewegung

Beim **Bewegungsvorgang** rollt der „aktive" Partner (der Kopf) über den „passiven" (die Pfanne) ab, wobei unter Belastung die Druckwelle sukzessive über die Gelenkflächen wandert. Bei einem vollständig kongruenten Kugelgelenk werden Druck- und Scherkräfte sehr ungleichmäßig verteilt (☞ Abb. 1.8). Ein kleinerer Kopf- und ein größerer Pfannenradius sorgen nach dem Prinzip einer Glaskugel in einer Flasche mit konkavem Boden dafür, dass dabei jeweils nur ein umschriebener Bezirk von der Last getroffen und nach Weiterwandern der Druckwelle wieder entlastet wird. Gleichzeitig erleichtert der Radienunterschied als „physiologische Inkongruenz" den Bewegungsablauf (☞ Abb. 1.9).

Gelenkflächen

Erste Bedingung für eine **Gleitfähigkeit** – die wesentliche Voraussetzung der Gelenkfunktion – ist somit die Formgebung der Gelenkkörper, die genetisch vorbestimmt ist. Ihre endgültige Gestaltung erfahren sie aber erst unter den für jedes Gelenk und jedes Individuum eigenen funktionellen Bedingungen. Gleitfähigkeit erfordert außerdem eine dauerhaft glatte Oberfläche, die zudem belastbar, formstabil, in gewissem Umfang elastisch und abriebfest sein muss. Diese Kriterien erfüllt der Gelenkknorpel, der im Normalzustand einen vielfach höheren Glättegrad als jedes bisher künstlich herstellbare Material aufweist. Er besitzt die Schlüsselposition in der Physiologie und Pathologie der Gelenke.

Die Synovia übt gleichzeitig einen wichtigen Effekt auf die **Gelenkflächenschmierung** aus. Durch Ausrichtung und Adhärenz der Hyaluronsäure-Protein-Komplexe kommt ein visköser Schmierfilm zustande, der die Oberflächen trennt, abpuffert und ihre exorbitante Glätte gewährleistet. Seine jeweilige Verfügbarkeit mit wechselnder Viskosität unterliegt offenbar dem chemisch-physikalischen Phänomen der Thixotropie.

Die **Puffereigenschaft** des Knorpelbelags (hochbelastbar, elastisch, formstabil) ist am besten in den Belastungszonen der Gelenkflächen, wo

- die Knorpelschicht am stärksten ist
- die Gitterstruktur weitgehend senkrecht zum Druck verläuft
- die Maschen am weitesten sind (☞ Abb. 1.6).

Auf die Ränder zu wird der Faserverlauf schräger und dichter, da hier **Zug- und Scherfestigkeit** im Vordergrund stehen (☞ Abb. 1.8). Die Architektur der Knorpeldecke ist somit auch in ein und demselben Gelenk an verschiedenen Stellen unterschiedlich. Veränderte Belastungsmodalitäten unter pathologischen Bedingungen können sich deshalb auf dafür ungeeignete Areale auswirken und führen dann entweder zu Anpassungsprozessen oder zu progredienter Schädigung.

Gelenkalterung

Im **alternden Gelenk** kommt es in Aufbau und Physiologie zu typischen Rückbildungserscheinungen: Das Wasserbindungsvermögen der dann chemisch veränderten Polyglykane und damit der Quelldruck des Knorpels werden geringer, die Kollagenfibrillen verlieren an Elastizität. Der Knorpelbelag wird dünner, starrer, weniger belastbar. Durch Kapillarregression und Verdichtungsvorgänge in der Synovialis wird die Transitstrecke für Nährstoffe

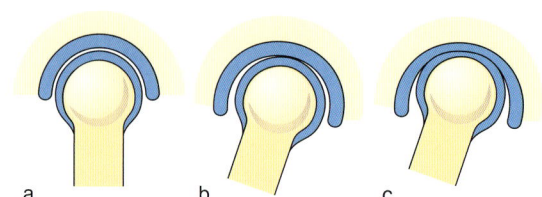

Abb. 1.9 Die Form der Gelenkkörper bestimmt den Grad der Beweglichkeit, die Gelenkführung und die Lastverteilung.

a) Vollständig kongruente Gelenkflächen erlauben eine ausgiebige Beweglichkeit bei stabiler Führung durch die Gelenkkörper. Bei Belastung wird der Druck gleichmäßig auf die Gelenkflächen verteilt, aber mit der Folge hoher Reibung (Flächenpressung mit hoher Reibung). Außerdem verbleibt kein Raum für die Ausbreitung der Synovia zur Gelenkschmierung.

b) Eine nicht vollständig kongruente Gelenkform bietet Vorteile: Synovialflüssigkeit kann in den Gelenkspalt eindringen und die Ernährung des Knorpels und die Schmierung der Oberfläche gewährleisten. Allerdings entstehen sehr hohe Drücke auf kleinen Flächen (Punktbelastung).

c) Ideal erscheint eine Kombination aus den Konstruktionsprinzipien a und b. Bei nicht vollständig kongruenter Gelenkform lässt die Verformbarkeit von Knorpel und Knochen eine Punktbelastung vermeiden, dennoch wird eine Flächenpressung mit hoher Reibung vermieden. Es verbleibt Raum für die Gelenkschmierung. Auch wenn die nicht vollständige Kongruenz zu einer Laxität des Gelenkes (joint play) führt, bleibt doch die stabile Führung der Gelenkkörper erhalten.

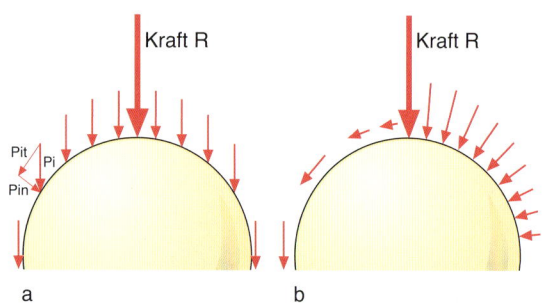

Abb. 1.8 Druck- und Scherkräfte auf der Gelenkfläche.

a) Die in Richtung der Kraft R auf der Gelenkoberfläche wirksamen Kraftvektoren Pi lassen sich in einen senkrecht auf die Gelenkoberfläche einwirkenden Vektor Pin (Druck auf den Knorpel) und einen parallel zur Gelenkoberfläche verlaufenden Vektor Pit (Scherung des Knorpels) zerlegen. Die Vektoren Pin und Pit sind an verschiedenen Stellen der Gelenkoberfläche verschieden groß.

b) Der auf den Knorpel einwirkende Druck ist auf der Höhe der Konkavität am größten und fällt bis zum Äquator auf null ab (rechte Bildseite). Umgekehrt verhält es sich mit den Scherkräften (linke Bildseite).

Die innere Architektur des Knorpels folgt der lokalen spezifischen Belastung (s. Abb.1.6).

schwerer passierbar, die Synoviamenge nimmt ab, die Versorgungssituation der Chondrozyten verschlechtert sich. Dies sind physiologische Vorgänge und primär nicht krankhaft. Aber natürlich ist ein solches Gelenk schädlichen Einflüssen gegenüber weit anfälliger.

1.3.3 Pathogenese der Gelenkschäden

Jede Komponente eines Gelenks kann Ausgangs- oder Angriffsort einer Schädigung sein. Da alle Strukturen, einschließlich der zugeordneten Muskulatur und der knöchernen Gliederkette, eine funktionelle Einheit bilden, ist bei Läsionen nur eines Partners grundsätzlich der gesamte Apparat gefährdet. Der Gelenkknorpel steht aber dabei stets im Mittelpunkt. Die Arthropathien werden nach ihrer Ätiologie oder vermuteten Ätiologie eingeteilt.

> **!** Die vom Gelenkknorpel ausgehenden Gelenkkrankheiten werden **Arthrosen** genannt. Gelenkkrankheiten, die ihren Ausgang vom Synovialgewebe nehmen, fasst man unter dem Oberbegriff der **Arthritis** zusammen.

Einteilung nach Ätiologie

Arthrose Dass man die Arthrosen (☞ Kap. 9.2) auch als degenerative Gelenkkrankheiten bezeichnet, hat zuvorderst historische Gründe. Der Begriff geht auf die Vorstellung zurück, dass die Arthrose im Wesentlichen einen mechanischen Abrieb- und Verschleißprozess darstelle, der als altersbedingtes Phänomen mehr oder weniger physiologisch sei. Heutzutage sind Ätiologie und Pathogenese wesentlich differenzierter zu betrachten, auch wenn bei weitem nicht alle Pathomechanismen verstanden sind. Der Begriff „degenerative Gelenkkrankheit" weist aber auf die langsame Entwicklung des Prozesses hin, auf die Prädilektion im höheren Alter und auch auf die Symptomfreiheit oder -armut im frühen Stadium.

Arthritis Die meisten primären Synovialkrankheiten weisen meist schon im Anfangsstadium die klinischen und histomorphologischen Charakteristika einer Entzündung auf und sind deshalb mit dem Oberbegriff Arthritis belegt (z. B. rheumatoide Arthritis, reaktive Arthritis; ☞ Kap. 9.3). Die Synovialitis führt regelhaft zu Knorpelschäden, die schließlich das klinische Bild in Form einer sog. sekundären Arthrose beherrschen können. Umgekehrt geht die Arthrose nicht selten mit einer Synovialitis einher und gibt dem klinischen Bild dann das Gepräge einer Arthritis. Im angloamerikanischen Raum spricht man von der Arthrose deshalb als „osteoarthritis".

Infektionen Von den genannten Arthritiden sind Gelenkinfektionen streng zu trennen. Auch diese Entzündungen werden Arthritis genannt, aber zur Abgrenzung mit den Beiworten „infektiös", „pyogen" oder „eitrig" versehen.

Arthropathien bei Knochennekrosen Bei den Knochennekrosen handelt es sich primär um Knochenkrankheiten, die sich aber klinisch so gut wie ausschließlich als Arthropathie äußern. Der Einbruch des gelenkbildenden Knochengerüstes führt zu einer Inkongruenz der Gelenk-

partner, zum Einriss des Knorpelbelags und zur sekundären Arthrose.

Stoffwechselbedingte Arthropathien Stoffwechselbedingte Arthropathien führen je nach Ätiologie zu unterschiedlichen Primärschädigungen, die sich meist unter dem klinischen Bild entweder einer Arthritis oder einer Arthrose präsentieren.

Neurogene Arthropathien Neuropathien können mit schweren Gelenkzerstörungen einhergehen, vermutlich durch den Verlust der Propriozeption. Es handelt sich um relativ seltene Krankheitsbilder.

Periarthropathie

Alle Arthropathien beziehen letztendlich die periartikulären Gewebe und angrenzende Gelenke in das Krankheitsgeschehen ein, indem sie Adaptations- und Kompensationsmechanismen für eine gestörte Gelenkfunktion verlangen. Es kommt zu Veränderungen der gelenkübergreifenden Muskeln (meist Schwäche), der lokalen Sehnen, Bänder und Schleimbeutel (**Periarthopathie**). Angrenzende Gelenke und Muskeln müssen ggf. ein Bewegungsdefizit ausgleichen, eine alterierte Statik ausgleichen und eine muskuläre Kraftminderung oder Gelenkinstabilität kompensieren.

Präarthrose

Alle Ausgangssituationen, die eine arthrotische Gelenkschädigung zur Folge haben, bezeichnet man als „Präarthrose" bzw. als „präarthrotische Deformität". Dazu gehören:
- atypische Formen von Gelenkkörpern (angeboren, während der Entwicklung oder durch Unfall erworben)
- Folgen von hormonellen und Stoffwechselstörungen während der Entwicklung, die zu einer formalen und biologischen Schwächung der Gelenke führen (z. B. enchondrale Dysostosen, Chondrodystrophie, Phosphatdiabetes)
- unphysiologische Stellungen der Gelenkachsen („Achsenfehler"), z. B. Coxa vara, Coxa valga (☞ Kap. 16.3.2), X- und O-Beine (☞ Kap. 16.4.2), schief geheilte Frakturen. Als „Torsionsfehler" bezeichnet man eine unphysiologische Auswärts- oder Einwärtsdrehung von Gliedmaßabschnitten. Sie sind, wie z. B. die verstärkte Antetorsion des Schenkelhalses oder die Innentorsionsdeformität der Knöchel- zur Kondylenachse, meist Folge anormal ablaufender Entwicklungsvorgänge (☞ Kap. 16.5.2) oder deformiert geheilter Frakturen. Korrigieren sich solche Drehfehler nicht ausreichend spontan, so muss dies ggf. operativ erfolgen.
- nicht regelrecht zentrierter Gelenkschluss (☞ Kap. 16.3.3)
- Beinlängendifferenz (☞ Kap. 16.1.2).

Schädigende Faktoren

Schädigende Einflüsse können sehr unterschiedlicher Art sein:

Form- und Achsenfehler Fehler in den Bewegungsachsen der Gelenke und Fehler in der Formgebung der Gelenkkörper – seien sie angeboren oder erworben, seien sie gelenknah oder weiter entfernt gelegen – führen zu unphysiologischer mechanischer Belastung der in Kontakt stehenden Gelenkflächen. Sie beeinträchtigen unmittelbar oder mittelbar die muskuläre Führung und die ligamentäre und kapsuläre Stabilisierung des Gelenks und stören die normale Gleit-Abrollbewegung. Der Gelenkknorpel und seine spongiöse Unterlage werden übermäßig beansprucht, oder die Belastung wirkt sich überwiegend auf einen Knorpelbezirk aus, der dafür nicht geeignet ist. Ursache hierfür sind meist **Achsenfehler** der das Gelenk tragenden Knochen; Folge von

- angeborenen Fehlbildungen
- in Fehlstellung geheilten Frakturen
- symmetrischen und asymmetrischen Schädigungen der Wachstumsfugen
- statischen Asymmetrien, z. B. durch einseitige Beinverkürzung u. a.

Aufgrund seiner spezifischen Eigenschaften besitzt der Knorpel prinzipiell große Toleranz gegenüber statischen Einflüssen, die aber sicher auch großen individuellen Schwankungen unterliegt. Wird sie überschritten, setzt ein langsam fortschreitender Degenerationsprozess ein, der mit dem Verlust der biologischen und physikalischen Knorpelqualitäten beginnt und mit der völligen Zerstörung des Knorpelbelags endet. Die Reaktion des unter der Knorpeldecke liegenden Knochens zeigt an, dass der Prozess nicht auf den Knorpel beschränkt bleibt: Pathologische Knochenformation in Form von subchondraler Verdichtung, Anschärfung der Gelenkränder und Osteophytenbildung geben sich im Röntgenbild zu erkennen. Die Freisetzung knorpeldestruktiver Enzyme aus dem geschädigten Knorpel weitet die Läsion aus und führt zu einer teils schmerzhaften Synovialitis mit Produktion einer unphysiologischen Synovia, die ihrerseits noch intakten Knorpel schädigt. Fibröse Verwachsungen im Gelenk und sekundäre Formveränderungen der Gelenkkörper beeinträchtigen zusätzlich die Gelenkbeweglichkeit (Arthrosis deformans, ☞ Kap. 9.2). Als **Präarthrose** bezeichnet man all jene Zustände oder Beeinträchtigungen eines Gelenks, die unter bestimmten Voraussetzungen zu einer Arthrose führen können. Form- und Achsenfehler, die über eine mechanische Alteration des Gelenks zur Arthrose führen oder führen können, bezeichnet man als **präarthrotische Deformität.**

Trauma Traumen, die das Gelenk unmittelbar treffen, können zu einer Knorpelverletzung führen (Knorpelkontusion, Mikrofrakturen, Substanzdefekte). Kleinere Knorpelwunden werden in der Wachstumsperiode spontan repariert, weil die Knorpelzelle seine Teilungsfähigkeit noch nicht verloren hat. Beim Erwachsenen entsteht allenfalls eine fibröse bzw. fibrokartilaginäre Narbe, die die Gleitfähigkeit der Gelenkfläche dauerhaft beeinträchtigt. Schließlich wird ein Prozess eingeleitet, wie er auch bei den präarthrotischen Deformitäten stattfindet.

Ernährungsstörung Zu Ernährungsstörungen im Knorpel kommt es bei Krankheiten der Synovialis mit reduzierter Zellaktivität, Nachlassen der Kapillarfunktion und eingeschränkten Transitleistungen mit dem Ergebnis einer qualitativ minderwertigen Synovia. Ob auch eine quantitativ verringerte Produktion (Articulatio sicca) pathogenetisch eine Rolle spielt, ist nach wie vor unklar. Solche Schäden kommen bei lokalen oder systemischen Stoffwechselerkrankungen (☞ Kap. 9.4) vor, bei primären Krankheiten der Synovialis und bei Gelenkinfektionen (☞ Kap. 7.2). Allein die längerfristige Immobilisation kann schon zu Nutritionsstörungen und bleibenden Knorpelschäden führen, indem der Synoviastrom im Gelenkkavum und die ernährende Durchwalkung des Knorpels stark reduziert sind oder unterbleiben (☞ Kap. 1.3.2).

Destruierende Enzym-/Proteinwirkung Enzyme aus Leuko- und Lymphozyten lösen z. B. bei Gelenkeiterungen oder bei der rheumatoiden Arthritis eine Knorpelzerstörung aus, die in kurzer Zeit zu ausgedehnten Defekten führen kann (enzymatische Knorpeldestruktion). Dasselbe gilt für die synoviale Produktion pathologischer **Proteine,** z. B. Interleukine, die die Chondrozyten und die chondrale Matrix empfindlich schädigen können. Auch bei Gelenkblutungen, z. B. infolge traumatischer Synovialiseinrisse, werden **Stoffwechselprodukte** freigesetzt, die knorpelschädigend wirken. Hierfür ist die hämophile Arthropathie ein eindrückliches Beispiel (☞ Kap. 9.6). Im weiteren Verlauf, auch nach Abklingen der auslösenden Noxe, kommt es oft zu Anpassungs- und Umbauprozessen mit grober Deformierung der Kontaktflächen und der knöchernen Gelenkkörper. Sie sind Ausgangspunkt einer Arthrose mit ihren charakteristischen Entwicklungsstadien, die sich sekundär auf den ursprünglichen Krankheitsprozess aufpfropft (**sekundäre Arthrose).**

Genetische Faktoren Genetische Faktoren scheinen überwiegend die mechanische Belastbarkeit des Knorpels zu bestimmen. Nur so ist verständlich, dass z. B. starke körperliche Belastung oder repetitive Belastung mit ungewöhnlichen Bewegungsabläufen (z. B. bestimmte Sportarten, kniende Arbeit) von einem Individuum schadfrei geleistet wird, während beim anderen frühzeitig Knorpelschäden auftreten (z. B. Meniskopathien des Kniegelenks). Vermutlich hängen diese Unterschiede mit einer interindividuell unterschiedlichen Vernetzung der Kollagentextur zusammen. Krankheitsbedingt kann die Viskoelastizität des Knorpels verändert sein: Bei der Chondrokalzinose kommt es zu einer Imprägnierung der Knorpelmatrix mit Kalziumphosphatkristallen, die den Knorpel brüchig werden lassen. Auch von der subchondralen Knochensklerose, die im Zuge einer inzipienten Arthrose auftritt, nimmt man an, dass sie die Gelenkfläche versteift, das physiologische Schwingungsverhalten der subchondralen Knochenlamelle und des Knorpelbelags mindert und so den Arthroseprozess verstärkt.

1.4 Biomechanik

> **!** Unter Biomechanik versteht man die Wissenschaft, die sich mit der Erforschung der mechanischen Vorgänge am menschlichen Bewegungsapparat und ihren Beziehungen zu physiologischen und pathologischen Gegebenheiten befasst.

Die Biomechanik befasst sich mit den Wechselbeziehungen biologischer Lebensvorgänge zur Mechanik. Dies schließt die Erforschung mechanischer Eigenschaften und Beanspruchung von Geweben unter physiologischen und pathologischen Bedingungen und die Analyse biologischer Reaktionen ebenso ein wie die klinische Anwendung der Ergebnisse biomechanischer Grundlagenforschung. Ihre wichtigsten Begriffe sind **Statik, Kinetik** und **Dynamik.**

Funktionelle Anpassung

Alle Teile des Körpers unterliegen in Ruhe wie in Bewegung den Einflüssen der Schwerkraft und den Aktionen der Muskelkraft, die meist gegensätzliche Richtungen haben. Daraus ergeben sich, je nach der anatomischen Form und Stellung, Druck-, Schub-, Scher- und Zugkräfte. Die Form und Zueinanderordnung der Skelettelemente wie auch die Anordnung, Zugrichtung und Dimensionierung der Muskulatur sind in der Regel derart ausgelegt, dass ungünstige Kraftwirkungen möglichst vermieden werden und die Arbeitsvorgänge rationell, d.h. kraftsparend, ablaufen: Mit minimalem mechanischem Aufwand soll maximale Effizienz erzielt werden. Die morphologische Anpassung der „Architektur" an die geforderte Leistung betrifft sowohl die groben Strukturen als auch den Feinbau, z.B. der knorpeligen Gelenkflächen, der an den einzelnen Gelenken, aber auch an verschiedenen Stellen ein und desselben Gelenks für unterschiedliche Beanspruchung verschieden ausgelegt ist.

Im Laufe der Entwicklung kommt es zu einer funktionellen Anpassung der einzelnen Bauelemente des Haltungs- und Bewegungsapparates. Auch nach in Fehlstellung verheilten Frakturen sehen wir solche Anpassungsreaktionen, die im Wachstumsalter zu erheblichen Umformungen führen können (Abb. 1.4). Es gibt jedoch auch eine negative Anpassung bei Fehlformen, bei denen (z.B. bei angeborener Klumpfußbildung) ein unphysiologisch gerichteter Muskelzug die Deformität immer mehr verstärkt.

Abweichungen von der optimalen Oberflächengestaltung und Zueinanderordnung der Skelettelemente führen zu Fehl- und Überbeanspruchung von Strukturen, die für solche Belastungen nicht ausgelegt sind. Ihre Folgen sind meist regressive Prozesse (Degeneration, reaktiver Umbau, oft klinisch verbunden mit schmerzhaften Zuständen und Funktionseinschränkung). Folgen sind:

■ Arthrosis deformans an Gelenken
■ Spondylosis deformans an den Wirbelkörpern
■ degenerative Auffaserung der Struktur und Schwächung an Sehnen.

Zusammenfassung

Bauplan und Funktion des menschlichen Körpers unterliegen biologischen wie auch mechanischen Gesetzmäßigkeiten. Die endgültige Ausreifung seiner einzelnen Elemente, z.B. der Gelenkachsen, der Knochenform, der Muskelaktionen, erfolgt nach Maßgabe funktioneller Kriterien (Schwerkraft, Gewichtsverteilung, Druck- und Spannungsverhältnisse in Ruhe und Bewegung) in Abhängigkeit von Stoffwechsel, Blutzirkulation und kontrolliert durch das Nervensystem.

Jede Störung der Form bedingt eine Störung der Funktion und umgekehrt, jede Abweichung vom „Normalen" löst Reaktionen mit dem Ziel der Herstellung neuer Gleichgewichte aus. Strukturelle Umbaupotenzen ermöglichen sowohl positive Reaktionen (funktionelle Anpassung, remodelling) als auch negative Reaktionen (Degeneration) auf fortgesetzte Noxen.

Physiologie und Pathologie des Knochens

Knochengewebe besteht aus Zellen (Osteoblasten, Osteozyten, Osteoklasten), Osteoid (Kollagen und Proteoglykane) und Mineralien (u.a. Hydroxylapatit). Durch die Mineralien erhält der Knochen seine charakteristischen physikalischen Eigenschaften. Ihre Disponibilität macht ihn zum wichtigsten Kalziumspeicher. Die Steuerung der Kalziumhomöostase unterliegt dem Antagonismus zwischen Kalzitonin und Parathormon und dem Vitamin D.

Bei der **Osteogenese** differenziert sich pluripotentes mesenchymales Gewebe zu unterschiedlich strukturiertem Faser-, Knorpel- und Knochengewebe. Die Pluripotenz bleibt zeitlebens erhalten und ermöglicht eine begrenzte Anpassung an biologische und mechanische Bedingungen. Knochenneubildung erfolgt durch **chondrale** oder **desmale Ossifikation.** Enchondrale Ossifikation findet in Epiphysen und Epiphysenfugen statt, die vor allem für das Längenwachstum der Röhrenknochen verantwortlich sind. Die desmale Ossifikation spielt beim Dickenwachstum der Röhrenknochen die entscheidende Rolle.

Knochen unterliegt ständigen An-, Ab- und Umbauvorgängen; in der 2. Lebenshälfte überwiegt mit individuellen Unterschieden der Abbau.

Wachstum und Reifung: Das Längenwachstum erfolgt diskontinuierlich in Form von Streckungsphasen, die mit einem charakteristischen Gestaltwandel der Körperproportionen verbunden sind. Unterschiede und Entwicklungsstörungen stehen im Zusammenhang mit individuellen Faktoren und der Funktion von Hypophyse, Keimdrüsen und Schilddrüse.

Zur Reifebeurteilung gibt es die Unterscheidung zwischen chronologischem Alter und **Skelettalter.**

Physiologie und Pathologie des Gelenksystems

Im Gegensatz zu echten Gelenken mit freier Beweglichkeit (**Diarthrosen**) und solchen mit sehr begrenzter Beweglichkeit (**Amphiarthrosen**) bezeichnet man starre kontinuierliche Verbindungen zweier Knochen als **Synarthrosen.**

Die Bauelemente eines Gelenks bestehen aus den knöchernen Gelenkkörpern mit ihrer von der funktionellen Aufgabe vorgegebenen Form, dem (hyalinen) Gelenkknorpel, der Gelenkkapsel mit ihrem Stratum fibrosum und dem Stratum synoviale (**Synovialis**), der Gelenkflüssigkeit (**Synovia**), dem Bandapparat und ggf. den Menisken als Führungs- und Stabilisierungselementen. Von entscheidender Bedeutung für die Funktionsfähigkeit des gesamten Systems ist die **Aktionseinheit Muskel-Gelenk.**

Bauelemente des Gelenkknorpels sind die Chondrozyten und die Grundsubstanz (Matrix). Die Matrix besteht aus einem Gitter kollagener Fibrillen und den Proteoglykanen, die als viskoelastische Gele in das Fasernetz eingelagert und durch ihr hohes Wasserbindungsvermögen für den Quelldruck der Knorpelschicht (ihre physikalischen Eigenschaften, „gedämpfte Härte") verantwortlich sind. Im Alter ändert sich ihre Zusammensetzung; damit nehmen Hydratisierung und Widerstandsfähigkeit des Knorpelbelags ab.

Der Gelenkknorpel besitzt weder Nerven- noch Gefäßversorgung. Er wird aus den Kapillaren der Synovialis via Synovia ernährt. Der Flüssigkeitstransport im Knorpel kommt durch passive Pumpaktion bei der Gelenkbewegung zustande.

Die **Gleitfähigkeit des Gelenkknorpels** beruht auf der besonderen Formgebung der Gelenkkörper, deren Kopfkomponente stets einen etwas kleineren Krümmungsradius als die Pfanne besitzt („physiologische Inkongruenz"), dem hohen Glättegrad der Knorpeloberfläche und den physikalischen Eigenschaften des Gelenkknorpels (formstabil, elastisch, abriebfest).

Zentrale Ursache für Gelenkerkrankungen ist die Schädigung des Knorpels: Sie kann mechanisch, biologisch oder durch beide Noxen bedingt sein.

Mechanische Ursachen:

- Achsenfehler, Formabweichungen, anhaltende unphysiologische Beanspruchungen
- Verletzungen, kleinere Knorpelläsionen sind im Wachstumsalter reparabel, beim Erwachsenen heilen sie unter fibröser/faserknorpeliger Narbenbildung aus.

Biologische Ursachen:

- Ernährungsstörungen des Knorpels infolge Synovialisschädigung oder -krankheit
- enzymatische Knorpeldestruktion.

Biomechanik

Wichtigste Begriffe der Biomechanik sind **Statik, Kinetik** und **Dynamik.** Haltung und Bewegung erfolgen unter den gewöhnlich gegensätzlich wirksamen Einflüssen von **Schwerkraft** und **Muskelkräften.**

Wesentliche Aufgabe einer „Ökonomie der Bewegung" ist es, mit einem Minimum an Aufwand maximale Effizienz zu erzielen. Biologische Anpassungsvorgänge folgen dem Transformationsgesetz von Wolff.

Aufgabengebiete biomechanischer Forschung:

- Bewegungs- und Ganganalyse
- Erforschung von Krafteinwirkungen auf den Körper
- Prüfung biologischer und technischer Materialien
- Optimierung von Operationsergebnissen bei Osteotomien, Osteosynthesen, Implantaten u.a.

2 Allgemeine Diagnostik

Zur Orientierung

Die Haltungs- und Bewegungsorgane sind Teile des Gesamtorganismus. Ihre Störungen wirken sich vielfach auf den ganzen Menschen aus, wie sich umgekehrt auch innere Erkrankungen am lokomotorischen Apparat manifestieren können. Zur orthopädischen Krankenuntersuchung gehören daher stets eine umfassende Anamnese und eine allgemeine Untersuchung des ganzen Körpers.

Die apparativen Möglichkeiten sind in den letzten Jahren u. a. durch die Kernspintomographie wesentlich bereichert worden. Osteodensitometrie und Sonographie haben eine flächendeckende Verbreitung gefunden.

Von besonderer Wichtigkeit sind die Feststellung der Krankheitsursache und die Differenzialdiagnose, v. a. der möglichst frühzeitige Ausschluss einer Infektion oder eines malignen Tumors, die in jeder Altersstufe vorkommen können.
Für die allgemeine Differenzialdiagnostik lassen sich die wichtigsten Krankheiten in das folgende Schema einfügen:

I angeborene Fehlbildungen
II degenerative Prozesse
III Entzündungen und Infektionen
IV Stoffwechselkrankheiten
V Tumoren und tumorähnliche Krankheiten
VI Verletzungen und Unfallfolgen.

2.1 Anamnese

2.1.1 Disposition und Vorerkrankung

Überaus wichtig ist die sorgfältige Erhebung der **Vorgeschichte.** Mit ihr beginnt jede orthopädische Befunderhebung.

> **!** Ein Großteil der orthopädischen Krankheitsbilder lässt sich bereits durch die Schilderung der Anfangsmodalitäten und die detaillierte Beschreibung der Beschwerden hinreichend oder annäherungsweise einordnen.

Störungen am Haltungs- und Bewegungsapparat können in jedem Lebensalter auftreten. Besonders kritische Abschnitte sind

■ die Embryonalperiode

■ die Säuglings- und Kleinkinderzeit (in der sich anlagebedingte Noxen primär auswirken und die Weichen für die spätere statomotorische Entwicklung gestellt werden)
■ Phasen besonders starken Wachstums
■ das Klimakterium
■ die danach folgende regressive Lebensphase.

Angeborene Störungen müssen nicht sofort nach der Geburt erkennbar sein, sondern können sich erst in späteren Jahren manifestieren. Typisches Beispiel einer Morbiditätskette ist die angeborene Hüftdysplasie (☞ Kap. 16.3.3), eine pränatal präformierte Fehlentwicklung einer oder beider Hüften, behandelt oder unbehandelt oft viele Jahre ohne besondere Beschwerden, bei der sich aber vom frühen Erwachsenenalter an zwangsläufig eine fortschreitende Koxarthrose mit schwerer Behinderung entwickelt. In ähnlicher Weise wirken sich alle Präarthrosen (☞ Kap. 9.2) aus.

Die Anamnese muss erfassen:

■ familiäre Krankheitsdispositionen

- angeborene und konstitutionelle Leiden in der Verwandtschaft
- den Geburtsverlauf
- ggf. eigene Vorerkrankungen und Verletzungen
- sehr ausführlich die Zeitdauer, Lokalisation, den genauen Hergang und Charakter der aktuellen Beschwerden (gilt v. a. für das Symptom Schmerz).

2.1.2 Schmerzanamnese

> **!** **Schmerz** ist eine unangenehme sensorische und emotionale Empfindung, die mit akutem oder potenziellem Gewebeschaden einhergeht oder mit Begriffen einer derartigen Schädigung beschrieben und deren Existenz durch sichtbares und hörbares Verhalten signalisiert wird.

Diese Definition beinhaltet die enge Beziehung zwischen organischer Schmerzauslösung und emotionaler Verarbeitung von Schmerz. Schmerz ist die Information von den Nozizeptoren in der Peripherie über Schaltstellen im Hinterhorn bzw. im Thalamus zur Hirnrinde. Er ist aber auch ein biochemischer Vorgang mit Überträgersubstanzen in den Schmerzrezeptoren und in der neuronalen Leitungskette. Schließlich ist Schmerz auch ein psychisches Phänomen, ganz besonders bei chronischen Schmerzzuständen. Die emotionale Verarbeitung einer Schmerzempfindung kann individuell sehr unterschiedlich sein. Die Schmerzanamnese kann richtungsweisend sein.

Es stellen sich **drei Kardinalfragen: wie – wann – wo?**
Wie fing der Schmerz an und wie äußert er sich?
- allmählich, in der Intensität zunehmend?
- plötzlich; anhaltend oder anfallsartig mit Unterbrechungen?
- als Folge eines Unfalls, nach einer abrupten Bewegung, nach einer außergewöhnlichen Belastung?
- brennend, stechend, dumpf, bohrend?
Wann wird der Schmerz empfunden?
- nachts, morgens, abends?
- nach Belastung, bei Bewegung, bei Stauchung, in Ruhe, in bestimmten Positionen?
- Veränderung durch Ruhe, Wärme, Kälte, Medikation?
Wo ist er lokalisiert?
- lokal, eng umschrieben, flächig?
- ausstrahlend?
- gelenkbezogen, muskelbezogen?
- in Beziehung zu Schwellung, Funktionsdefizit?

Schmerzform und Ursache

Permanenter Schmerz (unabhängig von Ruhe und Bewegung). Dauer- und Nachtschmerz sprechen für ein eher anhaltendes Krankheitsgeschehen (Entzündung, Tumor).

Mechanische Schmerzursachen machen sich nur bei Bewegung, oft erst bei forcierten Ausschlägen und unter Belastung bemerkbar. Der Patient ist dann häufig in der Lage, den Schmerz durch Ausweichbewegungen zu vermeiden.

Aktiver Bewegungsschmerz spricht für die Auslösung durch Muskeln und Sehnen; die passive Bewegung gelingt dann i. d. R. schmerzfrei. Bei detaillierter Untersuchungs-

technik ist es möglich, durch aktive Bewegung in eine bestimmte Richtung – ggf. auch gegen Widerstand – den schmerzenden Muskel oder die Sehne zu identifizieren. Bei Arthralgien versucht der Patient bewusst oder unbewusst, eine schmerzfreie Ruhestellung einzunehmen: Das betroffene Gelenk wird steif gehalten. Der durch den Schmerz ausgelöste Reflexkreis führt zur Tonussteigerung und zu vermehrter Schmerzempfindung in den beteiligten Muskeln („reflektorischer Hartspann", ☞ Kap. 10.1.2).

Wichtig ist auch die Registrierung der **Auslösungs-** bzw. **Verstärkungsmodalitäten** und eventueller **Tagesschwankungen.** Ein ausgeprägter **Anlaufschmerz** beim Wechsel von der Ruhe zur Bewegung, der sich unter Belastung verschlimmert, ist typisch für Arthrosen, während anhaltende Spontanschmerzen mit Steigerung gegen Abend entzündliche Gelenkkrankheiten kennzeichnen. Auch betonter Morgenschmerz mit Steifigkeitsgefühl kann Ausdruck entzündlicher Gelenk- und Wirbelsäulenkrankheiten sein.

Lokalisation und Ausstrahlung

Die **Lokalisation** der Schmerzempfindung ist meist, aber nicht notwendigerweise mit dem Ort der Läsion identisch. Eine **Schmerzausstrahlung** kommt indirekt über Muskelverspannungen oder direkt durch nervale Projektion zustande, z. B. bei einer Irritation der lumbalen Nervenwurzeln. Die sorgfältige Differenzierung ist aber auch hier notwendig. So kann eine Koxarthrose Knieschmerzen verursachen und die Schmerzfortleitung dabei z. B. myalgischer Natur sein oder ihre Ursache in einer Irritation des N. obturatorius haben. Ein Nacken-Schulter-Schmerz kann durch schmerzhaften Muskelhartspann ausgelöst, aber auch Folge einer zervikalen Gefügestörung, eines Bandscheibenvorfalls oder einer Tumorerkrankung im Halswirbelbereich sein. Eine Geschwulstkompression im Becken kann die gleiche Schmerzempfindung auslösen wie ein degenerativer Prozess im Lumbalbereich.

2.2 Inspektion

Sie erfasst auch bei offensichtlich lokaler Störung den ganzen Menschen, seine Körperbeschaffenheit, sein Verhalten und seine psychische Verfassung, ggf. auch die Berücksichtigung besonderer disponierender Umstände. Wichtige Anhaltspunkte liefert oft schon die Beobachtung unbewusster Vorgänge, Gewohnheiten oder Abweichungen, die beim Betreten des Untersuchungszimmers, beim Entkleiden oder bei der Demonstration der Beschwerden auffallen. Erst dann erfolgt die eigentliche Untersuchung, die sich (i. d. R. am unbekleideten Patienten) nach einem festen Schema richten sollte.

Die Inspektion beginnt damit, dass sich der Arzt einen allgemeinen Überblick über den Patienten, seine Konstitution und Kondition, seine altersgemäße Verfassung, seine **Haltung,** sein **Gangbild,** seinen allgemeinen **Bewegungsablauf** und eventuelle Behinderungen verschafft.

2.2.1 Haltung und Körperstatik

Die Haltung beruht auf der Symmetrie (gleiche Länge) beider Beine mit waagerechtem Beckenstand, auf der Fähigkeit, das Gleichgewicht einzuhalten, und auf den aufrichtenden Kräften der Muskulatur (☞ Abb. 2.1). In der Frontalebene steht der Rumpf lotrecht über der Beckenebene. Von der Seite gesehen (Sagittalebene) weist die Rückenlinie **physiologische Krümmungen** auf: eine nach vorn konvexe Biegung (**Lordose**) im Hals- und Lendenteil, eine nach hinten konvexe Ausbiegung (**Kyphose**) im Brustabschnitt (und Steißbeinbereich). Ausmaß und Verteilung dieser Kurven sind variabel und erst in bestimmten Graden pathologisch (Flachrücken oder Buckel). Eine seitliche Ausbiegung (Skoliose) ist immer abnorm (☞ Kap. 17.3).

Die Überprüfung der **Körperstatik** am unbekleideten, stehenden Patienten erfolgt von vorn, von hinten und von der Seite:

- Waagerechter oder ungleich hoher **Stand der Schultern** und Symmetrie der **Schulterkulisse?**
- **Rückenform, Kurvaturen:**
    - Lotrecht, oder besteht eine seitliche Ausbiegung?
    - Steht die Gesäßfalte im Lot?
    - Länge und Form der Kurvaturen, Seitausweichung?
    - Werden sie bei Seitneigung nach rechts oder links stärker oder flachen sie ab?
    - Sind sie bei Beckenschiefstand durch Brettchenunterlage ausgleichbar?
    - Besteht eine aufrechte oder gebückte, straffe oder schlaffe Haltung (☞ Kap.17.1.3)?
- Überprüfung des **Beckengeradstandes.** Besteht eine **Beinlängendifferenz,** lässt sich diese mit dem Bandmaß ausmessen oder durch Unterlage kalibrierter Brettchen unter das kürzere Bein ermitteln (☞ Kap. 16.1.2)?
- **Achsenverhältnisse** der Arme und Beine (☞ Kap. 16.29):
    - Valgität?
    - Varität?
    - Rekurvation?
    - Antekurvation?
- **Kontrakturstellungen** in den Gelenken (Hüfte, Knie, Sprunggelenk, ☞ Kap. 16.1.3)?
- Form und Stellung der Hände und der Füße (☞ Kap. 16.5)?
- **Schwellungen** und **Verschmächtigungen,** Veränderungen der Muskel- und Gelenksilhouetten? Schwellungen können eine ganze Extremität, ein oder mehrere Gelenke betreffen, sie können diffus oder umschrieben sein.

2.2.2 Bewegungsablauf und Gangbild

Der Bewegungsablauf sowie Haltung und Gang des Menschen sind die Summe von Muskelaktionen, die durch Willensakte ausgelöst, aber durch ein kompliziertes Zusammenspiel unbewusster zentraler und peripherer Mechanismen kontrolliert und gesteuert werden. Wesentliche Kontrollfunktionen erfüllen dabei das Auge, der Gleichgewichtssinn, der Stellungssinn und der Lagesinn. Mit der Entwicklung der Reflexfunktionen von der Neugeborenenbis zur Reifephase (☞ Kap. 13.1) kommt es zur Ausbildung typischer **Bewegungsmuster.** Sie sind charakteristisch für die verschiedenen kindlichen Entwicklungsperioden. Beim Erwachsenen resultiert durch Erbanlage, Konstitution, individuelle Anpassungsvorgänge und Gewohnheiten ein ganz persönliches Erscheinungsbild von Haltung, Gang und allgemeinem Bewegungsablauf.

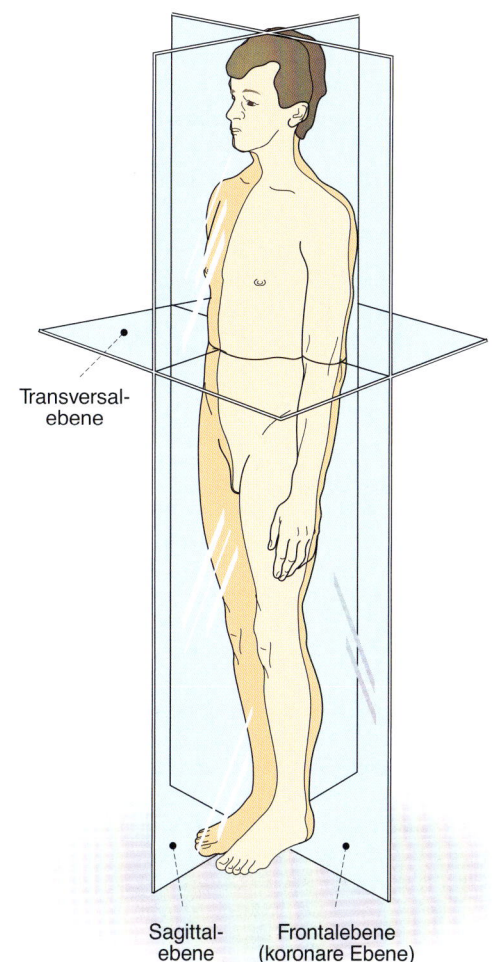

Abb. 2.1   Bezugsebenen des Körpers.

Die Position der Gelenke kennzeichnet gleichzeitig die definierte Null-Stellung bei der Bewegungsmessung nach der Neutral-Null-Methode („soldatische Haltung").

Letzterer ist normalerweise flüssig, ungehemmt, bilateral symmetrisch und zielsicher. Störungen können psychisch oder neurologisch, durch zentrale oder periphere Ursachen bedingt sein, aber auch lokale Gründe haben.

Normaler Gang

Der normale Gang ist durch eine regelmäßige und annähernd gleichförmige Aufeinanderfolge von Schritten gekennzeichnet, wobei der Bewegungsablauf und die Länge der Einzelschritte symmetrisch sind. Die Beine gelangen abwechselnd aus der **Standphase** über die **Schwungphase** wieder in die Standphase (☞ Abb. 2.2). In der Standphase vollzieht der auf dem Boden ruhende, belastete Fuß einen **Abrollvorgang,** bei dem zunächst die Ferse, dann der Vorfuß und die Zehen vom Boden abgehoben werden – bei gleichzeitiger Gesamtbewegung des Rumpfes nach vorn. Unter leichter Kniebeugung gelangt das jetzt vom Boden gelöste Bein in die Schwungphase, um schließlich mit wiederum annähernd gestrecktem Knie in der erneut folgenden Standphase wieder erst Fersen-, dann Sohlenkon-

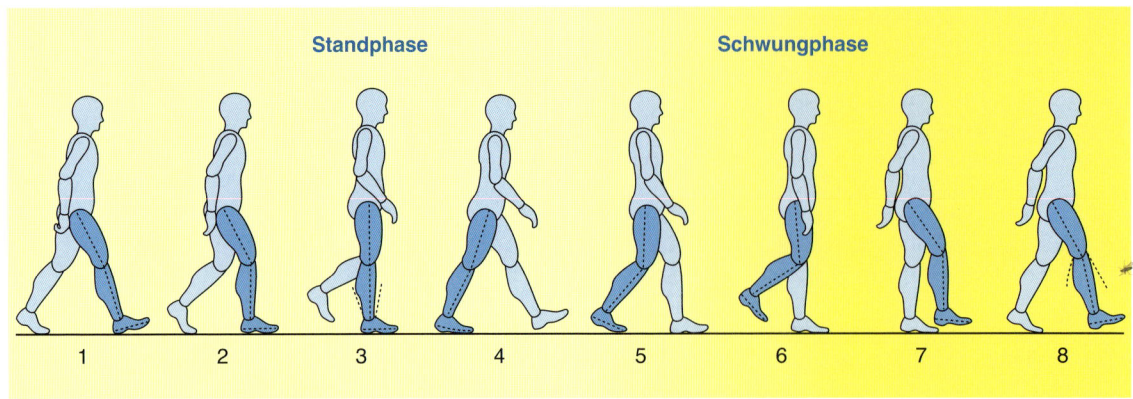

Abb. 2.2 Normaler Gangzyklus.

Der Gangzyklus teilt sich in eine Standphase und eine Schwungphase mit einem Zeitverhältnis von etwa 60 : 40. Beträgt die Zeitdauer des Gesamt-zyklus 100%, lassen sich Teilphasen unterscheiden:

Standphase				Schwungphase		
1	(0%)	Initialkontakt	4 (30–50%) Terminalstand	6	(60–70%)	frühe
2	(0–10%)	Belastungsantwort	5 (50–60%) Vorschwung	7	(70–85%)	mittlere
3	(10–30%)	Mittelstand		8	(85–100%)	späte

takt zu bekommen. Der Rumpf bleibt während des Schritt-ablaufs weitgehend senkrecht.

Das **individuelle Gangbild** eines Menschen ist gekenn-zeichnet durch:

- das Ausmaß einer (physiologisch leichten) Neigung des Rumpfes zur Seite des Standbeins
- die Schrittlänge
- das Zeitverhältnis der Stand- und Schwungphase
- die Knie- und Hüftbeugung in Stand- und Schwung-phase
- den Abstand und die Achsenvariationen der Beine
- Besonderheiten der Fußhaltung bei Auftritt und Abrol-len
- die Begleitbewegungen anderer Körperelemente (Becken, Rumpf, Arme).

Abweichungen und Störungen des normalen Gangbildes äußern sich in einseitigem oder auch beidseitigem Hinken (☞ Kap 16.1.1)

2.3 Manuelle Untersuchung

Zur manuellen Untersuchung gehört die spezielle Prüfung
- der Gelenke
- der Muskeln
- der Sehnen
- der Nerven
- der Gefäße.

Allgemein gibt der Tastbefund Informationen über die Abgrenzbarkeit krankhafter Befunde gegenüber der ge-sunden Nachbarschaft, über Druckdolenzen und die Kon-sistenz, welche Rückschlüsse auf den betroffenen Ge-webetyp und die Eigenart der Verdickung erlaubt: **Weiche** Beschaffenheit unterschiedlichen Grades spricht z.B. für Ödeme (Dellenbildung bei Fingerdruck), Stauungszu-stände (Hautfarbe!), Hämatome oder Hyperplasie von Weichteilstrukturen; **prall-elastischer** Zustand für Gan-glien, straffe Hämatome, Zysten, Gelenkergüsse, **Härte**

spricht eher für knorpelige und knöcherne Strukturen. Von Bedeutung sind auch die Verschieblichkeit einer Ge-schwulst oder der Haut gegenüber darunter liegenden Strukturen und die Differenzierung entzündlicher Schwel-lungszustände (Druckschmerz, meist Hautrötung, Span-nung!).

2.3.1 Prüfung der Gelenke

Die spezielle Untersuchung der Gelenke bezieht sich auf
- die Bewegungsprüfung
- das Betasten
- die Schmerzprovokation.

Jedes Gelenk besitzt eine besondere Bewegungscharakte-ristik. Die Beweglichkeit wird auf ihr **aktives** und **passives Ausmaß** geprüft und in Winkelgraden festgehalten. Beson-ders bei Schmerzzuständen und Lähmungen ist es wichtig, den aktiven Bewegungsumfang zu erfassen.

Die Dokumentation erfolgt nach der **Neutral-Null-Methode** (☞ Abb. 2.3). Der Bewegungsausschlag eines Ge-lenks wird dabei auf eine einheitlich definierte „Neutral-stellung" (☞ Abb. 2.1) bezogen. In der Neutralstellung be-trägt die Gradzahl definitionsgemäß 0 Grad. Für die Unter-suchungen ist diese Stellung nachzuempfinden, auch bei der Befundung einzelner Regionen am liegenden oder sit-zenden Patienten.

Grundsätzlich werden die aktiv erreichbaren Bewe-gungsausschläge notiert. Passiv erreichbare Bewegungs-ausmaße sind, oft als wertvolle Ergänzung, im Protokoll gesondert zu kennzeichnen.

Geprüft wird getrennt in den drei Raumebenen frontal – sagittal – transversal, soweit dies in den einzelnen Gelenken möglich ist (aus anatomischen Gründen praktisch nur an den Kugelgelenken Hüfte und Schulter; andere wie Ellbo-gen-, Knie- oder Fingergelenke lassen physiologischerweise nur Scharnierbewegungen in einer Ebene zu).

Die Dokumentation erfolgt über drei Winkelgradan-gaben. Hintereinander werden die beiden Werte für die

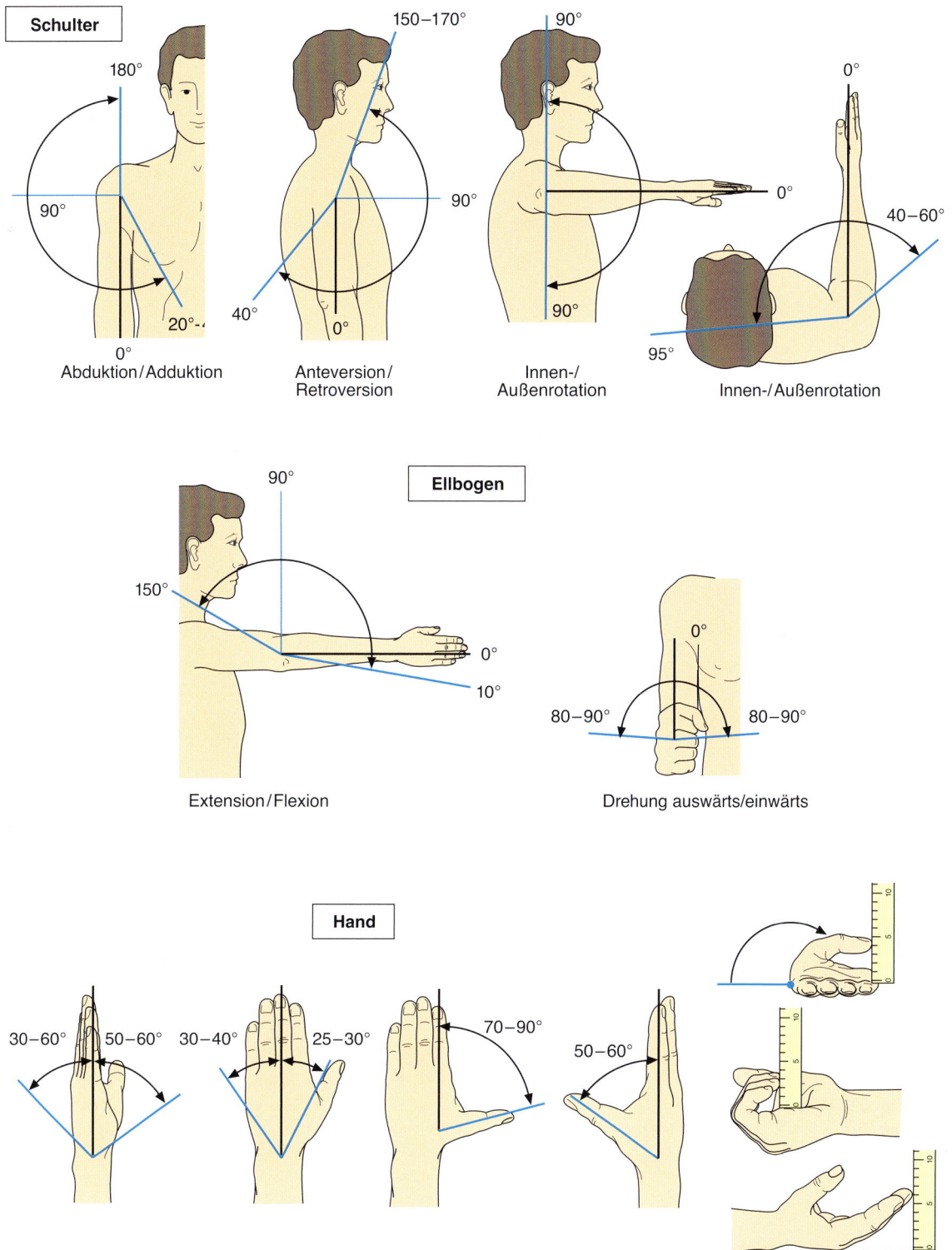

Abb. 2.3a Normale Beweglichkeit der Körpergelenke, gemessen nach der Neutral-Null-Methode.
Die Position der Neutral-Stellung entspricht derjenigen, die in Abb. 2.1 dargestellt ist („soldatische Haltung").

erzielten Endstellungen aufgeführt und die Nullstellung an der angemessenen Stelle ein- bzw. angefügt: Durchläuft das Gelenk bei der Bewegung von der einen in die andere Endstellung die Nullposition, steht eine 0 in der Mitte, wird die Nullposition nicht passiert, fügt man die 0 sinngemäß vor oder hinter die beiden anderen Zahlen an.

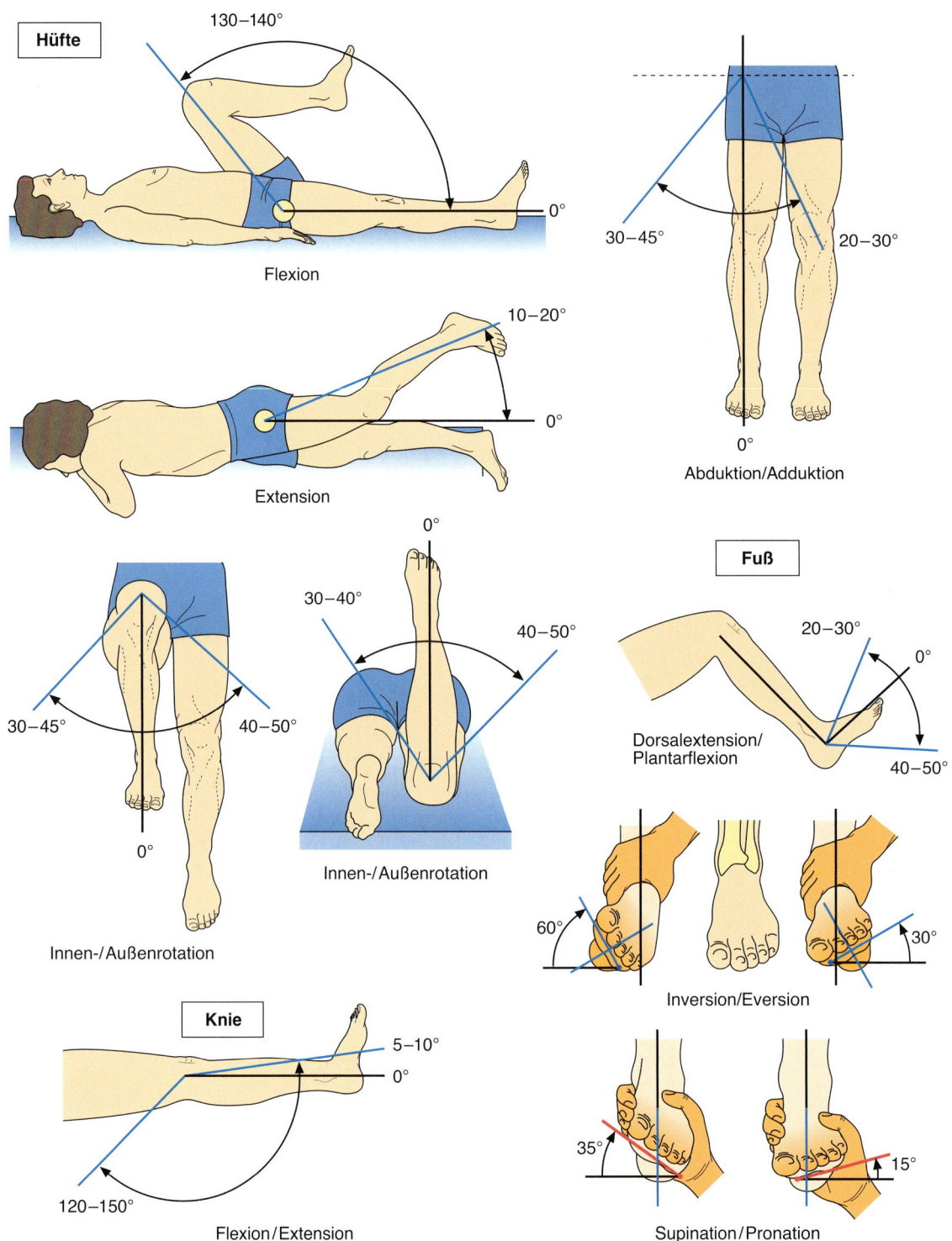

Abb. 2.3b Normale Beweglichkeit der Körpergelenke, gemessen nach der Neutral-Null-Methode.
Die Position der Neutral-Stellung entspricht derjenigen, die in Abb. 2.1 dargestellt ist („soldatische Haltung").

! **Beispiele**	rechts	links
Kniegelenk		
Beugung/Streckung	5-0-140	0-10-100

Das rechte Kniegelenk kann aktiv um 5 Grad übergestreckt und bis 140 Grad gebeugt werden. Dem linken Kniegelenk fehlen 10 Grad an der vollen Streckung, seine Beugefähigkeit ist im Gegensatz zur gesunden Gegenseite um 40 Grad eingeschränkt.

	rechts	links
Sprunggelenk		
Dorsalextension/Plantarflexion	0-10-10	0-0-30

Das rechte Sprunggelenk ist in 10 Grad Spitzfuß-stellung versteift, das kontralaterale Gelenk lässt sich plantigrad einstellen, aber nicht nach dorsal exten-dieren; die aktive Plantarflexion beträgt 30 Grad.

Bei der Aufzeichnung wird vermerkt, ob eine Hemmung durch artikuläre (Verwachsungen, Einklemmung, Defor-mierung der Gelenkkörper) oder extraartikuläre Ursachen bedingt ist, ob ein abnormer Tastbefund bei der Bewegung auftritt, ob die Bewegung flüssig abläuft oder stockend bzw. ungleichmäßig. Gleichzeitig ist auf Farbe, Temperatur und Konsistenz der Haut (Entzündungen!) zu achten. Tastbares Gelenkreiben (Krepitation) und seltener hörbare Bewegungsgeräusche lassen sich als sonor oder spitz, fein- oder grobreibend, knirschend oder als Schnapp-Phänome-ne beschreiben.

Bei **Gelenkschwellungen** ist zwischen Flüssigkeitsan-sammlungen im Kavum (Erguss, ☞ Kap. 16.28), Schwel-lungen der fibrösen oder synovialen Gelenkkapsel und Protuberanzen durch knorpeliges oder knöchernes Gewe-be zu unterscheiden. Die Lokalisation von Druckschmer-zen, Auslösung bestimmter Schmerzphänomene bei (pro-vozierenden) Bewegungen, Ausprägung von Formabnor-mitäten (diffus, lokalisiert), Lagebeziehung einer Schwel-lung zum Gelenk (z.B. präpatellare Bursitis, Baker-Zyste, Tumor im Metaphysenbereich) sind weitere Aspekte diffe-renzierter Gelenkuntersuchung.

2.3.2 Prüfung der Muskeln und Sehnen

Muskel

Ein **Muskel** ist härter und dicker im kontrahierten und schlaff im atonischen Zustand. Atrophische Muskeln kön-nen sowohl schlaff als auch gespannt erscheinen. Der Tast-befund gibt weiter Auskunft über lokalisierte, knotige Ver-härtungen (Myogelosen) und flächenhafte Verspannungen (Muskelhartspann). Strangartig gespannte Sehnen deuten auf tendogene oder myogene Verkürzung hin. Es ist festzu-stellen, ob ein verspannter Muskel aktiv entspannt werden kann und normale Kontraktionsleistung besitzt (Prüfung der Muskelkraft, Ergometrie).

! Die **aktive Muskelleistung** wird in Stufen von 0 bis 5 abgeschätzt:
0 = keine Muskelaktivität
1 = sichtbare Kontraktion ohne Bewegungseffekt
2 = Bewegungsmöglichkeit unter Ausschaltung der Schwerkraft
3 = Bewegungsmöglichkeit gegen die Schwerkraft
4 = Bewegungsmöglichkeit gegen mäßigen Widerstand
5 = normale Kraft

Die Messung der **Umfangsmaße** soll Muskelatrophien quantifizieren oder Therapieerfolge dokumentieren. Sie erfolgt zu Vergleichszwecken grundsätzlich an beiden Ex-tremitäten in gleicher Höhe mit einem unelastischen Maß-

band. Als Bezugspunkte dienen sowohl am Arm wie am Bein gut tastbare Strukturen (☞ Abb. 2.4).

Sehnen

Bei der Untersuchung der **Sehnen** interessieren ihre Inser-tionen am Knochen, ihr Verlauf und ihr Übergang zum Muskel. In diesen Abschnitten können unabhängig von-einander spontane Schmerzempfindung, Druckdolenz oder Bewegungsschmerz bestehen.

Von Schmerzen durch Sehnenkrankheiten sind solche Schmerzen abzugrenzen, die vom Periost in der Umge-bung von Sehneninsertionen oder über Diaphysen (Tibia-vorderkante) ausgehen oder ihre Ursache in einer Bursitis unter oder über Sehnenansätzen oder Knochenprominen-zen haben.

Schwellungen im Sehnenverlauf können durch die Sehne selbst oder ihr Gleitgewebe hervorgerufen werden (Tendovaginitis, Paratenonitis) und mit Krepitationen bei Bewegung einhergehen. Sichtbare und tastbare Un-regelmäßigkeiten der Sehnenkontur weisen auf lokale trophische Störungen oder Kontinuitätsunterbrechung hin. Fehlende oder kraftlose Gelenkbewegung bei aktiv forcierter Muskelanspannung, z.B. beim Versuch des ein-beinigen Zehenstandes, kann eine Sehnenruptur be-stätigen.

Bewegungsschmerz

Bei der Untersuchung der Muskeln, Sehnen und Gelenke ist es oft hilfreich, den **Schmerz bei Bewegung** sorgfältig zu differenzieren. Er kann sich unter verschiedenen Bedin-gungen äußern:
- bei allein passiver Gelenkbewegung ohne Muskel-anspannung, was eher für einen arthrogenen Schmerz spricht
- bei Muskelanspannung ohne Gelenkbewegung (Prüfung gegen Widerstand); spricht eher für tendogenen oder myogenen Schmerz
- bei aktiver Gelenkbewegung mit Muskelaktion.

2.3.3 Prüfung der Nerven

Sie umfasst die Prüfung
- der Sensibilität
- der Motorik
- der Eigen- und Fremdreflexe.

Instrumente zur Spitz-stumpf- und Warm-kalt-Diskrimi-nierung und zum Vibrationsempfinden müssen bei spe-ziellen Fragen eingesetzt werden. Schmerz lässt sich ggf. über typischen Druckpunkten paravertebral und an den Nervenaustrittsstellen (**Valleix-Druckpunkte**) oder im Nervenverlauf auslösen. Beim Beklopfen eines unter der Haut liegenden Nervs kann es zu Missempfindungen und Schmerz im zugehörigen Hautbezirk kommen (**Tinel-Zei-chen**), bei einer Nervenwurzelreizung durch Dehnung des Nervs kann ein ausstrahlender Schmerz erzeugt werden (**Lasègue-Zeichen, Bragard-Zeichen**).

Bei **Lähmungen** ist zwischen **spastischen** und **schlaffen** zu unterscheiden, was gewöhnlich mit der Lokalisation ihrer Ursache übereinstimmt (zentral 1. Neuron bzw. peri-pher 2. Neuron).

Krankheiten im Bereich der Wirbelsäule können sich

- auf eine **Nervenwurzel** auswirken: monoradikuläre Ausfälle im betroffenen Dermatom und/oder motorische Störungen in zugehörigen Kennmuskeln (☞ Kap. 17.5.3)
- auf die gesamte oder Teile der **Cauda equina** auswirken: Ausfälle im Ausbreitungsgebiet mehrerer Wurzeln (Blasen- und/oder Darmlähmung, Cauda-Syndrom, ☞ Kap. 13.1.3)
- auf die **Medulla spinalis** auswirken: partielle oder vollständige Querschnittsläsion mit letztlich spastischen Lähmungen.

Eine **periphere Nervenläsion** führt im zugehörigen Versorgungsgebiet zu sensiblen und/oder motorischen Ausfällen.

Funktionsdiagnostik

Die Funktionsdiagnostik bei **schlaffen Lähmungen** und **Myopathien** erfolgt durch willkürliche und elektrische Muskeluntersuchung. Zur Abschätzung der aktiven Muskelleistung dienen dabei die im Kap. 2.3.2 angegebenen Kriterien. Die elektrische Erregbarkeit wird in erster Linie durch die **Elektromyographie (EMG)** geprüft. Hilfreich ist die EMG auch für die Höhenlokalisation von Nervenwurzelschäden durch Impulsableitung aus den zugehörigen Kennmuskeln (☞ Abb. 17.33), die nur oder vorwiegend von einer Spinalwurzel innerviert werden. Aufschlüsse über eine teilweise oder komplette Unterbrechung der Nervenleitung, v.a. auch nach Verletzungen, sind durch die Messung der **Nervenleitgeschwindigkeit (NLG)** zu gewinnen. Sensibel oder motorisch **evozierte Potentiale (SEP, MEP)** erhalten zunehmende Bedeutung bei Krankheiten und Störungen v.a. der Medulla spinalis (zervikale Myelopathie, intraoperative Funktionsprüfung bei Skolioseoperation). Bei dieser Untersuchung leitet man die zentrale Antwort auf vielfach wiederholte periphere Reize am Kortex ab und beurteilt Amplitude und Zeitverzögerung.

2.3.4 Prüfung der Gefäße

Die Untersuchung der Blutgefäßfunktion umfasst zunächst die Inspektion und Palpation. Zu beachten sind:

- Hautfarbe (Blässe, Röte, Zyanose) in Ruhe, Bewegung und Belastung
- Pigmentierungen, Hautflecken (Cutis marmorata)
- sichtbare Varizen mit Lokalisation
- Schwellungen, Dystrophien der Haut
- Hauttemperatur (im Vergleich zur Nachbarschaft oder Gegenseite)
- Palpation der Arterienpulse im Seitenvergleich
- Lagerungsproben und funktionelle Belastungsprüfungen.

2.4 Apparative Untersuchung

Unter ihnen ist die klassische Röntgenaufnahme nach wie vor die wichtigste und am häufigsten anzuwendende Methode. Die Darstellungsmöglichkeiten herkömmlicher Röntgenbilder werden von anderen, meist aufwendigeren bildgebenden Verfahren z.T. wesentlich übertroffen. Einige von ihnen – Ultraschall und MRT – haben den Vorteil, den

Patienten nicht dem Risiko der Strahlenbelastung auszusetzen.

Die derzeit verwendeten bildgebenden Verfahren sind teils als konkurrierende, teils als komplementäre Techniken zu verstehen. In mancher Hinsicht überschneiden sich ihre Indikationen. Eine hinreichende Kenntnis der technischen Hintergründe ist deshalb vonnöten, um die spezifischen Vor- und Nachteile jeder Methode auszuloten und diese in vollem Umfang nutzen zu können.

2.4.1 Röntgenuntersuchung

Konventionelle Röntgenaufnahmen sind für viele orthopädische Krankheitsbilder unerlässlich und oft für die Diagnose und therapeutischen Konsequenzen entscheidend.

In der herkömmlichen Röntgenaufnahmetechnik belichtet der Röntgenstrahl eine Filmfolie. Bei der modernen digitalen Technik werden die Bildpunkte computertechnisch verarbeitet; das Verfahren erlaubt eine nachträgliche Bildbearbeitung am Monitor, z.B. Vergrößerung, Verkleinerung, Kontrastmanipulation, Dichtemessung. Für die Orthopädie ist die exakte Vermessungsmöglichkeit des Skeletts wertvoll, u.a. zur Planung und Simulation operativer Korrektureingriffe (Osteotomien, Endoprothesen). Die Übermittlung und Archivierung der Bilder erfolgt computertechnisch, aber auch auf konventionellen Folien.

Stets sind die Anforderungen des **Strahlenschutzes** sowohl bei der Indikation (unnötige Aufnahmen vermeiden!) als auch bei der Durchführung (möglichst geringe Strahlenexposition, Bleiabdeckung gefährdeter Körperteile) zu berücksichtigen.

Die Röntgendiagnostik beruht auf der unterschiedlichen Strahlenabschwächung der durchstrahlten Gewebe, die wesentlich von ihrer Dichte und Dicke, aber auch von der gewählten Wellenlänge abhängt. Die Domäne der Röntgenuntersuchung liegt in der Beurteilung des Knochens.

Knochenaufnahmen

Bei Auswertung der Knochenaufnahmen richtet man sich nach zwei Hauptkriterien: den **Randkonturen**, die der anatomischen Norm entsprechen müssen und im pathologischen Falle unterbrochen, unklar-verwaschen, verdichtet, deformiert oder ausgelöscht sein können, und der **intraossären Strukturzeichnung**. Sie gibt v.a. Auskunft über die Qualität und Richtung der Trabekelstruktur sowie über die Dichteverhältnisse des Knochens (Dichtezunahme – Sklerose, Dichteabnahme, diffus oder lokalisiert – Dystrophie, Atrophie, Osteopenie, Osteolyse).

- In den meisten Fällen reichen **Standardaufnahmen** aus, die i.d.R. in zwei senkrecht zueinander stehenden Ebenen aufgenommen werden. Bei paarigen Körperteilen kann man die Gegenseite zu Vergleichszwecken gleichzeitig mit darstellen. Immer ist eine standardisierte Einstelltechnik wichtig, da schon geringe Projektionsfehler zu Fehldeutungen führen können. Gewöhnlich werden Röntgenaufnahmen **im Liegen** erstellt. Aufnahmen **im Stehen** informieren darüber hinaus noch über die statische Situation unter Belastung, z.B. an der Wirbelsäule und an den unteren Extremitäten.
- Sog. **gehaltene Röntgenaufnahmen** (☞ Abb. 16.44a) sind angezeigt, wenn eine abnorme Beweglichkeit bzw.

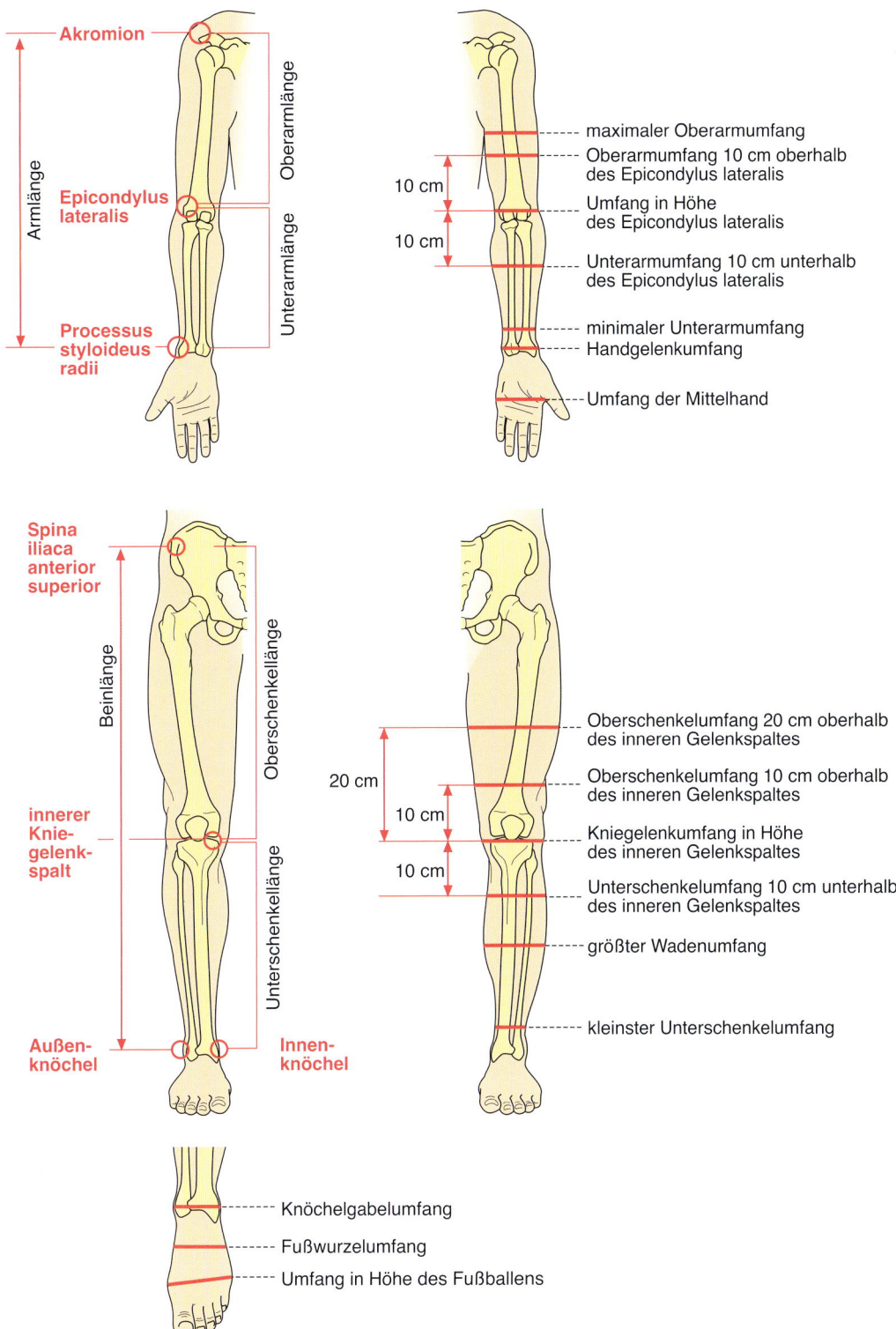

Abb. 2.4 **Standardisierte Umfangs- und Längenmessung an den Armen und Beinen.**
Die Bezugspunkte orientieren sich an festen topographischen Marken.

Instabilität nach Bandverletzungen (z.B. am oberen Sprunggelenk) aufgedeckt werden soll. Man bedient sich dabei spezieller Halteapparaturen, die das Gelenk mit definierter Kraft in die pathologische Position bringen.

■ **Funktionsaufnahmen** sind Aufnahmen in unterschiedlichen Haltungs- und Bewegungsphasen (z.B. HWS seitlich in maximaler Flexion und Extension oder frontal in Seitneigung nach links und rechts).

■ Konventionelle Schichtaufnahmen (**Tomographien,** ☞ Abb. 17.38a) werden in Anbetracht moderner Schnittbildgebung (CT, MRT) nur noch selten angefertigt. Bei dieser Röntgentechnik wird eine Gewebeschicht in bestimmter Körpertiefe scharf abgebildet, während die davor und dahinter liegenden Strukturen verwischt werden.

■ **Kontrastmittelaufnahmen** erfolgen nach der Injektion wasserlöslicher Röntgenkontrastmittel und/oder Luft
– in Gelenke (**Arthrographie,** ☞ Abb. 15.6)
– in den Spinalkanal (**Myelographie,** ☞ Abb. 17.34c)
– in Hohlräume und Fisteln (**Fistulographie**)
– in Gefäße (**Venographie, Arteriographie, Subtraktionsangiographie**).

2.4.2 Computertomographie

Die **Computertomographie** (CT, ☞ Abb. 17.34a) ist eine Schnittbild-Röntgentechnik, die eine differenzierte Strukturanalyse verschiedener Körpergewebe anhand unterschiedlicher Dichteverhältnisse ermöglicht. Sie erlaubt damit eine detaillierte Beurteilung z.B. der Form und Ausdehnung von Knochen- und Weichteilprozessen und liefert entscheidende Hinweise für die Detailplanung operativer Eingriffe (z.B. die Rekonstruktion komplizierter Frakturen, bei Tumoren, bei Bandscheibenvorfällen). Die Vor-

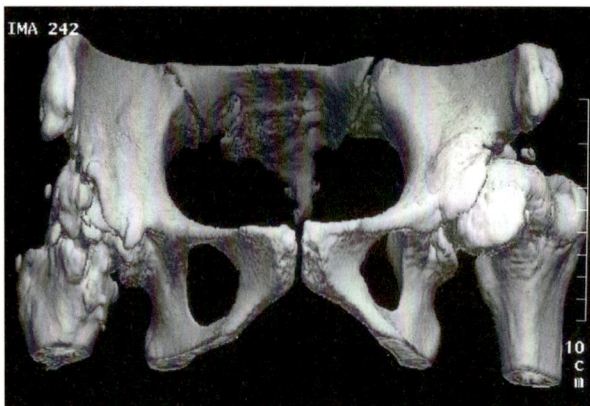

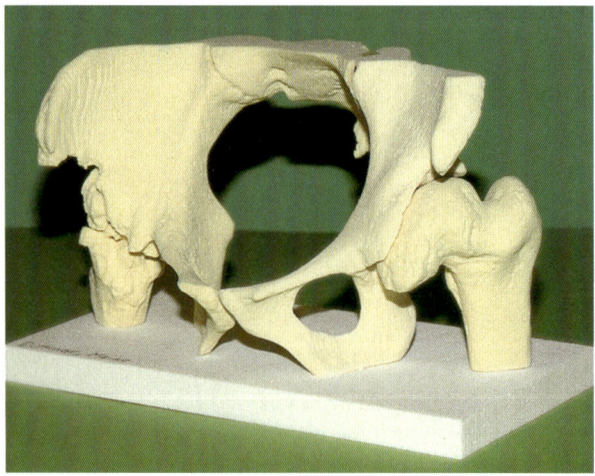

Abb. 2.5 Computertomographie mit dreidimensionaler Becken-rekonstruktion.

teile gegenüber dem Röntgenbild liegen in der überlagerungsfreien Abbildungsmöglichkeit v.a. unübersichtlicher Regionen (Gelenke, Wirbelsäule).

Im Vergleich zur MRT bildet die CT die Strukturdetails der Knochen besser ab. Die CT-Aufnahmen gestatten die computertechnische Rekonstruktion dreidimensionaler Bilder, die z.B. bei komplexen Frakturen und Knochendefekten vor einer Operation sehr wertvoll sein können (☞ Abb. 2.5).

Nachteile: Metallische Implantate führen zu Artefakten, die die Beurteilbarkeit deutlich einschränken. Die CT ist mit einer relativ hohen Strahlenbelastung verbunden, die Indikation für das Verfahren sollte daher mit kritischer Zurückhaltung gestellt werden.

2.4.3 Kernspintomographie

Die Kernspintomographie arbeitet mit einem starken magnetischen Feld, mit dem die Atomkerne der Körpergewebe aktiviert und die daraus entstehenden elektrischen Erscheinungen zu einem Bild verarbeitet werden (Magnetic Resonance Imaging – MRI, Magnetresonanztomographie – MRT). Die MRT bietet bei Krankheiten der Bewegungsorgane den Vorteil, dass nichtkalzifizierte Gewebe sehr differenziert abgebildet werden können (☞ Tab. 2.1). Die Methode erlaubt besonders aufschlussreiche Informationen über Weichteilstrukturen (Gehirn und Rückenmark, Weichteilgeschwülste, Weichteilverletzungen, Flüssigkeitsansammlungen in Gewebe und Hohlräumen u.a. (☞ Abb. 8.7, 8.15 und 8.18). Die MRT hat Arthrographien mit Kontrastmitteln weitgehend abgelöst, und auch invasivere Verfahren wie die diagnostische Arthroskopie lassen sich durch die MRT vielfach ersetzen.

Tab. 2.1 Das Relaxationszeitphänomen ist Grundlage für die unterschiedliche Wichtung von MRT-Bildern. T_1- bzw. T_2-gewichtete Sequenzen weisen in Abhängigkeit von der Gewebebeschaffenheit verschiedene Signalintensitäten auf.

Gewebe oder Organ	T_1-Wichtung	T_2-Wichtung
Muskelgewebe	hypointens	hypointens
Fettgewebe	hyperintens	hyperintens
Knochenkompakta	hypointens	hypointens
Knorpel, Bänder	hypointens	hypointens
Narbe	hypointens	hypo- → hyperintens
Hämatom	hypo- → hyperintens	hyper- → hypointens
Luft	hypointens	hypointens
Wasser	hypointens	hyperintens
Entzündung	hypointens	hyperintens
Tumorgewebe	meist hypointens	meist hyperintens

Im Unterschied zur CT, die eine hoch auflösende Abbildung nur in einer Ebene zulässt, gestattet es die MRT, das Gewebe in unterschiedlichen Ebenen abzubilden.

Nachteile: Knochensubstanz wird im MRT-Bild nicht direkt abgebildet, sondern nur die nichtknöchernen, wasserhaltigen Gewebearten. Der Knochen ist deshalb nur als Aussparung indirekt erkennbar und bleibt damit eine Domäne des konventionellen Röntgens und der CT. Das Magnetfeld gilt als nicht gesundheitsschädlich. Allerdings sind Untersuchungen bei einigen metallischen Implantaten und Fremdkörpern kontraindiziert (Herzschrittmacher, Gefäßclips im ZNS, Kochleaimplantate, bestimmte Herzklappen u.a.). Bewegungsartefakte (Atem- und Herzbewegung, Gefäßpulsationen) und Artefakte durch ferromagnetische und paramagnetische Substanzen können die Bildqualität erheblich beeinträchtigen. Durch die Enge im Untersuchungsgerät und den Lärm bei der Untersuchung kann bei ängstlichen und klaustrophobischen Patienten und bei Kindern eine Sedierung notwendig sein.

2.4.4 Szintigraphie

Mit der Skelettszintigraphie werden Veränderungen des **Knochenstoffwechsels** sichtbar, oft schon lange bevor sie röntgenologisch erkennbar sind. Bisphosphonate besitzen eine ausgesprochen hohe Affinität zu Kalziumphosphaten, also auch zu den Knochenmineralien. Nach i.v. Injektion lagern sie sich gleichmäßig im Skelett ab; an einigen Stellen ist ein stärkerer „uptake" normal, z.B. an den Iliosakralfugen, am Schulterdach. Das verwendete Bisphosphonat ist mit ^{99m}Technetium markiert und kann mit der Gammakamera nachgewiesen werden.

Pathologische Anreicherungen treten immer dann auf, wenn ein Bereich verstärkt durchblutet ist (z.B. Trauma, Arthritis, Infektion) oder wenn die lokale Osteoblastenaktivität und somit Mineraldeposition erhöht ist. Da auch durch Knochenabbau geprägte Veränderungen in den weitaus überwiegenden Fällen von einer osteoblastären Reaktion begleitet werden (typische Ausnahme: Plasmozytom!), bilden sich fast alle krankhaften – osteoproduktive wie osteolytische – Knochenveränderungen durch verstärkten umschriebenen uptake ab: „hot spot" (☞ Abb. 9.17, ☞ Abb. 9.13 Arthritismuster).

Lässt sich die verstärkte Anreicherung bereits nach wenigen Minuten nachweisen (Frühszintigramm), ist die Ursache am ehesten in einer Durchblutungssteigerung zu sehen. Tritt der Hot Spot erst nach 2–4 h auf (Spätszintigramm), dann ist eine lokale Störung des Knochenstoffwechsels anzunehmen.

Vorteil der Skelettszintigraphie ist die Darstellung des gesamten Skeletts bei relativ niedrigen Kosten und hoher Sensibilität für fast alle pathologischen Veränderungen des Knochens. Damit prädisponiert sich die Skelettszintigraphie als Suchmethode für Skelettmetastasen, Arthritismuster.

Nachteile: Der wesentliche Nachteil der Methode liegt in der fehlenden Spezifität, das heißt, verschiedene Ursachen der Anreicherung können nicht differenziert werden.

Wichtigste **Indikationen** in der Orthopädie sind:
- Suche nach okkulten Knochenprozessen: z.B. Metastasen, multilokuläre Osteomyelitis, multilokuläre Knochentumoren

- Aktivitätsmessung ektoper Ossifikationen
- Arthritisdiagnostik, Darstellung des Gelenkbefallsmusters
- Diagnostik der Endoprothesenlockerung (☞ Abb. 9.8b) oder Pseudarthrosen nach Osteosynthesen. MRT und CT sind durch Artefakte beeinträchtigt, wenn metallische Implantate vor Ort liegen.

Von der Skelettszintigraphie zu trennen sind nuklearmedizinische Verfahren zum Entzündungsnachweis (**Entzündungsszintigraphie**). Das Prinzip dieser Methoden beruht darauf, dass sich radioaktiv markierte Substanzen vorzugsweise in entzündlich veränderten Geweben anreichern. Dabei werden Alterationen des Gefäßendothels und die vermehrte Extravasation von Proteinen im Entzündungsgebiet ausgenutzt (^{67}Galliumzitrat, ^{99m}Technetium-markierte Mikrokolloide), oder es werden Entzündungszellen wie Granulozyten radioaktiv markiert (Indium, ^{99m}Technetium-markierte monoklonale AK gegen Granulozyten; ☞ Abb. 9.17b). Eine Unterscheidung von septischen und aseptischen Entzündungen gelingt mit diesen Verfahren nicht sicher. Die Sensibilität und Spezifität sind gerade bei schwierigen Fragestellungen oft unzureichend.

2.4.5 Osteodensitometrie

Die Osteodensitometrie mit der Photonen- oder Röntgenstrahl-Absorptionsmessung oder mit der quantifizierenden CT findet ihre Indikation in der Früherkennung und der Verlaufskontrolle metabolischer Osteopathien (☞ Kap. 5). Es handelt sich um Verfahren, bei denen die Knochendichte, d.h. sein Mineralgehalt, mittels ionisierender Strahlen gemessen wird. Als Strahlenquellen dienen neben Radionukliden (^{125}Iod, ^{153}Gadolinium) heute v.a. Röntgenröhren. Methodische Probleme liegen in
- der Strahlenabsorption umgebender Weichteile
- der abgrenzenden Messung kortikalen und spongiösen Knochens
- dem exakten Wiederauffinden der Messstelle bei Zweitmessungen
- in den vergleichsweise nur geringen Veränderungen der Knochendichte unter physiologischen, pathologischen und therapeutischen Bedingungen

In neuerer Zeit sind auch sonographische Osteodensitometer im Gebrauch.

2.4.6 Sonographie

Die Stärke der Sonographie liegt in der Beurteilung der Weichgewebe, v.a. der Sehnen (Rotatorenmanschette der Schulter, Tenosynovialitis an Hand und Fuß), der Muskulatur (Ruptur, Hämatom, Abszess), der Schleimbeutel (Bursitis), aber auch in der Gelenkuntersuchung (Erguss, Synovitis). Sie besitzt besondere Bedeutung bei der Frühdiagnostik und Verlaufskontrolle der **kongenitalen Hüftdysplasie** im ersten Lebensjahr (☞ Abb. 16.12). Da sie ungefährlich ist, kann sie unbedenklich schon beim Säugling und auch zu Vorsorge- und Reihenuntersuchungen eingesetzt werden. Ein besonderer Vorteil liegt darin, dass Gelenke, Sehnen und Muskeln während der Untersuchung bewegt und damit Einblicke in funktionelle Abläufe gewonnen werden können. Die Sonographie erlaubt gezielte Punktionen und Injektionen quasi unter Sicht. Sie kann schadlos beliebig wiederholt werden (z.B. zur Therapie-kontrolle), ist kostengünstig und anwenderfreundlich.

Grenzen findet die Sonographie in der Auflösungsqualität des Bildes. Für die Untersuchung ossärer Strukturen und Strukturveränderungen ist die Sonographie ungeeignet, da der Schall an der Knochenoberfläche stark reflektiert wird. Spezielle Sonographiegeräte werden derzeit für die Densitometrie des Knochens verwendet.

2.4.7 Laboruntersuchungen

Laboruntersuchungen sind in der Orthopädie z.B. zur Operationsvor- und -nachbereitung notwendig. Die Laborprogramme und Ergebnisinterpretationen müssen dem orthopädisch Tätigen geläufig sein, sie gehören aber nicht zu den spezifischen Besonderheiten des Faches und sollen deshalb hier unerwähnt bleiben.

Spezielle Blutuntersuchungen sind aber v.a. bei Arthropathien, Osteopathien, Tumorkrankheiten und Infektionen erforderlich. Die Messungen werden meist von einem Institut für Klinische Chemie durchgeführt, die Interpretation der Ergebnisse obliegt aber dem Orthopäden, der die klinischen Symptome und die Ergebnisse bildgebender Verfahren zu berücksichtigen hat. Spezielle Untersuchungen betreffen die Gelenkflüssigkeiten (Klinische Chemie, Orthopädische Pathologie), Abstriche (Mikrobiologie) und Gewebeproben (Orthopädische Pathologie).

Im Folgenden seien nur jene Serumparameter erwähnt, die für eine erste differenzialdiagnostische Abgrenzung orthopädischer Krankheitsbilder von grundlegender Bedeutung sind.

C-reaktives Protein (CRP)   Das C-reaktive Protein zählt zu den so genannten Akute-Phase-Proteinen. Das Plasmaprotein steigt bei entzündlichen Reaktionen (Infektion, Gewebeschäden) rasch an und kann aufgrund der Plasmahalbwertszeit von 24 h Veränderungen der Entzündungsaktivität zügig anzeigen. Im Gegensatz dazu folgt die Blutsenkungsgeschwindigkeit (**BSG**) der Entzündungsausprägung wesentlich träger. **Indikation:** Infektionsdiagnostik, Therapiekontrolle bei antibiotischer Therapie, rheumatoide Arthritis, Gicht.

Harnsäure   Die Hyperurikämie kann durch Überschreiten des Löslichkeitsproduktes für Natriumurat zu Kristallbildungen in den Geweben führen. Jede Überschreitung der Harnsäurekonzentration von 6 mg/dl (Frauen) und 7 mg/dl (Männer) wird als Hyperurikämie definiert. Der Schwellenwert zur Auslösung eines akuten Gichtanfalls ist hingegen individuell sehr unterschiedlich. Der Harnsäurespiegel unterliegt tageszeitlichen Schwankungen und wird u.a. von Medikamenten wie NSAR beeinflusst. **Indikation:** Diagnostik der Gicht, Verlaufsparameter bei Therapie.

Alkalische Phosphatase (AP)   In die Bestimmung der Gesamt-AP gehen die drei Isoenzyme der AP ein. Aus orthopädischer Sicht ist die knochenspezifische AP von besonderem Interesse, weil sie bei zahlreichen Knochenkrankheiten, die mit einer verstärkten Osteoblastenaktivität einhergeht, erhöht ist. Liegt keine hepatobiliäre Erkrankung vor (γ-GT, LAP), reicht die Gesamt-AP zur Ein-

schätzung aus. **Indikation:** erhöhte Osteoblastenaktivität bei malignen Knochentumoren, Knochenmetastasen, M. Paget, Osteopathien.

Saure Phosphatase (SP)   Auch bei der SP liegen mehrere Isoenzyme vor. Die prostataspezifische SP ist ein Marker für Erkennung und Progression des Prostatakarzinoms. Als Marker für knochenresorptive Vorgänge kann die so genannte tartratresistente SP bestimmt werden. **Indikation:** Aktivitätsbestimmung der Osteoklastenaktivität, Prostatakarzinom.

Kalzium   Der Kalziumspiegel im Serum wird in engen Grenzen kontrolliert. Das Gesamtkalzium kann bei malignen Knochentumoren erhöht, bei der Rachitis hingegen vermindert sein. **Indikation:** Tumorerkrankungen, Hyperparathyreoidismus, Osteopathien.

Vitamin D   Alimentär zugeführtes Vitamin D (Cholecalciferol) wird in der Leber zu 25-Hydroxycholecalciferol hydroxyliert, bevor in einem zweiten Hydroxylierungsschritt in der Niere biologisch aktives 1,25-Dihydroxycholecalciferol (Vitamin D$_3$) entsteht. Laborchemisch sollten somit Vitamin D und Dihydroxycholecalciferol bestimmt werden. **Indikation:** Rachitis, Osteomalazie, renale Osteopathie, Malabsorptionssyndrome.

Parathormon (PTH)   PTH wird aus Vorstufen in den Epithelkörperchen gebildet. Erhöhte Werte finden sich beim Hyperparathyreoidismus, beim Vitamin-D-Mangel und bei der Hypokalzämie. **Indikation:** Diagnostik des Hyperparathyreoidismus.

Rheumafaktoren (RF)   Unter RF versteht man Autoantikörper, die mit der Fc-Region eines Immunglobulins reagieren (IgG). Eine Erhöhung der Faktoren ist nicht mit einer Erkrankung gleichzusetzen. **Indikation:** Diagnostik bei rheumatoider Arthritis, Psoriasisarthritis, Kollagenosen.

Antinukleäre Antikörper (ANA)   ANA sind Autoantikörper, die gegen nukleäre Autoantigene gerichtet sind. **Indikation:** SLE-Diagnostik, Dermatomyositis, Polymyositis.

Osteokalzin   Osteokalzin ist ein Syntheseprodukt der Osteoblasten und kann zur Beurteilung ihrer Aktivität dienen. **Indikation:** Kontrolle der Osteoblastendepression durch Glukokortikoide, Osteopathien.

Pyridinolin und Desoxypyridinolin   Pyridinolin und Desoxypyridinolin (Urin) übernehmen die Quervernetzung des Kollagens Typ I im Knochen. Bei resorptiven Knochenkrankheiten ist ihre Ausscheidung über die Niere erhöht. Anhand der Werte im Sammelurin können die knochenresorptiven Vorgänge abgeschätzt werden. **Indikation:** therapeutische Verlaufskontrolle bei M. Paget, Marker der Knochenresorption.

2.5 Invasive Untersuchungen

Invasive Untersuchungen sind **Eingriffe,** bei denen ein äußerer Zugang zu den infrage stehenden Körperhöhlen oder geweblichen Strukturen (z. B. Gelenke, Schleimbeutel, Duralsack, verdächtige Gewebe) hergestellt wird. Dazu gehören auch die Kontrastdarstellung von Gefäßen in der Röntgendiagnostik und die Verfahren der interventionellen Radiologie. Sie ermöglichen i.d.R. bessere – manchmal auf andere Weise nicht zu erlangende – Aufschlüsse, sind aber meist auch mit Risiken verbunden, v.a. Infektionen und Nebenverletzungen. Diese lassen sich bei peinlicher Asepsis und korrekter Manipulation zwar gewöhnlich vermeiden, aber nie ganz ausschließen. Die **Indikation** sollte deshalb immer sorgfältig erwogen werden. So ist heute z. B. eine Myelographie und diagnostische Arthroskopie oft mit noch besserem Effekt durch eine MRT ersetzbar, eine Arthrographie durch eine Sonographie oder MRT und eine Knochenbiopsie durch eine Kombination verschiedener nichtinvasiver Methoden. Solche Überlegungen sollten dem Entschluss zu invasiven Verfahren stets vorangestellt werden.

2.5.1 Punktionen

Punktionen von Gelenken, Schleimbeuteln, Sehnenscheiden, Abszessen und des Wirbelkanals dienen
- der Druckentlastung
- der Schmerzlinderung
- der Applikation von Medikamenten und Kontrastmitteln
- der Flüssigkeitsgewinnung zur Diagnostik.

Die Gelenkpunktion ist ein aufklärungspflichtiger Eingriff, der das schriftliche Einverständnis des Patienten voraussetzt. Eine Lokalanästhesie ist meist überflüssig, es sei denn, es liegt eine schmerzhafte periartikuläre Entzündung vor, wie sie beim Pyarthros vorkommen kann. Bei kleinen Kindern kann auch eine Punktion in Kurznarkose gerechtfertigt sein. Die Punktion kann z. B. am Hüftgelenk durch eine begleitende Sonographie erleichtert werden. Schwere Gerinnungsstörungen, Hautverletzungen und -infektionen in der Umgebung der Punktionsstelle stellen **Kontraindikationen** dar.

Die Gefahr der iatrogenen Infektion besteht durch unsteriles Arbeiten und durch Einbringen eines Hautstanzzylinders (Hohlnadel) in das Gelenkkavum. Anders als bei der Punktion soliden Weichgewebes, führt die Kontamination des Gelenkraumes regelhaft zur Infektion, weil die körpereigene Abwehr hier nicht zum Zuge kommen kann.

> **!** Bei allen Gelenkpunktionen sind strenge Hygieneregeln zu beachten:
> - **Umgebung:** speziell ausgestatteter Raum (nicht im Krankenbett!), sterile Instrumente
> - **Patient:** Kürzung längerer Haare (nicht Rasur), Entfettung und großflächige Desinfektion der Haut, ggf. sterile Abdeckung der Umgebung
> - **Arzt:** hygienische Händedesinfektion, Schutzkittel, Mundschutz und sterile Handschuhe.

Viskosität und Farbe des Punktats werden sofort beurteilt. Zur mikrobiologischen Diagnostik wird ein Teil davon in Agar oder flüssiges Nährmedium gegeben. Lange Transportwege und inadäquate Behältnisse verschlechtern die diagnostische Zuverlässigkeit beträchtlich! Zur mikroskopischen Beurteilung (Zellzahl, Differentialzellbild, Kristalle, Bakterien) sollte das Punktat in einer mit Heparinlösung benetzten Spritze aufgezogen werden, um eine Gerinnung zu verhindern. Zellzählung und die zytologische Beurteilung sind andernfalls erschwert oder unmöglich. Das Punktat muss sofort verarbeitet werden; so sind z. B. Uratkristalle nach wenigen Stunden oft nicht mehr erkennbar (☞ Tab. 2.2).

2.5.2 Arthroskopie

Die Arthroskopie erlaubt die sichere visuelle Diagnostik (☞ Abb. 16.37) im Gelenkbinnenraum. Periartikuläre Schäden entziehen sich der arthroskopischen Betrachtung.

Tab. 2.2 Diagnostische und differentialdiagnostische Parameter bei Analyse der Synovialflüssigkeit.

	Physio-logisch	Bakterielle Arthritis	Arthrose	Trauma	Gicht	Chondro-kalkinose	Rheuma-toide Arthritis	Lupus erythema-todes
Zellzahl in mm³	<100	>20000	<1000	<2000	<10000	<20000	5000–50000	<10000
davon Granulo-zyten	7%	90%	15%	20%	75%	75%	60–90%	50%
Farbe	strohgelb	grau-rahmig	bernstein-gelb	hell- bis dunkelrot	gelb-milchig	gelb-milchig	gelb-grün	gelb
Trübung	klar	stark getrübt	klar	klar, blutig	klar, trüb	klar, trüb	trüb-flockig	trüb
Viskosität	hoch	gering	reduziert	hoch bis reduziert	reduziert	reduziert	gering	reduziert
Besonderheiten	–	Bakterien	–	Erythrozyten	Urate	Pyrophos-phate	Rhagozyten	Rhagozyten

Sie ist allein aus diagnostischen Gründen und nur noch in Ausnahmefällen indiziert und wird v. a. in therapeutischer Absicht durchgeführt. Damit ist die Arthroskopie im Wesentlichen nicht mehr den diagnostischen, sondern den therapeutischen Verfahren zuzuordnen (☞ Kap. 3.3.3).

2.5.3 Biopsie

Die Probeexzision von Gewebe zur histologischen und mikrobiologischen Untersuchung erfolgt je nach der örtlichen Situation auf operativem Wege oder als Nadel- bzw. Stanzbiopsie.

Zugang: Der Zugangsweg ist v. a. in der Tumordiagnostik sorgfältig zu überlegen; denn erweist sich das entnommene Gewebe als sarkomatös, ist bei der operativen Therapie der Zugangsweg zur Biopsie als „kontaminiert" zu betrachten und aus Gründen der chirurgischen Radikalität komplett mit zu entfernen. Knochen- und Weichteilsarkome sind in ihrem Aufbau oft inhomogen, einzelne Regionen können deshalb für die Dignität eines Tumors nicht repräsentativ sein (z. B. Chondrosarkom, Liposarkom). Nadelbiopsien, auch mit den Methoden der interventionellen Radiologie, sind in solchen Fällen kritisch einzuschätzen.

Materialverarbeitung: Das entnommene Gewebe ist adäquat zu versenden, i. d. R. nach Fixation in Formalinlösung. Die Schnellschnittdiagnostik bietet den Vorteil, dass oftmals schon intraoperativ über die endgültige chirurgische Therapie entschieden werden kann.

Wird eine Gewebeprobe zur mikrobiologischen Diagnostik entnommen, wie dies z. B. in der Tuberkulosediagnostik, der Diagnostik niedrig aktiver Knocheninfektionen oder infizierter Endoprothesen notwendig werden kann, sind vielfache Gewebeproben aus unterschiedlichen Regionen erforderlich, die in flüssige Nährmedien verbracht werden.

Vorbereitung mikrobiologischer Biopsien: Eine antibiotische Vorbehandlung ist mindestens 5 Tage vor der Biopsie abzubrechen. Dennoch liegt die Rate falsch negativer Befunde v. a. bei niedrig aktiven Infektionen bei 10–20 %. Falsch positive Ergebnisse erklären sich aus ungewollter Kontamination der Probe; wurden vielfache Gewebeproben entnommen, ist die diagnostische Wertung eines positiven Einzelbefundes erleichtert.

Zusammenfassung

Grundsätze orthopädischer Krankenuntersuchung

Erhebung der allgemeinen und speziellen **Anamnese**, Schmerzanamnese, Unfallanamnese.

Inspektion: allgemeiner Bewegungsablauf, Haltung und Gangbild.
- Pathologische Gangformen: ataktischer, spastischer, propulsiver, paretischer Gang; Hinken: Verkürzungs-, Lähmungs- (Hüfte: Trendelenburg-, Duchenne-), Schmerz-, Versteifungs-, psychogenes Hinken; beidseitiges Hinken (Watscheln)
- Körperstatik: Beckengeradstand, Beinlängendifferenz, Beinachsen (varus, valgus), Kontrakturstellung im Hüftgelenk, Umfangs- und Längenmessung, Schultergürtelgeradstand, Rückenform frontal und seitlich.

Palpation: Haut, Sehnen/Sehnenansätze, Muskulatur, Gelenke, Wirbelsäule, Gefäßverläufe, Nerven, Druckdolenzen, Schwellungen (Konsistenz, Druckschmerz, Abgrenzbarkeit, Verschieblichkeit).

Gelenkuntersuchung: Tastbefund, Bewegungsablauf (flüssig, glatt oder mit Krepitation, stockend, ungleichmäßig, blockiert), aktive und passive Prüfung der Beweglichkeit, Aufzeichnung nach Neutral-Null-Methode.

Muskeluntersuchung: Konsistenz (Hartspann, Myogelosen), Druckdolenzen; Funktionsprüfung: Kontraktionsvermögen, Muskelkraft (Ergometrie).

Nervenuntersuchung: Sensibilität, Reflexverhalten, Motorik, Trophik, vasomotorische Funktionen; Lähmungszustände: schlaff, spastisch, zentral, Plexus-, peripher, Querschnitts-/Caudasyndrom.

Untersuchung der Gefäße: Inspektion (Varizen, Hautfärbung, Pigmentation); Palpation (Konsistenzunterschiede, Arterienpulse); funktionelle Belastungsprüfungen, Lagerungsproben.

Bildgebende Verfahren: Röntgendiagnostik, Strahlenschutz, Standardaufnahmen (Einstelltechnik, Auswertung).

Spezielle Methoden: Funktionsaufnahmen, Schichtaufnahmen, Kontrastmittelaufnahmen, CT, MRT (keine Röntgenstrahlenbelastung!); nuklearmedizinische Verfahren mit verschiedenen Methoden der Knochen-, Entzündungsszintigraphie; Osteodensitometrie zur Früherkennung und Verlaufskontrolle von Osteopathien; Sonographie zur funktionellen Untersuchung von Knorpel- und Weichteilstrukturen ohne Strahlenbelastung (frühkindliche Hüftluxation!).

Punktion von Gelenken, Schleimbeuteln, Sehnenscheiden, Abszessen, des Wirbelkanals: Materialentnahme (seröse Flüssigkeit, Blut, Eiter) und Druckentlastung. **Strengste Asepsis!**

Arthroskopie: endoskopische visuelle Diagnostik in Gelenken mit der Möglichkeit zu Probeexzision und arthroskopischer OP.

Probeexzision von Gewebematerial auf operativem Wege oder durch Nadelbiopsie zur histologischen und mikrobiologischen Untersuchung.

Laboruntersuchungen: allgemeine und spezielle Untersuchungen bei metabolischen, entzündlichen, systemischen Knochenerkrankungen, Tumorkrankheiten.

3 Allgemeine Therapie

— Zur Orientierung —

Die orthopädische Therapie bedient sich nichtoperativer, d.h. konservativer, und operativer Verfahren. Konservative wie operative Therapie sind gleichermaßen bedeutsam für das Fach. Vor diesem Hintergrund hat sich die Deutsche wissenschaftliche Gesellschaft 1999 in „Deutsche Gesellschaft für Orthopädie und Orthopädische Chirurgie" (DGOOC) umbenannt.

Bei den meisten orthopädischen Krankheitsbildern steht zunächst die **konservative Behandlung** im Vordergrund, auch wenn die operative Behandlung in den letzten Jahren eine lawinenartige Erweiterung erfahren hat. Die meisten orthopädischen Krankheiten haben nämlich einen chronischen Verlauf. Viele entwickeln sich über einen langen Zeitraum, führen erst nach Jahren zu Beschwerden und neigen zu allmählicher oder schubweiser Verschlimmerung. Andere er-

fordern von vornherein rasches Handeln. In manchen Fällen genügt bereits eine **Beratung,** die den Patienten von Ängsten befreit oder ihm durch eine Änderung seiner Verhaltensweise Erleichterung verschafft. Die Orthopädie ist also keineswegs nur ein operatives Fach.

Die **operative Behandlung** kann sich in der Regel nicht auf den chirurgischen Eingriff beschränken, sondern sie erfordert vorbereitende und postoperative Maßnahmen, gelegentlich auch eine Versorgung mit orthopädischen Hilfsmitteln und langfristige Nachsorge, die u.U. auch weitere Eingriffe einschließt. Insbesondere angeborene und im Wachstumsalter auftretende Form- und Funktionsstörungen verlangen gewöhnlich eine Betreuung über viele Jahre mit aufeinander aufbauenden und gut aufeinander abgestimmten Maßnahmen, die eine sorgfältige **prospektive Planung** notwendig machen.

3.1 Prävention

Prävention (Prophylaxe) bedeutet Verhütung einer Gesundheitsstörung bzw. ihrer klinischen Manifestation oder ihrer Eskalation. Man unterscheidet:

- **Primäre Prävention:** Durch Vorsorgemaßnahmen sollen Krankheiten gar nicht erst entstehen. Typische Beispiele in der Orthopädie sind Schutzmaßnahmen bei der Arbeit und beim Sport zur Verhütung von Überlastungsschäden und Verletzungen, Vitamingabe zur Rachitisprophylaxe, Rückenschule zur Vermeidung von Wirbelsäulenschäden.
- **Sekundäre Prävention:** Darunter versteht man die Frühdiagnose bereits bestehender Veränderungen, frühzeitig einsetzende Maßnahmen zur Normalisierung abnormer Merkmale oder zur Verhütung ihrer Manifestation, z. B. bei angeborener Hüftdysplasie, bei Störungen der statomotorischen Entwicklung, bei Skoliosen oder bei präarthrotischen Deformitäten zur Verhütung oder Minimierung einer späteren Arthrose. Vorsorgeuntersuchung bedeutet Früherkennung und Frühbehandlung und verbesserte Prognose.
- **Tertiäre Prävention:** Bei bereits bestehender Krankheit sollen Rückfälle vermieden und Verschlimmerungen verhütet werden. Typische Beispiele in der Orthopädie sind die medikamentöse Einstellung bei chronischen Schmerzkranken, postoperative Kontrollen bis zu ausreichender Konsolidierung, Nachsorge von Tumorpatienten, Rückenschule nach Bandscheibenoperationen.

3.2 Nichtoperative Therapie

Die wichtigsten Aufgaben der konservativen Therapie sind:
- Schmerzbekämpfung
- Förderung von Heilungsvorgängen, z. B. bei Entzündungen, nach Verletzungen und Operationen
- Verbesserung oder Wiederherstellung von Gelenk- und Muskelfunktionen
- Korrektur und Ausgleich von Deformitäten.

Zu ihrer Durchführung eignen sich die nachfolgend beschriebenen Mittel.

3.2.1 Ruhe, Entlastung, Lagerung, Verbände

Ein schmerzhafter, überlasteter, entzündeter oder infizierter Körperteil benötigt meist **Ruhe**. Häufig genügt schon die Reduktion der gewohnten Beanspruchung. **Immobilisation** erfolgt lokal mithilfe von Schienen oder Verbänden, an der Wirbelsäule durch Mieder und Korsette (☞ Abb. 3.7). Da Immobilität stets mit Reduktion des lokalen Stoffwechsels einhergeht, führt sie nach einiger Zeit zu Gewebeschäden mit Atrophie, Schrumpfung, Verwachsungen (**Ruheschäden, Immobilisationsschäden**) und sollte daher immer nur Mittel zum Zweck sein, also nicht länger als nötig durchgeführt werden.

> **!** Ruhe- und Immobilisationsschäden treten nach unterschiedlich langer Zeit an allen Geweben der Bewegungsorgane auf.

Entlastung ist nicht gleichzusetzen mit Ruhigstellung. Zum Beispiel kann ein erkrankter Gliedmaßenabschnitt durch Verband oder Orthese entlastet, die Beweglichkeit aber beibehalten werden.

Die **Lagerungsbehandlung** dient der Einhaltung einer bestimmten Gelenkposition zur Schmerzlinderung, Entspannung und Verhütung von Kontrakturen. Hilfsmittel dazu sind u. a. Kissen, Matratzenteile (z. B. Stufenlagerung bei Ischialgie), Schienen oder Gipsschalen. Die effektivste Lagerung zur Schmerzlinderung ist nicht immer identisch mit der besten Lagerung zur Kontrakturprophylaxe. So wird beim geschwollenen, schmerzhaften Kniegelenk die Lagerung in leichter Beugung durch Unterlegen eines Kissens in die Kniekehle oft am angenehmsten empfunden. Die Lagerung führt zur Beugekontraktur, die für das Gehen ungünstig und belastend und krankengymnastisch mühsam behandelbar ist.

Die **Kontrakturprophylaxe** ist immer dann bedeutsam, wenn die Gelenke aus unterschiedlicher Ursache das physiologische Bewegungsausmaß nicht in vollem Umfang nutzen können oder dürfen, z. B. bei längerer Bettlägerigkeit und in der Nachbehandlung von Frakturen und Operationen. Für jedes Gelenk sind immer wieder die charakteristischen Kontrakturmuster zu beobachten. Sie sind die Resultate der ruhebedingten Dysbalance zwischen phasischer und tonischer Muskulatur.

Zur Vermeidung von Kontrakturen sind mehrfach tägliche zumindest passive Bewegungen der Gelenke in vollem Bewegungsausschlag nötig, soweit dies möglich ist. In Ruhe sollen die Beine Lagerungspositionen einnehmen, die der Gelenkstellung im Stand entsprechen. An den Armen sind Positionen notwendig, die den bekannten Kontrakturmustern entgegenwirken (**Funktionsstellung**).

- **Hüfte:** gestreckt, keine weichen Matratzen, die das Gesäß einsinken lassen, Oberkörper möglichst flach, keine Kissen für die Kniekehle, zwischenzeitlich Bauchlage. Gefahr: Beugekontraktur. Die Adduktionskontraktur wird vermieden durch leichte Beinspreizung (Keil), die Außenrotationskontraktur durch Lagerung des Unterschenkels (Kissen und Sandsack).
- **Knie:** gestreckt. Keine Polsterung in der Kniekehle. Gefahr: Beugekontraktur.
- **Sprunggelenk:** Nullposition. Druck durch Bettdecke vermeiden, Schiene mit Dekubitusprophylaxe, Kiste, Brett. Gefahr: Spitzfußkontraktur.
- **Schulter:** Abduktionslagerung, Anteversionslagerung. Gefahr: Adduktions-, Extensions-, Innenrotationskontraktur.
- **Ellenbogen:** 80° Beugung. Gefahr: Beuge- und Streckkontraktur. Rotation in Mittelstellung zwischen Pro- und Supination.
- **Handgelenk:** leicht dorsal extendiert und leicht ulnar abduziert.
- **Fingergelenke:** MCP und PIP etwa 30° gebeugt, „lockerer Faustschluss", Daumen in Opposition. Gefahr: Streckkontraktur der MCP-Gelenke, Beugekontraktur der PIP-Gelenke, Adduktionskontraktur des Daumens.

Verbände sind notwendig, um Gliedmaßen oder den Rumpf zu stützen, zu fixieren, zu entlasten, zu komprimieren, zu extendieren oder um erreichte Stellungskorrekturen zu halten. Die Verbandtechnik spielt daher gerade in der Orthopädie eine große Rolle.

- **Komprimierende Verbände** (☞ Abb. 3.1a) kommen vor allem an den Extremitäten bei Schwellneigung und Varikose, an den Gelenken bei Ergüssen, nach Distorsionen und Prellungen in Betracht. Tape-Verbände, die ein Gelenk durch dachziegelartig überlappende und entsprechend gerichtete Bindenführung gleichzeitig stützen und schmerzhafte Bewegungen ausschalten, leisten besonders in der sportlichen Praxis gute Dienste. Als Material dienen in der Regel elastische Binden, Pflasterzügel oder Zinkleim. Auch Fertigbandagen und Stützstrümpfe aus elastischen Textilien sind gut geeignet.

■ **Korrigierende Verbände** haben Bedeutung bei Fehlstellungen, Instabilitäten, Unfallfolgen und zur Sicherung eines Operationsergebnisses. Sie wirken nach dem Zügelungsprinzip und werden mittels Schlaufen, Pflastern und Wickelungen angelegt (☞ Abb. 3.1b).

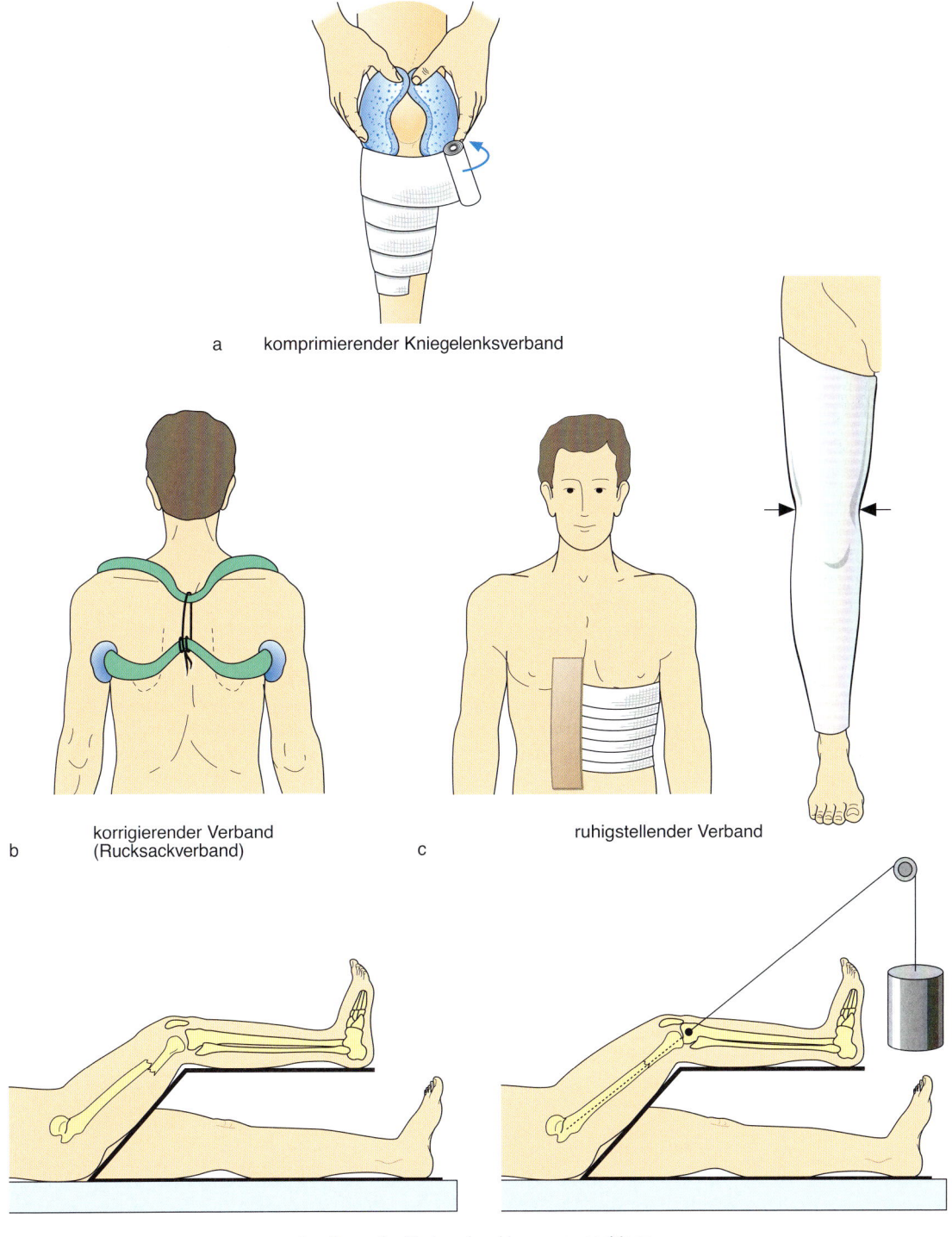

a   komprimierender Kniegelenksverband

b   korrigierender Verband
     (Rucksackverband)

c   ruhigstellender Verband

d   extendierender Verband auf Lagerungsschiene

Abb. 3.1a–d   Verbände unterschiedlicher Wirkungsweise: komprimierend, korrigierend, ruhigstellend, extendierend.

■ **Gipsverbände** (☞ Abb. 3.1c) sind als feste Verbände seit 150 Jahren wegen ihrer Eigenschaften (vor allem Luftdurchlässigkeit und leichte Bearbeitungsmöglichkeit) geschätzt. Sie werden heute bei vielen Gelegenheiten durch leichtere und wasserfeste Kunststoffverbände ersetzt. Zur Fixation von Frakturen oder als Lagerungsschale wird der Verband gewöhnlich ungepolstert angelegt, vorspringende Knochenteile und oberflächlich verlaufende Nerven (z. B. am Fibulaköpfchen) müssen durch Watte- oder Zellstoffpolster geschützt werden. Für die Gliedmaßenruhigstellung nach Operationen und nach Stellungskorrekturen, bei denen noch mit einer gewissen Schwellung zu rechnen ist, muss stärker gepolstert bzw. der Verband gespalten werden, oder es sollte während der Schwellperiode ganz auf zirkuläre Verbände verzichtet werden (Schalenverband). Unerlässlich sind in jedem Fall ein gutes Anmodellieren, die Vermeidung von Druckstellen und die sorgfältige Kontrolle der Gefäß- und Nervenfunktionen nach dem Hartwerden des Verbandes durch den Arzt! Der **Gehgipsverband** mit abnehmbarer Kunststoffsohle oder fest eingebautem Gummipuffer an der Sohle gestattet die Belastung des Unterschenkels bei gleichzeitiger Arretierung der Gelenkbewegung. Quengelverbände und Umstellgipsverbände dienen der Therapie von Gelenkkontrakturen (☞ Abb. 9.1).

■ **Streckverbände** zur Ruhigstellung können ausgeführt werden mit:
- einfachen **Zugmanschetten** an Fußknöcheln oder am Handgelenk (Manschettenextension) oder mit einem U-förmig um die Extremität gelegten gepolsterten Streifen aus festem Stoff, der mit elastischen Binden festgewickelt wird.
- **Draht- oder Nagelextension:** Sie gestattet den stärksten und sichersten Zug. Ein Kirschner-Draht oder Steinmann-Nagel wird durch die Femurkondylen, den Tibiakopf, das Fersenbein oder das Olekranon gebohrt und über einen speziellen Bügel mit dem Zugseil verbunden (☞ Abb. 3.1d).
- Eine **Extension** kann auch **an der Wirbelsäule** angelegt werden durch Beckengurt mit Zugrichtung nach kaudal oder für die Hals- und obere Brustwirbelsäule mithilfe einer Crutchfield-Zange oder eines Kalottenrings („Halo") am Schädel (☞ Abb. 17.24). Als intermittierende Extension der Halswirbelsäule ist die Glisson-Schlinge in verschiedenen Varianten im Gebrauch (☞ Abb. 3.6b).

3.2.2 Mobilisierung, passive Bewegung

Die **Redression** ist ein typisches Behandlungsmittel in der Orthopädie. Gelenke und Extremitätenabschnitte, die Verformungen oder Bewegungseinschränkungen aufweisen, werden vorsichtig mit der Hand durch wiederholte Bewegungen in die Korrekturposition oder -richtung gedrängt. Dabei kommt es zur **Dehnung** der Sehnen, Muskeln und Bänder. Alle passiven Dehntechniken haben stets unterhalb der Reizschwelle für Schmerz und Abwehrspannung zu bleiben. Die Redressionsbehandlung ist nur dann erfolgreich, wenn die erreichte Position durch die Muskulatur aktiv gehalten werden kann oder das Behandlungsergebnis in einem festen Verband fixiert wird (Beispiel: Klumpfußredression mit Retention im Gipsverband).

Quengelverbände und **Umstellgipse** haben heute nur noch selten eine Indikation. Sie dienen zur Korrektur hartnäckig kontrakter Gelenke. Die Gelenkumstellung wird durch Dreh- oder Keilmechanismen erzwungen.

Eine Sonderform der Redression eines Gelenks ist die **Mobilisation in Narkose** (Brisement). Mit diesem Verfahren sollen vor allem postoperative intra- und periartikuläre Verwachsungen gelöst werden, wenn sie zu einer krankengymnastisch nicht überwindbaren Bewegungseinschränkung führen. Die Lösung geschieht durch passive Manipulation und geführte Bewegung des Gelenks in die behinderte Richtung. Aussicht auf Erfolg besteht nur dann, wenn die Adhäsionen nicht zu kräftig sind. Deshalb sollte z. B. nach endoprothetischem Ersatz des Kniegelenks eine Mobilisation nach zwei, spätestens nach drei Wochen erfolgen. Eine weitere Indikation kann die adhäsive Kapsulitis des Schultergelenks sein. Frakturen und Gelenkluxationen müssen vermieden werden.

Motorgetriebene Bewegungsschienen dienen der täglich mehrstündigen passiven Gelenkbewegung („**continuous passive motion**", CPM). Derartige Bewegungsschienen stehen für alle großen Gelenke zur Verfügung und werden vornehmlich nach Gelenkoperationen verwendet. Sie steigern die Durchblutung der periartikulären Gewebe und der Muskulatur, unterstützen die Nutrition des Knorpels, verhindern Bewegungseinschränkungen und fördern die a priori gerichtete Anordnung der Kollagenfasern in heilenden fibrösen Strukturen wie z. B. Gelenkbändern. Die passive Bewegung geschieht nur im schmerzfreien Bewegungsumfang, sie muss von einer aktiven Krankengymnastik begleitet werden.

3.2.3 Medikamentöse Therapie

Die Anwendung von Medikamenten erfolgt in der Orthopädie vor allem zur Bekämpfung von Schmerzen, Entzündungen, Infektionen, zur Beeinflussung des Knochen- und Knorpelstoffwechsels, zur Thromboseprophylaxe und als Chemotherapie bei Tumoren. Neben der systemischen Applikation stellt die lokale Anwendung von Medikamenten eine besondere Behandlungsform dar, die entweder durch gezielte **Lokalinjektion** an den Ort der Schmerzauslösung (an Band-, Sehnen- und Kapselansätze, Infiltration schmerzhafter Muskelhärten, Umspritzung von Nerven), durch **intraartikuläre Injektion** oder durch **perkutane Applikation** erfolgt. Der Vorteil besteht darin, lokal hohe Wirkspiegel der Substanzen zu erreichen, ohne wesentliche systemische Effekte, vor allem Nebenwirkungen, hinnehmen zu müssen.

Analgetika

Schmerzen stehen in der Orthopädie als Ursache ärztlicher Konsultationen noch vor den Funktionseinschränkungen an erster Stelle. Ein rationeller Einsatz von Analgetika setzt zunächst eine sorgfältige Schmerzanamnese voraus. Die kausale Behandlung der Schmerzursache steht im Vordergrund, ist aber nicht immer möglich. Dem behandelnden Arzt obliegt es, einen sinnvollen und zielgerichteten Therapieplan zu entwickeln, in dem neben Analgetika auch NSAR, Kortikoide und Lokalanästhetika bedeutsam sind. Als Einsatzgebiete für Analgetika können u. a. genannt werden:

■ temporäre Analgesie im Rahmen eines vorübergehenden Schmerzbildes (z.B. Achillessehnenreizung, HWS-Syndrom, postoperative, posttraumatische Schmerzen etc.)

■ langfristiger Einsatz im Rahmen chronischer Krankheiten (rheumatoide Arthritis, chronische Lumbalsyndrome, Tumorkrankheiten)

■ perioperative Analgesie (u.a. Vermeidung einer Kreislaufdysregulation durch postoperativen Schmerz).

Die frühere Einteilung in zentral wirksame und periphere Analgetika ist zugunsten der Einteilung in Opioide und Nichtopioid-Analgetika modifiziert worden.

Nichtopioide analgetische Substanzen: Unter dieser Bezeichnung werden peripher wirksame Substanzen zusammengefasst, die analgetisch, antipyretisch und antiphlogistisch wirken. Die nichtsteroidalen Antiphlogistika bilden die größte Gruppe, zu nennen sind zudem die nichtsauren antipyretischen Substanzen Paracetamol und Metamizol.

Opioide analgetische Substanzen: Opioide sind zentral wirksam und haben analgetische und sedative Effekte. Sie kommen sowohl bei akut starken Schmerzen (z.B. postoperativer Schmerz) als auch bei chronischen Schmerzen zur Anwendung. Unterschieden werden:

■ nicht-BTM-pflichtige Substanzen:
  – Tramadol
  – Tilidin

■ BTM-pflichtige Substanzen:
  – Buprenorphin
  – Piritramid
  – Pethidin.

Nichtsteroidale Antirheumatika

Neben ihrer analgetischen Potenz besitzen die nichtsteroidalen Antirheumatika (NSAR) eine entzündungshemmende Wirkung, sodass die Substanzen bei orthopädischen Erkrankungen sehr häufig eingesetzt werden.

Wirkungsweise: Prostaglandine, Prostazykline und Thromboxan sind Gewebemediatoren, die an lokalen Entzündungsreaktionen beteiligt sind. Sie entstehen aus Arachidonsäuren unter enzymatischer Wirkung von Cyclooxygenasen und Peroxidasen (☞ Abb. 3.2). Eine Hemmung der Enzyme kann zur Reduktion der Mediatoren führen und damit Entzündungsreaktionen dämpfen. Andererseits sind Prostaglandine an physiologischen Regulationsmechanismen, z.B. der Produktion von Magenschleim und der Reduktion von Magensäure, beteiligt, sodass neben therapeutischen auch unerwünschte Wirkungen durch die Hemmung erzielt werden können. Der Entdeckung unterschiedlicher Cyclooxygenasen (COX-1 und COX-2) und deren separater Hemmung kommt daher eine besondere Bedeutung zu. Während der COX-1-Isoform eine protektive Gewebeaktivität zugeordnet wird, ist die COX-2-Form überwiegend an der Synthese entzündungsvermittelnder Prostaglandine beteiligt. Diese vereinfachte Betrachtung erlaubt die Einteilung der nichtsteroidalen Antiphlogistika in Gruppen (☞ Abb. 3.3).

Anwendung: Nichtsteroidale Antiphlogistika werden in der Schmerztherapie, im Rahmen primärer Synovialerkrankungen (rheumatoide Arthritis) und zur Ossifikationsprophylaxe (Vermeidung von periartikulären Ossifikationen nach Hüftendoprothesen) eingesetzt.

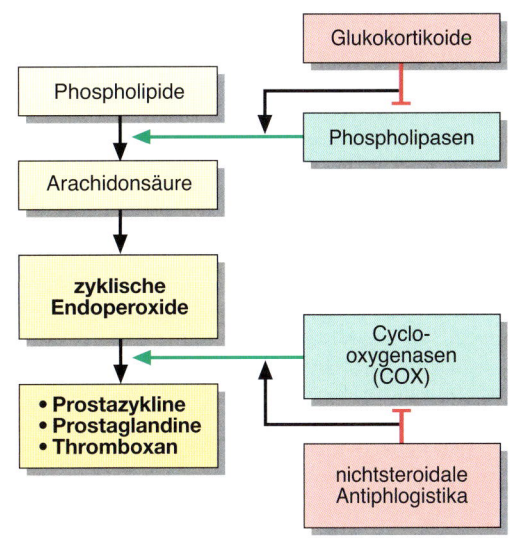

Abb. 3.2 Biosynthese von Prostaglandin, Prostazyklin und Thromboxan und Wirkmechanismus von nichtsteroidalen Antiphlogistika und Glukukortikoiden.

Nebenwirkungen: Im Vordergrund stehen die gastrointestinalen Nebenwirkungen. Bei chronischem Gebrauch sind dyspeptische Beschwerden häufig, in 10–15% der Fälle entwickelt sich ein Ulcus ventriculi/duodeni. Bei Risikopatienten empfiehlt sich die gleichzeitige Gabe von H_2-Blockern (Ranitidin) oder Protonenpumpenhemmern (Omeprazol). Regelmäßig sollten Leber- und Nierenfunktion überprüft werden.

Glukokortikoide

Glukokortikoide kommen in der Orthopädie systemisch und lokal zur Anwendung. Die systemische Gabe erfolgt vor allem zur Entzündungshemmung (z.B. rheumatoide Arthritis).

Glukokortikoide wirken:

■ antiallergisch
■ antiphlogistisch („antirheumatisch")
■ immunsuppressiv.

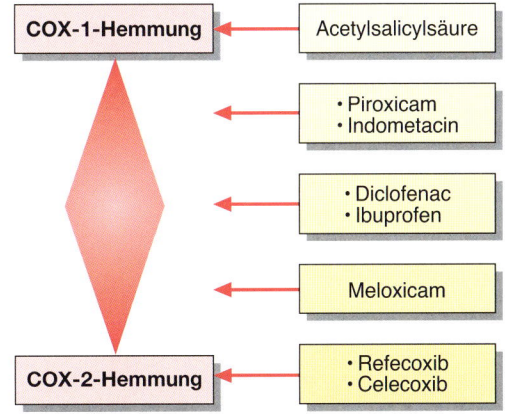

Abb. 3.3 Nichtsteroidale Antiphlogistika beeinflussen die Enzymisoformen der Cyclooxygenase unterschiedlich.

Glukokortikoide können in ganz unterschiedlichen Phasen der Entzündungsreaktion regulierend eingreifen. So wird u.a. die Bildung von Lipocortinen stimuliert, die ihrerseits über die Hemmung von Phospholipasen die Umwandlung von Arachidonsäuren hemmen (☞ Abb. 3.2). Darüber hinaus wird die Freisetzung von proinflammatorisch wirkenden Zytokinen (z.B. IL-1) gehemmt.

Anwendung (systemisch): Die systemische Anwendung von Glukokortikoiden ist in der Orthopädie in Fällen einer primären Synovialerkrankung (z.B. rheumatoide Arthritis) indiziert, in denen andere Substanzen keine ausreichende antiphlogistische Wirksamkeit erzielen. In der Langzeitanwendung ist darauf zu achten, dass nach initial höherer Dosierung langfristig die Cushing-Schwelle von 7,5 mg/d Prednisolonäquivalent nicht überschritten wird (Low-dose-Therapie).

Nebenwirkungen: Die physiologische Funktion von Kortison erklärt die möglichen Nebenwirkungen bei exogener Zufuhr:

- Nebennierenatrophie → Hemmung der endogenen Kortisolproduktion
- Immunsuppression → Wundheilungsstörung, erhöhte Infektgefahr
- Stoffwechselveränderung → kataboler Effekt führt zur Osteoporose und Abnahme der Muskelmasse.

Anwendung (lokal): Die lokale Therapie mit Glukokortikoiden wird sowohl bei Beschwerden im Bereich der Sehnen, Sehnenansätze und der Sehnenscheiden als auch bei aktivierten Arthrosen und primären Synovialkrankheiten durchgeführt. Im Sehnenbereich kommen wasserlösliche Glukokortikoide per injectionem zur Anwendung. Bei intraartikulärer Therapie wird die frühzeitige Elimination aus dem Gelenkkavum durch kristallgebundene Suspensionen verhindert. Triamcinolonhexacetonid erreicht dabei die längste biologische Halbwertszeit.

Nebenwirkungen: Glukokortikoide können auf Weich- und Knochengewebe bei lokaler Applikation destruierend wirken. Sehnenschädigungen, Chondrolysen und Osteonekrosen sind beschrieben.

Anästhetika

Zur Schmerztherapie werden Anästhetika an den Ort der Schmerzauslösung injiziert: an Band-, Sehnen- und Kapselansätze, in schmerzhafte Muskelhärten, an Nerven und Nervenwurzeln oder in Gelenke. Die Anästhetika lassen sich mit Kortikoiden kombinieren. Eine Sonderform der lokalen Anwendung besteht in der Verwendung von Kathetern, mit denen Anästhetika auch über längere Zeit kontinuierlich lokal appliziert werden können (Peridural-, Leitungsanästhesie, Schmerzpumpen).

Lokalanästhetika können in ihrer Wirkungsdauer unterschieden werden. Kurz wirksame Substanzen (z.B. Procain) werden mittellang wirksamen (z.B. Mepivacain) und lang wirksamen (z.B. Bupivacain) gegenübergestellt.

Lokalanästhetika, die häufig zur Infiltrationsbehandlung eingesetzt werden, sind z.B. Mepivacain und Bupivacain.

Chondroprotektiva

Mit Chondroprotektiva („Antiarthrotika") sollen der Stoffwechsel und das Regenerationsvermögen der Chondrozyten und des Knorpels sowie die Gleitfähigkeit der Gelenkflächen unterstützt werden. Eine medikamentöse antiarthrotische Therapie wird mit den derzeit zur Verfügung stehenden Substanzen nicht erreicht. Positive Effekte auf den Knorpel und seinen Stoffwechsel werden u.a. folgenden Substanzen zugeschrieben:

- Hyaluronsäuren: Die endgültige Bewertung einer intraartikulären Anwendung von Hyaluronaten steht gegenwärtig noch aus. Als mögliche Wirkungsmechanismen werden genannt:
  - mechanisch → Verbesserung der Viskosität der Synovia
  - biologisch → Steigerung der Proteoglykanneosynthese
  - antiphlogistisch → Entzündungshemmung der Synovialis
- Glykosaminoglykane: Die orale Gabe hat in einigen Studien eine symptomatische Verbesserung der Arthrosekrankheit gezeigt. Unklar ist gegenwärtig, ob eine objektive Chondroprotektion erreicht wird.

Transdermale Pharmakotherapie

Vielfach wird Salben, Cremes, Pflastern, Tinkturen und Packungen eine geradezu magische Wirkung zugeschrieben. Externa entfalten bei lokalen Schmerzen infolge ihrer Kälte- oder Wärmeeffekte meist angenehme Sensationen. Sie kommen dem Wunsch nach einer weitgehend nebenwirkungsfreien Therapie entgegen. Tatsächlich spielen Externa in der Lokaltherapie orthopädischer Krankheitsbilder schon quantitativ eine nicht unerhebliche Rolle. Man unterscheidet lokal und reflektorisch wirkende Externa von lokal applizierten, aber systemisch wirksamen Externa.

Reflektorisch wirkende Externa wirken entweder physikalisch (Kälte durch flüchtige Substanzen) oder nach Penetration durch die Haut pharmakologisch (Wärmegefühl, Hyperämie) auf Nervenendigungen oder Blutgefäße ein. Das Wirkprinzip liegt in der Reizung sensibler oder sympathischer Nervenenden, die über neurophysiologische Reflexmechanismen nicht nur an der Applikationsstelle, sondern auch an tiefer liegenden Strukturen Wirkung entfalten soll (neurale Segmente: Dermatom, Myotom, Sklerotom). Meistens fehlt für die Substanzen und Applikationsformen ein nach wissenschaftlichen Kriterien gesicherter Wirkungsnachweis. Beispiele für Wirkstoffe sind Nikotinsäureester, Salizylsäurederivate, Capsicum, Heparin und ätherische Öle.

Systemisch wirkende Externa penetrieren die Haut und werden über die subkutanen Blut- und Lymphgefäße in den Kreislauf gebracht. Die Substanzen entfalten im Prinzip dieselben pharmakologischen Wirkungen wie nach oraler oder parenteraler Applikation, die Wirkspiegel im Blut liegen aber um Zehnerpotenzen niedriger. Dennoch ist eine höhere Lokalkonzentration im Bereich der Auftragstelle und im darunter liegenden Gelenk zu verzeichnen, als es der Serumkonzentration entspricht. Bei den verwendeten Pharmaka handelt es sich meistens um Antiphlogistika, die auch in der oralen Therapie verwendet werden. Beispiele sind Etofenamat, Dimethylsulfoxid und verschiedene NSAR.

Medikation bei rheumatischen Krankheiten

Den Substanzklassen der NSAR und der Glukokortikoide werden sog. langsam wirkende Antirheumatika (LAR) gegenübergestellt, die früher unter dem Begriff „Basistherapeutika" geführt wurden. Mit diesen Begriffen werden in Struktur und Wirkmechanismus sehr unterschiedliche Substanzen zusammengefasst, denen ein langsamer Eintritt der entzündungshemmenden Wirkung gemeinsam ist. Die Indikationsstellung, die Erfolgskontrolle und ggf. der Therapiewechsel erfolgen in Zusammenarbeit von orthopädischem und internistischem Rheumatologen. Einen Anhalt bietet das Pyramidenmodell (☞ Abb. 3.4), das bei fehlendem Erfolg einen stufenweisen Wechsel zur nächstpotenteren antiphlogistischen Substanzklasse vorsieht. Neuere Medikamente sollen die Wirkung lokal destruierender Zytokine beeinflussen. Diese „Biologicals" wie beispielsweise Anti-TNF-α werden gegenwärtig in größeren Studien klinisch getestet.

Medikation bei osteologischen Krankheiten

Die medikamentöse Therapie spezieller Erkrankungsbilder wird in den jeweiligen Kapiteln berücksichtigt. An dieser Stelle soll ein Überblick über Substanzen gegeben werden, die eine gezielte Beeinflussung des Knochenstoffwechsels ermöglichen. Vereinfacht können folgende Therapieformen unterschieden werden:

■ **prophylaktische Substitutionsbehandlung:**
 – Kalzium
 – Vitamin D$_3$
 – Östrogensubstitution: Der postmenopausal gesteigerte Knochenverlust kann durch Östrogengabe verringert werden.
■ **osteoblastenstimulierende Therapie:**
 Fluorid: Stimulation der Osteoblasten
■ **osteoklastenhemmende Therapie:**
 – Kalzitonin: physiologische Funktion als Hormon der C-Zellen der Schilddrüse. Senkung des Kalziumspiegels durch Osteoklastenhemmung. Zusätzlich zentralanalgetischer Effekt.
 – Bisphosphonate: direkte Hemmung von Osteoklasten und indirekte Hemmung der Knochenresorption durch Einbau in den Knochen.

3.2.4 Krankengymnastik

Krankengymnastik ist eine ärztlich verordnete Bewegungstherapie. Sie arbeitet mit aktiven und passiven Übungen zur Wiederherstellung oder Erhaltung von Bewegungsfunktionen, zur Entspannung oder Kräftigung der Muskulatur und zur Koordinationsschulung.

■ **Aktive Übungen** sind solche, die der Patient selbsttätig mit ansteigendem Schwierigkeitsgrad ausführt: von der Hand des Therapeuten unterstützte (geführte) Bewegungen, solche gegen die Eigenschwere der Gliedmaße oder gegen (dosierten) Widerstand. Aktive Übungen dienen vor allem der Verbesserung der Beweglichkeit bei vorwiegend muskulär bedingter Funktionseinschränkung. Die **Übungstherapie im Bewegungsbad** ist eine wesentliche Bereicherung der Krankengymnastik. Durch den Auftrieb des Wassers werden das Körpergewicht und alle Bewegungen erleichtert. Entlastung von der Eigenschwere mit geführter Bewegung ist auch das Ziel der **Behandlung im Schlingentisch**.

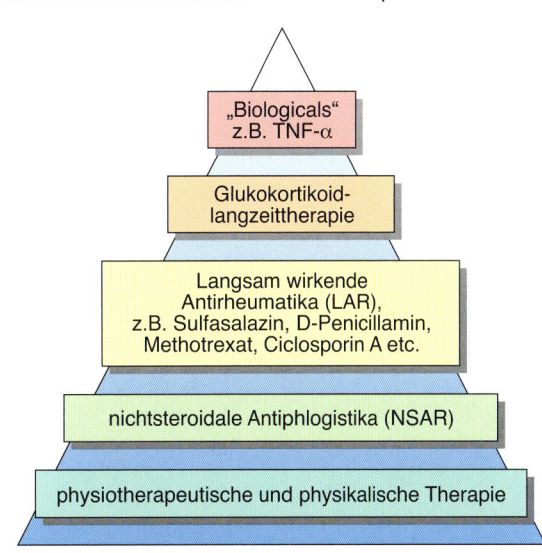

Abb. 3.4 Pyramidenmodell zur Behandlung der rheumatoiden Arthritis. Basierend auf physiotherapeutischen und physikalischen Anwendungen erfolgt eine stufenweise Änderung der medikamentösen Therapie, die sich am klinischen Verlauf orientiert.

■ **Passive Übungen** kommen zum Einsatz, wenn in erster Linie passive Strukturen (Kapseln, Ligamente, intraartikuläre Verklebungen, Narbenkontrakturen) an einer Einsteifung schuld sind. Sie bestehen in Dehnungen und Traktionen, auch unter Zuhilfenahme mechanischer Hilfsmittel (Gewichtszüge, Pendel, motorisierte Bewegungsschienen).
■ **Isometrische, isotonische** und **isokinetische Übungen** fördern die Muskelaktion. Isometrische Arbeit bedeutet Zunahme der Spannung ohne Verkürzung (Übungen gegen Widerstand). Bei isotonischer Arbeit verkürzt sich der Muskel bei gleich bleibender Kraftentwicklung. Isokinetische Übungen beruhen auf dem Prinzip der konstanten Winkelgeschwindigkeit während des Bewegungsausschlags. Mit aufwendigen Übungsgeräten (Cybex-Trainingsgeräte) erbringt diese Methode den größten Leistungszuwachs (Kraft- und Ausdauertraining). Statische Muskelleistung (Haltearbeit) dagegen führt zur Mangeldurchblutung mit Sauerstoffdefizit und damit zur Ermüdung; sie ist daher unphysiologisch.
■ Krankengymnastische **Methoden auf neurophysiologischer Basis** befassen sich mit speziellen Techniken der propriozeptiven und entwicklungskinesiologischen Steuerung der Bewegungsabläufe, vorwiegend bei motorisch gestörten Kleinkindern (☞ Kap. 13.1.1). Die verschiedenen Methoden berufen sich in ihren Erklärungsmodellen auf neurophysiologische Zusammenhänge, z.B. auf Reflex- und unwillkürliche Reaktionsmechanismen (PNF-Technik nach Kabat, Bobath-Konzept, Stemmführung nach Brunkow, Vojta-Therapie und andere). Übungsprogramme werden in Form von Einzel- und Gruppengymnastik im Übungsraum oder im Bewegungsbad ausgeführt.
■ Die allgemeine körperliche Entwicklung soll durch **Schulturnen, Gymnastik, Behindertensport** etc. gefördert werden und bedarf in der Regel keiner Krankengymnastik, d.h. ärztlich verordneter Bewegungsthera-

3

Allgemeine Therapie

pie. Dagegen müssen krankhafte Zustände wie z. B. Skoliosen, fixierte Kyphosen und Wachstumsstörungen einer krankengymnastischen Behandlung zugeführt werden. Sie gehören in die Behandlung des Orthopäden.

■ **Kraft- und Ausdauertraining.** „Bodybuilding" findet weniger seine Berechtigung in der Therapie und Nachbehandlung orthopädischer Krankheiten, vielmehr folgen Kraft- und Ausdauertraining dem modernen Bedürfnis nach Fitness und Wellness. Dennoch erscheinen sie unter orthopädischem Aspekt auch in der primären, sekundären und sogar tertiären Prävention sinnvoll. Der geschulte Physiotherapeut erteilt Anweisungen zum Umgang mit Trainingsgeräten und erstellt Programme zur individuellen Betätigung zu Hause.

3.2.5 Ergotherapie

Eine funktionelle Erweiterung und Ergänzung der Krankengymnastik ist die Ergotherapie (Arbeitstherapie). Sie bedient sich einer Vielzahl wirkungsvoller, an den Verrichtungen in Haushalt, Beruf und Freizeit orientierter Methoden, mit denen insbesondere gestörte Arm- und Fingerfunktionen in quasi spielerischer, lustbetonter Weise wiederhergestellt werden können. Ziel ist die Wiedereingliederung und Anpassung an die Erfordernisse des Alltags durch praxisorientierte (Wieder-)Einübung komplexer Bewegungsabläufe. Gegebenenfalls werden irreversible Bewegungsausfälle durch das Trainieren von Ersatzbewegungen kompensiert (Selbsthilfetraining). Die Bereitstellung individueller Hilfsmittel erstreckt sich von einfacher Anpassung des Essbestecks bis zu aufwendigen Schienen und Arbeitsgeräten.

3.2.6 Massage

Mit bestimmten Handgriffen (Streichen, Reiben, Kneten, Klopfen, Vibrieren) erreicht man eine lokale Mehrdurchblutung durch Gefäßerweiterung, eine Strombeschleunigung in Blutgefäßen und Lymphbahnen und eine Anregung des lokalen Stoffwechsels. Damit verbunden sind Entspannung, Entkrampfung und mittelbare Schmerzbeeinflussung. Eine Aktivierung kutiviszeraler Reflexmechanismen vermag darüber hinaus eine Wirkung auf die Schmerzafferenz und die Vasomotorenfunktion auszuüben (spezielle Techniken: **Bindegewebemassage, Reflexzonenmassage**). Andere Verfahren bedienen sich apparativer Hilfen wie die **Unterwasserstrahl-, Saug-** und **Vibrationsmassage**. Bei Stauungsneigung und Ödemen, z. B. nach langer Ruhigstellung oder nach Operationen an Hand und Fuß sowie bei Gelenkergüssen, wird die **Lymphdrainage** eingesetzt.

Allgemein bewirkt die Massage eine Hebung des Wohlbefindens, eine generelle Entspannung und Beruhigung (parasympathische Stimulierung). Mit Massage kann jedoch kein Kraft- und Funktionszuwachs der Muskulatur erzielt werden.

3.2.7 Elektrotherapie

Hierunter fallen alle Anwendungen des elektrischen Stroms zu Behandlungszwecken. Er bewirkt im Gewebe einen Ionenaustausch und Ladungsänderungen der Zellmembran mit Anregung des interstitiellen Flüssigkeitsaus-

tauschs sowie, je nach der Stromform, Kontraktionsreize der Muskelzellen und verstärkte oder abgeschwächte Aktionsimpulse in Nervenzellen. Mit dem Stromfluss ist immer ein Wärmeeffekt verbunden.

Zum Einsatz kommen verschiedene Stromarten mit unterschiedlicher biologischer Wirkung (☞ Abb. 3.5):

■ **Gleichstrom:** Sein kontinuierlicher Fluss soll sich vor allem beruhigend auf die Schmerzrezeptoren auswirken und den lokalen Stoffwechsel fördern.
Häufigste Anwendungsformen sind galvanische Bäder (**Stanger-Bad**), entweder als Vollbad mit Durchflutung des ganzen Körpers oder als Teilbad mit Stromfluss durch jeweils eine oder mehrere Extremitäten. Unter **Iontophorese** versteht man das Einbringen von Medikamenten durch die Haut mittels galvanischen Stroms. Häufig verwendet man dazu Histamin zur Erzeugung einer kräftigen Hyperämie und zur Schmerzbekämpfung in Muskeln und Gelenken.

■ **Niederfrequente Wechselströme** haben sich als sog. **Reizstromtherapie** u. a. zur Anregung von Nerven- und Muskelaktionen bewährt. Sie können in mannigfaltig variierter Form sowohl zu therapeutischen als auch zu diagnostischen Zwecken Anwendung finden.
Für die Stimulation atrophischer oder gelähmter Muskeln wird die sog. **Exponentialstromtechnik** verwendet. Der gesunde Muskel hat die Fähigkeit, sich einem langsamen Stromstärkeanstieg anzugleichen. Es erfolgt keine Reizung, solange keine zu hohen Stromstärken erreicht werden. Der geschädigte Muskel hat diese Fähigkeit der Anpassung verloren. Reizt man mit einem langsam ansteigenden Strom („Exponentialstrom"), so kontrahiert sich die geschädigte Muskulatur schon bei relativ geringer Stromstärke, während die gesunde Muskulatur noch nicht gereizt wird. Mit dieser Exponentialstrombehandlung ist daher eine weitgehend selektive Therapie geschädigter Muskelgruppen möglich.
Eine besondere Anwendungsform ist die transkutane elektrische Nervenstimulation (**TENS**) zur Behandlung chronischer Schmerzzustände. Elektroden werden im Verlauf peripherer Nerven oder entsprechend dem Dermatomverlauf auf die Haut geklebt. Die vom Patienten ausgelösten elektrischen Impulse reizen die nozizeptiven afferenten Fasern peripherer Nerven und üben eine inhibitorische Wirkung auf das Hinterhorn des Rückenmarks aus. Die TENS-Wirkung variiert von Patient zu Patient erheblich.
Weitere Anwendungsformen niederfrequenter Wechselströme sind **diadynamischer Strom** nach Bernard und das **Interferenzstromverfahren** nach Nemec.

■ **Hochfrequenztherapie:** Dazu zählt die Anwendung von Kurzwellen, Dezimeter- und Mikrowellen, die auf der Wirkung eines elektrischen Feldes (mit dem durchfluteten Körperteil als Dielektrikum) bzw. elektromagnetischer Wellen beruhen. Ihr therapeutischer Effekt ist eine intensive Erwärmung des Gewebes (Diathermie). Kontraindikationen sind metallische Implantate, Herzschrittmacher, akute Entzündungen und Tumorleiden.

3.2.8 Ultraschall

Die therapeutische Ultraschallanwendung ist von der diagnostischen zu unterscheiden. In Grenzschichten unter-

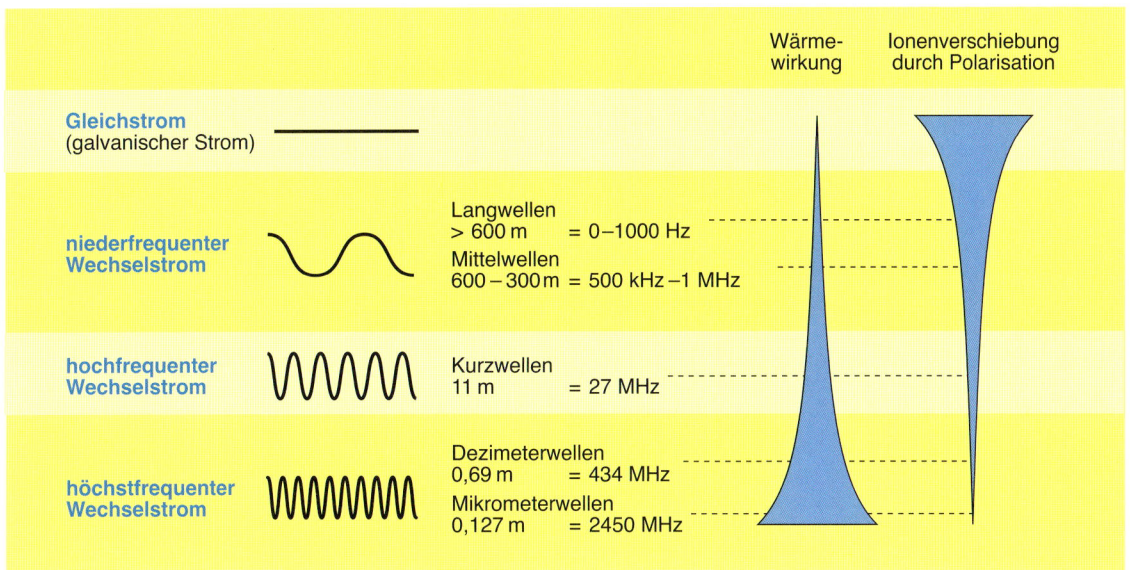

Abb. 3.5   **Verschiedene Gleich- und Wechselströme zur Elektrotherapie.**
Wärmewirkung, Polarisation und Eindringtiefe ins Gewebe sind abhängig von der Stromfrequenz. Entscheidenden Einfluss auf die lokale Erwärmung haben auch der spezifische Widerstand der einzelnen Gewebearten und der Wärmetransport (Transport über die Durchblutung).

schiedlicher Schallleitungsgeschwindigkeiten entstehen Reflexionen des Schalls, die mechanische Energie wird in Wärme umgesetzt. Es gibt somit Zonen maximaler Absorption und maximaler Wärmeentwicklung. Alle Grenzschichten, insbesondere der Übergang von Weichteilen zum Knochengewebe, reagieren besonders stark auf Ultraschall. Die Ultraschallbehandlung findet deshalb ihre Indikation insbesondere bei Insertionstendopathien, Gleitstörungen von Sehnen und Periostosen.

3.2.9 Thermotherapie, Hydrotherapie

Wärme führt unmittelbar zur Gefäßerweiterung, zu Hyperämie und Beschleunigung von Stoffwechselvorgängen. **Kälte** bewirkt zunächst eine Vasokonstriktion, nach Aufhören des Kältereizes aber ebenfalls Weitstellung der Kapillaren mit „reaktiver" Hyperämie.

> **!** Wärme und Kälte können prinzipiell die gleichen biologischen Wirkungen entfalten, in Abhängigkeit allerdings von der Intensität und Dauer ihrer Einwirkung.

Bei der Anwendung von Wärme (Sauna, Packungen, Bäder, heißer Dampf), Kälte (Güsse, Kältekammer) und ähnlich wirkenden ganzheitlichen Reizkombinationen macht man sich deren zirkulationsfördernde, stoffwechselanregende und entspannende Wirkung zunutze. Sie dienen auch der Vorbereitung und Unterstützung anderer Behandlungsarten, wie der Massage und Krankengymnastik.
Lokale Wärmeapplikation mit Heizkissen, Wärmflaschen, Fangopackungen, Heißluftkasten, Infrarotbestrahlung oder Hochfrequenztherapie kommen vor allem bei chronischen nichtentzündlichen Schmerzzuständen (z.B. Arthrosen) in Betracht. **Örtliche Kälteexposition** (Kryotherapie) in Form von Eisbeutel, Kältegel, Kaltluft etc. ist

dagegen eher bei akuten entzündlichen Prozessen oder frischen stumpfen Verletzungen angezeigt. Bei der Kryotherapie ist darauf zu achten, dass nicht durch abrupte Beendigung eine reaktive Hyperämie, also ein Wärmeeffekt, erzeugt wird. Der Patient ist anzuhalten, die Kälteanwendung über längere Zeit durchzuführen und den Kälteeffekt langsam zu reduzieren, indem sich das Kältemedium langsam der Zimmertemperatur annähert. Kurzfristige Kältereize (z.B. **Kneipp-Güsse**) provozieren eine reaktive Hyperämie und wirken dadurch als Wärmeanwendung.

Wasser (**Hydrotherapie**) ist darüber hinaus durch seine physikalischen und chemischen Eigenschaften von großer therapeutischer Bedeutung. Thermische Effekte werden im Bad verstärkt, gleichzeitig dient Wasser als Vehikel für transkutan wirksame Pharmaka (Moor-, Schwefelbäder etc.). Der Auftrieb im Wasser entlastet von der Eigenschwere (Bewegungsbad). Zudem bietet das Wasser durch seinen Widerstand gegen forcierte Bewegung besondere Trainingsmöglichkeiten (Aquajogging).

3.2.10 Manualtherapie

Die **Manualtherapie** (Chirotherapie) bedient sich bestimmter Handgriffe zur Behandlung reversibler Funktionsstörungen von Gliedmaßen- und Wirbelgelenken. Die Manipulationen beschränken sich dabei entweder auf den natürlichen Bewegungsspielraum des betreffenden Gelenks, oder sie führen zur kontrollierten Überschreitung der physiologischen Motilitätsgrenze. Dabei lösen sie mechanische Sperrmechanismen (sog. Blockierungen) und mobilisieren über eine Dehnung des Kapsel- und Bandapparats den lokalen Reflexmechanismus. Diese Therapie setzt spezielle Kenntnisse und die Beherrschung ihrer Indikationen und Techniken voraus. Strenge Gegenanzeigen sind entzündliche Erkrankungen und Tumoren, Osteoporose und mögliche Nerveneinklemmung (Nucleus-pulposus-Prolaps!).

3.2.11 Röntgenstrahlen

Röntgenstrahlen werden vom Strahlentherapeuten als therapeutisches Mittel indiziert und angewendet. In der Orthopädie kommen sie vor allem bei der Behandlung von bösartigen Tumoren in Betracht. Als sog. Reiz- oder Schmerzbestrahlung in niedriger Dosierung (bis zu 10 Gy Gesamtdosis in mehreren Sitzungen) kommt ihr wieder eine zunehmende Bedeutung bei hartnäckigen Insertionstendopathien (z.B. an der Schulter, Tennisellenbogen, Fersensporn) oder auch bei chronisch entzündlichen und fibroblastisch produktiven Prozessen (z.B. Prophylaxe ektoper Ossifikationen nach endoprothetischem Hüftgelenksersatz, Bechterew-Erkrankung) zu. Auch bei schmerzhaften Arthrosen, vor allem der kleinen Gelenke der Hand, kann die niedrig dosierte Röntgenbestrahlung mit gutem Erfolg eingesetzt werden.

3.2.12 Extrakorporale Stoßwellenbehandlung

Die Methode stammt aus der Behandlung von Nieren- und Gallensteinen, der Lithotripsie. Die applizierten Stoßwellen sind Druckimpulse, die in den Körper eindringen und auf kleine Areale fokussiert werden können. Ähnlich wie bei den Nieren- und Gallensteinen sollen sie auch am Knochen mechanische Effekte erzeugen und die Knochenneubildung, z.B. bei Pseudarthrosen, fördern. Die Wirkung auf kollagene Weichgewebe wird mit biologischen Effekten erklärt. Indikationen stellen Pseudarthrosen, Insertionstendinosen am Ellenbogen, am Fersensporn und die Tendinosis calcarea der Schulter dar. Ob die Effektivität des Verfahrens langfristig kritischer Überprüfung standhält, ist bisher nicht geklärt.

3.2.13 Technische Hilfsmittel, Orthesen

Orthopädisch-technische Anwendungen verlangen eine enge Zusammenarbeit zwischen dem Orthopäden, der die Verordnung sowie die Sitz- und Funktionskontrolle im Einklang mit seinem Behandlungsplan vornehmen muss, und den Berufsgruppen der Orthopädiemechaniker, Bandagisten, Ergotherapeuten und Orthopädieschuhmacher.

> **!** **Orthesen** sind orthopädietechnische Hilfsmittel, die ganz unterschiedliche mechanische Aufgaben erfüllen. Zu den Orthesen zählen Bein-, Arm-, Rumpforthesen, Einlagen und orthopädische Schuhe.

Orthesen haben die Aufgabe, zu **stützen,** zu **entlasten** oder Bewegung zu **führen,** um Deformierungen des Rumpfes oder der Gliedmaßen zu verhindern, um einen mangelnden Halt etwa bei schlaffen Lähmungen oder bei instabilen Knochen und Bändern auszugleichen oder um zur Entlastung gefährdeter Skelettabschnitte das Körpergewicht oder Sehnenkräfte umzuleiten. Sie können dabei eingeschlossene Gelenke gleichzeitig **ruhig stellen** oder bestimmte Bewegungen sperren (☞ Abb. 3.6). Darüber hinaus sollen Orthesen passiv **korrigieren** oder der Anregung

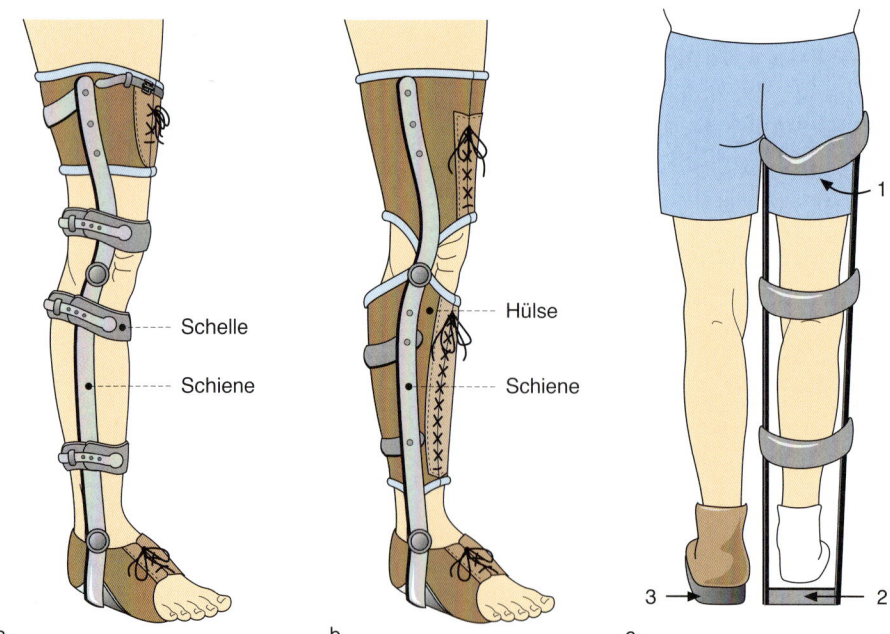

a   b   c

Schelle
Schiene
Hülse
Schiene
1
3   2

Abb. 3.6 **Orthesen als Stützapparate für die Gliedmaßen.**

a) Schienenschellenapparat mit ungesperrtem Kniegelenk, beweglichem Sprunggelenk und Walkledersandale. Die Stabilität wird durch die seitlichen Schienen auf der Innen- und Außenseite des Beins erreicht. Die gepolsterten Metallbänder (Schellen) geben der Konstruktion den Namen.

b) Schienenhülsenapparat mit ungesperrtem Kniegelenk, beweglichem Sprunggelenk und Walkledersandale. Die Befestigung am Bein geschieht mit Walkleder- oder Kunststoffhülsen.

c) Prinzip der Entlastung des gesamten Beins in einfacher Form durch Gehbügel: Thomas-Schiene. (1) Unterstützung des Tuber ossis ischii (Tuberaufsitz), (2) frei schwebender Fuß, (3) Ausgleich der Längendifferenz durch Absatzerhöhung am anderen Schuh

der aktiven Korrektur von Deformitäten und Kontrakturen dienen (☞ Abb. 3.8). Bei geeigneter Konstruktion **kompensieren** sie gestörte Bewegungsvorgänge und ausgefallene Funktionen.

Orthesen für die Gliedmaßen

Stützapparate bestehen an den unteren Extremitäten im Prinzip aus zwei an der Innen- und Außenseite längs verlaufenden Metallschienen, die durch gepolsterte Metallbänder (Schellen) oder Walkleder- bzw. Kunststoffhülsen mit dem Bein verbunden sind (**Schienenschellenapparat,** ☞ Abb. 3.6a, und **Schienenhülsenapparat**, ☞ Abb. 3.6b).

Wird ein **Entlastungseffekt** gewünscht (z. B. des Hüftgelenks bei Perthes-Krankheit oder eines instabilen Knochenabschnitts), wird zum Auffangen der Körperlast unter dem Sitzbeinhöcker ein „**Tubersitz**" angebracht, während der Fuß über dem bügelförmigen Bodenteil frei schwingt. Prototyp dieses einfachen entlastenden Apparats ist die **Thomas-Schiene** (☞ Abb. 3.6c).

Soll das Knie beim Gehen stabilisiert, beim Sitzen aber gebeugt werden, erhält die Schiene ein Scharniergelenk, das in Streckstellung mit einer Blockiervorrichtung (z. B. **Schweizer Sperre**) versehen werden kann. Ähnliche Feststelleinrichtungen sind auch am Hüftgelenk möglich, sofern die Orthese das Becken mit einbezieht. Eine Sperrung gewisser Bewegungssektoren kann ebenfalls Aufgabe solcher Konstruktionen sein, z. B. nach Kreuzbandoperationen am Knie, wenn Streckung und Beugung (noch) nicht vollständig gestattet sind. Für bestimmte Zwecke können noch mannigfache besondere Einrichtungen angebracht werden.

Spezielle Korrekturschienen beruhen gewöhnlich auf dem Dreipunktprinzip durch Druck und Gegendruck oder Zugspannung. In diese Kategorie gehören die verschiedenartigen Schienen zur Behandlung von Gliedmaßenfehlstellungen mittels Federwirkung, Pelottendruck oder pneumatischer Kissen ebenso wie die nach der Quengelmethode wirksamen Redressionsschienen.

Erreichte Korrekturergebnisse, beispielsweise bei der Behandlung von Klump-, Spitz-, Hacken- oder Plattfüßen, werden mit **Lagerungs-** bzw. **Nachtschienen** aufrechterhalten. Auch hierfür gibt es je nach Zweck und Lokalisation sehr unterschiedliche Ausführungen.

Lähmungsschienen lassen durch eine Kombination aus abstützenden und das Gelenk führenden Eigenschaften (☞ Abb. 3.8a und b) oder durch Federkraft (☞ Abb. 3.8c und d, ☞ Abb. 3.13d) gewisse Funktionsdefizite kompensieren. In besonders schwierigen Sonderfällen dienen dazu auch elektrische oder pneumatische Fremdkraftkonstruktionen.

Bandagen sind meist aus elastischen Stoffmaterialien gefertigt. Knie- und Sprunggelenkbandagen haben einen wärmenden Effekt, wirken aber über ihre Elastizität und über zusätzliche Gelpelotten auch kompressorisch (Gelenkschwellung, -erguss). Eine stützende Wirkung am Gelenk kann man von Bandagen nicht erwarten.

Orthesen für den Rumpf

> **!** Als **Korsett** bezeichnet man eine starre Stützkonstruktion für die Wirbelsäule. Es wirkt je nach Bauart immobilisierend, stützend, entlastend und korrigierend.

> **Mieder** sind halbstarre oder halbelastische Vorrichtungen aus festem Textil, die mit Pelotten oder festeren Stäben verstärkt sind.
> Unter einer **Leibbinde** versteht man eine elastische Bandage.

Korsette sind im Prinzip über einem Beckenkorb aufgebaut, von dem Metallstäbe zum Rumpf führen. Das klassische **Hessing-Korsett** (☞ Abb. 17.40) besteht aus einem Beckenteil aus geschmiedeten Metallbändern, einem daran ansetzenden Schienenaufbau und einem Leibteil aus festem Stoff. Heute wird es gewöhnlich als **Rahmenstützkorsett** aus Kunststoff in verschiedenen Varianten hergestellt. Man verwendet Korsette bei einbruchgefährdeter Wirbelsäule, z. B. bei Spondylitis, Tumoren und Metastasen, nach Wirbelfrakturen und Spondylodesen. Wenn der krankhafte Herd kranial des 5. Brustwirbelkörpers liegt, muss zur gesicherten Ruhigstellung eine Kopfstütze ergänzt werden (☞ Abb. 3.7a, 3.7b).

Bei kyphosierenden Prozessen in der unteren Brust- und oberen Lendenwirbelsäule wird oft durch leichtere **Dreipunktkorsette (Reklinationskorsette)** ein ausreichender Abstütz- und Aufrichteeffekt erzielt (☞ Abb. 17.48).

Skoliosenkorsette haben nur in seltenen Fällen eine rein abstützende Funktion. Meist steht dabei der Korrektureffekt durch Extension, Pelottendruck, Hebelmechanismen oder Stimulierung der aktiven Aufrichtung im Vordergrund (☞ Abb. 17.23).

Eine Mittelstellung zwischen den Korsetten und Miedern nimmt das **Hohmann-Mieder** ein, das aus einem paravertebralen Rahmen aus festem Material (Aluminium oder Kunststoff) besteht, der durch Schließung des vorderen Leibteils aus Textilgewebe seinen Halt bekommt (☞ Abb. 3.7c). Es gewährt eine feste Fixierung der unteren und mittleren Lendenregion und wird meist zeitlich begrenzt („Überbrückungsmieder") bei schmerzhaften Instabilitätsbeschwerden (z. B. Spondylolisthese) verordnet.

Bei den häufigen schmerzhaften Gefügestörungen im Lumbosakralbereich und bei Schmerzen durch Osteoporose erzielt man schon eine wesentliche Erleichterung, wenn die lordosierende Beckenkippung aufgerichtet, der Bauch zurückgehalten und der Rumpf flexibel abgestützt wird (☞ Abb. 3.7d). Diesen Zweck erfüllen **Mieder** aus festem Textilmaterial, die durch Gurte und eingearbeitete Kunststoffstäbe ausreichende Stabilität erhalten. Entgegen immer wieder geäußerter Vermutungen wird die Rückenmuskulatur nicht geschwächt. Die komprimierende Spannung wirkt eher aktivierend auf die Bauch- und Rückenmuskulatur.

Die einfachste Version in dieser Reihe sind **Leibbinden** aus elastischem Material, die lediglich durch ihren Kompressionseffekt eine geschwächte Bauchmuskulatur und damit auch die Lumbosakralgegend abzustützen vermögen.

3.2.14 Einlagen, Schuhzurichtungen und orthopädische Schuhe

Einlagen (☞ Abb. 3.9) sind Orthesen, die im Konfektionsschuh getragen werden. Sie können korrigierende, stützende und entlastende Funktion übernehmen. Je nach be-

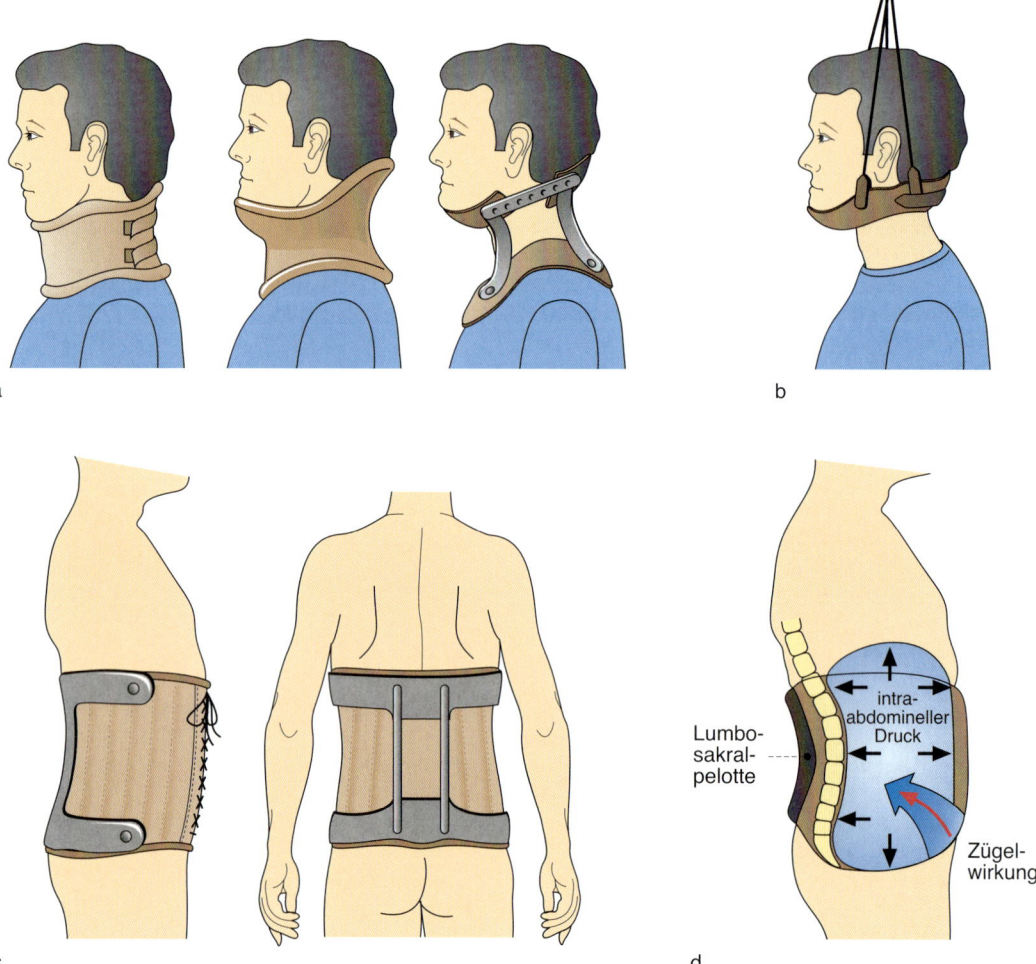

Abb. 3.7   Orthesen für den Rumpf.
a) Unterschiedlich stabile Orthesen für die Halswirbelsäule.
b) Extension der Halswirbelsäule mit der Glisson-Schlinge.
c) Das sog. Überbrückungsmieder nach Hohmann besteht aus einem festen dorsalen Rahmen und einem schnürbaren Leibteil aus Drell.
d) Halbelastisches Mieder und sein Effekt auf die Lendenwirbelsäule. Die Bauchhöhle wirkt wie ein mit Wasser gefüllter Ballon. Wenn durch elastische Zügelung ein Ausweichen des intraabdominellen Drucks nach lateral und ventral verhindert wird, vermag sie einen Teil der Körperlast zu
   übertragen. Indem die Bauchdecken gegen eine als Rückenstütze angebrachte Lumbosakralpelotte gezogen werden, wird die Lendenwirbelsäule
   gleichzeitig aufgerichtet und abgestützt.

absichtigtem Effekt unterscheiden sich Einlagen in ihrer Detailkonstruktion ganz erheblich. Sie werden zumeist nach einer Umrisszeichnung (Trittspur) aus vorgefertigten Rohlingen angepasst. Einlagen zur Korrektur von Fußdeformitäten verlangen meist einen Abdruck (Negativmodell). Die regelmäßige ärztliche Funktionskontrolle ist besonders bei Kindern wichtig, um Schäden zu verhüten. Eine korrekt sitzende Einlage bereitet keine Beschwerden! Im Konfektionsschuh vorhandene „Fußbettungen" müssen entfernt werden. „Schuhe für lose Einlagen" sind im Schuhhandel erhältlich und speziell zur Aufnahme voluminöserer Einlagen geeignet.

Korrigierende Einlagen sollen beim wachsenden Skelett eine formende Kraft ausüben. Sie müssen den Fuß sicher fassen und arbeiten nach dem Dreipunkt-Prinzip. Beim Erwachsenen sollen flexible Stellungsstörungen des Fußes korrigierend beeinflusst werden.

Stützende Einlagen sind bei Form- und Stellungsfehlern indiziert, die nicht korrigiert, aber in der bestehenden Art abgestützt und vor einer Verschlimmerung bewahrt werden sollen. Die Stützung fängt Last ab und wirkt so schmerzlindernd.

Entlastende Einlagen oder **bettende Einlagen** zielen darauf ab, schmerzende Stellen auszusparen und den Sohlendruck umzulenken oder zu verteilen.

Als **orthopädische Zurichtungen** bezeichnet man Ergänzungen und Veränderungen am Konfektionsschuh, die die Wirkung einer Einlage verstärken, aber auch ohne zusätzliche Einlage Schmerzen beseitigen und den Komfort beim Gehen verbessern sollen. Abrollhilfen durch verschiedenartige Sohlengestaltung (Zehen-, Ballen- oder Mittelfußrolle, je nach der beabsichtigten Wirkung, ☞ Abb. 3.10 und 3.11), Absatzveränderungen, Fersenpolster, Entlastungspelotten usw. werden vom Orthopädieschuh-

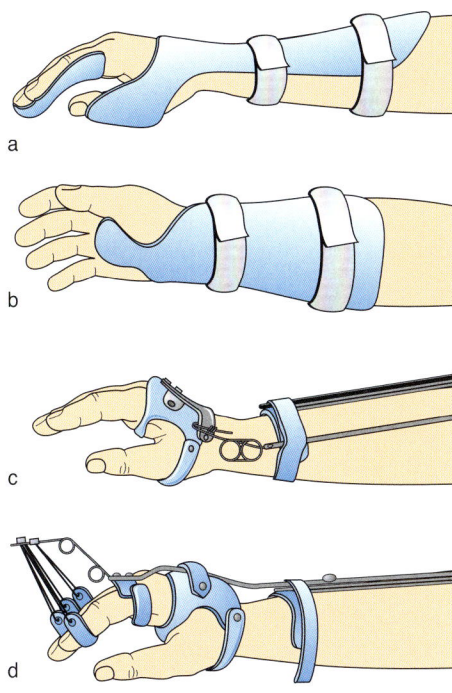

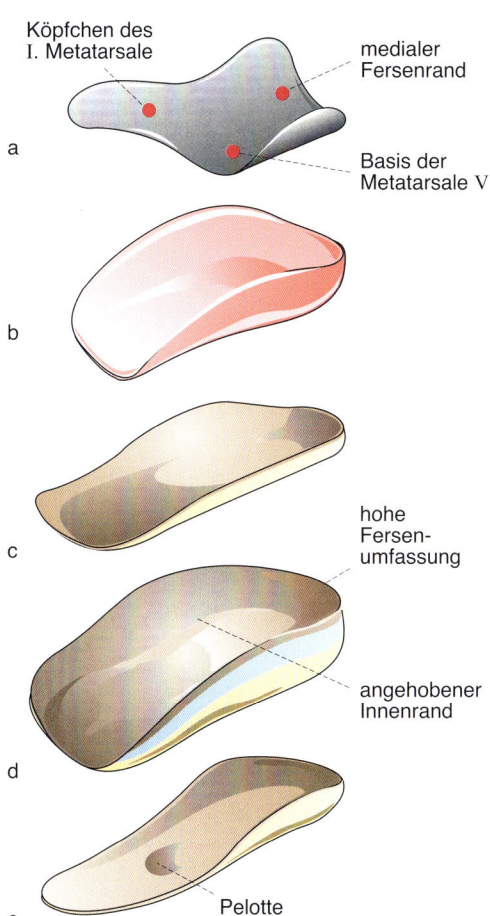

Abb. 3.8   Orthesen für die Hand.

a) Einfache dorsale Lagerungsschiene für Handgelenk und Finger.

b) Einfache palmare Lagerungsschiene für das Handgelenk.

c) Funktionelle Handgelenkschiene aus Federstahl, Kunststoff und Leder bei Lähmungen und Kontrakturen. Hier: dynamische Handgelenksextension.

d) Funktionelle Schiene zur passiven Extension der Finger mittels Gummizügel bei fixiertem Handgelenk.

Abb. 3.9   Verschiedene Einlagen für den Konfektionsschuh: korrigierend, stützend, entlastend oder bettend.

a) Korrigierende Schaleneinlage aus Kunststoff bei kindlichem Sichelfuß mit Dreipunktabstützung an der Basis des Metatarsale V, dem medialen Fersenrand und dem Köpfchen des Metatarsale I sowie nach vorn verlängerter Großzehenlasche.

b) Korrigierende Schaleneinlage aus Kunststoff bei ausgeprägtem kindlichem Knickplattfuß: Anhebung des Längsgewölbes, Aufrichtung der Ferse, leichte Vorfußpronation; nach Gipsabdruck!

c) Stützende Korkeinlage mit Lederdecke zur Unterstützung des Längsgewölbes und Entlastung des plantaren Bandapparats bei schmerzhaftem Hohlfuß.

d) Stützende Schaleneinlage aus Kork-Leder bei Plattfuß nach Gipsabdruck: erhöhter Innenrand zur Unterstützung des Sustentaculum tali (Supinationseffekt), hohe Fersenumfassung, Anhebung des Quergewölbes durch Pelotte hinter den Metatarsalköpfchen II–V.

e) Entlastende langsohlige Einlage mit Anhebung des Quergewölbes durch Metatarsalpelotte bei Spreizfuß zur Entlastung der Mittelfußköpfchen.

macher auf ärztliche Verordnung vorgenommen. Ihre Wirkung ist nicht auf den Fuß beschränkt: Auch Knie- oder Hüftbeschwerden können z. B. durch einen Pufferabsatz zur Auftrittsdämpfung (☞ Abb. 3.12) oder durch Verlagerung der Lastübertragung (Sohlenaußen- oder Innenrandanhebung, Flügelabsatz) erfolgreich beeinflusst werden.

Orthopädische Schuhe erlauben die schuhtechnische Behandlung, aber auch die Versorgung kranker und fehlgebildeter Füße (☞ Abb. 3.13). Sie sind die Kombination eines Bekleidungsmittels mit einer differenzierten technischen Behandlungsform. Sie bedürfen daher wie jedes andere (orthopädische) Hilfs- und Heilmittel der individuellen ärztlichen Verordnung. Sie werden für den einzelnen kranken oder fehlerhaften Fuß nach besonderen Maß- und Modellverfahren angefertigt. Wichtigste Materialien zur Herstellung sind Metalle, Holz, Leder, Filz, Kork und Kunststoffe.

Ihrer **speziellen Aufgabe** entsprechend dienen sie der **Korrektur von Fehlstellungen**, der **Stützung** und **Entlastung, dem Defekt- und Längenausgleich** oder sie erleichtern das Gehen durch Feststellungs- und Abrollhilfen. Bei richtiger Konstruktion und Ausführung ermöglichen orthopädische Schuhe ein unbehindertes Gehen durch Beseitigung von Schmerzen, wenn dies mit anderen Mitteln in normaler Fußbekleidung nicht möglich ist. Solche Indikationen sind z. B. schwer deformierte Füße bei rheumatoider Arthritis, schmerzhaften Arthrosen der Sprunggelenke und Folgen von Kalkaneusfrakturen, sofern nicht operativ Abhilfe geschaffen werden kann.

Dem **therapeutischen Effekt** dienen bestimmte technische Vorkehrungen:

- Absatzgestaltung und **Absatzerhöhung** (☞ Abb. 16.3)
- **Abrollhilfen** (☞ Abb. 3.10, 3.11)
- spezielle **Fußbettung** zur Korrektur auch schwer verunstalteter Füße (☞ Abb. 3.13a)
- **Ausgleich** größerer **Beinverkürzungen** (☞ Abb. 16.3b) mit Verwendung von Innenschuhen und Verkürzungsorthesen

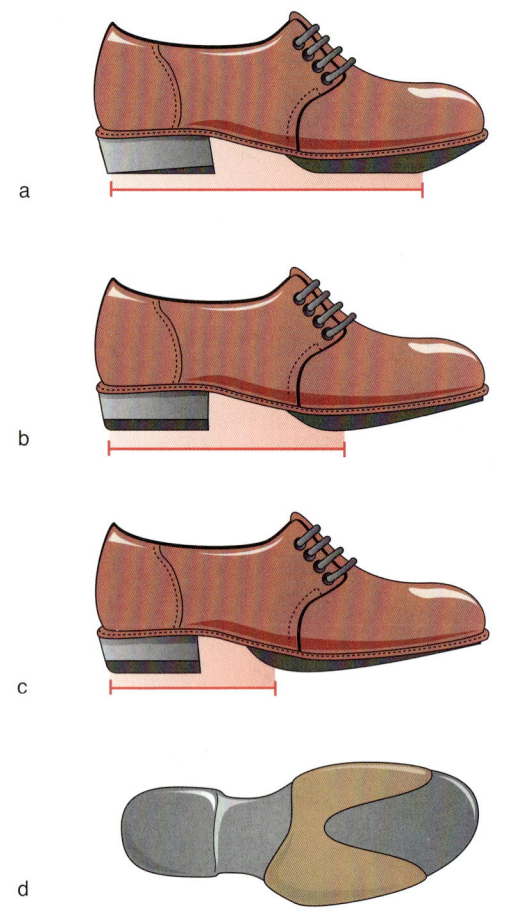

a

b

c

d

Abb. 3.10   Unterschiedliche Sohlenrollen am Konfektionsschuh.

a) **Zehenrolle:** Beim Gehen entsteht eine rückhebelnde Wirkung auf den Fuß. Indikation: Quadrizepsschwäche.
b) **Ballenrolle:** Der Scheitel der Rolle liegt unter dem 1. Mittelfußköpfchen. Beim Gehen wird die Dorsalextension der Zehen vermindert. Indikation: Hallux rigidus.
c) **Mittelfußrolle:** Beim Gehen wird die Dorsalextension des Sprunggelenks vermindert. Indikation: schmerzhafter Rückfuß, Rückfußarthrodesen (☞ Abb. 3.11).
d) **Schmetterlingsrolle** nach Marquardt: Die Sohle wird ausgespart, sodass beim Gehen die Mittelfußköpfchen II–IV entlastet werden. Indikation: schmerzhafter, kontrakter Spreizfuß.

■ **partieller Fußersatz** bei Defekten und bei Fehlbildungen (☞ Abb. 3.13b)
■ **Sohlen- und Schaftversteifungen** („Arthrodesenschuh") (☞ Abb. 3.13b).

3.2.15 Prothesen

Prothesen sind Körperersatzstücke, die fehlende Gliedmaßen oder Gliedmaßenteile ersetzen sollen.

> ! **Prothesen** dienen dem Ersatz fehlender Gliedmaßenabschnitte oder ganzer Extremitäten.
> **Endoprothesen** werden als implantierbare Körperersatzstücke von solchen Prothesen unterschieden, die nach Gliedmaßenverlust dem Stumpf als **Exoprothesen** von außen aufgesetzt werden.

Ist im allgemeinen Sprachgebrauch von „Prothesen" die Rede, sind in aller Regel Exoprothesen gemeint. Ein exoprothetischer Ersatz ist nicht nach jeder Amputation erforderlich. So kann ggf. der Verlust eines Fingers unberücksichtigt bleiben. Dagegen muss zumindest der Daumen bei einem Handarbeiter ersetzt werden, weil er ihn bei der Arbeit zum Greifen unbedingt benötigt. Besser als eine Prothese ist in solchen Fällen die operative Schaffung eines gut beweglichen Daumens durch Mobilisation des 1. Metakarpus und seine Verlängerung mithilfe eines Knochentransplantats oder eine Zehentransplantation.

Mitunter verzichtet der Amputierte auch auf eine Prothese, z. B. der Einhänder, weil ihm schon das Tragen eines Schmuckarms zu lästig ist. Anderen genügen als Hilfe bei der Arbeit der Stumpf allein oder einfache Vorrichtungen zur Anpassung der Werkzeuge oder des Arbeitsplatzes.

Nur prothesenreife Stümpfe dürfen mit Kunstgliedern versorgt werden, sieht man einmal von der Interimsprothese ab. Ein Stumpf ist prothesenreif, wenn er schmerzfrei und beweglich ist, eine konische Form hat und von gut durchbluteter und verschieblicher Haut bedeckt ist. Schmerzhafte Narben, kolbenförmige Auftreibung des Stumpfes, vorspringende Knochen, schmerzhafte Neurome und Gelenkkontrakturen (insbesondere Beugestellung der Hüfte und des Knies) müssen beseitigt sein.

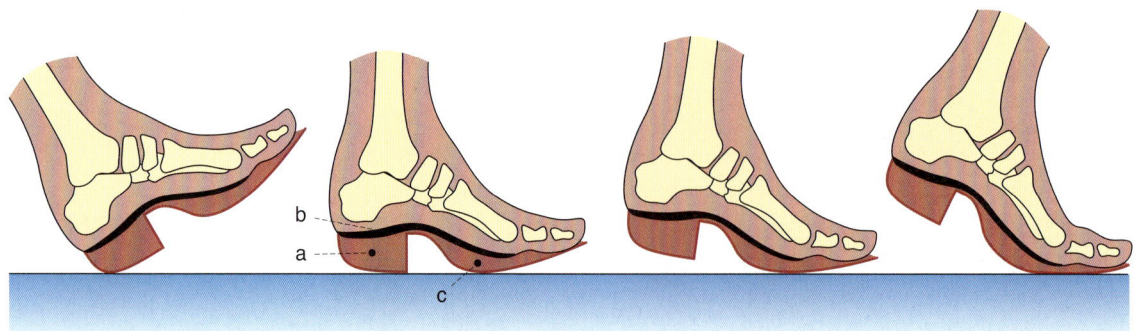

Abb. 3.11   Wirkungsweise einer Mittelfußrolle bei versteiftem oberem Sprunggelenk.

Die fehlende Beweglichkeit wird bei der Fußrollung kompensiert durch eine Verrundung des Absatzes (a), eine Schuhbodenversteifung (b) und eine Mittelfußrolle (c).

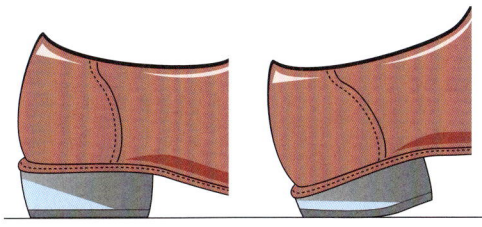

Abb. 3.12 Pufferabsatz. Er dämpft den Fersenauftritt beim Gehen.

Armprothesen

Unter den Kunstarmen und Kunsthänden hat die **Gebrauchsprothese,** mit der der Amputierte sich betätigen und Arbeit leisten kann, den Vorrang. Die inaktive Prothese ist nur ein optischer Ersatz für den verlorenen Armabschnitt ohne funktionellen Gewinn (Schmuckarm).

Für den funktionellen Ersatz des Greifens und Haltens gibt es heute drei prinzipielle Versorgungsmöglichkeiten, deren Indikationen vor allem von den beruflichen Anforderungen des Geschädigten, seiner Intelligenz und Kooperationsbereitschaft, in zweiter Linie von der Amputationshöhe und der Beschaffenheit des Stumpfes abhängen:

- **Einfache Arbeitsprothesen,** bei denen über ein Handanschlussstück verschiedene Werkzeuge und Arbeitsgeräte (z.B. Schaufel, Spaten, Hacke, Feile, Hobel etc.) befestigt werden können. Sie kommen heute seltener zur Anwendung, bewähren sich vor allem für gröbere Tätigkeiten und erfordern weniger intellektuelle Anpassung.
- **Mechanische Greifarme,** bei denen Muskelkontraktionen über Kraftzugleitungen zur Betätigung aktiver Prothesenfunktionen genutzt werden (☞ Abb. 3.14). Meist werden die aktiven Bewegungen des Schultergürtels durch Drahtzug auf die Mechanik der künstlichen Hand übertragen.

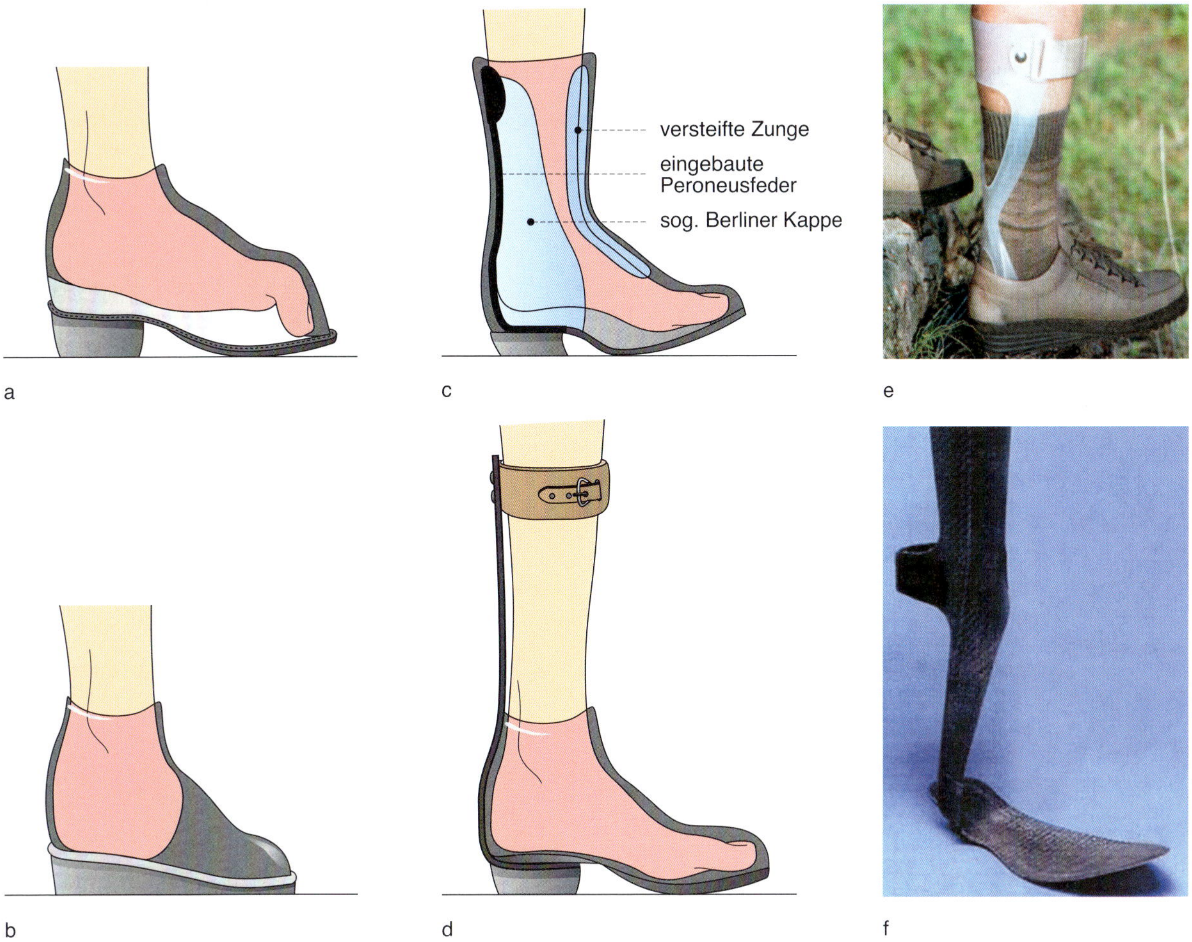

a

c

versteifte Zunge

eingebaute
Peroneusfeder

sog. Berliner Kappe

e

b

d

f

Abb. 3.13 Beispiele orthopädischen Schuhwerks.

a) Orthopädischer Halbschuh mit spezieller Fußbettung nach Gipsabdruck, hier bei schwerem Plattfuß mit Hammerzehen.

b) Schuhtechnische Versorgung eines Fußstumpfs nach Mittelfußamputation mit eingebautem Vorfußersatzstück und Erhöhung des Schuhschafts.

c) Arthrodesenschuh zur Fixierung des oberen Sprunggelenks, auch nach Arthrodese des oberen Sprunggelenks oder der Fußwurzelgelenke (Feststellabrollschuh nach Rabl). Stabilität wird erreicht durch die Peroneusfeder, die feste Rückfußumfassung (sog. Berliner Kappe), die versteifte Zunge, die Schuhbodenversteifung und die Mittelfußrolle.

d) Lange Peroneus-Fersen-Schiene bei Hängefuß infolge Peroneuslähmung, Schemazeichnung.

e) Lange Peroneus-Fersen-Schiene bei Hängefuß infolge Peroneuslähmung, angebracht am Konfektionsschuh.

f) TOE-OFF-Karbon-Peroneusfeder mit Dorsalanschlag.

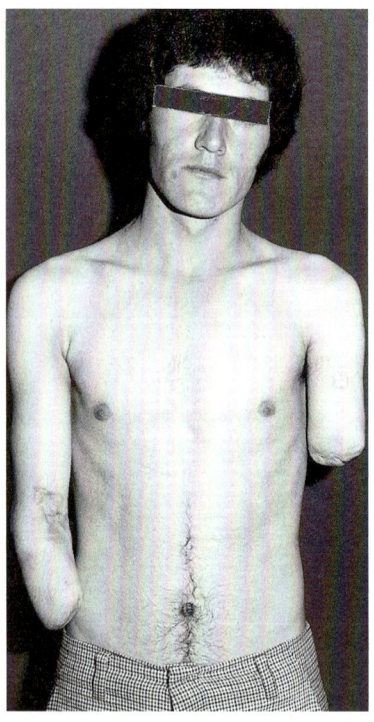

a

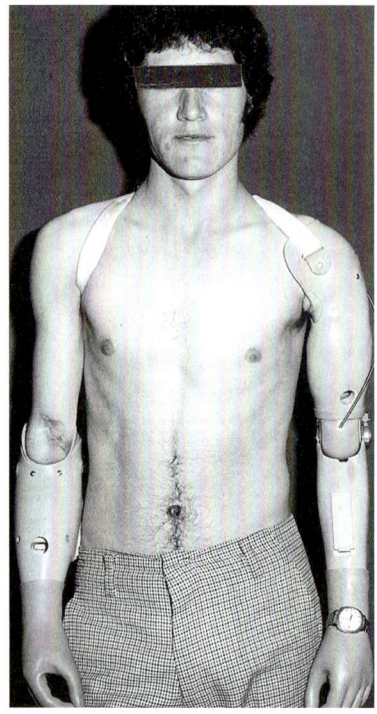

b

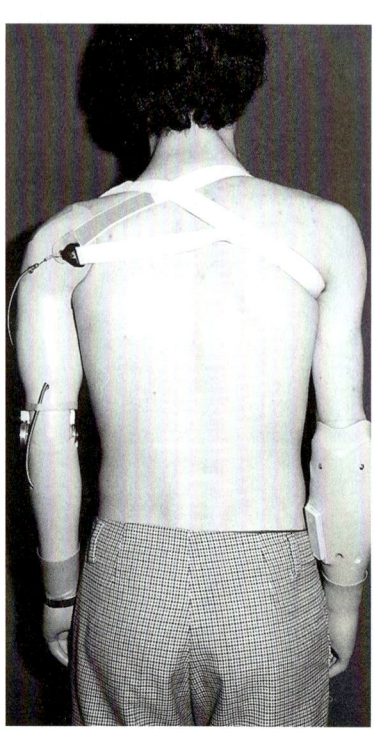

c

Abb. 3.14 Beidseitig Armamputierter, versorgt mit einer myoelektrischen Unterarmprothese rechts und einer mechanischen, über Kraftzugbandagen betriebenen Oberarmprothese links.
Bei der myoelektrischen Prothese werden Muskelpotentiale kutan abgeleitet und verstärkt. Die Signale steuern einen batteriebetriebenen Motor. Die Greifkraft kann fein abgestimmt werden und erlaubt auch den Umgang mit fragilem Material.
Bei der mechanischen Prothese wird der Zugdraht am Prothesenschaft durch Vorwärtsführen der rechten Schulter angezogen, durch Rückwärtsführen entspannt. So lässt sich eine mit Federkraft geschlossene Greifklaue öffnen.

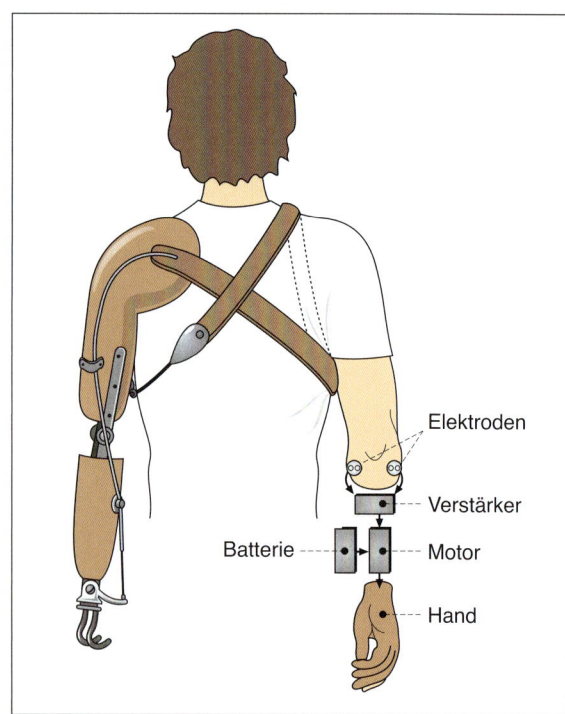

d

- **Myoelektrische Prothesen** werden durch körpereigene Aktionspotentiale gesteuert, die bei der bewussten Muskelkontraktion entstehen. Die Potentiale werden über Hautelektroden abgeleitet, verstärkt und einem Servomotor zugeführt. Dieser bezieht seine Kraft zum Öffnen und Schließen der Hand aus einem aufladbaren Akku. Solche Prothesen erlauben feine, auch abgestufte Greifbewegungen, sind aber für Kraftleistungen weniger geeignet (☞ Abb. 3.14).

Das für jeden natürlichen Greifvorgang notwendige Tastgefühl kann durch eine Kunsthand nicht ersetzt werden. Die optimale Ausnutzung kompensatorischer Fähigkeiten ist die Hauptaufgabe und gleichzeitig die Schwierigkeit der Gebrauchsschulung, die in erster Linie im Rahmen der Ergotherapie erfolgt (☞ Kap. 3.2.4).

Der erhaltene Gefühlskontakt beim Greifen ist ein wesentlicher Grund, weshalb auch heute noch bei langen Unterarmstümpfen, vor allem bei beidseitigem Handverlust, gelegentlich das Verfahren nach Krukenberg zur Anwendung kommt. Es besteht in der operativen Trennung der Unterarmknochen, aus denen durch entsprechende Muskelverpflanzung eine aktiv bewegliche Zange gebildet wird.

Beinprothesen

Der Verlust der Zehen und des Vor- bzw. Mittelfußes kann durch orthopädisches Schuhwerk ausgeglichen werden (☞ Abb. 3.13b). Fehlt der Fuß (praktisch ab Pirogoff- der Syme-Stumpf, ☞ Abb. 3.17), so ist eine Prothese erforderlich.

Sie kann in der konventionellen **Schalenbautechnik** mit einer äußeren Schale aus Holz oder Gießharz hergestellt werden (☞ Abb. 3.15) oder in der **Modulartechnik** mit einem tragenden Rohrskelett aus Leichtmetall und einer flexiblen, anatomisch geformten Schaumstoffverkleidung (☞ Abb. 3.16). Modularprothesen eignen sich für Ober- und Unterschenkelverluste wie auch bei Hüftexartikulation.

Eine **Unterschenkelprothese** besteht aus einem federnden Fuß unterschiedlicher Konstruktion und dem Schaft, der den Trichter für den Stumpf enthält. Je nach dessen Länge und Belastbarkeit und der körperlichen Verfassung des Amputierten wird das Unterschenkelkunstbein durch eine gelenkige Schienenverbindung mit der Oberschenkelhülse verbunden, oder es wird als reine Unterschenkel-„Kurzprothese" getragen (☞ Abb. 3.15).

Sowohl für Unterschenkelkurzprothesen als auch für am Oberschenkel geführte Konstruktionen sind eine vollwertige Kniegelenksfunktion und eine gute Aktion des M. quadriceps wichtige Voraussetzungen. Bei der Knieexartikulation ist der lange Hebelarm mit belastbarem Stumpfende besonders bei älteren Patienten vorteilhaft.

Bei der **Oberschenkelprothese** (☞ Abb. 3.16) ist auf die Einbettung des Stumpfes und den statischen Aufbau der Prothese besonderer Wert zu legen, um Sicherheit im Stand und im Gang zu gewährleisten. Die Schwerlinie im Lot aus der Hüfte darf dabei nicht hinter der queren Kniegelenkachse gelegen sein, andernfalls würde der Oberschenkelamputierte die Prothese nicht beherrschen können. Die Körperlast wird bei ihm nur zum geringen Teil am Stumpfende, mehr an den seitlichen Abschnitten des Köchers, im Wesentlichen aber am Tuber ossis ischii aufgefangen (**Tubersitz**).

Das mechanische Kniegelenk gewinnt zur Sicherung gegenüber ungewolltem Einknicken beim Gehen auf unebenem Boden beim Beugen unter Belastung zunehmende Stabilität, die sich bei Entlastung der Prothese wieder aufhebt (**Bremsknie**).

Die feste Verbindung des Stumpfes mit der Prothese wird entweder durch einen Unterdruck erreicht, der beim Anheben des Beins zwischen Köcher und Stumpfende entsteht (**Saugschaft**), oder durch einen flexiblen Innenköcher, der sich allseitig dem Stumpf anschmiegt und durch die Kontraktion der Stumpfmuskulatur gehalten wird (**Kontaktschaft**). Voraussetzung für diese Form der Halterung ist eine gut funktionierende Muskulatur. Bei ungünstigen Stumpfverhältnissen muss die Prothese durch Gürtel am Becken (Schlesinger-Bandage) oder Schultergurt gehalten werden.

Für einseitig Hüftexartikulierte und Hemipelvektomierte stehen Prothesenkonstruktionen besonderer Art mit Beckenkorb und Gelenksicherung zur Verfügung, die das Gehen und Sitzen gleichermaßen ermöglichen. In solchen Fällen wie auch beim beidseits Oberschenkelamputierten wird das Gehenlernen vor allem durch Gleichgewichtsprobleme erschwert. Ihre Überwindung ist Aufgabe der **Gehschule** und eines guten allgemeinen Körpertrainings.

3.3 Operative Verfahren

3.3.1 Indikation und Planung

Operationen sind in vielen Fällen geeignete Mittel zur Behebung oder Verbesserung von orthopädischen Krankheitsbildern oder von Verletzungen und Verletzungsfolgen

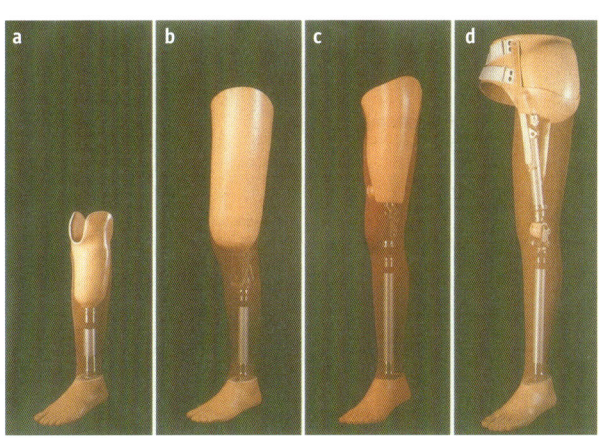

Abb. 3.15   Modulare Beinprothesen.
Die individuelle Schaumstoffverkleidung sorgt bei allen Prothesen für ein weitgehend natürliches Erscheinungsbild.
a) Versorgung von Unterschenkelstümpfen verschiedener Amputationshöhen. Der Prothesenschaft mit Stumpfbettung und der Prothesenfuß werden je nach Stumpflänge durch Adapter verschiedener Bauart miteinander verbunden.
b) Versorgung von Knieexartikulationen. Zwischen Prothesenschaft mit Stumpfbettung und distalem Bauabschnitt kann nur ein spezielles Kniegelenk verwendet werden. Das Kniegelenk und der Prothesenfuß werden durch Adapter verschiedener Bauart miteinander verbunden.
c) Versorgung von Oberschenkelstümpfen verschiedener Amputationshöhe. Der Prothesenschaft mit Stumpfbettung, das Kniegelenk und der Prothesenfuß werden je nach Stumpflänge durch Adapter verschiedener Bauart miteinander verbunden.
d) Versorgung von intertrochantären Amputationen, Hüftgelenksexartikulationen und Hemipelvektomien. Der Beckenkorb und der distale Bauabschnitt werden durch ein Hüftgelenk überbrückt, das mit dem Kniegelenk und dem Prothesenfuß durch Adapter verschiedener Bauart verbunden wird.
(Blohmke, F.: Prothesenkompendium. Schiele & Schön, Berlin 1987).

(orthopädische Chirurgie). Mit Ausnahme dringlicher Indikationen (z. B. akute Gelenkinfektion, akute Lähmungsgefahr infolge Rückenmark- oder Wurzelkompression, ggf. bei Frakturen und Luxationen, bei malignen Tumoren) handelt es sich in der Mehrzahl der Fälle um relative Indikationen zur Beseitigung von Schmerzen, zum Ausgleich einer Fehlform oder zur Verbesserung der Funktion, wobei ausreichend Zeit zur Planung zur Verfügung steht. Unzulängliche Auswahl, Vorbereitung und Durchführung bewirken gerade bei solchen Eingriffen leicht eher Schaden als Nutzen. Zumeist hängt der endgültige Erfolg der Operation entscheidend von der postoperativen Behandlung ab. Die orthopädische Chirurgie erfordert daher ein hohes Maß an Urteilsvermögen, Sorgfalt und technischem Können, bei Operationen am Skelett in besonderer Weise auch Verständnis für biomechanische Zusammenhänge sowie ein Höchstmaß an Asepsis zur Vermeidung von Infektionen.

3.3.2 Operationstechniken – Übersicht

Operationen an Knochen

Amputation: Entfernen von Gliedmaßenabschnitten oder ganzen Extremitäten.

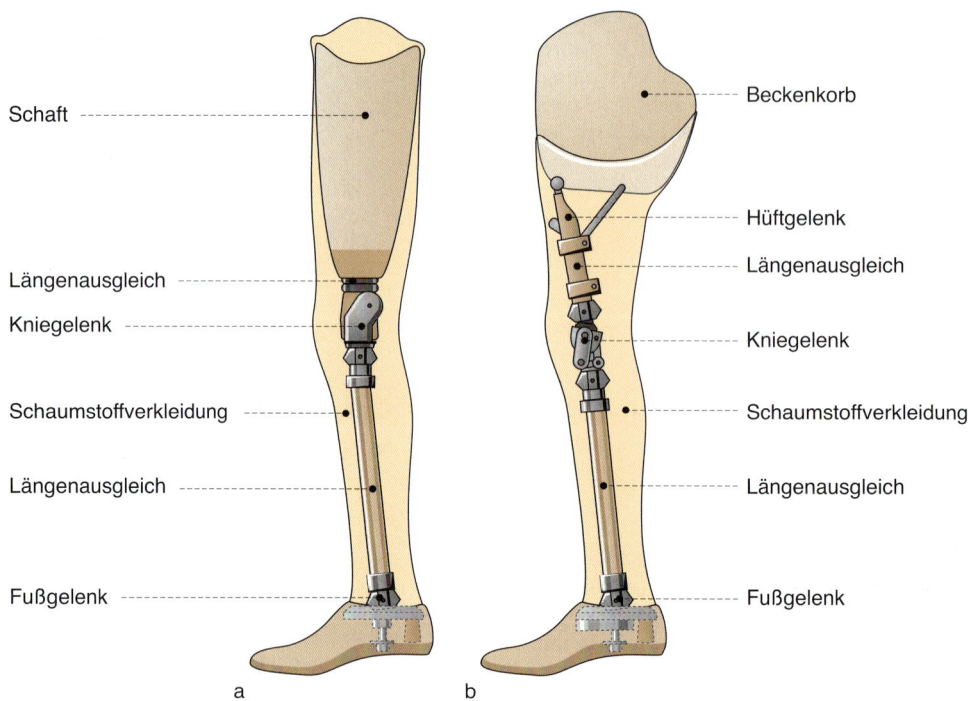

Abb. 3.16   Oberschenkelprothesen in Modularbauweise.

a) Oberschenkelprothese mit Kontaktschaft für unterschiedlich lange Oberschenkelstümpfe. Vor allem bei kurzem Stumpf kann zusätzlich ein Beckengurt vorgesehen werden.

b) Prothese nach Hüftexartikulation oder sehr kurzem Oberschenkelstumpf mit Beckenkorb.

(Blohmke, F: Prothesenkompendium. Schiele & Schön, Berlin 1987).

Osteotomie: Knochendurchtrennung mit Meißel oder Säge zur Korrektur von Fehlstellungen; Knochenaufmeißelung zur Ausräumung von Entzündungshöhlen und Geschwülsten, Resektion von anomalen Knochenteilen.

Osteosynthese: Vereinigung von Knochen nach Frakturen, Pseudarthrosen oder Osteotomien, meist unter Verwendung von Knochentransplantaten und/oder Metallimplantaten (Nägel, Drähte, Platten, Schrauben).

Verbundosteosynthese: Vereinigung von Knochen und Auffüllen von Knochendefekten mithilfe von Knochenzement und Metallimplantaten, meist nach Resektion von Knochentumoren.

Operationen an Gelenken

Arthrodese: totale Gelenkversteifung.

Arthrolyse: operative Mobilisation eingesteifter Gelenke durch Entfernung von intra- und periartikulären Verwachsungen, oft in Verbindung mit Tenotomien und Kapsulotomien.

Alloarthroplastik: Ersatz von Gelenkkörpern durch Implantate (Endoprothesen).

Resektionsarthroplastik: resezierende Neuformung der Gelenkkörper zur Schmerzlinderung und/oder zur Wiederherstellung der Beweglichkeit; häufig unter Verwendung körpereigenen Gewebes als Interpositionsmaterial (Resektions-Interpositions-Arthroplastik).

Arthrorise: Hemmung bestimmter Bewegungsausschläge, z.B. bei Lähmungen.

Arthroskopische Operation: Operation im Gelenkkavum unter Verwendung endoskopischer Techniken:

Arthrotomie: Gelenkeröffnung.

Débridement: operative Entfernung von Detritus, losen Meniskus- und Knorpelanteilen, Osteophyten und/oder hypertrophem Synovialgewebe.

Exartikulation: Amputation eines Gliedmaßenabschnitts in Höhe des Gelenkspalts.

Meniskektomie, **Meniskopexie:** Entfernung bzw. Wiederbefestigung von Menisken oder Meniskusteilen.

Synovialektomie: Entfernung von Synovialgewebe.

Operationen an der Wirbelsäule

Diskotomie: Bandscheibenoperation, oft gleichzeitig mit Diskektomie, Foraminotomie, Radikulolyse, Dekompression einer Spinalnervenwurzel.

Spondylodese (Spinodese): Versteifung von Wirbelsäulenabschnitten.

Vertebrektomie: Entfernung eines Wirbelkörpers, z.B. bei Tumoren.

Vertebrotomie (Spondylotomie): Wirbelaufmeißelung mit Ausräumung von Entzündungsherden, Abszessen, Tumoren.

Operationen an Sehnen und Muskeln

Bursektomie: Entfernung eines Schleimbeutels.

Endoskopische Operation: Operation im Weichgewebe unter Verwendung endoskopischer Techniken.

Myotomie: Durchtrennung von Muskeln.

Myoplastik: Muskelverpflanzung oder Muskelersatzoperation.

Sehnenraffung, Sehnennaht, Sehnenverlängerung, Sehnenverpflanzung

Tenodese: Arretierung von Sehnen.

Tenolyse: operative Lösung von Sehnenverwachsungen.

Tenosynovialektomie: Entfernung erkrankter Sehnenscheiden.

Tenotomie: Sehnendurchtrennung.

Operationen an Nerven

Neurolyse: Lösung verwachsener oder komprimierter Nerven, ggf. unter Verlagerung in gesundes Polstergewebe.

Neurotomie: Durchtrennung peripherer Nervenfasern, z.B. bei spastischen Lähmungen oder zur Schmerzbekämpfung.

Radikulolyse: Neurolyse im Bereich einer spinalen Nervenwurzel.

Operationsverfahren an der Haut

Lösung von **Narbenkontrakturen, Deckung** von **Defekten** durch plastische Lappenverschiebung oder Transplantation.

3.3.3 Arthroskopie

Prinzipiell sind alle Extremitätengelenke der arthroskopischen Operationstechnik zugänglich, doch sind sie aus anatomischen Gründen nicht im gleichen Maße für dieses Verfahren geeignet. Teilweise erschwert ein kräftiger Weichteilmantel die instrumentelle Manipulation (Hüftgelenk), teils beeinträchtigt die straffe Bandführung oder enge Kompartimentierung den Überblick (Handgelenk, Ellenbogengelenk). Als Domäne der arthroskopischen Chirurgie gelten derzeit Knie- und Schultergelenk.

In Allgemein- oder Regionalanästhesie wird das betreffende Gelenk mit Flüssigkeit aufgedehnt. Durch gezielte Stichinzisionen werden das Arthroskop mit Kamera und (teils motorgetriebene) Instrumente eingeführt. Das endoskopische Bild wird auf einen Monitor übertragen und kann dokumentiert werden.

Die Endoskopie hat außerhalb der Gelenke bisher nur begrenzte Bedeutung gefunden, so z.B. bei der operativen Erweiterung des subakromialen Raums, zur Durchtrennung des Lig. carpi transversum beim Karpaltunnelsyndrom, zur Tenotomie bei Insertionstendinosen. Der zusätzliche Einsatz des Endoskops kann auch bei offenen Operationen hilfreich sein, z.B. bei Endoprothesenwechseloperationen zur Beurteilung des Knochenschafts.

3.3.4 Amputationen

Art und Höhe einer Amputation richten sich jeweils nach der Indikation und den besonderen Umständen, die den Eingriff erforderlich machen. Arterielle Durchblutungsstörungen und periphere Extremitätengangrän bilden besonders bei älteren Menschen die häufigsten Indikationen zur Gliedmaßenamputation, gefolgt von Geschwulstkrankheiten und Unfallschäden. Ausnahmsweise kommt eine Amputation störender Extremitätenabschnitte bei schwer deformierenden Fehlbildungen und Lähmungen, bei therapieresistenten chronischen Infektionen und irreparablen Pseudarthrosen in Frage.

Je höher die Amputation erfolgen muß, desto schwieriger ist der prothetische Ersatz. Ein langer Stumpf erlaubt zwar einerseits eine kräftigere Funktion durch einen längeren Hebelarm, andererseits sind seiner Länge durch die Möglichkeiten des Prothesenbaus und der Prothesenanpassung Grenzen gesetzt. So ergeben sich sinnvolle Amputationshöhen an der oberen und unteren Extremität, die in Abbildung 3.17 dargestellt sind.

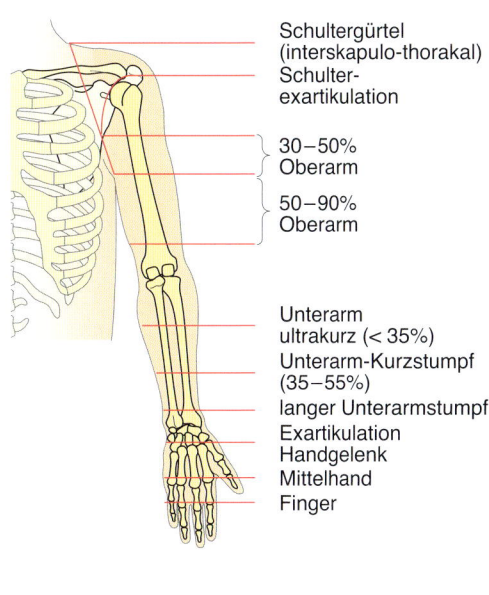

Schultergürtel
(interskapulo-thorakal)
Schulter-
exartikulation

30–50%
Oberarm

50–90%
Oberarm

Unterarm
ultrakurz (< 35%)
Unterarm-Kurzstumpf
(35–55%)
langer Unterarmstumpf
Exartikulation
Handgelenk
Mittelhand
Finger

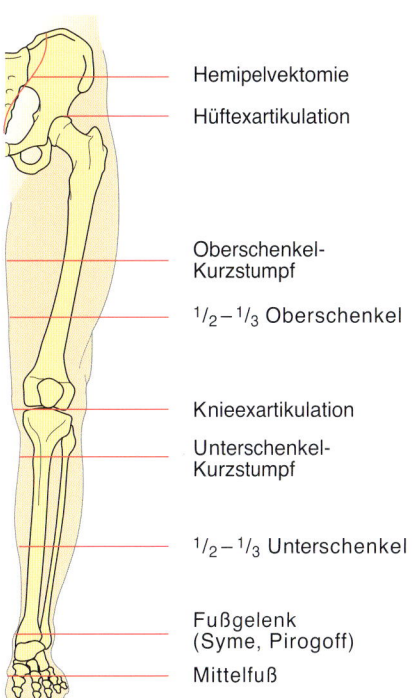

Hemipelvektomie

Hüftexartikulation

Oberschenkel-
Kurzstumpf

$^{1}/_{2}$–$^{1}/_{3}$ Oberschenkel

Knieexartikulation

Unterschenkel-
Kurzstumpf

$^{1}/_{2}$–$^{1}/_{3}$ Unterschenkel

Fußgelenk
(Syme, Pirogoff)

Mittelfuß

Abb. 3.17   Gebräuchliche Amputationshöhen.

Nicht jeder Abschnitt der Gliedmaße ist bei der Amputation gleich wertvoll. Sowohl ein zu langer als auch ein zu kurzer Stumpf kann bei der prothetischen Versorgung Probleme bereiten, so dass sich gebräuchliche und sinnvolle Amputationshöhen ergeben.

Voraussetzungen für einen leistungsfähigen Stumpf sind eine gute Amputationstechnik und die Nachbehandlung. Folgende Grundsätze sind zu beachten:
- Postoperative Hämatome und Ödeme durch sorgfältige Blutstillung, Saugdrainage und konzentrische Weichteilkompression vermeiden.
- Nerven weit proximal durchtrennen und weitab von der Stumpfspitze in Weichteilen betten, um schmerzhafte Neurome zu verhindern.
- Agonisten und Antagonisten über der Stumpfspitze miteinander vereinigen (**Myoplastik**) bzw. am Ende des Knochenstumpfes fixieren (**Myodese**), damit eine funktionstüchtige Muskulatur den Stumpf zu führen vermag.
- Stumpfende ausreichend mit Weichteilen decken, konisch gestalten, und die Hautnarbe nicht über die Spitze des Stumpfes legen.
- In der Nachbehandlung frühzeitig der Kontrakturneigung benachbarter Gelenke entgegenwirken.

Ausnahmen von diesen Regeln erlauben nur Infektionen, die eine offene Behandlung erfordern. Falls die Operation im Notfall nicht exakt ausgeführt werden konnte oder später Komplikationen eintreten (ungünstige Narbenverhältnisse nach Eiterungen, Stumpfempfindlichkeit durch Neurome und ungenügende Weichteildeckung, Durchblutungsstörungen mit Neigung zu Druckulzera und Stumpfspitzenekzem) und die Stumpfform für die prothetische Versorgung unzureichend ist, muss eine Nachamputation oder Stumpfkorrektur ausgeführt werden.

Nach Amputationen im Wachstumsalter kann es zu diskrepanter Wuchsgeschwindigkeit zwischen Knochen und Weichgewebe kommen. Die Folge ist eine Durchspießung des schneller wachsenden Knochens durch die Haut.

Operation, postoperative Krankengymnastik und psychologische Führung des Patienten, Anpassung der Prothese und Geh- oder Armschule, in der der Patient mit seinem Kunstglied umzugehen lernt, müssen Hand in Hand gehen. So frühzeitig, wie es der Zustand des Amputierten erlaubt, beginnt das funktionelle Training. In der Praxis hat sich die frühe Mobilisation mit einer Übungsprothese (sog. Interimsprothese) bewährt, die nach ungestörter Wundheilung, gewöhnlich in der dritten Woche nach dem Eingriff, eingesetzt wird. Bereits zu diesem Zeitpunkt beginnt die Prothesenschulung. Die definitive prothetische Versorgung erfolgt, wenn wesentliche Formveränderungen der Stumpfweichteile nach Rückgang der Schwellneigung, durch muskuläre Atrophien usw. nicht mehr zu erwarten sind. Später wird der Leistungserhalt durch Behindertensport gefördert.

3.3.5 Behandlung von Knorpelschäden

Eine spontane Regeneration von Knorpelverletzungen ist vermutlich nur bei sehr kleinen Defekten (Durchmesser < 2 mm) und bei Kindern möglich. Größere Läsionen können über den frei im Gelenk flottierenden Detritus zu Beschwerden führen und langfristig eine Arthrose induzieren. Konventionelle und neuere Operationstechniken streben eine Wiederherstellung der Gelenkflächenkontinuität an. Die Ersatzgewebe unterscheiden sich in ihrer mechanischen Qualität, eine Restitutio ad integrum ist aber bis heute nicht möglich. Unterschieden werden:

- **Knochenmarkstimulierende Techniken:** Anbohrung (**Pridie-Bohrung**) oder Durchspießung (**Mikrofrakturierung**) des subchondralen Knochens mit Eröffnung des Markraums. Hämatom, Bildung eines Granulationsgewebes und spätere Umwandlung in Faserknorpel.
- **Transplantation osteochondraler Zylinder:** Aus mechanisch wenig beanspruchten Arealen werden Knorpel-Knochen-Zylinder gewonnen und in den Knorpeldefekt als großer Einzelzylinder oder mehrere kleinere Zylinder transferiert (**Mosaikplastik**).
- **Transplantation chondrogener Gewebe:** Die Potenz mesenchymaler Stammzellen des **Rippenperichondriums** oder des **Periosts** kann genutzt werden, indem Gewebetransplantate zur Defektdeckung genutzt werden. Dabei kommt es in der Folgezeit zur Bildung faserknorpelartiger Regenerate.
- **Transplantation autologer Chondrozyten:** Aus mechanisch unbelasteten Arealen wird eine kleine Knorpelprobe gewonnen. Die Chondrozyten werden im Labor enzymatisch isoliert und vermehrt. In einer zweiten Operation werden die **autologen Knorpelzellen** nach Überdeckung des Knorpeldefekts mit einem Periostlappen in die Defekthöhle injiziert. Im Regenerationsgewebe lässt sich mitunter gelenkknorpelspezifisches Kollagen vom Typ II nachweisen.

3.3.6 Knochentransplantation

Zur Überbrückung von Knochendefekten, etwa bei verzögerter oder ausbleibender Heilung von Frakturen, Osteotomien, oder zur Ausfüllung von Knochenhöhlen und -lücken dient die Verpflanzung von Knochen, die in verschiedenen Variationen möglich ist.

Während gesunder Knochen in der Lage ist, durch Knochenapposition und -resorption seine Struktur derart zu ändern, dass sie sich den veränderten Belastungen anpasst ("remodelling"), kann ein kavitärer Knochendefekt nur begrenzt spontan wieder repariert, d.h. aufgefüllt, werden. Wird in einen Defekt Knochen transplantiert, wird dieser im Prinzip durch Resorption und appositionellen Neubau ersetzt. Das Transplantat dient als notwendige "Leitschiene", auf deren Oberfläche neu gebildeter Knochen abgelagert werden kann. Nur ein Teil des Transplantatknochens wird dabei resorbiert. Bei größeren Transplantaten kann mit einer vollständigen Durchbauung mit körpereigenem Knochen nicht gerechnet werden.

Für die **Qualität eines Knochentransplantats** sind vor allem zwei Begriffe kennzeichnend: Als **osteokonduktiv** werden solche Materialien verstanden, die als "Leitschiene" für die Apposition neuen Knochens dienen können. **Osteoinduktiv** sind Transplantate, die osteoinduktive Proteine (bone morphogenetic proteins, BMP) freisetzen und ortsständige pluripotente Mesenchymzellen zur Differenzierung in Osteoblasten und zur Proliferation stimulieren können.

Entscheidend für die Integration eines Transplantats ist die Möglichkeit, rasch Anschluss an die Blutzirkulation zu finden. Dies hängt zum einen von der Eigenart des Transplantats selbst ab: Spongiosa bietet wesentlich günstigere Bedingungen als Kompakta. Spongiöser Knochen besitzt wegen der großen Oberfläche, auf dem sich neuer Knochen anlagern kann, bessere osteokonduktive Eigenschaften. Kortikaler Knochen hingegen setzt mehr osteoinduktive Proteine frei, sobald er resorbiert wird. Seine innere Oberfläche ist aber deutlich geringer, und die Einheilung solcher Transplantate dauert deutlich länger. Die Auswahl richtet sich nach dem Verwendungszweck – Spongiosatransplantate sind für eine rasche mechanische Belastung nicht geeignet.

Zum anderen ist das Transplantatlager von großer Bedeutung, da von ihm aus die Vaskularisation erfolgt. Beim Einbau muss deshalb für guten Kontakt gesorgt werden, d.h., das Lager muss entsprechend angefrischt werden. Werden ganze Knochen oder Knochenareale transplantiert, kann mithilfe mikrochirurgisch angelegter Gefäßanastomosen die Anheilungschance verbessert werden.

Beste Voraussetzungen für eine schnelle und sichere Einheilung bieten **autologe Transplantate** (vom Patienten stammend), da sie sowohl osteokonduktive als auch osteoinduktive Eigenschaften besitzen und – soweit es sich um Transplantate mit rotem Knochenmark handelt – sog. Osteoprogenitorzellen enthalten, die am Ort der Osteogenese wirksam werden können.

Homologe Transplantate (von einem anderen Menschen) sind den autologen unterlegen, da sie weniger osteoinduktive Potenz entfalten und keine Osteoprogenitorzellen mitverpflanzt werden. Sterilisierter homologer Knochen stellt lediglich eine Leitschiene für den neu zu bildenden ortsständigen Knochen dar, eine Osteoinduktion fehlt bei ihm. Demineralisierte homologe Knochenmatrix verfügt über einige osteoinduktive, aber nur geringe osteokonduktive Qualitäten.

Heteroplastische Materialien, wie geformte Körper aus Kalziumphosphat-Keramik, besitzen nur eine Leitschienenfunktion. Sie werden je nach Zusammensetzung partiell resorbiert. Teilweise werden sie synthetisch hergestellt.

Während autologes Material in der Regel sofort nach der Entnahme verwendet wird, bedarf homolog entnommener Knochen der **Konservierung.** Sie erfolgt gewöhnlich in einer Knochenbank unter Tiefkühlung bei mindestens –70 °C. Hierbei hat die Infektionsverhütung, z.B. auch mit HI-Viren, einen besonderen Stellenwert. Die Probleme der **Transplantatabstoßung**, wie sie von Organverpflanzungen bekannt sind, spielen dagegen bei der Knochenübertragung allein wegen der geringen Antigenität von kollagenem Gewebe keine wesentliche Rolle.

Bevorzugte **Entnahmestellen** körpereigener Spongiosa sind die Darmbeinschaufeln und bei der Alloarthroplastik resezierte Femurköpfe; für Kortikalistransplantate eignen sich Tibia, Fibula und Rippen (☞ Abb. 3.18).

3.3.7 Werkstoffe und Implantate

Werkstoffe und Implantate werden in der orthopädischen Chirurgie in zunehmendem Maße verwendet. Die wichtigsten Materialien werden im Folgenden dargestellt.

Metalle und Metalllegierungen

Sie enthalten vornehmlich die Bestandteile Eisen, Chrom und Nickel. Eisenfreie Stähle bestehen aus Chrom, Kobalt, Molybdän und Nickel. Daneben werden Tantal und Titanlegierungen verwendet. Die Verarbeitung erfolgt vor allem zu Platten, Schrauben, Nägeln und Drähten für die Osteo-

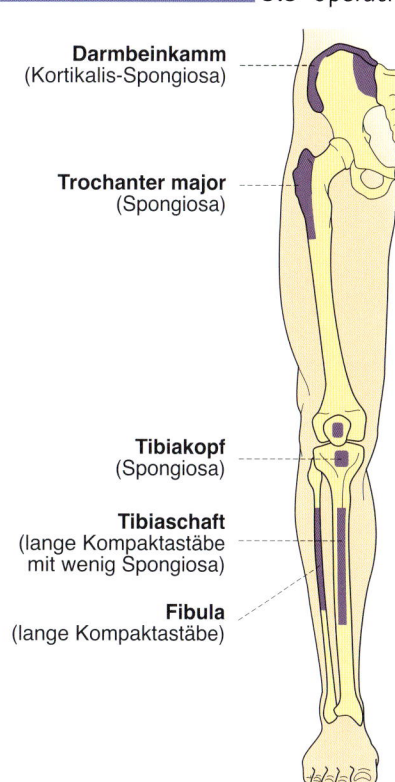

Abb. 3.18 Die wichtigsten Entnahmestellen von Knochen für die autologe Transplantation.

Das ventrale und insbesondere das dorsale Os ilium eignen sich gut zur Entnahme spongiösen Materials. Aus Trochanter major und Tibiakopf lassen sich nur geringe Spongiosamengen entnehmen. Tibia- und Fibulaschaft sind zur Entnahme kortikaler Knochenspäne geeignet.

synthese, zu Materialien für die Wirbelsäulenchirurgie, für die Endoprothetik und zu Operationsinstrumenten.

Die Werkstoffe müssen biokompatibel sein, d.h., sie müssen sich mit dem Körper bzw. dem Implantatlager möglichst reaktionslos vertragen. Wichtigste Kriterien dafür sind Korrosionsbeständigkeit und fehlende Toxizität, Antigenität und Kanzerogenität. Daneben müssen sie eine hohe physikalische Festigkeit aufweisen.

Kunststoffe

Als Kunststoff der Wahl für die Endoprothetik hat sich wegen seiner biologischen Neutralität und seiner physikalischen Eigenschaften (Stabilität, gedämpfte Härte, Oberflächenglätte, Abriebfestigkeit, geringe Materialverformung) besonders das **Polyaethylen,** vor allem zur Herstellung des Pfannenteils künstlicher Gelenke, durchgesetzt. **Silikon** bzw. Silikonkautschuk wird als Material für Endoprothesen kleiner Gelenke, z.B. der Fingergelenke, verwendet.

Polymethylmetacrylat wird als Knochenzement zur Verankerung von Endoprothesen oder zu Verbundosteosynthesen angewendet. Er wird kurz vor der Verarbeitung aus zwei Komponenten angemischt und erstarrt am Ort der Implantation zu einer festen Masse. Dabei entstehen kurzfristig Temperaturen bis zu 70 °C, die zur Schädigung des Nachbargewebes führen können; bei der Abbindung freigesetzte toxische Substanzen können gelegentlich auch interkurrente Kreislaufprobleme auslösen.

Der **Zement** sichert dem eingesetzten Implantat primäre Stabilität, eine unmittelbare Verbindung mit dem Knochen kommt aber nicht zustande. Über die Bildung einer Osteolysezone an der Knochen-Zement-Grenze kann es ungünstigenfalls zu vorzeitiger Implantatlockerung kommen. Stabilität und Dauerhaftigkeit des Einbaus hängen auch stark von der Implantationstechnik und der Qualität des umgebenden Knochens ab.

Aluminiumoxid-Keramik

Aluminiumoxid-Keramik (Al_2O_3) wird in der Endoprothetik zur Herstellung künstlicher Gelenkköpfe und -pfannen erfolgreich eingesetzt. Dabei ist ein materialgleicher Kontakt möglich. Zur Paarung Kopf/Pfanne werden aber gewöhnlich Keramik/Polyethylen verwendet. Ein Problem der Keramik liegt in ihrer Sprödigkeit, die bei Kerbspannungen zu Materialbrüchen führen kann.

3.3.8 Komplikationen

Komplikationen können bei jedem operativen Eingriff eintreten. Zu unterscheiden sind:
- Komplikationen aus dem **Umfeld der Operation,** darunter vor allem in der Regel vermeidbare Schäden an Nerven und Blutgefäßen als Folge mangelhaft angelegter Blutleere oder unsachgemäßer Lagerung des Patienten, Anästhesiezwischenfälle.
- Komplikationen im **Verlauf der Operation.** Dazu gehören vor allem instrumentelle Verletzungen von Nerven und Blutgefäßen, außergewöhnliche Blutungen, unerwünschte Knochenbrüche, z. B. bei der Meißelung, Bruch von Instrumenten (Bohrer, Schrauber!).
- Komplikationen im **Gefolge der Operation.** Die wichtigste ist die Thrombose, die besonders nach Eingriffen an den unteren Extremitäten und speziell an der Hüfte sehr häufig auftritt. Die Thromboseprophylaxe gehört zum Behandlungsstandard.
- Komplikation durch **Infektionen.** Das Infektionsrisiko geplanter Eingriffe an Knochen und Gelenken ist bei normalen Gewebeverhältnissen und unter Einhaltung der heute zu fordernden Regeln der Asepsis zwar sehr gering, aber nicht auszuschließen und kann bei ungünstigen Voraussetzungen erheblich ansteigen. Als besondere Risikofaktoren gelten z. B. offene Frakturen, traumatisierte Weichteile (bei Verletzungen, bei großen Wundflächen, aber auch infolge zu wenig gewebeschonender Präparation!), mangelhafte Zirkulationsverhältnisse (Diabetes mellitus), unzureichende Asepsis und Operationsraumhygiene und Krankheiten mit Störung der Immunkompetenz (Tumoren, Diabetes mellitus, Niereninsuffizienz usw.). Metall- und Kunststoffimplantate begünstigen die Persistenz einer Infektion.

3.4 Rehabilitation

3.4.1 Ziele und Einrichtungen

Rehabilitation umfasst die Summe aller Maßnahmen, die zu einer möglichst weitgehenden Wiederherstellung kranker, behinderter oder versehrter Menschen und ihrer Wiedereingliederung in Gemeinschaft und Beruf erforderlich sind. Dazu gehören medizinische, erzieherische, berufsfördernde und soziale Maßnahmen, deren Schwerpunkte je nach der Situation des Betroffenen unterschiedliche Bedeutung haben können (**medizinische, berufliche und soziale Rehabilitation).**

Rehabilitation beginnt noch in der Klinik (z. B. nach Operationen) oder ambulant (z. B. bei Frakturen nach Abnahme des Gipsverbandes) mit Krankengymnastik, Ergotherapie und physikalischer Therapie. Sie ist identisch mit den notwendigen postoperativen Maßnahmen zur Sicherung der Heilung und des Operationserfolges. Oft sind dazu jedoch **Anschlussheilverfahren** und weitergehende Maßnahmen der medizinischen und nichtmedizinischen Rehabilitation erforderlich. Die vom Arzt gelenkte Therapie ist also mit den Aufgaben der beruflichen und sozialen Eingliederung eng verbunden.

Das schwer körperbehinderte Kind bedarf neben der ärztlichen Behandlung unter Umständen der Betreuung in einem **Sonderkindergarten** oder der Schulausbildung in einer **Sonderschule.** Bei einem behinderten Lehrling ist die Berufsausbildung in einer der Art seiner Behinderung angepassten Betätigung (sog. **beschützende Werkstätten**) erforderlich.

Für einen durch Verkehrsunfall zum Beinamputierten gewordenen Baufacharbeiter kann die **Umschulung** je nach seinen Fähigkeiten, z. B. zum technischen Zeichner oder zum Feinmechaniker, je nach seinen Fähigkeiten, notwendig werden.

In Deutschland sind die Bestimmungen für Hilfen zum Lebensunterhalt im **Bundessozialhilfegesetz** (BSHG) geregelt. Als Körperbehinderte sind darin Personen definiert, die „körperlich, geistig oder seelisch nicht nur vorübergehend wesentlich behindert sind". Körperbehinderten oder von einer Körperbehinderung bedrohten Personen ist **„Eingliederungshilfe"** zu gewähren, die den Betroffenen möglichst unabhängig von der Pflege durch Dritte macht, ihm ein Leben in der Gemeinschaft und die Ausübung einer angemessenen beruflichen Tätigkeit ermöglicht. Sie umfasst neben den ärztlichen und ärztlich verordneten Maßnahmen zur Verhütung, Beseitigung oder Milderung der Behinderung auch die Versorgung mit Prothesen und orthopädischen Hilfsmitteln (z. B. Rollstühlen). Sie erstreckt sich ferner auf die Hilfe für Schul- und Berufsausbildung, für Fortbildung im früheren Beruf oder zur Umschulung in einen angemessenen Beruf, zur Erlangung eines geeigneten Arbeitsplatzes, ggf. mit technischen Umrüstungen, um die Arbeit oder das Führen eines Kraftfahrzeuges zu ermöglichen.

Die Eingliederung Schwerbehinderter in Arbeit, Beruf und Gesellschaft ist im **Schwerbehindertengesetz** (SchwbG), die Versorgung der Kriegsopfer im **Bundesversorgungsgesetz** (BVG) geregelt. Alle diese Bestimmungen bieten die Voraussetzungen für umfassende und jedem Einzelfall angemessene Hilfsmaßnahmen, um dem Körperbehinderten „die Führung eines Lebens zu ermöglichen, das der Würde des Menschen entspricht". Hierbei, so heißt es in § 1 BSHG, muss der Körperbehinderte selbst nach seinen Kräften mitwirken.

3.4.2 Praktische Hilfen für Körper-behinderte

Viele chronisch kranke, körperbehinderte und alte Menschen sind nicht in der Lage, bestimmte Verrichtungen des persönlichen und beruflichen Alltags aus eigener Kraft und Fertigkeit durchzuführen. Spezielle Vorrichtungen, die besondere Gestaltung von Gebrauchsgegenständen und der Behinderung angepasste Einrichtungen in der Wohnung und am Arbeitsplatz schaffen für diese Menschen ein Mindestmaß an Unabhängigkeit von fremder Hilfe, erweitern ihre Aktionsmöglichkeiten und verbessern ihre Lebensbedingungen.

Solche **Hilfsmittel** zur Kompensation körperlicher Funktionsmängel gibt es nahezu für alle Bereiche des persönlichen und beruflichen Lebens, u.a.:

- **Haushalt:** einfache Halterungen und Hilfsmittel in der Küche, Küchenmaschinen, behindertengerechte Möbel und Haushaltsgeräte, Hilfsmittel zur Raum- und Wäschepflege etc.
- **Mahlzeiten:** Ess- und Trinkhilfen.
- **Kleidung:** Hilfsmittel zum An- und Ausziehen (☞ Abb. 3.19), behindertengerechte Kleidung und Kleidungszubehör.
- **Körperpflege:** Hilfsmittel zum Waschen und Rasieren, für Haarpflege, für Bad und Toilette.
- **Schreibhilfen:** spezielle Schreibmaschinen für Behinderte; Lesegeräte, Hörgeräte etc.
- **Greif- und Gehhilfen:** Handstöcke, Stockstützen, Gehrahmen und -gestelle.
- **Laufhilfen für Kinder**
- **Transport- und Fahrgeräte für Behinderte:** Tragesitze und Tragen, Lifter; Spezialwagen für Kinder und Jugendliche, Dreiräder; Krankenfahrstühle (Rollstühle) einschließlich Elektrofahrstühlen.
- **Bedienungshilfen für Kraftfahrzeuge:** Ein- und Aussteighilfen, spezielle Einrichtungen und Umbauten für Lenkung, Kupplung, Bremsen, Gashebel etc.

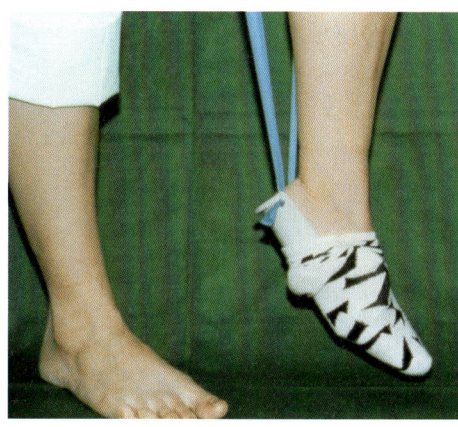

Abb. 3.19 Hilfsmittel zur Kompensation körperlicher Funktionsmängel: Strumpfanzieher.

- **Behindertengerechte Möbel:** Krankenbetten und -zubehör, Sitzmöbel, Tische und Tischaufsätze, besondere Vorrichtungen zur Umrüstung normaler Möbel, Schul- und Kindergartenmöbel für Behinderte.
- **Hilfsmittel für Freizeit und Sport.**
- **Technische Unterrichtshilfen:** Lehr- und Lernmaterialien, technische Medien für Körperbehinderte, Hilfen für Hand-, Fuß-, Stirn- und Mundschreiber, Kommunikationshilfen für Sprechbehinderte; technische Arbeitshilfen.

Die genannten Materialien sind in einem von den Spitzenverbänden der Kranken-, Unfall- und Rentenversicherungsträger der BRD herausgegebenen Hilfsmittelkatalog unter der Bezeichnung „Ausstattung mit Körperersatzstücken, orthopädischen und anderen Hilfsmitteln" aufgeführt. Sie werden in Deutschland und anderen Ländern von verschiedenen Arbeitsgruppen nach ihrer Eignung für Körperbehinderte, ihrer technischen Ausführung und Praktikabilität getestet.

Zusammenfassung

Prävention

wird unterschieden in primär, sekundär und tertiär. Dazu gehören:

- Schutzmaßnahmen zur Verhütung von Überlastungsschäden und Verletzungen
- Frühdiagnose und frühzeitiger Einsatz von Verhütungs- oder Behandlungsmaßnahmen
- Rezidivprophylaxe

Nichtoperative Therapie

- **Lagerung**
- **Verbände** zur Stützung, Fixation, Entlastung, Kompression und Extension
- **Medikamentöse Therapie**
  - Analgetika
  - nichtsteroidale Antiphlogistika
  - Glukokortikoide
  - Anästhetika
  - Chondroprotektiva
  - transdermale Pharmakotherapie
  - spezielle Medikation bei rheumatologischen und osteologischen Krankheiten
- **Krankengymnastik** zur Verbesserung der Beweglichkeit, Muskelpflege, Koordinationsschulung und Rekonvaleszenz:
  - aktive Übungen (mit Unterstützung, gegen die Eigenschwere, gegen Widerstand): isometrische – isotonische – isokinetische Muskelaktionen
  - passive Übungen (Dehnung, Traktion)
- **Thermotherapie, Hydrotherapie:** Wärme bewirkt Hyperämie; auf Kälteanwendung (Kryotherapie) folgt zunächst Vasokonstriktion, dann unter Umständen ebenfalls Hyperämie.

Wärmeanwendung: Packungen, Bäder, Heißluft, Fango, Moor etc.
Hydrostatischer Effekt des Wassers: Übungstherapie im Bewegungsbad!

- **Ergotherapie**: angewandte, praktisch orientierte Übungsprogramme zur Funktionsverbesserung, z.T. unter Verwendung spezieller Schienen und Arbeitsgeräte
- **Klassische Massage**: zur lokalen Gefäßerweiterung und Entspannung der Muskulatur
- **Manuelle Heilmassage** mit besonderen Verfahren:
  - Bindegewebemassage
  - Reflexzonenmassage
  - Lymphdrainage
  - Unterwasserstrahlmassage
- **Elektrotherapie:** Stromfluss bewirkt im Gewebe Ionenaustausch und Ladungsänderungen der Zellmembran, Anregung des Saftflusses, lokale Stoffwechselaktivierung, Wärmewirkung, Aktionsimpulse auf Muskel- und Nervenzellen, schmerzlindernder Effekt.
  - **Gleichstrom** (galvanischer Strom) wirkt analgetisch; Stanger-Bäder, Zellenbäder, Iontophorese
  - **Wechselstrom** (Faradisation): niederfrequente, modulierte Wechselströme, Reizstromtherapie zur Anregung von Muskel- und Nervenaktionen
  - **Hochfrequenztherapie**: Kurz-, Dezimeter-, Mikrowellen; therapeutischer Effekt: Wärmeerzeugung im Gewebe
- **Ultraschalltherapie:** mechanische Schwingungen, Wärmewirkung
- **Röntgenstrahlen:** Entzündungsbestrahlung bei Tendopathien, fibroblastisch und osteoblastisch aktiven Prozessen; Hochvoltbestrahlung von Tumoren
- **Manuelle Therapie:**
  Chirotherapie (Manualtherapie) bedient sich spezieller Handgriffe zur Behandlung funktioneller Gefügestörungen von Gliedmaßen- und Wirbelgelenken. Strenge Gegenanzeigen, ärztliche Aufgabe!

Orthopädisch-technische Hilfsmittel Sie sind nach ärztlicher Verordnung werkstattmäßig oder industriell gefertigte Vorrichtungen für mechanische Behandlungsaufgaben. Dazu gehören Orthesen zur Stützung, Entlastung, Ruhigstellung von Gliedmaßen und der Wirbelsäule, zur Sperrung von Gelenken und zur Korrektur von Deformitäten. Als Prothesen werden Gliedmaßenersatzstücke bezeichnet.

- Orthesen für Gliedmaßen: Schienenkonstruktionen für obere und untere Extremitäten, Schienenschellen-/Schienenhülsenapparate
- Rumpforthesen: Korsette, Mieder, Bandagen
- Orthopädische Zurichtungen an Konfektionsschuhen: Schuheinlagen, Abrollhilfen, Absatzveränderungen, Fersenpolster, Entlastungspelotten usw.
- Orthopädische Schuhe: Spezialanfertigung als Kombination eines Bekleidungsmittels und einer differenzierten Behandlungsform. Bei Fußdeformitäten, besonderen Schmerzzuständen, zum Ausgleich größerer Beinverkürzungen etc.
- Prothesen zum Ersatz fehlender Gliedmaßen(teile).

Operative Therapie

Strenge Indikationsstellung, da in der Orthopädie meist keine lebensbedrohlichen Zustände bestehen. Relative Indikation zur Beseitigung von Schmerzen, Ausgleich einer Fehlform und Funktionsverbesserung. Dringliche Indikation ggf. bei aktueller Lähmungsgefahr und folgenschwerem Stabilitätsverlust (z.B. Frakturen und Tumoren) und schweren Infektionen.

Sorgfältige Planung: präoperative Maßnahmen – Vorbereitung und Durchführung des Eingriffs – postoperative Phase – Rehabilitation.

Amputationen Indikationen: irreparable Verletzungen, Zirkulationsstörungen, Gangrän (Diabetes, „Raucherbeine"!), Tumoren.

Prinzip: So sparsam wie möglich, so umfassend wie nötig.

Umfassender Behandlungsplan: Operation – p.o. Krankengymnastik und psychologische Führung – Anpassung der Prothese – Geh-/Armschule – Behindertensport.

Werkstoffe und Implantate

- Metalle und Metalllegierungen für Instrumente, Osteosynthesematerial und Endoprothetik
- Kunststoffe (vor allem Polyäthylen und Silikon für Endoprothesen, Polymethylmetacrylat als Knochenzement)
- Aluminiumoxid-Keramik für Gelenkersatz
- Hydroxylapatit als Haftbeschichtung für Implantate etc.

Knochentransplantation Knochen und Knochenersatzmaterialien werden verwendet, um lokal eine Osteoneogenese herbeizuführen. Für die Einheilung wichtig ist einerseits der Zustand des Transplantatlagers, andererseits die Qualität des verpflanzten Knochens. Sie hängt wesentlich davon ab, ob das Transplantat osteoinduktive (Freisetzung osteoinduktiver Proteine, Stimulierung pluripotenter Mesenchymzellen zu Osteoblasten) und/oder osteokonduktive Eigenschaften (Leitschiene zur Apposition neuen Knochens) besitzt.

Nach der Herkunft unterscheidet man:
- autologe
- homologe
- heterologe
- synthetische Transplantate.

Spongiosa- und Kortikalismaterial besitzt unterschiedliche biologische und mechanische Eigenschaften und wird je nach dem Verwendungszweck ausgewählt. Die Konservierung erfolgt meist in Knochenbanken durch Tiefkühlung bei mindestens −70 °C.

Rehabilitation

Rehabilitation ist die Summe aller Maßnahmen zur Wiederherstellung und Wiedereingliederung kranker, behinderter und versehrter Menschen. Sie umfasst **medizinische, berufsfördernde** und **soziale Leistungen.**

Behinderte Kinder werden in Sonderkindergärten und Sonderschulen, Jugendliche in beschützenden Werkstätten betreut. In besonderen Fällen ist Umschulung erforderlich. Körperbehinderte haben Anspruch auf Eingliederungshilfe sowie auf Versorgung mit Prothesen, orthopädischen Hilfsmitteln und Rollstühlen. In Deutschland sind die wichtigsten einschlägigen Bestimmungen im Bundessozialhilfegesetz (BSHG), Schwerbehindertengesetz (SchwbG) und Bundesversorgungsgesetz (BVG) geregelt.

4 Angeborene Störungen des Knochen- und Bindegewebes

Zur Orientierung

Unter angeborenen Anomalien versteht man Fehlbildungen und Entwicklungsstörungen, die in der pränatalen Phase durch fehlerhafte Erbanlagen oder eine Schädigung des Embryos (in den ersten 3 Schwangerschaftsmonaten, Embryogenese) oder des Fetus (in den folgenden Monaten bis zur Geburt) entstehen. Sind sie am Ende der Schwangerschaft bereits manifest, können sie, müssen aber nicht beim Neugeborenen schon erkennbar sein. Häufig tritt eine Störung erst viel später in Erscheinung.

Die große Vielfalt der Fehlbildungen und Entwicklungsstörungen macht diesen Teilbereich der Orthopädie schwer überschaubar. Die Diagnostik und Therapie findet in Kooperation mit dem Pädiater statt, die spezifische orthopädische Therapie orientiert sich an den nicht selten begrenzten Möglichkeiten und an Grundsätzen, die im Folgenden dargelegt werden.

Begriffe und Definitionen

Als **Skelettdysplasie** oder **Osteochondrodysplasie** werden systemhafte Defekte des Knochen-Knorpel-Gewebes bezeichnet, die zu generalisierten Entwicklungsstörungen führen. Es handelt sich um jeweils spezifische **Gewebedefekte**, die an allen gleichartigen Geweben des Körpers in Erscheinung treten. Diese angeborenen Störungen des Skeletts beruhen auf einer genetisch bedingten zellulären Fehlanlage und systemhaften Entwicklungsfehlern, die zu erheblichen Form- und auch Funktionsstörungen führen können. Sie betreffen in der Regel das ganze Skelett und können die dazugehörigen Weichteile in Mitleidenschaft ziehen – **Systemerkrankung.**

Gemeinsam ist allen eine Anomalie der Knochenentwicklung; bei manchen Störungen ist das gesamte Mesenchym betroffen (z.B. bei der Arthrogryposis multiplex congenita, ☞ Kap. 10.2).

Je nach dem **Ausgangsort** der Differenzierungsstörung ergeben sich unterschiedliche Krankheitsbilder, wobei Kombinationsformen möglich sind. Die Lokalisation der Primärläsion liegt dabei im Bereich der:
- Epiphyse (epiphysäre Dysplasien) mit Entwicklungsstörungen des Epiphysenknorpels (der enchondralen Ossifikation)
- Epiphysenfuge (metaphysäre Dysplasien) mit Entwicklungsstörungen der Wachstumszone
- Diaphyse (diaphysäre Dysplasien) mit Störungen der peri- bzw. endostalen Ossifikation

Auch nach dem **klinischen Erscheinungsbild** (Formanomalien der Gelenkkörper, gestörtes Längenwachstum, anomale Dicke und Dichte der Knochen) kann man die angeborenen Systemerkrankungen des Skeletts einteilen:
- Entwicklungsstörungen der Epi- und Metaphysen von langen Knochen, Wirbeln und platten Knochen (Becken), z.B. Achondroplasie
- Bildungs- und Aufbaustörungen von Knorpel- und Bindegewebezellen, z.B. multiple kartilaginäre Exostosen
- Anomalien der Struktur und Knochendichte, z.B. Osteogenesis imperfecta, Marmorknochenkrankheit

Einige dieser Krankheitsbilder sind bereits beim Neugeborenen erkennbar, oft erfolgt die klinische Manifestation aber erst in verschiedenen Stufen des Kindesalters.

Die **Klassifizierung** aller zu dieser Gruppe gehörenden Erkrankungen ist außerordentlich vielgestalt, alle sind selten (1–3 Fälle auf 1000 Geburten). Die Darstellung in diesem Lehrbuch beschränkt sich deshalb auf die für die Praxis wichtigsten Beispiele.

Von den angeborenen Entwicklungsstörungen des Skelettes (Osteochondrodysplasie) sind die angeborenen Entwicklungsstörungen des Bindegewebes – z.B. das Marfan-Syndrom – zu trennen.

Als **Dysostosen** werden lokale Fehlbildungen eines oder mehrerer Knochen verstanden. Es handelt sich um **Organdefekte**, nicht um systemische Störungen wie bei den Dysplasien. Die Dysostosen können in verschiedenen Erscheinungsbildern auftreten, gewöhnlich handelt es sich entweder um eine Überschuss- oder um eine Mangelbildung:

- Exzedierende Entwicklung führt zu **Hyperplasie** mit abnormem Größenwachstum einzelner Gliedmaßen oder Teilen davon (qualitative Überschussbildung) oder zu überzähligen Gliedmaßen(teilen) – nummerische Plusvariante, quantitative Überschussbildung.
- Mangel- oder Minusvarianten äußern sich als **Hypoplasie** – Stehenbleiben auf einer Entwicklungsstufe bzw. Verlangsamung der normalen Entwicklung; oder als Defekt (Strahlfehlbildung, Aplasie).

Plus- und Minusvarianten können nebeneinander bei einem Individuum vorkommen. Beispiel für Dysostosen sind das Klippel-Feil-Syndrom, die radioulnare Synostose oder die Coalitio calcaneonavicularis.

Als **Dysmelien** werden Gliedmaßenfehlbildungen bezeichnet. Sie äußern sich in hypoplastischen Malformationen und sind eine Untergruppe der Dysostosen. Von den Dysostosen grenzt man lokale Fehlentwicklungen ab (z.B. in Form des Klumpfußes oder der Hüftdysplasie).

Als **Dystrophien** des Skeletts bezeichnet man Krankheiten, die auf dem Boden kongenitaler oder auch erworbener metabolischer Störungen an anderen Organsystemen sekundäre Auswirkungen auf den Knochen-, Knorpel- und Bindegewebestoffwechsel haben. Der primäre Schaden liegt also nicht wie bei den Dysplasien in den Geweben des Skelettsystems selbst, sondern andernorts oder übergeordnet. Beispiele: Mukopolysaccharidosen, Phosphatdiabetes, renale Osteodystrophie.

Ätiologie

Endogene Faktoren führen zu erbbedingten Fehlbildungen. Ihnen liegen entweder pathologisch veränderte, sich im Erbgang phänotypisch manifestierende Einzelgene, Genmutationen oder Chromosomenanomalien zugrunde. Beispiele solcher Erbleiden sind Systemerkrankungen wie die Chondrodystrophie, Dysostosis cleidocranialis, spondyloepiphysäre Dysplasien oder auch die Hämophilie und die progressive Muskeldystrophie.

Exogene Faktoren stören den embryonalen Stoffwechsel oder führen zu einer Schädigung oder Erkrankung des Fetus. Sie verursachen in einem hohen Prozentsatz der Fälle einen verfrühten Kindstod. Teratogene Faktoren sind nicht spezifisch für bestimmte Fehlbildungen, aber manchmal doch typisch (z.B. Contergan, Röteln). Natur

und Lokalisation, Erscheinungsbild und Schwere einer Schädigung – damit auch Prognose und therapeutische Möglichkeiten – hängen in erster Linie vom Zeitpunkt, d.h. von der embryonalen Entwicklungsphase, ab, in der die pathogene Noxe wirksam wurde. Störfaktoren sind daher umso wirksamer und die Folgen sind umso schwerwiegender, je früher in der Embryonalzeit sie auftreten.

In erster Linie sind hier zu nennen:

- **Mangel an Sauerstoff,** meist als Folge von Nidationsstörungen (Tubargravidität, Plazentaanomalien).
- Kindsschäden durch **Arzneimittel** und **Vergiftungen**.
- **Ionisierende Strahlen:** Die Gefahr ist umso größer, je weniger differenziert ein Gewebe ist und je schneller es wächst, also vor allem in den ersten Schwangerschaftswochen. Daher Röntgenstrahlen und radioaktive Substanzen möglichst während der gesamten Gravidität, insbesondere aber in den ersten 3 Monaten, vermeiden.
- **Infektionen** der Mutter während der Schwangerschaft, u.a. Röteln, Masern, Influenza, Windpocken. Diaplazentare Übertragung kommt auch bei Lues, HIV und Toxoplasmose vor.
- **Diabetes mellitus** der Mutter führt nicht selten zu fetalen Entwicklungsstörungen, die, falls keine vorzeitige Abstoßung erfolgt, zu Fehlbildungen führen.
- **Erythroblastose** und **Kernikterus** infolge von Blutgruppeninkompatibilität können, sofern das Kind überlebt, schwere Störungen des Zentralnervensystems zur Folge haben.
- **Mechanische intrauterine Noxen** wie Fruchtwassermangel, Mehrlingsschwangerschaften oder Tumoren der Gebärmutter (Uterus myomatosus), die durch Raumbeengung zu einer Schädigung des Embryos führen, spielen nach heutigen Vorstellungen eine weit geringere Rolle bei der Entstehung lokaler Fehlentwicklungen, als früher angenommen wurde. Bei solchen durch abnorme Lage- und Druckverhältnisse bewirkten intrauterinen Belastungs- oder Haltungsdeformitäten handelt es sich eher um Kontrakturzustände, die sich durch geeignete postnatale Maßnahmen meist beseitigen lassen. Dagegen können Abschnürungen durch Amnionstränge oder Nabelschnurumschlingungen zu Schnürfurchen bis zur völligen Abtrennung von Gliedmaßenteilen (intrauterine Selbstamputationen) führen. Ihre Unterscheidung von erblichen Gliedmaßendefekten ist oft schwierig. Inwieweit Anomalien der Fruchthäute auch für anomale Verwachsungen (z.B. Syndaktylien) verantwortlich sein können, ist zumindest umstritten.

> **!** Lokale Fehlbildungen und generalisierte Entwicklungsstörungen des Skeletts können sowohl endogen (genetisch) als auch exogen bedingt sein. Beide Faktoren können zusammen wirksam werden.

Diagnostik

Die Diagnose sollte in allen Fällen so früh wie möglich gestellt werden, um das therapeutische Vorgehen rechtzeitig planen bzw. Präventiv- und Therapiemaßnahmen unverzüglich einleiten zu können. Bei den einzelnen Störungen gelten dafür unterschiedliche Erfahrungsrichtlinien.

Bei lokalen Fehlbildungen fällt der abnorme Befund gewöhnlich schon bei oder unmittelbar nach der Geburt auf, ggf. lassen sich klinisch noch nicht erkennbare Anlagestörungen beim Neugeborenen und Säugling durch eine Ultraschalluntersuchung nachweisen (Hüftdysplasie, ☞ Kap. 16.3.3).

Eine Frühdiagnose ist häufig bereits während der Schwangerschaft möglich (Ultraschall, Fruchtwasseruntersuchung, Chromosomenanalyse). Die Möglichkeiten der pränatalen Diagnostik sollten insbesondere bei Schwangerschaften mit erhöhtem Risiko (erbliche, familiäre Belastung, vorausgehende Geburt eines fehlgebildeten Kindes, höheres Alter der Eltern) genutzt werden.

4.1 Dysostosen und Dysmelien

Unter dem Oberbegriff Dysostose werden **lokale** Störungen der Skelettentwicklung zusammengefasst. Es handelt sich um Organdefekte und nicht um systemische Gewebestörungen. Die Gliedmaßenfehlbildungen stellen als Dysmelien eine Untergruppe der Dysostosen dar.

4.1.1 Klassifizierung

Angeborene Defekte sind hypoplastische Fehlbildungen, bei denen Gliedmaßen (oder Wirbel) ganz oder teilweise fehlen.

Man spricht von **transversalem Defekt**, wenn eine Extremität (oder Teile davon) im gesamten Querschnitt von einer bestimmten Höhe an nicht angelegt ist, von **longitudinalem Defekt** beim Fehlen oder bei rudimentärer Anlage eines Teils bei zwei- oder mehrstrahlig angelegten Skelettabschnitten (z.B. Radiusdefekt, Fibuladefekt).

Hochgradige Defektbildungen – **Dysmelien** – sind selten. Allerdings wurde 1960–63 eine erschreckende Zunahme festgestellt, die auf thalidomidhaltige Schlafmittel während der ersten Schwangerschaftsmonate zurückgeführt wurde (Thalidomid-Embryopathie).

Bei den Dysmelien unterscheidet man 4 Formen:

- **Amelie:** Fehlen einer, mehrerer oder aller Extremitäten. Dabei ist auch der Schulter- bzw. Beckengürtel gewöhnlich unterentwickelt.
- **Peromelie:** Fehlen distaler Gliedabschnitte in unterschiedlicher Höhe. Wie bei einer Amputation ist nur ein

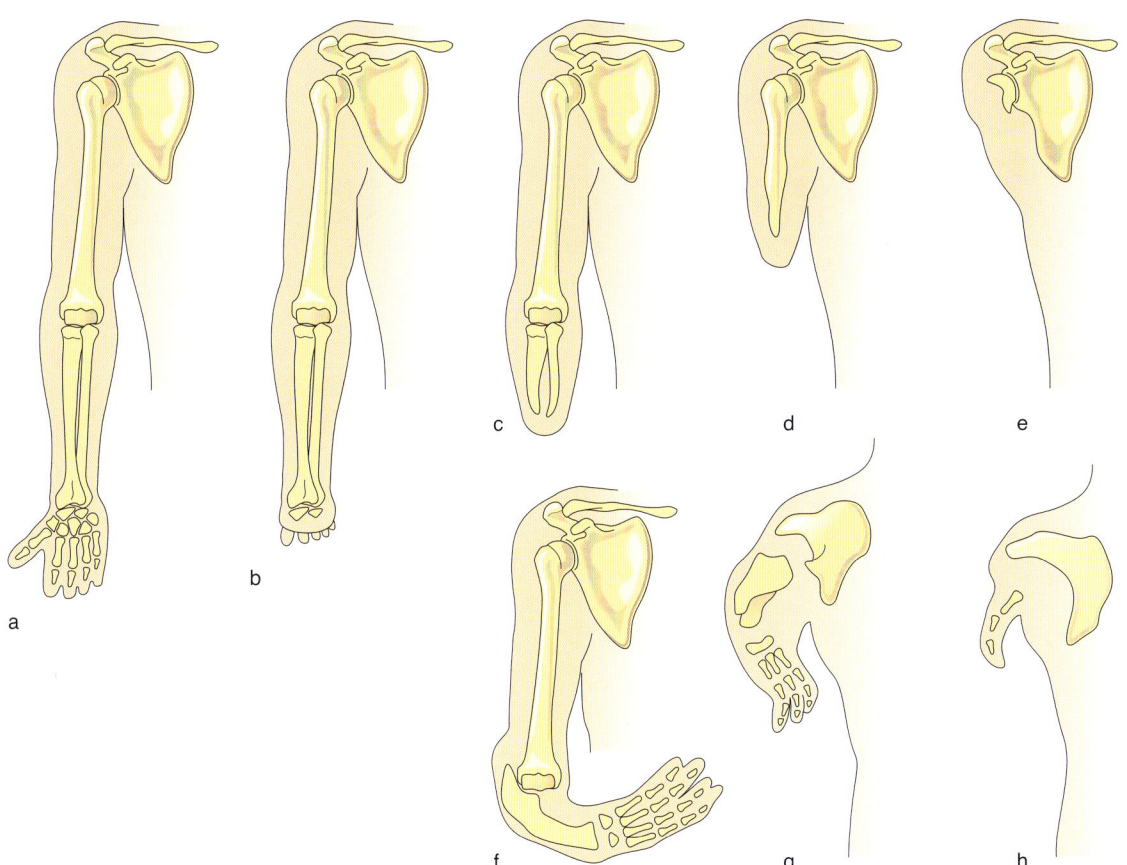

Abb. 4.1 Beispiele für Gliedmaßendefekte an der oberen Extremität:
a–e distale transversale Defekte (Peromelien)

a) Fehlen der distalen Fingerphalangen: Perodaktylie
b) Fehlen der Hand
c) Mittellanger Unterarmstumpf
d) Mittellanger Oberarmstumpf
e) Kompletter Oberarmdefekt: Amelie

f–h zwischengeschaltete Defekte (Ektromelien)

f) Komplettes Fehlen eines längs gerichteten Strahls (Radius und kompletter Daumenstrahl)
g) Kombinierter longitudinaler und transversaler Defekt (gleichzeitig Fehlen des Humerus)
h) Fehlen von Ober- und Unterarmknochen: Phokomelie

Gliedmaßenstumpf vorhanden („angeborene Amputation") (☞ Abb. 4.1 und 4.4, obere Extremitäten)

■ **Phokomelie** (Robbengliedrigkeit): Hand oder Fuß (oder auch nur ein Teil davon) sitzen dicht am Rumpf; Ober- und Unterarm bzw. Ober- und Unterschenkel sind nicht angelegt. Auch bei hochgradigem Defekt ist meist wenigstens ein Fingerchen vorhanden, das für die Steuerung von Fremdkraftprothesen genutzt werden kann (☞ Abb.4.2).

■ **Ektromelie** (verstümmelte Gliedmaßen) beruht auf Mischformen longitudinaler und transversaler Defekte. Infolge gleichzeitig bestehender Anlagestörungen von Gelenken und Muskeln sind sie meist mit schweren Kontrakturen und Fehlstellungen verbunden (☞ Abb. 4.2 und 4.3). Häufig liegen auch Fehlbildungen an inneren Organen vor.

Die wichtigsten Formen der Ektromelie sind Defekte des Humerus und des Femurs sowie Hypoplasie bzw. teilweises oder komplettes Fehlen eines Unterarm- oder Unterschenkelknochens, was häufig auch mit Fehlanlagen an Händen und Füßen verbunden ist.

4.1.2 Humerusdefekte

Klinik Humerusdefekte treten meist partiell mit entsprechender Verkürzung des Oberarms auf. Gewöhnlich sind damit Kontrakturen im Ellenbogen- oder Schultergelenk durch Weichteilverkürzung oder Gelenkhypoplasien verbunden. Differentialdiagnostisch sind die Folgen einer geburtstraumatischen Epiphysenlösung oder einer Säuglingsosteomyelitis zu berücksichtigen.

Therapie Im Vordergrund stehen die Funktionsverbesserung durch Aufdehnen der Kontrakturen und die Gebrauchsschulung.

4.1.3 Femurdefekte

Definition Es bestehen Substanzdefekte des proximalen Femurs unterschiedlicher Ausprägung. Von einer eben wahrnehmbaren Hypoplasie mit leichter Verkürzung, Verbiegung und Verplumpung in Form einer Coxa vara congenita (☞ Abb. 4.12, Abb. 16.13a) bis zu einem fast völligen Fehlen des Femurs sind alle Übergänge möglich.

Klinik Nie fehlt das Femur ganz. Bei der schwersten Form (subtotaler Femurdefekt) erscheint er zumindest noch als rudimentäre Anlage der distalen Epiphyse (☞ Abb. 16.13b). Es findet sich eine Beinverkürzung, die bei großem Defekt zu Gehunfähigkeit führt. In Knie und Hüfte besteht oft eine Beugekontraktur.

Bei gleichzeitig gestörter Pfannenentwicklung am Becken kann eine teratologische Hüftluxation (☞ Kap. 16.3.3) damit verbunden sein. Gelegentlich kommt es auch zu kongenitalen Pseudarthrosen im Schaftbereich.

Manchmal sind gleichzeitig noch andere Fehlbildungen vorhanden wie das Fehlen der Patella oder der Fibula mit entsprechendem Strahldefekt der Fußwurzelknochen (☞ Abb. 4.2).

Therapie Beugekontrakturen in Hüft- und Kniegelenk werden schon beim Säugling und Kleinkind mit passiven Streckübungen, ggf. mit Extensionsschienen behandelt.

Zum Ausgleich der Beinverkürzung finden schuhtechnische Maßnahmen oder Orthesen Verwendung (☞ Abb. 16.3). Bei größeren Differenzen kommen evtl. Verlängerungsosteotomien (☞ Kap. 16.1.2), die möglichst nicht vor dem 12. Lebensjahr vorgenommen werden, bei stärkeren Verbiegungen und Pseudarthrosen Korrekturosteotomien infrage.

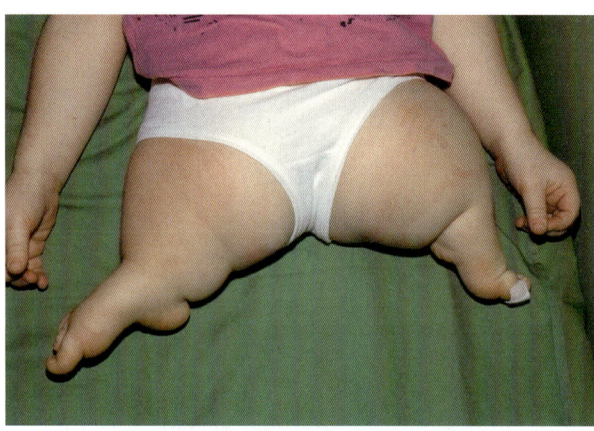

a

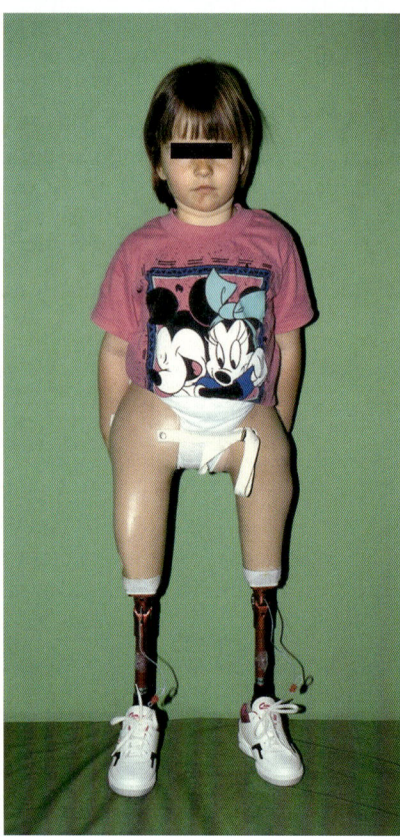

b

Abb. 4.2 Phokomelie.

a) Fehlen von Ober- und Unterschenkelknochen
b) Prothetische Versorgung

4.1.4 Defekte an Unterarm und Unterschenkel

Definition   Es bestehen Substanzdefekte des Unterarms und des Unterschenkels unterschiedlicher Ausprägung. Von einer eben wahrnehmbaren Hypoplasie mit leichter Verkürzung und Fehlstellung (☞ Abb. 4.12, Abb. 16.13) bis zu einem fast völligen Fehlen z.B. eines Unterarmstrahls sind alle Übergänge möglich.

Klinik   Auf einer, seltener auf beiden Seiten fehlt einer der beiden Knochen ganz oder zum Teil. Radius und Fibula sind häufiger betroffen als Ulna und Tibia. Der Extremitätenabschnitt ist kürzer, dünner und nach der Seite des defekten Paarlings verbogen. So führt der Radiusdefekt zur **Klumphand** (**Manus vara**) und der seltenere Defekt der Ulna zur **Manus valga.**

Mögliche andere Ursachen für eine Klumphand sind angeborene oder erworbene Weichteilkontrakturen und Schiefwuchs, z.B. im Zusammenhang mit Arthrogryposis multiplex congenita (☞ Kap. 10.2), einer in Fehlstellung verheilten distalen Radiusfraktur oder einer Epiphysenverletzung, analog auch der Wachstumshemmung der unteren Radiusepiphyse bei Madelung-Deformität (☞ Kap. 15.3.3) oder einer Wachstumsstörung infolge kartilaginärer Exostose (☞ Kap. 8.2.3).

Ein Fibuladefekt führt zur Pronationsstellung (Knickfuß) mit Schiefstellung des Sprunggelenks. Analog dazu kommt es bei Hypoplasie der Tibia zur Varisation und Supination des Fußes (Klumpfuß). Die Weichteile, insbesondere die Muskeln, können ebenfalls mangelhaft entwickelt sein, in den benachbarten Gelenken bestehen Kontrakturen. Die Hypoplasie kann isoliert oder als Teilerscheinung einer umfangreicheren Fehlbildung auftreten. Häufig ist sie mit einem **Randstrahldefekt** kombiniert, z.B. an der Hand dem Fehlen des Daumens und des Os multangulum majus bei Radiusdefekt, dem Fehlen des tibialen Randstrahls (1. Metakarpale, Großzehe) bei Tibiaaplasie, der Dysplasie des lateralen Femurkondylus und einer fehlenden oder unterentwickelten Patella bei Fibuladefekt. Gelegentlich bestehen auch atypische Verbindungen von Fußwurzelknochen (Coalitio calcaneonavicularis).

Therapie   Ziel der Behandlung ist vor allem, durch Bekämpfung der Kontrakturen die betroffene Hand bzw. den Fuß in die Längsachse der Extremität einzustellen und die Verkürzung auszugleichen. Diesem Zweck dienen manuelle Redressements schon vom 1. Lebenstag an, Etappenredressements mit jeweiliger Fixierung des Ergebnisses im Gipsverband und korrigierende Schienen. Die Möglichkeiten dieser Maßnahmen sind meist begrenzt. Beim Unterschenkeldefekt ist schon dem Kleinkind beim Laufenlernen eine Schieneneinlage, evtl. mit Verkürzungsausgleich, zu verordnen.

Operative Eingriffe an Knochen sollten vor der Pubertät nur durchgeführt werden, wenn damit keine Wachstumsfugen gefährdet werden. Ausnahme ist die Klumphandoperation nach Blauth im Vorschulalter, bei der die sperrenden Weichteile am Handgelenk durchtrennt werden und die Ulna in die Handwurzel eingebolzt wird. Unter

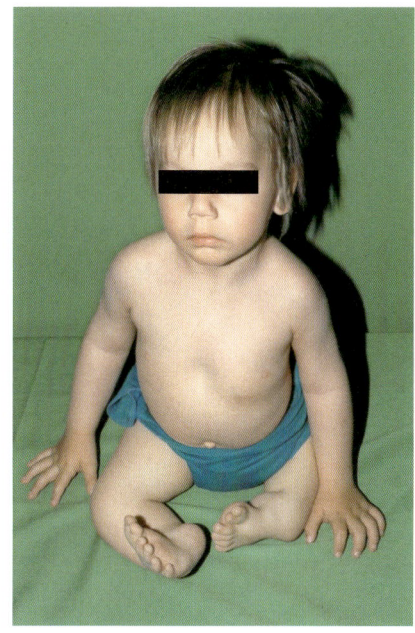

Abb. 4.3   Beidseitige Ektromelie der Beine.
Beide Oberschenkelknochen sind stark verkürzt vorhanden; longitudinale und transversale Defekte an beiden Unterschenkeln.

Ausgleich der Fehlstellung und Schaffung einer fibrösen Ankylose lässt sich damit eine bessere Gebrauchsfähigkeit der Hand erzielen, sofern keine stärkere Einsteifung des Ellenbogengelenks und keine hochgradige Verkürzung der Ulna bestehen.

Bei Aplasie der Tibia kann die allein angelegte Fibula entsprechend proximal in einen rudimentären Tibiakopf oder in das untere Femurende, distal in den Talus eingepflanzt werden, um eine annähernde Symmetrie her-

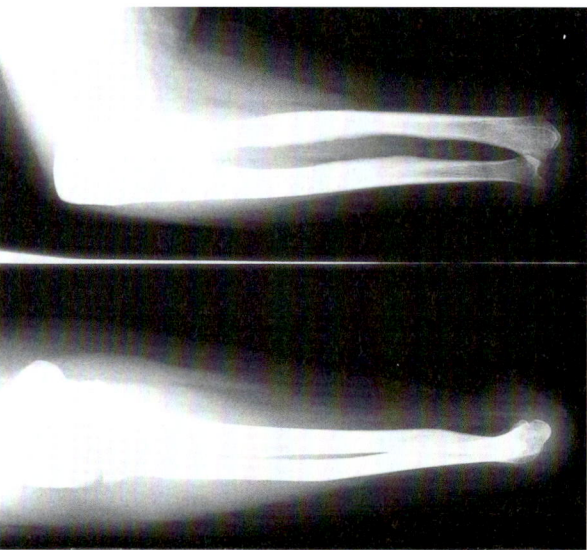

Abb. 4.4   Peromelie.
Transversale Defektbildung (Amputationsdefekt) in Höhe des Handgelenks. Die angelegten Knochen sind von Größe und Form normal.

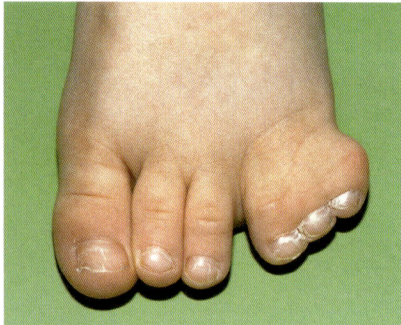

Abb. 4.5   Polydaktylie.
Lokale Hyperplasie als nummerische Plusvariante. Gleichzeitig liegt
eine Syndaktylie vor.

zustellen. Die operative Geraderichtung der Tibia bei Fibu-
laaplasie mit dem schief gestellten Sprunggelenk kann
durch Resektion des Narbenstrangs, der sich an der Stelle
der fehlenden Fibula befindet, und durch Korrekturosteotomie der Tibia ebenfalls schon im Kleinkindesalter erfolgen. Stärkere Verkürzungen machen evtl. später eine Verlängerungsosteotomie notwendig.

4.1.5 Fehlbildungen an Hand und Fuß

Klinik   Zwischen der fixierten Beugestellung im Mittelgelenk des Klein-, seltener des Ringfingers (**Kamptodaktylie**) oder der radialen Abbiegung dieser Finger (**Klinodak-
tylie**) bis zum Strahldefekt oder gar bis zum Fehlen ganzer
distaler Gliedabschnitte gibt es zahllose Möglichkeiten.
Plus- und Minusbildung haben eine deutliche Neigung zur
Verdoppelung und zur Verschmelzung.

Als **Polydaktylie** (☞ Abb. 4.5) bzw. **Oligodaktylie** bezeichnet man eine Vermehrung oder Verminderung der
Zahl der Finger oder Zehen, als **Hyper-** bzw. **Hypophalan-
gie** (☞ Abb. 4.7) eine Vergrößerung bzw. eine Verkleinerung eines Fingers oder das Fehlen einzelner Fingerglieder.
Gelegentlich bestehen auch Kombinationen mit einer
Syndaktylie. Die Hände sind bei allen diesen Störungen

häufiger betroffen als die Füße. Bei der Polydaktylie kann
lediglich ein knochenloser Weichteilanhang (gewöhnlich
am Daumen oder Kleinfinger) vorhanden sein, manchmal
besteht eine Doppelung des Endglieds oder Nagels oder
auch eine mehr oder weniger komplette Ausbildung zusätzlicher Finger oder Zehen.

Fehlen die mittleren Strahlen (zentraler Längsdefekt von
Finger-, Mittelhand- und Handwurzelknochen), kann das
Bild einer **Spalthand** oder eines **Spaltfußes** (☞ Abb. 4.6)
entstehen (Ektrodaktylie).

Bei der **Syndaktylie** sind endogen (oft familiär mit
dominantem Erbgang) oder exogen infolge mechanischer
Einwirkungen bei der Embryonalentwicklung ein oder
mehrere Finger durch eine Hautbrücke oder auch knöchern verbunden. Wenn alle Finger zusammengewachsen
sind, spricht man von einer **Löffelhand** (totale Syndaktylie).

Bei der **endogenen** Form schieben sich die Interdigital-
falten wie eine Schwimmhaut mehr oder weniger weit nach
distal; bestehen Synostosen, liegen diese proximal.

Bei der als **exogen** angesehenen Form dagegen sind die
Finger distal verklebt, während proximal meist eine Lücke
bleibt. Form und Stellung der Finger zeigen in der Regel
Abweichungen, sie können untereinander verwachsen und
durch Schnürfurchen verunstaltet sein. Diese Art der Deformität wird auch **Synechie** genannt.

Therapie   An der **Hand** können einfache Überschussbil-
dungen, sofern sie stören, gewöhnlich schon bei Kleinkindern entfernt werden. Größere Eingriffe richten sich nach
der Funktion und sollen möglichst erst jenseits des 1. Lebensjahres, aber vor dem Schulbeginn erfolgen. Bei der
Amputation mittelständiger Überschussfinger muss das
Metakarpale mit entfernt werden.

Oligodaktylien benötigen meist keine Behandlung, sofern Oppositionsfähigkeit vorhanden ist. Fehlt der Daumen, wird er durch typische Ersatzoperationen aus einem

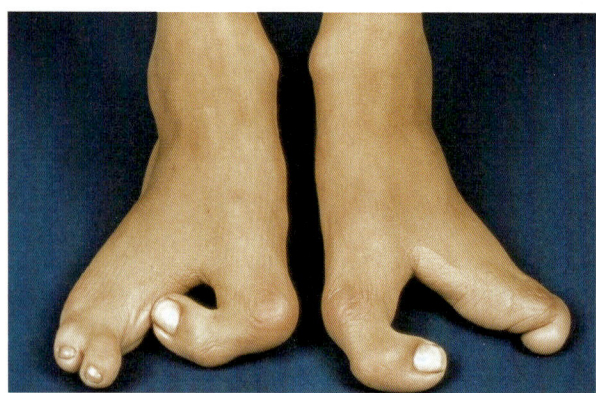

Abb. 4.6   Spaltfuß.
Beiderseitige Spaltfehlbildungen an den Füßen bei einem 10-jährigen
Kind. Die Mutter hat ebenfalls Spaltfüße. Die Steh- und Gehfähigkeit
ist gut erhalten.

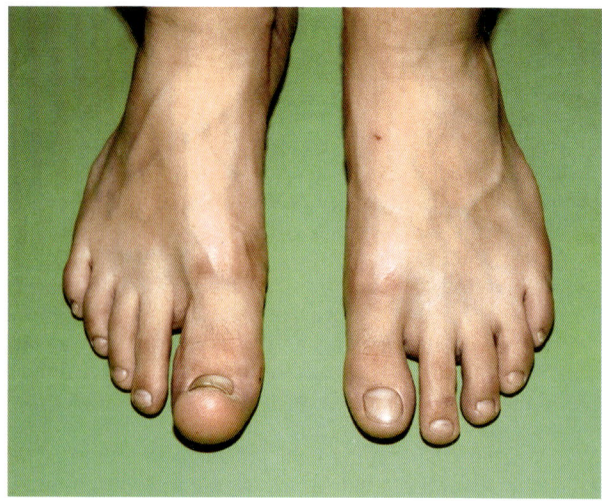

Abb. 4.7   Hyperphalangie.
Lokale Überschussbildung mit abnormem Größenwachstum der
rechten Großzehe.

Nachbarfinger gestaltet, oder ein zu kurzer Daumenstumpf wird verlängert.

Spalthände sind meist funktionell ausreichend leistungsfähig, sofern die Beweglichkeit ihrer beiden Anteile gegeneinander einen Zangengriff erlaubt. Seltener ist zur Funktionsverbesserung eine Fesselungsoperation der Metakarpalia notwendig.

Bei kutaner Syndaktylie werden die verwachsenen Finger durch einen hautplastischen Eingriff getrennt, je nach Ausmaß evtl. in mehreren Sitzungen. Die Gefahr von Rezidiven und sekundären Deformierungen durch Narbenzug ist aber umso größer, je früher man operiert. Man sollte deshalb möglichst bis zum Vorschulalter (4–6 Jahre) damit warten. Ossäre Syndaktylien werden zur Vermeidung von Schiefwuchs möglichst schon gegen Ende des 1. Lebensjahres getrennt und durch Z-förmige Hautlappenplastik gedeckt.

Am **Fuß** ist die Therapie weniger aktiv. Sie hängt vor allem davon ab, ob sich aus der Deformierung Schwierigkeiten beim Tragen von Schuhen ergeben. Strahldefekte lassen sich meist durch Bettungsmaßnahmen (Filzeinlage, Ausgleichseinlagen, Innenschuh) kompensieren. Operativ kann gelegentlich die Entfernung grob überstehender Anteile oder eine Adaptierung bei kontrakt auseinander weichendem Spaltfuß erforderlich sein. Strahldefekte lassen sich meist durch Filz ausgleichen, der in den Schuh eingelegt oder auf einer Einlage befestigt wird.

4.1.6 Behandlungsgrundsätze bei Fehlbildungen

Im Vordergrund stehen weniger kosmetische Wünsche, die meist die Eltern zuerst äußern, als vielmehr funktionelle Gesichtspunkte im Gebrauch der Arme und Beine. Zur Verfügung stehen je nach der erhaltenen Länge, Form und Gebrauchsfähigkeit der betroffenen Gliedmaßen:

- Ausnutzung und Förderung von Rest- und Minimalfunktionen durch spielerische Gymnastik- und Ergotherapie. Bei Unbrauchbarkeit beider Arme wird die Benutzung der Füße als Greifwerkzeuge geübt.
- Bei Formfehlern wird versucht, die Wachstumsrichtung frühzeitig durch Schienen zu korrigieren.
- Wenn möglich, Verbesserung der Funktionsfähigkeit durch operative Eingriffe (z. B. Achsenkorrektur durch Osteotomien, ggf. unter gleichzeitigem Ausgleich hemmender Weichteilverkürzungen, plastische Operationen zur Verbesserung der Statik an der unteren Extremität, der Greiffähigkeit der Hand usw.; Einzelheiten siehe in den folgenden Abschnitten).
- Ersatz fehlender Gliedmaßenabschnitte durch Prothesen und Orthesen. Schon vom 2. Lebensjahr an können Kinder mit einfachen, ihrem Entwicklungsstadium angepassten Prothesen versorgt werden, die dann entsprechend ihrem weiteren körperlichen und intellektuellen Reifungszustand verfeinert und ausgebaut werden. Durch solche Maßnahmen kann den meisten Kindern, auch denen mit schweren Defektfehlbildungen, zu weitgehender Selbständigkeit verholfen werden.
- Wichtig sind von Anfang an sorgfältige Elternberatung und psychische Führung der Kinder, denen das Gefühl der Minderwertigkeit genommen und die Sicherheit vermittelt werden muss, mit ihren Defekten leben zu können.

4.2 Skelettdysplasien

Definition Skelettdysplasien sind nicht als Organdefekte, sondern als Gewebedefekte zu verstehen. Als Systemkrankheit führen sie zu generalisierten Entwicklungsstörungen des Knorpel-Knochen-Gewebes in ganz unterschiedlichen Formen und Ausprägungen.

4.2.1 Achondroplasie

Definition Dominant erbliche Störung der enchondralen Ossifikation, die zu dysproportioniertem Minderwuchs führt.

Synonyme Chondrodysplasie, Chondrodystrophie, Dyschondroplasie, Chondrodystrophia fetalis, dysproportionierter, chondrodystrophischer Zwergwuchs.

Ätiologie und Pathogenese Die Proliferation von Knorpelzellen in den Wachstumsfugen ist gestört. Der krankhafte Prozess spielt sich ausschließlich in den Epiphysenfugen, d. h. den Metaphysen, ab. Das Längenwachstum ist gehemmt bei normalem Dickenwachstum der Diaphysen und ungestörter Entwicklung der Epiphysenkerne. Die Diaphysen sind verkürzt, dick, meist verkrümmt (O-Beine) und an den Enden becherförmig aufgetrieben. Die Kurzgliedrigkeit bei wenig gestörtem Längenwachstum der Wirbelsäule führt zu der eigentümlichen Dysproportionalität. Vorzeitiger Schluss von Wachstumsfugen.

Klinik Meist früh geborene Kinder, die von Anfang an das Bild des unproportionierten Minderwuchses bieten: Extremitäten zu kurz (Mikromelie), Kopf zu groß, Rumpf relativ zu lang („Sitzriesen", ☞ Abb. 4.8). Außerdem ist der Oberarm bzw. Oberschenkel im Verhältnis zum Unterarm oder Unterschenkel zu kurz. Plattes Gesicht mit eingezogener Nasenwurzel. Die Haut ist faltig, sie scheint zu weit zu sein. Der ausgewachsene Chondrodystrophiker reicht mit den Händen nur bis in die Höhe der Beckenschaufeln. Die Arme und Beine sind verbogen, meist O-förmig. Häufig besteht im Ellenbogengelenk eine Beugekontraktur. Auch in den anderen großen Gelenken ist die Beweglichkeit gewöhnlich eingeschränkt.

Hände und Füße sind breit und kurz. Die Finger sind fast gleich lang (Tatzenhand), nicht selten gespreizt (Radspeichenhand).

Lendenlordose und Brustkyphose sind verstärkt, entsprechend springen Gesäß und Bauch vor. Häufig bestehen Lumboischialgien infolge knöcherner Enge des Spinalkanals. Die Enge entsteht durch ein vermindertes Längenwachstum der Pedikel.

Diagnostik Im Röntgenbild (☞ Abb. 4.9) erscheinen die langen Röhrenknochen kurz, dick und plump. Die Epiphysen sind an sich normal, da das epiphysäre Knorpel- und Knochenwachstum ungestört verläuft, sie erscheinen jedoch infolge der becherförmig verbreiterten Metaphysen relativ klein und können durch das unregelmäßige Fugenwachstum verunstaltet sein. Oft sind die Wachstumsfugen beim Erwachsenen noch zu erkennen. Die Muskelansatz-

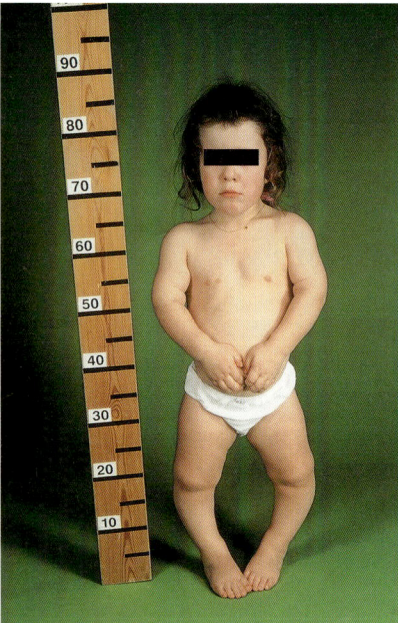

Abb. 4.8   Erscheinungsbild der Chondrodystrophie.

Chondrodystrophisches Kind, typische Dysproportionalität: Die Extremitäten sind im Vergleich zum Rumpf zu kurz (Mikromelie, Sitzriesen); Oberarm und Oberschenkel sind im Verhältnis zu Unterarm und Unterschenkel zu kurz. Varusdeformität der Unterschenkel.

Abb. 4.9   Chondrodystrophie.

Röntgenbild eines 5-jährigen Kindes. Becherform der Metaphysen (Pfeilspitzen). Abweichungen der Epiphysen in Form und Größe. Die knöchernen Gelenkanteile sind von einer dicken Knorpelschicht umgeben, sodass sie im Röntgenbild einen auffallend weiten Abstand zeigen. Vorbeiwachsen der zu dünnen Fibula an der plumpen Tibia (Pfeil).

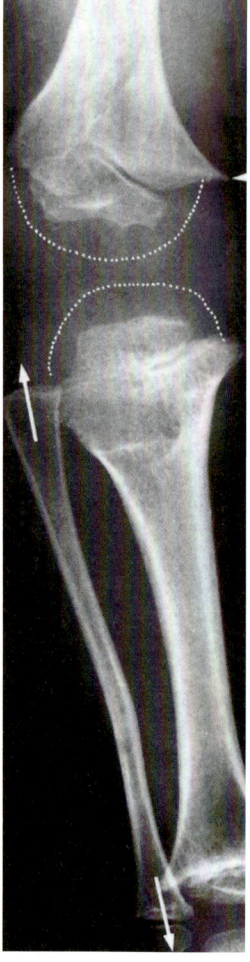

stellen am Knochen sind auffallend stark entwickelt. Meist besteht an Humerus, Femur und Unterschenkel eine Varusverbiegung. Umgekehrte V-Form der distalen Femurepiphyse, horizontal gestelltes Pfannendach. Wirbelsäule: Hohlkreuz, lumbal verengter Spinalkanal, Sacrum acutum. Ein zu enges Foramen occipitale magnum führt ggf. zum Hydrozephalus.

Differentialdiagnose   Bei der **Pseudoachondroplasie** sind im Gegensatz zur Achondroplasie sowohl Meta- als auch Epiphysen betroffen, auch fällt die Störung gewöhnlich erst im 2. Lebensjahr durch Wachstumsrückstand und ungewöhnliches Gangbild auf. Die bei der Chondrodystrophie typischen Veränderungen des Gesichtsschädels fehlen. Eigentümlich sind die ovalen, sich ventral verschmälernden Wirbelkörper und besonders kurze und dicke Extremitätenknochen. Fast immer finden sich weitere Fehlbildungen wie Finger- und Fußkontrakturen, Klumpfüße, Gaumenspalte oder Skoliosen.

Im Kindesalter liegt die Differentialdiagnose in der breiten Palette des dysproportionierten Minderwuchses, z. B. Speicherkrankheiten, endokrinologische Störungen oder systemische Osteopathien.

Therapie und Prognose   Grundlegende therapeutische Ansätze fehlen. Die symptomatische Behandlung beschränkt sich auf die Beseitigung störender Verkrümmungen und Kontrakturen. Bei extremem Kleinwuchs können Verlängerungsoperationen indiziert sein. Später sind die regelmäßig zu erwartende Arthrosis deformans und verte-

bragene Probleme mit Bandscheibensyndromen sowie die Stenose des Spinalkanals zu behandeln, ggf. sind dann Dekompressionsoperationen notwendig.

4.2.2 Osteogenesis imperfecta

Definition   Es handelt sich um genetisch bedingte Störungen des gesamten Mesenchyms unter Beteiligung der Knochen, Sehnen, Bänder, Skleren und des Dentins. Osteopenie und Knochenbrüchigkeit mit Deformierungen stehen klinisch im Vordergrund.

Synonyme   Osteopsathyrose, angeborene Knochenbrüchigkeit, Glasknochenkrankheit, Fragilitas osseum

Ätiologie und Pathogenese   Ätiologisch liegen Strukturdefekte des Kollagens zugrunde. Man unterscheidet 4 Typen (Typ I bis IV nach Sillence), die sich in ihrem Erbmodus (autosomal-rezessiv bzw. -dominant, Neumutation), in der Zeit ihrer Manifestation, ihrer klinischen Ausprägung, ihrer Prognose und ihrer Häufigkeit erheblich unterscheiden. Im deutschen Schrifttum werden noch die Autorennamen Vrolik für die letale Form und Lobstein für die mit dem Leben vereinbare Form benutzt.

Infolge der Kollagensynthesestörung kommt es nicht zur Bildung einer normalen Knochenmatrix. Die periostale und endostale Knochenneubildung ist gestört, die enchondrale dagegen verläuft fast normal. Die Osteogenesis imperfecta könnte in dieser Hinsicht als komplementäre Krankheit zur Achondroplasie aufgefasst werden, bei der vornehmlich die enchondrale Ossifikation gestört ist. Bei der Spätform ist in erster Linie die Bildung von Osteoid gehemmt, während die Mineralisierungsvorgänge ungestört verlaufen. Die Knochenbälkchen bleiben schmal und spärlich.

Die Röhrenknochen haben daher eine zu geringe Dicke bei normaler Länge. Allerdings können zahllose Frakturen zu einer Kurzgliedrigkeit führen. In schweren Fällen ist auch das Längenwachstum vermindert. Weil die kranken Knochen nur eine dünne Kompakta bei wenig Spongiosa und viel Knochenmark haben, neigen sie zu Verbiegungen und sind sehr zerbrechlich.

Klinik Die Typen Sillence II und III sind von einer sehr starken Knochenbrüchigkeit gekennzeichnet und verlaufen in der Regel letal. Man findet Totgeburten oder nicht lebensfähige Säuglinge, die häufig zu früh zur Welt kommen. Die Kinder haben bereits bei der Geburt ungeheilte oder auch geheilte Frakturen der verschiedensten Knochen, oft in großer Zahl. Der Periostschlauch in den Gliedmaßen kann wie ein Sack mit Knochensplittern gefüllt erscheinen. Nach der Geburt nimmt die Zahl der Spontanfrakturen bei den wenigen noch Lebenden zu. Die Schädelknochen können völlig fehlen. Ein früher Tod nimmt dieser Knochenstörung in der Regel die praktische Bedeutung, wenn auch einzelne Fälle beschrieben wurden, die das Jugendalter überlebt haben.

Klinische Bedeutung haben v.a. die leichteren Formen der **Osteogenesis imperfecta congenita** (Sillence Typ IV), die unter klinischen Aspekten eine Überleitung zu den Spätformen, zur **Osteogenesis imperfecta tarda** oder **Osteopsathyrose** (Sillence Typ I), bilden. Es besteht eine große Schwankungsbreite der klinischen Symptome mit fließenden Übergängen.

> **!** Bei gehäuft auftretenden Knochenbrüchen im Kindesalter sollte an eine Osteogenesis imperfecta gedacht werden, auch wenn typische klinische Symptome wie blaue Skleren, Knochenverbiegungen oder Minderwuchs fehlen.

Bei der Osteogenesis imperfecta congenita ereignen sich die ersten Frakturen gewöhnlich mit Beginn der stärkeren Bewegungsaktivität vom späteren Säuglingsalter an; die Frakturneigung hält bis in die Erwachsenenzeit an. Bei der Osteogenesis imperfecta tarda tritt die Knochenbrüchigkeit meist erst beim Kleinkind, ausnahmsweise erst beim Erwachsenen in Erscheinung. Die Frakturneigung lässt nach der Pubertät nach oder verschwindet auch völlig. Im Erwachsenenalter sind Spontanfrakturen eine Seltenheit.

Die Kranken, meist weiblichen Geschlechts, sind gewöhnlich „Bindegewebeschwächlinge", die sehr ähnlich aussehen: großer Schädel, betonte Stirnhöcker, zarte blasse Haut, weiche glatte Haare, glatte Nägel und schmale Hände, schlaffe Muskulatur, laxe Bänder. Dagegen sind blaue

Skleren und otosklerotische Schwerhörigkeit nicht immer vorhanden.

Von Frakturen betroffen sind meist die langen Röhrenknochen und das Becken (☞ Abb. 4.10). Frakturen können mitunter bei den geringsten Anlässen auftreten, sogar beim Herumdrehen im Bett. Manche Kinder kommen wegen mangelnder Tragfähigkeit und Frakturhäufigkeit überhaupt nicht zum Laufen oder nicht einmal zum Stehen.

Schwerste Knochenverbiegungen können ohne erkennbare Frakturen zustande kommen, sodass der Eindruck entsteht, sie würden sich lediglich aufgrund der geringen Belastungsstabilität der Knochen entwickeln. Gewöhnlich sind sie jedoch die Folge von Frakturen, die in schlechter Stellung heilten oder pseudoarthrotisch wurden. So

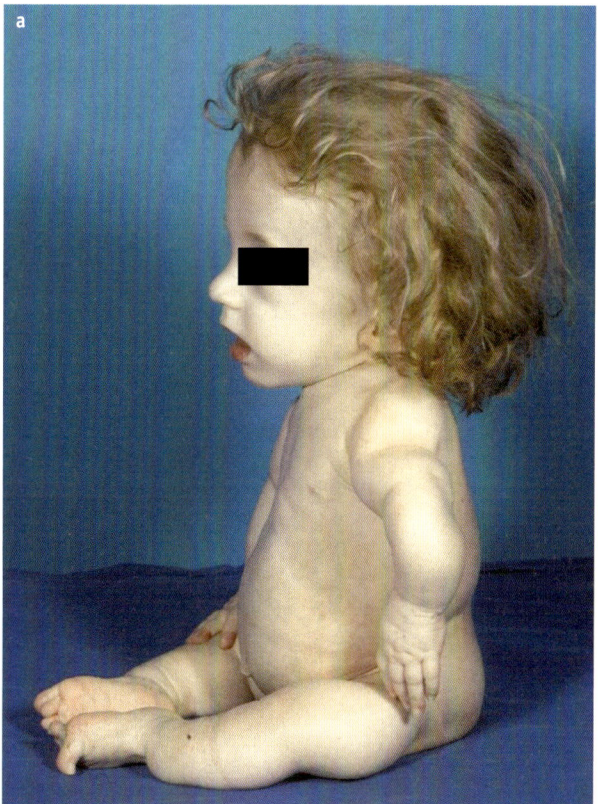

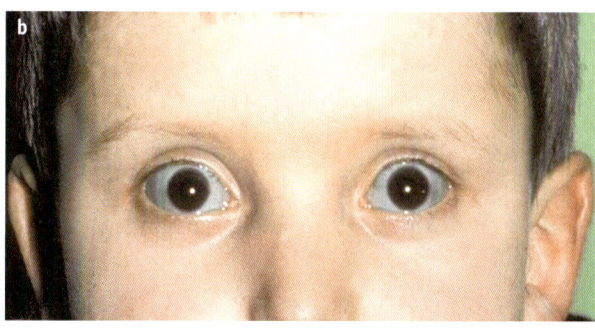

Abb. 4.10 Osteogenesis imperfecta.

a) Vielzahl verheilter Frakturen mit korkenzieherartigen Fehlstellungen der Ober- und Unterarme, typische Tibia antecurvata, fehlende Stehfähigkeit
b) Blaue Skleren

kommt es zu einer scheinbaren oder wirklichen Verkürzung der Extremitäten, zur symptomatischen Mikromelie, zu sekundärem Zwergwuchs. Tibia antecurvata und Hirtenstabdeformität des Femurs gelten als typische Verbiegungen. Die meisten Frakturen heilen gut und schnell, andere langsam oder überhaupt nicht. Man beobachtet sogar überschießende Kallusbildungen (Callus luxurians).

Der gedrungene Rumpf ist auf die schlaffe Haltung (Rundrücken) der frakturbedingt deformierten Wirbelsäule (Skoliose) zurückzuführen. Bei klinisch wenig ausgeprägten Fällen kann sich die klinische Symptomatik darauf beschränken, dass im Kindes- und Jugendalter häufiger Frakturen auftreten, die einem mehr oder weniger adäquaten Trauma folgen.

Diagnostik Laboruntersuchungen zur Sicherung der Diagnose gibt es nicht. Erhöhte Knochenumbauparameter sind in der Regel frakturbezogen.

Im Röntgenbild ist der Knochen infolge der Osteopenie mehr oder weniger strahlentransparent. Die Kortikalis ist schmal. In schweren Fällen ist die Spongiosaarchitektur völlig verloren gegangen. Charakteristisch ist eine gewundene, sehr dünne Fibuladiaphyse. Deformierungen der Röhrenknochen und des Beckens (Kartenherzbecken, ☞ Abb. 4.11). Die Wirbel bekommen die Form von Fischwirbeln, weil ihre Schlussplatten einsinken (osteoporotische Frakturen).

Differentialdiagnose Besonders bei der Spätform sind die Osteopenien des Kindesalters zu bedenken: verschiedene Formen der Rachitis, Hypophosphatasie, juvenile Osteoporose, Hyperparathyreoidismus, Hyperthyreose.

Therapie und Prognose Eine kausale Behandlung ist nicht möglich. Auch eine richtungweisende medikamen-

töse Beeinflussung der Krankheit ist bisher nicht gelungen. Unter Bisphosphonattherapie steigt die Knochendichte an, ein verringerter Knochenschmerz erlaubt die intensivere krankengymnastische Muskelkräftigung.

Ein Teil der Spontanfrakturen lässt sich bei älteren Kindern manchmal durch das Tragen geeigneter Schienen und Orthesen verhüten. Insgesamt hat sich die orthopädische Therapie von einer konservativ-orthetischen zu einer aktiv operativen gewandelt. Ziele sind die Deformitäten- und vor allem Frakturprophylaxe, zumal eine erforderliche Ruhigstellung zur zusätzlichen Immobilisationsosteoporose führt. An den langen Röhrenknochen hat sich die vorbeugende innere Schienung bewährt: transepiphysär eingebrachte Markraumnägel (Teleskopnägel) stabilisieren den Knochen und verlängern sich beim Wachstum. Sie tragen zu einer besseren motorischen und sozialen Entwicklung bei. Sind stärkere Verbiegungen langer Röhrenknochen eingetreten, können sie im fortgeschrittenen Alter durch multiple Osteotomien („Schaschlik"-Osteotomie, ☞ Abb. 4.12) korrigiert werden.

Die Knochenbrüchigkeit sinkt zumeist nach der Pubertät oder verschwindet ganz. Je später die Frakturneigung einsetzt, desto günstiger ist der Verlauf. Sehr zahlreiche Frakturen mit schweren Deformierungen beeinträchtigen die Fortbewegung, die normal intelligenten Patienten sind dann frühzeitig auf einen sitzenden Beruf vorzubereiten. Im Alter kann die Frakturfrequenz wieder ansteigen.

4.2.3 Epiphysäre und spondyloepiphysäre Dysplasie

Definition Es handelt sich um eine Gruppe verschiedener Krankheitsbilder, denen eine generalisierte enchondrale Ossifikationsstörung gemeinsam ist. Bei den epiphysären Dysplasien ist nur die Ossifikation der Epiphysen an den langen Röhrenknochen gestört, bei den spondyloepiphysären Dysplasien liegt zusätzlich ein Befall der Wirbelsäule vor. Darüber hinaus lassen sich metaphysäre

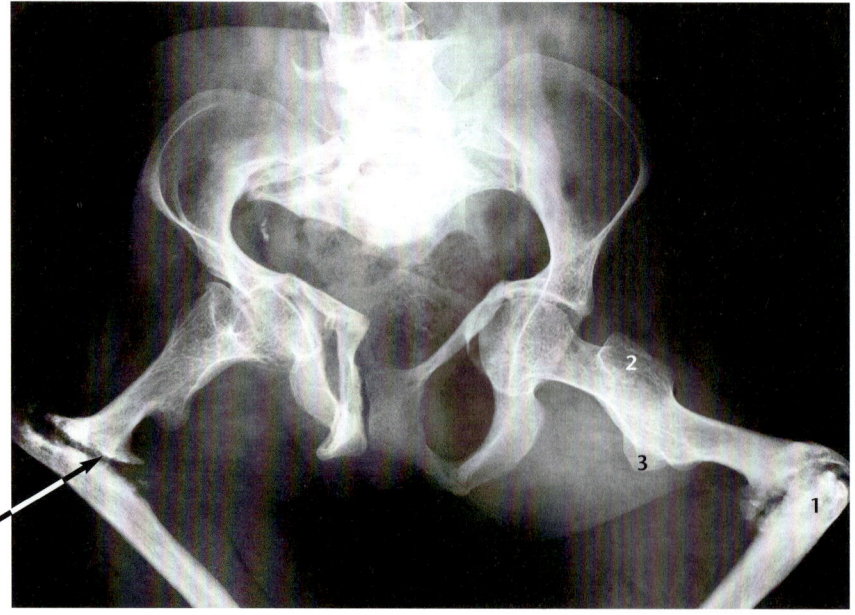

Abb. 4.11 Osteogenesis imperfecta.
Schwere Verlaufsform bei einer etwa 40-jährigen Frau. Hochgradige Beckendeformierungen durch fehlverheilte Frakturen. Die Protusion der Acetabula hat zur Kartenherzform des Beckens geführt, beide Oberschenkel stehen kontrakt in den Hüftgelenken abduziert. Pseudarthrosen im Femurschaft (1) mit spitzwinkliger Abknickung in Varusrichtung. Die Femurschäfte sind dünn ausgebildet als Ausdruck der vorrangigen Störung der periostalen Ossifikation (2: Trochanter major, 3: Trochanter minor).

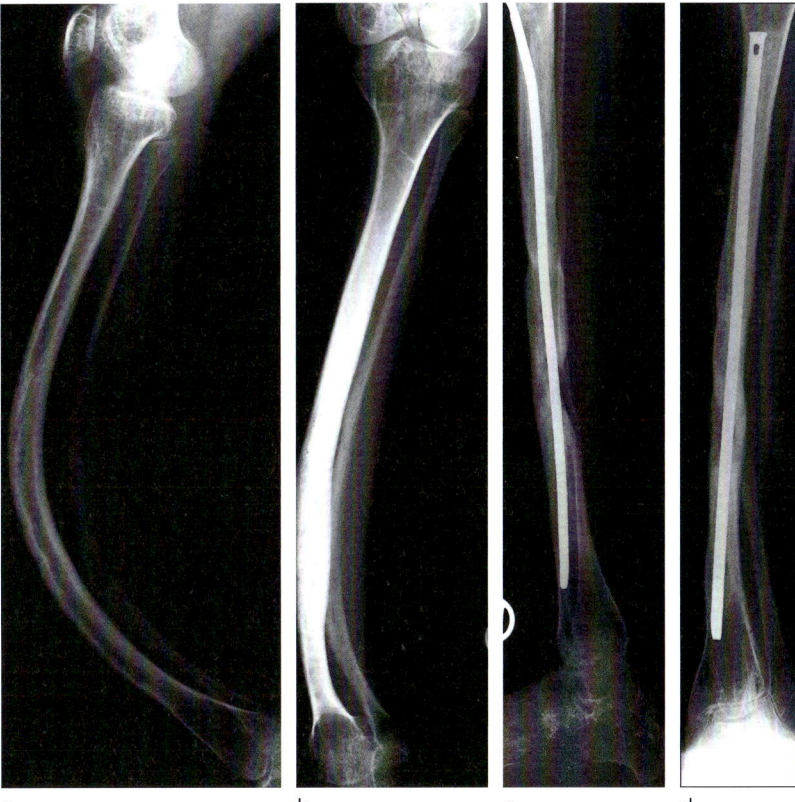

Abb. 4.12   Osteogenesis imperfecta.

Der 21-jährige Mann klagte über belastungsabhängige Schmerzen und über eine starke Gehbehinderung durch die schwere Deformation der
Unterschenkel.

a) Charakteristische Antekurvation des Unterschenkels (Säbelscheidentibia, ☞ Abb. 4.10)
   im seitlichen Röntgenbild. Die sehr dünne
   Fibula gilt als pathognomonisch.

b) Valgusdeformierung des proximalen Unterschenkels im a.p. Röntgenbild; im unteren
   Drittel Varusdeformität.

c u. d) Korrekturergebnis durch multiple Osteotomien und Marknagelung („Schaschlik-
   Osteotomie").

Dysplasien und spondylometaphysäre Dysplasien abgrenzen.

Der früher für die epiphysären Dysplasien gebrauchte, in
der vorliegenden Systematik aber verwirrende Begriff der
„enchondralen Dysostose" sollte nicht mehr verwendet
werden.

Klinik   Epiphysäre und spondyloepiphysäre Dysplasien
sind eine häufige Ursache für Fehlbildungen des Skeletts.
Neben den Enden der langen Extremitätenknochen sind
auch platte Knochen und Wirbel betroffen. Auf der
Grundlage geringerer Belastungsstabilität des Wachstumsknorpels und fehlender Wachstumspotenz der Knochenkerne führen mechanische Einflüsse der Belastung zu
Formabweichungen wie Kyphose, Skoliose oder Achsendeviationen an Gliedmaßen (unsymmetrische X-Beine,
Cubitus varus oder valgus etc.) und abgeflachten Epiphysen. Mehrfach angelegte Knochenkerne täuschen eine multiple Osteochondrosis dissecans vor.

Zur Manifestation kommt es meist im Vorschulalter
oder später durch Hinken und Schmerzen beim Gehen,
ggf. mit Bewegungseinschränkung und Gelenkerguss.
Gelegentlich weist eine Röntgenaufnahme durch verspätetes Erscheinen bzw. verlangsamte und atypische Differenzierung von Ossifikationskernen auch schon früher auf die
Störung hin. Meist symmetrisches Auftreten, am häufigsten an den Hüftgelenken (☞ Abb. 4.13). Hier kommt es
leicht zur Verwechslung mit dem M. Perthes (☞ Kap.
16.3.4). Schmerzlosigkeit, Symmetrie und unveränderter
Zustand bei Verlaufskontrollen sprechen eher für eine epi-

physäre Dysplasie. Ist die Wirbelsäule betroffen, kommt es
zu gestörtem Längenwachstum mit typischer Ellipsenform
der Wirbel, entsprechend kurzem Rumpf („Sitzzwerge", Typ
Ribbing) und evtl. kyphotischer bzw. skoliotischer Form-
abweichung. Schwere Verlaufsformen mit hochgradiger
Deformierung (Typ Fairbank) können schon im frühen Erwachsenenalter zu schmerzhaften Arthropathien führen.

> **!** Die Diagnose der epiphysären Dysplasie wird nicht
> selten als radiologischer Zufallsbefund entdeckt.

Differentialdiagnose   Aseptische   Knochennekrosen
(M. Perthes), Osteochondrosis dissecans, M. Scheuermann, Hüftdysplasie.

Therapie   Die Therapie ist rein symptomatisch, soweit
überhaupt erforderlich. Arthrosebehandlung im Erwachsenenalter (☞ Kap. 9.2).

4.2.4 Hypophosphatasie

Ätiologie und Pathogenese   Die sehr seltene angeborene Stoffwechselstörung hat ihre Ursache in dem Unvermö-
gen der Osteoblasten, die für die Mineralisierung des Knochens unentbehrliche alkalische Phosphatase zu bilden.

Klinik   Die Folgen sind mehr oder weniger schwere ra-
chitisähnliche Mineralisationsstörungen des Skeletts mit

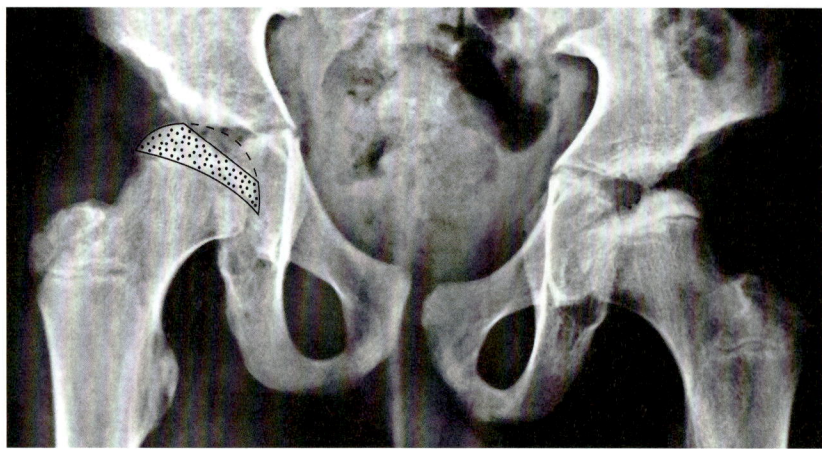

Abb. 4.13 Epiphysäre Dysplasie.
Betroffen sind beide Hüftgelenke eines 8-jährigen Jungen mit Dellenbildung ähnlicher Ausprägung in beiden Schenkelköpfen. Zur Demonstration ist die charakteristische Deformierung am rechten Hüftgelenk markiert: Die gestrichelte Linie entspricht der normalen Kopfoberfläche, die gepunktete Zone entspricht der verdichteten Epiphyse.

Verbiegung langer Röhrenknochen, Spontanfrakturen und Minderwuchs. Neben den typischen Veränderungen im Epiphysenbereich findet man umschriebene osteodystrophisch fibröse Knochenherde und inselförmige Knochenlücken, besonders am Schädeldach (Ballonschädel) sowie eine generalisierte Osteoporose.

Diagnostik
Im Serum ist die Aktivität der alkalischen Phosphatase stark vermindert, Hypokalzämie. Diagnostisch wichtig ist der Nachweis von Phosphoäthanolamin im Urin.

Differentialdiagnose Osteopenien des Kindesalters: verschiedene Formen der Rachitis, Osteogenesis imperfecta, juvenile Osteoporose.

Therapie und Prognose Symptomatische Behandlung. Ggf. Korrekturosteotomien bei Deformierungen. Medikation mit Vitamin D ist aussichtslos.

Je später die Manifestation erfolgt, desto geringer sind die Symptome ausgeprägt und umso günstiger ist die Prognose.

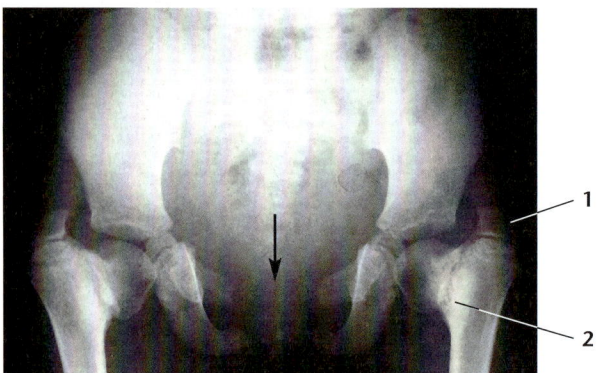

Abb. 4.14 Spaltbecken (→).
Es ist gekennzeichnet durch den fehlenden Symphysenschluss. Gleichzeitig besteht eine Coxa vara congenita beidseits (1: Trochanter major, 2: Defektzone des Femurs).

4.2.5 Idiopathische juvenile Osteoporose

Definition Seltene Form der Osteoporose, die bereits präpubertär auftritt.

Ätiologie Systemerkrankung unbekannter Ursache.

Klinik Durch die generalisierte Osteoporose besteht eine Neigung zu Wirbelzusammenbrüchen, Frakturen und Verbiegungen von Extremitäten. Die Osteoporose tritt charakteristischerweise einige Jahre vor der Pubertät auf und kommt nach 2–5 Jahren spontan zum Stillstand. Symptome können Knochenschmerzen, Spontanfrakturen oder eine zunehmende Kyphose im Alter zwischen 8 und 15 Jahren sein. Typischer Röntgenbefund sind die „leeren" Wirbelkörper mit markanten Deckplattenkonturen und die schwache Spongiosazeichnung der Röhrenknochen (Osteoporose, ☞ Kap. 5.4). Das Wachstum verläuft normal.

Diagnostik Laborchemische Untersuchungen sind nur von differentialdiagnostischer Bedeutung. Man findet keine krankheitstypischen Abweichungen!

Histologisch entspricht das Knochengewebe der Osteoporose des Erwachsenen mit Strukturverlust, niedriger Osteoblasten- und hoher Osteoklastenzahl (high turn over).

Auch radiologisch entsprechen die Befunde der Osteoporose des Erwachsenen: Spongiosararefizierung, Verdünnung der Kortikalis und Deckplatteneinbrüche an der Wirbelsäule.

Differentialdiagnose Die Diagnose wird durch Ausschluss aller sonstigen Osteopenien des Kindes- und Jugendalters gestellt: die verschiedenen Formen der Rachitis, Hypophosphatasie, Hyperparathyreoidismus, Hyperthyreose, hormonale Krankheiten.

Vor allem muss die Osteogenesis imperfecta tarda abgegrenzt werden. Im Unterschied zur Osteogenesis imperfecta trifft die kindliche Osteoporose auf einen bis dahin normal entwickelten Knochen, die schmale, dünne Ausbildung der Diaphysen fehlt bei der Osteoporose, keine blauen Skleren.

Therapie Bei negativer Kalziumbilanz Medikation mit Kalzium und Vitamin D, sonst symptomatisch wie bei der Osteoporose des Erwachsenen bzw. der Osteogenesis imperfecta: Behandlung von Frakturen, bei Wirbeleinbrüchen ggf. Orthese. Eine medikamentöse Therapie mit Bisphosphonaten und Fluoriden ist nicht sicher erprobt.

4.2.6 Osteopetrose

Definition Die Osteopetrose ist eine generalisierte Knochensklerose, die zu einer Verdichtung der Knochenstruktur und zum Verlust der physiologischen Trabekulierung führt.

Synonyme Albers-Schönberg-Krankheit, Marmorknochenkrankheit

Ätiologie Der Osteopetrose liegt eine angeborene Störung der Osteoklasten zugrunde.

Klinik Die verdichteten Knochen sind unelastisch, spröde und neigen zu Spontanfrakturen. Daneben kommen Splenomegalie (extramedulläre Hämatopoese) sowie Seh- und Hörstörungen, Ausfälle von Hirnnerven und Hydrozephalus (Einengung von Knochenforamina) vor. Man unterscheidet neben der fetalen Form mit häufig tödlichem Ausgang schon im frühen Kindesalter eine harmlosere Form ohne derartig schwere Begleiterscheinungen, die sich auf einzelne Skelettabschnitte beschränken kann.

Diagnostik Die Krankheit zeichnet sich durch ausgedehnte, homogene, marmorartige Verdichtungen des Skeletts aus. Auch Wirbelsäule und Gesichtsknochen können befallen sein. Die schon fetal angelegten Veränderungen dehnen sich in Schüben aus, die nach Abschluss des Wachstums seltener werden. Die Epiphysen werden in die Sklerosierung einbezogen.

Differentialdiagnose Osteomyelitis sclerosans, Osteom, parossales Osteosarkom, osteoblastische Tumormetastasen im Skelett, Osteopathia hyperostotica.

Therapie Bei schweren Verlaufsformen Knochenmarktransplantation.

4.2.7 Melorheostose

Definition Bei diesem seltenen Leiden kommt es zu einer Hyperostose des Periosts.

Klinik Häufig fehlen klinische Erscheinungen, manchmal bestehen aber auch heftige, bohrende Knochenschmerzen. Alle Knochen können betroffen sein.

Diagnostik Streifenförmige Strukturverdichtung des Periosts, die im Röntgenbild an eine Kerze mit abfließenden Wachstropfen erinnert.

Therapie und Prognose Die Krankheit verläuft langsam progredient. Therapeutisch steht die Schmerzbekämpfung im Vordergrund.

4.2.8 Osteopoikilie

Definition Bei der Osteopoikilie handelt es sich um lokale Umbaustörungen in einzelnen oder mehreren Knochen mit fleckförmigen, unregelmäßigen Verdichtungsherden, die im Unterschied zur Melorheostose nicht periostal, sondern in der Spongiosa lokalisiert sind und an ein Schneegestöber erinnern können.

Klinik und Diagnostik Meist wird die Osteopoikilie zufällig entdeckt. Sie hat keinen Krankheitswert. Die Knocheninseln sind in der Regel kleiner als ein Zentimeter, können in allen Knochen auftreten und sind gelenknah lokalisiert (☞ Abb. 4.15). Histologisch bestehen sie aus Trabekelverdickungen. Abzugrenzen sind einzelne Knocheninseln in der Spongiosa (bone island), die vielfach als Rudimentärform der Osteopoikilie angesehen werden.

Therapie Eine Therapie ist nicht erforderlich.

4.2.9 Osteopathia hyperostotica

Definition Seltene, autosomal-dominante Erbkrankheit, die im Kleinkindesalter beginnt und durch eine progressive symmetrische Hyperostose der Diaphysen, vorwiegend der langen Röhrenknochen, gekennzeichnet ist.

Synonyme Diaphysäre Dysplasie, progressive diaphysäre Hyperostose, Camurati-Engelmann-Krankheit

Klinik und Diagnostik Diagnostisch wichtig ist die Trias: verspätetes Gehenlernen (Gangstörung), Muskelhy-

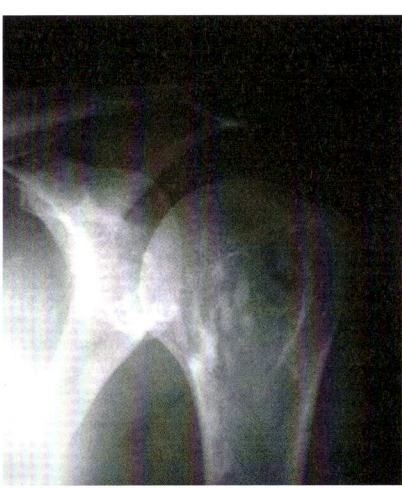

Abb. 4.15 Osteopoikilie.
Zufallsbefund im Röntgenbild mit fleckförmigen knöchernen Verdichtungsherden im Markraum des proximalen Humerus.

poplasie mit Gliederschmerzen vor allem der Beine, Knochenveränderungen (Röntgen: verdickte Kortikalis durch endostalen und periostalen Knochenanbau mit verwischter Trabekelstruktur, verengte Markräume). In 50% der Fälle Sklerose der Schädelbasis. Abnorme Laborbefunde sind nicht bekannt.

Erwachsene können völlig beschwerdefrei sein.

Therapie Vorübergehende Remissionen treten unter Kortisonmedikation auf.

4.3 Dysplasien des Bindegewebes

Definition Es handelt sich um erbliche, angeborene Störungen der Bindegewebeentwicklung. Grundlage ist ein systemhafter Gewebedefekt, der zu einer generalisierten Störung führt. Die **Arthrogryposis multiplex congenita** befällt außer dem Bindegewebe auch die Muskulatur; sie wird im Kap. 10.2 dargestellt.

4.3.1 Marfan-Syndrom

Erbliche Bindegewebeschwäche mit auffälliger Störung der Körperproportionen.

Ätiologie Es handelt sich um eine autosomal-dominant vererbte Störung der Kollagenstoffwechsels.

Klinik und Diagnostik Das typische Marfan-Syndrom betrifft 3 Organsysteme: Augen, Herz und Gefäße sowie Bewegungsorgane. Lebensbedrohlich können dissezierende Aortenaneurysmen sein. Menschen mit Marfan-Syndrom sind hochwüchsig, sehr schlank und grazil, mit überlangen Gliedmaßen. Die Finger und Zehen sind ungewöhnlich lang und dünn (**Spinnenfingrigkeit, Arachnodaktylie**). Die Muskulatur ist hypoton, das gesamte Bindegewebe abnorm dehnbar. Die Gelenke sind überstreckbar. Detailbefunde: Genua recurvata et valga, Trichter- oder Kielbrust, schwere progrediente Kyphoskoliose, Protusio acetabuli, flügelförmig abstehende Schulterblätter (Scapulae alatae), habituelle Luxationen, Plattfüße, Leistenbrüche. Neben ausgeprägten Formen gibt es in betroffenen Familien auch Abortivfälle.

Therapie Die Therapie ist symptomatisch (Prophylaxe und Behandlung von Kontrakturen und Deformitäten, insbesondere Skoliosebehandlung!).

4.3.2 Ehlers-Danlos-Syndrom

Definition Erkrankung des gesamten Bindegewebes mit vielen unterschiedlichen Subtypen.

Klinik und Diagnostik Allen Subtypen gemeinsam sind die Laxität und Überstreckbarkeit der Gelenke sowie die Hyperelastizität und Verletzlichkeit der Haut (Cutis laxa). Die Haut ist schlaff, wenig widerstandsfähig, die Gelenke

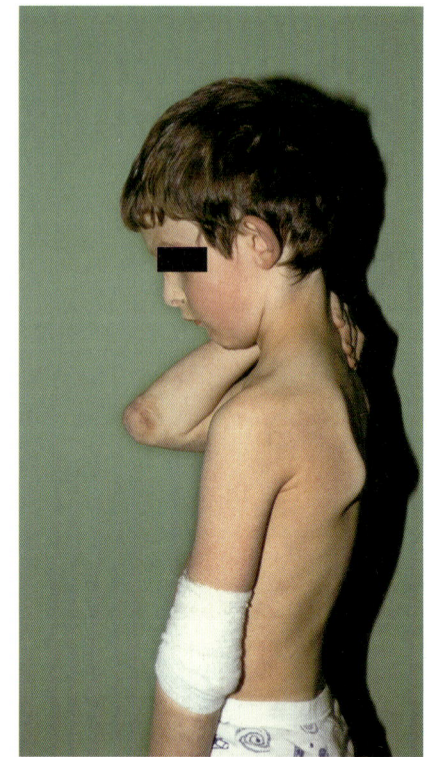

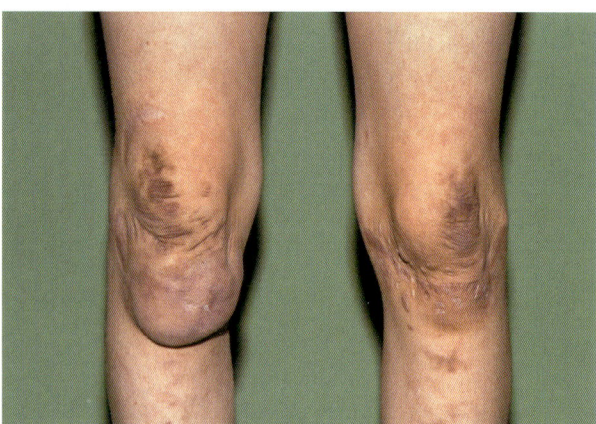

Abb. 4.16 Ehlers-Danlos-Syndrom.
Typische Hautveränderung mit Aussackung, Ausdünnung und Verletzungsgefährdung an den Ellenbogen und den Kniegelenken.

neigen zu Instabilität, Subluxationen und Luxationen (☞ Abb. 4.16). Wie beim Marfan-Syndrom kommen rasch progrediente Skoliosen vor.

4.4 Skelettdystrophien durch angeborene Stoffwechselstörungen

In dieser Gruppe können verschiedene Krankheitsbilder zusammengefasst werden, die auf hereditäre Stoffwechselstörungen ganz unterschiedlicher Art zurückgehen und sekundär die Bewegungsorgane, ihren Stoffwechsel und ihre Entwicklung beeinflussen. Es liegen metabolische Defekte zugrunde, die nicht wie bei den Dysplasien des Knochens und des Bindegewebes primär mesenchymale Gewebe betreffen, sondern die primär auf übergeordnete Stoffwechselstörungen (z. B. Kohlenhydrat- oder Fettstoffwechsel) oder Störungen anderer Organsysteme (Schilddrüse, Niere) zurückzuführen sind.

Zu diesen Krankheiten zählen Funktionsstörungen der Niere, die letztendlich zu rachitisähnlichen Symptomen führen (Vitamin-D-resistente Rachitis, ☞ Kap. 5.1.2). Zu diesen Krankheiten gehört die seltene Athyreosis congenita, die an den Bewegungsorganen durch eine verlangsamte enchondrale Ossifikation auffällig wird.

Speicherkrankheiten sind dadurch gekennzeichnet, dass sie durch einen angeborenen Enzymdefekt zur lokalen Akkumulation von Stoffwechselprodukten führen und dadurch Krankheitserscheinungen hervorrufen. Stellvertretend für andere seien die Cerebrosidose (M. Gaucher), die Oligosaccharidosen, die Homozystinurie als Störung im Metabolismus der Aminosäuren und die Niemann-Pick-Krankheit als Fettstoffwechselstörung genannt.

Ihrer klinischen Bedeutung wegen werden die Mukopolisaccharidosen im Folgenden kurz dargestellt.

4.4.1 Mukopolysaccharidosen

Es handelt sich um verschiedene, genetisch bedingte, rezessiv erbliche Anomalien, die durch eine Störung des Glykosaminoglykan-Abbaus ausgelöst werden. Infolge des Fehlens eines Enzyms werden Mucopolysaccharide im Gewebe gespeichert und sind wahrscheinlich für die nachfolgend geschilderten Störungen verantwortlich. Ihre vermehrte Ausscheidung im Urin ist differentialdiagnostisch von Bedeutung.

Die wichtigsten Typen sind die **Pfaundler-Hurler-Erkrankung** und das **Morquio-Brailsford-Syndrom.**

Klinik Bei der **Pfaundler-Hurler-Krankheit** fällt bereits im 1. Lebensjahr ein zunehmender Zwergwuchs mit veränderten Körperproportionen auf: großer Kopf, kurzer Hals, kurze und dicke Gliedmaßen, Tatzenhände, typischer Gesichtsausdruck mit eingesunkener Nasenwurzel und wulstigen Lippen (Wasserspeiergesicht, Gargoylismus), Kyphose, Gelenkkontrakturen. Nicht selten ist auch eine Hüftluxation vorhanden. Außerdem können auch Intelligenzdefekte bis zum Schwachsinn, Blindheit durch Korneatrübung, Ertaubung sowie Leber- und Milzvergrößerung vorkommen. Im Röntgenbild finden sich typische Schädelveränderungen (klaffende Nähte, flache Sella turcica), plumpe und verkürzte Extremitätenknochen, Coxa valga mit Pfannendysplasie, Ellipsenform und Abflachung der Wirbelkörper. Die Prognose ist wegen progredienter Entwicklung schlecht. Lebenserwartung selten über das zweite Jahrzehnt.

Das **Morquio-Brailsford-Syndrom** manifestiert sich erst nach dem Säuglingsalter. Typische Erscheinungen sind Kielbrust, allgemeine Binde- und Stützgewebeschwäche mit lockeren Gelenken, Plattfüße; epiphysäre Entwicklungsstörungen mit kurzen Gliedmaßen, oft mit Schiefwuchs (X-Beine). Wirbelsäule: flache Wirbelkörper (Platyspondylie) mit verkürztem Rumpf (Sitzzwerge). Gelegentlich Markraumstenosen und Hypo- bzw. Aplasie des Dens axis. Hornhauttrübung. Die Intelligenz ist gewöhnlich ungetrübt, dagegen später Ertaubung möglich. Prognose günstiger als bei der Pfaundler-Hurler-Erkrankung. In beiden Fällen vorzeitiges Wachstumsende durch Fugenschluss.

Differentialdiagnose Die Differentialdiagnose der Mukopolysaccharidosen richtet sich nach dem klinischen und röntgenologischen Erscheinungsbild und nach den laborchemisch nachweisbaren Stoffwechselprodukten. Einzelheiten sind in den Lehrbüchern der Pädiatrie nachzulesen.

Therapie Eine kausale Therapie ist nicht möglich, nur symptomatische Maßnahmen: Krankengymnastik zur Behandlung von Kontrakturen und zur Bewegungsförderung, ggf. korrigierende Osteotomien bei Fehlstellungen (Coxa vara) oder Arthrodesen (Calcaneus valgus). Von Bedeutung ist auch die atlantoaxiale Instabilität, die zur Spondylodese zwingt.

Zusammenfassung

Als **Skelettdysplasie** oder **Osteochondrodysplasien** werden **systemhafte Defekte** des Knochen-Knorpel-Gewebes bezeichnet, die zu generalisierten Entwicklungsstörungen führen (Gewebedefekte). Man unterscheidet epiphysäre, metaphysäre und diaphysäre Dysplasien. Beispiele: Achondroplasie, multiple kartilaginäre Exostosen, Osteogenesis imperfecta. Einige dieser Krankheitsbilder sind bereits beim Neugeborenen erkennbar, oft erfolgt die klinische Manifestation aber erst in verschiedenen Stufen des Kindesalters.

Als **Dysostosen** werden **lokale Fehlbildungen** eines oder mehrerer Knochen verstanden. Es handelt sich um Organdefekte. Gewöhnlich handelt es sich entweder um eine **Hyperplasie** oder **Hypoplasie**. Als **Dysmelien** werden Gliedmaßenfehlbildungen als Sonderform der Dysostosen abgegrenzt. Bei den Dysmelien unterscheidet man:
- Amelie: ganze Gliedmaße fehlt
- Peromelie: distaler Abschnitt fehlt (einer Amputation entsprechend)
- Phokomelie: proximale Defekte („Robbengliedrigkeit")
- Ektromelie: Fehlen einzelner oder mehrerer Röhrenknochen in verschiedenen Kombinationen

Dystrophien des Skeletts sind Krankheiten, die auf dem Boden kongenitaler oder auch erworbener metabolischer Störungen an anderen Organsystemen sekundäre Auswirkungen auf den Knochen-, Knorpel- und Bindegewebestoffwechsel nehmen. Beispiele: Mukopolysaccha-ridosen, Phosphatdiabetes, renale Osteodystrophie.

Achondroplasie

Generalisierte Störung der enchondralen Ossifikation. Leitsymptom ist der dysproportionierte Zwergwuchs. Spinale Stenose.

Epiphysäre Dysplasie

Störung der enchondralen Ossifikation der epiphysären Knochenkerne, multilokulär; verspätet auftretende deformierte Knochenkerne; fehlende Wachstumspotenz und mechanische Verformbarkeit führen zu mannigfaltigen Formabweichungen.

Osteogenesis imperfecta

Abnorme Knochenbrüchigkeit durch Störung der desmalen Ossifikation (Kollagenstörung), fehlendes Dickenwachstum der Knochen. Bei schweren Formen sind die Kinder nicht lebensfähig. Von klinischer Bedeutung sind die **Osteogenesis imperfecta congenita** und die **Osteoge-**nesis imperfecta tarda** = Osteopsathyrose, Glasknochenkrankheit: Minderwuchs, blaue Skleren, Deformitäten durch multiple Frakturen.

Marfan-Syndrom

Generalisierte Bindegewebekrankheit mit Hochwuchs, überlangen Extremitäten, grazilen Knochen, hypotoner Muskulatur, laxen Gelenken mit Neigung zu Gelenkluxationen, schweren Skoliosen, Trichterbrust u. a.

Mukopolysaccharidosen

Vermehrte Speicherung von Mucopolysacchariden in verschiedenen Geweben. Verschiedene Unterformen, die wichtigsten:
- **Pfaundler-Hurler-Erkrankung:** dysproportionierter Zwergwuchs, Wasserspeiergesicht, kurze dicke Gliedmaßen, Gelenkkontrakturen, oft Schwachsinn.
- **Morquio-Brailsford-Syndrom:** Platyspondylie mit verkürztem Rumpf, meist schwere X-Beine, Kielbrust, vorzeitiger Schluss der Epiphysenfugen, Intelligenz gewöhnlich normal.

5 Erworbene Osteopathien

Zur Orientierung

Die **Osteologie** stellt ein interdisziplinäres Spezialgebiet dar, das nicht nur für Orthopäden, sondern auch für Endokrinologen, Rheumatologen, Pädiater und Radiologen Bedeutung hat. Die Osteologie beschäftigt sich u.a. schwerpunktmäßig mit den Osteopathien.

Begriffe und Definitionen

Die **Osteopathien** (☞ Abb. 5.1) stellen ganz allgemein die Krankheiten des Knochengewebes dar; im Besonderen versteht man aber darunter generalisierte, das gesamte Knochengewebe oder größere Knochenareale mehr oder weniger gleichartig betreffende Störungen. Die erworbenen Osteopathien sind ebenso wie die angeborenen in ihren Ursachen und ihren Differenzierungen sehr mannigfaltig. Einige gehören zu den seltenen Krankheitsbildern, sie sollen hier nicht besprochen werden. Die Osteoporose z.B. ist dagegen ein häufiges Krankheitsbild von hohem klinischem Belang.

Als **Osteoporose** bezeichnet man einen Mangel an Knochengewebe unterschiedlicher Ursache, der zu einer Verdünnung der spongiösen und kortikalen Strukturen führt (Strukturverlust). Das noch vorhandene Knochengewebe zeigt in seiner Zusammensetzung aber keine Auffälligkeiten, es erscheint lediglich in seiner Relation zum Markraum mehr oder weniger spärlich (Rarefizierung). Die **Osteolyse** ist dagegen von einer umschriebenen Knochenzerstörung und einem lokalen Knochenabbau, z.B. unter Vermittlung von Tumorzellen, gekennzeichnet.

Die als **Osteosklerose** bzw. als **Hyperostose** bezeichnete Veränderung stellt gewissermaßen das Gegenteil der Osteoporose dar. Ihr liegt nämlich – lokal oder generalisiert – ein Zuviel an Knochengewebe und als Folge davon eine Relationsverschiebung zuungunsten des Markraums zugrunde. Wie bei der Osteoporose lässt das Knochengewebe selbst keine Auffälligkeiten erkennen (Beispiel: Marmorknochenkrankheit, reaktive Knochensklerose).

Im Gegensatz zur Osteoporose und Osteosklerose stellt die **Osteomalazie** eine Knochenkrankheit dar, bei der im Zuge der physiologischen Wachstums- und Regenerationsvorgänge zwar Knochengrundsubstanz gebildet wird, die jedoch nicht mineralisiert, sondern als unverkalktes Osteoid die Stelle verkalkten Osteoids einnimmt (**Osteoidose**) (Beispiele: Vitamin-D-Mangel bzw. -Verwertungsstörung, Hypophosphatasie).

Unter dem Oberbegriff **Osteopenie** werden solche Osteopathien zusammengefasst, bei denen die Menge mineralisierter Knochensubstanz vermindert ist (Beispiele: Osteoporose, Osteomalazie, Osteodystrophie). Auch wenn osteopenischen Zuständen, seien sie lokaler oder seien sie generalisierter Art, ganz unterschiedliche morphologische Veränderungen des Knochens zugrunde liegen, ist ihnen doch eines gemeinsam: ihr Röntgenbild ist gekennzeichnet von einer verminderten Knochendichte. Erkennt man im Röntgenbild oder in der Densitometrie eine verminderte Knochendichte, ist es nicht richtig, a priori von einer Osteoporose zu sprechen, vielmehr liegt eine Osteopenie vor. Erst mit Hilfe weiterer diagnostischer Parameter kann es dann gelingen, die Osteopenie einer bestimmten Form der Osteopathie zuzuordnen.

Der Begriff **Osteodystrophie** beschreibt ebenfalls kein einheitliches Krankheitsbild. Die Osteodystrophia fibrosa generalisata ist die Folge eines primären Hyperparathyreoidismus. Histomorphologisch ist sie charakterisiert durch eine hohe Osteoklastenaktivität und eine Osteoidose: Es resultiert eine osteopenische Osteopathie. Auch die renale Osteodystrophie ist gekennzeichnet von einem Hyperparathyreoidismus, darüber hinaus von den Folgen der Vitamin-D-Störung (d.h. Osteomalazie) und einer Osteosklerose unbekannter Genese.

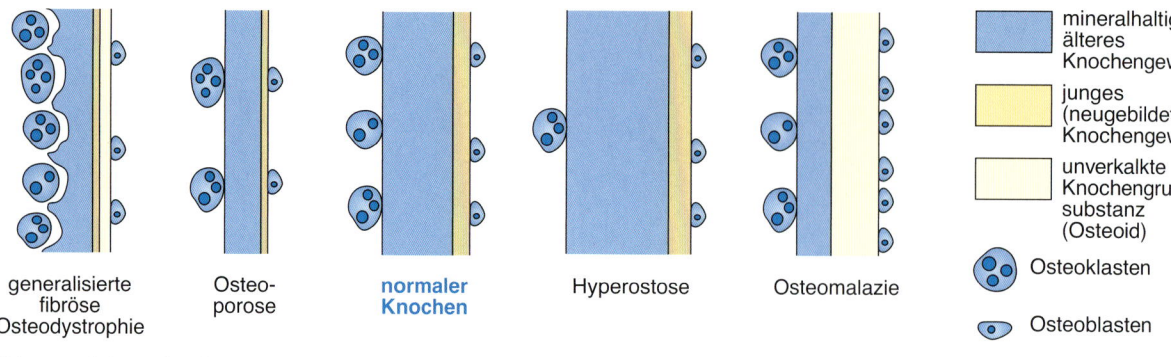

	mineralhaltiges älteres Knochengewebe
	junges (neugebildetes) Knochengewebe
	unverkalkte Knochengrundsubstanz (Osteoid)
	Osteoklasten
	Osteoblasten

generalisierte fibröse Osteodystrophie   Osteoporose   **normaler Knochen**   Hyperostose   Osteomalazie

Abb. 5.1 Schema der vier Grundtypen der Osteopathien.
Prägnant sind die unterschiedlichen Proportionen mineralisierten und unmineralisierten Knochens und die verschiedenen Zellzahlen.

5.1 Metabolische Osteopathien

5.1.1 Rachitis

Definition Vitamin-D-Mangelkrankheit am wachsenden Skelett mit Störung vor allem der enchondralen, aber auch der desmalen Ossifikation infolge unzureichender Mineraleinlagerung.

Synonyme Vitamin-D-Mangel-Syndrom, englische Krankheit

Ätiologie und Pathogenese Mangel an Vitamin D führt wie beim Erwachsenen auch im Säuglings- und Kindesalter zu ungenügender Mineraleinlagerung in die neugebildete Knochengrundsubstanz. Der Mangel kann infolge ungenügender Zufuhr aus der Nahrung, infolge ungenügender Resorption bei gastrointestinalen Störungen oder infolge unzureichender Synthese bei fehlender Sonnenlichteinstrahlung eintreten. Bei der seltenen Pseudoman-

gelrachitis handelt es sich teils um eine Zielorganresistenz für Vitamin D und teils um eine Hydroxylierungsstörung in der Niere. Auch Kalzium- und/oder Phosphatmangel führen zu Rachitiserscheinungen.

Folgen der Ossifikationsstörung sind eine deformierende Entwicklung der Epiphysenfugen und eine Hemmung des Längenwachstums der langen Röhrenknochen (☞ Abb. 5.2a). Gleichzeitig mit dem gestörten Knochenanbau geht der Knochenabbau ungehindert weiter. Der Knochen wird osteopenisch, weich und biegsam.

Klinik Auffälligste Symptome sind Epiphysenauftreibungen („Doppelgelenke", „Rosenkranz"), unproportioniert großer Schädel mit plattem Hinterkopf (Caput quadratum), ein Nachgeben der Schädelknochen bei Fingerdruck (Kraniotabes), Brustkorbdeformitäten („Glockenthorax", Trichter- oder Kielbrust), betonte Brustkyphose („Sitzbuckel" [☞ Abb. 17.14]), ferner „Froschbauch" infolge Hypotonie der Bauchmuskeln bei allgemeiner

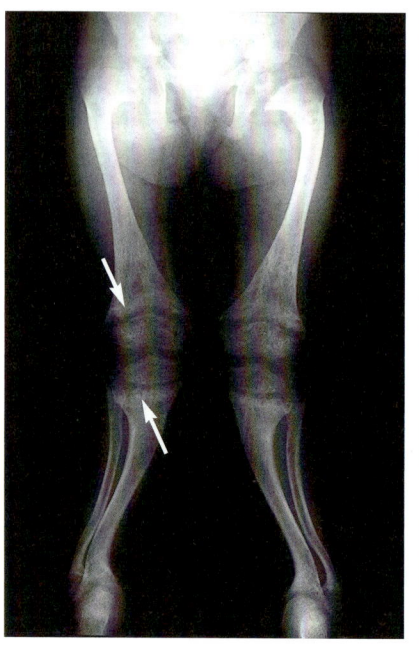

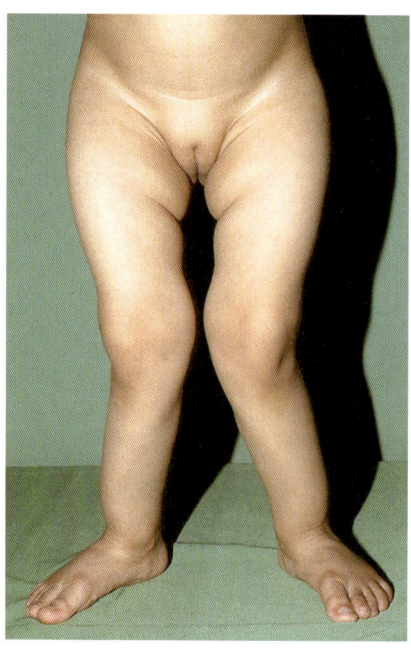

Abb. 5.2 Rachitis bei einem vierjährigen Mädchen.

a) Die Epiphysenfugen sind weit geöffnet. Die Metaphysen sind becherförmig verbreitert und verdichtet (Pfeil). Varische Verbiegung der Femurdiaphysen, Valgität der proximalen Tibiaenden und varische Verbiegung der Tibiadiaphysen, „Korkenzieherbeine".

b) Das klinische Bild zeigt die Achsdeformität; zusätzlich Antekurvation der Tibiae.

Adynamie der Muskulatur. Neigung zur hypokalzämischen Tetanie.

Die Vitamin-D-Mangel-Rachitis, die früher das besondere Interesse der Orthopäden aufgrund schwerer Belastungsdeformitäten des Skeletts wie Skoliose, Kyphose, Coxa vara, X- und O-Beine, „Korkenzieherbeine" sowie Platt-Knick-Füße usw. (☞ Abb. 5.2b) beanspruchte, hat heute dank einer ausreichend vitaminhaltigen Ernährung und der seit Jahrzehnten üblichen Vitamin-D-Prophylaxe erheblich an Bedeutung verloren.

Diagnostik Im floriden Stadium erhöhte alkalische Phosphatasewerte, Verminderung des Serumphosphats bei niedrigem bis normalem Kalziumspiegel, Verminderung des 25-Hydroxy-Vitamin-D$_3$ im Serum.

Im Röntgenbild zeigen sich charakteristisch veränderte Epiphysenfugen mit becherförmiger Auftreibung (besonders gut am Handgelenk erkennbar), unregelmäßig bandartige Verkalkungszone der Metaphyse, gelegentlich Grünholzfrakturen und Looser-Umbauzonen, allgemeine Dichteabnahme.

Differentialdiagnose Vitamin-D-resistente Rachitis, Hypophosphatasie, Crus varum congenitum und Tibia vara (beide im Gegensatz zur Rachitis meist einseitig). Bei im Vordergrund stehender Muskelschwäche auch primäre Myopathie.

Therapie Prophylaxe beim Säugling durch 500 IE Vitamin D täglich oder in Stoßform je 300 000 IE in der 6. Woche und im 6. Monat. Die Behandlung florider Rachitisfälle mit hohen Vitamindosen sollte in Zusammenarbeit mit dem Pädiater erfolgen. Es ist falsch, mittels Schienen eine Deformitätenkorrektur zu versuchen und eine antirachitische Therapie aufzuschieben in der Vorstellung, der Knochen sei biegsamer, wenn er noch rachitisch bleibe. Nicht zu ausgeprägte Deformitäten haben gewöhnlich gute Aussicht auf spontanen Ausgleich, so daß sich operative Korrekturen meist erübrigen. Diese sollen grundsätzlich erst nach völligem Abklingen der floriden Erkrankung kurz vor der Einschulung vorgenommen werden.

5.1.2 Vitamin-D-resistente Rachitis

Unter dem Begriff der Vitamin-D-resistenten Rachitis werden Krankheitsbilder unterschiedlicher Ätiologie zusammengefasst, die mit klinischen Phänomenen ähnlich einer Vitamin-D-Mangel-Rachitis einhergehen. Eine Störung des Vitamin-D-Stoffwechsels liegt aber gar nicht vor, so dass die Nutzlosigkeit einer Vitaminmedikation nicht verwundert.

Man unterscheidet unterschiedliche Formen. Beim **Phosphatdiabetes** liegt ein erblicher proximaler Tubulusdefekt der Niere vor. Die Störung der Phosphatrückresorption führt zur hypophosphatämischen Rachitis mit Minderwuchs und Verbiegungen der langen Röhrenknochen. Die Therapie besteht in Phosphatsubstitution im Wachstumsalter. Deformitäten sollten frühzeitig operativ korrigiert werden.

Auch bei den verschiedenen Formen der **renalen tubulären Azidose** führt der Mangel an Phosphor zur Mineralisationsstörung des Knochens. Die Therapie richtet sich primär auf die Elektrolytstörungen und weniger auf die Osteopathie.

5.1.3 Osteomalazie

Definition Die Osteomalazie wird auch als „Rachitis des Erwachsenen" bezeichnet, da eine mangelhafte Mineralisierung neu gebildeten Knochens für die Krankheit kennzeichnend ist. Die Knochen werden dadurch weicher und gegenüber mechanischer Belastung weniger stabil.

Ätiologie und Pathogenese Die Ursache ist nicht einheitlich. D-Hypovitaminose durch unzureichende Ernährung (Hungermalazie), Maldigestion und Malabsorption mit einer Störung der Fettresorption (Vitamin D ist fettlöslich!), verminderte Sonnenlichtexposition (Bewohner von Altersheimen, verschleierte Frauen islamischer Länder im Norden), aber auch Hydroxylierungsstörungen in Leber (Antiepileptika!) und Nieren kommen als Ursachen in Betracht. Die Mineralisierung neu abgelagerten Osteoids bleibt aus (Osteoidose), die mechanische Belastbarkeit des Knochens nimmt ab. Andauernde Magen- und Darmstörungen (Zöliakie, Sprue), Gallenfistel und Lebererkrankungen können ebenfalls ursächlich eine Rolle spielen, gelegentlich nach Gastrektomie.

Klinik Rasche Ermüdung und Muskelschwäche, allgemeiner Gliederschmerz („Knochenschmerz", „Panalgie"), Rückenschmerz, Schmerz auch bei Druck auf exponierte Knochen. Bei längerer Persistenz des Vitaminmangels Varusdeformierung der Beinachse, Hyperkyphose der Wirbelsäule, Coxa vara.

Looser-Umbauzonen sind Ermüdungszonen aufgrund der verminderten Belastbarkeit des Knochens. Sie treten an Orten stärkerer Biegebelastung des Skeletts auf (Schambein, Sitzbein, Schenkelhals, proximale und distale Tibia, Kalkaneus, Rippen). Die Ermüdungszonen führen zu einem typischen Röntgenbild mit streifenförmiger Verdichtungszone infolge einer reaktiven Osteoneogenese. Sie gehen mit heftigem, belastungsabhängigem Lokalschmerz einher.

Echte Frakturen treten im Bereich der Looser-Umbauzonen als Restbruch auf. Davon betroffen sind besonders Schenkelhals und Schienbein.

Diagnostik **Röntgen:** Diffuse Dichteminderung des Knochens, besonders des Stammskeletts. Kyphosen mit Keil- und Fischwirbelbildung. Deformation der Beinachsen. Looser-Umbauzonen einzeln oder multipel, symmetrisch als Milkman-Syndrom (☞ Abb. 5.3).

Labor: Erhöhung der alkalischen Serumphosphatase, erniedrigte Serumkonzentration der Vitamin-D-Metaboliten, normales bis erniedrigtes Serumkalzium.

Histologie: Die Sicherung der Diagnose gelingt durch Knochenbiopsie aus dem Beckenkamm. Nur die Aufarbeitung des Knochengewebes ohne Entkaltung lässt die Osteoidose eindeutig erkennen.

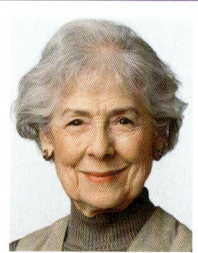

Die 70-jährige Patientin leidet seit Jahren an einer exokrinen Pankreasinsuffizienz und lässt sich einer chronischen Obstipation wegen täglich mit Schwenkeinläufen behandeln. Sie klagt über belastungsabhängige Schmerzen auf der Innenseite des rechten Kniegelenks und im Oberschenkel. Im Röntgenbild erkennt man eine mehr oder weniger horizontal verlaufende streifenförmige Verdichtung im rechten Schenkelhals (☞ Abb. 5.3). Die knochenspezifische alkalische Phosphatase ist deutlich erhöht.
Diagnose: Osteomalazie bei Vitamin-D-Malabsorption mit ausgedehnter Looser-Umbauzone im Schenkelhals rechts, geringer ausgeprägt im Schenkelhals links.

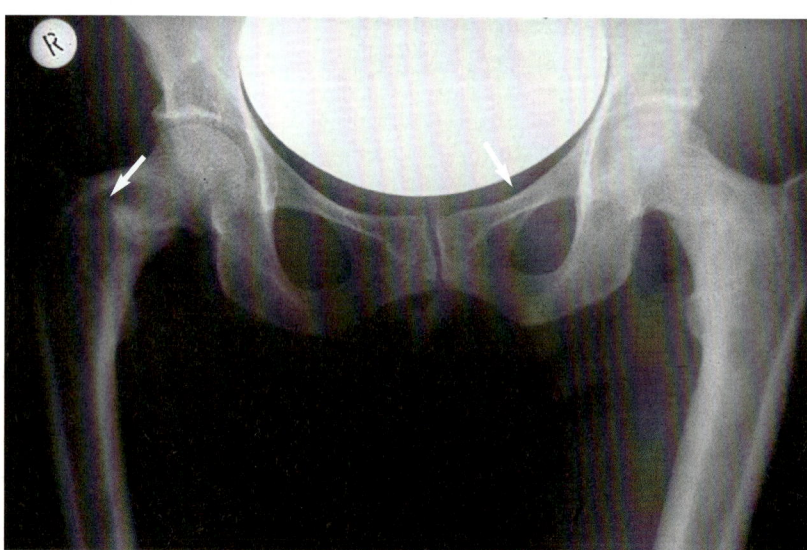

Abb. 5.3 Osteomalazie mit Looser-Umbauzonen.

Therapie Wenn möglich sollte die Ursache der Vitamin-D-Störung beseitigt werden. Bis zur Ausheilung der Veränderungen werden täglich Vitamin-D-Dosen von 3000 bis 5000 IE empfohlen. Die längerfristige und je nach Ursache dauerhafte Vitamin-D-Substitution erfolgt mit 500 bis 1000 IE pro Tag. Symptomatische Schmerzbehandlung mit physikalischen und medikamentösen Mitteln. Kalziumreiche Ernährung. Schmerzhafte Umbauzonen werden in gleicher Weise behandelt, ggf. zusätzlich Belastungsminderung. Nur selten und bei drohender echter Fraktur kommt eine prophylaktische Armierung des Knochens mit Osteosyntheseplatten oder Kirschner-Drähten in Frage.

> **!** Bei alten Menschen kommen Osteomalazien (fehlende Besonnung, einseitige Ernährung, Maldigestion) zusammen mit Osteoporosen (senile Osteoporose) vor. Die Osteoporose mag das klinische und radiologische Bild prägen, die Therapie einer begleitenden Osteomalazie darf aber nicht fehlen.

5.1.4 Renale Osteopathien

Definition Es liegt eine komplexe Störung des Knochenstoffwechsels bei gestörter Nierenfunktion vor.

Ätiologie und Pathogenese Die bei Niereninsuffizienz reduzierte 1-Hydroxylierung des 25-Hydroxy-Vitamin-D_3 führt zu verminderter Kalziumresorption im Dünndarm, Hypokalzämie und Mineralisationsstörung des Knochens (Osteomalazie). Die gestörte Ausscheidung des Phosphats begründet eine Hyperphosphatämie. Hypokalzämie und Hyperphosphatämie fördern die Ausschüttung von Parathormon und führen zum sekundären Hyperparathyreoidismus. Histologisch entstehen Mischbilder aus einer Osteomalazie und einem Hyperparathyreoidismus, die zusätzlich überlagert sein können von unerwünschten Medikationsfolgen (Aluminiumosteopathie, adynamic bone disease).

Klinik Renale Osteopathien werden bei erworbener Niereninsuffizienz und bei Dialysepatienten beobachtet. Klinisch kommt es bei Kindern zu rachitisähnlichen Wachstumsstörungen (Minderwuchs) und Extremitätenverbiegungen (**renale Rachitis**).

Beim Erwachsenen entsprechen die Krankheitsbilder histologisch einer Mischung aus Osteomalazie, Osteodystrophie und Osteosklerose. Der sekundäre Hyperparathyreoidismus kann zu lokalen Osteolysen durch Osteoklastome und zu monströsen ektopen Mineralisationen führen. Eine Amyloidose kann eine destruierende sog. Dialysearthropathie induzieren. Eine Aluminium-

Aus der Praxis

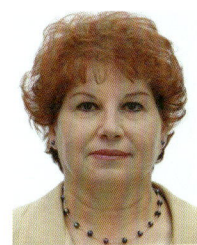

Die 52-jährige Patientin leidet seit vielen Jahren an einer dialysepflichtigen Niereninsuffizienz. Im Bereich beider Schultern sind über Monate langsam zunehmende Schwellungen aufgetreten, die zunächst schmerzlos waren, dann die Bewegung der Schultergelenke einschränkten und schließlich zu bewegungsabhängigen Schmerzen führten (☞ Abb. 5.4a). Im Röntgenbild erkennt man ausgedehnte wolkige Verschattungen in den periartikulären Weichgeweben (☞ Abb. 5.4c). Die Operation wurde der Schmerzen wegen indiziert; intraoperativ entleerte sich rahmige Kalkmilch (☞ Abb. 5.4b). Die ektopen Mineralisationen betreffen nicht nur periartikuläre Schleimbeutel, sondern führen auch zur Inkrustierung der Sehnen und Muskeln mit CaP-Mineralen. Als Ursache ist der tertiäre Hyperparathyreoidismus anzusehen. Nach chirurgischer Therapie des Hyperparathyreoidismus bilden sich derartige ektope Mineralablagerungen für gewöhnlich nach Monaten bis Jahren auch spontan zurück.

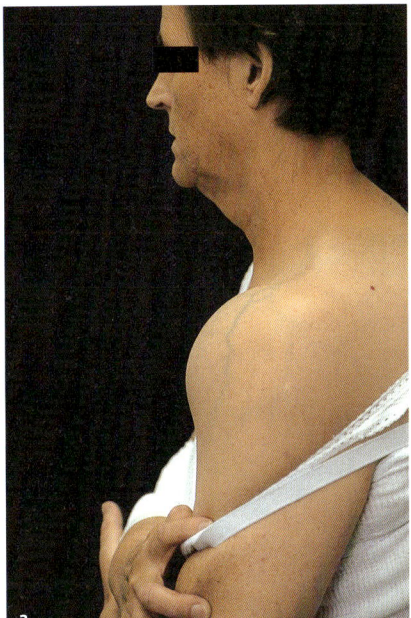

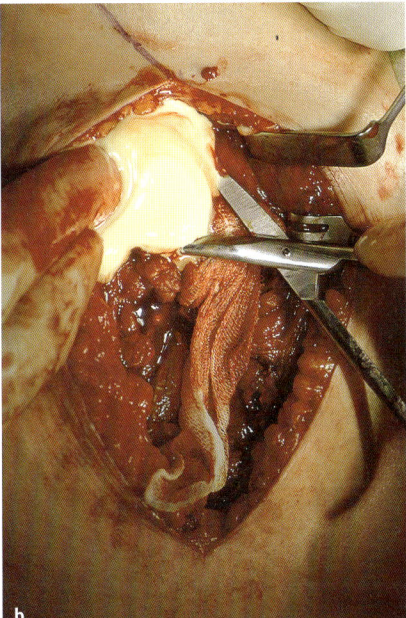

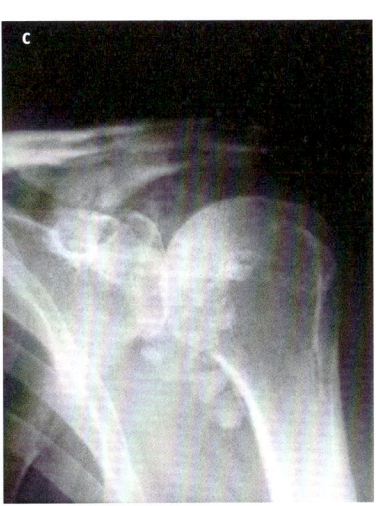

Abb. 5.4 a–c Renale Osteopathie mit ektopen Mineralisationen („Kalkmilch").

medikation, früher verwendet zur Reduktion der enteralen Phosphatresorption, führt eine zusätzliche toxische Schädigung des Knochens herbei. Die renale Osteopathie prädisponiert zu Knochennekrosen, denn nach Nierentransplantation beobachtet man unter Kortisonbehandlung gehäuft Knochennekrosen an Hüft- und Schultergelenk.

Diagnostik Typische Befunde im Röntgenbild: Nebeneinander osteopenischer und osteosklerotischer Strukturveränderungen, an der Wirbelsäule charakteristische Verdichtungsbänder parallel zu den Wirbeldeck- und -grundplatten. Looser-Umbauzonen kommen vor. Bei tertiärem Hyperparathyreoidismus: Osteoklastome, ektope Mineralisationen, Chondrokalzinosen.

Therapie Substitution von 1,25(OH)$_2$-Vitamin D$_3$, Kalziumsubstitution, Phosphatreduktion, ggf. chirurgische Therapie eines tertiären Hyperparathyreoidismus.

Nach Therapie des Hyperparathyreoidismus bilden sich Osteoklastome und ektope Mineralisationen langsam spontan zurück, sodass eine operative Therapie nur in ausgeprägten Fällen angezeigt ist.

5.2 Endokrine Osteopathien

5.2.1 Hyperparathyreoidismus

Definitionen Es liegt eine pathologisch erhöhte Produktion von Parathormon zugrunde, die zu einer Aktivierung von Osteoklasten mit gesteigertem Knochenabbau führt.

Als **primärer** Hyperparathyreoidismus (pHPT) wird eine autonome Überproduktion des in den Epithelkörperchen gebildeten Parathormons bezeichnet.

Ein **sekundärer** Hyperparathyreoidismus (sHPT) stellt eine reaktive Überproduktion an Parathormon dar, meist im Zuge einer terminalen Niereninsuffizienz.

Ein **tertiärer** Hyperparathyreoidismus (tHPT) liegt vor, wenn es zu einer Autonomie der ursprünglich reaktiv hyperplastischen Epithelkörperchen (sHPT) gekommen ist.

Synonyme Osteodystrophia fibrosa generalisata, Morbus v. Recklinghausen, Ostitis fibrosa cystica generalisata

Ätiologie und Pathogenese Dem pHPT liegt in den meisten Fällen ein autonomes Adenom, seltener eine Hyperplasie mehrerer Nebenschilddrüsen zugrunde. Ein Nebenschilddrüsenkarzinom stellt eine seltene Ursache dar.

Der sHPT folgt chronischer Hypokalzämie unterschiedlicher Genese, z.B. kalziumarmer Fehlernährung und Mangel an Vitamin D. Bei der Niereninsuffizienz ist der sHPT vornehmlich Folge der Hyperphosphatämie.

Der erhöhte Parathormonspiegel führt zur Osteoklastenaktivierung (Osteoklasie), die auch durch eine verstärkte Osteoblastentätigkeit nicht kompensiert werden kann. Der resultierende Knochenabbau führt einerseits zu starkem Substanzverlust des gesamten Knochens (Osteopenie), verminderter Knochendichte und Markfibrose, andererseits auch zu osteolyseartiger lokaler Resorption infolge herdförmig exzessiv gesteigerter Osteoklastentätigkeit (Osteoklastom = brauner Tumor). Der infolge des Substanzmangels mechanisch minderbelastbare Knochen kann Ermüdungsbrüche zeigen; die Osteolysen können Frakturen nach sich ziehen. Die Hyperkalzämie ist beim pHPT und tHPT Ursache ektoper Mineralisationen und vermutlich auch auftretender Chondrokalzinosen.

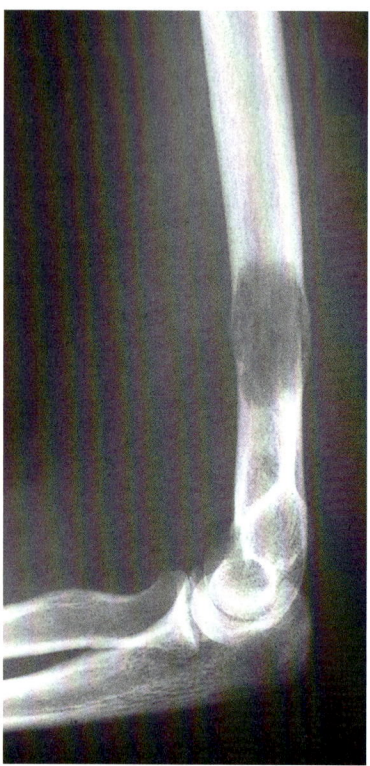

Abb. 5.5 Osteodystrophia fibrosa generalisata v. Recklinghausen. Verminderte Knochendichte, die Kortikalis ist verdünnt und „spongiosiert", im Bereich des Osteoklastoms (sog. brauner Tumor) ist sie unterbrochen.

Klinik Es bestehen Klagen über Mattigkeit, Schwäche, Muskelkrämpfe, Depressionen, uncharakteristische Glieder- und Rückenschmerzen, Abdominalschmerzen, Ulzera des Magens, Nephrolithiasis, Nephrokalzinose („Stein, Bein, Magenpein"). Zum Vollbild der ossären Manifestation des pHPT gehört die Ostitis cystica generalisata, die heute seltener als die urologischen Symptome gefunden wird.

Die erkrankten Knochen können auf Druck schmerzhaft sein. Gelegentlich Verbiegung und Infraktionen belasteter Knochen, im Bereich von Osteoklastomen sind die Knochen aufgetrieben. In sehr schweren Fällen ist die Steh- und Gehfähigkeit durch das dystrophe Skelett beeinträchtigt. Sekundäre Chondrokalzinosen können zu schmerzhafter Kristallsynovitis (meist des Knie-, Hand- oder Hüftgelenks) führen. Unbehandelt sterben die Patienten meist nach mehrjährigem Verlauf an Nierenversagen. Der Anteil asymptomatischer Patienten beträgt beim pHPT 50%.

Ein sHPT kann zu ähnlichen, meist weniger ausgeprägten Veränderungen wie die v.-Recklinghausen-Krankheit führen.

Diagnostik Labor: Diagnostisch entscheidend sind beim pHPT und tHPT die Hyperkalzämie (> 3 mmol/l), Hyperkalziurie, Hypophosphatämie, Erhöhung der alkalischen Phosphatase (bei manifesten Knochenveränderungen). Im Parathormon-Radioimmunassay lässt sich auch der sHPT nachweisen.

Röntgenbild: verminderte Knochendichte, Ausdünnung der Kortikalis, Erweiterung der Markhöhlen. Osteoklastome verraten sich durch Aufhellungen und Auftreibungen des Knochens und treten vor allem am Handskelett auf. Die Osteoklastome zerstören die Kompakta (☞ Abb. 5.5) und führen zu Spontanfrakturen. Kleine Aufhellungs- und Verdichtungsherde geben dem Schädel ein charakteristisches Aussehen (Pfeffer und Salz). Akroosteolysen. Nieren-, Gefäß- und Knorpelverkalkungen.

Differentialdiagnose Differentialdiagnostische Schwierigkeiten treten nur zu Beginn der Erkrankung bei der Beurteilung der Osteoklastome auf (solitäre Knochenzyste, aneurysmatische Knochenzyste, fibröse Dysplasie, Plasmozytom). Vor einer Fehldiagnose schützt eine genaue Anamnese. Multizystische Veränderungen im Röntgenbild der Hand sollten an den HPT denken lassen! Evtl. Röntgenaufnahmen und Szintigraphien des ganzen Skeletts. Abgrenzung zu Osteopenien anderer Ursache.

Therapie Entfernung des Nebenschilddrüsenadenoms beim pHPT und tHPT. Die Entfernung von Osteoklastomen ist erst bei drohender oder manifester Fraktur indiziert, denn sie bilden sich nach chirurgischer Therapie des Adenoms weitgehend zurück. Autologe Knochentransplantationen und Osteosynthesen haben erst Aussicht auf dauerhaften Erfolg nach Beseitigung der erkrankten Nebenschilddrüse. Ohne Regulierung des Mineralstoffwechsels besteht die Gefahr von Pseudarthrosen. Die Behandlung des sHPT richtet sich nach der Grundkrankheit.

5.2.2 Störungen der Hypophyse

Eine Störung der **Hypophysenfunktion** kann verschiedene Krankheitsbilder zur Folge haben:

■ Eine Überproduktion von Somatotropin führt beim Kind und Jugendlichen zu **proportioniertem Riesenwuchs.** Nach Schluss der Epiphysenfugen kommt es zu einer Vergrößerung der Hände und Füße, des Schädels und der gelenknahen Knochen mit teils schweren Sekundärarthrosen: **Akromegalie.**

■ Bei unternormalem Angebot an Wachstumshormon kommt es zu **proportioniertem Zwergwuchs** (pituitäre Nanosomie) mit Infantilismus und schlanken, brüchigen Knochen. Das Knochenwachstum ist gehemmt, die Epiphysenkerne entwickeln sich verzögert und unregelmäßig. Oft schwierige Differentialdiagnose gegenüber juvenilen Osteochondronekrosen (Morbus Perthes, ☞ Kap. 6.1.1).

■ Die **Dystrophia adiposogenitalis** (Morbus Fröhlich, pituitärer Hypogonadismus) wird auf einen Mangel an gonadotropem Hormon der Hypophyse zurückgeführt. Im Alter von 10–14 Jahren fallen zunehmende Fettsucht v.a. am Stamm und retardierte Genitalentwicklung auf, meist in Verbindung mit ungewöhnlicher Körpergröße (eunuchoidaler Hochwuchs). Von orthopädischem Interesse sind besonders die ausgeprägten X-Beine sowie die Neigung zur Hüftkopf-Epiphysenlösung (☞ Kap. 16.3.4) und zum juvenilen Rundrücken (Adoleszentenkyphose, ☞ Kap. 17.3.2).

5.2.3 Störungen der Nebennierenrinde

Unter dem Begriff **Cushing-Syndrom** werden alle Zustände einer pathologisch vermehrten Kortisolwirkung zusammengefasst, einschließlich der medikamentösen Formen. Beim **Morbus Cushing** handelt es sich um eine pathologisch gesteigerte ACTH-Produktion durch ein Hypophysenadenom mit hypothalamisch-hypophysärer Fehlsteuerung.

Kortison hemmt die Osteoblastenaktivität und führt zu erhöhtem Eiweißabbau und mangelnder Kollagenbildung. Daraus folgen eine ausgeprägte **Osteoporose** (☞ Kap. 5.4) v.a. der Wirbelsäule, Stammfettsucht mit Mondgesicht, bei Kindern Wachstumsstörungen. Gefürchtete Komplikationen im Bereich der Orthopädie sind Knochennekrosen besonders des Femurkopfes.

5.2.4 Störungen der Keimdrüsen

Die Funktion der **Keimdrüsen** ist abhängig von der Hypophyse. Geschlechtliche Frühreife – **Pubertas praecox** – geht mit einem vorzeitigen Schluss der Epiphysenfugen und damit frühem Wachstumsende einher, Hypogonadismus oder verspätete Reife (**Pubertas tarda**) ist gewöhnlich mit ausgeprägterem Längenwachstum verbunden.

Mangel an Östrogenen führt zum Verlust an Knochenmasse: Osteoporose in der Folge ovarieller Insuffizienz, u.a. im Klimakterium oder nach Ovarektomie.

5.3 Paget-Krankheit

Definition Schleichend progressiv verlaufende Krankheit des Knochens mit herdförmigem Knochenumbau unter gleichzeitiger Osteopenie und Hyperostose. Die Krankheit kann sich über Jahrzehnte erstrecken und sich auf einen Knochen beschränken, aber auch mehrere Knochen befallen.

Synonyme Osteodystrophia deformans, Morbus Paget, Ostitis deformans Paget

Ätiologie und Pathogenese Eine virale Infektion wird als Ursache angenommen. Es findet ein lokaler Umbau mit erhöhtem Turnover von Knochensubstanz statt, wobei gleichzeitig ein verstärkter Abbau durch in der Zahl und Aktivität vermehrte Osteoklasten und eine ungeordnete Knochenneubildung ohne ausreichende Mineralisierung vor sich gehen. Das Ergebnis sind ein Nebeneinander von Osteopenie und Osteolyse sowie eine Massierung grobsträhnig verdichteter Partien.

Vorreiter und Begleiter aller strukturellen Veränderungen sind lokale Gefäßerweiterungen mit erheblich gesteigerter Durchblutung des erkrankten Knochens. Neu gebildeter Knochen bleibt im Allgemeinen lange Zeit osteoid, aber stellenweise kommt es auch zu schneller und starker Mineralisierung. Die befallenen Knochen sind verdickt, plump und in fortgeschrittenen Fällen immer deformiert (Coxa vara, Säbelscheidentibia [☞ Abb. 5.6], verbogener Radius). Obschon der Knochen an Dicke zunimmt, verliert er an Gewicht und Belastungsfähigkeit. Hieraus ergeben sich nicht selten **Spontanfrakturen,** vor allem in besonders beanspruchten Knochenabschnitten (Schenkelhals, Tibia). In etwa 2% der Fälle droht später sarkomatöse Entartung (Paget-Sarkom).

Klinik Ziehende Schmerzen, belastungsabhängig und auch in Ruhe. Die Hautwärme über dem kranken Knochen kann erhöht sein, bei Beklopfen können Schmerzen auftreten. Am häufigsten betroffen sind Lendenwirbelsäule, Becken, Schädelknochen, Oberschenkel und Tibia. Meist erkranken Männer jenseits des 40. Lebensjahres. Verkrümmungen befallener Extremitätenknochen und abnehmende Körpergröße durch Kyphose der Wirbelsäule fallen dem Patienten auf. Im fortgeschrittenen Stadium nimmt der erkrankte Schädel an Umfang zu („Der Hut wird zu klein."). Spontanfrakturen oder Infraktionen verstärken den lokalen Schmerz. Mitunter macht die Krankheit aber gar keine Beschwerden, ihre Entdeckung bleibt dann dem Zufall überlassen. Schmerzen nach jahrelang asymptomatischem Verlauf müssen an ein Paget-Sarkom denken lassen. Entwickeln sich in den dem befallenen Knochen benachbarten Gelenken Arthrosen, kann die Unterscheidung zwischen Knochen- und Gelenkschmerz schwierig, aber für die Therapie folgenschwer sein.

Bei Befall der Schädelknochen können Kopfschmerz, Hör- und Sehstörungen sowie Hirndrucksymptome je nach Lokalisation auftreten.

An ein Paget-Sarkom muss man denken, wenn sich im grobsträhnigen Knochen Osteolysen entwickeln bei gleich-

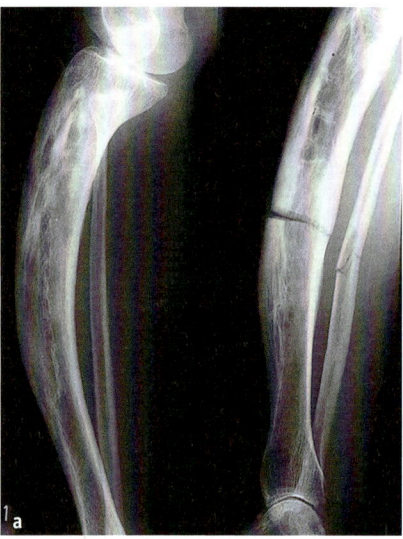
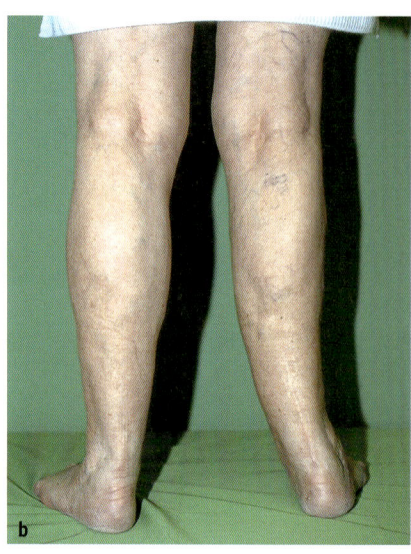

Abb. 5.6   Paget-Krankheit.

Folgende Phänomene sind im Röntgenbild charakteristisch: grobsträhnige Zeichnung der Spongiosa, streifige Osteosklerosen neben osteolytisch erscheinenden Arealen, wabige Auflockerung der Kortikalis, Knochendeformierung und -verplumpung.
a) Typische Knochenzeichnung der proximalen Tibia, starke Antekurvation (Säbelscheidentibia). Später im Krümmungsscheitel pathologische kurze Querfraktur.
b) Klinisch bestand neben der Antekurvation eine Valgusdeformierung des distalen Unterschenkels.

zeitiger Schmerzzunahme und Anstieg der alkalischen Phosphatase.

Diagnostik   Labor: Je nach Aktivität des Knochenumbaus ist die alkalische Phosphatase im Serum erhöht. Die alkalische Phosphatase ist auch ein guter Parameter zur Therapiesteuerung.

Röntgen: Charakteristisch ist das Nebeneinander von Zu- und Abnahme der knöchernen Substanz: Grobsträhnige, mosaikartig verdickte, oft wattebauschähnliche Strukturen wechseln mit osteopenischen Bezirken ab. Belastungsdeformitäten infolge abnehmender Stabilität: „säbelscheidenförmige" Verbiegung der Tibia (☞ Abb. 5.6), symptomatische Coxa vara, Beckendeformierung, Rundrücken. An Wirbelkörpern ist neben Vergröberung der Bälkchenzeichnung die rahmenartige Verdichtung der randständigen Spongiosa typisch. Eine umschriebene Osteoporosis cranii kann lange Zeit der Erkrankung anderer Knochen vorausgehen. Knochenbrüche zeigen meist kurze Querfrakturen.

MRT, CT: indiziert in frühen Stadien, bei Verdacht eines Sarkoms.

Szinigraphie: indiziert bei der Suche nach weiteren Befallsorten, starke Anreicherung des Nuklids!

Biopsie: Die röntgenologische Knochenzeichnung ist meist derart charakteristisch, wenn nicht gar pathognomonisch, dass bei gleichsinnigen klinischen und laborchemischen Befunden die Diagnose auch ohne Biopsie sicher zu stellen ist.

Differentialdiagnose Hyperparathyreoidismus (meist jüngere Menschen, typische Laborveränderungen und andersartige Charakteristika im Röntgenbild, ☞ Kap. 5.2.1), chronische Osteomyelitis (☞ Kap. 7.1.3), Karzinommetastasen, fibröse Dysplasie, Osteosarkom.

Therapie Die Mittel der Wahl stellen derzeit Bisphosphonate dar; die Therapiedauer orientiert sich an der Nor-

malisierung der alkalischen Phosphatase. Bei schmerzhaften Episoden empfiehlt sich die medikamentöse Therapie mit Kalzitonin wegen der gleichzeitigen Analgesie. Bei zunehmender Verbiegung eines Beins und Belastungsschmerz kommen entlastende Orthesen in Frage, bei Erkrankung der Wirbelkörper auch ein Korsett. Grobe Deformierungen verlangen eine Korrekturosteotomie. Die Knochenbruchheilung erfolgt gewöhnlich verlangsamt, man muss mit Rezidiven der Deformierung rechnen. Die Blutungsneigung bei Frakturen und Operationen ist vermehrt. Um die Hyperämie und den überstürzten Knochenumbau zu senken, sollte vor Osteotomien und Endoprothesenoperationen eine Bisphosphonattherapie durchgeführt werden. Bei Sarkomentwicklung medikamentöse und operative Therapie nach den Richtlinien der orthopädischen Onkologie.

5.4 Osteoporose

Definition Unter Osteoporose versteht man einen erworbenen, generalisierten, pathologischen Schwund an Knochenmasse mit einer Störung der Mikroarchitektur und konsekutiv erhöhter Knochenbrüchigkeit. Eine qualitative Alteration der Knochensubstanz besteht im Unterschied z.B. zur Osteomalazie nicht.

Ätiologie und Pathogenese Während des stetigen physiologischen Umbaus des Knochens (remodeling, ☞ Kap 1.2) herrscht nahezu ein Gleichgewicht zwischen Ab- und Anbauvorgängen. Auf diese Weise bleiben die quantitative und qualitative Zusammensetzung und die Mikro- und Makrostruktur des Knochens erhalten. Etwa bis zum 30. Lebensjahr überwiegt der Knochenanbau, die Knochenmasse gipfelt in diesem Lebensalter in der „peak bone mass". In den folgenden Jahren kommt es zu einer allmählichen Substanzabnahme, die mit etwa 1% Masseverlust pro Jahr zu beziffern ist. Es resultiert im höheren Lebensalter schließlich eine Altersatrophie des Knochens, die der physiologischen Involution aller Körpergewebe entspricht.

> ! Bei der Osteoporose handelt es sich um einen Knochen-massenverlust mit Krankheitswert. Krank machend wirkt die Osteoporose durch die erhöhte Knochenbrüchigkeit. Die Osteoporose wird von der WHO zu den wichtigsten Volkskrankheiten gezählt. Sie ist ein weltweites Gesundheitsproblem.

Die physiologischen Vorgänge der Altersatrophie erhalten den Krankheitswert einer Osteoporose, wenn der Masse-verlust so stark ausfällt, dass Frakturen eintreten. Die **Ursachen** für einen über das Maß der normalen Knochen-atrophie hinausgehenden Knochenverlust sind nicht ein-heitlich; vielmehr handelt es sich um summarische Effekte ätiologisch und pathogenetisch unterschiedlicher Einwir-kungen auf den Knochen. Sie verstärken die Altersatrophie teils phasenhaft, teils andauernd und teils werden Verluste rekompensiert, teils sind sie unwiederbringlich. Prinzipiell entsteht der Knochenschwund durch:

■ vermehrten Abbau infolge gesteigerter Osteoklasten-funktion oder
■ zu geringen Aufbau (Ersatz) durch Osteoblasten-schwäche oder
■ durch eine Kombination von beidem.

Unabhängig von der Ursache kommt es nicht nur zu einem Knochenmasseverlust, sondern auch zu einem Struktur-verlust (☞ Abb. 5.7). Die normalerweise plattenartig aus-gerichtete Spongiosa reduziert sich auf stabartige Struk-turen, Spongiosabälkchen verschlanken sich oder ver-schwinden vollständig. Die Dicke des kortikalen Knochens nimmt zugunsten der Markraumweite ab oder wird wabig umgebaut (Spongiolisation). Die Wahrscheinlichkeit, eine Osteoporose zu erleiden, hängt u.a. ab von der erreichten peak bone mass, von genetischen Faktoren, von der kör-perlichen Aktivität, von Risikofaktoren wie Rauchen und Alkoholgenuss, von negativen Einflüssen wie längerfristi-ger Bettruhe, Medikationen usw. ab.

Bezüglich der Ursache trennt man die **primären** (idio-pathischen) von den **sekundären** (durch eine nichtosteo-logische Grundkrankheit verursachten) **Osteoporosen**.

Primäre Osteoporosen Ihre Ursache ist letztlich nicht ge-klärt. Man unterscheidet zwei Verlaufstypen. Beim **Typ I** (**postmenopausale Osteoporose**) tritt innerhalb von Mo-naten bis wenigen Jahren nach der Menopause der Frau ein rascher Knochenmasseverlust auf (high turnover). Durch den Abfall der Östrogenproduktion entfällt die östrogen-vermittelte Osteoklastenhemmung. Die resorptive Hyper-aktivität der Osteoklasten wird von der Osteoblastenleis-tung nicht kompensiert. Dagegen trägt der **Typ II** (**senile Osteoporose**) den Charakter einer Osteoblasteninsuffi-zienz. Er ist der Verlaufstyp des höheren Alters und verläuft viel langsamer progredient (low turnover). Die Osteoklas-tenaktivität ist meist nicht beschleunigt.

Sekundäre Osteoporosen Am Skelettsystem treten die-selben histologischen und klinischen Phänomene in Er-scheinung wie bei der primären Osteoporose. Es besteht aber ein ursächlicher Zusammenhang mit einer Grund-krankheit außerhalb des Skelettsystems (☞ Tab. 5.1). Pri-märe und sekundäre Osteoporosen können sich mischen, verschiedene Ursachen können einander verstärken (z.B.

Tab. 5.1 Sekundäre Osteoporosen: Ursachen und Grundkrankheiten.

Endokrinopathien	Hypogonadismus ■ Frau und Mann ■ Anorexia nervosa ■ Hochleistungssportlerinnen ■ Ovarektomie Wachstumshormonmangel Hyperthyreose Hyperkortisolismus Hyperprolaktinämie
Nutritionsstörungen	Malnutrition (Hungerosteoporose) Maldigestion Malabsorption Alkoholismus
entzündliche Krankheiten	rheumatoide Arthritis entzündliche Enteropathien
Neoplasien	Plasmozytom Paraneoplasien Tumorkachexie
iatrogen-medikamentöse Ursachen	Glukokortikoide Schilddrüsenhormone Zytostatika Heparine und Kumarine
Immobilisation	Bewegungsmangel Bettruhe Schwerelosigkeit muskuläre Insuffizienz, Myopathien

rheumatoide Arthritis unter Kortisonmedikation, Abb. 5.9).

Klinik Die Osteoporose befällt das ganze Skelett, aber in gering unterschiedlichem Ausmaß in der Reihenfolge Wir-belsäule, Becken, stammnahe Röhrenknochen. Der Masse- und Strukturverlust führt zur Minderung der mechani-schen Knochenstabilität, daher sind Osteoporosekranke frakturgefährdet: Wirbelkörper, Schenkelhals, Humerus-kopf, distaler Radius.

An der Wirbelsäule kann es allmählich oder plötzlich zum Einbruch von Deck- und Grundplatten mit bleiben-den Deformierungen der Wirbelkörper kommen. Akute Wirbeleinbrüche gehen mit heftigen, oft zum Brustkorb oder zum Schultergürtel ausstrahlenden Schmerzen ein-her, gelegentlich begleitet von Rippenfrakturen. Rezidivie-rende Mikrofrakturen von Trabekeln, die meist röntgeno-logisch nicht sichtbar sind, äußern sich in chronischem Rückenschmerz mit akuten Schmerzexazerbationen.

Während es an der Lendenwirbelsäule zu sanduhrförmi-gen Wirbelverformungen kommt (Fischwirbel, ☞ Abb 5.8), entstehen an der Brustwirbelsäule charakteristische Keilwirbel, die zum typischen Rundrücken (Witwen-buckel) führen. Die Körpergröße sinkt nicht selten um 10 bis 20 cm. Der Rumpf wirkt gedrungen, der Bauch ist vor-gewölbt, es entstehen schlaffe quere Hautfalten des

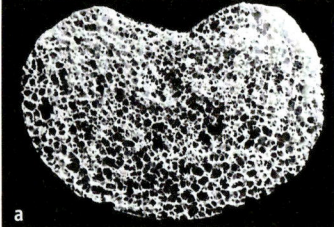
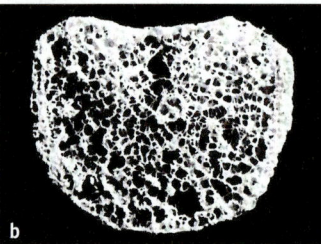
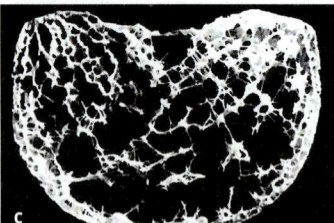

Abb. 5.7 Osteoporose. Verschiedene Schweregrade des Strukturverlustes an Wirbelkörperspongiosa, Mazerationspräparate von Lendenwirbeln (aus Jesserer-Kirchmayr: Die präsenile und die senile Involutionsosteoporose. Documenta rheumatologica Geigy 8 [1955]).
a) Normale Spongiosastruktur.
b) Beginnende Rarifizierung.
c) Ausgeprägter Strukturverlust.

Rückens (Tannenbaumeffekt). Die unteren Rippen erhalten schmerzhaften Kontakt zum Beckenkamm. Durch die Verkürzung des Rumpfes haben die Extremitäten eine relative Überlänge. Die geänderte Wirbelsäulenstatik überfordert die autochthone Rückenmuskulatur, es kommt zu reflektorischen Verspannungen und schmerzhaften Myogelosen. An Schultern und Hüften entstehen Kontrakturen

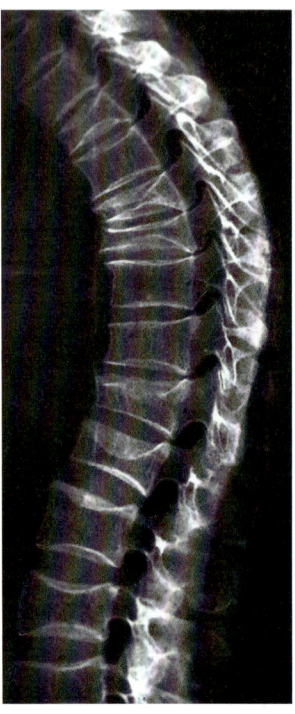

Abb. 5.8 Osteoporotische Wirbelsäule eines 68-jährigen Mannes (Leichenpräparat). Während im Bereich der Brustwirbelsäule Keilwirbel mit ventraler Höhenminderung typisch sind, treten an der Lendenwirbelsäule Kompressionsfrakturen der Grund- und Deckplatten auf, sodass die Wirbel sanduhrförmiges Aussehen annehmen (Fischwirbel). Verminderte Knochendichte mit strichartig betonten Abschlussplatten. Arkuäre (rundbogige) thorakale Kyphose.

durch Muskelverkürzung. Schließlich resultieren komplexe Schmerzbilder an Rumpf, Schulter- und Beckengürtel.

Frakturen der Extremitätenknochen entstehen oft durch ein inadäquates Trauma oder auch spontan (der Schenkelhals bricht, weil der Mensch stürzt, und der Mensch stürzt, weil der Schenkelhals gebrochen ist). Die Frakturheilungsvorgänge sind nicht nachhaltig beeinträchtigt.

Diagnostik **Labor:** Es gibt keinen aussagekräftigen biochemischen Test zum Nachweis der Osteoporose. Die Bedeutung laborchemischer Untersuchungen liegt in der Aufklärung sekundärer Osteoporosen (Schilddrüsenhormone, Immunelektrophorese, Vitamin-D-Metaboliten, Östrogen/Testosteron, Parathormon, Blutbild, Mineralstoffwechsel, Kreatinin).

Ein erhöhtes Serumosteokalzin weist auf verstärkte Osteoblastentätigkeit hin. Desoxypyridinolin und die Cross-link-Telopeptide sind Marker der Osteoklastenaktivität.

Histologie: Gewebeprobe gewöhnlich aus dem Beckenkamm, entweder als offene Probeentnahme oder als Punktion mit kräftiger, dünnkalibriger Nadel (Jamshidi-Nadel); vor allem zur Abgrenzung myeloproliferativer und neoplastischer Krankheiten und Osteopenien anderer Genese (Osteomalazie!).

Röntgen: Es besteht eine allgemein erhöhte Strahlendurchlässigkeit des Knochens, die im Röntgenbild aber erst sicher erkennbar wird, wenn die Knochendichte um 30% reduziert ist (☞ Abb. 5.9). Zuerst wird der spongiöse Knochen abgebaut: die Trabekelarchitektur (☞ Abb.1.4) des Schenkelhalses wird zunehmend reduziert, der kortikale Knochen tritt gegenüber der Spongiosa relativ deutlicher hervor, sodass die Knochenkonturen wie mit einem spitzen Bleistift nachgezogen erscheinen (Wirbelkörper). Später rarefiziert auch der kortikale Knochen, der Markraum der Röhrenknochen erscheint verbreitert. An der Wirbelsäule Deck- und Grundplatteneinbrüche bis zur typischen Fisch- und Keilwirbelbildung (☞ Abb. 5.8).

Osteodensitometrie: Messung der Knochendichte mit Hilfe der dualen Röntgen-Absorptiometrie (DEXA an der Wirbelsäule, am proximalen Femur), der quantitativen Computertomographie (qCT an der Wirbelsäule) oder der Ultraschalltransmissionsgeschwindigkeit (gewöhnlich an der Kniescheibe oder am Fersenbein). Alle Methoden haben ihre Vor- und Nachteile, am weitesten verbreitet ist die DEXA-Methode.

Differentialdiagnose Alle generalisierten Osteopenien, Osteomalazie, renale Osteopathien, paraneoplastische Osteopenie, myeloproliferative Krankheiten, Plasmozytom, Metastasen.

Prävention Die beste primäre Prävention scheint das Erreichen einer hohen peak bone mass im frühen Erwachsenenalter zu sein, gefördert durch vernünftige Ernährung und Bewegung (Sport). Eine sekundäre und tertiäre Prävention ist besonders angezeigt bei Umständen, die zur sekundären Osteoporose prädisponieren. Eine kalziumreiche Ernährung (empfohlene Ca-Aufnahme: 1000 mg/d für Erwachsene, 1500 mg/d für Frauen in der Postmenopause) und eine ausreichende Versorgung mit Vita-

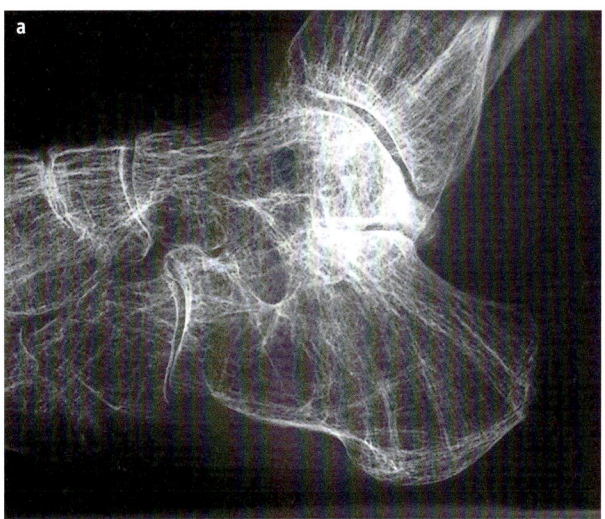
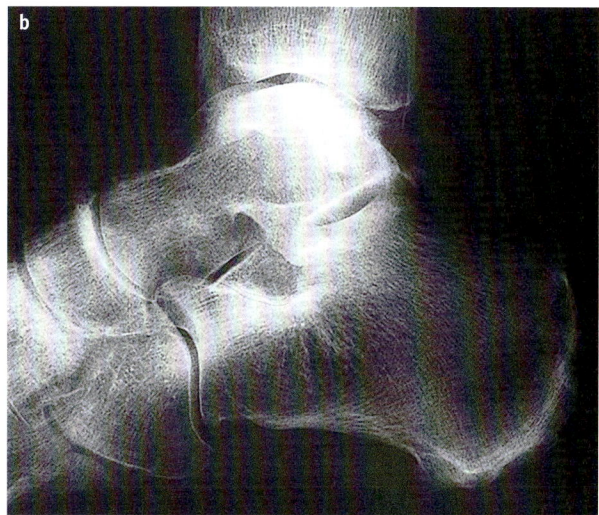

Abb. 5.9 Lokale Osteoporose.

Bei der 65-jährigen Frau mit schwerer rheumatoider Arthritis ist es infolge einer Immobilisation durch Gehunfähigkeit und gleichzeitiger Kortisonmedikation zu einer starken Osteoporose des Beinskeletts gekommen.

a) Ausgeprägte Rarefizierung der Spongiosastruktur; die verbleibenden Strukturen erscheinen kompensatorisch verstärkt.

b) Gesunder Rückfuß zum Vergleich.

min D sind Voraussetzungen für eine optimale Kalziumbilanz. Die Zufuhr sollte möglichst mit der Nahrung erfolgen (Milchprodukte), nur ergänzend medikamentös. Bewegung, leichte sportliche Betätigung im Alter!

Therapie Wegen der zahlreichen ätiologischen Einzelfaktoren ist es schwierig, eine einheitliche Behandlungsempfehlung zu geben:

■ **Allgemeine Maßnahmen:** Erkannte Ursachen sekundärer Osteoprorosen bekämpfen, Beseitigung von Risikofaktoren wie Rauchen und Alkohol, eiweiß- und mineralreiche Kost, dem Allgemeinzustand angepasste Verbesserung der körperlichen Aktivität, psychische Führung.

■ **Schmerztherapie:** Analgetika bzw. Antirheumatika in Verbindung mit einer dem Zustand des Patienten angepassten physikalischen Therapie: Wärmeanwendung (bei akuten Schmerzen auch Kältepackungen), leichte detonisierende Massagen; bei chronischen Beschwerden aktive Krankengymnastik mit kräftigenden und stabilisierenden Rückenübungen, Atemübungen, Vermeiden von Kontrakturen im Schulter- und Hüftbereich, auch als tägliches Heimtrainingsprogramm. Gegebenenfalls flexibles Mieder, das unter Stabilisierung des Abdomens die untere Wirbelsäule entlastet (☞ Abb. 13.6.b). Kalzitonin besitzt neben seiner antiosteolytischen auch eine analgetische Wirkung und wird vor allem in hochschmerzhaften Schubphasen mit Wirbelzusammensinterungen und hohem Knochenumatz angewandt. Nach Wirbelbrüchen möglichst nur kurzfristige Bettruhe, baldiges Aufstehen, ggf. mit Mieder, nur in Ausnahmen mit Korsett. Die Aktivierung der Muskulatur ist vordringlich, um die Osteoporose nicht durch die Immobilisation zu verschlimmern.

■ **Medikamentöse Therapie:** Sie verfolgt das Ziel, Osteoblasten zu stimulieren und Osteoklasten zu hemmen.

Kombinationen von Medikamenten erscheinen erfolgreich.

– **Kalzitonin** in Phasen hohen Knochenumsatzes, die mit starken Schmerzen durch Trabekeleinbrüche verbunden sind (100 IE s.c. bis zur Schmerzlinderung 1–2-mal täglich, danach 4–6 Wochen 2–3-mal wöchentlich, evtl. intervallmäßig wiederholt, auch als Nasenspray).

– **Natriumfluorid** stimuliert die Osteoblastentätigkeit und damit den Anbau neuen Knochens. Fluor führt zu verstärkter Osteoidbildung, das in Kombination mit Kalzium mineralisiert wird. Die Fluortherapie – in Kombination mit Kalzium und evtl. Vitamin D – sollte in niedriger Dosierung über mehrere Jahre durchgeführt werden. Therapieresponder antworten mit einer leichten Erhöhung der alkalischen Phosphatase. Überdosierung kann zur Fluorose führen. Bevorzugter Einsatz bei der senilen Osteoporose.

– **Bisphosphonate** hemmen die osteoklastäre Knochenresorption. Vor allem moderne Substanzen wirken weitgehend selektiv auf Osteoklasten. Bevorzugter Einsatz bei High-turnover-Osteoporosen.

– **Anabolika** unterstützen den Muskelaufbau, den Bewegungsantrieb und die Beweglichkeit.

■ **Operative Therapie:** Bei Schenkelhalsfraktur und manifester Osteoporose sollte der Alloarthroplastik der Vorzug gegenüber osteosynthetischen Verfahren gegeben werden. Die Frakturbehandlung richtet sich ansonsten nach den Grundsätzen der Traumatologie. Die Vertebroplastik ist ein junges Verfahren, bei dem Knochenzement in den Wirbelkörper eingebracht wird, um eine mechanische Stabilisierung zu erreichen und eine weitere Sinterung aufzuhalten oder gar, um den Wirbelkörper wieder aufzurichten. Eine abschließende Beurteilung der Methode steht noch aus.

Zusammenfassung

Rachitis

Mangel an Vitamin D führt am wachsenden Skelett zu ungenügender Mineraleinlagerung in die Knochengrundsubstanz. Folgen sind vor allem enchondrale Ossifikationsstörungen mit deformierender Entwicklung der Epiphysenfugen und Hemmung des Längenwachstums der langen Röhrenknochen. Klinische Symptome: Kraniotabes, Glockenthorax mit Harrison-Furche und Rosenkranz, Froschbauch, Coxa vara, X- und O-Beine, Skoliose. Therapie: Vitamin D. Prophylaxe: Vitamin D.

Osteomalazie

„Rachitis des Erwachsenen". Mineralisationsstörung infolge unausgeglichener Ca-P-Bilanz analog Vitamin-D-Mangel und renaler Rachitis, auch durch Malabsorption bei Sprue und Mangelernährung. Klinisch: allgemeine Gliederschmerzen, Ermüdungsfrakturen, Looser-Umbauzonen, Knochenverbiegungen. Therapie: Vitamin D.

Renale Osteopathien

Bei Nierenversagen ist die Filtration von Phosphaten reduziert, die Synthese von aktivem Vitamin D herabgesetzt, es besteht Hypokalzämie und Hyperphosphatämie bei erhöhter Eiweißausscheidung. Die damit verbundene Mineralisationsstörung führt im Kindesalter zu Minderwuchs und Knochenverbiegungen, beim Erwachsenen zum Bild der renalen Osteodystrophie.

Hyperparathyreoidismus

(Osteodystrophia fibrosa generalisata v. Recklinghausen) Erhöhte PTH-Ausschüttung infolge Hyperplasie oder eines Tumors der Nebenschilddrüse führt zu einer Aktivierung der Osteoklasten mit pathologisch gesteigertem Knochenumbau und Hyperkalzämie. Folge ist generalisierte Osteodystrophie mit verringerter Knochendichte, mit Knochenzysten und „braunen Tumoren", Spontanfrakturen. Klinisch: Knochenschmerzen, Nierensteine, „Stein-, Bein-, Magenpein". Therapie: Entfernung des Adenoms.

Paget-Krankheit

Progressiv herdförmig ablaufender Knochenumbau bei älteren Menschen mit gleichzeitiger Osteoporose und Hyperostose (verdickte Schädelknochen, Rahmenwirbel, Säbelscheidentibia!), Neigung zu Spontanfrakturen, Paget-Sarkom.

Osteoporose

Systemische quantitative Minderung des Knochengewebes ohne qualitative Änderung seiner Zusammensetzung, Substanz- und Strukturverlust. Knochenschwund durch vermehrten Abbau infolge gesteigerter Osteoklastenfunktion oder zu geringen Aufbaus durch Osteoblastenschwäche. Man unterscheidet primäre und sekundäre Formen, senile und postklimakterische Osteoporose.

Klinisch: hohe sozialmedizinische Bedeutung wegen Frakturneigung und komplexer Schmerzsyndrome, Rundrücken aufgrund Fisch- und Keilwirbeln, Schenkelhalsfrakturen bei alten Menschen.

Therapie: antiresorptive Medikation mit Bisphosphonaten und Kalzitonin in Phasen hohen Knochenumsatzes, Natriumfluorid als Stimulans der Osteoblasten, physikalische und orthetische Therapie.

6 Knochennekrosen

Zur Orientierung

Störungen der Blutzirkulation können zur kompletten oder partiellen Nekrose betroffener Knochen führen. Primär betroffen sind die Zellen des Knochens und des Knochenmarks. Ihr Zelltod führt erst sekundär zu Störungen der organischen und anorganischen Knochenmatrix. Klinisch kann man eine Vielzahl typischer Einzelkrankheiten voneinander abgrenzen, die sich durch ihre Lokalisation, das Erkrankungsalter und die Prognose zum Teil wesentlich unterscheiden. In diesem Kapitel werden die grundlegenden ätiologischen und pathogenetischen Aspekt und die Diagnose- und Therapieprinzipien dargestellt. Die einzelnen Krankheitsbilder sind den topographischen Kapiteln zugeordnet.

Begriffe und Definitionen

Knochengewebe kann im Rahmen einer Infektion (Osteomyelitis) absterben. Es handelt sich dann um eine **septische Knochennekrose.** Die als **Sequester** isolierten nekrotischen Knochenareale stellen ein komplizierendes Phänomen der Infektion dar. Die Prinzipien therapeutischen Handelns werden aber im Wesentlichen von der Infektion bestimmt und an anderer Stelle dargestellt (☞ Kap. 7.1.1).

Den septischen Knochennekrosen wird die nosologisch bedeutsamere und bei weitem heterogenere Gruppe der **aseptischen Knochennekrosen** gegenübergestellt. Bei ihnen ist der Tod der zellulären Bestandteile des Knochens und des Knochenmarks primärer Auslöser und prägender Vorgang des Krankheitsbildes. Um den Zusammenhang der aseptischen Knochennekrose mit Störungen der Knochendurchblutung zu betonen, wird vielfach der Ausdruck **avaskuläre Knochennekrose** verwendet. Dieser Begriff geht allerdings auf die nicht mehr ganz zutreffende Vorstellung zurück, dass aseptische Knochennekrosen ihre Ursache allein in der Minderung des arteriellen Zuflusses hätten.

Da die septische Knochennekrose gegenüber der aseptischen Knochennekrose in der klinischen Bedeutung stark in den Hintergrund tritt, erscheint es berechtigt, allgemein von der aseptischen Nekrose als „Knochennekrose" zu sprechen.

Ätiologie

Die **Störung der Blutzirkulation** bei aseptischen Knochennekrosen kann prinzipiell ausgelöst werden durch:

- **Gefäßverletzungen,** z.B. Zerreißung der den Hüftkopf ernährenden Gefäße bei einer Schenkelhalsfraktur (posttraumatische Hüftkopfnekrose)

- **Gefäßverschlüsse,** z.B. infolge von Luftembolien bei Tauchern (Caissonkrankheit) oder Mikrothromben bei der Sichelzellenanämie oder andersartigen Koagulopathien
- **Gefäßwanderkrankungen,** z.B. Angiopathien im Zusammenhang mit Stoffwechselstörungen (Diabetes mellitus, Hyperlipidämien, Vaskulitis)
- **venöse Stase,** z.B. durch eine intraossäre Druckerhöhung im Rahmen eines intraossären Ödems.

Es sind Risikofaktoren bekannt, in deren Folge gehäuft Knochennekrosen auftreten. Ihnen ist gemeinsam, dass sie offenbar über Durchblutungsstörungen in der arteriellen und/oder der venösen Strombahn und über Ernährungsdefizite am Zustandekommen von Osteonekrosen beteiligt sind. Die genauen Auslösemechanismen sind aber überwiegend unbekannt. Als gesicherte **Riskofaktoren** gelten:

- Alkoholabusus
- Therapie mit Glukokortikoiden
- Blutkrankheiten mit Thrombosediathese (Sichelzellenanämie, Polyzythämie)
- Caissonkrankheit
- Röntgenbestrahlung.

Am wachsenden Skelett ist die Ursache der aseptischen Knochennekrosen meist unbekannt, so dass diese Nekrosen als idiopathische Formen zu klassifizieren sind. Im Erwachsenenalter gelingt eine ätiopathogenetische Zuordnung der Knochennekrose häufiger.

Pathogenese

Die Toleranzzeit der verschiedenen Zelltypen für eine ischämische Störung ist nicht sicher bekannt. Osteozyten z.B. können eine vollständige Ischämie von zwei Stunden tolerieren. Kommt es zum Tod der Knochen- und Knochenmarkszellen, bleiben die tragenden extrazellulären

Strukturelemente des Knochens zunächst unbeeinträchtigt: das **Stadium der Zellnekrose** führt weder zu Beschwerden oder gar Schmerzen noch sind die Funktion und die mechanische Belastbarkeit des Knochens beeinträchtigt. Das Röntgenbild zeigt keine Veränderungen. Im Skelettszintigramm kann eine umschrieben reduzierte Nuklidverteilung erkennbar sein („cold lesion"). Ein kernspintomographisch nachweisbares **Markraumödem** mag zu diesem Zeitpunkt Folge einer hypoxämischen Schädigung oder gar Folge des bereits eingetretenen Zelltodes sein. Andererseits kann ein Marködem auch Folge einer andersartigen Schädigung des Markraumes sein, das dann über eine lokale Zirkulationsstörung einen hypoxämischen Schaden verursacht (Bone-Marrow-Edema-Syndrome). Die Bedeutung eines Markraumödems als Ursache oder Folge hypoxämischer Schädigung ist nicht aufgeklärt.

> **!** Die Knochennekrose an sich bereitet keine Schmerzen, erst sekundäre Phänomene wie Gelenkerguss, Einbruch der Gelenkflächen und Deformierung der Gelenkkörper führen zu Schmerzen oder Funktionseinschränkungen.

Der Körper ist prinzipiell in der Lage, die nekrotischen Areale abzuräumen und durch neuen Knochen zu ersetzen. Die Reparatur erfolgt aber keineswegs immer vollständig, teilweise sogar nur in Ansätzen. Die Regenerationsfähigkeit ist im Kindesalter deutlich größer als beim Erwachsenen. Der Nekrose folgt eine mehr oder weniger ausgeprägte Reaktion. Im angrenzenden vitalen Knochengewebe kommt es zu einer lokalen Hyperämie mit **Mesenchym- und Endothelzellproliferationen.** Die Inhalte des Markraums werden resorbiert. Die nekrotischen Knochentrabekel werden nur partiell abgebaut und dienen als Leitschiene für eine **sukzessive appositionelle Knochenneubildung.** Die Dichtezunahme stellt sich im Röntgenbild als Aufhellung oder Sklerose dar. Nach Revitalisierung der Nekrosezone erfolgt ein **Remodelling** des Knochens mit vollständigem Ersatz abgestorbener Knochentrabekel. Im Idealfall – und vor allem im Kindesalter – können die Reparationsmechanismen so zur Ausheilung einer Knochennekrose führen (Restitutio ad integrum). Die Vorgänge verlaufen je nach Lokalisation über Monate bis Jahre.

Das **Stadium der Reparation** wird aber nicht zwangsläufig erreicht. Nekrotisches Knochen- und Markgewebe wird nicht immer vollständig resorbiert und ersetzt. Welche Faktoren für die ausbleibende Heilung im Einzelnen verantwortlich sind, ist unklar. Die spezifische mechanische Belastung in der jeweiligen Lokalisation spielt ebenso eine Rolle wie repetitive Mikrotraumen, eine ausbleibende Vasoinduktion und fortgesetzte ischämische Attacken.

Vor allem zentral im Knochenkavum gelegene Nekrosen können zeitlebens bestehen bleiben. Sind die subchondralen Knochenbezirke nicht in die Nekrosezone einbezogen, so dass die mechanische Stabilität des Knochens unbeeinträchtigt ist, bleibt die Knochennekrose klinisch stumm und ohne pathogene Bedeutung. Erst wenn sich im nekrotischen Fettgewebe zusätzlich Kalziumphosphatminerale niederschlagen, wird sie – meist als Zufallsbefund – anhand der gesprenkelten Zeichnung im Röntgenbild erkennbar. Diese Veränderungen werden dann als **Knocheninfarkte** (☞ Abb. 6.1) bezeichnet.

Liegt die Nekrosezone in der subchondralen Region der angrenzenden Gelenke, treten typische Krankheitsbilder auf, die sich klinisch als **Arthropathien** darstellen. Vor allem weil die mechanische Belastbarkeit des gelenknahen Knochens unter der reaktiven Resorption vermindert wird, kommt es zu Kondensationen und Fragmentierungen des Knochens (**Stadium des Kollapses**) und auf Dauer verändert sich die äußere Form des Gelenkkörpers. Der Knochen sintert zusammen, es entstehen Stufen und Verwerfungen in der Gelenkoberfläche und schließlich resultiert eine **Inkongruenz der Gelenkpartner.** Sowohl im konventionellen Röntgenbild als auch im MRT lassen sich die Entwicklungen verfolgen. Pathogenetisch treten Mischbilder aus Reparationsvorgängen, mechanischen Einflüssen, erneuten Ischämien und sekundären Alterationen invadierten Bindegewebes auf. Die Nutrition des Gelenkknorpels bleibt zunächst erhalten, da sie von Gelenkseite her erfolgt. Der Gelenkknorpel wird jedoch den Formveränderungen des subchondralen Knochens zwangsläufig mechanisch angepasst; er kann dabei einreißen und sekundär schweren Schaden nehmen.

Bei **Epiphysennekrosen im Wachstumsalter** werden allerdings der Knorpel der Wachstumsfuge und der angrenzende Teil der Metaphyse in unterschiedlichem Maße in den Prozess einbezogen. Dann hat die Bezeichnung **Osteochondronekrose** ihre Berechtigung.

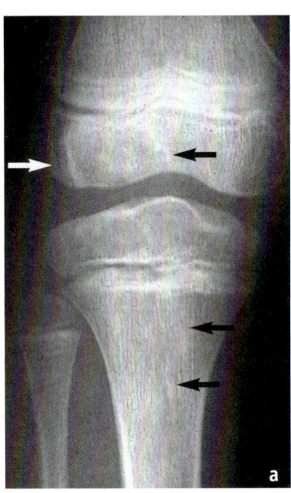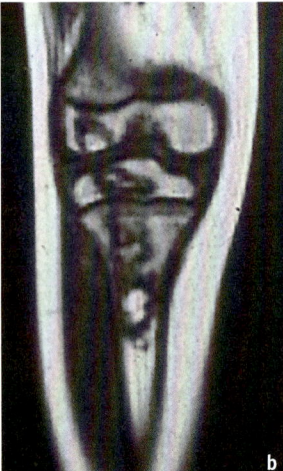

Abb. 6.1   Knocheninfarkt.

10-jähriger Junge, ein Jahr nach Ende einer Chemotherapie wegen akuter lymphatischer Leukämie; nach hoch dosierter Kortisontherapie haben sich multiple Knochennekrosen (Knocheninfarkte) entwickelt. Knieschmerz beidseits in Ruhe und unter Belastung, keine Gelenkschwellung. Die Schmerzhaftigkeit erklärt sich durch die Beteiligung des subchondralen Knochens sowohl auf der femoralen wie auf der tibialen Seite.
a) Im Röntgenbild des rechten Kniegelenks erkennt man lediglich eine unregelmäßige Struktur mit sklerotischem Randsaum in der Femurepiphyse (weißer Pfeil). In der Tibiametaphyse stellen sich fleckige Aufhellungen (schwarze Pfeile) dar. Die Knochenkonturen und Epriphysenfugen stellen sich normal dar.
b) Zum gleichen Zeitpunkt zeigt das Kernspintomogramm die vollständige Ausdehnung der multiplen Knochennekrosen mit den charakteristischen girlandenartigen Umrissen, die hier die distale Femurepiphyse, die Tibiakopfepiphyse und die Tibiameta- und -diaphyse befallen.

Wenn der subchondrale Knochen in den Nekroseprozess einbezogen ist, entwickeln sich in unterschiedlichem Lebensalter typische Krankheitsbilder. Sie unterscheiden sich in ihrer Ursache, ihrem klinischen Bild, ihrer Prognose und ihren Therapieoptionen zum Teil beträchtlich. Zur Einteilung differenziert man daher vor allem:

- Osteochondronekrosen bei Kindern und Jugendlichen
- Knochennekrosen bei Erwachsenen
- Osteochondrosis dissecans.

Bei den Osteochondrosen des Kindes- und Jugendalters handelt es sich meist um charakteristische, vorübergehende Entwicklungsstörungen mit Restitution der Knochenstruktur. Die Beteiligung von Wachstumsknorpel und die mechanische Deformierung noch nicht ausgereifter Epi- und Apophysen führen zu bleibenden Formveränderungen unterschiedlicher Schweregrade. Die resultierenden Funktionsstörungen und die sekundären Schäden durch eine Arthrose prägen das klinische Bild auf Dauer.

Beim Erwachsenen ist anpassungsfähiger Wachstumsknorpel nicht mehr vorhanden. Zudem laufen Reparationsvorgänge langsamer und vor allem unvollständiger ab als in der Jugend. Es bleibt in der Regel bei einem frustranen Reparaturversuch. Die gelenknahe Knochennekrose mündet je nach Ausprägung in eine schwere deformierende Arthropathie.

Die Osteochondrosis dissecans stellt eine Sonderform dar, die an verschiedenen Gelenken auftreten kann.

6.1 Juvenile Osteochondronekrosen

Definition Durch lokale Zirkulationsstörungen unbekannter Herkunft ausgelöste Nekrose im Bereich von Epiphysen, Apophysen und kurzen Knochen, die durch Reparation ausheilen, aber zu bleibenden Form- und Funktionsstörungen führen können. Grundsätzlich können alle epiphysären Knochenabschnitte erkranken, für einzelne Krankheitsbilder ist aber eine bestimmte Lokalisation und Altersgruppe typisch.

Synonyme Kindliche Knochennekrose, aseptische Knochennekrose im Kindesalter. Viele Lokalisationen sind mit Eigennamen belegt (☞ Abb. 6.2).

Ätiologie Die ischämische Nekrose der betreffenden Knochen ist möglicherweise eine Folge von Gefäßkrisen während Zeiten starker Wachstumsintensität. Auch embolische Gefäßverschlüsse, konstitutionelle Faktoren und endokrine Regulationsstörungen werden diskutiert, bei manchen Lokalisationen auch mechanische Noxen (wie beim sog. Luxations-Perthes, ☞ Kap. 16.3.4), traumatische Gefäßschäden und Summationseffekte von Mikrotraumen. Ebenso ist das Zusammenwirken mehrerer Ursachen im Sinne eines multifaktoriellen Geschehens mit Schwellenwert denkbar.

Pathogenese Ein singulärer Nekroseherd ist die Regel. Selten können auch, gleichzeitig oder nacheinander, symmetrische oder andere Skelettanteile erkranken.

Im **Initialstadium,** das Wochen bis Monate dauern kann, kommt es zur Demineralisation und Strukturauflockerung, später zu umschriebenen Verdichtungsher-

den. Mit zunehmendem strukturellem Zerfall verliert das betroffene Gewebe seine Stabilität und verformt sich unter dem Einfluss funktioneller Beanspruchung (☞ Abb. 6.3). Belastete Epiphysen und kurze Knochen werden zusammengedrückt, abgeplattet (**Stadium der Kondensation,** zunehmende Sklerosierung), unter dem Zug starker Sehnen stehende Apophysen werden ausgeweitet und verdickt. Der tote Knochen zerfällt in schollige Bröckel (**Stadium der Fragmentation),** wird resorbiert und schließlich durch neu gebildeten, lebenden Knochen ersetzt (**Reparationsstadium,** Revitalisierung). Der Gelenkknorpel wird nicht nekrotisch. Er muss sich jedoch den Formveränderungen des subchondralen Knochens anpassen. Oft tritt ein nicht unerheblicher Erguss im benachbarten Gelenk auf, der eine Schmerzsymptomatik wesentlich mitbestimmen kann.

Mit der knöchernen Reorganisation kommt die Heilung zum Abschluss. Einmal eingetretene Deformierungen bleiben aber bestehen und bedingen oft beträchtliche Inkongruenzen der Gelenkflächen. Die Beteiligung der Wachstumsfuge und Metaphyse führt zur Verkürzung und Verdickung des betroffenen Knochenabschnitts (Schenkelhals!) und zu Mehr-, Minder- oder Schiefwuchs.

> ! Der Erkrankungsablauf ist langsam und erstreckt sich stets über Monate bis zu mehreren Jahren.

Diagnostik Im Röntgenbild, aber auch im Kernspintomogramm lassen sich charakteristische Abläufe verfolgen und stadientypische Phänomene erkennen. Die Skelettszintigraphie und Laborparameter spielen insgesamt eine untergeordnete Rolle und sind allenfalls von differentialdiagnostischem Wert.

- Die Strukturveränderungen in der Initialphase sind mit konventionellen Röntgenaufnahmen nicht zu erfassen. Erste Hinweise sind meist eine Verbreiterung des Gelenkspaltes (☞ Abb. 6.3a) und ggf. diffuse, unregelmäßige Verdichtungszonen, die zur Erkennung evtl. einen Vergleich zur gesunden Gegenseite erfordern. Im Frühstadium erleichtert die Kernspintomographie die Diagnose, die auch Lokalisation und Ausdehnung des Prozesses am besten sichtbar machen: Knochenödem und evtl. begleitender Gelenkerguss. Lange vor Auftreten röntgenologischer Zeichen ist der Prozess durch die Skelettszintigraphie nachweisbar.
- In der Kondensationsphase wird die Sklerose röntgenologisch auffälliger, zunehmend mit gleichzeitiger Verformung des betroffenen Knochenteils. Nekrotische Knochen sind schmaler und schattendichter (☞ Abb. 6.3b). Im Kernspintomogramm lässt sich eine Beteiligung der Epiphysenfuge und der Metaphyse ebenso wie eine Formveränderung des nicht röntgendichten Wachstumsknorpels erkennen.
- In der Fragmentationsphase treten zystenartige Aufhellungen neben Verdichtungszonen auf; im Ganzen verkleinerte, wie geschrumpft erscheinende Konturen, schließlich scholliger Zerfall (☞ Abb. 6.6a und Abb. 6.7b).
- Wiederaufbau der groben Knochenform unter Reparation der Zerfallserscheinungen, Normalisierung der Feinstruktur. Betroffene Epiphysen bleiben meist niedri-

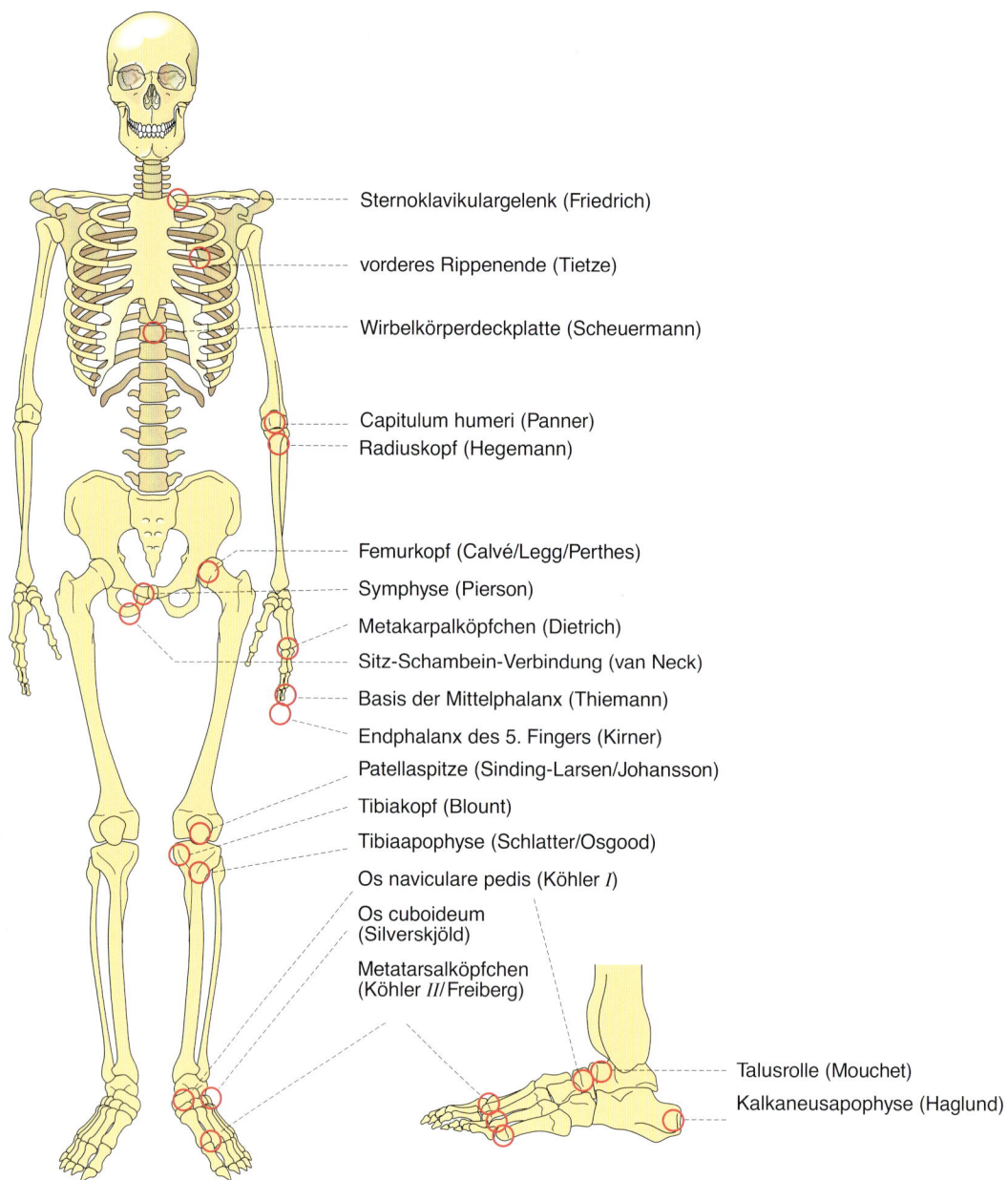

Sternoklavikulargelenk (Friedrich)

vorderes Rippenende (Tietze)

Wirbelkörperdeckplatte (Scheuermann)

Capitulum humeri (Panner)
Radiuskopf (Hegemann)

Femurkopf (Calvé/Legg/Perthes)

Symphyse (Pierson)

Metakarpalköpfchen (Dietrich)

Sitz-Schambein-Verbindung (van Neck)

Basis der Mittelphalanx (Thiemann)

Endphalanx des 5. Fingers (Kirner)

Patellaspitze (Sinding-Larsen/Johansson)

Tibiakopf (Blount)

Tibiaapophyse (Schlatter/Osgood)

Os naviculare pedis (Köhler *I*)

Os cuboideum (Silverskjöld)

Metatarsalköpfchen (Köhler *II*/Freiberg)

Talusrolle (Mouchet)

Kalkaneusapophyse (Haglund)

Abb. 6.2   Osteochondronekrose.

Übersicht typischer Lokalisationen von Knochennekrosen des Kindes- und Jugendalters.

ger und breiter, die Metaphysen plump, verkürzt und verdickt (☞ Abb. 6.3d und Abb. 6.7c). Später droht als Folgeerkrankung die Arthrosis deformans. Im Kernspintomogramm geht das Knochenödem zurück, das Knochenmark nimmt wieder das Fettmarksignal an.

Klinik   Die klinische Symptomatik ist je nach betroffener Lokalisation unterschiedlich. Wegweisende Symptome fehlen. Meist bestehen im Frühstadium intermittierende, leichte bis mäßige Schmerzen, die unter Belastung auftreten. Es kann ein Hinken oder eine Belastungsvermeidung auffallen, ohne dass das Kind über Schmerzen klagt. Ein begleitender Gelenkerguss verstärkt das Schmerzbild. Spä-

ter treten Bewegungseinschränkungen und Kontrakturen der benachbarten bzw. betroffenen Gelenke auf. Deformitäten entwickeln sich erst bei starker Formveränderung des Knochens.

Differentialdiagnose   Im Frühstadium mit intermittierenden, belastungsabhängigen Beschwerden mit unauffälligem Röntgenbild ist an **synoviale Krankheiten** des angrenzenden Gelenkes (z. B. Coxitis fugax, inzipiente juvenile chronische Arthritis – Labor!) zu denken. **Traumafolgen** mit Weichteilzerrung und lokaler Schwellung (z. B. M. Osgood-Schlatter, Apophysitis calcanei) können ähnliche Symptome zeigen. Am Hüftgelenk muss man eine Epiphysiolyse in Betracht ziehen.

Bei starken Schmerzen kommen entzündliche Prozesse des Knochens und des Gelenks in Frage: **septische Arthritis**, gelenknahe hämatogene **Osteomyelitis**, Brodie-Abszess. Starke Atrophie des Knochens spricht für Entzündung und gegen Nekrose. Wichtig sind Labor, Kernspintomogramm, evtl. Gelenkpunktion.

Bei doppelseitigem Prozess kann eine **enchondrale Dysostose** vorliegen.

Therapieprinzipien   Die Knochennekrosen lassen sich medikamentös nicht beeinflussen. Art und Umfang der Behandlung richten sich nach den Beschwerden und dem von der Lokalisation abhängigen Gefährdungsgrad. Sie ist bei den einzelnen Erkrankungen in den topographischen Kapiteln beschrieben. Als Behandlungsprinzipien können genannt werden:

- Sitzt der Prozess an einer Stelle, die eine problemlose Ausheilung erwarten lässt, und bestehen keine oder nur geringe Beschwerden, erfolgt eine **symptomatische Schmerztherapie** (Wärme- oder Kälteanwendung, evtl. einfache Entlastungsmaßnahmen).
- Bei Erkrankung an deformationsgefährdeten Stellen (z. B. Femurkopf, Os naviculare pedis) konsequente **Entlastung,** um die Deformierung möglichst zu vermeiden. Gewöhnlich ist dies mit speziellen Verbänden, Orthesen, Schienen oder Schuheinlagen, je nach Lokalisation, hinreichend möglich. Unter bestimmten Bedingungen kann auch eine **operative Stellungsveränderung** (z. B. Beckenosteotomie beim M. Perthes) sinnvoll sein, die aber weniger der positiven Beeinflussung der Nekrose dient als vielmehr der Deformierungsprävention.
- Versuche, die Reparationsvorgänge durch operative Anregung der Vaskularisation zu beschleunigen (Anbohren, Einpflanzen eines Knochenspans, Nagelung, Einlage von Kirschner-Drähten), zeigen keine Therapieerfolge.

Prognose   Juvenile Osteochondronekrosen zeigen in der Regel eine spontane Regeneration, allerdings unter Persistenz der eingetretenen Fehlform. Daher ist die Prognose abhängig von der Erhaltung guter anatomischer Verhältnisse. Andernfalls droht eine präarthrotische Deformität und nachfolgend eine frühzeitige Arthropathie.

> **!** Bei der Osteochondronekrose des Kinderalters restituiert sich das abgestorbene Gewebe von selbst. Zusätzliche Maßnahmen zur Anregung der Vaskularisation des Knochens zeigen keine Erfolge. Hauptziel ist während des vielmonatigen Krankenhausverlaufs, eine Deformierung der Gelenkkörper zu verhindern.

6.2 Knochennekrosen im Erwachsenenalter

Definition   Es handelt sich um Nekrosen von Knochen oder Knochenteilen und ihres Knochenmarkes, die durch lokale Ernährungsstörungen unterschiedlicher Genese ausgelöst werden.

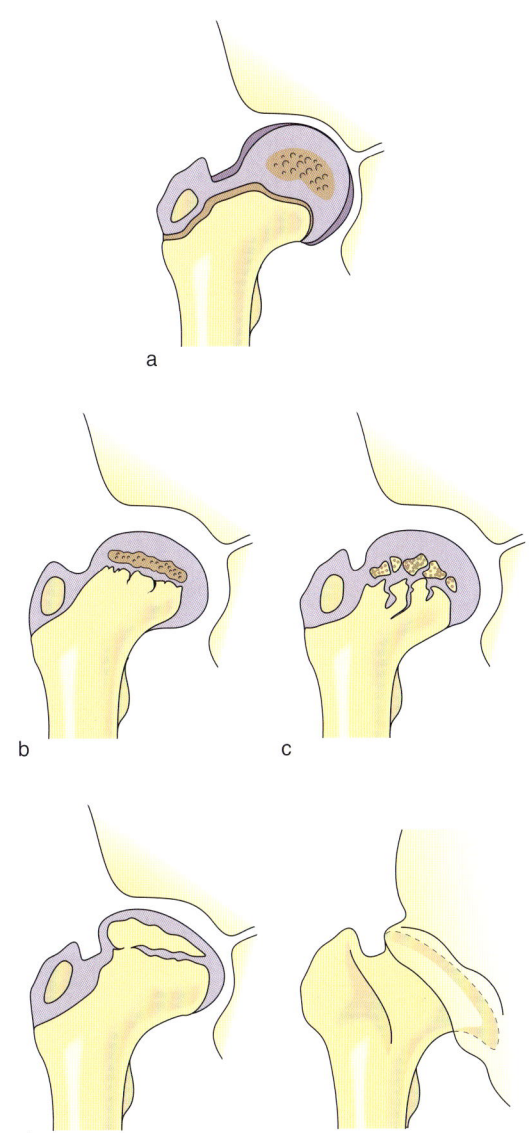

Abb. 6.3   Osteochondronekrose des Hüftknochens.
Stadienhafter Ablauf am Beispiel des M. Perthes.
a) Normalzustand einer kindlichen Hüftkopfepiphyse.
b) Stadium der Kondensation, Abflachung und Verdichtung der Femurkopfepiphyse, Verbreiterung des Gelenkspalts.
c) Stadium der Fragmentation, Beteiligung der Epiphysenfuge und der Metaphyse.
d) Stadium der Reparation mit Wiederaufbau der Spongiosastruktur, Defektheilung mit deformiertem Kopf, charakteristisch ist der vorzeitige Schluss des lateralen Fugenanteils.
e) Spätstadium mit ausgeprägter Verplumpung des Hüftkopfes, kurzem Schenkelhals, Trochanterhochstand und sekundärer Arthrose.

Synonyme   Avaskuläre, aseptische oder ischämische Knochennekrose, Osteonekrose, Knocheninfarkt. Einige Lokalisationen sind mit Eigennamen belegt.

Ätiologie und Pathogenese   Die Ursache der Knochennekrosen ist in einer **Störung der Blutzirkulation** zu sehen: Gefäßverletzung, Thrombose, Gefäßwanderkrankung, venöse Stase. Es sind Risikofaktoren gesichert (s. o.). Auch das Zusammenwirken mehrerer Ursachen im Sinne eines multifaktoriellen Geschehens kommt vor (z. B. Kortisonmedikation bei vorbestehender renaler Osteopathie).

Im Kindes- und Jugendalter sind die Auswirkungen der Nekrosen wesentlich durch die noch nicht abgeschlossenen Wachstums- und Entwicklungsvorgänge geprägt. Im Unterschied dazu ist im Erwachsenenalter die Reparations- und Anpassungsfähigkeit stark eingeschränkt. Treten Knochennekrosen gelenknah auf, kommt es bei entsprechender Größenausdehnung regelmäßig zu einer Deformierung des Gelenkkörpers. Die zellulären Reaktionen auf die Nekrose entsprechen denjenigen, die für die Knochennekrosen allgemein zu beobachten sind. Eine spontane

Regeneration mag im Frühstadium möglich sein (Bone-Marrow-Edema-Syndrome).

Die Konsequenzen sind dann stets eine mehr oder weniger schwere Arthropathie mit Schmerzen und Gebrauchsbehinderung des betroffenen Gelenks.

Treten Knochennekrosen in der Diaphyse des Knochens auf, bleiben sie meist klinisch stumm, auch wenn eine nennenswerte Regeneration des zerfallenen Gewebes ausbleibt.

Diese Nekrosen werden als **Knocheninfarkt** bezeichnet. Therapeutische Konsequenzen erübrigen sich.

> **!** Zentral im Knochenkavum liegende Nekrosen **(Knocheninfarkt)** bleiben klinisch stumm und ohne pathogenetische Bedeutung. Nekrosen in der subchondralen Region der angrenzenden Gelenke vermindern die Belastbarkeit des Knochens. Es kommt zu Kondensationen und Fragmentierungen des Knochens und zu Veränderungen der Gelenkoberfläche **(Arthropathie).**

Schließlich werden Knochennekrosen auch im Zuge primärer Arthropathien gesehen, z. B. der rheumatoiden Arthritis. Die primäre Arthropathie bleibt in der Regel klinisch führend und bestimmt auch das therapeutische Handeln. Ursachen sind z. B. in einer Kortisonmedikation, einer Vaskulitis oder auch der Arthropathie selbst zu sehen, die eine Nutritionsstörung des Knochens verursacht.

Die Knochennekrosen bei Erwachsenen beobachtet man vor allem im mittleren Lebensalter. Meist ist das männliche Geschlecht betroffen. Da nicht selten systemische Risikofaktoren eine Rolle spielen, kommt die Krankheit oft doppelseitig vor (z. B. am Hüftgelenk) oder an multiplen Gelenken gleichzeitig (z. B. bei Sichelzellenanämie). Sitz der Erkrankung sind vornehmlich jene Knochen oder Knochenanteile, die vergleichsweise schlecht vasularisiert sind. Konkave Gelenkanteile werden nur in Ausnahmen betroffen. Die häufigsten Lokalisationen sind:
- Hüftkopf
- Femurkondylus (M. Ahlbäck)
- Talusrolle
- Humeruskopf (M. Hass)
- Os lunatum (M. Kienböck).

Viel seltener erkrankt das Os navikulare (M. Preiser), ein Wirbelkörper (M. Kümmel-Verneuil) oder ein anderer Knochen.

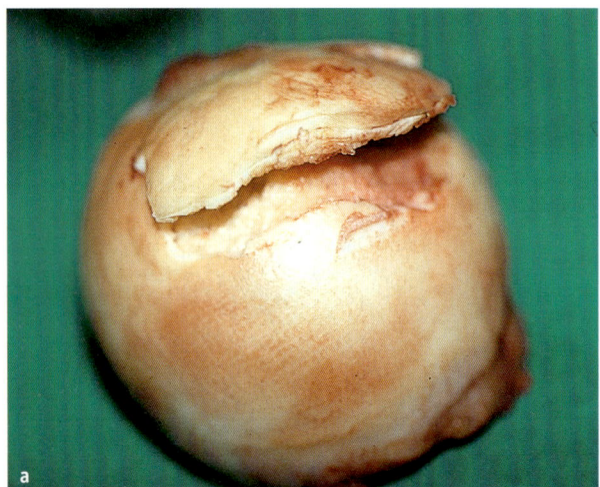

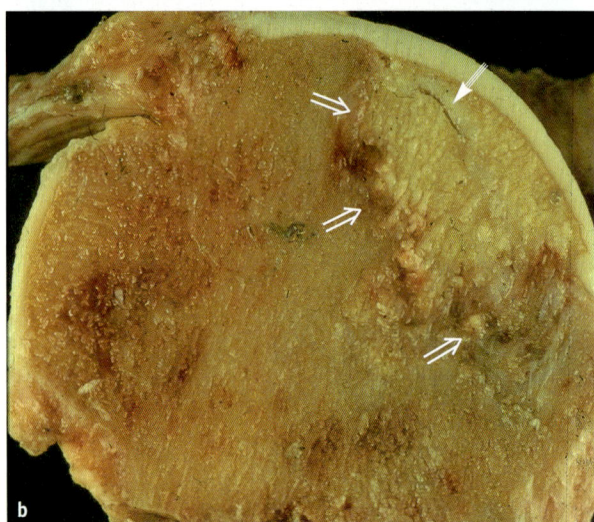

Abb. 6.4   Hüftkopfnekrose im Erwachsenenalter.

a) Präparat eines Hüftkopfes mit Nekrose. Der Knorpelüberzug des Hüftkopfes ist eingerissen und lässt sich zusammen mit noch anhaftendem Knochen nahezu vollständig vom darunter liegenden Nekrosebezirk abheben.

b) Am aufgeschnittenen Präparat erkennt man die segmentartige subchondrale Nekrosezone. Ein Randwall grenzt sie vom gesunden Knochen ab (⇒). Fragmentation innerhalb der Nekrosezone mit Einriss der Knorpeldecke (→). Im kaudalen Bereich vereinzelte kleine Nekroseareale. Die Kalottenkontur ist noch vollständig erhalten.

Klinik   Die Symptomatik der einzelnen Erkrankungsbilder ist in den topographischen Kapiteln zu finden. Grundsätzlich kann man feststellen, dass die Frühphase (Zelltod) asymptomatisch verläuft und der klinischen Diagnostik entgeht. Nicht selten tritt ein Gelenkschmerz erst dann auf, wenn die Integrität des Gelenkoberfläche durch Sinterung des Knochens verloren geht. Man beobachtet dann Gelenkergüsse, schmerzhafte Bewegungseinschränkungen und Kontrakturen.

Im Spätstadium mit zerstörter Gelenkkontur prägt die Arthropathie das klinische Bild: Bewegungseinschränkung, Bewegungs- und Ruheschmerz, Gelenkerguss, Deviation der Beinachse bzw. funktionelle, relative und reelle Beinverkürzung je nach Lokalisation. Die Entwicklung verläuft langsam und erstreckt sich über Monate bis Jahre.

Diagnostik Im Röntgenbild treten typische Zeichen erst spät auf. Deshalb gilt die Kernspintomographie mittlerweile als diagnostische Methode der Wahl, da sie schon frühzeitig Hinweise gibt. Die Bedeutung der Skelettszintigraphie ist geschwunden. Laborparameter spielen eine gewichtige Rolle in der Suche nach ätiologischen Faktoren und sind zudem von differentialdiagnostischem Wert.

Die Strukturveränderungen in der Initialphase sind mit konventionellen Röntgenaufnahmen nicht zu erfassen. Dagegen zeigt die Kernspintomographie im Frühstadium ein Knochenödem.

Reagiert die vitale Umgebung mit einer Bindegewebsvermehrung, die schließlich die Nekrosezone vom gesunden Knochen demarkiert, erkennt man in der Kernspintomographie eine girlandenartige Begrenzung des Nekrosebezirkes, im Röntgenbild eine fleckige Strukturverdichtung.

Die Formveränderung des betroffenen Gelenkkörpers ebenso wie sekundäre Alterationen des Gelenkpartners kann man in den Röntgenbildern verschiedener Projektion wie im MRT verfolgen. Die Phänomene sind für die betroffenen Lokalisationen typisch und werden in den topographischen Kapiteln dargestellt.

Differentialdiagnose Im Frühstadium beziehen sich differentialdiagnostische Überlegungen auf einen begleitenden Gelenkerguss (Synovialkrankheiten, Chondrokalzinose, tenosynovialer Riesenzelltumor – Labor, MRT). Gelenk- und Knocheninfektionen gehen mit stärkeren Beschwerden einher und zeigen wegweisende Befunde im Punktat und im Blutserum. Enchondrale Dysostosen und die Osteochondrosis dissecans müssen röntgenologisch und kernspintomographisch abgegrenzt werden.

> **!** Im Frühstadium bleibt das Röntgenbild normal und darf deshalb nicht zur Fehldiagnose verleiten (☞ Aus der Praxis). Entscheidend ist gewöhnlich die Kernspintomographie.

Therapieprinzipien Knochennekrosen lassen sich auch im Erwachsenenalter medikamentös nicht beeinflussen. Die stadienorientierte Therapie ist bei den jeweiligen Erkrankungen in den topographischen Kapiteln beschrieben. Als Behandlungsprinzipien gelten:

- Bestehen **Risikofaktoren,** sind sie nach Möglichkeit auszuschalten (Alkoholkonsum, Hyperlipidämie, Kortisonmedikation u.a.)
- Bei kleiner Größenausdehnung der Nekrose erfolgt eine **symptomatische Schmerzbehandlung** mit nichtsteroidalen Antiphlogistika, Wärmebehandlung schmerzhafter Muskulatur, einfache Entlastung durch Sportkarenz, Belastungsminderung.
- Bohrungen des Knochens (**core decompression**) im Frühstadium eines Knochenödems zielen auf den Rückgang des Ödems und eine Verbesserung des Schmerzbildes ab.
- In späteren Stadien versucht man durch derartige Bohrungen die Revitalisierung der Nekrosezone zu fördern. Voraussetzung ist aber eine noch intakte Gelenkoberfläche (MRT).
- Mittels **Umstellungsosteotomien** sollen die Nekroseareale mechanisch entlastet werden. Die Maßnahmen sind ebenso von fraglichem Erfolg wie Versuche, die Reparationsvorgänge durch Einpflanzen von (gefäßgestielten) Knochentransplantaten, durch Nagelungen, Magnetfeldanwendungen und Applikation von osteogenetisch wirksamen Lokalhormonen anzuregen.
- Bei stärkeren Deformierungen und sekundären Arthrosen ist ein **endoprothetischer Ersatz** großer Gelenke anzuraten, der mit dauerhaft gutem Erfolg durchgeführt werden kann. Bei der Wahl des Operationsverfahrens ist allerdings die Ausdehnung der Nekrose ebenso zu berücksichtigen wie eine begleitende Osteopathie.
- **Arthrodesen** der großen Gelenke werden nur in Ausnahmefällen in Erwägung gezogen. Die stabile Konsolidierung gelingt gewöhnlich nur bei vollständiger Resektion der Nekrose. Von Bedeutung ist die Arthrodese noch bei der Nekrose von Handwurzelknochen.

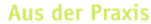

Aus der Praxis

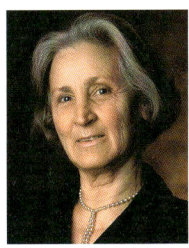

Anamnese: Eine 60-jährige Frau stellt sich wegen leichter Schulterschmerzen links vor, ohne daß ein äußerer Grund erkennbar wäre. Der Schmerz ist belastungsabhängig, tritt aber auch in Ruhe auf.
Untersuchung: freie Beweglichkeit, keine klinischen Zeichen für eine Tendinose oder ein subakromiales Impingement. Keine Beschwerden an anderen Gelenken.
Diagnostik: Im Ultraschall ist ein geringer Gelenkerguss auszumachen. Im Röntgenbild kein krankhafter Befund (☞ Abb. 6.5a).
Verlauf: Wegen zunehmender Schmerzen, in Ruhe wie bei Bewegung, erfolgt 8 Monate später das nächste Röntgenbild (☞ Abb. 6.5b): Dabei zeigt sich eine Impression der halben Kopfkalotte mit Abflachung, Stufenbildung in der subchondralen Knochenkontur (Pfeil).
Diagnose: Humeruskopfnekrose.
Verlauf: Drei weitere Monate später hat sich die Impression zur groben Inkongruenz verstärkt (☞ Abb. 6.5c). Mittlerweile erhebliche Bewegungseinschränkung, vor allem bezüglich Außenrotation und Abduktion.
Nach weiteren drei Jahren ist das Gelenk zerstört (☞ Abb. 6.5d). Eine Kopfkontur lässt sich nicht mehr ausmachen. Es bestehen heftige Ruheschmerzen. Das Gelenk ist wackelsteif.

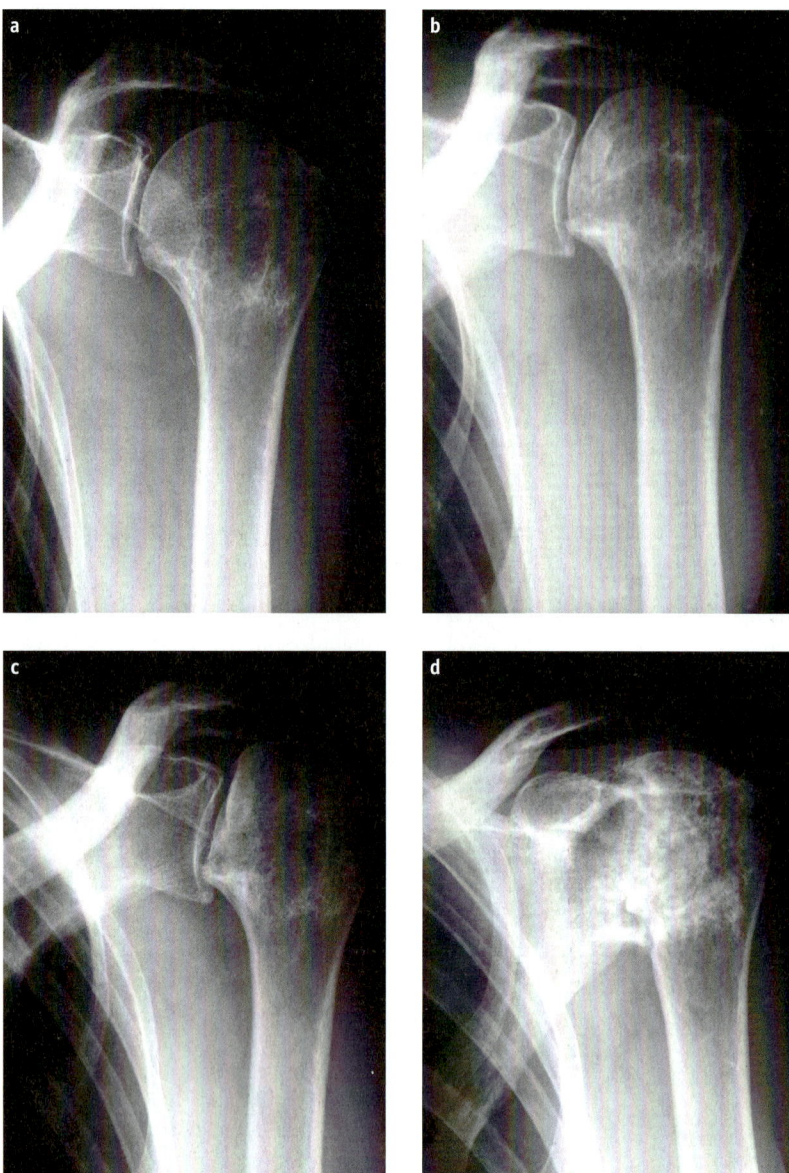

Abb. 6.5 a–d   Humeruskopfnekrose.

6.3 Osteochondrosis dissecans

Definition   Die Osteochondrosis dissecans gilt als eine Sonderform der Knochennekrosen. Typisch ist die Demarkierung eines Knochen- oder Knorpelstücks aus einer konvexen Gelenkfläche.

Synonyme   Dissezierende Osteochondrose. Einige Lokalisationen sind mit Eigennamen belegt.

Ätiologie   Die Ätiologie ist bis heute ungeklärt. Neben konstitutionell-disponierenden Faktoren werden vor allem traumatische und repetitiv mikrotraumatische Ursachen favorisiert. Dafür spricht zumindest die für jedes Gelenk typische, immer wieder gleiche Lokalisation. Weil im weiteren pathogenetischen Geschehen lokale Ischämien des Knochens von zentraler Bedeutung sein sollen, wird das Krankheitsbild den Knochennekrosen zugerechnet.

Die Osteochondrosis dissecans tritt ganz vorwiegend bei Jugendlichen in und nach der Pubertät und selten auch bei jungen Erwachsenen auf. Meist ist das männliche Geschlecht betroffen, ein familiäres Auftreten wird in seltenen Fällen beobachtet. Selten ist mehr als ein Gelenk betroffen. Sitz der Erkrankung ist immer der konvexe Gelenkanteil, nie die Gelenkpfanne. Die häufigsten Lokalisationen sind:

- medialer Femurkondylus
- Capitulum bzw. Trochlea humeri
- mediale Kante der Talusrolle.

Viel seltener sind der laterale Femurkondylus, der Hüftkopf oder Humeruskopf betroffen.

> **!** Die Osteochondrosis dissecans tritt immer am konvexen Gelenkkörper, nie an der Gelenkpfanne auf.

Pathogenese Die Erkrankung verläuft in typischen Stadien. Unter der Gelenkoberfläche entwickelt sich eine schalenförmige umschriebene Nekrosezone des Knochens (**Stadium I, Initialstadium**), die bei fortgesetzter mechanischer Unruhe am Rande der Nekrose zu einer Verdichtung des Knochens (**Stadium II, Sklerosestadium**) führt. Die allmähliche Demarkierung gegenüber der gesunden Nachbarschaft leitet zum **Stadium III** (**Dissekat in situ**) über. Aufgrund der mechanischen Instabilität des abgelösten Knochenstücks reißt der bis dahin unbeteiligte Gelenkknorpel ein, so dass sich das Knorpel-Knochen-Fragment aus seinem Defektgrund herauslöst. Es kann als freies Dissekat (Gelenkmaus, Corpus librum) in die Gelenkhöhle „abgestoßen" werden (**Stadium IV, Dissektion**) (☞ Abb. 6.6). Der Gelenkknorpel kann selbst bei freien Dissekaten morphologisch intakt und biologisch vital bleiben. Kleinere Corpora können mit der Zeit resorbiert werden, teilweise kommt es zur Größenzunahme der Dissekate durch Knorpelapposition oder durch eine ödematöse Größenzunahme. Das „Mausbett" wird spontan mit fibrösem und faserknorpeligem Gewebe ausgefüllt.

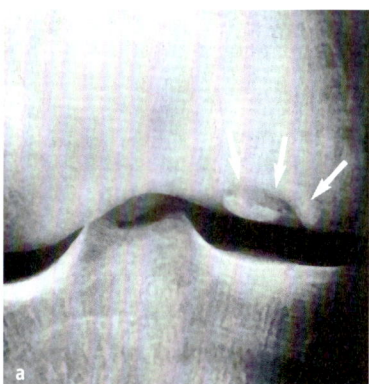
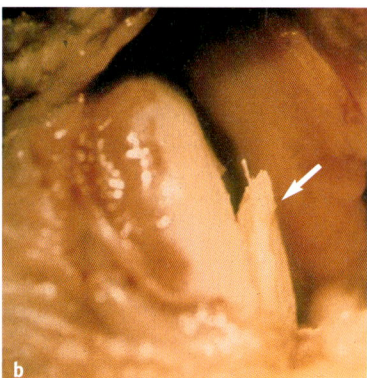

Abb. 6.6   Osteochondrosis dissecans.

a) Typische Lokalisation am medialen Kondylus des Kniegelenks, der Fossa intercondylaris zugewandt. Der knöcherne Anteil des Dissekats ist verdichtet, das Mausbett sklerosiert (→).

b) Der Operationssitus zeigt die vollständige Auslösung des Dissekats aus seinem Bett.

Klinik Das Beschwerdebild ist unspezifisch und wechselhaft, solange das Dissekat noch nicht abgestoßen ist. Es kommt zu Schwellungen durch rezidivierende Gelenkergüsse. Im Stadium der Demarkierung treten Schmerzen bei Belastung und bei bestimmten Bewegungen auf, seltener auch Ruheschmerzen. Die Einklemmung einer Gelenkmaus führt unter blitzartigem, heftigem Schmerz zur vorübergehenden Gelenksperre.

Diagnostik Das konventionelle **Röntgenbild** zeigt frühestens im Stadium II die sklerotischen subchondralen Strukturveränderungen. Später können die Aussparung in der Gelenkfläche sowie das abgestoßene osteochondrale Fragment erkennbar sein (☞ Abb. 6.6). Die **Kernspintomographie** kann mit hoher Ortsauflösung alle Stadien einer Osteochondrosis dissecans abbilden und hat sich zum führenden diagnostischen Mittel entwickelt. Trotz Verfeinerung der MRT-Technik ist eine einwandfreie Beurteilung des den Herd bedeckenden Gelenkknorpels nicht immer möglich, sodass in diesen Fällen zur Therapieplanung eine **Arthroskopie** erforderlich wird.

Differentialdiagnose Die röntgenologischen Veränderungen bieten je nach Lokalisation eine breite Differentialdiagnose:

- enchondrale Ossifikationsstörung mit mehrfachen Knochenkernen, v.a. bei doppelseitigem oder multiplem Gelenkbefall
- Knocheninfarkte bei M. Gaucher, Sichelzellenanämie, Knochennekrosen des (jungen) Erwachsenen
- Chondroblastom

- Osteomyelitis als umschriebener subchondraler Herd
- Kontusionsfolgen (Talus).

Freie Gelenkkörper und Gelenkblockaden können auftreten bei:

- Gelenkchondromatose
- Flake-Frakturen
- schweren Arthrosen
- neurogenen Arthropathien
- Meniskusläsionen.

Therapie Das therapeutische Vorgehen ist abhängig vom Alter, vom Zustand der Gelenkfläche und vom Grad der Demarkation. Sicheren Aufschluss über die lokalen Verhältnisse geben Kernspintomogramm und arthroskopische Inspektion, beide sind deshalb vor detaillierter Therapieplanung notwendig.

- In den Stadien I und II wird eine spontane Reintegration des sich demarkierenden osteochondralen Fragments durch **Entlastung** (Schonung, Sportverbot, Entlastung an Gehstützen) über 6–12 Wochen angestrebt.
- Bei therapieresistenten Erkrankungen im Stadium I und II sowie im Stadium III wird bei geschlossener Knorpeldecke (Arthroskopie) eine **retrograde Resektion** durch die subchondrale Sklerose vorgenommen und der Defekt mit autologer Spongiosa aufgefüllt.
- Bei demarkiertem, aber noch unvollständig abgestoßenem Dissekat wird von anterograd das Fragment abgehoben und die subchondrale Sklerose beseitigt. Nach autologer **Spongiosaplastik** erfolgt die Refixation des Dissekats.

■ Ist die Dissektion vollständig, ist eine Refixation nur sinnvoll, wenn der hyaline Knorpel des Dissekats weitgehend unversehrt ist. Ansonsten wird der freie Gelenkkörper am besten entfernt. Das Mausbett füllt sich dann spontan mit Narbengewebe aus. Zur Deckung des Defekts kommen evtl. **Rekonstruktionsverfahren des Gelenkknorpels** in Frage (☞ Kap. 3.3.5, Knorpelrekonstruktion).

Prognose Je nach Größe des Herdes ist die Läsion an allen Gelenken als eine Präarthrose aufzufassen. Es ist deshalb eine konsequente Therapie anzustreben.

6.4 Seltene Knochennekrosen

Sehr seltene aseptische Knochennekrosen ereignen sich am sternalen Ende der Klavikula (Friedrich-Syndrom), an einzelnen Metakarpalköpfchen (Dietrich-Krankheit), an den Phalangenköpfchen von Fingern und Zehen (Thiemann-Syndrom), am Capitulum humeri (Panner-Krankheit), am Radiusköpfchen (Hegemann-Syndrom), an der Verbindungsstelle von Sitz- und Schambein (Osteochondrosis ischiopubica, van-Neck-Syndrom), an der Symphyse (Pierson-Syndrom), am Apex caudalis oder cranialis der Patella (Sinding-Larsen-Syndrom, Johansson-Larsen-Syndrom), an der Gelenkrolle des Talus (Mouchet-Syndrom), am Würfelbein (Silverskjöld-Syndrom) (☞ Abb. 6.2). Die Diagnose- und Therapieprinzipien entsprechen denjenigen, die bei Knochennekrosen an anderer Stelle angewendet werden. Die Richtlinien werden sinngemäß angepasst an die jeweilige Lokalität. In der orthopädischen Praxis haben die Krankheitsbilder im Wesentlichen differentialdiagnostische Bedeutung.

Auch die **Vertebra plana (Calvé-Syndrom)** wurde früher zu den Osteonekrosen gezählt; heute gilt die tumoröse Genese (Retikuloendotheliose, eosinophiles Granulom) als gesichert. Der betroffene Wirbelkörper sintert dabei unter Erhaltung der begrenzenden Intervertebralspalten zu einer schmalen Scheibe zusammen. Gewöhnlich kommt es dabei nicht zu Beschwerden, aber zur Spontanausheilung im Defektzustand mit teilweiser Wiederherstellung der früheren Wirbelhöhe.

Zusammenfassung

Begriffsdefinitionen

Die Störung der Blutzirkulation kann zu Nekrosen des abhängigen Knochens führen: **partielle oder komplette Osteonekrose.**

Septische Knochennekrosen entstehen im Rahmen einer Osteomyelitis.

Aseptische Knochennekrosen haben heterogene Ursachen: Trauma, Gefäßverschlüsse, endokrine Störungen, Stoffwechselstörungen, Angio- und Koagulopathien, Kortisonmedikation, Alkoholismus.

Aus unbekannter Ursache: spontane (idiopathische) Osteonekrosen.

Bei **Epiphysennekrosen** im Wachstumsalter können auch die Wachstumsfuge und angrenzende Teile der Metaphyse einbezogen werden (Osteochondronekrose). Eine gefäßbedingte Nekrose des Gelenkknorpels gibt es, mangels eigener Blutversorgung, nicht. Der Knorpel kann aber sekundär erkranken.

Juvenile Osteochondronekrosen

Durch lokale Zirkulationsstörungen unbekannter Herkunft ausgelöste Nekrose in Epiphysen, Apophysen und kurzen Knochen, die durch Reparation spontan ausheilen, aber zu bleibenden Form- und Funktionsstörungen führen können.

Stadienhafter Ablauf mit Initial-, Kondensations-, Fragmentations-, Reparationsstadium.

Osteochondrosis dissecans

Demarkierung einer Knochen-/Knorpelscheibe aus einer Gelenkfläche, meist am Knie, in und nach der Pubertätszeit. Corpus librum (Gelenkmaus). Schmerzen, Erguss, evtl. Einklemmung.

Therapie Schonung (Sport!) mit Versuch der Spontanheilung, ggf. Gipstutor oder Orthese für 6–12 Wochen; in fortgeschrittenen Stadien Versuch der Refixation oder Entfernung des Dissekats.

Aseptische Nekrosen im Erwachsenenalter

Synonym Aseptische oder avaskuläre Knochennekrose des Erwachsenen.

Vorwiegend Männer zwischen 25 und 50 Jahren. Alkohol, Kortisontherapie, Diabetes, Hyperlipidämie, Taucher. Posttraumatische Hüftkopfnekrose nach Schenkelhalsfrakturen.

Klinik Schmerzen, Hinken, zunehmende Bewegungseinschränkung. Bei ausgeprägtem Krankheitsbild typischer Röntgenbefund. Frühdiagnose: Kernspintomographie.

Therapie Risikofaktoren ausschalten, Bohrungen des Knochens (core decompression), Umstellungsosteotomien, endoprothetischer Ersatz großer Gelenke.

7 Infektionen der Knochen und Gelenke

Zur Orientierung

Die verschiedenen Gewebe der Bewegungsorgane bieten bei Infektionen jeweils charakteristische Besonderheiten:
- Knocheninfektionen können mit geringer Symptomatik über viele Jahre ablaufen und durch eine alleinige medikamentöse Therapie nur in besonderen Fällen geheilt werden.
- Infektionen der Gelenke spielen sich in einem Kavum ab, das der körpereigenen Infektabwehr nur indirekt zugänglich ist.
- Infektionen an der Wirbelsäule beziehen den avaskulären Bandscheibenraum ein und bedrohen die Funktion des Myelons.

- Infektionen bei alloplastischen Implantaten unterliegen ebenfalls pathophysiologischen und therapeutischen Besonderheiten durch die Präsentation avitaler Oberflächen.

In den letzten Jahren haben sich die Therapiekonzepte mehr und mehr in Richtung einer operativen lokalen Sanierung entwickelt, der sich die längerfristige antibiotische Behandlung anschließt. In diesem Kapitel werden die Grundsätze des diagnostischen und therapeutischen Vorgehens dargestellt, weitergehende Details finden sich in den topographischen Kapiteln.

7.1 Infektionen der Knochen

Definitionen und Begriffe

Die Infektionen der Knochen entwickeln dadurch ihre Eigenarten, dass ein niedrigzelluläres Gewebe mit hohem Extrazellularanteil betroffen ist. Anders als bei gut durchbluteten Geweben wie z. B. Lunge oder Muskel können die körpereigenen Mechanismen der Infektionsabwehr nur schwer zum Zuge kommen, indem zuvor eine vaskuläre Erschließung des infizierten Areals erfolgen muss. Zwar gelten diese Bedingungen auch für Sehnen, die deshalb bei Infektionen rasch völlig zerstört werden. Doch beim Knochen ist eine zusätzliche Vaskularisierung nur unter Resorption der mineralisierten Hartsubstanz möglich. Auf der anderen Seite schützt die Härte der Extrazellularsubstanz den Knochen möglicherweise vor der raschen Destruktion durch die Erreger. Man spricht bei der Knocheninfektion daher auch weniger von Infektheilung als von Infektberuhigung. Auch nach vielen Jahren kann eine Knocheninfektion, z. B. im Zuge einer Operation, unerwartet wieder aktiv werden.

Infektionen des Knochens betreffen meist alle seine Anteile: Mark, Kortikalis und Periost. Man spricht dann zu Recht von einer **Osteomyelitis.** Um neben der Infektion des Markraums die Infektion des Knochengewebes selbst zum Ausdruck zu bringen, spricht man von **Osteitis.** Beide Begriffe meinen dieselben klinischen Krankheitsbilder.

Die eitrigen Entzündungen der Knochen entstehen einerseits hämatogen, ausgehend von einem primären Eiterherd, z. B. bei Angina, Otitis, Cholezystitis, Urozystitis (**endogener Infektionsweg**). Andererseits können sie durch direkten Kontakt des Gewebes mit infiziertem Material entstehen, z. B. bei offenen Verletzungen, Punktionen oder Operationen (**exogener Infektionsweg**).

Nach ihrer vom Erreger abhängigen histologischen Reaktion unterscheidet man:
- **unspezifische Infektionen,** die in erster Linie von Staphylokokken hervorgerufen werden (80% Staph. aureus und epidermidis, doch potentiell kommen nahezu alle pathogenen Keime infrage; Streptokokken praktisch nur bei der hämatogenen Osteomyelitis im Kindesalter sowie Pilzinfektionen bei Frühgeborenen und AIDS-Kranken).
- **spezifische Infektionen** durch die Erreger von Tuberkulose, Lues, Typhus oder Lepra.

Ob sich aus einer Kontamination eine Infektion entwickelt, ob und inwieweit es also zu einer typischen Erkrankung kommt, hängt im Wesentlichen von der Virulenz und Massivität der Bakterieneinschwemmung, von der anatomischen und funktionellen Situation in der Endstrombahn, von der jeweiligen Immunitätslage sowie der örtlichen und allgemeinen Reaktionsbereitschaft des Organismus ab und damit auch von allgemeinen Faktoren wie Alter, allgemeiner Kondition, Ernährungszustand und chronischen oder gar konsumierenden Allgemeinkrankheiten. Vor allem beim Diabetes mellitus, bei dialysepflichtiger Niereninsuffizienz, rheumatoider Arthritis, Tumorkrankheiten, AIDS und anderen erworbenen und auch angeborenen Immundefektsyndromen sind Knocheninfektionen häufiger, aktiver und weniger erfolgreich zu behandeln.

Einteilung

Die Virulenz der Erreger einerseits und die körperliche Abwehrlage andererseits bestimmen die Entwicklung einer Osteomyelitis. Die Ausdrücke **„akut"** und **„chronisch"** beziehen sich nicht nur auf einen zeitlichen Ablauf, sondern auch auf die Aktivität des Prozesses und seine klinische Symptomatik. Der akute Verlauf ist Ausdruck hoher Erregervirulenz oder schlechter lokaler oder allgemeiner Abwehrlage. Er führt in kurzer Zeit zu einer ausgeprägten Symptomatik. Der chronische Verlauf kennzeichnet das andere Ende des Spektrums. Folgende Verlaufsformen werden unterschieden:

- akute hämatogene Osteomyelitis,
- akute exogene Osteomyelitis,
- aus einer akuten hervorgehende chronifizierte (sekundär chronische) Osteomyelitis,
- primär chronisch verlaufende Osteomyelitis,
- Sonderformen der chronischen Osteomyelitis.

7.1.1 Akute hämatogene Osteomyelitis

Definition Die akute hämatogene Osteomyelitis befällt fast nur Kinder und Jugendliche mit deutlicher Bevorzugung des männlichen Geschlechts. Von der Erkrankung

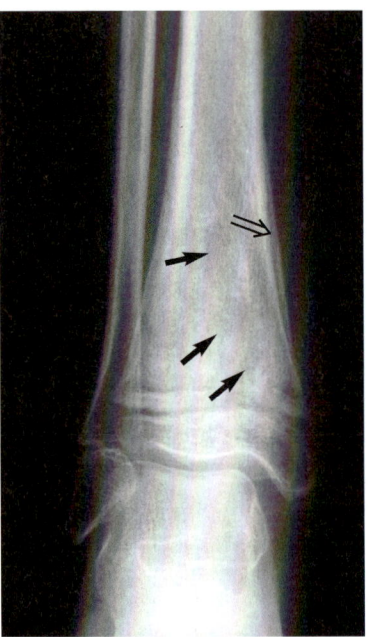

Abb. 7.1 Akute Osteomyelitis.
Röntgenbild der distalen Tibia eines 12-jährigen Jungen.
Fleckig-flaue Spongiosazeichnung der Metaphyse mit Unterbrechung der Spongiosazeichnung (Pfeile). Die Epiphyse und die Fuge sind unbeteiligt. Medial besteht eine längerstreckige knöcherne Auflagerung durch Periostabhebung (Doppelpfeil). Bei der Trepanation des Knochens entleerte sich Eiter. Bakteriologischer Nachweis von Staphylococcus aureus.

werden vorwiegend die Metaphysen der langen Röhrenknochen betroffen.

Ätiologie und Pathogenese Die Bevorzugung der metaphysären Knochenregion erklärt man sich dadurch, dass es aufgrund der ektatischen Sinus dort häufiger zu venösen Stasen und Thrombosen kommt, die dann im Rahmen einer Bakteriämie besiedelt werden. Die Kontamination führt rasch zu einer nekrotisierenden Entzündung, die sich im perivaskulären Gewebe ausbreitet, die relativ dünne metaphysäre Kortikalis durchwandert und zum subperiostalen Abszess führt. Gleichzeitig breitet sie sich intramedullär aus. Die Kortikalis wird dadurch sowohl von außen als auch von innen von der Blutversorgung isoliert. Sie geht zugrunde. Der entzündliche Reiz löst im abgehobenen Periost eine Knochenneubildung aus, die eine Knochenschale bildet und die im Eiter eingebettete abgestorbene Kortikalis umschließt, d.h. sequestriert (☞ Abb. 7.1). Die im Rahmen einer Osteomyelitis abgestorbenen und eingeschlossenen Knochenanteile nennt man deshalb **Sequester.** Die den Sequester umgebenden Knochenneubildungen bezeichnet man als **Totenlade** (☞ Abb. 7.5). Der Eiter kann sich schließlich durch Fisteln Abfluss nach außen verschaffen. Er kann auch als Markphlegmone im Inneren der Röhrenknochen weiterwandern.

Jenseits des 3. Lebensjahres ist die vaskuläre Verbindung zwischen Epiphyse und Metaphyse obliteriert. Dann bleiben die knorpeligen Epiphysenfugen meist von der entzündlichen Destruktion verschont, können aber auch mit der Folge einer Wachstumsstörung geschädigt werden. Bei jenen Gelenken, bei denen die Gelenkkapsel jenseits der Epiphysenfuge ansetzt, d.h. die Metaphyse einschließt (Hüfte und Schulter!), kann die Infektion durch die Kortikalis der Metaphyse in das Gelenk einbrechen. Selten findet auch ein primärer Befall von Epiphysen statt.

Die **akute Säuglingsosteomyelitis** kann von einer Vielzahl unterschiedlicher Erreger ausgelöst werden. Da nur im Säuglingsalter Gefäße zwischen Metaphyse und Epiphyse durch die Epiphysenfuge verlaufen, kann durch sie eine direkte Keimeinschleppung erfolgen. Fast regelmäßig kommt es deshalb dabei zu einer Gelenkbeteiligung.

Gewöhnlich ist das Hüftgelenk betroffen („Säuglingskoxitis") mit meist palpablem, unter erheblichem Druck stehendem eitrigem Erguss. Ohne adäquate und rechtzeitige Behandlung kommt es zu umfangreichen Zerstörungen der gelenknahen Knochen, oft mit **Destruktionsluxation** (☞ Abb. 7.2) und nachfolgend schwersten Wachstumsstörungen.

Klinik Klinisch verläuft die Osteomyelitis oft dramatisch mit Fieber, Schmerzen und immer mit heftigen allgemeinen Krankheitserscheinungen. Starke Druckempfindlichkeit und Schwellung des betroffenen Gliedabschnitts, bei Gelenkbeteiligung Zwangshaltung, schmerzhafte funktionelle Sperre, evtl. Erguss und Stauchschmerz. Später meist auch Rötung der Haut und vermehrte Venenzeichnung.

Mögliche **Komplikationen** sind allgemeine, lebensbedrohliche **Sepsis,** Übergang in schleppenden, chronischen Verlauf sowie anschließende **Wachstumsstörungen** infolge geschädigter Epiphysenfugen (Schiefwuchs, verkürztes

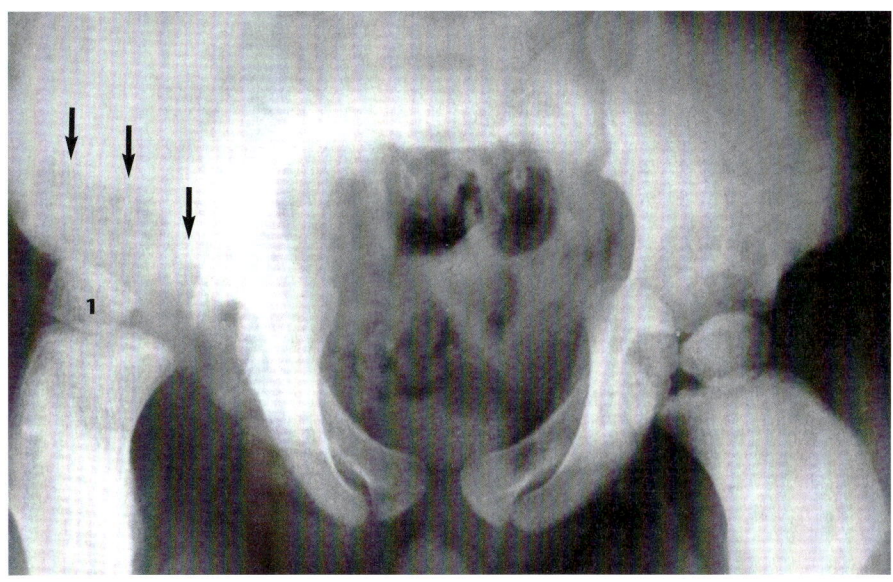

Abb. 7.2 Säuglingsosteomyelitis.
Röntgenbild des Beckens eines 10 Monate alten Säuglings. Es besteht eine eitrige Osteomyelitis im rechten Acetabulum mit Destruktionsluxation.
Die Pfanne rechts ist nach oben ausgeweitet, ihre Konturen sind verwaschen (Pfeile). Sie bietet dem Kopf (1) keinen Halt mehr, er ist nach lateral, kranial und dorsal gewandert. Die Femurepiphyse zeigt hier keine Schäden.

oder beschleunigtes Wachstum), **Deformitäten** durch destruierte Gelenke bei Säuglingsosteomyelitis.

Diagnostik BSG und CRP stark erhöht, hohe Leukozytose, Linksverschiebung. Erregernachweis durch Abszess- bzw. Gelenkpunktion oder bei einer Fistel mittels Abstrich, Blutkultur.

Erst nach Ablauf der für den Behandlungsbeginn entscheidenden 1–2 Wochen erkennt man im Röntgenbild zunächst eine Osteopenie und ggf. Weichteilverschattungen, die auf einen subperiostalen Abszess oder ein Empyem hinweisen. Erst im weiteren Verlauf werden Osteolysen, schalenartige periostale Reaktionen (☞ Abb. 7.1) und Sequester sichtbar. Mit Prozessberuhigung unter der Therapie wird die röntgenologische Strukturzeichnung unter Verbleib der eingetretenen Destruktionen wieder klarer.

Im Sonogramm kann man einen Gelenkerguss darstellen. Die Sonographie kann auch zur sicheren Punktion des Hüftgelenks hilfreich sein. Die MRT verlangt bei den jungen Patienten zwar ein tiefe Sedierung, ist aber diagnostisch aussagekräftig und sollte in Zweifelsfällen eingesetzt werden.

> **!** Jede akute Fiebererkrankung im Kindesalter mit Spontan- und Druckschmerzen an Gliedmaßen sowie schmerzhaft eingeschränkter Funktion eines Gelenks ist auf eine Osteomyelitis verdächtig!

Differentialdiagnose Bei Kindern und Jugendlichen in erster Linie Ewing-Sarkom. Abklärung anderer Ursachen für die fieberhafte Erkrankung durch pädiatrische Untersuchung.

Therapie und Prognose Die Prognose ist wesentlich abhängig vom Zeitpunkt des Therapiebeginns. Bei einer frühzeitig einsetzenden Behandlung kann mit großer Wahrscheinlichkeit eine Ausheilung ohne Knochen- oder Gelenkzerstörung erreicht werden. Sie soll daher schon bei Verdacht beginnen:

- Antibiotika in ausreichender Dosierung über angemessene Zeit (mindestens 3 Wochen). Zuvor Erregernachweis und Empfindlichkeitstestung; bis zum Vorliegen der bakteriologischen Ergebnisse ungezielter, breiter Antibiotikaeinsatz, der auch Staphylokokken (jenseits des 3. Lebensjahrs 90% *S. aureus, S. epidermidis* und Streptokokken) sicher abdecken muss.
- In den meisten Fällen ist eine Knochentrepanation zur Druckentlastung und raschen Eiterabfuhr notwendig, konsequente Sequestrotomie und ggf. Arthrotomie, Drainage.

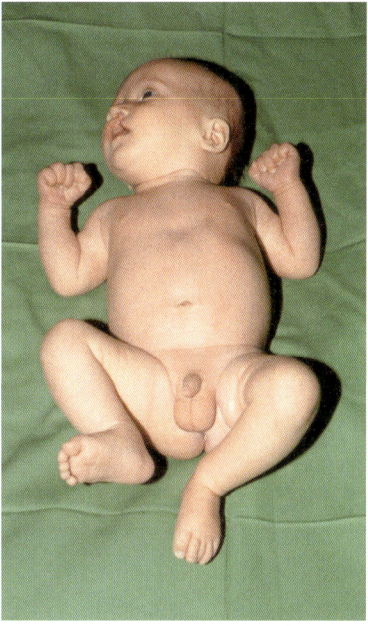

Abb. 7.3 Säuglingskoxitis.

7 Monate alter Säugling. Plötzliches Fieber, Trinkunlust, Schmerz bei Bewegung des linken Beinchens. Man erkennt die Schonhaltung links, die Hüftbeugung wird vermieden.

■ Bettruhe, lokale Kühlung, kurzfristige Ruhigstellung der betroffenen Extremität.

7.1.2 Exogene Osteomyelitis

Ätiologie und Pathogenese Die Infektion entsteht bei dieser Form durch äußere **Einschleppung** von Bakterien, bei offenen Frakturen oder im Zusammenhang mit operativen Eingriffen am Skelett.

Ihr klinischer Ablauf ist in der Regel etwas protrahierter und in Hinsicht auf die Beteiligung des ganzen Organismus weniger dramatisch als bei der akuten hämatogenen Osteomyelitis. Häufiger geht sie auch in eine chronische Verlaufsform über.

Therapie Voraussetzung für die Prophylaxe ist peinliche Asepsis im Operationssaal. Bei schon vorhandener Infektion sind die Verfahrensregeln in kontaminierten Geweben zu beachten: ausgiebiges **Débridement** mit breiter Eröffnung, ausgiebige Drainage aller Wundtaschen zum Ausschluss einer Sekretverhaltung, sachgemäße Anwendung von Antibiotika, **Ruhigstellung**, bei Frakturen Fixateur externe. Implantate (Endoprothesen, Knochentransplantate, Osteosynthesematerial) müssen ggf. entfernt werden, da sie als Fremdkörper den Infektionsprozess unterhalten.

7.1.3 Chronische Osteomyelitis

Ätiologie und Pathogenese Die chronische Osteomyelitis entwickelt sich gewöhnlich aus der akuten hämatogenen oder exogenen Osteomyelitis (☞ Abb. 7.4a und b), nicht selten tritt sie von vornherein schleichend, chronisch auf. Bei hämatogenem Infektionsweg erkranken auch hierbei vorzugsweise die Meta- und Diaphysen der langen Röhrenknochen infolge einer Markphlegmone. Die Krankheit kann sich über Jahrzehnte erstrecken.

Meist erkrankt nur ein Knochen mit all seinen Anteilen: Markraum, kortikaler und spongiöser Knochen sowie Periost. Durch reaktiven Um- und Anbau kommt es zu unregelmäßiger Verdichtung der Knochenstruktur (☞ Abb. 7.5) und zu narbiger Verschwartung der Weichteile unter Einschluss von Abszesshöhlen, die mit Granulationen und Eiter angefüllt sind. Fisteln führen in Knochenhöhlen, in denen sich oft Sequester befinden.

Klinik Klagen über belastungsabhängige Schmerzen, auch Ruheschmerz, Bewegungseinschränkung der Nachbargelenke, chronische oder rezidivierende Fistelsekretion.

Die weiteren Symptome sind je nach aktueller Aktivität des Prozesses mal stärker, mal schwächer ausgebildet. Über dem Krankheitsherd besteht gewöhnlich eine Schwellung, Klopf- und Stauchschmerz. Die Haut ist je nach Aktivität und Lage des Prozesses erwärmt, infiltriert, gespannt und gerötet. In der Umgebung von Fisteln ist sie tief eingezogen, verdünnt, manchmal borkig, mazeriert oder ekzematös.

Mitunter greift der Prozess auf ein benachbartes Gelenk über, oder es kommt dort zu intermittierenden (abakteriellen) Ergüssen (Begleiterguss, sympathischer Erguss). Das Allgemeinbefinden kann gestört sein.

Als **Komplikationen** können ein rezidivierendes Erysipel, Anämie und Amyloidose auftreten. Nach langjähriger Dauer kann gelegentlich auch eine maligne Entartung, z. B. im Fistelgang, entstehen.

Diagnostik BSG und CRP sind in schwankendem Ausmaß erhöht. Andere Laborparameter sind unspezifisch, aber für die Differentialdiagnose von Bedeutung.

Das **Röntgenbild** liefert vielfältige Struktur- und Formveränderungen des Knochens mit Sklerosen, Lysen, periostalen Auflagerungen, unruhigen Konturen und Deformierungen (☞ Abb. 7.5). Mittels MRT lassen sich die Ausdehnung des Prozesses und die Beteiligung des Weichgewebes sicher erkennen, auch intra- und periossäre Abszesse können mithilfe des Gadolinium-Kontrastmittels identifiziert

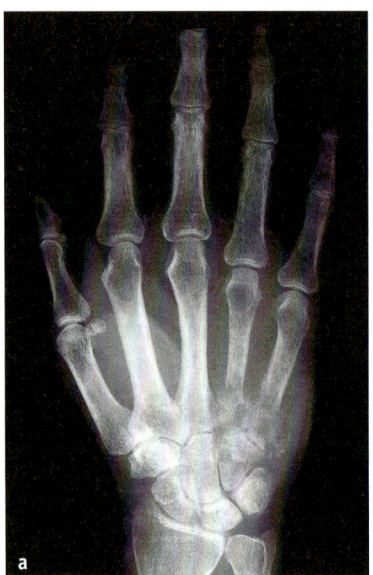

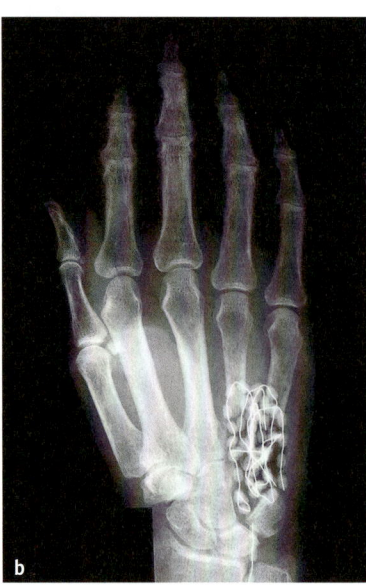

Abb. 7.4   Exogene chronische Osteomyelitis.
Eitrige Osteomyelitis nach unbehandelter Stichverletzung mit subakutem Verlauf. Stichverletzung an der Handkante vor zwei Monaten. Keine ärztliche Behandlung, langsame Abheilung der kleinen Wunde, aber persistierender und später zunehmender Schmerz. Aktuell verschorfte Wunde, mäßige Schwellung, aber deutliche Rötung und Überwärmung, Druckschmerz und Schmerz bei Fingerbewegung. Keine Lymphangitis, kein Fieber.
a) Man erkennt die Weichteilschwellung an der ulnaren Handkante. Die äußeren Konturen der metakarpalen Basis IV und V sind aufgelöst, fleckige Destruktion des Os hamatum, wolkige Aufhellungen im gesamten Os metacarpale IV und V, Zerstörung der beteiligten interkarpalen Gelenke, perifokale Osteopenie.
b) Operation mit konsequenter Entfernung der zerstörten Knochenanteile, Einlage einer gentamycinhaltigen Palacoskette, offene Wundbehandlung, Antibiose, Schienenlagerung. Im 2. Schritt ist der sekundäre Wundverschluss mit Kettenentfernung vorgesehen. Nach Abheilung ggf. Defektaufbau durch Knochentransplantation, falls funktionell notwendig.

werden. Die verschiedenen Formen der Entzündungsszintigraphie sind wegen ihrer geringen Spezifität und einer nicht ausreichenden Sensibilität bei chronischen Verläufen mittlerweile in den Hintergrund getreten.

Weder die laborchemischen Parameter noch die bildgebenden Untersuchungen sind für eine Osteomyelitis spezifisch. Solange differentialdiagnostisch ein Tumor nicht sicher ausgeschlossen ist, muss eine Biopsie entnommen werden.

Der Erregernachweis wird aus Fistelabstrichen, Abszesspunktaten oder bioptischem Material geführt. Bei chronischen Verläufen gelingt die Anzüchtung der Erreger nicht immer (falsch negativer Befund).

Differentialdiagnose Eine Tuberkulose ist nur bioptisch und mikrobiologisch sicher abzugrenzen.

Knochentumoren, u.a. Osteosarkom, Ewing-Sarkom, eosinophiles Granulom, Paget-Krankheit, fibröse Dysplasie. In Zweifelsfällen Probeexzision.

Therapie und Prognose

- Die **Débridement-Operation** besteht aus mehreren Teilschritten. Zunächst Resektion der Fistelgänge. Konsequentes Entfernen allen infizierten und nekrotischen Weichgewebes und v.a. Knochens (Sequestrektomie), selbst unter Hinnahme von Knochendefekten, die zunächst über externe Fixateure stabilisiert und später rekonstruiert werden müssen. Breite Eröffnung aller Höhlen und Wundtaschen, ausgiebige Drainage, ggf. offene Wundbehandlung mit sekundärem plastischem Wundverschluss,
- Evtl. kontinuierliche **Spüldrainage** mit Ringer-Lösung (☞ Abb. 7.6),
- **Antibiotika** nach Erreger- und Empfindlichkeitstestung mit Mehrfachkombinationen, zwischenzeitlich Wiederholung der Testuntersuchungen,
- **Entlastung** der betroffenen Extremität,
- Die Implantation eines gestielten **Muskellappens** in die Knochenhöhle soll v.a. die kompromittierte lokale Durchblutung bei älteren atrophen Prozessen verbessern,
- Bei infizierten Pseudarthrosen **stabile Osteosynthese,** am besten mit Fixateur externe (☞ Abb. 7.6) und (ggf. zweizeitige) Einlagerung frischer autologer Spongiosa, evtl. auch eines gestielten Muskellappens,
- **Rekonstruktion eines Knochendefekts** wie bei Defektpseudarthrose, z.B. mittels Knochensegmenttransport (☞ Kap. 3.3.6),
- **Aktive Krankengymnastik** zur Bekämpfung von muskulären Atrophien und artikulären Kontrakturen; Steigerung der Extremitätendurchblutung,
- Nach Beruhigung der Infektion Entlastung mittels **Orthese,** bis die knöcherne Stabilität gesichert ist.

Die Prognose ist je nach lokaler Situation und allgemeinem Gesundheitszustand unterschiedlich. Auch nach vollständiger Beruhigung der Osteitis und Beschwerdefreiheit sind akute Reaktivierungen spontan oder nach Traumen, nach Operationen oder bei Verminderung der Widerstandskraft durch Krankheiten jederzeit möglich, sofern der Herd nicht restlos entfernt werden konnte. Günstigste Voraussetzungen liefert eine möglichst radikale Operation.

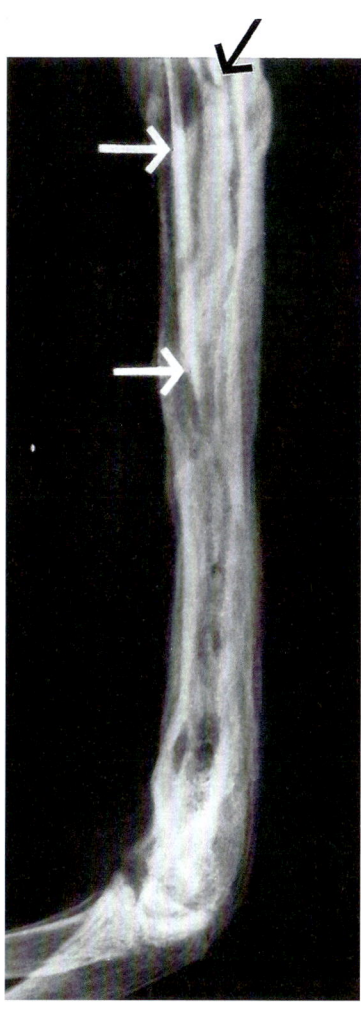

Abb. 7.5 Hämatogene chronische Osteomyelitis.

Ausgedehnte, seit Jahren bestehende hämatogene Osteomyelitis des Humerus. Im proximalen Teil erkennt man einen großen Sequester (Pfeile), der von neu gebildetem Knochen umhüllt zu sein scheint (Totenlade). Der distale Knochen in Richtung Ellenbogengelenk ist sklerotisch und weist mehrere gekammerte Höhlen auf. Das Gelenk ist pyarthritisch zerstört.

7.1.4 Sonderformen der chronischen Osteomyelitis

Ihrer Entwicklung und den pathologisch-anatomischen Veränderungen nach nehmen der **Brodie-Abszess,** die **Osteomyelitis sclerosans** und die **plasmazelluläre Osteomyelitis** eine Sonderstellung ein. Alle machen meist nur geringe Beschwerden in Form von Belastungsschmerz. Die Körpertemperatur ist nie erhöht. Die BSG ist gewöhnlich normal oder nur gering erhöht, Blutbildveränderungen fehlen meist. Ein Erregernachweis gelingt nur selten. Histologisch ergibt sich jeweils ein typischer, wenn auch nicht spezifischer Befund.

Brodie-Abszess

Definition Chronischer, schleichend verlaufender Knochenabszess, der stets im metaphysären Bereich eines langen Röhrenknochens, selten in kurzen Knochen (Kalkaneus) lokalisiert ist.

Klinik Bei kleinen Herden oft symptomfrei, später gelegentlich Klopf- und Spontanschmerz (vor allem nachts).

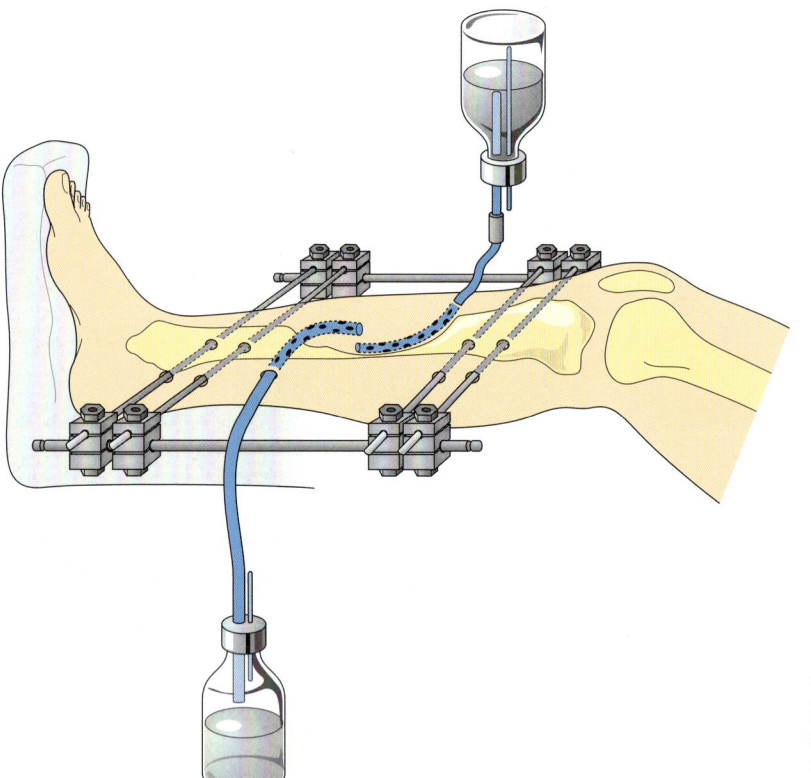

Abb. 7.6 Spüldrainage.

Chronische Osteomyelitis der Tibia, radikale Aus-
muldung und Sequestrektomie, Spüldrainage, wegen
nicht ausreichender Stabilität des verbleibenden
Knochens Fixation durch Fixateur externe.

Gewöhnlich sind Schulkinder und junge Erwachsene betroffen. Im benachbarten Gelenk nicht selten Reizerguss.

Diagnostik Im Röntgenbild meist zentral im Knochen
gelegener runder oder unregelmäßig gestalteter, von
einem sklerosierten Rand umgebener Aufhellungsherd (☞
Abb. 7.7).

Differentialdiagnose Sarkom, nichtossifizierendes Os-
teofibrom, Enchondrom, Knochenzysten, eosinophiles
Granulom.

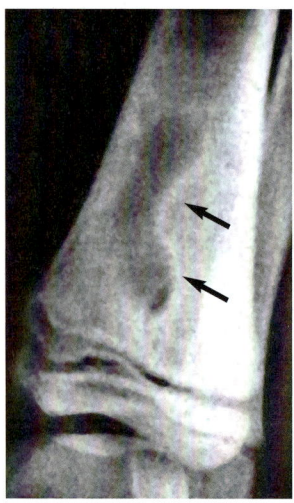

Abb. 7.7 Brodie-Abszess.

Im distalen Tibiadrittel zentral im
Knochen gelegen, mit typischer
zarter perifokaler Sklerose (Pfeile).

Therapie Ausräumung und Ausfüllung der Höhle mit
autologer Spongiosa, Antibiotika. Bei größeren Herden
Drainage.

Osteomyelitis sclerosans (Garré-Krankheit)

Definition Sehr schleichend verlaufende Infektion, die
von Knochenneubildungen, Verdickung und Strukturverdichtung im Schaft eines langen Knochens geprägt ist.
Periost verdickt, schwartig. Knochenoberfläche rau, unregelmäßig höckerig. Markhöhle kann völlig fehlen. Im
sklerotischen Gewebe der Markhöhle befinden sich mitunter kleine, gewöhnlich sterile Granulationsherde, Zysten
oder auch elfenbeinharte Inseln.

Klinik Gelegentlich lokal bohrende, auch nächtliche
Schmerzen, Klopf- und Stauchschmerz, bei größeren Herden manchmal Verdickung und überwärmte Haut.

Diagnostik Das Röntgenbild zeigt eine starke diffuse
Verdichtung und Auftreibung des befallenen Knochens (☞
Abb. 7.8). Ein Erregernachweis gelingt so gut wie nie.

Differentialdiagnose Marmorknochenkrankheit, Os-
teoid-Osteom, Knochenlues, Sarkom.

Therapie Antibiotische Behandlung nur bei Beschwerden und Entzündungszeichen, ggf. komplette Segmentresektion und Defektrekonstruktion.

Plasmazelluläre Osteomyelitis

Definition Sie ist die noch am häufigsten vorkommende Sonderform der chronischen Osteomyelitis. Vorwiegend sind Jugendliche und junge Erwachsene zwischen 12 und 20 Jahren betroffen. Sie klagen gewöhnlich über wenig spezifische Schmerzen über dem Herd.

Diagnostik Im Röntgenbild unscharf begrenzte, unregelmäßige osteolytische Einzelherde von Stecknadelkopf- bis Kirschgröße, v.a. in den Metaphysen langer Knochen, aber auch in Wirbeln und platten Knochen, meist randständig.

Differentialdiagnose Vor allem maligne Knochentumoren (Osteosarkom!).

Therapie Herdausräumung, bei kleinen Prozessen Exstirpation im Gesunden.

7.1.5 Knochentuberkulose

Definition Mit dem allgemeinen Rückgang der Tuberkuloseerkrankungen hat in höher entwickelten Ländern auch die Zahl der tuberkulösen Skelettinfektionen stark abgenommen, während sie in vielen Gebieten der Dritten Welt noch zu den häufigen Leiden gehören. Etwa 2–3% aller Tuberkuloseerkrankungen entfallen auf das Skelett, davon ca. 50–60% auf die Wirbelsäule. Der Häufigkeitsgipfel liegt heute zwischen dem 40. und 60. Lebensjahr, die Erkrankung von Kindern wird in Deutschland kaum noch beobachtet.

Ätiologie und Pathogenese Die auf dem Blut- oder Lymphweg abgesetzten Tuberkelbakterien führen zu einer spezifischen Osteomyelitis im spongiösen Knochen, also vornehmlich der Wirbelkörper und der spongiösen Enden der langen Röhrenknochen. Der Knochen reagiert mit einem von Tuberkelbakterien durchsetzten Granulationsgewebe, das verkäst und eitrig einschmilzt. Es entsteht eine mit sequestriertem Detritus und Eiter gefüllte Knochenkaverne. Nach Perforation der Deckschicht breitet sich der Eiter als Abszess in der Umgebung aus und sucht sich den Weg des geringsten Widerstands, auf dem er sich oft weit vom Krankheitsherd entfernen (Röhren-, Senkungs-, Wanderabszess, hauptsächlich bei der Spondylitis) und Fisteln bilden kann.

Klinik Das Allgemeinbefinden kann selbst bei Erkrankung der Wirbelsäule oder eines großen Gelenks lange Zeit ungestört sein. Schmerzen treten bei Druck, Stauchung, Belastung und Bewegung auf, oder sie nehmen dabei zu. In der Ruhe lassen sie nach oder schwinden ganz.

Fieber besteht gewöhnlich nur bei gleichzeitiger tuberkulöser Lungenerkrankung oder Mischinfektion mit anderen Erregern. Häufig dagegen sind große Tagesschwankungen der Körpertemperatur von 1–1,5 °C.

Diagnostik Die BSG ist gewöhnlich mittelstark beschleunigt, abhängig von der Aktivität des Prozesses.

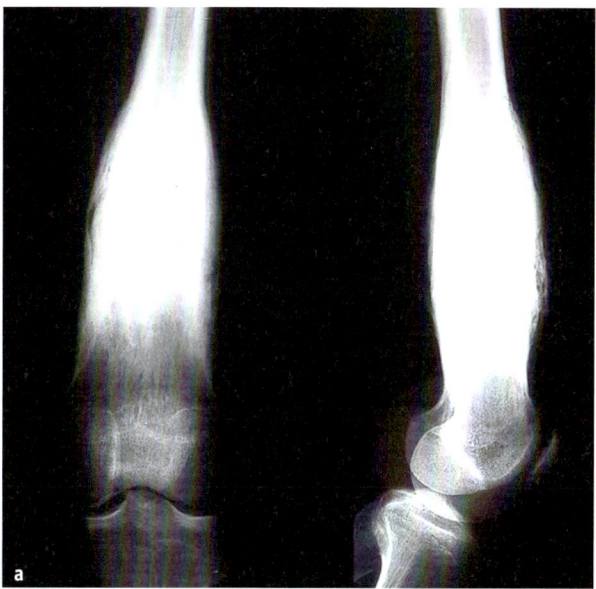

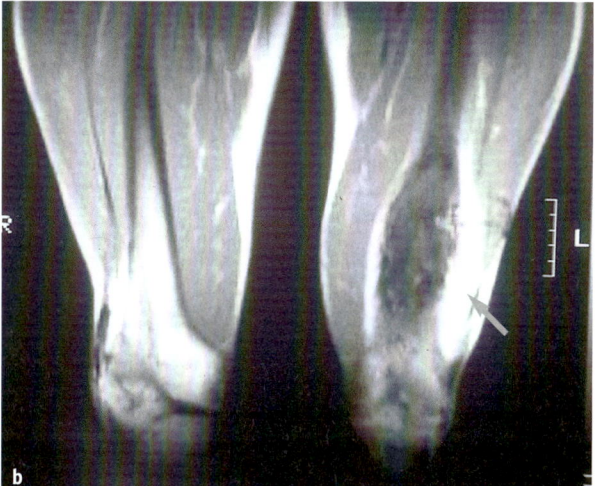

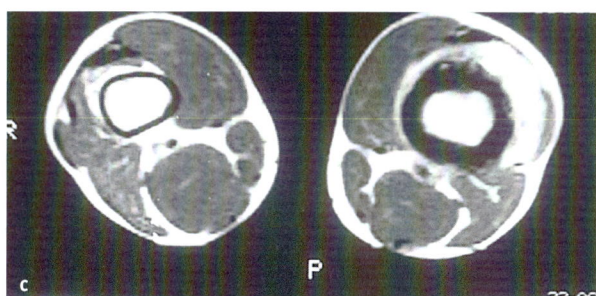

Abb. 7.8 Osteomyelitis sclerosans Garré.

30-jähriger Mann mit wechselnden Beschwerden im rechten Oberschenkel, teils Ruhe-, teils Belastungsschmerz. Tastbare Auftreibung des Knochens ohne Druckschmerz.
a) Im Röntgenbild erscheint der Knochen aufgetrieben und extrem sklerosiert, sodass die Markhöhle gegenüber dem kortikalen Knochen nicht mehr abgrenzbar ist.
b) Das Kernspintomogramm in der Frontalebene gibt die starke Verdickung der Kortikalis ebenso wie eine ödematöse Weichteilschwellung (Pfeil) deutlich zu erkennen. Auf der rechten Gegenseite Normalbefund.
c) In der Transversalebene des MRT fällt vor allem im Seitenvergleich die massive Verdickung der Kortikalis ins Auge.

Lymphozytose. Das Blutbild kann eine Linksverschiebung aufweisen.

Im Röntgenbild (☞ Abb. 7.9a) Demineralisierung, diffuse Knochenatrophie, evtl. mit fleckförmigen Verdichtungen. Frühestens nach 4–6 Wochen werden Struktur- und Formveränderungen an Knochen und ggf. paraossale Abszessschatten erkennbar.

Die Kernspintomographie gibt detaillierten Aufschluss über Knochendestruktion, Eiterherde oder Gelenkergüsse (☞ Abb. 7.9b). Die Diagnose ist erst dann gesichert, wenn entweder Tuberkelbakterien oder spezifische histologische Veränderungen nachgewiesen sind.

Materialgewinnung für die Bakteriologie erfolgt in der Regel durch Punktion (auch bei Spondylitis): Erregernachweis mikroskopisch (selten positiv), durch Kultur oder/ und Tierversuch. Allerdings ist eine Tuberkulose bei negativem Befund nicht definitiv auszuschließen.

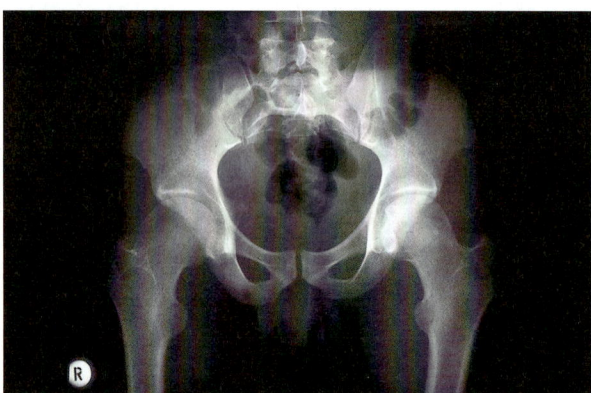

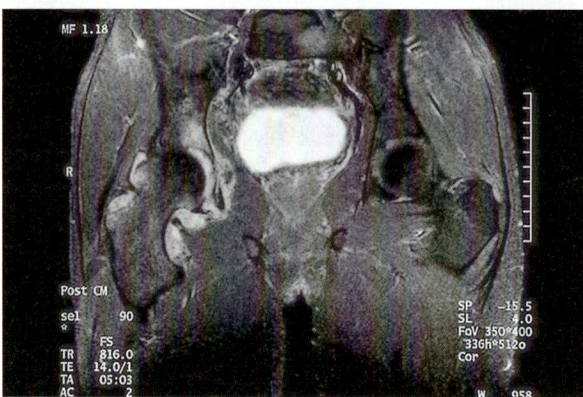

Abb. 7.9 Tuberkulöse Osteomyelitis.

Der 40-Jährige aus Pakistan klagt seit mehreren Wochen über belastungsabhängigen Schmerz in der rechten Leiste. Kein Fieber, kein Krankheitsgefühl. Normaler klinischer Befund bis auf Schmerz bei Hüftbeugung über 80°, endgradiger Rotationsschmerz und Streckdefizit von 10°. Die Gehfähigkeit ist erhalten.

a) Im Röntgenbild des Beckens erkennt man eine Osteopenie des Hüftkopfs und in geringem Maß auch des Azetabulums, keine Strukturdefekte der Kortikalis oder der Spongiosa.

b) Im MRT findet man einen erheblichen Gelenkerguss. Ausgeprägtes Knochenödem im Azetabulum mit Strukturdefekt.

Die Biopsie aus dem azetabulären Knochen und der Synovialis zeigte histologisch eine tuberkulöse Osteomyelitis und Pyarthritis. Das Ergebnis wurde bakteriologisch betätigt. Therapie: Synovektomie, Herdausräumung und antituberkulotische Medikation für ein Jahr.

Gewebeproben zur histologischen Untersuchung werden gewöhnlich durch offene Biopsie gewonnen. Die Polymerase-Kettenreaktion am histologischen Schnitt erscheint nicht ausreichend zuverlässig.

Die Tuberkulintestung ist bei der allgemeinen Durchseuchung der Bevölkerung in der Regel positiv, also auch dann, wenn keine tuberkulöse Osteomyelitis vorliegt. Die Testung besitzt daher nur Aussagewert bei negativem Ausfall (Ausschlussdiagnose).

Die Skelettszintigraphie kann in der Anfangsphase bei noch negativem Röntgenbefund (unspezifische) Hinweise liefern.

Differentialdiagnose Die **unspezifische Osteomyelitis bzw. Spondylitis** unterscheidet sich von der Tuberkulose meist durch eine kürzere Anamnese und heftigere Krankheitserscheinungen, höhere Werte der BSG, Fehlen von Senkungsabszessen, weniger ausgedehnte Destruktionen und ausgeprägtere reaktive Prozesse (stärkere Knochenneubildung, Sklerosen, auch größere Sequester).

Tumoren (Sarkome, Karzinommetastasen, Riesenzellgeschwülste), aseptische Knochennekrosen, Paget-Krankheit, monostotische fibröse Dysplasie.

Der Befall anderer als der Wirbelknochen ist heute in unserer Region selten.

Am ehesten erkranken noch das **Scham-** und **Sitzbein**, differentialdiagnostisch muss auch bei einem Prozess an **Rippen, Klavikula** und **Sternum** an Tuberkulose gedacht werden. Spezifische Knocheninfektion an Phalangen, Metakarpalia und Metatarsalia lässt die Diaphysen wie aufgeblasen erscheinen (**Spina ventosa**).

Therapie Zur **medikamentösen Langzeitbehandlung** mit Tuberkulostatika bedient man sich heute – zur Vermeidung frühzeitiger Resistenzentwicklung und zur besseren Verträglichkeit – einer Dreierkombination aus Isoniazid (Isonikotinhydrazid), Rifampicin und Myambutol oder einer Viererkombination.

Die Chemotherapie muss lange Zeit auch über das Abklingen der Krankheitserscheinungen hinaus fortgesetzt werden.

Zur Spülung von Gelenken und ausgeräumten Herden kann man Streptomycin verwenden, das allerdings wegen der Gefahr von Akustikus- und Vestibularisschäden systemisch nur noch mit Vorsicht eingesetzt werden sollte. Vor Operationen sollte eine einwöchige Chemotherapie vorausgeschickt werden.

Operative Herdausräumung: Spaltung bzw. Exstirpation von Abszessen, konsequente Entfernung infizierten und nekrotischen Knochengewebes wie bei der chronischen Osteomyelitis, anschließende Drainage bei gleichzeitig fortgesetzter medikamentöser Allgemeinbehandlung, Fusion des Herdgebiets an der Wirbelsäule durch interkorporelle Spondylodese.

Die Punktion eines Abszesses zur Vermeidung sekundärer Störungen (Nekrose der Haut, Fistelbildung, bei Retropharyngeal- oder Mediastinalabszessen Atemnot, Schluckbeschwerden) mit Instillation tuberkulostatischer Medikamente hat heute als therapeutischer Eingriff kaum noch Bedeutung, sie dient vorwiegend als diagnostische Maßnahme zur Gewinnung von Untersuchungsmaterial. Neben geeigneter Technik, um Fisteln zu verhüten (Einstich tangential weit aus gesunder Umgebung, damit die Weichteilschichten kulissenartig den Stichkanal verschließen), ist dabei strengste Asepsis erforderlich!

7.2 Infektionen der Gelenke

Die Infektionen der Gelenke sollten mit den heute zur Verfügung stehenden Methoden einer frühzeitigen Diagnose nicht mehr entgehen. Meist bieten sie ein dramatisches klinisches Bild, hin und wieder verlaufen sie aber ohne die typischen Zeichen einer Infektion, insbesondere bei chronisch Kranken. Vor allem am Schulter- und Hüftgelenk ist Aufmerksamkeit geboten. Gelenkinfektionen verlangen rasches und entschlossenes Handeln, weil sich schon früh gravierende Folgeschäden entwickeln und weil die frühe Therapie die besten Ergebnisse zeitigt. Die Infektionen künstlicher Gelenke sind im klinischen Alltag keine Seltenheit mehr und stellen eine Herausforderung in Diagnostik und Therapie dar.

7.2.1 Pyarthritis

Definition Die bakterielle Infektion eines Gelenks führt u. a. zur Besiedlung des Gelenkkavums. Die Synovia ist ein guter Nährboden für die Bakterien, die sich gleichzeitig den natürlichen Abwehrmechanismen des Körpers weitgehend entziehen. Auf diesem Hintergrund bieten Gelenkinfektionen einige Besonderheiten in Diagnostik, Therapie und Prävention.

Synonyme Eitrige Arthritis, infektiöse Arthritis, Gelenkempyem

Ätiologie und Pathogenese Die bakterielle Besiedlung kann auf verschiedenen Wegen erfolgen:
- auf dem **Blutweg** von einem Streuherd aus (Furunkulose, Panaritium, Otitis media, Angina, Katheterspitze, Cholezystitis, Divertikulitis u. a.), beim Neugeborenen nach Nabelschnurinfektion, bei infektiösen Darmerkrankungen u. a.,
- durch **Einbruch einer Infektion aus der Nachbarschaft** (Osteomyelitis, paraartikulärer Abszess oder Phlegmone),
- durch **direkte Keimeinschleppung** bei Verletzungen, intraartikulären Injektionen und Operationen.

Besondere Aufmerksamkeit muss nach wie vor den intraartikulären Injektionen gewidmet werden. Zur Prophylaxe sind strenge Kautelen der Asepsis vorgeschrieben (☞ Kap. 2.5.1).

Meist handelt es sich *S. aureus* oder *epidermidis*, etwas seltener um andere Erreger.

Bei der hämatogenen Genese liegt die Infektion primär im Stratum synoviale des Gelenks. Es entwickelt sich zunächst ein seröser Gelenkerguss oder schon primär ein purulenter Erguss (Empyem). Breiten sich die Erreger im Gelenkkavum aus, entziehen sie sich den natürlichen Mechanismen der körpereigenen Infektabwehr. Der Gelenkerguss bildet einen idealen Nährboden für die Bakterien. Wird die Infektion durch eine intraartikuläre Injektion ausgelöst, scheint diese Besonderheit des Substratangebots für die Erreger noch gravierender zu sein. Erschwerend

kommt hinzu, dass die Gelenkinjektion in aller Regel in ein krankes, meist ergussgefülltes Gelenk vorgenommen wird. Beim Kind ist der primäre Ort einer Infektion meist die Metaphyse. Setzt die Gelenkkapsel wie beim Hüftgelenk distal der Metaphyse an, kann der Herd in das Gelenk einbrechen.

Unabhängig vom Infektionsweg wird die Knorpeloberfläche bereits innerhalb eines Tages enzymatisch geschädigt. Auch wenn es gelingt, die Infektion binnen weniger Tage adäquat zu behandeln, muss man – zumindest beim Erwachsenen – mit einer dauerhaften Schädigung rechnen, auch wenn sie nach erfolgreichem Behandlungsabschluss zunächst nicht auffällig ist.

Ohne Behandlung folgen rasch die weitere Zerstörung des Knorpels und der sekundäre Befall (weiterer) angrenzender Knochenbezirke unter osteolytischer Destruktion. In schweren Fällen entwickelt sich die komplette Destruktion der Gelenkkörper („Destruktionsluxation"), v. a. dann, wenn die Infektion ihren Ausgang vom Knochen nahm (☞ Abb. 7.1). Beim heute nur noch selten zu beobachtenden weiteren Spontanverlauf klingen die Symptome bei guter Abwehrlage langsam ab. Unter fibröser Verschwartung der Gelenkhöhle, teilweisem Ersatz des zugrunde gegangenen Knorpels durch Bindegewebe und schließlich schweren arthropathischen Deformationen beruhigt sich die Gelenkinfektion. Sie kann eine chronisch persistierende Osteomyelitis hinterlassen. Durch knöcherne Transformation des Granulationsgewebes kann es zu einer spontanen knöchernen Ankylose kommen.

Klinik In der Regel setzen die Symptome sehr plötzlich mit allen Zeichen einer akuten Entzündung ein, oft mit Fieber, selten mit Schüttelfrost. Oberflächlich gelegene Gelenke sind geschwollen, überwärmt, evtl. gerötet und gespannt. Heftige Schmerzen veranlassen den Patienten, ängstlich jede Bewegung zu vermeiden, Druck- und Stauchschmerz. Bei großen Gelenken stellt sich auch ein allgemeines Krankheitsgefühl ein. Manchmal verläuft die Infektion aber auch subakut oder selten chronisch protrahiert und bietet ein differentialdiagnostisches Problem.

An dem in dicke Muskelschichten eingebetteten **Hüftgelenk** fällt eine Zwangshaltung mit Streckverlust auf. Jeder Bewegungsversuch ist schmerzhaft und gesperrt.

Das **Schultergelenk** ist meist durch intra- oder periartikuläre Injektionen betroffen. Wahrscheinlich weil zunächst periartikuläre Gewebe infiziert sind und sehr schmerzhafte Krankheiten wie die Tendinosis calcarea differentialdiagnostisch in Betracht kommen, wird die Infektion des glenohumeralen Gelenks vielfach fehlgedeutet.

Tritt die Infektion in Zusammenhang mit einer Sepsis bei schlechter Abwehrlage auf (AIDS, Tumorkrankheit, Diabetes mellitus, rheumatoide Arthritis, Dialyse), sind die klinischen Entzündungszeichen eher mäßig ausgeprägt. Man muss nach der Beteiligung weiterer Gelenke suchen (evtl. Punktion).

Diagnostik BSG und CRP sind mäßig bis stark erhöht, Leukozytose. Das Punktat ist trüb und dünnflüssig (Fadentest!). Die zytologische Untersuchung des Punktats (☞ Kap. 2.5.1) rangiert in seiner diagnostischen Wertigkeit unmittelbar hinter der Blutuntersuchung: mehr als 20 000

Granulozyten/µl machen zusammen mit einer typischen Anamnese und charakteristischen klinischen und laborchemischen Befunden die Diagnose wahrscheinlich und rechtfertigen eine sofortige operative Therapie. Es ist nicht sinnvoll, unter einer solchen Befundkonstellation mehrere Tage auf das Ergebnis der bakteriologischen Untersuchung zu warten.

Das Röntgenbild ist im Frühstadium wenig hilfreich, gibt aber Aufschluss über Vorschäden und möglicherweise Hinweise für eine präexistente Osteomyelitis. Bei protrahierten Verläufen kann schon nach wenigen Tagen im Röntgenbild eine zunehmende Mineralverarmung der gelenknahen Knochenabschnitte erkennbar sein, schließlich Usuren, verwaschene Strukturzeichnung, osteolytische Destruktionen. Später tritt die meist schwere arthropathische Destruktion bis hin zur knöchernen Ankylose ein.

Die MRT sollte bei begründetem Infektionsverdacht dringlich durchgeführt werden, um einen osteomyelitischen Herd zu dedektieren, der für die unverzüglich durchzuführende operative Therapie Konsequenzen, nämlich die gezielte Ausräumung, nach sich zieht.

Differentialdiagnose Gicht und Pseudogicht können ähnlich akute Krankheitsbilder hervorrufen. Die mikroskopische Punktatuntersuchung (Kristalle!) und die Laborchemie des Blutes sind hilfreich. Die Gicht geht auch mit einer CRP- und BSG-Erhöhung sowie einer Leukozytose einher. Die Chondrokalzinose kann zu starker Granulozytenvermehrung und Trübung im Punktat führen. Die rheumatoide Arthritis und die Psoriasisarthritis weisen ebenso trübe Ergüsse mit hohen Granulozytenzahlen auf; eine hämatogene Infektion kann sich der rheumatischen Synovialitis aufpfropfen.

Bei schweren Immunstörungen sollte man auch an eine Pilzinfektion denken, Abstrich!

Bei weniger akutem Krankheitsbild kommt die gesamte Palette der monarthritischen Krankheiten in Betracht. Auch die tuberkulöse Infektion verläuft eher unter milden Entzündungszeichen.

Prävention Peinliche Asepsis bei jedem intraartikulären Eingriff, auch bei vermeintlich kleinen Maßnahmen wie Punktionen und Injektionen in Gelenke und periartikuläre Gebiete!

Therapie Bei Verdacht sind **unverzüglich** Maßnahmen einzuleiten:
- **Ruhigstellung** der betroffenen Gliedmaße, Eisauflagen,
- **Punktion unter aseptischen Kautelen** zur Druckentlastung und zur ausreichenden Materialgewinnung für die zytologische und bakteriologische Untersuchung. Die Besonderheiten der Probenaufbereitung sind zu beachten,
- Erst danach i.v. Gabe von **Antibiotika;** solange der Erreger noch nicht feststeht, breites Wirkungsspektrum und effizient gegen Staphylokokken, z.B. Cephalosporin,
- Ist das Empyem unter Berücksichtigung der Differentialdiagnosen wahrscheinlich (Anamnese, klinischer Befund, Labor mit hoher BSG und CRP und insbesondere über 20 000 Granulozyten/µl im Punktat), **offene oder arthroskopische Arthrotomie** zur **Spülung, Synovekto-**

mie und Anlage einer **Drainage.** Ein osteomyelitischer Herd ist durch offene Arthrotomie auszuräumen, deshalb vor der Operation dringliche MRT,
- Gezielter Antibiotikaeinsatz nach Resistenzprüfung, sobald der Erregernachweis vorliegt,
- Auf eine medikamentöse und physikalische Therapie ohne operative Intervention sollte man sich nur dann beschränken, wenn gravierende Einwände gegen eine Operation bestehen. Der Behandlungszeitraum ist länger, beschwerlicher und führt zu schlechteren Resultaten.

Die Bewegungstherapie inkl. Motorschiene beginnt frühzeitig mit dem Abklingen der Entzündungserscheinungen, um Verwachsungen und Kontrakturen zu verhindern. Aufstehen nur unter Entlastung des Gelenks, bis die Bewegungsfunktion weitgehend wiederhergestellt ist. Bei bleibender schmerzhafter Funktionseinschränkung und sekundärer Arthrose sind die Arthrodese und der endoprothetische Gelenkersatz abzuwägen. Schiefwuchs nach Beteiligung von Epiphysenfugen erfordert evtl. eine Korrekturosteotomie nach Abschluss des Wachstums.

> **!** Besteht der Verdacht auf eine Gelenkinfektion, ist die antibiotische Therapie ex juvantibus kontraindiziert! Sie verschleiert die konsequente Diagnostik und Therapie und ist geeignet, schwere Schäden für das Gelenk zu begründen. Der Patient gehört unverzüglich in die klinische Überwachung.

7.2.2 Arthritis tuberculosa

Definition Tuberkulöse Gelenkentzündungen entstehen als sekundäre Organerkrankung, wenn Tuberkelbakterien hämatogen oder seltener durch Einbruch eines benachbarten Knochenherdes in ein Gelenk gelangen.

Ätiologie und Pathogenese Für Epidemiologie und Ätiologie gelten die gleichen Bedingungen wie im Kapitel „Knochentuberkulose" beschrieben (☞ Kap. 7.1.7). Allerdings kommen tuberkulöse Infektionen der Gelenke heute noch seltener vor als solche der Knochen.

Grundsätzlich können alle Gelenke tuberkulös erkranken, bevorzugt sind aber die unteren Extremitäten und die großen Gelenke (in erster Linie Hüftgelenke, seltener Kniegelenke), Raritäten sind Iliosakralfugen, Schulter- und Sternoklavikulargelenke.

Die Erkrankung kann auf zwei Wegen ihren Ausgang nehmen:
- Durch direkte hämatogene Infektion der Synovialis entsteht ein entzündliches, verkäsendes und eitrig zerfallendes Granulationsgewebe, das sich über das Gelenk ausbreitet und zur Destruktion des Knorpels und des darunter liegenden Knochens führt.
- Ein tuberkulöser Knochenherd in der subchondralen Spongiosa bahnt sich den Zugang zum Gelenk, wobei in gleicher Weise Knorpel und Synovialis zerstört werden.

Sowohl die synovialen als auch die ossären Infektionen führen zu Gelenkergüssen. Sie sind zunächst serös und enthalten häufig Fibringerinnsel (sog. Reiskörper), im Laufe der Zeit werden sie eitrig. Allerdings ist der Ablauf in den einzelnen Gelenken unterschiedlich. Im Schultergelenk kann die Ergussbildung völlig fehlen (Arthritis sicca), im

Kniegelenk steht oft ein massives Granulationsgewebe mit spindelförmiger Schwellung im Vordergrund („Gelenkschwamm", Fungus), die Haut darüber ist gespannt und blass („Tumor albus"). Am Ende steht nach langem Spontanverlauf die fibröse oder knöcherne Obliteration mit Versteifung.

Klinik Der Krankheitsablauf ist von Anfang an **chronisch** mit wenig charakteristischen Beschwerden. Er ist deshalb vieldeutig und wird leicht verkannt. Unter mehr oder weniger starken Beschwerden schränkt sich die Beweglichkeit frühzeitig ein und kann allmählich in eine Gelenkeinsteifung übergehen (konzentrische Blockade). Das betroffene Gelenk ist druckempfindlich, überwärmt und dauerhaft verdickt. Die bei Ergüssen oft zu sehenden Schwankungen des Schwellungsausmaßes fehlen. An den unteren Extremitäten kommt es zum Hinken. Periartikulär oder auch in der weiteren Umgebung können Schwellungen auf **Abszesse** hinweisen, die sich ggf. als **Fistel** spontan öffnen.

Diagnostik Die BSG ist erhöht, allerdings weniger stark als bei der unspezifischen septischen Arthritis, andere spezifische pathologische Laborparameter fehlen.

Die Diagnose erfolgt durch **Punktion** und Erregernachweis (mikroskopisch, Kultur, Tierversuch und histologisch inkl. PCR). Tuberkulöse Gelenke neigen zur Fistelbildung, daher ausnahmsweise Zugang mit langer Nadel durch möglichst dicke Muskelkulisse. In unklaren Fällen sollte man mit der arthroskopischen Synovialisbiopsie nicht zögern. Suche nach einem tuberkulösen Primärherd (Lunge und Niere). Tuberkulin-Test.

Im Röntgenbild (☞ Abb. 16.36) ist relativ frühzeitig ein verdichteter und ausgeweiteter Kapselschatten als Ausdruck der synovialen Proliferation erkennbar. Der Gelenkspalt wird mit zunehmender Knorpelzerstörung schmaler. Nach mehreren Wochen kommt es zu Herdsymptomen: unscharfe, verwaschene Gelenkkonturen, wolkige Verdichtungen, ggf. mit Hinweisen auf Höhlenbildung (gelenknahe Knochenkavernen) und Sequester. Im weiteren Verlauf zunehmende Einschmelzung, letztlich mit ineinander gestauchten, nicht mehr abgrenzbaren Gelenkkörpern. Der benachbarte Knochen ist entmineralisiert. In der MRT sind die artikulären und periartikulären Veränderungen gut abzubilden, man erkennt Abszesse und Kavernen, auch wenn sie in weiterer Entfernung zum Gelenk liegen.

Differentialdiagnose Unspezifische bakterielle Arthritis, alle Mono- und Oligoarthritiden, chronische Reizzustände nach Binnenverletzungen, tenosynovialer Riesenzelltumor, an der Hüfte bei Kindern M. Perthes.

Therapie Prinzipiell wie bei der Knochentuberkulose (☞ Kap. 7.1.7):
■ Ruhigstellung,
■ tuberkulostatische Chemotherapie,
■ Synovektomie und Ausräumung eines Knochenherdes, einwöchige tuberkulostatische Behandlung vor einem operativen Eingriff,

■ Gröbere Knorpel-/Knochendestruktionen erfordern die großzügige Ausräumung (Débridement), ggf. Resektion der Gelenkflächen und Arthrodese.

7.2.3 Infektion künstlicher Gelenke

Definition Die Infektionen prothetisch ersetzter Gelenke erhalten bei steigender Frequenz von Endoprothesenimplantationen zunehmende Bedeutung. In Anbetracht der mitigierten klinischen Symptomatik wird das Krankheitsbild oft verkannt. Die Diagnostik ist aufwändig und von Fehlinterpretationen begleitet. Die Therapie zieht oft tief greifende Konsequenzen für den Kranken nach sich.

Ätiologie und Pathogenese Man unterscheidet prinzipiell zwischen Infektionen, die im Zusammenhang mit der Prothesenimplantation erworben werden, und solchen, die auf hämatogenem Weg entstehen. Bei Infektionen, die innerhalb des ersten postoperativen Jahres auftreten, liegt die Ursache wahrscheinlich in einer perioperativen Infektion mit akutem oder protrahiertem Verlauf. Später auftretende Infektionen sind wahrscheinlicher auf hämatogenem Weg entstanden.

Die Endoprotheseninfektionen bieten zum einen die allgemeinen Probleme der Knochen- und Gelenkinfektionen. Zum anderen unterscheiden sie sich aber dadurch, dass alloplastische Materialien wie Metalle, Keramiken, Kunststoffe, Knochenzement einschließlich ihrer Abrieb- und Zerrüttungsprodukte im Gewebe inkorporiert sind. Ihre Oberflächen im Gelenk, ihre Grenzflächen zum Knochen und die Abriebkonglomerate werden von Bakterien besiedelt, die sich je nach Erregertyp dort mit einem Bioschleim absetzen und der körpereigenen Abwehr entziehen. Dies mag auch ein Grund sein, dass großvolumige Prothesen (z. B. gestielte Knieprothesen) häufiger von einer Infektion betroffen werden als z. B. Oberflächenersatzprothesen. Vor allem bei wenig pathogenen Erregern (*S. epidermidis*, Propioni-Bakterien) kann die Infektion zunächst fast symptomfrei verlaufen, man spricht von einer „Lowgrade"-Infektion. Es kommt über Monate zur Knochenresorption in den Grenzschichten und zu einer allmählichen Prothesenlockerung, die dann beschwerdeführend wird. Bei virulenteren Erregern (*S. aureus*, Pseudomonas) können die Vorgänge rascher ablaufen, sodass Abszesse die entscheidende Symptomatik hervorrufen, mit und ohne Prothesenlockerung.

> **!** Endoprothesen sind wegen der Inkorporation alloplastischer Materialen mit einem Infektionsrisiko behaftet. Infektionen verlaufen nicht selten zunächst fast symptomfrei. Ein Infektionsverdacht verlangt Abklärung, Abwarten wegen geringer Beschwerden ist nicht gerechtfertigt. Bei Allgemeininfektionen ist eine Antibiotikatherapie nötig, um einer hämatogenen Infektion des Prothesenlagers vorzubeugen.

Klinik Die Frühformen der Infektion äußern sich meist wie Infektionen nach andersartigen Operationen: postoperativ persistierende Entzündungszeichen im Blut, flächige Rötung oder Rötung der Wundnaht und anhaltende Wundsekretion (☞ Abb. 7.10). Eine Schwellung ist bei dicken Weichteilen, z.B. an der Hüfte, meist nicht erkennbar. Schmerzhaftigkeit ist wenig symptomführend. Die Frührehabilitation macht nur langsam Fortschritte. Meist ist es der Operateur und nicht der Patient, der Anlass zu weitergehender Diagnostik sieht und auf eine frühe therapeutische Konsequenz drängt.

Auch späte Infektionen, mehrere Jahre nach der Implantation, sind in aller Regel von einer geringen bis mäßig akuten Symptomatik begleitet. Auftretende Bewegungsschmerzen sorgen den Patienten, die Bewegungs- und Funktionsfähigkeit der Prothese lässt nach, eine Infektsymptomatik wie beim Pyarthros fehlt aber meist. Am Hüft- und Schultergelenk entziehen sich die Entzündungsphänomene meist der klinischen Beobachtung. Knie- und Sprunggelenk fallen eher durch Überwärmung und Schwellung auf. Am Hüftgelenk entwickelt sich ein Streckdefizit und ein Trendelenburg-Phänomen, am Kniegelenk fällt ein Streck- oder Beugedefizit auf. Ruheschmerz.

Die im Rahmen einer Sepsis auftretende Protheseninfektion zeigt meist deutlichere Symptome. Besondere Beachtung ist chronisch Kranken mit mehreren Endoprothesen zu schenken, besonders bei dauerhaft kompromittierter Immunabwehr durch Kortison- und Zytostatikamedikation, z.B. wegen einer rheumatoiden Arthritis.

Diagnostik Die Frage, ob es sich um eine septische oder aseptische Prothesenlockerung handelt, ist oft nicht leicht zu beantworten. Die laborchemischen Parameter sind mit meist mäßiggradiger BSG- und CRP-Erhöhung wenig wegweisend.

Röntgenaufnahmen, die im Vergleich zum Vorbefund ohne Veränderung bleiben, schließen eine Infektion nicht aus. Aufhellungssäume an der Knochen-Implantat-Grenze oder der Knochen-Zement-Grenze sind für eine Infektion unspezifisch. Sie können auch Ausdruck einer aseptischen

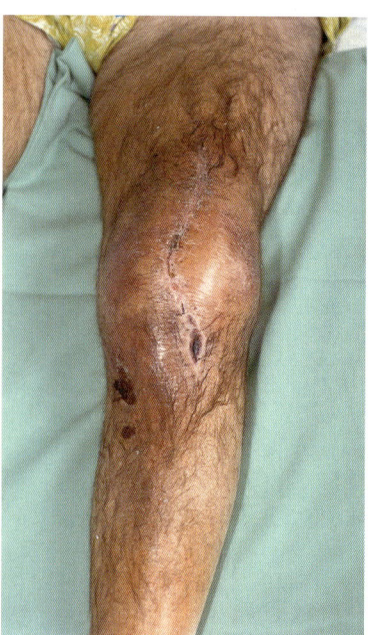

Abb. 7.10 Frühinfektion einer Knieendoprothese.

55-jähriger Patient mit schwerer hämophiler Arthropathie des rechten Kniegelenks, Implantation einer Knieendoprothese vom Typ des Oberflächenersatzes unter adäquater Faktor-VIII-Substitution, Nachblutung mit operativer Revision, Wundheilungsstörung. Vier Wochen postoperativ bestehen noch Wundschorf, derbe Schwellung des Kniegelenks, Gelenkerguss, Beweglichkeit 0-10-60°, passiv 0-5-70°, Bewegungs- und Belastungsschmerz. Trübes Punktat mit 18 000 Granulozyten/mm³, Nachweis von S. epidermidis.

Lockerung sein oder bei schmaler (unter 1 mm) und begrenzter Ausprägung normalen Umbauprozessen ohne klinische Bedeutung entsprechen. Innerhalb weniger Monate rasch progrediente periprothetische Aufhellungen und lokale Osteolysen sprechen allerdings für eine Infektion des Prothesenlagers.

CT und MRT sind wegen der Metallartefakte nicht zu verwerten. Die Skelettszintigraphie ist unspezifisch.

Wegweisend kann das bakteriologische Ergebnis der Gelenkpunktion sein, die unter streng aseptischen Bedingungen erfolgt. Besteht der klinische Infektionsverdacht bei negativem bakteriologischem Punktatbefund, sollte man die Punktion wiederholen oder eine Gewebeprobe entnehmen.

Ist die Infektion im Rahmen einer Sepsis entstanden und trägt der Patient mehrere Endoprothesen, sollten alle Gelenke zur Diagnostik punktiert werden, auch wenn sie keine Beschwerden bereiten.

Differentialdiagnose Periprothetische Schmerzen treten auch bei anhaltender oder wieder auftretender muskulärer Schwäche auf, Aufhellungssäume und periprothetische Osteolysen können ebenso bei aseptischen Lockerungen in Erscheinung treten. Ein Synovialitisrezidiv, wie es bei der rheumatoiden Arthritis oder verwandten Krankheiten oder dem tenosynovialen Riesenzelltumor vorkommt, spielt in der klinischen Praxis so gut wie keine Rolle.

Therapie Auch bei relativ geringer Symptomatik ist eine adäquate Therapie erforderlich. Die alleinige antibiotische Therapie ist nutzlos.

Bei frühen Infektionen innerhalb der ersten 3 Wochen nach Prothesenimplantation kann eine operative Spülung mit Synovektomie und Débridement unter Belassen der Prothese und i.v. Antibiose zur Ausheilung führen. In allen anderen Fällen sollte zusätzlich die Prothese entfernt und das Prothesenlager gereinigt werden, es sei denn, es bestehen gravierende allgemeine Einwände. Die Entfernung der Prothese im Falle einer Infektion ist auch dann notwendig, wenn sie noch keine Lockerungszeichen aufweist.

Bei niedrig aktiven Infektionen kann in gleicher Sitzung eine erneute Prothesenimplantation unter Verwendung antibiotikahaltigen Knochenzements erfolgen (einzeitiger Prothesenwechsel). Man muss allerdings trotz längerfristiger Antibiose in 15–20% der Fälle mit einer Persistenz der Infektion rechnen. Sie erfordert dann einen erneuten Prothesenwechsel. Bei hoch aktiven oder abszedierenden Infektionen bietet der zweizeitige Prothesenwechsel sicherere Erfolgschancen. Bei der ersten Operation wird die Prothese entfernt, die Gelenkhöhle wird mit Antibiotikaträgern gefüllt oder mit einer Interimsprothese versehen. Im Abstand von ca. 6 Wochen erfolgen nochmals ein ausgedehntes Débridement und die Implantation der definitiven, meist zementierten Prothese.

Die Behandlung wird begleitet von einer langfristigen Antibiotikamedikation. Die Beratung durch einen mit diesen speziellen Problemen vertrauten Infektiologen hat sich als sehr hilfreich erwiesen.

Will man dem Risiko einer trotz Prothesenwechsels persistierenden Infektion entgehen, bleibt am Knie- und

Sprunggelenk nur die Arthrodese. An der Hüfte besteht als Notbehelf die Möglichkeit, das Gelenk ohne Prothese zu belassen (Girdlestone-Hüfte, Sine-Sine-Plastik). Die Höhle füllt sich nach Infektberuhigung mit Narbengewebe. Angestrebt wird ein schmerzfreier Zustand mit akzeptabler Beweglichkeit. Die Beinverkürzung verlangt einen Längenausgleich am Schuh von 4–5 cm. Der M. gluteus medius bleibt immer insuffizient und der Patient ist stets auf die Nutzung eines Handstocks angewiesen.

Prävention Die Implantation einer Endoprothese stellt die höchsten Anforderungen an die Reinraumbedingungen im OP-Bereich. Die perioperative Antibiotikaprophylaxe (single shot oder eintägig, Cephalosporin erster Generation) wird generell empfohlen. Jede allgemeine Infektion (Nase-Rachen-Bronchien, Harnblase, Panaritium) muss sicher abgeheilt sein, auch der symptomlose Harnblaseninfekt. Die gesamte Extremität wird zur Operation desinfiziert und ist frei von Verletzungen der Haut, selbst von kleinen Schorfauflagen. Postoperativ sterile Wundverbände, vor allem bei längerer Wundsekretion.

Treten beim Endoprothesenträger allgemeine Infektionen auf (Bronchien, Lunge, Harnblase, Gallenblase), sollte im Zweifelsfall eine Antibiotikatherapie erfolgen, um einer Protheseninfektion im Rahmen einer Bakteriämie vorzubeugen.

Jede vermeintlich aseptische Prothesenlockerung bedarf der bakteriologischen Untersuchung durch Punktion, bevor ein Prothesenwechsel vorgenommen wird.

Zusammenfassung

Bakterielle Entzündungen der Knochen Nach ihrer vom Erreger abhängigen histologischen Reaktion unterscheidet man unspezifische und spezifische Infektionen. Sie entstehen entweder

- hämatogen oder durch
- direkten Kontakt (Durchwanderung, traumatisch, bei Operationen).

Akute hämatogene Osteomyelitis Befällt fast nur Kinder, bevorzugt Metaphysen der langen Röhrenknochen.

Pathologie: venöse Stase mit Kontamination, nekrotisierende Entzündung, intramedullärer und subperiostaler Abszess, Fisteln, Sequester und Totenlade, Markphlegmone. Einbruch in benachbarte Gelenke: Empyem.

Akute Säuglingsosteomyelitis (Säuglingskoxitis) mit schwerer Gelenkzerstörung, Destruktionsluxation.

Komplikationen: Septikämie, Wachstumsstörungen, Deformitäten.

Akute traumatische (exogene) Osteomyelitis Durch Keimeinschleppung bei offenen Verletzungen und Operationen.

Chronische Osteomyelitis Entwickelt sich aus der akuten Osteomyelitis, meist aber von vornherein schleichend. Bevorzugt bei hämatogenem Weg Meta- und Diaphysen der langen Röhrenknochen.

Durch reaktiven An- und Umbau mehr produktiver Prozess mit Sklerosierung. Abszesse in Knochenhöhlen und Fisteldurchbrüche, Sequester, Totenlade. Fibröse Verschwartung umgebender Weichteile. Benachbarte Gelenke: Durchwanderung mit eitriger Arthritis oder abakterielle Ergüsse.

Therapie:
- konsequentes Entfernen infizierten und nekrotischen Knochens, Sequestrektomie,
- Drainage, längerfristige Antibiose,

- bei infizierten Pseudarthrosen und Knochendefekten stabile Osteosynthese,
- Krankengymnastik zur Atrophie- und Kontrakturprophylaxe, evtl. Orthesen.

Sonderformen der chronischen Osteomyelitis
- Brodie-Abszess,
- Osteomyelitis sclerosans (Garré),
- plasmazelluläre Osteomyelitis.

Knochentuberkulose Sekundärmanifestation nach viszeraler Primärinfektion, Ausbreitung hämatogen (selten lymphogen)

Pathologie: spezifische Osteomyelitis in der Spongiosa (vor allem Wirbelkörper, spongiöse Enden der langen Röhrenknochen). Herdbildung mit verkäsendem Granulationsgewebe, Ausbreitung durch Einschmelzung und Abszessbildung (Röhren-, Senkungsabszesse!). Fisteln.

Klinik: Schmerz, BSG mittelgradig erhöht (bei Mischinfektion hoch!). Im Röntgen diffuse, evtl. fleckförmige Knochenatrophie, verwaschene Konturen, Destruktionszeichen.

Diagnose durch Erregernachweis oder histologisch.

Therapie: Tuberkulostatika (Dreierkombination, Viererkombination)

Operative Herdausräumung mit Drainage, Spondylodese.

Eitrige Arthritis Bakterielle Gelenkinfektion, die meist akut mit Fieber, starken Schmerzen und Funktionssperre einsetzt. Auch primär chronisch protrahierte Verlaufsformen.

Infektionswege:
- hämatogen,
- Durchwanderung oder Einbruch aus der Nachbarschaft,
- direkte Keimeinschleppung bei Gelenkpunktion, offener Verletzung, Operationen.

Pathologie: eitriger Erguss (Empyem). Nekrotisierende Synovitis führt zu chondraler, ossaler Destruktion. Ggf. ossäre Ankylose. In schwersten Fällen bei Kindern Destruktionsluxation.

BSG stark erhöht, Leukozytose.

Röntgen: fleckförmige Atrophie, verwaschene Konturen.

Diagnose: Punktion, Bakteriogramm!

Prävention: peinliche Asepsis bei Gelenkeingriffen, Punktionen, i.a. Injektionen!

Therapie: Antibiotika nach Bakteriogramm, Arthrotomie, Synovektomie, Spülung, Drainage

Arthritis tuberculosa Spezifische Gelenkinfektion, sekundäre Organmanifestation nach Primärinfekt. Bevorzugt große, stammnahe Gelenke.

Klinik: chronischer Verlauf. Schmerz, zunehmende Kontrakturen. Abszesse, Fistelbildung. BSG mittelgradig erhöht.

Therapie: operatives Débridement, Drainage, ggf. Resektionsarthrodese.

8 Tumoren und tumorähnliche Krankheiten

Zur Orientierung

Die Diagnostik und Therapie muskuloskelettaler Tumoren hat sich zu einem speziellen Arbeitsfeld der Orthopädie entwickelt. Von den benignen und malignen Neubildungen sind tumorähnliche Krankheitsbilder und reaktive Veränderungen abzutrennen. Die Behandlungsgrundsätze veränderten sich in den letzten Jahren unter dem Einfluss neuer diagnostischer und therapeutischer Möglichkeiten zum Vorteil des Patienten wesentlich. Das Gebiet erfordert wie kaum ein anderes die interdisziplinäre Zusammenarbeit zwischen Orthopäden, Onkologen, Pädiatern, Radiologen und Pathologen. Auch weil muskuloskelettale Tumoren relativ selten sind, sollten sie in spezialisierten Zentren behandelt werden.

8.1 Einteilungen und Grundsätze

8.1.1 Klassifikationen

Unter muskuloskelettalen Tumoren versteht man Geschwulsterkrankungen, die sich im Knochen, Knorpel und dazugehörigen Bindegewebe entwickeln.

Alle mesenchymalen Gewebe können Ausgangsort oder Schauplatz einer Tumorkrankheit sein. Ihre Einteilung richtet sich einerseits nach dem vermuteten Herkunftsgewebe, andererseits nach dem histologischen Phänotyp des Tumorgewebes. Man unterscheidet:
- **primäre Tumoren** (osteogen, chondrogen, fibrogen, lipogen, angiogen, neurogen oder myelogen), die sich ganz oder teilweise im Knochen (Knochentumoren) oder in den Gelenken bzw. den Weichgeweben (Weichteiltumoren) entwickeln und in die Nachbarschaft ausbreiten (☞ Tab. 8.1). Man sieht auch Umwandlungen im Laufe des Geschwulstwachstums von fibrösem Bindegewebe über Knorpel zu Knochen und umgekehrt mit allen Übergängen von undifferenziertem Mesenchym bis zu hochdifferenzierten Zellen,
- **sekundäre Tumoren**, die sich als Metastasen anderer Tumoren – gewöhnlich hämatogen – im Knochen absiedeln. Ein Knochentumor muss also nicht ossärer Herkunft sein, sondern kann sich von anderen Gewebetypen ableiten,
- **tumorähnliche Gewebefehlbildungen,** die von den echten Knochentumoren abgegrenzt werden. Klinisch und röntgenologisch sehen sie wie ein Tumor aus, es fehlen aber die Merkmale echten Geschwulstwachstums (z.B. juvenile und aneurysmatische Knochenzyste),
- **hereditäre Systemerkrankungen** des Skeletts mit Tumorcharakter (z.B. Enchondromatose, multiple kartilaginäre Exostosen),
- **reaktive Prozesse** (z.B. Osteoklastom beim Hyperparathyreoidismus).

Nach der Dignität unterscheidet man **benigne** Geschwülste mit lokaler Begrenzung oder expansiver Ausbreitung von **malignen** Formen mit aggressiver Progression, infiltrativer Gewebezerstörung und Metastasenbildung. Dabei kann die Grenze nicht immer ganz scharf gezogen werden.

Auch die **benignen** Prozesse führen am Ort ihrer Ausbreitung häufig zu empfindlichen Schäden wie Konstriktion von Gefäßen und Nerven, Behinderung von Gelenk- und Sehnenaktionen, Beeinträchtigung von Epiphysenfugen mit konsekutiven Wachstumsstörungen, Minderung der Knochenstabilität mit Frakturgefahr usw. Ihre Entwicklung ist meist langsam, sodass sie häufig lange Zeit unerkannt bleiben und erst beim Auftreten der genannten Komplikationen diagnostiziert werden. Dennoch neigen einige von ihnen zu aggressivem Lokalverhalten oder sogar zu maligner Entartung. Im histologischen Bild sind sie benigne, vom biologischen Verhalten her unterschiedlich. Man unterscheidet deshalb drei Kategorien benigner Knochentumoren:

- **latent:** bleibt unverändert, neigt zu Spontanheilung, Beschwerdefreiheit, eingekapselt (z.B. nichtossifizierendes Fibrom),
- **aktiv:** wachsend, Beschwerden, respektiert natürliche Grenzen wie Kortikalis oder Faszie, bleibt eingekapselt (z.B. Enchondrom),
- **aggressiv:** wachsend, Beschwerden, lokal aggressiv, überschreitet natürliche Grenzen, nicht durch Kapsel eingegrenzt, höhere Rezidivrate bei Operation (z.B. Riesenzelltumor).

Die histologische Zuordnung zu einem Grundgewebe erfolgt nach dem histologischen Phänotyp, ohne dass dadurch sicher auf das Ursprungsgewebe des Tumors geschlossen werden kann (☞ Tab. 8.1).

Für jede Tumorart ist eine dieser Kategorien typisch, doch kann ein Tumor das Verhalten durchaus wechseln: latentes, aktives und aggressives Stadium eines Riesenzelltumors, latentes und aktives Stadium eines Enchondroms.

Demgegenüber entwickeln sich die **malignen** Formen in der Regel nach unterschiedlich langer Initialphase oder nach bisher benignem Verlauf mit uncharakteristischen Prodromalerscheinungen sehr rasch und führen zu dramatischen Situationen mit schlechter Prognose. Dabei beherrschen entweder mehr osteolytische oder osteoblastische Prozesse das Bild. Häufig findet man beide nebeneinander, auch kann die eine Wachstumsform in die andere übergehen. Je nach dem histologischen Bild unterscheidet man zwischen geringdifferenzierten (high grade malignancy) und hochdifferenzierten (low grade malignancy) Typen.

Je nach lokaler Ausbreitung trennt man intrakompartimentale Tumoren, die also die natürlichen topographischen Grenzen wie Kortikalis oder Faszienloge noch nicht überschritten haben, von den extrakompartimentalen Tumoren ab, die sich bereits in Nachbarkompartimente ausgebreitet haben. Histologische Differenzierung, lokale Tumorausbreitung und die Frage nach Metastasen bilden die Grundlage der Stadieneinteilung und des operativen Therapieregimes. Ein Lymphknotenbefall spielt bei den Sarkomen wegen seiner Seltenheit keine Rolle.

Alle Sarkome wachsen infiltrativ und neigen früher oder später zur Metastasierung, vor allem in die Lunge. Der Zeitpunkt der Metastasierung ist unterschiedlich: Manche Tumoren (z.B. Osteosarkom) neigen schon früh dazu, andere (z.B. das Chondrosarkom) erst nach Monaten oder Jahren.

Als **semimaligne** bezeichnet man Geschwülste, die sich entweder zunächst oder überwiegend gutartig verhalten, später aber in malignes Wachstum übergehen können (z.B. Riesenzelltumoren), oder solche mit lokal aggressiv infiltrierendem Wachstum, jedoch ohne Neigung zur Metastasenbildung (z.B. aneurysmatische Knochenzyste).

Tab. 8.1 Geschwülste des Knochens, der Gelenke und der Muskulatur

Grundgewebe	benigne Form	maligne Form
Knorpel „chondrogen"	Enchondrom Osteochondrom Chrondromyxoidfibrom Chondroblastom	Chondrosarkom
Knochen „osteogen"	Osteom Osteoidosteom Osteoblastom	Osteosarkom parossales Osteosarkom Paget-Sarkom
Bindegewebe „fibrogen"	nichtossifizierendes Fibrom benignes fibroses Histiozytom benigner Riesenzelltumor fibröse Dysplasie	ossäres Fibrosarkom malignes fibröses Histiozytom maligner Riesenzelltumor
Knochenmark „myelogen"	eosinophiles Granulom	Ewing-Sarkom Retikulosarkom Plasmozytom
Synovialgewebe	Synovialom tenosynovialer Riesenzelltumor Chondromatose	Synovialsarkom
Gefäße „angiogen"	Hämangiom Lymphangiom	Hämangiosarkom Hämangioperizytom Lymphangiosarkom
Fettgewebe	ossäres Lipom Lipom	ossäres Liposarkom Liposarkom
Muskelgewebe	Leiomyom Rhabdomyom	Leiomyosarkom Rhabdomyosarkom
Chordagewebe		Chordom

8.1.2 Diagnostische Grundsätze

Vorrangig ist zu klären:
- Handelt es ich um eine **Neoplasie?**
- Wie ist die **Dignität** einzuschätzen?
- Gibt es Hinweise für eine histogenetische **Artdiagnose?**

Die Diagnostik berücksichtigt alle klinisch wichtigen Anhaltspunkte und alle laborchemischen und bildgebenden Methoden:

- **Alter** des Patienten: Es gibt eine ausgesprochene Altersdisposition. Die Mehrzahl der primären Knochentumoren kommt bei Kindern und Jugendlichen vor. Chondrosarkome, Plasmozytom und Karzinommetastasen treten dagegen bevorzugt in späteren Jahren auf.
- **Anamnese:** Die Zeitdauer der Beschwerden kann Hinweise geben auf die Wachstumsgeschwindigkeit. Manche Tumoren gehen ohne Beschwerden einher (z. B. Enchondrom), für andere Tumoren ist ein starker Schmerz charakteristisch (z. B. Osteoidosteom). Ist eine Tumorkrankheit, auch in der Familie, bekannt?
- **Lokalisation:** Primäre Knochentumoren bevorzugen die Region der Zelldifferenzierung beim wachsenden Knochen im metaepiphysären Bereich (☞ Abb. 8.1). Die Dignität einiger muskuloskelettaler Tumoren ist je nach Lokalisation unterschiedlich einzuschätzen trotz gleicher Histologie.
- **klinischer Befund:** Schwellung (Größe, Konsistenz, Verschieblichkeit der Haut gegenüber der Unterlage), Ausmaß und Art der Schmerzen (Druck-, Bewegungs-, Ruheschmerz; spontan, begrenzt oder diffus), Funktionseinschränkung.
- **Laboruntersuchungen:** Sie sind gewöhnlich wenig ergiebig; unspezifische Abweichungen ergeben sich mitunter bei Entzündungsparametern im Serum, Kalzium, Phosphatasen, Tumormarkern, Plasmozytomdiagnostik. Laborchemische Untersuchungen sind aber für die Differentialdiagnose unerlässlich.
- **Röntgenaufnahmen:** Sie geben Aufschluss über Lokalisation, Sitz, Ausdehnung, Struktur, Begrenzung und andere Besonderheiten der Neubildung – allerdings erst dann, wenn der Prozess über das Initialstadium hinaus ist und Osteolysen oder Osteosklerosen erkennbar werden. Oft wird die Beurteilung durch ungünstige Lage, Projektion oder Überlappungen gestört. Dann kann die Darstellung in mehr als zwei Ebenen erforderlich sein. Im Röntgenbild als Hohlräume erscheinende Zysten sind entweder mit strahlendurchlässigem, weichem Gewebe ausgefüllt oder mit Flüssigkeit gefüllte Höhlen. Auch diese erfüllen oft die Kriterien von Geschwülsten, indem sie weiterwachsen und sich ausweiten. Je nach dem Zelltyp und dem Wachstumscharakter sieht man verschiedenartige röntgenologische Erscheinungsbilder von der völligen Auslöschung der ursprünglichen Strukturen bis zur massiven Verdichtung, von klarer Demarkierung bis zum fließenden Übergang ins benachbarte Gewebe (☞ Abb. 8.2). Trotz moderner Schnittbildgebung sollte auf ein Röntgenbild nie verzichtet werden!
- **Kernspintomographie** (MRT): Die Ausdehnung des Herdes, insbesondere die Beziehung zu Nachbargewebe, lässt sich mit dem MRT am besten darstellen (☞ Abb. 8.7, 8.19); sie gehört zur Standarddiagnostik von Knochentumoren. Das Signalverhalten in unterschiedlichen Wichtungen kann zuverlässige Hinweise auf den zugrunde liegenden Gewebetyp geben, auch wenn eine verlässliche histogenetische Artdiagnose nur in wenigen Fällen gelingt. Mit Kontrastmitteln kann man die Durchblutung des Tumors ermessen.
- **Computertomographie** (CT): Sie ist nach wie vor nicht ersetzbar zur genauen Beurteilung einer ossären Destruktion (Frakturgefahr?) und auch zur Beurteilung von Verkalkungen (☞ Abb. 8.9, 8.23).

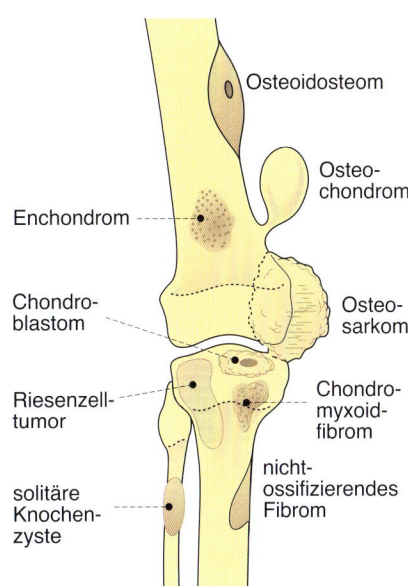

Abb. 8.1 Knochentumoren.

Bevorzugte Lage wichtiger Knochentumoren zur Epiphyse, Metaphyse und Diaphyse.

- **Skelettszintigraphie:** Sie gibt schon frühzeitig Hinweise auf einen lokal meist erhöhten Knochenstoffwechsel. Sie ist v. a. wertvoll bei der Metastasensuche.
- **Positronen-Emissions-Tomographie** (PET): Mit ihr scheinen sich lokale Tumorabsiedlungen noch sensitiver und damit früher nachweisen zu lassen als mit allen anderen bildgebenden Verfahren.
- **Angiographie:** Speziell die Subtraktionsangiographie liefert zusätzliche Aussagen über Gefäßverhalten, Gefäßneubildung und Verdrängungseffekte bei malignen Geschwülsten! Sie ist unerlässlich bei der Frage nach einer präoperativen Tumorembolisierung.

Die **bildgebenden Verfahren** sollen diagnostischen Aufschluss geben über:

- **Lokalisation:** anatomische Ortsbestimmung, solitärer oder multipler Prozess, Weichteilherd?
- **Sitz:** Welcher Bereich des Knochens ist betroffen: epi-, meta-, epimetaphysär, diaphysär, zentral (im Knochen), exzentrisch, kortikal, periostal, grenzüberschreitend ossal-parossal (☞ Abb. 8.2)?
- **Ausdehnung:** Ihre Kenntnis ist wichtig für die Einschätzung eines Tumors bezüglich Prognose, Komplikationsrisiko (evtl. Einbruchgefahr) und Operationsfähigkeit und -technik. Hierzu sind MRT und CT in der Regel unerlässlich.
- **Struktur:** Röntgenologisch erkennbare zystenartige Formationen sind gewöhnlich keine Hohlräume, sondern mit tumorösem Gewebe ausgefüllt. Mottenfraßartige Destruktion der Bälkchenstruktur und „Auslöschphänomene" sowie dystope, regellose Knochenneubildung deuten auf Malignität hin (☞ Abb. 8.3). Inhomogenität im MRT weist auf verschiedene Gewebetypen hin.
- **Begrenzung:** Gute Demarkierung und Sklerosesaum sprechen für Gutartigkeit und langsames Wachstum, dagegen sind schlecht abgrenzbarer bzw. fehlender Rand

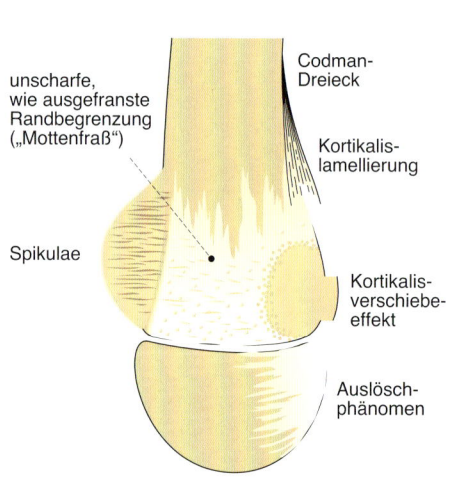

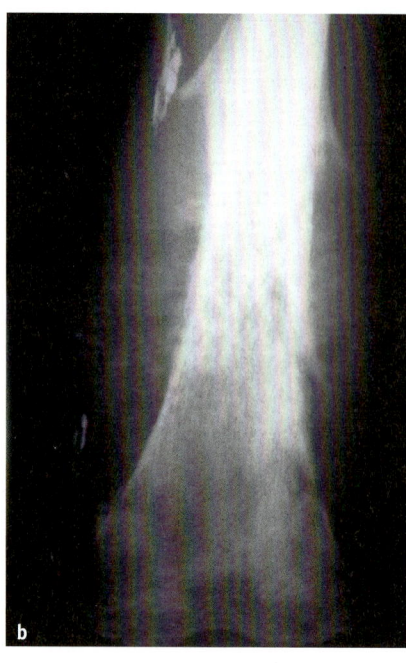

Abb. 8.2a und b   Maligne Knochentumoren.

Malignitätszeichen im Röntgenbild.
a) schematische Darstellung
b) Osteosarkom des distalen Femurs: Codman-Dreieck, Spikulae, Knochendefekte.

sowie arrodierte oder gar zerstörte Kortikalis Anzeichen eines malignen Prozesses. Auf Bösartigkeit deuten auch pathologische Periostreaktionen wie Doppelkonturen, Spornbildung (Codman-Dreieck) und zwiebelschalenförmige Lamellierung, die ein expansives Wachstum über die Knochengrenzen hinaus anzeigen (☞ Abb. 8.2a und b).

■ **Signalverhalten im MRT:** Durchblutung, Gewebetyp.

Das wichtigste und entscheidende diagnostische Mittel bei Tumorverdacht und in allen Zweifelsfällen unerlässlich ist die **Biopsie.** Die bildgebenden Verfahren gehen ihr immer voraus. Sarkome weisen im Gegensatz zu Karzinomen eine hohe Neigung auf, im Operationsgebiet Impfmetastasen zu setzen. Die Biopsie ist deshalb sorgfältig zu planen. Bei einer Sarkomresektion muss der operative Zugangsweg zur Biopsie vollständig und unberührt mit entfernt werden. Voraussetzung für den Pathologen ist eine ausreichend große Biopsie an der richtigen Stelle, zentral und peripher, denn Knochentumoren können in ihrer Gewebestruktur sehr inhomogen sein. Nadelbiopsien sind zur Diagnostik oft nicht geeignet. Der Pathologe muss die klinischen Daten und radiologischen Befunde kennen, um zu einer Beurteilung zu kommen!

8.1.3 Therapeutische Grundsätze

Die Behandlung eines Skeletttumors richtet sich in erster Linie nach seiner Wesensart und seiner Dignität. In zweiter Linie spielen die lokale Ausdehnung und die von ihm ausgehenden Risiken (pathologische Fraktur, Nerven- und Gefäßläsion, Gefahr der malignen Entartung) eine Rolle. Strahlentherapie, Chemotherapie und operative Behandlung sind die wesentlichen Säulen der Tumortherapie.

Bezüglich der operativen Technik unterscheidet man prinzipiell drei **Formen der Resektion:**

■ Die **intraläsionale Resektion** ist die Methode der Wahl bei den meisten benignen Knochentumoren. Bei der Operation wird der Tumor eröffnet und kürettiert. Der Defekt wird aufgefüllt und ggf. zusätzlich mit metallischen Implantaten stabilisiert (☞ Abb. 8.4).

■ Bei der **marginalen Resektion** erfolgt die Entfernung des Tumors in seiner (reaktiven) Randzone.

■ Die **weite Resektion** strebt die vollständige Entfernung des Tumors an, ohne dass er bei der Operation chirurgisch touchiert wird (Impfmetastasen!). Die weite oder radikale Resektion ist bei den Sarkomen die Methode der Wahl (☞ Abb. 8.5 und 8.6).

Manche **benignen Tumoren und tumorartigen Läsionen** bedürfen keiner Therapie, v.a. wenn sie klein und symptomfrei sind („leave me alone lesions"). Kann man sich aufgrund der bildgebenden Diagnostik der Art des Tumors nicht sicher sein, ist eine Biopsie notwendig. In den anderen Fällen empfiehlt sich eine weitere Überwachung. Ist mit Tumorwachstum oder mit lokalen Komplikationen zu rechnen (z.B. Druck auf Nerven oder Gefäße, Spontanfraktur, Funktionsbehinderung etc.) oder besteht ein Entartungsrisiko, muss das pathologische Gewebe je nach der Situation chirurgisch beseitigt werden, meist durch Kürettage (☞ Abb. 8.3). Chemo- und Strahlentherapie sind nur in Ausnahmefällen von Bedeutung.

Die **Behandlung maligner muskuloskelettaler Geschwülste** erfolgt grundsätzlich auf drei Wegen:

■ Bei primären muskuloskelettalen Tumoren wird durch **radikale Operation** die lokale Sanierung angestrebt. Die weite Resektion entspricht einer radikalen Resektion, die keineswegs einer Amputation der Gliedmaße gleichkommen muss. Bei einer marginalen oder gar intraläsionalen Resektion sinken die Chancen einer kurativen Therapie erheblich.

Eine inkomplette Entfernung oder intraoperative Eröffnung des Tumors mit der Gefahr von Impfmetastasen

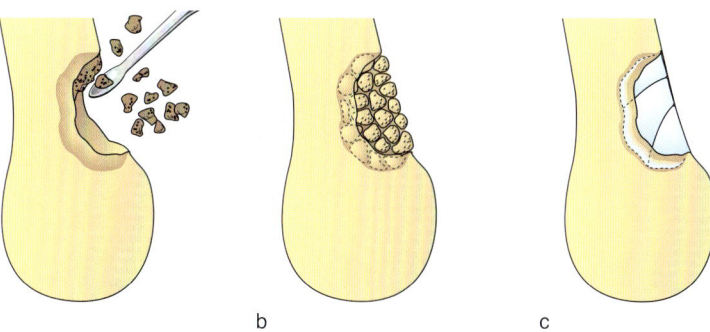

Abb. 8.3   Operative Behandlung benigner Knochentumoren.

a) Kürettage mit Eröffnung des Tumors (intraläsionale Resektion).

b) Auffüllen des Defekts mit autologem Knochenmaterial, z. B. aus dem Beckenkamm.

c) In besonderen Fällen, z. B. beim Riesenzelltumor, wird der Defekt zunächst für 1–2 Jahre mit Knochenzement plombiert. Erst nach sicherer Rezidivfreiheit wird der Zement entfernt und durch ein autologes Knochentransplantat ersetzt. Abhängig von der Größe des Knochendefekts und seiner
Lage sind zusätzliche Stabilisierungen, z. B. mit Marknagel oder Winkelplatte, erforderlich.

induziert Rezidive mit erhöhtem Malignitätsgrad und
führt zu erheblicher Verschlechterung der Prognose!
Wegen starker Blutungsgefahr oder zur Vermeidung von
Implantationsmetastasen kann es vor der Operation
größerer und gefäßreicher Tumoren zweckmäßig sein,
die zuführenden Arterien zu verschließen (präoperative
interventionelle Embolisation).

Eine besondere Aufgabe der Tumororthopädie ist die
Rekonstruktion großer Defekte des Knochens und der
Muskulatur. Bei einer Segmentresektion mit Unterbrechung der Kontinuität kann der vollständige Extremitätenerhalt nur durch **Knochentransplantate** oder **endo-**
prothetischen Ersatz kompensiert bzw. stabilisiert werden (☞ Abb. 8.4). Dabei ist auch den teilweise ausgedehnten Muskel-, Gefäß- und Nervenresektionen
Rechnung zu tragen. Die Extremitäten teilweise erhal-
tende Operationen sind z. B. die **Rotationsplastik** des
Unterschenkels und die **Tikhoff-Linberg-Resektion** des
Schultergürtels (☞ Abb. 8.5 a–f). **Amputationen** richten
sich in ihrer Höhe nach dem Sitz des Tumors und seiner
Umgebungsreaktion.

■ Bei Skelettmetastasen wird meist die **Verbundosteosyn-**
these (intraläsionale Tumorentfernung, Auffüllung des
Defekts mit Knochenzement und zusätzliche Stabilisie-

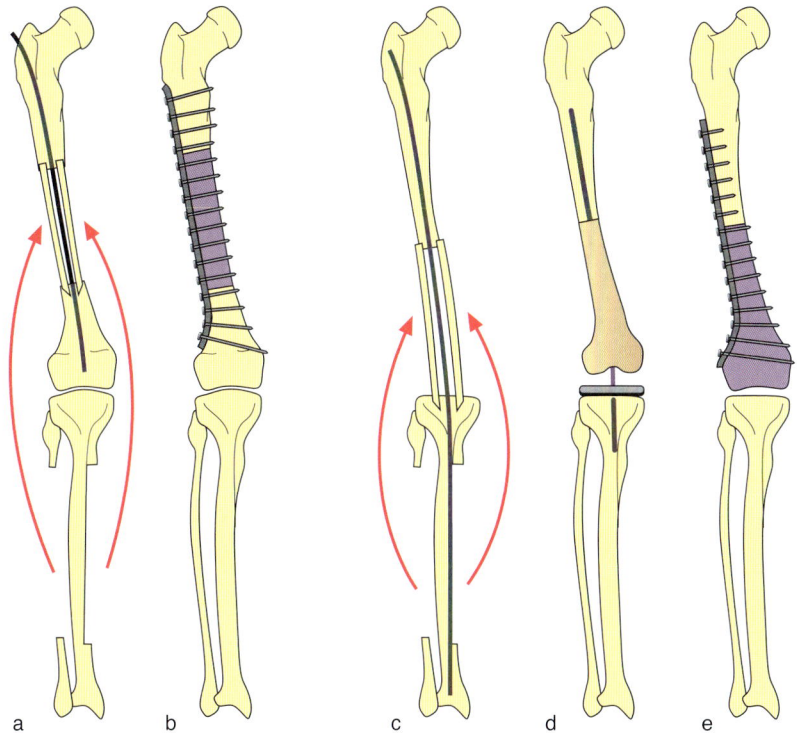

**Abb. 8.4   Prinzipien der operativen
Therapie maligner Knochentumoren
durch Segmentresektion und mit
Erhalt der Extremität.**

Wird eine weiträumige Knochenresek-
tion erforderlich, müssen große Defekte zum Extremitätenerhalt durch
Knochentransplantate (autolog oder
homolog) oder endoprothetischen Ersatz (Tumorendoprothesen) kompensiert bzw. stabilisiert werden.
Ein durch Tumorresektion entstandener
diaphysärer Femurdefekt kann z. B.
durch Transplantation stabilen autologen Knochens aus Tibia und Fibula
zusammen mit einer Marknagelung
überbrückt werden (a). Alternativ kann
eine homologe Knochenröhre aus der
Knochenbank verwendet werden (b).
Wird die Resektion des distalen Femurs
einschließlich der kondylären Gelenkfläche notwendig, führt die autologe
Knochentransplantation (c) zum Verlust des Gelenks. Mittels Tumorendoprothese (d) oder eines homologen
Knorpel-Knochen-Transplantats (e)
kann die Beweglichkeit (teilweise) erhalten werden.

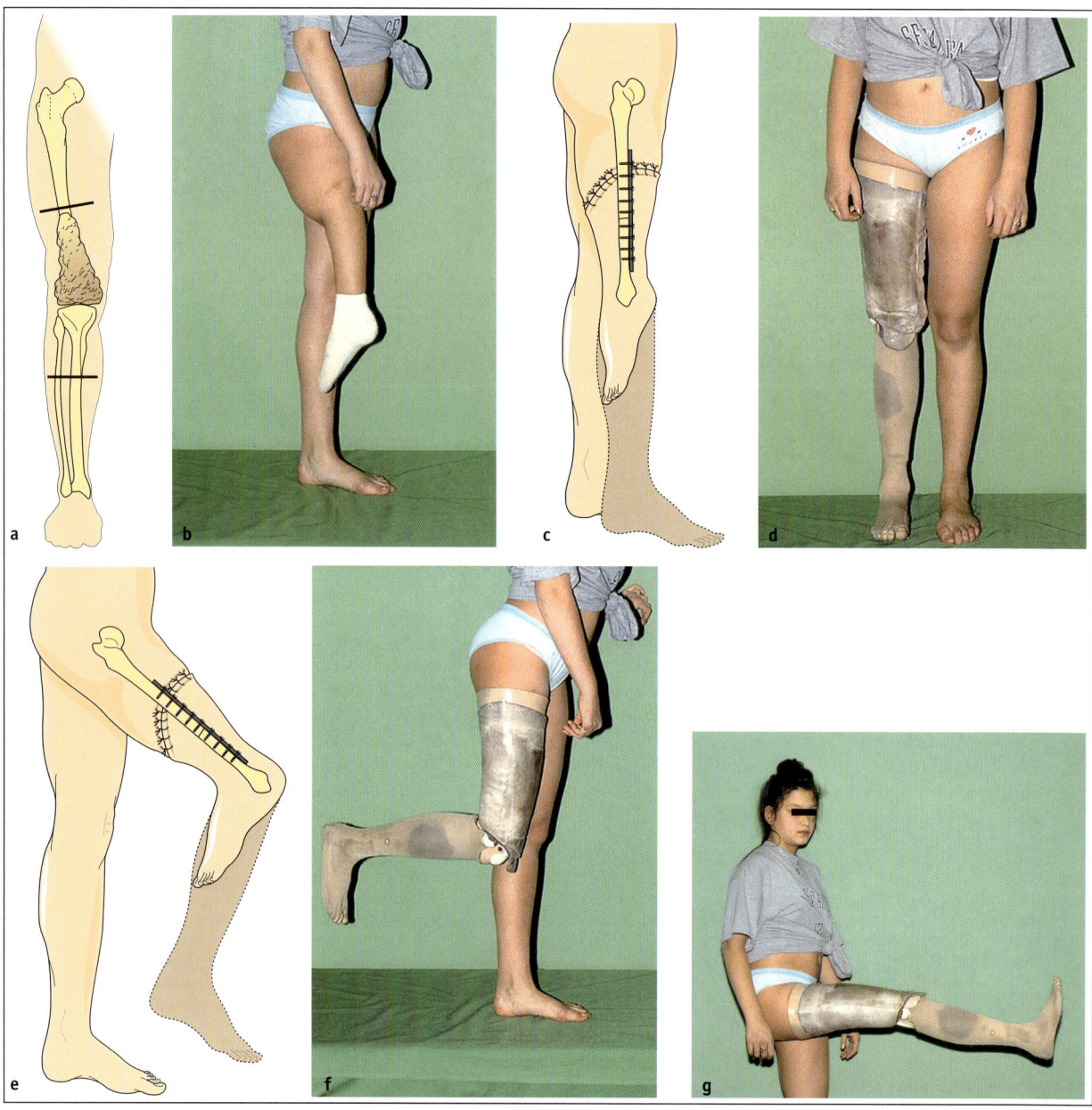

Abb. 8.5   Prinzipien der operativen Therapie maligner Knochentumoren mit teilweisem Erhalt der Extremität.

Wegen eines ausgedehnten Osteosarkoms des distalen Oberschenkels wurde bei der 21 Jahre alten Frau eine Umkehrplastik des Unterschenkels durchgeführt. Nach extraläsionaler Resektion des Tumors mit Entfernung des distalen Oberschenkels und des Kniegelenks wird dabei das obere Sprunggelenk als Kniegelenkersatz verwendet. Die prothetische Versorgung der meist jungen Patienten ist auf diese Weise günstiger.
a) Schemazeichnung des Tumors und des Resektionsgebiets der Umkehrplastik.
b) Klinisches Bild zwei Jahre nach der Operation.
c) Schemazeichnung der Umkehrplastik.
d) Exoprothetische Versorgung.
e) Schemazeichnung für Hüftgelenksflexion.
f) Rechtwinklige aktive Beugefähigkeit im „Kniegelenk".
g) Gute Hüftgelenksflexion, volle aktive Streckung des Sprunggelenks.

rung mit metallischen Implantaten) angewendet, wenn Frakturgefahr oder eine pathologische Fraktur besteht.

■ Die **Chemotherapie** ist ein wichtiger Bestandteil der orthopädischen Onkologie und wird in Kombination mit dem chirurgischen Eingriff, wie z. B. beim Ewing-Sarkom, beim Osteosarkom und bei Skelettmetastasen entsprechend dem Primärtumor, eingesetzt. Im Allgemeinen folgen die Zusammensetzung und der Zeitpunkt der Chemotherapie international vereinbarten Protokollen. Wichtigste Zytostatika sind zur Zeit Methotrexat, Adriamycin, Adriblastin®, Vincristin, Ifosfamid und Citrovorumfaktor sowie (besonders aggressiv) Cisplatin. Ihrem Einsatz sind vor allem durch die Nebenwirkungen Grenzen gesetzt.

■ **Strahlentherapeutische** Maßnahmen (ultraharte Bestrahlung mit dem Gammatron) werden angewandt, wenn ein Sarkom nicht operiert werden kann, aber strahlensensibel ist, oder in Kombination mit der Resektion (z. B. beim Ewing-Sarkom). Skelettmetastasen werden zur Restabilisierung einer Osteolyse oder aus Schmerzgründen bestrahlt, ggf. ist bei Frakturgefahr oder eingetretener pathologischer Fraktur zuvor eine Verbundosteosynthese vorzunehmen. Die Reaktion der unterschiedlichen Tumoren auf Röntgenstrahlen ist sehr verschieden.

8.2 Benigne Tumoren des Knochens

8.2.1 Chondrom

Definition Chondrome sind Knorpeltumoren, die scharf abgegrenzt zentral im Knochen (**Enchondrome**) oder exzentrisch (**juxtakortikales oder periostales Chondrom**) liegen können. Verkalkungen der Knorpelmatrix sind häufig. Bevorzugter Sitz der Chondrome sind die kurzen Röhrenknochen an Händen und Füßen sowie die metaphysäre Region der langen Röhrenknochen (☞ Abb. 8.7). Sie kommen aber auch im Stammskelett vor (Becken, Rippen).

Das Auftreten multipler Chondrome bezeichnet man als **Skelettenchondromatose** (☞ Abb. 8.6a und b) oder, bei vorwiegendem Befall einer Körperhälfte, als Ollier-Krankheit. Sie ist als Systemerkrankung des Skeletts anzusehen.

Klinik Enchondrome sind nicht selten Zufallsbefunde ohne klinische Symptomatik. Sie können aber auch zur knolligen Auftreibung des Knochens, zur Verdünnung der

Kortikalis (Frakturgefahr) und bei Störung der Epiphysenfugen zur Verlängerung und Verbiegung der betroffenen Knochen führen. An den Händen und Füßen ist eine lokale Auftreibung erkennbar. Stärkere Schmerzen treten erst bei Infraktion auf. Stammnahe Enchondrome in Femur und Humerus und solche im Stammskelett neigen zu stärkerer Ausbreitung, zu Rezidiven und zu maligner Entartung!

Makroskopisch sind es lappig-knollige Tumoren von bläulich weißer Farbe, die von einem derben, gefäßführenden Perichondrium bedeckt und von gefäßhaltigen Bindegewebesepten durchzogen sind. Mikroskopisch bestehen sie vorwiegend aus reifem Knorpelgewebe.

Diagnostik Im **Röntgenbild** fehlt meist eine perifokale Sklerose, sodass sich der Tumor nur durch die fehlende Spongiosastruktur oder Verkalkungen zu erkennen gibt (☞ Abb. 8.7). Im **MRT** zeigt sich ein charakteristisches Signal durch das homogene Knorpelgewebe.

Differentialdiagnose Fleckige Verkalkungen im Knochen findet man auch beim Knocheninfarkt. Die sarkomatöse Entartung ist im Röntgenbild und MRT nicht erkennbar. Das Chondroblastom liegt epiphysär.

Therapie und Prognose Zentral im Knochen liegende und im peripheren Skelett lokalisierte Enchondrome müssen nicht behandelt werden. Operationsindikationen sind aber gegeben bei Stammnähe (Entartungsrisiko), Kortikalisausdünnung (Frakturgefahr), Schmerzen, unsicherer Differentialdiagnose oder bei unsicherer Abgrenzung zum Chondrosarkom. Die Operation besteht in der Entfernung und Ausfüllung der Höhle mit autologer Spongiosa oder allogenen Transplantaten. Die Notwendigkeit zur Korrektur von Fehlstellungen ergibt sich so gut wie nie.

Bei kleineren peripheren Prozessen ist die Prognose grundsätzlich gut. Enchondrome können aber auch nach Abschluss des Körperwachstums noch weiterwachsen

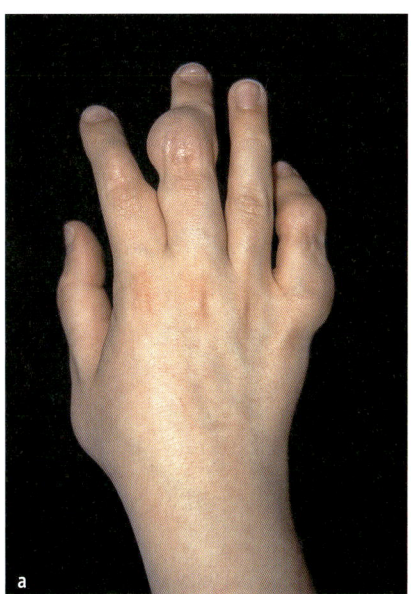
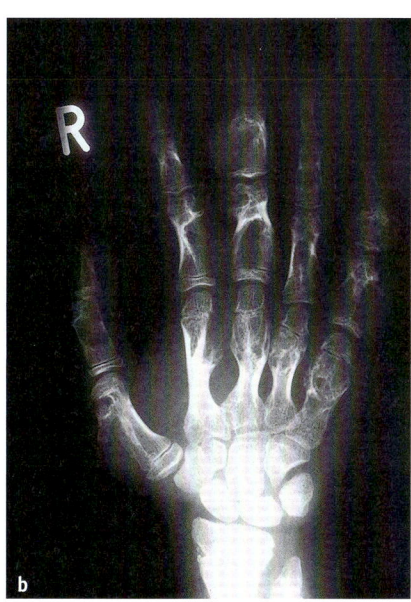

Abb. 8.6a und b   Enchondromatose.

a) Klinisch erkennbare, knotig derbe Auftreibungen mit Funktionsdefiziten.

b) Multiple Enchondrome des Handskelettes. Kolbige Auftreibung der Knochen mit Kortikalisausdünnung bis Kortikalisverlust.

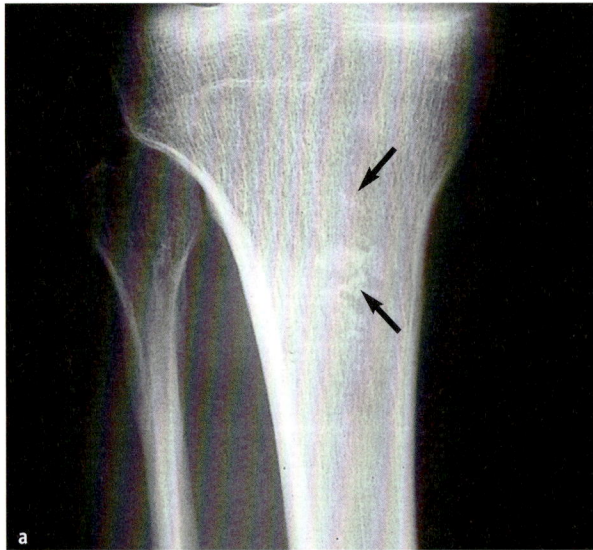

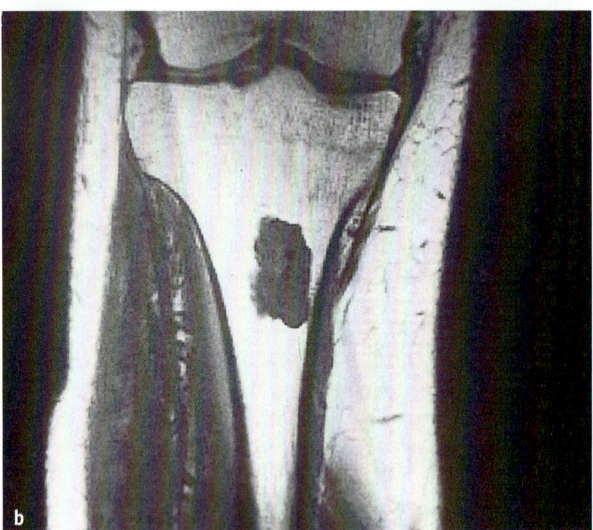

Abb. 8.7   Enchondrom im Zentrum der proximalen Tibiametaphyse.
Röntgenologischer Zufallsbefund, keine klinische Symptomatik.
a) Im Röntgenbild erkennt man lediglich gesprenkelte Verdichtungen
(Pfeile), die Verkalkungen im Chondrom entsprechen. Eine klare
Abgrenzung des Tumors gelingt nicht.
b) Im MRT stellt sich die Ausdehnung des Tumors eindeutig dar.
Scharfe Grenze zur Umgebung.

und bösartig werden. Je stammnäher der Tumor sitzt und
je größer er wird, desto eher besteht die Gefahr der malignen Entartung. Bei der Ollier-Krankheit besteht ein deutlich erhöhtes Risiko, an einem Chondrosarkom zu erkranken.

8.2.2 Chondroblastom

Definition   Seltene, offenbar immer benigne Neubildung bei Kindern vor dem Schluss der Epiphysenfuge aus
relativ undifferenziertem, zellreichem Gewebe. Lokalisation: einziger rein epiphysärer Tumor in langen Röhrenknochen, selten im Becken.

Klinik   Gelegentlich lokale Schmerzen und Erguss im benachbarten Gelenk.

Diagnostik   Scharf begrenzter, runder oder polygonaler
Aufhellungsherd mit zarter Sklerose im **Röntgenbild,** exzentrisch in der Epiphyse liegend, oft mit Kalkeinspreng-
seln. Charakteristisches Signal im **MRT.**

Differentialdiagnose   Usur, Osteomyelitis, Riesenzelltumor, Sarkom, Nekrose.

Therapie   Sorgfältige Ausräumung und Auffüllung mit
autologer Spongiosa entsprechend Enchondrom. Rezidivneigung!

8.2.3 Kartilaginäre Exostose

Definition   Es handelt sich um einen chondrogenen
Tumor, der sich in den Metaphysen langer Röhrenknochen
entwickelt, in Richtung Diaphyse wächst und zu finger-
bis knollenförmiger Expansion in die Umgebung führt.
Die Epiphysen bleiben stets frei. Mit dem Abschluss
des Körperwachstums hört in der Regel das Wachstum
auf, und die Geschwulst verknöchert. Es ist der bekannteste und häufigste benigne Tumor des Knochens, der
vielfach unentdeckt bleibt, wenn er nicht mit benachbarten Strukturen in Kollision gerät und zu Beschwerden
führt.

Vom **solitären Osteochondrom** sind die **multiplen kar-
tilaginären Exostosen** als erbliche Systemerkrankung
(**Osteochondromatose**) mit größerer Neigung zu maligner
Entartung zu unterscheiden.

Synonyme   Man spricht von **Ekchondromen,** sofern
noch keine nennenswerte Ossifikation eingetreten ist, oder
von **kartilaginären Exostosen.** Große unregelmäßige Wu-
cherungen teils knorpeligen, teils knöchernen Aufbaus verdienen eher die Bezeichnung **Osteochondrom.**

Klinik   Vielfach lässt sich die Spitze der Exostose gut tasten. Ihre Oberfläche ist glatt und stets von Periost bedeckt.
Nicht selten entwickeln sich darüber druckempfindliche
Schleimbeutel. Gelegentlich kommt es zu Beschwerden
durch Kompression und Verdrängung von Muskeln, Nerven und Gefäßen.

Die expansive Ausbreitung der Neubildungen kann
durch Verdrängung oder Zerstörung von Wachstumsfugen
zu einem Schief- oder Minderwuchs der betroffenen Extremitätenabschnitte und zu ausgedehnten Deformierungen
führen (☞ Abb. 8.8).

Diagnostik   Im **Röntgenbild** erkennt man einen ver-
knöcherten stielartigen oder auch breitbasigen Aufsitz auf
der Kortikalis. Das Wachstum ist in Richtung auf die Diaphyse gerichtet. Die im Wachstumsalter noch große Knorpelkappe stellt sich im Röntgenbild nicht dar. Weitere Bildgebungen sind zur Diagnostik meist nicht nötig.

Therapie und Prognose Eine Therapie ist nur bei Beschwerden notwendig. Sie besteht dann in der möglichst kompletten Resektion des Tumors. Entscheidend ist die komplette Entfernung der Knorpelkappe. Gegebenenfalls sind Fehlstellungen durch Osteotomie zu korrigieren.

Bei solitären Exostosen ist eine maligne Entartung extrem selten, bei multipler Erkrankung kommt sie gelegentlich vor. Verdächtig sind eine Knorpelhaube von mehr als 2 mm Dicke, stammnahe Lokalisation und Wachstum im Erwachsenenalter.

8.2.4 Chondromyxoides Fibrom

Definition Seltene Neubildung mit knorpelähnlichem Aufbau und myxoiden und faserigen Anteilen, bei Kindern bis ins mittlere Erwachsenenalter.

Klinik Lokale unspezifische Beschwerden.

Diagnostik Zystisch-blasige Aufhellung im **Röntgenbild** mit meist scharfer Abgrenzung, exzentrisch im Knochen, Kortikalisverdünnung. Sitz metaphysär, vorwiegend in der proximalen und distalen Tibia und in Fußknochen (dort gelegentlich multipel). Biopsie!

Therapie Sorgfältige Kürettage, evtl. temporäre Palacosplombe; bei eindeutiger Histologie im Schnellschnitt sofortige Spongiosatransplantation.

Prognose Allgemein gut, jedoch gelegentlich lokal destruierendes Wachstum. Rezidive nach inkompletter Entfernung sind häufig.

8.2.5 Osteoidosteom

Definition Zentral oder mehr exzentrisch gelegener stecknadelkopf- bis kirschkerngroßer Tumor mit reaktiver perifokaler Knochenverdichtung.

Klinik Das Osteoidosteom ist nicht selten und bevorzugt Adoleszenten und junge Männer bis zu 30 Jahren. Vorwiegende Lokalisation sind die Dia-/Metaphysen der langen Röhrenknochen (☞ Abb. 8.9), u.a. die mediale Schenkelhalskompakta. Charakteristisch sind spontane Schmerzen, besonders nachts, die in die Umgebung ausstrahlen. Der Patient lokalisiert das Osteoidosteom exakt. Lokal kann ein Druckschmerz vorhanden sein, manchmal von einer leichten Schwellung begleitet. Liegt der Nidus intraartikulär (Schenkelhals), kann eine erhebliche Arthritis das Hauptsymptom sein.

Diagnostik Das **Röntgenbild** zeigt die meist starke perifokale Knochensklerose mit einem strahlendurchlässigeren Herd (Nidus), der die Tumorzellen enthält; er ist für die Diagnose entscheidend und muss ggf. gesucht werden (**CT**). Der Sitz am Wirbelbogen kann der röntgenologischen Diagnostik leicht entgehen! **Histologisch** kennzeichnend ist der Nachweis des Nidus aus unregelmäßigen, teilweise verkalkten Osteoidbälkchen, umgeben von Osteoblasten und sklerosiertem kompaktem Knochen.

Therapie Schmerzbesserung nach Gabe von Acetylsalicylsäure wird als charakteristisch erachtet. Operationsindikation ist immer der bohrende Schmerz, der nach operativer Entfernung des Nidus beseitigt ist. Es ist nicht immer einfach, intraoperativ den Nidus in der starken Knochensklerose zu treffen. Er muss komplett ausgeräumt werden,

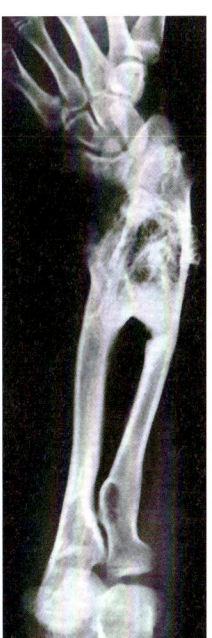
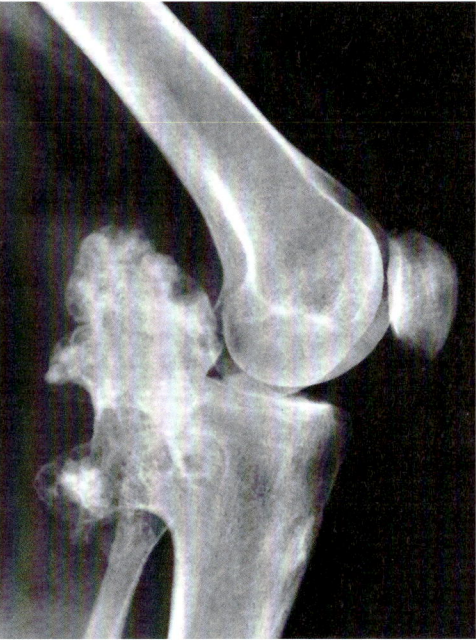

Abb. 8.8 Beispiele für kartilaginäre Exostosen an verschiedenen Lokalisationen mit unterschiedlicher klinischer Symptomatik.

a) Typische Ekchondrome der Unterarmknochen, wie sie oft bei der (erblichen) Ekchondromatose gesehen werden. Im Wachstumsalter werden die Epiphysenfugen derart gestört, dass es zu Fehlbildungen kommt. Synostoseartiger Zustand der beiden Unterarmknochen mit aufgehobener Umwendbewegung. Verkürzung der Ulna und Schiefstellung der Radiusgelenkfläche durch Schädigung der Wachstumsfuge, Manus valga.

b) 16-jähriger Junge mit einer isolierten kartilaginären Exostose, die sich von der Tibiametaphyse in die Kniekehle ausgebreitet hat. Der Tumor lässt sich in der Kniekehle als derbe Protuberanz tasten, schmerzfreier Zustand. Der Tumor beeinträchtigt die Beugung und Streckung des Gelenks. Er führt durch Druck auf das Gefäß-Nerven-Bündel zu einer Schwellneigung des Unterschenkels (Beeinträchtigung des venösen Rückflusses) sowie zu einem Taubheitsgefühl im Versorgungsgebiet des N. tibialis.

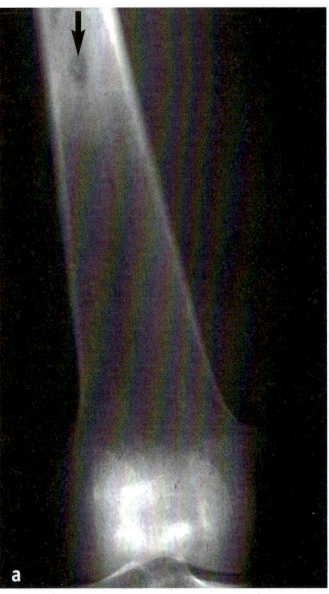
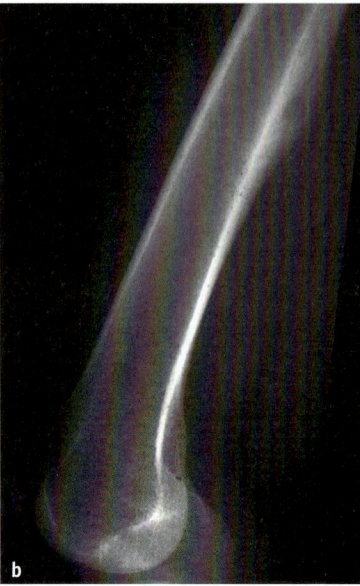
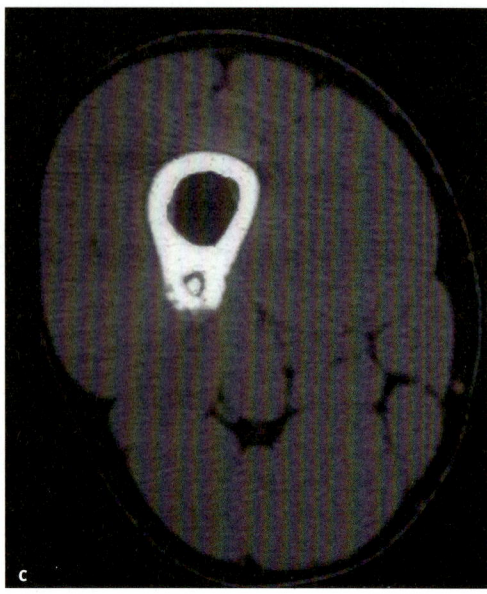

Abb. 8.9   Osteoidosteom.

a + b) Sitz in der dorsalen Femurdiaphyse mit typischer kräftiger Kortikalisverdickung und zentraler runder Aufhellung (Nidus, ↓).

c) CT mit massiver Knochenneubildung und zentralem Nidus.

die Sklerose kann verbleiben. Neuerdings wird die interventionelle Punktion des Nidus im CT mit Elektrokoagulation des Tumors empfohlen.

Prognose   Die Prognose ist gut. In ca. 30% der Fälle verschwindet der Tumor auch unbehandelt nach Jahren – allerdings hält der Schmerz bis dahin an. Maligne Entartung ist nicht bekannt.

8.2.6 Osteoblastom

Definition   Benigner osteoblastischer Knochentumor, der morphologisch dem Osteoidosteom ähnlich ist. Gegenüber dem Osteoidosteom sind Osteoblastome größer (Riesenosteoidosteome). Der „Nidus" überschreitet 2 cm im Durchmesser. Die für das Osteoidosteom charakteristische Perifokalsklerose ist erheblich geringer oder fehlt.

Klinik   Lokaler Schmerz, kein ausgesprochener Nachtschmerz. Neurologische Symptome durch Tumorkompression kommen vor. Mehr als 40% der Fälle sind im Wirbel lokalisiert, häufig in den dorsalen Anteilen. Zudem lange Röhrenknochen (Femur, Tibia, Humerus). Meist Jugendliche und junge Erwachsene.

Diagnostik   In den bildgebenden Verfahren rundlicher Tumor mit mehr oder weniger starker Randsklerose. **Biopsie!**

Differentialdiagnose   Aneurysmatische Knochenzyste, Riesenzelltumor, Osteosarkom, eosinophiles Granulom, Osteomyelitis.

Therapie   Intraläsionale Resektion. Prognose günstig.

8.2.7 Riesenzelltumor

Definition und Epidemiologie   Der Riesenzelltumor entwickelt sich in den Enden der Röhrenknochen, am häufigsten am distalen Femur, im Schienbeinkopf und im distalen Radiusende, aber auch andernorts wie am Fibulaköpfchen oder in der Trochantergegend, vornehmlich in den mittleren Altersstufen (25–40 Jahre). Die Riesenzelltumoren sind nicht zu verwechseln mit Osteoklastomen, wie sie im Rahmen des Hyperparathyreoidismus gesehen werden (☞ Kap. 5.2.1). Der Name „brauner Tumor" stiftet Verwirrung und hat seine Berechtigung verloren.

Klinik   Schmerzen treten meist schon frühzeitig auf. Lokale Schwellung, je nach Sitz Bewegungseinschränkung, auch Spontanfrakturen.

Diagnostik   Im **Röntgenbild** epiphysär-metaphysär exzentrisch gelegene Osteolyse (☞ Abb. 8.10), die bis unter den Gelenkknorpel reichen kann, teilweise gekammert aussehende Struktur, ohne scharfe Abgrenzung zum gesunden Knochen. Die Kortikalis ist verdünnt, aufgetrieben, in fortgeschrittenen Fällen arrodiert und durchbrochen. Im **CT** und **MRT** lässt sich die Ausdehnung sicher bestimmen.

Differentialdiagnose   Die Abgrenzung gegenüber anderen osteolytischen und zystischen Knochenprozessen (Osteo- und Chondroblastom, Chondromyxoidfibrom, Osteomyelitis, eosinophiles Granulom, juvenile und aneurysmatische Knochenzyste) und den von vornherein malignen Tumoren erfordert unbedingt die bioptische Klärung.

Therapie Es erfolgt die intraläsionale Ausräumung so radikal wie möglich, anschließend temporäres Ausfüllen der Höhle mit Knochenzement. Nach unvollständiger Entfernung besteht eine hohe Rezidivgefahr. Die temporäre Auffüllung der Läsion mit Knochenzement (☞ Abb. 8.4c, Abb. 8.11) hat den Vorteil, dass Tumorzellen der Randzonen durch die Polymerisationswärme des Zements von ca. 70 °C abgetötet und Rezidive leichter diagnostizierbar werden. Nach Jahren der Rezidivfreiheit kann der geschichtete Zement entfernt und durch autologe Spongiosa ersetzt werden. Große Tumoren können eine Segmentresektion mit Interposition von Knochenimplantaten oder Tumorendoprothesen nötig machen. Bei Malignität sind die Kriterien radikaler Resektion anzuwenden. Die Röntgenbestrahlung scheint nur bei inoperablen Tumoren, z. B. im Bereich des Sakrums, indiziert.

Prognose Die prognostische Einschätzung ist von der hohen Rezidivgefahr geprägt. Maligne Entartung ist möglich, aber selten.

8.2.8 Eosinophiles Granulom

Definition Benigne, nicht immer solitär vorkommende osteolytische Läsion des Knochens. Die Störung wird gewöhnlich den retikuloendothelialen Proliferationen zugeordnet, zu denen man auch die Hand-Schüller-Christian- und die Abt-Letterer-Siwe-Erkrankung zählt (Langerhans-Zell-Histiozytose). Möglicherweise kann das eosinophile Granulom in diese Leiden übergehen.

Klinik Vorwiegende Lokalisationen sind die Schädelknochen, Humerus, Rippen, seltener auch Klavikula, Sternum, Tibia, Fibula und Wirbelkörper. Der Prozess kann außerordentlich schnell wachsen, zerstört die Kortikalis und führt bei seinem Durchbruch zu periostalen Reaktionen, die typische Röntgenbefunde ergeben.

Offenbar gibt es ein Stadium klinischer Symptomlosigkeit. Wenn die Tumoren aber schnell wachsen und eine bestimmte Größe erreicht ist, kommt es zu lokalen Schmerzen, Schwellung, manchmal auch zu Hauterwärmung und pathologischen Frakturen. Der Befall eines Wirbelkörpers kann zur völligen Abflachung führen (Vertebra plana, ☞ Kap. 6.1.7).

Betroffen werden alle Altersgruppen, vor allem aber Kinder und Jugendliche. Die Mehrzahl der Fälle liegt unter 30 Jahren. Besonders bei Kindern sollte nach weiteren Herden gefahndet werden!

Diagnostik Gelegentlich findet sich eine Blut- und Knochenmarkeosinophilie. Im **Röntgenbild** besteht ein osteolytischer Defekt mit Arrosion der Kortikalis und evtl. periostaler Knochenneubildung. Typisch ist die diaphysäre Lage (☞ Abb. 8.11). Suche nach weiteren Herden mit dem **Skelettszintigramm**.

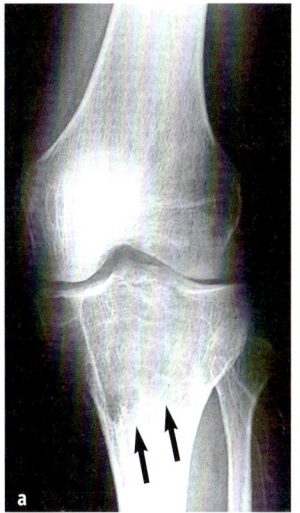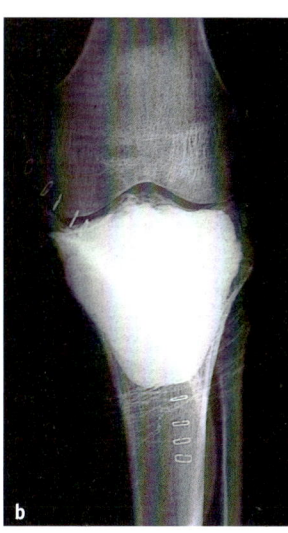

Abb. 8.10 Riesenzelltumor.

a) Die Osteolyse füllt den gesamten Tibiakopf aus (Pfeile). Sie überschreitet die ehemalige Grenze zwischen Epiphyse und Metaphyse (epi-metaphysäre Lage) und reicht bis unter den Gelenkknorpel. Zarte perifokale Sklerose, Frakturgefahr!

b) Temporäre Auffüllung mit Knochenzement. Die Metallklammern für den Hautverschluss sind erkennbar, kaudal sieht man die Markierungsstreifen des Verbandmaterials.

Differentialdiagnose Vor allem sind Ewing-Sarkom, fibröse Dysplasie und Osteomyelitis abzugrenzen, daneben alle anderen osteolytischen Knochenerkrankungen. Die bioptische Klärung ist ausnahmslos anzustreben.

Therapie Operation, Strahlen- oder Chemotherapie. Die Entscheidung richtet sich im Wesentlichen nach der

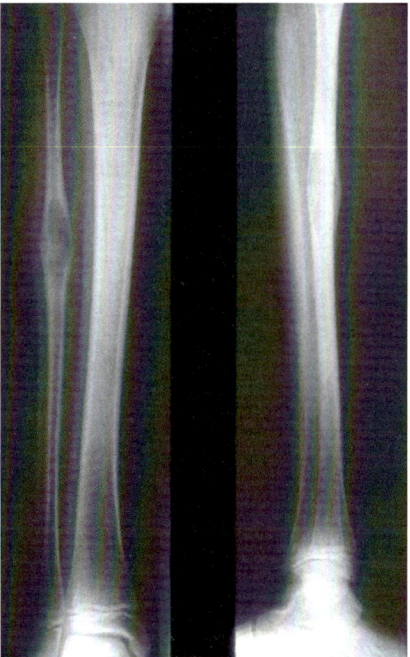

Abb. 8.11 Eosinophiles Granulom.

Typisch sind die diaphysäre Lage und die spindelartige osteolytische Auftreibung der Fibula.

Lokalisation, der Zahl der Herde und weiterer Organma-nifestationen. Die Kürettage mit kompletter Entfernung des Herdes ist zur Sanierung eines solitären Herdes ausreichend.

Prognose Meist kommt es zu einer vollständigen Ausheilung.

8.2.9 Hämangiom des Knochens

Definition Diese von Blutgefäßen ausgehende benigne tumoröse Knochenveränderung kommt besonders an der Wirbelsäule und am Schädel, aber auch an anderen Knochen (Mittelhand, Mittelfuß) vor und führt dort zu wabig-zystischen Auftreibungen der Hohlräume zwischen den Knochenbälkchen. Sie stellt entweder ein kavernöses Blutdepot dar oder ist mit Bindegewebe durchbaut.

Klinik Beschwerden stellen sich nur gelegentlich und praktisch nur an der Wirbelsäule ein: spontaner Dauer-schmerz (auch in Ruhe), ggf. im Zusammenhang mit Trabekeleinbrüchen, der bei Wärmeanwendung (Hyperämie = größere Blutfülle!) meist zunimmt und bei Frauen manchmal in Abhängigkeit von der Menstruation auftritt. Wirbelhämangiome können zu neurologischer Symptomatik führen. Bei einer Biopsie muss mit einer starken Blutung gerechnet werden.

Diagnostik Besonders typisch sind im **Röntgenbild** Wirbelkörper mit rarefizierter Trabekelstruktur und vertikaler Streifenzeichnung (☞ Abb. 8.12), in Röhrenknochen seifenblasen- oder honigwabenähnliche Veränderungen. Der Wirbelkörper kann vergrößert aussehen. Im Unterschied zum Paget-Wirbel, der ebenfalls eine strähnige

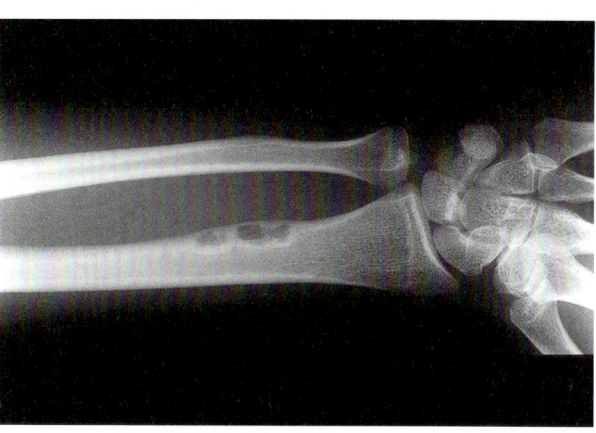

Abb. 8.13   Nichtossifizierendes Fibrom.

17-jähriges Mädchen, posttraumatischer Schmerz am Unterarm links, röntgenologisch sind keine Unfallfolgen erkennbar. Als Zufallsbefund stellt sich das NOF dar. Es liegt an typischer Stelle, exzentrisch und auf bzw. in der Kortikalis. Ganz charakteristisch ist die girlandenför-mige, polyzyklische Begrenzung. Die Kortikalis ist ausgedünnt.

Struktur aufweisen kann, bleiben die Wirbelbögen von der tumorösen Läsion frei. Im **MRT** gelingt die sichere Zuordnung der Läsion, sodass sich dann eine Biopsie erübrigt.

Therapie Meist ist keine Therapie erforderlich. Wenn notwendig, schwierig: Analgetika, Versuch mit Strahlentherapie, im Fall von Verdrängungserscheinungen im Wirbelkanal Laminektomie, selten auch Korporektomie und Wirbelkörperersatz.

8.3 Tumorähnliche Knochenerkrankungen

8.3.1 Nichtossifizierendes Fibrom

Definition Die **nichtossifizierenden Knochenfibrome** (NOF) sind erbsen- bis kastaniengroße, im Röntgenbild zystisch erscheinende, randständige Aufhellungen mit dichter, charakteristisch girlandenförmiger Randsklerose in den Metaphysen der langen Röhrenknochen. Sie werden zu den tumorähnlichen Knochenveränderungen gerechnet. Die Fibrome kommen meist in traubenartiger, polyzyklisch begrenzter Formation vor. Teils finden sie sich auch solitär als ovalärer Herd in der Kortikalis gelegen. Man spricht dann vom fibrösen oder **metaphysären Kortikalis-defekt**.

Diagnostik Das **Röntgenbild** ist derart charakteristisch, dass zur Diagnose eine Biopsie nur selten erforderlich ist (☞ Abb. 8.13).

Therapie Die Fibrome heilen im Laufe der Jahre durch Ossifikation ab. Eine operative Therapie ist auch bei großen Läsionen überflüssig. Selbst bei Frakturen durch den Herd ist die operative Therapie nicht zwingend.

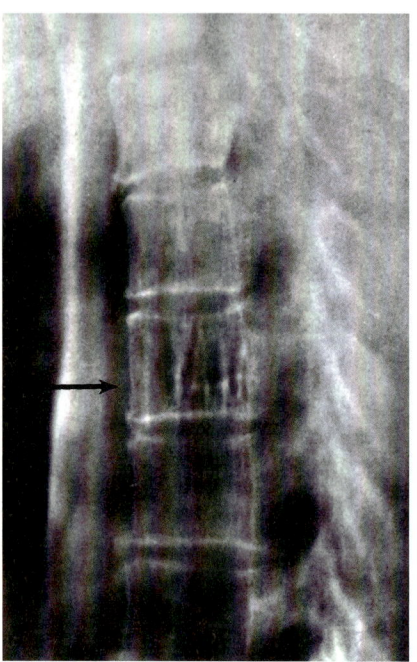

Abb. 8.12 Hämangiom des Wirbels.

Typische streifen-förmige Ver-gröberung der Trabekelstruktur in Längsrichtung des betroffenen Wirbel-körpers (7. BWK, 36-jährige Frau). Die Wirbelbögen sind nicht befallen.

8.3.2 Solitäre Knochenzyste

Definition   Pseudozystische Formation in der Metaphyse langer Röhrenknochen unklarer Genese.

Klinik   Solitäre Knochenzysten werden bevorzugt bei Kindern unter 15 Jahren gefunden (**„juvenile" Knochenzyste**) und verschwinden meist spontan mit zunehmendem Alter. In der Regel treten sie solitär auf und sitzen in der Metaphyse eines langen Röhrenknochens. Gelegentlich dehnen sich die Zysten über einen großen Teil der Diaphyse aus, liegen aber im Gegensatz zur Riesenzellgeschwulst nie in der Epiphyse. Bevorzugt sind proximales und distales Femur und proximaler Humerus, gelegentlich findet man sie auch in spongiösen Knochen (Kalkaneus).

Die Entwicklung ist langsam und meist symptomlos, bis gelegentlich eine Spontanfraktur auf die Veränderung aufmerksam macht. Bisweilen ziehende Schmerzen, Klopfschmerz und leichte Knochenauftreibung.

Diagnostik   Zystische, durch randständige Knochenleisten gekammert erscheinende Aufhellung im **Röntgenbild** mit oft verdünnter, ausgeweiteter Kortikalis (☞ Abb. 8.14). Mit dem **MRT** lässt sich die homogene Flüssigkeitsfüllung sicher nachweisen. Infraktionen erkennt man am besten im **CT.** Eine Biopsie ist meist nicht erforderlich.

Therapie   Intraoperativ findet sich gewöhnlich eine unregelmäßige, aber scharf abgesetzte Höhle mit gelblich seröser Flüssigkeit. Die Wand besteht aus hartem Knochen und ist manchmal von einer dünnen fleischigen Membran überzogen.

Die Höhle wird ausgekratzt und mit autologer Spongiosa ausgefüllt. Dabei ist mit einer relativ hohen Rezidivrate zu rechnen. Bei kleineren Herden bestehen gute Erfahrungen mit der Injektion von Kortison-Kristallsuspension in die Zyste, die ohne Kürettage offenbar den Durchbau anregt. Nach Frakturen oder Infraktionen tritt oft eine Spontanheilung ein. Kleine Zysten bedürfen keiner Therapie und werden beobachtet.

Prognose   Gut, keine Neigung zu Malignität, aber häufig Rezidiv oder Persistiv nach operativer Therapie, das dann mit zunehmendem Alter zunehmend knöchern durchbaut oder sklerosiert und damit spontan abheilt.

8.3.3 Aneurysmatische Knochenzyste

Definition   Osteolytische Gewebedysplasie, die solitär vorwiegend metaphysär oder meta-epiphysär in den langen Röhrenknochen, in Wirbeln und platten Knochen (Becken!) vorkommt.

Klinik   Die Läsion führt zu expansiver Destruktion mit papierdünner, blasig aufgetriebener Kortikalis. Der Defekt ist von vielfach gekammerten, flüssigkeitsgefüllten Hohlräumen durchsetzt. Betroffen sind bevorzugt Mädchen zwischen 5 und 25 Jahren. Der Prozess kann innerhalb we-

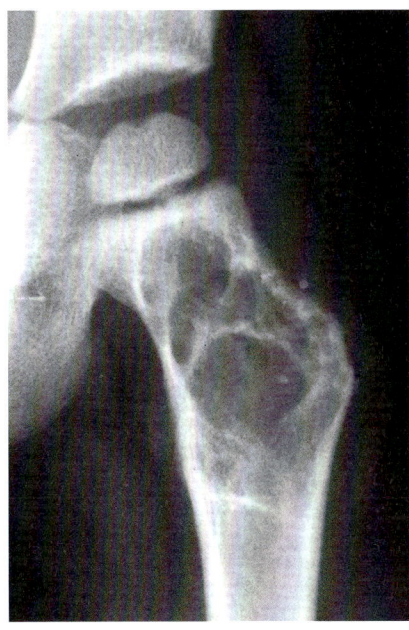

Abb. 8.14 Juvenile Knochenzyste.
Die Auftreibung und Ausdünnung der Kortikalis kann deutlich stärker ausfallen als im vorliegenden Fall. Eine Kammerung der Zyste wird durch Kortikalisspangen vorgetäuscht. Die Läsion respektiert die Wachstumsfuge!

niger Monate oder Jahre fortschreiten oder über lange Zeit stationär bleiben.

Schwellung, Schmerz, bei Palpation manchmal „Pergamentknistern" spürbar. Bei Sitz in der Wirbelsäule evtl. radikuläre Schmerzen mit Parästhesien und Paresen.

Diagnostik   Im **Röntgenbild** mehrkammerige zystische Auftreibung im Metaphysenbereich mit dünner, oft unterbrochener Kortikalis (☞ Abb. 8.15a), bisweilen von lamellenartigen Schalenfragmenten umgeben, ggf. Infraktionen. Die Bezeichnung „aneurysmatisch" ist wohl deskriptiv vom Röntgenbild hergeleitet.

Das MRT zeigt charakteristischerweise eine homogene Flüssigkeitsfüllung. Manchmal sind auch Flüssigkeitsspiegel erkennbar (☞ Abb. 8.15b).

Therapie   Ausräumung und Auffüllen mit autologer Spongiosa; es besteht Rezidivgefahr. Entartungen nach Röntgenbestrahlung sind beschrieben worden.

Prognose   Der Prozess gilt als gutartig. Es kann aber zu schweren Destruktionen kommen. Die Prognose ist daher abhängig von möglichst frühzeitiger und vollständiger Operation.

8.3.4 Fibröse Dysplasie

Definition   Tumorähnliche Krankheit des Knochens unbekannter Genese. Auf dem Boden einer Fehlentwicklung des knochenbildenden Mesenchyms wird das Knochenmark fibrös ersetzt, Faserknochen wird nicht in lamellären Knochen umgewandelt, zum Teil verbleiben ausgedehnte Knorpelanteile. Es handelt sich um eine Krankheit des kindlichen Skeletts mit monostotischen und polyostotischen Formen.

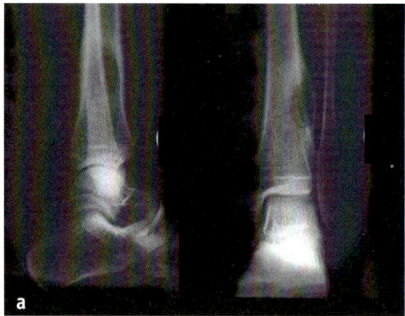
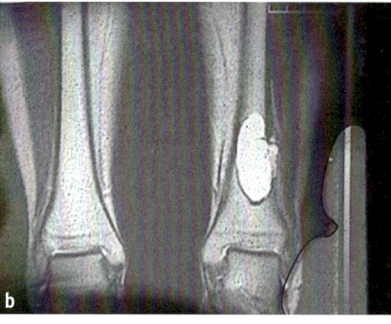

Abb. 8.15 Aneurysmatische Knochenzyste

a) Röntgenbefund einer aneurysmatischen Knochenzyste bei einem 16-jährigen Mädchen.

b) Erst im MRT erkennt man die ganze Ausdehnung der flüssigkeitsgefüllten Läsion.

Synonyme Osteofibrosis deformans juvenilis Uehlinger, Jaffé-Lichtenstein-Syndrom.

Klinik Es sind monostotische und polyostotische Verlaufsformen zu unterscheiden (☞ Abb. 8.16). Hauptsächlich betroffen sind die Metaphyse und Diaphyse der langen Röhrenknochen (vor allem das Femur), gelegentlich auch platte Knochen (Schädel, Becken). Die anfangs disseminiert-herdförmigen Veränderungen breiten sich später diffus aus und befallen große Knochenabschnitte oder ganze Knochen. Infolge der Stabilitätsminderung kommt es zu zunehmender Deformierung belasteter Skelettanteile. Bei ausgedehntem Befall des proximalen Femurs kann es langsam zur schweren varischen Verbiegung des Knochens kommen (Hirtenstabform). Es resultieren eine auffällige Konturveränderung des Oberschenkels und eine Bewegungseinschränkung im Hüftgelenk. Auch Spontanfrakturen kommen vor. Auftreibungen von Schädelknochen können auffallende Gesichtsasymmetrien hervorrufen. Schmerzen treten in der Regel nur durch sekundäre Veränderungen auf. Die Erkrankung macht sich meist zuerst im frühen Schulalter bemerkbar. Nach der Pubertät hört ihre Progredienz auf.

Das McCune-Albright-Syndrom ist eine Kombination aus polyostotischer fibröser Dysplasie mit sexueller Frühreife und bräunlichen Pigmentanomalien der Haut („Café-au-lait-Flecken").

Diagnostik Im **Röntgenbild** erkennt man große osteolytische Herde neben fleckig sklerosierten Strukturen, milchglasartige Trübung, Auftreibung und Verdünnung der Kortikalis. Spritzerartige Verkalkung von Knorpelanteilen. Suche nach weiteren Herden mit **Knochenszintigramm.**

Polyostotische Formen lassen sich im Röntgenbild oft sicher diagnostizieren, monostotische verlangen meist eine Biopsie.

Differentialdiagnose Die Differentialdiagnose umfasst alle osteolytischen und chondromatösen Tumoren sowie die Osteomyelitis.

Therapie Die Läsion erfordert an sich keine Therapie. Bei großer Ausdehnung sollen zunehmende Deformitäten und pathologische Frakturen verhütet werden: Vermei-

dung von Überbeanspruchung und Tragen abstützender und entlastender Orthesen. Vor allem im Wachstumsalter führen Kürettage und Spongiosaauffüllung zum Rezidiv. Pathologische Frakturen werden nach den Regeln der Traumatologie behandelt. Operatives Vorgehen ist bei Schmerzen und schneller Progredienz von Einzelherden indiziert: Ausräumen und Auffüllen mit Spongiosaspänen und kortikospongiösen Transplantaten. Bei groben Verbiegungen der Knochen können Korrekturosteotomien erforderlich werden. Das Osteosynthesematerial verbleibt dann

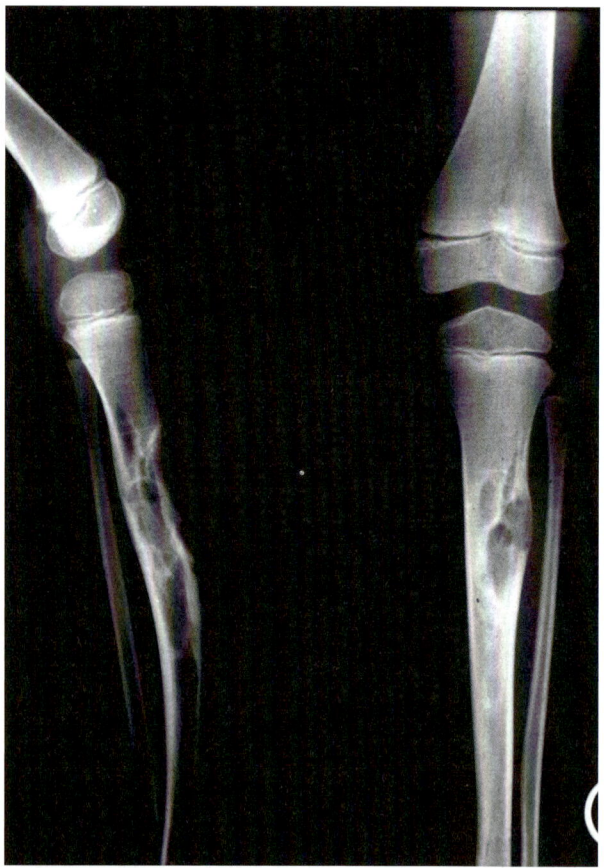

Abb. 8.16 Fibröse Dysplasie.

5-jähriger Junge, ausgedehnte zystisch-sklerotische Läsion mit Ausdünnung der ventralen und lateralen Tibiakortikalis, antekurvierende Verbiegung der Tibia.

bis zum Wachstumsabschluss, weil bis dahin eine hohe Rezidivgefahr besteht. Im späteren Alter schreitet die fibröse Dysplasie nicht mehr fort, der Zustand stabilisiert sich. Korrekturen störender Deformitäten durch Osteotomie und Knochentransplantation (z. B. bei Coxa vara) sollten möglichst erst nach Abschluss des Wachstums vorgenommen werden.

8.3.5 Intraossäres Ganglion

Definition   Unmittelbar subchondral vorwiegend im Hüft-, Knie- oder Schultergelenk älterer Erwachsener gelegener, gut abgegrenzter Defekt, der meist mit dem Gelenkraum in Verbindung steht und mit gallertigem Material angefüllt ist (juxtaartikuläre Knochenzyste).

Pathogenese   Der Hohlraum ist gewöhnlich größer als bei arthrotischen Geröllzysten. Dennoch soll beiden Zystenformationen derselbe Entstehungsmechanismus zugrunde liegen: Über Knorpelfissuren wird Synovialflüssigkeit in den Knochen eingepresst, durch Aktivierung von Osteoklasten entsteht schließlich die gallertgefüllte Pseudozyste.

Klinik   Klinisch manchmal unspezifischer Belastungsschmerz. Nicht selten findet man gleichzeitig milde Arthrosezeichen, sodass keine sichere Trennung zwischen Arthroseschmerz und durch das Ganglion bedingtem Schmerz gelingt.

Diagnostik   Im **Röntgenbild** stellt sich ein typischer rundlicher Defekt mit sklerosiertem Rand dar, meist in der Belastungszone der Gelenkfläche gelegen. Das **MRT** zeigt die homogene Flüssigkeitsfüllung (☞ Abb. 8.17a und b).

Therapie   Meist nicht erforderlich. Kürettage und Ausfüllen mit Spongiosa können Schmerzen lindern. Die Operation ist nur indiziert bei fehlenden Arthrosezeichen.

8.4   Maligne Tumoren des Knochens

8.4.1 Osteosarkom

Definition   Das Osteosarkom ist der bekannteste primäre maligne Knochentumor. Er kommt vornehmlich bei Kindern und jüngeren Erwachsenen vor, befällt vorzugsweise die Metaphysen der langen Röhrenknochen und liegt in etwa 50 % der Fälle in der Nachbarschaft des Kniegelenks. Seinem Wachstumscharakter nach sieht man teils stärker osteolytische, in anderen Fällen stärker osteoblastische Erscheinungen. Beide Formen kommen aber auch nebeneinander vor. Das Osteosarkom wächst sehr rasch und überaus maligne mit Invasion der benachbarten Strukturen unter hemmungsloser Durchbrechung der Knochengrenzen und Wachstumsfugen. Die Metastasenbildung setzt gewöhnlich frühzeitig ein, wobei auch vor der Manifestation von Fernmetastasen (Lunge!) bereits mit einer latenten Streuung in Form von Mikrometastasen gerechnet werden muss.

Synonym   Osteogenes Sarkom.

Klinik   Am Anfang können die Symptome sehr undeutlich sein. Gewöhnlich treten aber schon frühzeitig heftige, auch in Ruhe anhaltende, oft nachts sogar stärkere Schmerzen und rasch zunehmende Schwellung auf. Die Beweglichkeit des benachbarten Gelenks wird bald (zunächst durch reflektorische Muskelkontraktur) eingeschränkt.

In der Regel kommt es nach einigen Wochen bis Monaten zu Metastasen in Lunge und Leber oder an anderen

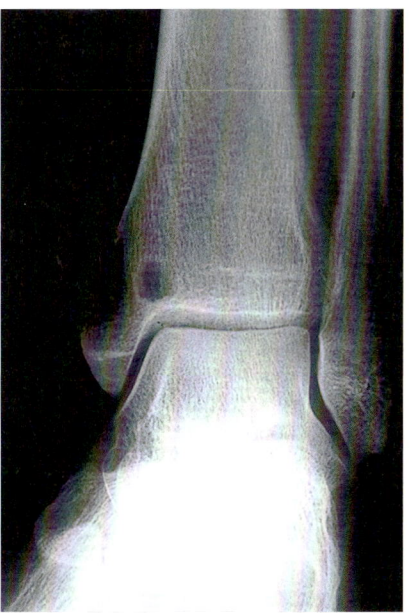 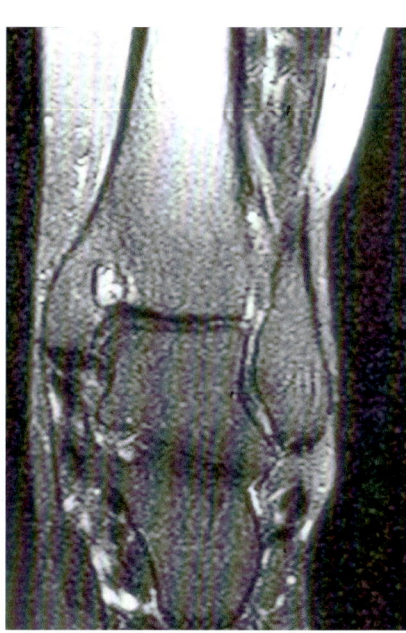

Abb. 8.17a und b   Intraossäres Ganglion.
a) Gelenknahe zystenartige Formation in der distalen Tibia mit zarter perifokaler Knochensklerose.
b) Im MRT hohes Signal in der T2-Wichtung als Ausdruck einer Füllung mit Flüssigkeit.

Knochen, und die Erkrankung nimmt unbehandelt meist einen rapiden letalen Verlauf.

Diagnostik Im **Röntgenbild** sieht man eine meist metaphysär gelegene Knochendestruktion neben neu gebildetem Tumorknochen. Verdächtige „Malignitätszeichen" im Röntgenbild sind unscharfe, wie ausradierte Osteolysen neben wolken-, tropfen- und fransenförmigen Verdichtungen (☞ Abb. 8.18a), angenagte Konturen, besenreiserartige Spikulae senkrecht zur Kortikalis, angenagte Knochenbälkchen, Lamellenbildung, Versetzung der äußeren Knochenschale; Codman-Dreieck (☞ Abb. 8.3).

Die Ausdehnung des Tumors ist am besten im **MRT** darstellbar (☞ Abb. 8.18b). Unterschiedliche Wichtungen lassen die Verbindung zu Gefäß-, Nervensträngen und den Muskellogen darstellen.

Zur Diagnostik gehören grundsätzlich eine **Knochenszintigraphie** und ein **CT der Lungen,** die meist schon frühzeitig Hinweise auf Metastasen geben.

Mit der **Angiographie** wird das atypische Gefäßnetz erkennbar, das ebenfalls Rückschlüsse auf die Ausdehnung der Erkrankung erlaubt.

Entscheidend für die Diagnose ist die **Biopsie.**

Therapie Behandlungsziele sind die radikale lokale chirurgische Entfernung des Tumors und die Erfassung von Mikrometastasen (in 80% der Fälle, meist Lunge) durch systemische Mehrfachchemotherapie (COSS-Schema). Osteosarkome sind wenig strahlensensibel.

Die Reihenfolge des Procedere ist grundsätzlich: Biopsie – Chemotherapie – Operation mit Prüfung des Chemotherapieerfolgs – Chemotherapie je nach Effektivität.

Chirurgische Radikalität wird am sichersten durch weite Resektion mit angemessenem Sicherheitsabstand erreicht. Der Resektionsplanung wird das MRT, ggf. ergänzt durch CT und Angiographie, zugrunde gelegt. Falls nicht eine Amputation notwendig wird, erfolgt die En-bloc-Resek-

tion als extremitätenerhaltender Eingriff. In gleicher Sitzung wird der Defekt rekonstruiert mittels Tumorendoprothesen, Knochentransplantaten, Muskel-, Nerven- und Gefäßersatzplastiken, Umkehrplastiken usw. (☞ Abb. 8.5, 8.6). Das zweckmäßigste chirurgische Verfahren muss sich dabei nach der Situation im Einzelfall richten, wobei die Erhaltung des Lebens durch ausreichende Radikalität stets im Vordergrund steht.

Prognose Seit Einführung der Chemotherapie prognostisch günstigster maligner Knochentumor. Unter günstigen Bedingungen werden heute mit der kombiniert chirurgisch-chemotherapeutischen Therapie 5-Jahres-Überlebensraten von bis zu 70% erreicht. Lungenmetastasen können enukleiert werden. Dennoch ist die Prognose bei manifesten Metastasen ausgesprochen schlecht.

Sonderformen des Osteosarkoms

Parossales Osteosarkom: vorwiegend bei Patienten zwischen 25 und 40 Jahren, geht vom Periost aus (meist am distalen Femur). Röntgenologisch sehr dicht, „als habe jemand eine weiße Masse um den ursprünglichen Knochen gegossen". **Therapie:** radikale Entfernung durch Resektion; dann 5-Jahres-Überlebensrate mehr als 50%.

Juxtakortikales Osteosarkom: sehr selten, betroffene Altersgruppe zwischen 25 und 40 Jahren. Das Sarkom geht vom Periost oder von der Kortikalis aus, wächst sehr destruktiv und lokal invasiv. Therapie und Prognose wie bei parossalem Osteosarkom.

Sekundäres Osteosarkom: Kann auftreten nach Gammabestrahlung (Strahlensarkom), im Spätverlauf einer chronischen Osteomyelitis, bei Paget-Erkrankung oder maligner Entartung im Rahmen anderer Erkrankungen.

8.4.2 Chondrosarkom

Definition Das Chondrosarkom entwickelt sich aus klar differenziertem Knorpelmaterial, im Gegensatz zum

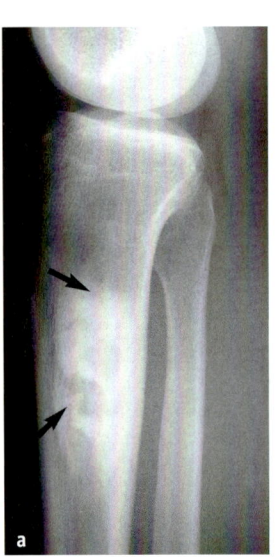
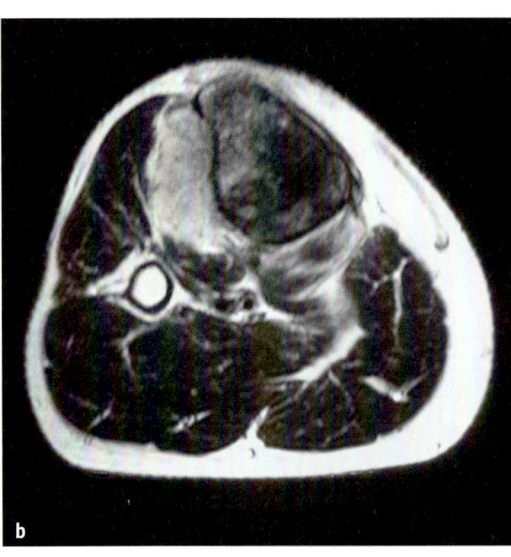

Abb. 8.18 a und b   Osteosarkom der proximalen Tibia.

16-jähriges Mädchen mit geringem Unterschenkelschmerz beim Gehen, tastbarer derber Schwellung, leichter Rötung.
a) Im Röntgenbild teils osteoblastische (verdichtete Bezirke ➡), teils osteolytische (aufgehellte Bezirke ➡) Knochendestruktion. Leichte Auftreibung des Knochens.
b) Im MRT gibt sich der Weichteilanteil des Tumors zu erkennen. Man sieht die Kortikalisdestruktion. Eine Artdiagnose ist nicht möglich.

Osteosarkom, das sich aus primitivem Stromagewebe ableitet.

Daraus werden Unterschiede im klinischen Verhalten verständlich: Chondrosarkome wachsen langsamer, metastasieren später. Sie können sich in jedem Alter entwickeln, eher in späteren Jahren (nach dem 3. Lebensjahrzehnt), und kommen bevorzugt im Becken, Schultergürtel und in den stammnahen Röhrenknochen vor. Je stammnäher, desto größer ist die Malignität einzuschätzen.

Klinik Infolge langsamen Wachstums treten Beschwerden meist erst in späteren Phasen auf.

Es gibt primäre Chondrosarkome und solche, die sich sekundär durch maligne Transformation aus zunächst benignen Chondromen entwickeln, sowie „dedifferenzierte" Chondrosarkome, die früher zur Metastasierung neigen.

Diagnostik Meist überwiegt im **Röntgenbild** ein mehr strahlendurchlässiges Material von wabig-blasiger Transparenz. Es kommen aber auch dichte Areale verkalkten Gewebes und kleinfleckige Verkalkungen („Kalkspritzer") vor. Das Röntgenbild lässt die typischen Malignitätskriterien (☞ Abb. 8.3) oft vermissen. Wichtig sind **MRT** zum Nachweis der Knorpelmatrix und **Lungen-CT** zur Metastasensuche.

Durchwachsen der Kortikalis und extraossale Ausbreitung (☞ Abb. 8.19) sprechen für Malignität, sonst ist nur mittels ausgedehnter **Biopsie** ein Chondrosarkom von einem Enchondrom oder einem Sarkom anderer Genese zu unterscheiden!

Histologisch unterscheidet man verschiedene Malignitätsgrade.

Therapie Da Chondrosarkome ebenso wenig auf Chemotherapie wie auf Bestrahlung ansprechen, kommt nur die möglichst frühzeitige radikale Entfernung durch weite Resektion, Amputation bzw. Exartikulation ohne adjuvante Chemotherapie infrage. Die Operationstechniken zum partiellen und vollständigen Extremitätenerhalt entsprechen denjenigen anderer Knochensarkome.

Prognose Die Prognose hängt vom histologischen Malignitätsgrad, von der Lokalisation und der Radikalität des operativen Vorgehens ab. Auch nach mehr als 10 Jahren können noch Lokalrezidive auftreten. Bei niedrigem Malignitätsgrad und radikaler Operation beträgt die 5-Jahres-Überlebenschance etwa 90%. Die dedifferenzierten Chondrosarkome haben eine ausgesprochen schlechte Prognose.

8.4.3 Ewing-Sarkom

Definition Nach dem Osteosarkom zweithäufigster maligner Skeletttumor bei Kindern und vorwiegend männlichen jungen Erwachsenen. Ausgangsgewebe sind wahrscheinlich undifferenzierte Mesenchymzellen des Knochenmarks.

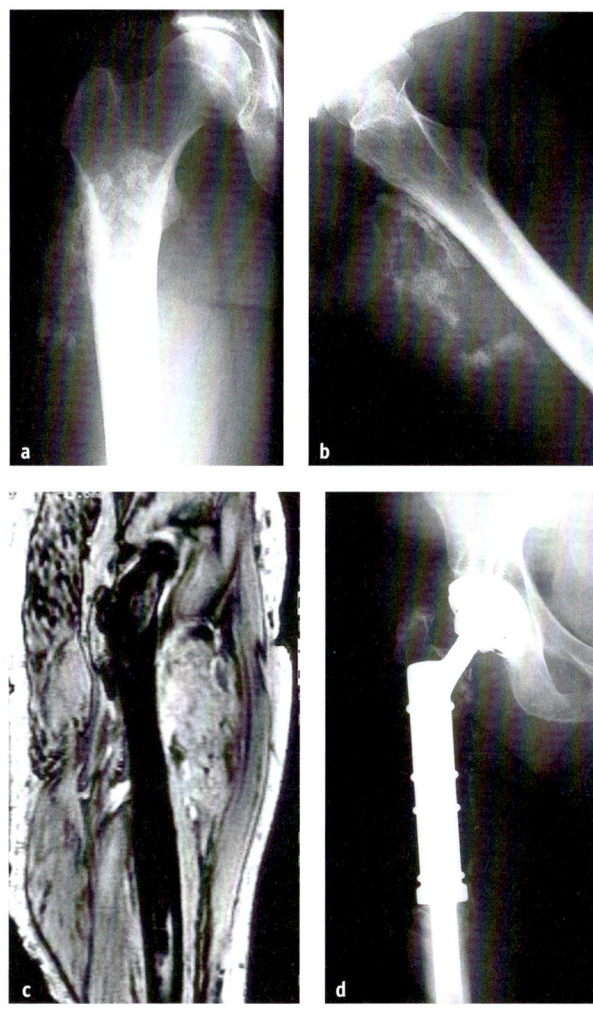

Abb. 8.19 Chondrosarkom.
55-jähriger Mann mit heftigen Schmerzen im Hüftgelenkbereich, in der Größe zunehmende, tastbare Geschwulst am ventralen proximalen Oberschenkel.
a u. b) Im Röntgenbild stellen sich fleckige Weichteilverkalkungen im ventralen Oberschenkel dar.
c) Das MRT in der Sagittalebene gibt die Ausdehnung des Tumors gut zu erkennen. Der Tumor sitzt dem ventralen Femur auf und hebt die Muskulatur an. Weder im Röntgenbild noch im MRT ist eine Artdiagnose möglich.
d) Weiträumige Resektion des Knochens und des ventralen Muskelkompartiments, Ersatz durch Tumorendoprothese.

Klinik Am Beginn der Erkrankung finden sich oft Fieber, Leukozytose und erhöhte BSG, die in Verbindung mit der Schwellung, Hauterwärmung, dem Druck- und Klopfschmerz über dem Prozess sowie häufig einem allgemeinen Krankheitsgefühl eine verhängnisvolle Verwechslung mit Entzündungen (Osteomyelitis!) nahe legen. Bevorzugter Sitz sind die Meta- und Diaphysen der langen Röhrenknochen. Der Tumor kann aber in allen Knochen vorkommen. Er wächst rasch und überaus bösartig im Knochenmark, macht an der Kortikalis nicht Halt und wuchert in die Weichteile ein. Meist sehr frühzeitige Metastasenbildung in den Lungen und in anderen Knochen.

Diagnostik Im **Röntgenbild** (☞ Abb. 8.20) Osteolyse mit streifiger und gesprenkelter Maserung („Mottenfraß"), erst in späteren Stadien kommt es oft zur typischen „Zwiebelschalenformation" infolge Periostabhebung, spindelförmiger Knochenauftreibung, zu periostaler Knochenneubildung und anderen Malignitätsmerkmalen. Bei sehr raschem Wachstum können die sichtbaren Periostreaktionen nur schwach sein oder ganz fehlen. **MRT!**

Therapie Der Tumor ist sensibel gegenüber Zytostatika und Strahlentherapie. Die operative Therapie folgt den Kriterien der radikalen Tumorentfernung und Defektrekonstruktion (☞ Kap. 8.1.3). Auf die Amputation kann aber oft verzichtet werden, zumal man bereits sehr früh von einer multilokulären Aussaat ausgehen muss. Reihenfolge des Procedere grundsätzlich: Biopsie – Chemotherapie – Operation mit Strahlentherapie – Chemotherapie. Die Spätfolgen einer hoch dosierten Bestrahlung sind nicht zu unterschätzen (Strahlensarkome).

Da bei jungen Patienten das Wachstum noch nicht abgeschlossen ist, stellen die extremitätenerhaltenden Operationen besonders hohe Anforderungen und verlangen oftmals individuelle Lösungen (z.B. Endoprothesen mit Verlängerungsmechanismen, Resektionsplastiken mit partiellem Extremitätenerhalt, Abb. 8.5).

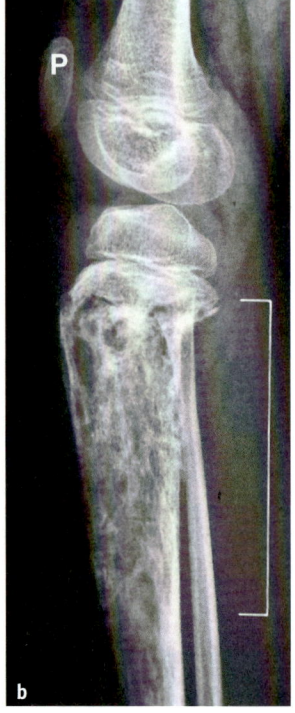

Abb. 8.20 Ewing-Sarkom des Unterschenkels.
6-jähriges Mädchen, vier Monate fälschlich als Osteomyelitis fehlgedeutet. Die Klammer begrenzt die röntgenologisch erkennbare Tumorausdehnung. Etwa 1 cm unterhalb der Epiphysenfuge ist der Knochen eingestaucht (pathologische Fraktur, Pfeil).

8.4.4 Plasmozytom

Definition Das Plasmozytom ist eine maligne systemische Tumorerkrankung, die die neoplastische Proliferation eines Plasmazellklons darstellt. Kennzeichnend ist die Sekretion eines monoklonalen Immunglobulins.

Klinik Beginn mit uncharakteristischen Glieder- und Rückenschmerzen, oft auch an Rippen und Brustbein. Nicht selten Spontanfraktur einer Rippe oder eines Wirbels als erstes Alarmzeichen!

Meistens liegen von Anfang an multizentrische Knochenherde vor. Bevorzugte Lokalisationen sind neben der Wirbelsäule die platten Knochen: Rippen, Schädeldach, Brustbein, Schlüsselbeine, Schulterblätter und Becken. An den Wirbeln sind besonders die Wirbelkörper betroffen, im Gegensatz dazu werden bei Karzinommetastasen die Wirbelbögen bevorzugt.

Durch extraossäre Tumoren in Lunge und Leber kommen vielgestaltige Krankheitserscheinungen zustande. Gelegentlich ist lange Zeit nur ein Knochenherd vorhanden, sodass sich erst später die typische multiple Verteilung entwickelt. Infektionen durch sekundäre Antikörpermangelsyndrome sind häufig und verlaufen oft schwer. In der chronischen Phase führen Nierenversagen und septische Komplikationen häufig zum Tode.

Betroffen sind vorwiegend Männer im Alter von 40–70 Jahren.

Diagnostik Im **Röntgenbild** (☞ Abb. 8.21) zeigen sich Osteolysen mit charakteristischen, wie ausgestanzt erscheinenden, multiplen Rundherden in den betroffenen Knochen („Schrotschussschädel"), die später zu größeren Plaques konfluieren. Ein Sklerosesaum fehlt. Diffuse Osteoporosen an der Wirbelsäule führen zu Deckplatteneinbrüchen, Osteolysen zu Spontanfrakturen an Extremitäten. Das Skelettszintigramm ist für die Suche nach multiplen Herden wertlos, da oft falsch negativ.

Die **BSG** ist meist extrem erhöht, sodass sie zusammen mit Osteolysen an ein Plasmozytom denken lässt! Im Herd- oder **Sternalpunktat** finden sich häufig Plasmazellen. **Laborchemisch** charakteristische monoklonale Gammopathie im Serum (Immunelektrophorese!). Nachweis von Paraproteinen (Bence-Jones-Eiweißkörper ist in etwa der Hälfte der Fälle im Urin nachweisbar). Bei fortgeschrittenem Skelettbefall: Hyperkalzämie. Die alkalische Phosphatase bleibt in der Regel normal.

Therapie Bei solitären Herden Exstirpation und lokale Bestrahlung. Bei multiplen Herden prinzipiell Chemotherapie und Bestrahlung. Operative Maßnahmen haben bei der systemischen Grundkrankheit palliativen Charakter: Dekompression bei neurologischen Komplikationen an der Wirbelsäule, evtl. mit lokaler Resektion der Tumormasse und Stabilisierung, an den Extremitäten Verbundosteosynthese zur Frakturprophylaxe oder -therapie.

Prognose Remissionen unter Chemotherapie und meist langsames Wachstum erlauben oft protrahierten Verlauf

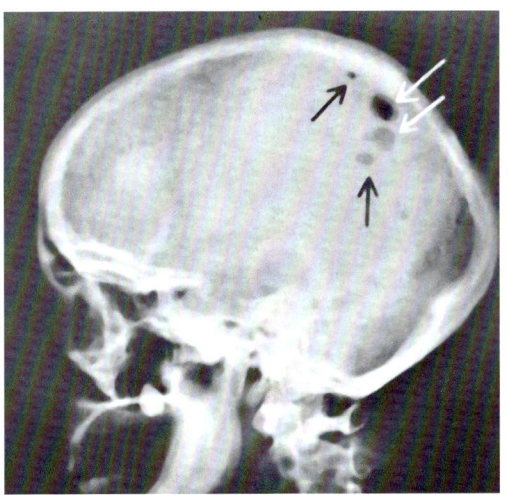
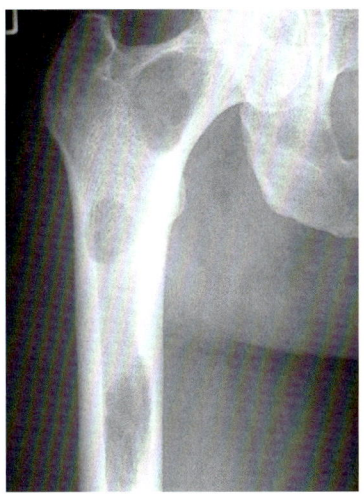

Abb. 8.21   Multilokuläres Plasmo-zytom.

a) Typische osteolytische Rundherde im Schädel (Pfeile) ohne Randsklerose.

b) Drei klar abgegrenzte, zentrale, osteo-lytische Herde im Femur ohne Rand-sklerose, Frakturgefahr!

mit erträglicher Lebensqualität. Die Nierenfunktion besitzt prognostische Relevanz.

8.4.5 Knochenmetastasen

Definition   Jeder maligne Tumor kann zur Absiedlung von Tochtergeschwülsten im Skelett führen. Knochen-metastasen werden am häufigsten von folgenden fünf Karzinomen bedingt:
- Mammakarzinom,
- Bronchialkarzinom,
- Prostatakarzinom,
- Schilddrüsenkarzinom,
- Nierenkarziomom.

Seltener sind Knochenmetastasen bei Tumoren des Gas-trointestinaltrakts, des weiblichen Genitales und anderen. Bei Osteolysen unklarer Genese richtet man die Suche nach dem Primärtumor entsprechend aus.

Solche sekundären Malignome des Knochens sind weit häufiger als primäre Knochentumoren. Nach Lunge und Leber steht das Skelett als Absiedlungsort von Karzinomen an dritter Stelle. Die Ausbreitung erfolgt gewöhnlich hä-matogen (Fernmetastasen), seltener über lokale Kontakt-wege oder lymphogen (Prostatakarzinom).

Metastasen treten einzeln oder multipel auf. In erster Li-nie betroffen sind die Wirbelsäule, dann Becken, Rippen, proximales Femurende und Humerus.

Klinik   Lokalschmerzen stehen im Vordergrund (Dauer-schmerz, bohrend, Ruheschmerz!). Nicht selten macht sich eine Metastase erst durch eine Spontanfraktur bzw. Wir-belkörperkompression mit neurologischer Symptomatik bemerkbar. Daneben finden sich ggf. Symptome der primären Tumorerkrankung.

Die Wirbelsäule ist häufiger Absiedlungsort von Me-tastasen als der Sitz primärer Geschwülste. Während die knöcherne spondylitische Destruktion meist zwei be-nachbarte Wirbel und die dazwischenliegende Bandschei-be betrifft, beginnt die tumoröse Knochendestruktion in der Regel im Wirbelkörper und in den Bogenwurzeln. Oft

wird sogar der Wirbelbogen zuerst befallen, sodass auf dem Röntgenbild das „Wirbelauge" fehlt. Durch osteoly-tische Ausbreitung kommt es zum Zusammensintern der Knochenstruktur: Höhenabnahme des Wirbelkörpers bei lange Zeit intakten Bandscheiben. Durch verdrängendes oder infiltrierendes Wachstum dringt die Tumormasse in den Wirbelkanal und unter Zerstörung der Seitenwand in die umgebenden Weichteile vor. Die Symptome sind eher uncharakteristisch und je nach Lokalisation, Wachstums-tempo und Befall neuraler Strukturen verschieden. Bei un-klaren Rückenschmerzen ist deshalb immer auch an eine Tumorerkrankung (Metastase!) zu denken! Oft kommt es erst nach längerer Zeit zu Schmerzen, ggf. zu radikulären Schmerzen und zu Lähmungen bis zum Querschnitts-syndrom.

Diagnostik   Im **Röntgenbild** osteolytische Defekte mit unscharfer Randbegrenzung (Hypernephrom, ☞ Abb. 8.22, Schilddrüsenkarzinom) oder mehr osteoblastische Verdichtungsherde (Prostatakarzinom). Gemischt osteoly-tisch-osteoblastische Metastasen findet man oft beim Mamma- und Bronchialkarzinom (☞ Abb. 8.23). Die Kor-tikalis ist verdünnt, abgehoben, unterbrochen.

Beste Übersicht über Sitz und Ausdehnung von Kno-chenmetastasen vermitteln **CT** und **MRT.** Sensitiver rea-giert die **Knochenszintigraphie,** die Hinweise bereits vor der röntgenologischen Manifestation zu geben vermag und deshalb für die Suche nach unbekannten Skelettther-den geeignet ist.

Therapie   Die orthetische und die operative Therapie er-gänzt die medikamentöse Behandlung der Grunderkran-kung und die lokale Strahlentherapie.

Operative Maßnahmen haben gewöhnlich nur einen palliativen Effekt; ihr Ziel ist es, eine gute Lebensqualität des Betroffenen so lange wie möglich zu erhalten. Bei Frak-turen bzw. drohendem Einbruch an Extremitäten steht die Stabilisierung im Vordergrund: intraläsionale oder mari-ginale Resektion des Tumors, **Verbundosteosynthese** mit Knochenzement und Platte bzw. Marknagel (☞ Abb. 8.24a

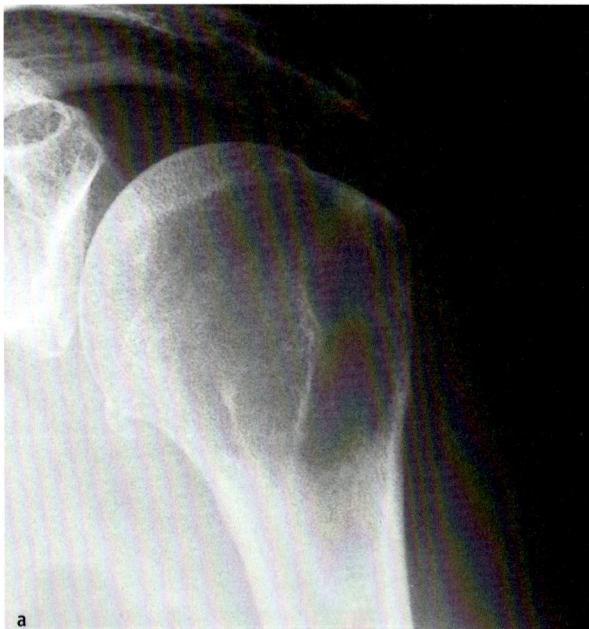

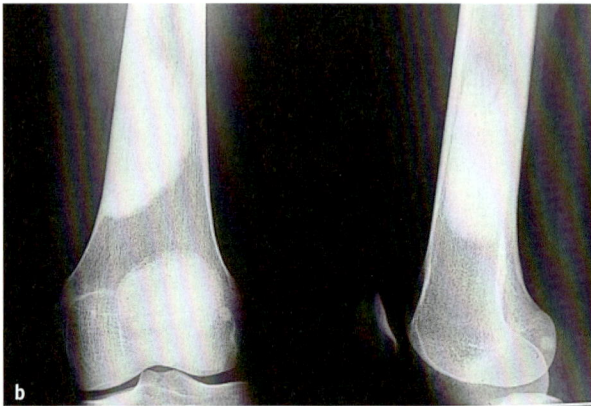

Abb. 8.22   Skelettmetastasen.

a) Osteolytische Metastase bei Hypernephrom.
b) Osteoblastische Metastase beim Medulloblastom.

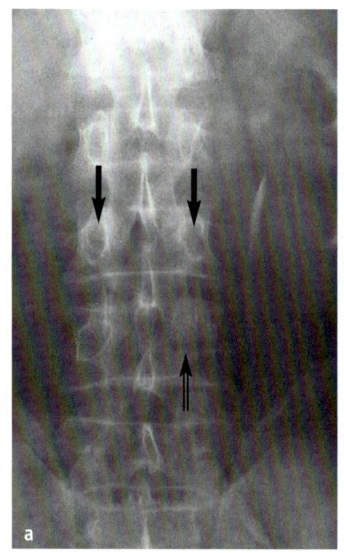

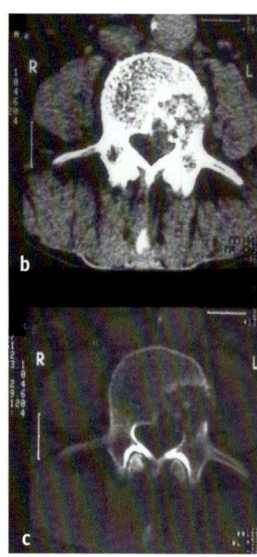

Abb. 8.23   Wirbelmetastase bei Mammakarzinom.

a) Die ovalen Konturen der Wirbelbögen sind im a.p. Röntgenbild normalerweise gut zu erkennen, sog. Wirbelaugen (Pfeile). Hier ist die Kontur am 4. LWK ausgelöscht (Doppelpfeil).
b) u. c) Im CT bestätigt sich die linksseitige Wirbelosteolyse im Bereich der Bogenwurzel. Weichteilfenster (b), Knochenfenster (c).

bis c) oder Endoprothese. Es folgt je nach Tumorentität eine lokale Strahlentherapie.

Bei Wirbelmetastasen kann eine Ausräumung, u. U. mit Ausfüllung durch Wirbelkörperersatz, Knochenzement und Stabilisierung durch Plattensysteme oder Fixateur interne, bei abgrenzbarem Tumor oder einer Einzelmetastase auch dann sinnvoll sein, wenn dabei die radikale Geschwulstentfernung nicht möglich ist. Behandlungsziel ist in solchen Fällen nur die Verbesserung bzw. Verlängerung der Lebensqualität durch Abwendung desolater Komplikationen wie Tumoreinbruch in den Spinalkanal mit Querschnittslähmung oder einer durch den Wirbelzusammenbruch bedingten Instabilität, die den Patienten an das Bett fesselt. Dabei muss stets vorausgesetzt werden, dass die Gesamtsituation (Alter und Allgemeinzustand des Patienten, Ausmaß der Tumorerkrankung) einen solchen großen Eingriff rechtfertigt.

Konservative Therapieoptionen: Schmerzbekämpfung. Entlastung durch Liegeschale, Korsett, Schienen.

8.5 Tumoren und tumorähnliche Krankheiten der Gelenke

8.5.1 Tenosynovialer Riesenzelltumor

Definition   Beim tenosynovialen Riesenzelltumor handelt es sich wahrscheinlich nicht um eine tumoröse Neubildung, sondern um eine tumorähnliche Erkrankung.

Wegen ihrer histologischen Kennzeichnung durch Riesenzellen wird die Krankheit als synovialer Riesenzelltumor, bei Befall der Sehnenscheide als tenosynovialer Riesenzelltumor bezeichnet. Die Hyperplasie des Synovialgewebes mit ausgeprägter Zottenformation und die Einlagerung von Hämosiderin begründen den älteren Namen „pigmentierte villonoduläre Synovialitis".

Neben einer **lokalisierten nodulären Form,** meist an den Händen, gibt es eine **diffuse Form,** die die großen Gelenke, vor allem Kniegelenk, Hüftgelenk und Sprunggelenk, bevorzugt.

Die villonoduläre Synovialitis befällt auch die synovialen Gewebe der Sehnenscheiden (Hände und Füße!) und der Schleimbeutel.

Synonyme   Pigmentierte villonoduläre Synovialitis (PVS), Synovitis villonodularis pigmentosa.

Klinik   Die klinische Symptomatik beider Formen ist ähnlich. Die diffuse Form geht aber nach längerem Verlauf mit Knorpelerosionen und usurartigen Osteolysen (☞ Abb. 8.26) einher. Ähnlich anderen synovialen Krankheiten bestehen rezidivierende Gelenkergüsse. Bei der Gelenkpunktion findet sich ein blutiger oder blutig tingierter Er-

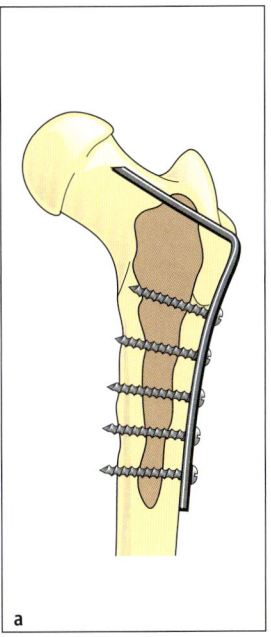

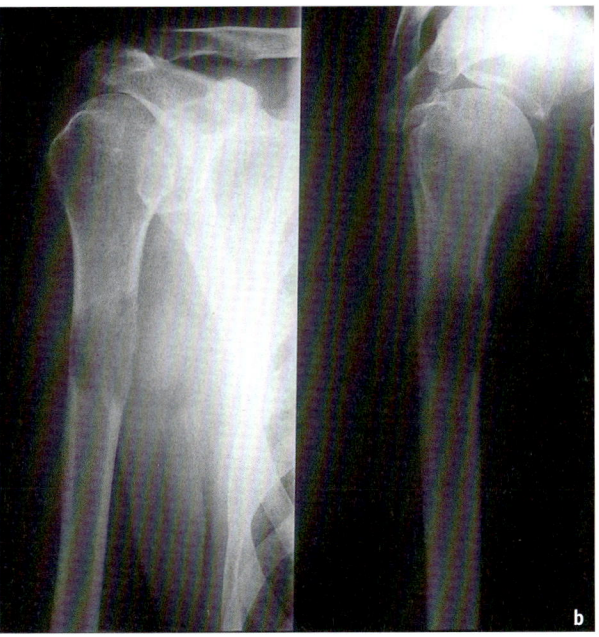

Abb. 8.24 Operative Therapie von Skelettmetastasen.

Nach lokaler Resektion wird der Defekt mit Knochenzement aufgefüllt und mit Metallimplantaten armiert („Verbundosteosynthese"). Der Vorteil des Verfahrens liegt in der frühen Belastungsstabilität der Konstruktion, die eine rasche Rehabilitation der Tumorkranken gestattet.

a) Schema einer Verbundosteosynthese. Große Metastasen in mechanisch besonders belasteten Knochen führen zur Frakturgefährdung. Die Verbundosteosynthese ist dann Frakturprophylaxe.

b) Osteolytische Metastase bei Nierenkarzinom. Die Kortikalis ist zirkumferent destruiert, Frakturgefahr.

c) Verbundosteosynthese mittels Knochenzement und Winkelplatte.

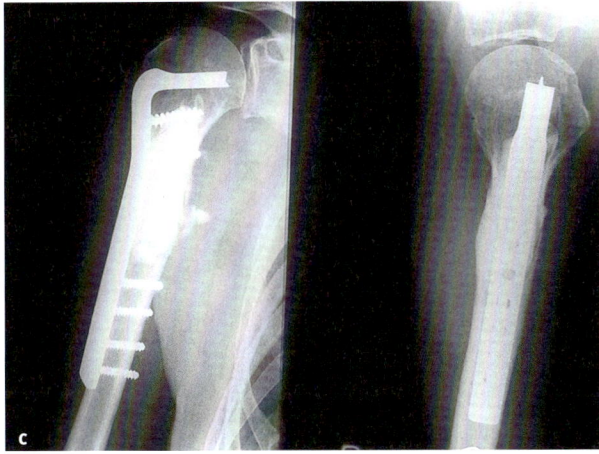

guss. Trotz starker Ergüsse sind die Schmerzen anfangs auffällig gering. Erst bei Sekundärschäden des Gelenks (Knorpelzerstörung, Osteolyse) nehmen die Symptome zu. Dann kann das klinische Bild dem einer Monarthritis ähneln.

Diagnostik Das **Röntgenbild** ist im Frühstadium unauffällig. Später erkennt man neben Verschmälerung des Gelenkspalts typische rundliche, randständige Osteolysen, meist am Knorpel-Knochen-Übergang (☞ Abb. 8.25a). Im **MRT** erkennt man die zottig-knotigen Synovialisproliferationen. Charakteristische Signale lassen sich durch die Eisenbeladung erzeugen, sodass die Diagnose schon im MRT mit hoher Wahrscheinlichkeit gestellt werden kann (☞ Abb. 8.25b). Die Diagnosesicherung erfolgt durch (arthroskopische) **Biopsie.** Hinweisende Laborparameter fehlen.

Differentialdiagnose Alle Formen der Monarthropathie einschließlich der reaktiven Arthritiden, der Kristallarthropathien und des chronischen Pyarthros.

Therapie Bei den lokalisierten Formen führt die arthroskopische vollständige Entfernung zur Heilung. Bei den diffusen Formen wird wegen der sicherer erscheinenden Radikalität der offenen gegenüber der arthroskopischen Synovektomie der Vorzug gegeben (☞ Abb. 8.25c); hohe Rezidivrate von bis zu 30%! Die Effektivität einer postoperativen Radiosynoviorthese ist nicht sicher nachgewiesen.

8.5.2 Malignes Synovialom

Das maligne Synovialom (Synovialsarkom) ist eine seltene, hochmaligne Geschwulsterkrankung des synovialen Gewebes. Es kommt am häufigsten im Bereich des Kniegelenks, am Fuß oder an der Hand vor. Der Tumor wird auch unabhängig von der Synovialis der Gelenke im Weichgewebe angetroffen. Betroffen sind vor allem Menschen zwischen 15 und 40 Jahren.

Klinik Unter uncharakteristischen Schmerzen entwickelt sich eine druckempfindliche Schwellung. Ein Gelenkerguss ist nicht immer vorhanden. Nach zunächst langsamem Wachstum mit indifferenten, stetig zunehmenden Beschwerden setzt bisweilen eine rasche Verschlimmerung ein – nicht selten durch einen diagnostischen Eingriff provoziert – mit allen Zeichen eines rapide progredienten Malignoms, das meist bald in die regionären Lymphknoten und Lungen metastasiert.

Diagnostik Im Anfangsstadium ist das **Röntgenbild** gewöhnlich unauffällig, evtl. verstärkter Kapselschatten und geringe Kalkeinlagerungen. Später zunehmend diffuse Demineralisierung und Destruktionserscheinungen am Knochen. Das **MRT** bildet den Tumor in seiner Ausdehnung gut ab. Biopsie!

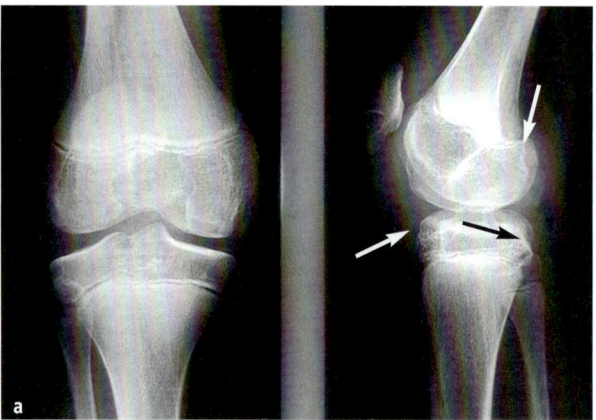

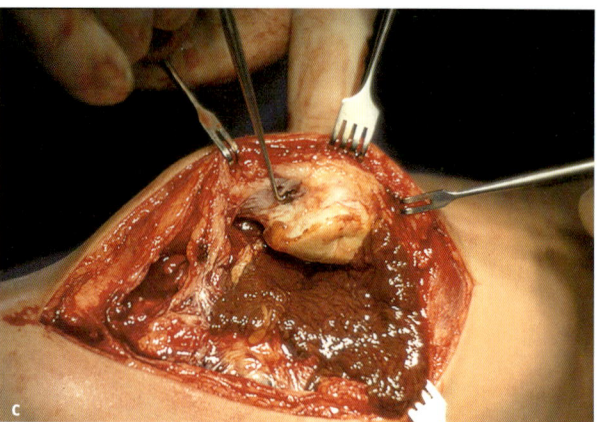

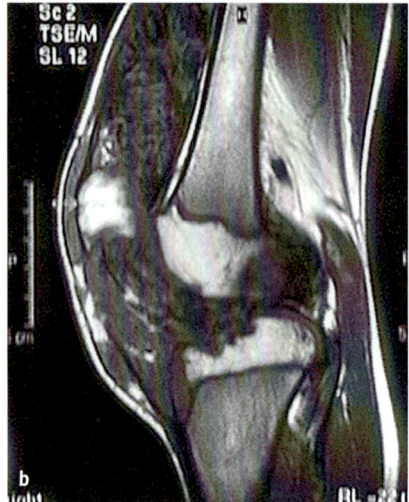

Abb. 8.25   Tenosynovialer Riesenzelltumor

Bei einem 10-jährigen Jungen bestanden seit mehr als einem Jahr bewegungsabhängige Schmerzen im rechten Kniegelenk mit langsam zunehmender Schwellung. Erst ein zusätzlich auftretender Ruheschmerz veranlasste den Arztbesuch. Die Beweglichkeit ist nur endgradig beeinträchtigt.
a) Im Röntgenbild usurartige Läsion des dorsalen Femurkondylus und der Tibiaepiphyse (Pfeile).
b) Im MRT (hier in der sagittalen Ebene) erkennt man Läsionen in der Tibiaepiphyse und der Patella in Form subchondraler Osteolysen.
c) Intraoperativ zeigt sich die charakteristisch rostbraune Synovialis.

Differentialdiagnose Alle Formen der Monarthropathie, Osteo- oder Chondrosarkom, Weichgewebesarkom.

Therapie Weite Resektion entsprechend den Regeln der orthopädischen Onkologie. Die Prognose ist schlecht.

8.5.3 Synoviale Chondromatose

Definition Es handelt sich um eine Metaplasie mesenchymaler Stromazellen. Zellen des Synovialgewebes werden aus unbekannter Ursache in Knorpelzellen umgewandelt und als freie Körper ins Gelenk freigesetzt (chondroblastische Metaplasie).

Ätiologie und Pathogenese Im Synovialgewebe bilden sich zahlreiche Knorpelnester, die zottenförmig in das Gelenk hineinwachsen, sich schließlich ablösen und zu freien Gelenkkörpern werden. Die Corpora libera sind gewöhnlich zahlreich und von unterschiedlicher Größe, sodass „Gelenkmäuse" von Stecknadelkopf- bis Kastaniengröße anzutreffen sind. Die Gelenkkörper können auch nach Ausstoßung in das Gelenk weiter wachsen und in manchen Fällen die Kapsel sackartig ausweiten. Zeitweilig enthalten die freien Gelenkkörper auch knöcherne Anteile

(**Osteochondromatose**). Vorwiegend sind Knie-, Schulter-, seltener Hüftgelenke betroffen. Meist ist die Erkrankung auf ein Gelenk beschränkt. Die metablastische Umwandlung limitiert sich selbst.

Klinik Meist sind Jugendliche und jüngere Erwachsene betroffen. Sie klagen über uncharakteristische Gelenkbeschwerden und rezidivierende Ergüsse. Je nach Anzahl und Größe der freien Körper besteht eine eingeschränkte Beweglichkeit, bei Einklemmung heftiger Schmerz und Bewegungssperre. Oft lassen sich bei oberflächlichem Sitz (Knie, Ellenbogen!) verschiebliche Gebilde unter der Kapsel tasten und schnappende Phänomene bei der Bewegung wahrnehmen.

Diagnostik Soweit die Gelenkkörper verkalkt oder im Zentrum verknöchert sind, werden sie im **Röntgenbild** sichtbar (☞ Abb. 8.26). Rein knorpelige Gelenkkörper können radiologisch nur im **MRT** oder durch **Arthroskopie** nachgewiesen werden. In älteren Fällen bilden sich Impressionen der Gelenkflächen und sekundäre Arthrosen.

Differentialdiagnose Am Knie sollte eine Fabella, am Hüftgelenk ein gewöhnlich am oberen Pfannenrand sitzendes Os limbi acetabuli nicht mit einem verkalkten Chondrom verwechselt werden.

Osteochondrosis dissecans: typisches Röntgenbild mit Demarkierung eines isolierten Fragments aus der Gelenk-fläche (im Gegensatz zu den multiplen Gelenkmäusen bei der Chondromatose, die von der Synovialis ausgehen).

Gelenkfraktur mit Abscherung eines Knorpel-/Knochenfragments (flake fracture). Ablösung von Osteophyten bei neuropathischen Arthropathien.

Einklemmung und ähnliche Beschwerdbilder bei Meniskusschäden, Formanomalien der Menisken (Scheibenmeniskus!).

Therapie Operative Entfernung der freien Gelenkkörper zur Verhütung oder Beseitigung von Einklemmungen; bei verändertem Synovialgewebe und bei Rezidiven muss die gesamte Synovialis reseziert werden (Synovialektomie).

8.5.4 Ganglion

Definition Es handelt sich um ein zystisches Gebilde von Linsen- bis Apfelgröße, das von einer gelenkkapsel-ähnlichen Hülle umschlossen ist und einen klaren gallerti-gen Inhalt hat. Der Innenraum ist häufig gekammert. Ausgangsort ist die Gelenkkapsel, eine Sehnenscheide oder Sehne.

Ätiologie und Pathogenese Als Ursachen werden eine tumorartige Neubildung aus versprengten Residuen von embryonalem Synovialgewebe oder eine durch chronische Traumatisierung entstandene Degenerationszyste mit mukoider Umwandlung von Bindegewebe angenommen.

Klinik Ganglien kommen hauptsächlich an den Streckseiten des Handgelenks, den Volarseiten der Fingergrundgelenke und am Fußrücken vor. Ganglien treten auch multipel und familiär auf.

Es findet sich ein halbkugeliger oder länglicher Tumor von prall-elastischer, derber Konsistenz ("Überbein"), der bei bestimmten Gelenkstellungen stärker in Erscheinung tritt (z.B. bei Flexion des Handgelenks). Seine Oberfläche ist glatt, die darüber liegende Haut unverändert und normal verschieblich (☞ Abb. 8.27). Bewegungsschmerz, auffallend geringer Druckschmerz!

Differentialdiagnose Lipom, Fibrom, Atherom, chronische Entzündung der Sehnenscheide, tenosynovialer Riesenzelltumor.

Meniskusganglien sind von den Gelenkkapsel- und Sehnenscheidenganglien zu unterscheiden.

Therapie Bei Gelenkganglien ist die sorgfältige Exstirpa-tion die Methode der Wahl, eine hohe Spontanhei-lungstendenz rechtfertigt aber die abwartende Haltung. Punktion mit Aspiration des Inhalts, Ankratzen der Innenwand mit der Kanülenspitze und Druckverband sind meist von Rezidiven gefolgt. Die früher häufig geübte Injektion sklerosierender Mittel ist gefährlich, da oft eine Verbindung zum benachbarten Gelenk oder zur Sehnenscheide besteht.

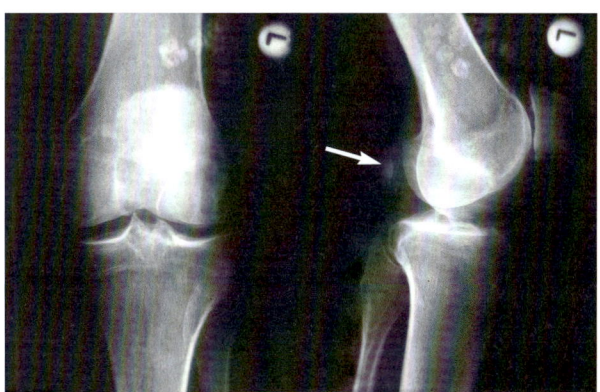

Abb. 8.26 Chondromatose des Kniegelenks.

Der 40-jährige Patient klagte seit Jahren über rezidivierende Schmerzen und Schwellungen des Kniegelenks. Regelmäßig traten akute und schmerzhafte Bockaden des Gelenks auf, die sich nach Schütteln des Beines lösten. Im Röntgenbild bilden sich verkalkte Chondrome im oberen Rezessus der Gelenkhöhle ab.

Bei der bohnengroßen Verschattung in der Kniekehle handelt es sich nicht um einen freien Gelenkkörper, sondern um eine Fabella (Sesambein im Verlauf der Bizepssehne) an typischer Stelle (Pfeil).

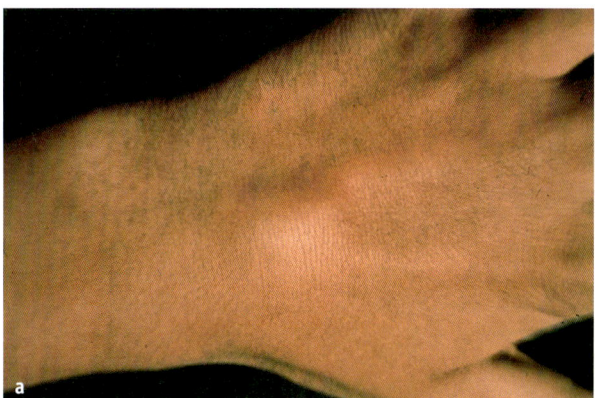

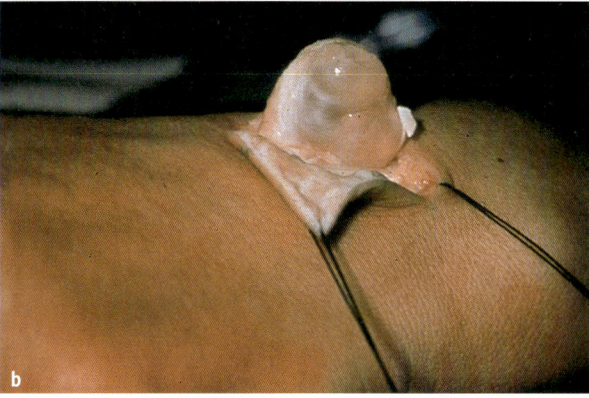

Abb. 8.27 Ganglion.

a) Am Handrücken besteht eine schmerzfreie, wenig druckdolente, derbe Schwellung ohne Rötung. Keine Verschieblichkeit zur Unterlage, keine Beeinträchtigung der Sehnenfunktion.

b) Nach Eröffnung der Haut zeigen sich die dünne, glatte Kapsel und die Füllung des Ganglions mit wasserklarer, gallertartiger Flüssigkeit.

Zusammenfassung

Muskuloskelettale Tumoren und tumorähnliche Erkrankungen

Einteilung richtet sich nach dem Herkunftsgewebe bzw. dem histologischen Phänotyp. Man unterscheidet primäre und sekundäre Knochentumoren. Letztere entstehen primär in anderen Geweben und greifen auf den Knochen über, oder sie siedeln sich (gewöhnlich hämatogen) als Metastasen anderer Geschwülste im Knochen ab.

Neben echten Tumoren des Knochens und der Weichgewebe unterscheidet man:
- tumorähnliche Gewebefehlbildungen,
- hereditäre Systemerkrankungen von Tumorcharakter,
- reaktive granulomatöse Prozesse.

Diagnostik Zu berücksichtigen sind:
- Alter (unterschiedliche Altersdisposition!),
- klinischer Befund: sehr variabel je nach Lokalisation,
- bildgebende Verfahren: Röntgen, CT, MRT, Knochenszintigraphie, Angiographie,
- Labor ist relativ unbedeutend,
- Biopsie.

Therapie Richtet sich nach Tumortyp, Dignität und Grading, lokaler Ausdehnung.

Benigne Prozesse: Je nach Situation nur Überwachung oder intraläsionale Resektion (Kürettage) oder radikal (Segmentresektion).

Maligne Prozesse:
- Radikaloperation (Amputation oder Resektion mit Defektrekonstruktion: Tumorendoprothese, Knochentransplantation, Verschiebeplastiken),
- Chemotherapie,
- Strahlentherapie.

Chondrome

Benigne, gelegentlich verkalkende Knorpeltumoren im Knochen (Enchondrome). Multiples Vorkommen – Skelettenchondromatose.

Umschlagen in malignes Wachstum möglich, besonders bei stammnahen und größeren Chondromen.

Kartilaginäre Exostose

Breitbasig oder fingerförmig im Metaphysenbereich langer Knochen (Ekchondrom, Osteochondrom). Multipel – Exostosenkrankheit.

Durch expansives Wachstum evtl. Verdrängungsprobleme an Nerven und Gefäßen, bei Epiphysenfugen Schief- bzw. Minderwuchs.

Gutartig, maligne Entartung extrem selten.

Chondromyxoides Fibrom

Knorpelähnliche zystisch-blasige Neubildungsherde mit myxoiden und faserigen Anteilen vor allem in Unterschenkel- und Fußknochen.

Gewöhnlich gutartig, gelegentlich semimalignes Wachstum, große Rezidivneigung.

Osteoidosteom

Solitäre starke Knochenverdichtung mit zentralem Nidus. Schmerzhaft! Bei Resektion ist Entfernung des Nidus erfolgsentscheidend! Spontanheilung möglich.

Nichtossifizierendes Fibrom (NOF)

Randständige, zyklisch begrenzte Aufhellung im Metaphysenbereich langer Knochen (fibröser Kortikalisdefekt), harmlos und gutartig, keine Therapie (leave me alone lesion).

Riesenzelltumor

Blasig aufgetriebener osteolytischer Tumor, epi- und metaphysär in den Enden langer Röhrenknochen, lokal aggressiv. Operative Entfernung so früh und intraläsional so radikal wie möglich; große Rezidivneigung!

Eosinophiles Granulom

Schnell wachsende, osteolytische retikuloendotheliale Neoplasie im Knochen. Gutartig, aber destruktiv. Den Histiozytosen (Langerhans-Histiozytose) zugerechnet. Spontane Ausheilung ohne Therapie möglich. Bei multilokulärem Vorkommen Chemotherapie.

Solitäre (juvenile) Knochenzyste

Blasiger Hohlraum mit glatter Wandung und Flüssigkeitsfüllung, Kortikalis evtl. pergamentartig verdünnt. Metaphysär in langen Röhrenknochen (v. a. proximales Humerus-, proximales und distales Femurende), spart Epiphyse immer aus. Gutartig, aber Rezidivneigung. Frakturgefahr. Heilt mit zunehmendem Alter spontan aus.

Aneurysmatische Knochenzyste

Mehrkammerig erscheinende, zystische Knochenauftreibung im Metaphysenbereich mit dünner, oft unterbrochener Kortikalis. Auch in Wirbeln. Gutartig, aber expansiv-destruktiv wachsend.

Therapie durch Kürettage und Spongiosaplombe, hohe Rezidivneigung.

Intraossäres Ganglion

Subchondral gelegener, mit Gallerte gefüllter Hohlraum, der meist mit der Gelenkhöhle kommuniziert. Vor allem im Hüft-, Knie- oder Schultergelenk älterer Menschen, begleitende Arthrose! Harmlos. Therapie nur, wenn nötig: Kürettage. Spongiosaplombe.

Osteosarkom

Vor allem bei Kindern und jüngeren Erwachsenen, vornehmlich an Metaphysen langer Röhrenknochen. Im Röntgenbild Verwechslung mit Osteomyelitis möglich. Sehr rasch infiltrativ wachsend, frühe Metastasenbildung.

„Tumorzeichen" beim Röntgen; CT, MRT. Szintigraphie, Angiographie. Entscheidend für die Diagnose ist die Biopsie.

Festes Therapieregime mit Chemotherapie und Operation. Radikale operative Resektion.

Unter günstigsten Bedingungen 5-Jahres-Überlebensrate ca. 70%.

Sekundäres Osteosarkom nach Strahlentherapie, M. Paget.

Sonderformen: parossales, juxtakortikales Osteosarkom.

Chondrosarkom

Aus differenzierten Knorpelzellen, nach dem 3. Lebensjahrzehnt. Wächst langsam, metastasiert spät. Spricht weder auf Strahlen- noch auf Chemotherapie an, daher nur radikale Operation.

Ewing-Sarkom

Ausgang von undifferenzierten Mesenchymzellen des Knochenmarks, bei Kindern und jungen Erwachsenen. Am Beginn oft klinische und laborchemische Entzündungszeichen: Verwechslung mit Osteomyelitis!

Wächst rasch und überaus maligne, frühzeitige Metastasenbildung.

Therapie Radikaloperation, prä- und postoperative Chemotherapie. Tumor ist auch strahlensensibel.

Plasmozytom

Ausgang von Plasmazellen des Knochenmarks. Maligne systemische Tumorerkrankung vor allem bei älteren Männern, bevorzugt Rippen, Wirbel, Schädeldach.

Frühzeitig multilokulär, Spontanfraktur ist oft erstes Alarmzeichen!

BSG kann extrem hoch sein. Monoklonale Gammopathie, Bence-Jones-Eiweißkörper.

Therapie: Chemotherapie und Bestrahlung. Operative Maßnahmen wegen der systemischen Erkrankung nur bei lokalen Komplikationen und Frakturgefahr.

Knochenmetastasen

Ausgehend am häufigsten von Organkarzinomen: Mamma, Bronchien, Prostata, Niere, Schilddrüse.

Einzeln oder multipel auftretend. Gefahr von Spontanfrakturen an den Extremitäten und Wirbelbefall mit neurologischen Komplikationen.

Therapie Grunderkrankung. Chemotherapie. Strahlentherapie. Operative Maßnahmen symptomatisch-palliativ.

Tenosynovialer Riesenzelltumor

Zottige Hyperplasie der Synovialis mit Hämosidereinlagerung (pigmentierte villonoduläre Synovialitis). Lokale und diffuse Formen.

Therapie Synovialektomie.

Malignes Synovialom

Hochgradig maligne Geschwulsterkrankung des Synovialgewebes.

Therapie Radikale Resektion weit im Gesunden oder Amputation. Schlechte Prognose!

Gelenkchondromatose

Metaplasie mesenchymaler Stromazellen des Synovialgewebes in Knorpelzellen, die sich schließlich ablösen und zu Corpora libera werden. Meist nur ein Gelenk betroffen, v.a. Knie, Hüfte, Schulter. Gelenkkörper können verkalken und ossifizieren (Röntgenbild!). Gelenkblockaden durch Einklemmung!

Therapie Exstirpation freier Körper, Synovialektomie zur Rezidivprophylaxe.

Ganglion

Zystisches Gebilde, von fibröser Kapsel umschlossen, mit gallertigem Inhalt. Ausgehend von Gelenkkapseln, Sehnenscheiden oder Sehnen. Vor allem an Fingergrundgelenken, Handgelenk, Fußgelenken, Menisken. Harmlos.

Therapie Exstirpation (Rezidivneigung!), abwartende Haltung gerechtfertigt.

9 Krankheiten der Gelenke

Zur Orientierung

Krankheiten der Gelenke stellen eines der Hauptarbeitsgebiete der Orthopädie dar. Sie umfassen die große Gruppe der sog. Verschleißkrankheiten, aber auch die angeborenen Gelenkstörungen, Unfallfolgen, Stoffwechselstörungen u.a. Hier kommt die ganzheitliche Betrachtung des Bewegungssystems mit den biomechanischen und biologischen Aspekten auf der einen Seite und dem komplexen Zusammenspiel von Knochen, Muskel, Sehne, Gelenk auf der anderen Seite besonders zum Tragen. Die konservative und operative Behandlung der entzündlichen Krankheiten des Synovialgewebes kennzeichnet die orthopädische Rheumatologie im engeren Sinne. Auf diesem Gebiet besteht vielfach eine enge Zusammenarbeit mit dem internistischen Rheumatologen.

9.1 Steife und Instabilität

9.1.1 Ankylose

Definition Die Ankylose ist eine vollständige Gelenkversteifung infolge Verwachsung der Knochen (**ossäre Ankylose**) oder mittels fibrösen, narbigen Gewebes (**fibröse Ankylose**). Fibröse Ankylosen sind oft nicht ganz vollständig und weisen noch eine geringfügige Wackelbeweglichkeit auf (**Wackelsteife**).

Ätiologie Die Ursache einer spontanen Ankylose ist häufig eine **Gelenkinfektion.** Die Knorpelzerstörung, die reaktive intraartikuläre Fibrose und die schmerzbedingte Bewegungsunfähigkeit führen meist parallel zur Kontraktur, zur Verlötung des Gelenkkavums, zur Wackelsteife, zur fibrösen und schließlich zur knöchernen Versteifung. Spontane Ankylosen treten auf ähnlichen pathogenetischen Wegen auch bei der **rheumatoiden Arthritis** und anderen **Synovialkrankheiten** (z.B. Os carpale), nach ausgedehnten **Gelenkverletzungen** und nach **Verbrennungen** auf. Neurogene oder traumatische ektope Ossifikationen erzeugen die Ankylose durch extraartikuläre knöcherne Überbrückung des Gelenkes. Die Ankylose kann auch in therapeutischer Absicht durch einen chirurgischen Eingriff, die **Arthrodese,** herbeigeführt werden.

Klinik Die klinische Beurteilung einer Gelenkversteifung verlangt ein besonderes Maß an funktionellem Denken und biomechanischem Verständnis.

Ankylosen haben an verschiedenen Gelenken unterschiedlich schwere Funktionsdefizite zur Folge. Während die Versteifung eines Handgelenkes in der neutralen Position oder leichten Dorsalextension meist klaglos akzeptiert wird, führt eine Ellenbogenversteifung immer zu gravierenden Störungen des Alltagsgebrauchs: die Ankylose in Beugung erlaubt das Essen, stört aber beim Tragen, Schreiben, Händedruck; die Ankylose in Streckung erlaubt das Tragen und Schreiben, stört aber beim Essen, Anziehen, bei den Toilettenhygiene. Die funktionellen Auswirkungen müssen bedacht werden, wenn Versteifungen zur Therapie einer Gelenkkrankheit in Betracht gezogen werden.

Ankylosen haben je nach der Gelenkstellung unterschiedliche Auswirkungen. Versteift ein Kniegelenk in stärkerer Beugestellung, resultiert eine erhebliche Beinverkürzung. Soweit das Gehen überhaupt noch möglich ist, wird das Sprunggelenk in Streckung und das Hüftgelenk in Beugung belastet. Ist das Kniegelenk in voller Streckung versteift, muss das Becken beim Gehen leicht angehoben werden, weil das Bein beim Durchschwingen funktionell zu lang ist. Die günstigste Ankylosestellung für das Kniegelenk ist eine leichte Beugung von etwa 10 Grad: **Funktions-**

stellung der Ankylose. Für alle Gelenke sind unter allgemeinen Aspekten Ankylosestellungen benennbar, die trotz des Funktionsverlustes den bestmöglichen Nutzungsgrad der Extremität erlauben.

Auf lange Sicht ist meist die Beeinträchtigung der angrenzenden Gelenke nicht zu vermeiden. Versteift z. B. ein Hüftgelenk in guter Funktionsstellung (ca. 15 Grad Beugung, 10 Grad Abduktion und neutrale Rotation), muss im Sitzen die Lendenwirbelsäule kyphosiert werden, auch wenn ein Arthrodesenstuhl benutzt wird. Es können nach Jahren schmerzhafte Spondylosen und Spondylarthrosen resultieren.

Die funktionellen Auswirkungen einer Versteifung lassen sich besonders eindrucksvoll beim Be- und Entkleiden betrachten. Bei der Inspektion und Palpation fällt die vollständige Atrophie der ehemals gelenkbewegenden Muskulatur auf. Die angrenzenden Gelenke sind auf sekundäre Beeinträchtigungen zu untersuchen.

> ! Grundsätzlich sollten Ankylosen und Arthrodesen vermieden werden, wo immer es möglich ist, weil mehr oder weniger starke Behinderungen resultieren. Bei starken Gelenkzerstörungen oder Instabilitäten können Versteifungen dennoch für den Patienten von Vorteil sein.

Diagnostik Diagnostische Maßnahmen sind bei schmerzhaften Ankylosen notwendig.
- Persistiert eine Osteomyelitis? Klärung durch Röntgenbild, Labor, Szintigraphie oder MRT.
- Ist die ossäre Überbrückung vollständig? Kontrolle durch Röntgenbild oder CT.
- Bestehen Folgeschäden an den Nachbargelenken?

Therapie Bahnt sich im Verlauf einer Gelenkkrankheit eine Einsteifung an, sollte ihr mit **physiotherapeutischen** oder auch **operativen Maßnahmen** entgegengewirkt werden, es sei denn, die Versteifung ist therapeutisch beabsichtigt (vgl. Prophylaxe der Kontrakturen, Kap. 9.1.2). Wenn keine Infektion vorliegt, sollte das Gelenk ggf. frühzeitig endoprothetisch ersetzt werden.

Ist die vollständige Versteifung eines Gelenkes eingetreten, kommt es meist rasch zur ebenso vollständigen Atrophie der zugehörigen Muskulatur und des Kapsel-Band-Apparates.

Schmerzhafte Wackelsteifen können operativ in schmerzfreie, stabile ossäre Ankylosen überführt werden. Funktionell ungünstige Ankylosestellungen lassen sich durch **Osteotomien** in günstigere Positionen bringen.

Schienen-Hülsen-Apparate sind hilfreich, um schmerzhafte Wackelsteifen am Knie und an den Rückfußgelenken zu stabilisieren. Mit orthopädischen Hilfsmitteln lassen sich Funktionsdefizite mildern (z. B. Arthrodesenstuhl bei Ankylose des Hüftgelenkes, Strumpfanzieher bei Ankylose des Kniegelenkes, langstieliger Kamm bei Ankylose des Schultergelenkes, Griffvergrößerungen bei Ankylosen der Fingergelenke).

Prognose Wenn eine schmerzfreie knöcherne Ankylose eingetreten ist, ist mit späteren Veränderungen – im positiven wie im negativen Sinne – nicht mehr zu rechnen. Se-

kundären Überlastungen der benachbarten Gelenke kann durch Anpassung der täglichen Bewegungsabläufe und Belastung, durch Gymnastik und ggf. durch orthopädische Hilfsmittel vorgebeugt werden. Die Mobilisierung durch Implantation einer **Endoprothese** kommt dann nur noch in Ausnahmefällen in Betracht. Sie kann am Hüftgelenk und am Kniegelenk erfolgreich sein.

9.1.2 Kontraktur

Definition Bei der **Kontraktur** handelt es sich um eine Bewegungseinschränkung des Gelenkes, die aktiv und passiv nicht zu überwinden ist. Es besteht also eine **teilweise Steife** des Gelenkes, die nur einen mehr oder weniger großen Sektor des normalen Bewegungsumfanges freigibt.

Ätiologie Nach dem Ort der primären Schädigung kann man Kontrakturen einteilen in:
- **muskuläre Kontrakturen:** bleibende Verkürzungen und Schrumpfungen von Muskeln und Sehnen infolge dauerhafter Schmerzen, fehlerhafter Lagerung langfristig Bettlägeriger (z. B. Spitzfußkontraktur), Muskelverletzung und -vernarbung, Störung des Muskelgleichgewichtes durch schlaffe oder spastische Lähmungen
- **fibröse Kontrakturen:** Verkürzung und Verwachsung von Sehnen, Faszien, Ligamenten und anderen periartikulären Strukturen als Immobilisationsschaden oder als Verletzungsfolge
- **arthrogene Kontrakturen:** Bewegungshemmung durch Gelenkerguss, Synovialisproliferation, Adhäsion, Blockaden durch Knorpelschäden, freie Körper, Meniskusruptur, Frakturfolge
- **ossäre Kontrakturen:** Bewegungshemmung durch knöcherne Fehlform, meist angeboren oder als Verletzungsfolge
- **dermatogene Kontrakturen:** Narbenstränge mit Verkürzungstendenz, z. B. nach Verbrennungen, Dupuytren-Kontraktur der Hand (☞ Kap. 15.3.6)
- **angeborene Kontrakturen,** z. B. beim Klumpfuß (☞ Kap. 16.5.3) oder bei Systemerkrankungen wie der Arthrogrypose (☞ Kap. 10.3).

Pathogenese Abgesehen von den Kontrakturen, die durch Blockaden, z. B. freie Gelenkkörper, Frakturen und Fehlform der Gelenkkörper mit knöchernem Anschlag, verursacht werden, sind die Bewegungseinschränkungen zu Anfang funktioneller Art und nicht organisch fixiert. Gelenkchirurgische Eingriffe, intra- und extraartikuläre Entzündungen, Traumen, Blutungen initiieren eine für jedes Gelenk charakteristische „Schonhaltung", die zwar die **aktive Beweglichkeit einschränkt,** die passive Beweglichkeit aber in vollem Unfang, wenn auch unter Schmerz, zulässt. Es kommt zu einer **reflektorischen Spannungszunahme** der tonischen Muskulatur, die phasische Muskulatur wird gehemmt. Bei längerer Dauer tritt die organische Fixierung mit dauerhafter **Verkürzung der tonischen Muskeln** und **Schrumpfung der Gelenkweichteile** ein. Intraartikuläre Verwachsungen, die sich anfangs passiv dehnen und korrigieren ließen, entwickeln eine auch passiv nicht mehr überwindbare Verhärtung. Aus der funktionellen Bewegungseinschränkung entwickelt sich eine Kontraktur, so dass nicht nur die aktive, sondern auch die passive Gelenkbeweglichkeit eingeschränkt ist. Die mit der Beweglichkeitsminderung verbundene Inaktivierung bewirkt eine durchgreifende **Störung des lokalen Stoffwechsels** und führt zu weiteren Schrumpfungsprozessen, endoartikulären Verwachsungen, Schäden des Gelenkknorpels und muskulären Atrophien (☞ Kap. 16.1.3). Auf dem Boden einer primär extraartikulären Kontraktur entwickelt sich zusätzlich eine **artikuläre Fixierung** und umgekehrt.

> ! Gelenkkontrakturen sind eine recht häufige Begleiterscheinung vieler orthopädischer Krankheitsbilder. Sie entstehen nicht selten im Verlauf einer Behandlung und können bei zweckmäßiger Prophylaxe oft vermieden werden.

Klinik Kontrakturen zeitigen ähnliche klinische Konsequenzen wie die Ankylosen, wenn auch nicht in so ausgeprägtem Maße. Für jedes Gelenk gelten Bewegungseinschränkungen in eine bestimmte Richtung als charakteristisch. Während das Kniegelenk bei chronischer Erkrankung zur Einschränkung der Streckfähigkeit neigt, beobachtet man z.B. am Schultergelenk meist zunächst eine Einschränkung der Außenrotation, bis später auch die anderen Bewegungsrichtungen betroffen werden.

Ist die normale Streckung eines Gelenkes nicht mehr möglich, spricht man von einer **Beugekontraktur,** ist die normale Beugung nicht mehr möglich, von einer **Streckkontraktur.** Es liegt eine **Adduktionskontraktur** vor, wenn die Abduktion nicht mehr ausführbar ist. Im gleichen Sinne verwendet man die Begriffe Innen- und Außenrotationskontraktur, Pro- und Supinationskontraktur usw. Der Bewegungsablauf kann dabei einerseits leicht und ungestört bis zu einem Widerstand erfolgen (z.B. eine scharnierähnliche „Anschlagsperre" durch Knochenveränderungen, Kapsel-, Sehnen- oder Muskelverkürzung). Andererseits kann der noch mögliche Bewegungsspielraum schwergängig, gebremst, mit Reiben und Schmerzen verbunden sein, etwa bei Verwachsungen der extrakapsulären Gleitgewebe, intraartikulärer Fibrose oder Destruktion der Knorpelflächen (häufiges Beispiel: Beugekontraktur bei Varusgonarthrose).

Prophylaxe Die Behandlung von Kontrakturen kann äußerst schwierig und manchmal erfolglos sein, umso wichtiger ist deshalb die Prophylaxe. Ruhigstellung von Gelenken soll nur so lange wie unbedingt notwendig erfolgen: tonische Muskeln neigen zur Verkürzung, phasische Muskeln zur Atrophie. Bei längerer Bettruhe sind typische Lagerungskontrakturen durch regelmäßige Umlagerung und Lagerung in sog. Funktionsstellung (☞ Kap. 3.2.1) zu vermeiden, z.B. Spitzfuß und Beugekontrakturen in Knie- und Hüftgelenken. Nicht permanent ruhig zu stellende Gelenke werden täglich mehrmals aktiv oder zumindest passiv in vollem Bewegungsausmaß bewegt; der Erhaltung der Muskelkraft dienen tägliche isometrische Übungen. Hindern postoperative Schmerzen am Bewegungstraining, können mehrtägige Leitungsanästhesien mittels Peridural- oder Plexuskatheter indiziert sein. Ist eine Einsteifung nicht zu verhindern, muss auf eine günstige Gebrauchsstellung geachtet werden.

> ! Zur Prophylaxe von Kontrakturen soll eine Ruhigstellung von Gelenken nur so lange wie unbedingt nötig und in gelenkspezifischer Funktionsstellung erfolgen.

Therapie Schonhaltungen klingen bei Ausschaltung oder Unterdrückung der auslösenden Noxe meist rasch ab. Die Ursache ist unbedingt zu ermitteln und zu behandeln! Als unspezifische Maßnahmen genügen oft Ruhe in Verbindung mit antiphlogistischer Medikation und Eisbeutel.

Bei leichteren und noch nicht zu harten Schrumpfungskontrakturen reichen meist konservative Maßnahmen aus, die den Prinzipien der Redression und Mobilisation (☞ Kap. 3.2.2) entsprechen:

- aktive Spannungsübungen der Antagonisten, passive manuelle Dehnungen, milde Kryotherapie und bei fehlenden Entzündungszeichen auch milde Wärme in Form von Bädern und Packungen,
- Lagerungshilfen, die eine Dehnung in die Korrekturrichtung erzeugen, z.B. Sandsack unter der Ferse bei Beugekontraktur des Kniegelenkes (☞ Abb. 9.1a),
- nächtliche Schienenlagerung, um eine tags erarbeitete Bewegungsverbesserung nicht nachts in spontaner Schonhaltung wieder zu verlieren,
- Dauerzug als Manschetten- oder Gurtextension (☞ Abb. 9.1b),
- etappenweise Korrektur im Umstellgipsverband (☞ Abb. 9.1c) oder Quengelschienen durch stufenlos gesteigerte Dehnung,
- in besonderen Fällen kommt eine vorsichtige, manchmal wiederholte manuelle Dehnung in Narkose in Frage.

Alle genannten Verfahren haben ihre besondere Problematik. Schwer heilende Druckulzera, Nervenläsionen und eine Schädigung der Gelenkflächen drohen vor allem bei den passiven Methoden der forcierten Extension und mechanischen Umstellung, die daher heute nur noch vereinzelt eingesetzt werden. Die konservative Behandlung hat bei schweren Fällen ihre Grenzen, insbesondere bei solchen Kontrakturen, die bereits mit einer Subluxation der Gelenkkörper verbunden sind (z.B. Hämophilie) oder die ihre Ursache in der Schädigung der Gelenkflächen haben (Arthrosen). In solchen Fällen sollte mittels Physiotherapie zumindest eine weitere Verschlimmerung verhindert werden. Ausgeprägtere Kontrakturen werden gewöhnlich durch eine Kombination aus krankengymnastischen Methoden, Lagerungsbehandlung und operativen Eingriffen behandelt.

Operative Möglichkeiten: Beseitigung von Bewegungsblockaden (Knochenvorsprünge, freie Gelenkkörper usw.), Tenolyse, Tenotomie, Sehnenverlängerung, Myolyse, Kapsulotomie, Arthrolyse mit Lösung intraartikulärer Verwachsungen, häufig in Kombination miteinander. Stellungsverbessernde Osteotomien verfolgen nicht das Ziel eines größeren Bewegungsausschlags, sondern das der Verlagerung des vorhandenen Bewegungsspielraums in eine günstigere Position. Bei schweren, schmerzhaften und infektionsbedingten Kontrakturen ist gelegentlich die Arthrodese das Mittel der Wahl. Häufig werden Kontrakturkorrekturen mit Teno- und Kapsulotomien in Verbindung mit einem endoprothetischen Gelenkersatz (z.B. Beuge-

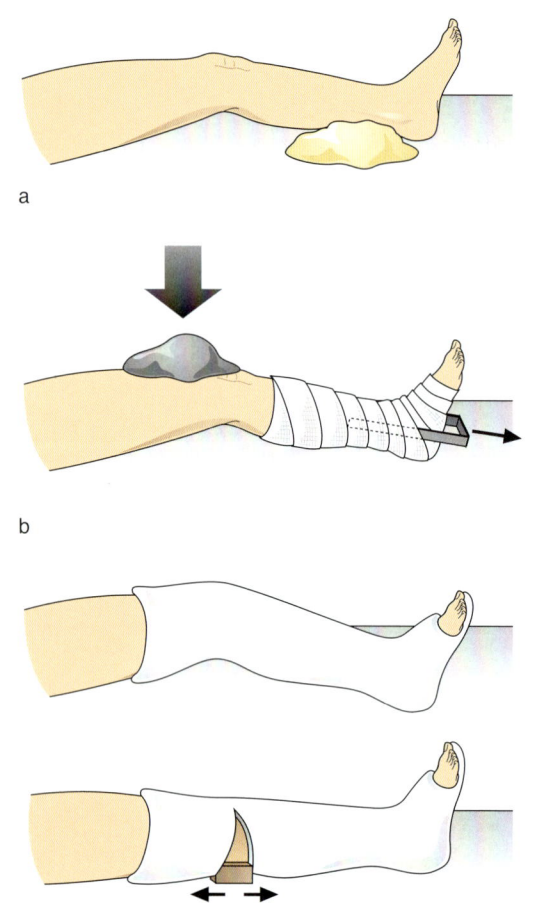

Abb. 9.1 Passive Verfahren zur Kontrakturbehandlung, dargestellt am Beispiel einer Kniebeugekontraktur.

a) Dehnungslagerung: feste Fersenunterlage, die das Eigengewicht des Beines zur Dehnung der dorsalen Kniestrukturen nutzt.

b) Längsextension: mit elastischen Binden angewickelter Gurt über einer Schaumgummiunterlage mit gleichzeitiger Sandsackbeschwerung des Knies.

c) Umstellgips: gut gepolsterter Gipsverband, der auf der Beugeseite bis auf eine dorsale Brücke zirkulär eingesägt wird. Durch Einklemmen immer größerer Holzklötzchen zwischen die Schnittränder wird die Beugeseite gedehnt und die Fehlstellung schrittweise korrigiert („Etappenredressement").

kontraktur bei Varusgonarthrose) vorgenommen. Nach sämtlichen bewegungsverbessernden Operationen hat die Prophylaxe einer wiederauftretenden Kontraktur herausragende Bedeutung!

9.1.3 Schlottergelenke

Definition Gelenke, die abnorm locker und deren Knochenkörper abnorm gegeneinander verschieblich sind, bezeichnet man als Schlottergelenke.

Ätiologie Übermäßige Schlaffheit der Kapsel und des Bandapparates (z.B. durch traumatische Überdehnung oder Ruptur von Ligamenten, chronische Mikrotraumatisierung) infolge einer Formveränderung der knöchernen

Gelenkkörper (traumatisch, nach destruierenden Entzündungen, Knochennekrosen). Auch Lähmung und Atrophie von Muskeln (z.B. nach Poliomyelitis) können durch Ausfall der muskulären Gelenkführung zur ligamentären Lockerung führen. Bei den neurogenen Arthropathien führen vermutlich die fehlende Nozizeption und die fehlende Mechanorezeption aus dem Gelenkraum zur gleichzeitigen Zerstörung der ligamentär-kapsulären Gelenkstabilisierung und der knöchernen Gelenkkörper (☞ Kap. 9.5).

Klinik Die Instabilität des Gelenkes wird vom Patienten als beeinträchtigend empfunden. Er sucht Subluxationen im Gelenk zu vermeiden. Bei der klinischen Untersuchung fällt die Beweglichkeit in die abnorme Richtung auf. In einigen Fällen muss man durch geeignete Tests nach der Instabilität suchen!

Diagnostik Meist ist der klinische Befund von wegweisender Bedeutung: übermäßige Schlaffheit von Kapsel und Bändern, passive Beweglichkeit über die normalen Grenzen hinaus. Laborchemische Untersuchungen führen nicht weiter. Mittels Röntgenbild, CT und MRT werden krankhafte Veränderungen der Knochen und Knorpel dargestellt. Die sichere Abbildung von Kapsel- und Bandveränderungen gelingt nur in besonderen Fällen, z.B. bei den Kreuzbändern des Kniegelenkes.

Therapie Wichtigste Voraussetzung für die Stabilität eines Gelenkes ist eine kräftige Muskelfunktion, die durch aktive **Krankengymnastik** gefördert wird. Leichtere Bänderschwächen z.B. im Kniegelenk können häufig allein durch Quadrizepstraining kompensiert werden. Gleichzeitig ist die Muskelkoordination durch krankengymnastische Übungen zu verbessern. Die Stabilisierung eines Gelenkes mittels Orthese gelingt meist nur mit aufwändigen Konstruktionen. Elastische Bandagen sind in aller Regel nutzlos. Führt die konservative Therapie nicht zu ausreichendem Erfolg, stehen für die meisten Gelenke Bandersatzoperationen (z.B. für das obere Sprunggelenk) zur Verfügung. Bei hochgradiger Instabilität (z.B. im Gefolge schlaffer Lähmungen) und Deformierung der Gelenkflächen bleibt nur die Arthrodese oder der Gelenkersatz mittels geführter Endoprothesen.

9.2 Arthrose

Definition Die Arthrose ist primär durch chronische Ab- und Umbauvorgänge des Gelenkknorpels gekennzeichnet, denen sekundär Veränderungen des Synovialgewebes, der fibrösen Gelenkkapsel, des Knochens und der Muskulatur folgen.

Synonyme Arthrosis deformans, Osteoarthrose, degenerative Arthropathie, Osteoarthritis

Epidemiologie Die Arthrose ist ein verbreitetes Leiden, mit dem die meisten Menschen im Laufe ihres Lebens in Berührung kommen. In den Statistiken der Krankenkassen besitz sie hinsichtlich Behandlungskosten, Arbeitsausfall und Invalidität einen hohen Stellenwert.

Erste, klinisch meist noch stumme röntgenologische Hinweise auf Arthrosen finden sich oft bereits am Anfang des 4. Lebensjahrzehnts, mit 65–70 Jahren hat sie fast jeder Mensch. Dabei ist das Ausmaß des radiologischen Befundes keineswegs Gradmesser für die Beschwerden, die auch bei schweren morphologischen Veränderungen geringfügig sein oder fehlen können und umgekehrt. Die verbreitete Anschauung, dass die Arthrose ausschließlich eine Erkrankung alter Menschen sei, ist nicht richtig. Ebenso wenig ist es richtig, dass im Alter zwangsläufig Arthrosen entstehen. Mit zunehmendem Alter steigt aber die Wahrscheinlichkeit, dass sich eine Arthrose manifestiert. Schon beim Jugendlichen kann jedoch die Arthropathie auftreten, wenn innere oder äußere Bedingungen (präarthrotische Deformität) ihre Entwicklung begünstigen.

Prinzipiell kann sich an jedem Gelenk des Körpers eine Arthrose entwickeln. Arthrosen solcher Gelenke, die besonders häufig betroffen werden, tragen eigene Bezeichnungen: Schultergelenk – Omarthrose (☞ Kap. 15.1.6), Daumensattelgelenk – Rhizarthrose (☞ Kap. 15.3.5), Fingermittelgelenk – Bouchard-Arthrose (☞ Kap. 15.3.5), Fingerendgelenk – Heberden-Arthrose (☞ Kap. 15.3.5), Hüftgelenk – Koxarthrose (☞ Kap. 16.3.5), Kniegelenk – Gonarthrose (☞ Kap. 16.4.9), Großzehgrundgelenk – Hallux rigidus (☞ Kap. 16.5.19).

Die Arthrosen wirken sich am verhängnisvollsten an den tragenden Gelenken aus, also an den unteren Extremitäten und der Wirbelsäule. Auf 25 Arthrosen der großen Beingelenke und der Wirbelsäule kommt höchstens eine Arthrose eines großen Armgelenkes!

Ätiologie und Pathogenese Voraussetzungen für die Entstehung einer Arthrose ist eine Schädigung des Gelenkknorpels bei erhaltener Beweglichkeit des Gelenkes; zumindest müssen geringe Wackelausschläge möglich sein. Auch in Synchondrosen (z.B. der Symphyse) kann sich eine degenerative Arthropathie entwickeln; ein versteiftes Gelenk aber wird nicht arthrotisch. Die Ursache des Knorpelschadens kann im Knorpel selbst liegen (z.B. Konstitution, Gelenkinfektion, Chondrokalzinose), aber auch in einer pathologischen Gelenkfunktion (z.B. Schlottergelenk, Lähmung) oder in einer Malformation der Gelenkkörper (z.B. Dysplasie, Trauma, Knochennekrose). Da der Knorpel durch ganz unterschiedliche, auch vorübergehende Krankheitsbilder geschädigt werden kann und da geschädigter Knorpel jenseits des Kindesalters so gut wie nicht reparaturfähig ist, stellt die Arthrose die gemeinsame Endstrecke vieler verschiedener Gelenkkrankheiten dar (☞ Abb. 9.2).

> **!** Für alle Formen der Arthrose kann man sagen, dass sie sich als Reaktion auf ein Missverhältnis zwischen der Leistungsfähigkeit des Knorpels und seiner lokalen Beanspruchung entwickeln (Dysbalance zwischen Belastung und Belastbarkeit).

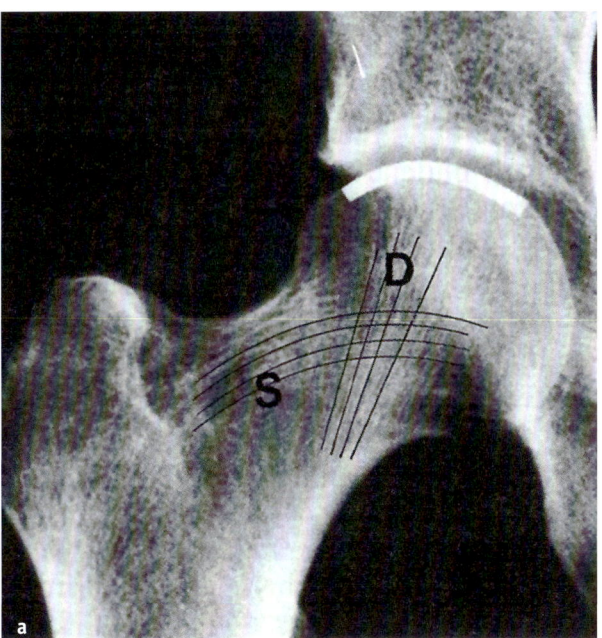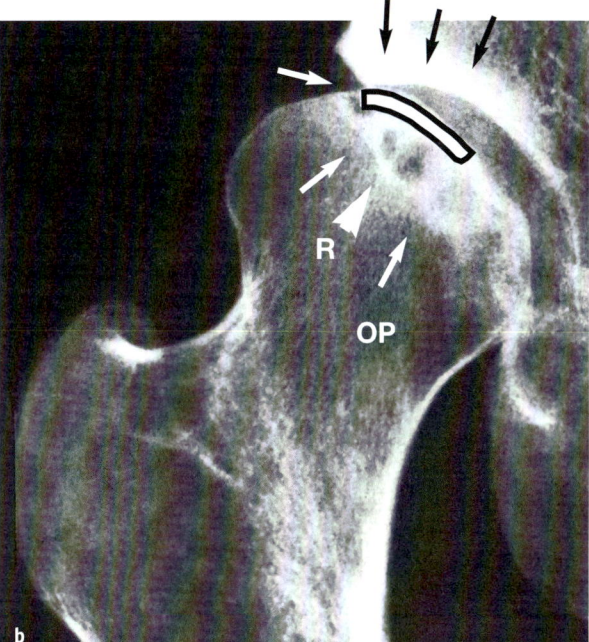

Abb. 9.2   Röntgenphänomene der Arthrose am Beispiel der Koxarthrose.

a) Unter normalen Form- und Funktionsbedingungen wird die Belastung gleichmäßig auf eine große Fläche des Kopfes übertragen (weiße Markierung). In der lastableitenden Zone des Schenkelhalses formiert sich die Spongiosa zu einem Bündel von Drucktrabekeln (D), die von quer verlaufenden Spannungstrajektorien (S) gekreuzt werden (s. Abb. 1.4).

b) Bei pathologisch steilem Schenkelhals-Schaft-Winkel (Coxa valga) verkleinert sich die belastete Knorpelfläche mit entsprechend höheren Druckwerten. Folge: Knorpelzerstörung mit Erniedrigung des Gelenkspaltes und Sklerose des subchondralen Knochens (↓↓↓) mit Geröllzysten im Kopf (R), peripher davon Osteopenie (OP).

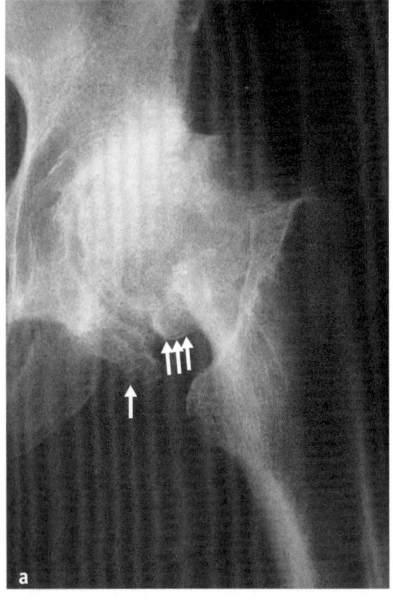
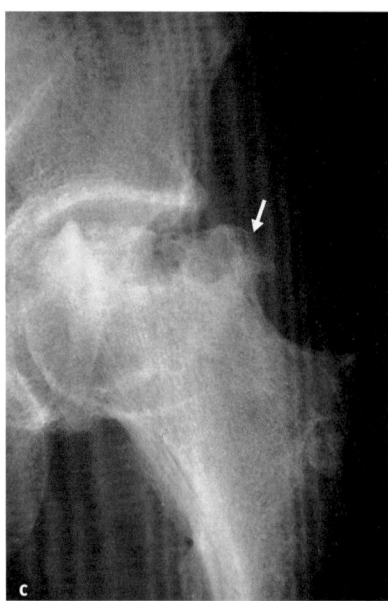
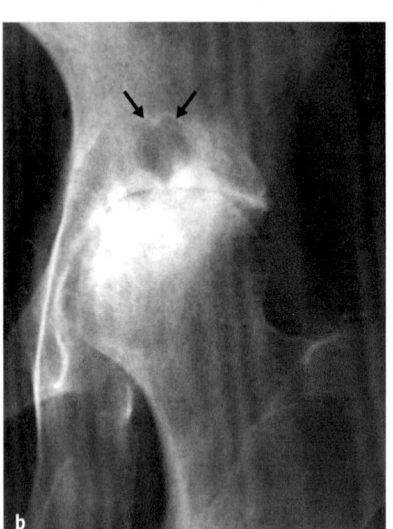
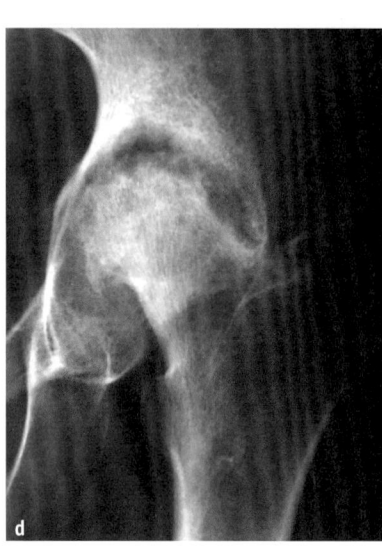

Abb. 9.3 Koxarthrosen unterschiedlicher Genese im Röntgenbild.

Alle Hüftgelenke weisen die typischen Zeichen der Arthrose in jeweils unterschiedlichem Ausmaße auf: Verschmälerung des Gelenkspaltes, subchondrale Knochensklerose, Osteophyten, Geröllzysten.

a) Koxarthrose beim 62-jähriger Mann von kräftiger, muskulöser Statur ohne Vorerkrankungen. Das Röntgenbild der Arthrose ist gekennzeichnet von Knochensklerosen und Osteophyten.
Der Gelenkspalt ist kaum noch erkennbar, der Femurkopf ist entrundet. Starke Knochensklerose des Kopfes und der Pfanne (in typischer dreieckiger Form), große Osteophyten am kaudalen Pfanneneingang (↓) und am Knorpel-Knochen-Übergang des Hüftkopfes (↓↓↓).

b) Koxarthrose bei vermehrter Valgität des Schenkelhalses. Der Gelenkspalt ist aufgehoben, subchondrale Skerose im Hüftkopf, geringer in der Pfanne. Ausgeprägte Geröllzyste in der Hauptbelastungszone des Pfannendaches (Pfeile).

c) Sekundäre Koxarthrose nach Hüftkopfnekrose: 36-jähriger Mann, Alkoholiker. Die hochgradige Deformierung des Hüftkopfes entstand durch Einsinken der Knochennekrose des Hüftkopfes, großer Osteophyt am lateralen Hüftkopf (Pfeil), keine Verschmälerung des Gelenkspaltes, keine subchondralen Sklerosen.

d) Postarthritische Koxarthrose: 42-jährige Frau, seit 16 Jahren ist eine rheumatoide Arthritis bekannt. Die Pfanne ist durch die Knochendestruktion aufgeweitet, der verkleinerte Hüftkopf ist tief in die Pfanne eingetreten, der Pfannenboden ist ausgedünnt.

Man trennt **primäre** (genuine, idiopathische) von **sekundäre Arthrosen**, die sich als Folge einer identifizierbaren, den Knorpel schädigenden Noxe entwickeln.

Die Schädigung des Knorpels kann bedingt sein durch:

■ **konstitutionelle Minderwertigkeit** des Gelenkknorpels. Konstitutionelle Faktoren spielen bei der Entstehung der Arthrosen eine Rolle, sind aber bisher wenig erforscht (☞ Abb. 9.3a). Sie werden vor allem dann angenommen, wenn sich Arthrosen bereits in jüngerem Alter an den großen und kleinen Gelenken entwickeln und wenn Arthrosen an vielen Gelenken in einem typischen Befallsmuster auftreten (Polyarthrose);

■ **Knorpelschäden** durch Arthropathien, die den Knorpel mittelbar oder unmittelbar zerstören (z.B. Pyarthros, rheumatoide Arthritis, ☞ Abb. 9.10, Abb. 9.3d), den Stoffwechsel des Knorpels beeinträchtigen (z.B. rheumatoide Arthritis, Akromegalie) oder die Belastbarkeit des Knorpels mindern (z.B. Chondrokalzinose);

■ **unphysiologische Belastung** bestimmter Knorpelareale, z.B. infolge von Achsenfehlern (Valgus-, Varusdeformität, Beinverkürzung, Kontraktur, ☞ Abb. 9.3b), wegen Fehlformen der knöchernen Gelenkkörper (Gelenkverletzungen, aseptische Nekrosen) oder wegen Instabilität (Schlottergelenk) (☞ Abb. 9.3c). Besteht eine unphysiologische Gelenkformation, die aufgrund der resultierenden Fehlbelastung des Gelenkes eine frühzeitige Arthrose erwarten lässt, spricht man von einer **präarthrotischen Deformität;**

■ **Überlastung** infolge einseitig betriebener Höchstleistungen, forcierter Dauerleistung beim Sport oder stereotyper Beanspruchung der Gelenke bei bestimmten Berufen (Mikrotraumatisierung), Fettleibigkeit;

■ **Unterbelastung** des Knorpels mit fehlender Knorpeldurchwalkung und nutritiver Schädigung (z. B. bei langer Ruhigstellung im Gipsverband);

■ **Knorpeltrauma** mit Knorpelfraktur oder Flake-fracture.

Überbelastungen und Fehlbelastungen, also mechanische Faktoren, sind häufige Ursachen für eine Arthrose und auch als zusätzliche Faktoren bei andersartiger primärer Knorpelschädigung von großer Bedeutung für die Arthroseentwicklung. Die Vorstellung der mechanischen Abnutzung eines Gelenkes brachte den Begriff „**Verschleißkrankheit**" hervor. Der Begriff „**degenerative Gelenkkrankheit**" betont den langsamen Fortschritt der Krankheit über die Jahre und hat seine Wurzel wohl in der Beobachtung, dass Arthrosen mit zunehmendem Alter häufiger auftreten. Zwar beruhen auch die normalen Alterserscheinungen auf regressiven, degenerativen Veränderungen des Knorpels, doch führen sie nicht zwangsläufig zum Krankheitsbild der Arthrose.

Ein intakter Zustand der Gelenkflächen setzt morphologisch und biochemisch normale Verhältnisse im Knorpel und im Synovialgewebe, eine ausreichende Blutzufuhr, eine in Menge und Zusammensetzung physiologische Gelenkflüssigkeit und eine unbeeinträchtigte Transitstrecke zwischen den Synovialisgefäßen und den Chondrozyten mit ungestörter Diffusion im Knorpel voraus (☞ Abb. 1.5). Unter pathologischen Umständen können alle diese Faktoren verändert werden.

> ! • Die regenerative Potenz des Knorpels ist nach dem Kindesalter so gut wie aufgehoben. Im Erwachsenenalter findet eine Reparatur geschädigten Knorpels nicht mehr statt. Allenfalls können fibröse Ersatzgewebe gebildet werden, die dem hyalinen Gelenkknorpel mechanisch und biologisch unterlegen sind.

Mit der Schädigung der Knorpelzellen nimmt der Gehalt an Proteoglykanen ab, weil ihre Synthese zum Erliegen kommt. Es werden vermehrt Enzyme freigesetzt, die Kollagen und Grundsubstanz abbauen. Damit verliert der Knorpel seine innere Festigkeit und Elastizität. Unter Belastung wird die Knorpelschicht dünner, es bilden sich Spalten und Risse (☞ Abb. 9.4, ☞ Abb. 1.7). Schließlich kann der Knorpelbelag in den Belastungszonen völlig verschwinden, an diesen Stellen liegt dann der subchondrale Knochen frei (**Knochenglatze**). Im Röntgenbild erscheint der Gelenkspalt verschmälert oder aufgehoben (☞ Abb. 9.2).

Andererseits kommt es viel früher schon – als Ausdruck der veränderten mechanischen Bedingungen und infolge der nunmehr starrer gewordenen Knorpeldecke – zur reaktiven Verdichtung des unter dem Knorpel liegenden Knochengewebes (**subchondrale Sklerose**). Ihr Erscheinen im Röntgenbild zeigt den Ort der Spitzenbelastung an und ist gleichzeitig ein Frühzeichen der Arthrose (☞ Abb. 9.2).

> ! • Durch Schädigung der Knorpelzellen verliert der Knorpel seine innere Festigkeit und Elastizität. Reaktiv bildet sich an hoch belasteten Stellen des Knochens eine subchondrale Sklerose (radiologisches Frühzeichen) aus. Im Röntgenbild präsentiert sich ein verschmälerter Gelenkspalt.

Gleichzeitig führt der Verlust der Knorpelsubstanz und die subchondrale Sklerose zur Abplattung und Entrundung der knöchernen Gelenkanteile (☞ Abb. 9.3a, Abb. 16.40).

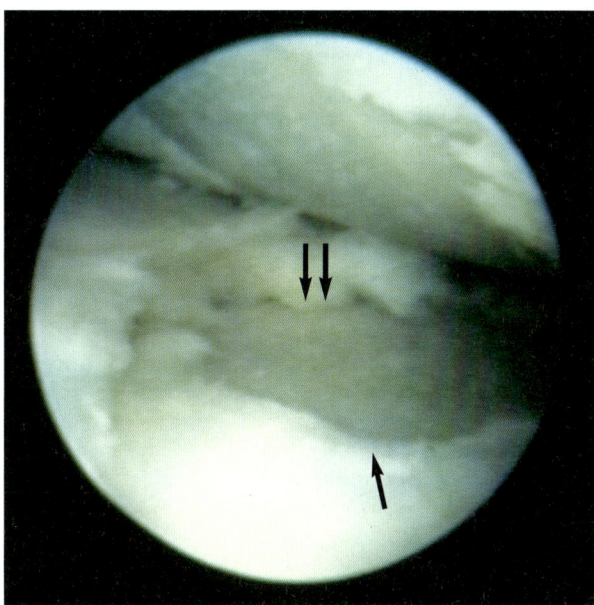

Abb. 9.4   Arthroskopisches Bild einer Arthrose.
Blick in das mediale Kompartment des Kniegelenkes. Der Knorpelüberzug ist zerstört und nur noch an den Rändern erhalten (↓). Flottierende Anteile des Meniskus (↓↓) können zu Einklemmungen führen.

An den Knorpel-Knochengrenzen, also an den Gelenkrändern, formieren sich die für die Arthrose charakteristischen wulst- oder zackenförmigen **Osteophyten** (☞ Abb. 9.3a, b). Sie bilden sich durch Knorpelproliferation und anschließende Verknöcherung und können als ein frustraner Versuch verstanden werden, die Form der Gelenkkörper an die veränderte mechanische Belastung anzupassen. Es resultieren nicht selten starke Deformationen der Gelenkkörper (**Arthrosis deformans!**).

Durch die fortschreitende Knorpelschädigung entsteht an Stellen hoher mechanischer Belastung eine Verbindung zwischen dem Gelenkraum und der Spongiosa. Hier wird Synovialflüssigkeit zwischen die Spongiosabälkchen gepresst, und durch Resorption des Knochens entsteht eine Höhle mit harter Wandung. Sie ist gefüllt mit eingedickter Gelenkflüssigkeit und Detritus – die ebenfalls für die Arthrose charakteristische **Geröllzyste** (☞ Abb. 9.3b). Intermittierende Druckschwankungen im Belastungsbereich erhalten sie oder lassen sie größer werden. Bei Änderung der mechanischen Bedingungen können sie gelegentlich wieder verschwinden. Die Geröllzyste zeigt im Röntgenbild stets einen sklerotischen Rand.

Durch Abriebpartikel, Metaboliten des Knorpelabbaus, gelegentlich auch Teile abgelöster Osteophyten oder im Einzelfall meist nicht zu eruierende mechanische Reize kann sich sekundär eine Entzündung der Synovialis einstellen. Die sog. **Detritussynovialitis** geht oft mit einem **Gelenkerguss** einher. Die Funktion der Synovialis als Filter für Flüssigkeiten und chemische Stoffe wird dadurch verschlechtert. Die Synovialitis überlagert den primär nichtentzündlichen Prozess der Arthrose und gibt ihr klinisch das Gepräge eines entzündlichen Vorgangs. Die bis dahin blande, oft noch symptomlose Arthropathie wird damit zur meist erheblich schmerzhaften „**aktivierten**

Arthrose". Diese entzündliche Komponente der Arthrose begründet die angloamerikanische Bezeichnung „osteoarthritis".

Die **Muskulatur** sorgt normalerweise für die zur Aufrechterhaltung der Gelenkbiologie wichtige Bewegung. Gleichzeitig trägt sie durch eine physiologische Spannungsverteilung zwischen Agonisten und Antagonisten wesentlich zum Ausgleich der Druckbelastung auf die Gelenkflächen bei. Sie erhält dabei ihre Steuerimpulse aus dem Muskelgewebe selbst, aus den Sehnen und von den Rezeptoren in der Gelenkkapsel, die auf mechanische Reize aus dem Gelenk ansprechen (Kapselspannung, Binnendruck, Gelenkstellung, Bewegungsablauf, Rollwiderstand u.a.). Ihre Signale werden über afferente Bahnen zum motorischen Neuron des Rückenmarks weitergegeben und via efferente Nervenfasern – motorische Endplatte in einen Kontraktionsimpuls umgesetzt. Auch Nozizeptoren spielen in der muskulären Koordination der Gelenkbewegung eine Rolle.

Bei gestörter Gelenkfunktion, bei abnormer Kapselspannung (etwa durch Erguss) und mit zunehmendem Alter werden diese **neuromuskulären Kontrollmechanismen** beeinträchtigt. Die phasische, bewegungssteuernde Muskulatur reagiert auf diese Bedingungen mit Atrophie und Schwäche, die tonische Haltemuskulatur mit Verkürzung und Hypertonus. Die Dysbalance der ausgleichenden muskulären Zügelwirkung zwischen Agonisten und Antagonisten bedeutet eine unphysiologische Lastverteilung im Gelenk und der Knorpel verliert einen wichtigen Schutzfaktor. Adynamie und Hypertonus führen zu Bewegungseinschränkungen und schließlich zur Kontraktur, die sich für jedes Gelenk meist in einer charakteristischen Abfolge entwickeln (sog. Kapselmuster nach Cyriax). Mit nachlassender Muskelkraft nimmt insgesamt der Bewegungsstimulus ab, verbunden mit einer weiteren Minderung der Blutzufuhr und einer Verschlechterung des Flüssigkeits- und Nährstofftransports im Gelenk. Die Veränderungen in der autochthonen, d.h. zum Gelenk gehörigen Muskulatur können mit schmerzhaften Reizzuständen der Sehnenansätze, der Schleimbeutel und der Gelenkkapsel einhergehen (**Periarthropathie**).

Klinik   Die Arthrose beschränkt sich meist auf ein oder wenige Gelenke. In der Mehrzahl der Fälle bleibt sie über Jahre symptomfrei, auch wenn schon röntgenologische Anzeichen vorhanden sind. Eine Ausnahme bilden **posttraumatische Arthrosen,** die oft innerhalb von wenigen Monaten klinische Symptome entwickeln. Das führende klinische Symptom ist der Schmerz, der sich meist in der Abfolge **Belastungsschmerz → Bewegungsschmerz → Ruheschmerz** steigert. Bewegungseinschränkungen, Schwellungen, Gelenkgeräusche und Deformierungen entwickeln sich in unterschiedlicher Ausprägung je nach Individuum und Gelenk.

Zu den ersten subjektiven Hinweisen gehört der Belastungsschmerz, der zunächst nach ungewohnter Gelenkbelastung (Sport des Untrainierten, Möbeltragen beim Umzug, Bergwanderung), später auch nach stärkeren Alltagsbelastungen (Tanzen, Gartenarbeit) auftritt. Es besteht ein unbestimmter, schlecht zu lokalisierender Gelenkschmerz von störendem, aber zunächst wenig beeinträch-

tigenden Ausmaß. Ein Gefühl der **Steifigkeit** („als ob die Sehnen zu kurz werden"), Schmerzen in der Muskulatur (**Myalgien, Hartspann**), oft im Ansatzbereich ihrer Sehnen (**Insertionstendopathien**), kennzeichnen die Beteiligung der periartikulären Gewebe. Gelenkschmerzen, Gelenkschwellung und schmerzbedingte Bewegungseinschränkung treten am Anfang phasenhaft auf, lassen sich mit besonderen Beanspruchungen in Verbindung bringen und verschwinden meist spontan oder nach kurzfristiger Schonung ohne spezifische Therapie wieder. Die Beschwerden sind oft schon früh witterungsabhängig und verstärken sich bei Wetterumschwüngen und bei kaltem, nassem Wetter.

> **!** Erste Beschwerden einer Arthrose sind Belastungsschmerz, Steifigkeitsgefühl und auch Gelenkschwellung. Sie stehen meist in Zusammenhang mit einer besonderen körperlichen Belastung.

Mit Fortschritt der Krankheit nimmt der Schmerz zu und tritt regelmäßig und vorhersehbar auf. Aus dem Belastungsschmerz wird ein Bewegungsschmerz. Charakteristisch ist der Gelenkschmerz beim Aufstehen nach längerem Sitzen (**Anlaufschmerz**), der nach einigen Schritten wieder schwindet, wenn das Gelenk eingelaufen ist. Bei längerem Gehen oder Arbeiten stellt er sich dann wieder ein, verbunden mit einem Gefühl der Muskelmüdigkeit (**Ermüdungsschmerz**). Oft sind nur bestimmte, meist endgradige Bewegungsausschläge schmerzhaft (z.B. passive Überstreckung). Der Patient vermeidet tunlichst die schmerzhaften Bewegungen (**Schonhaltung**), bei Arthrosen an den Beingelenken hinkt er (**Schmerzhinken**).

Dem typischen belastungs- und bewegungsabhängigen Schmerz gesellt sich schließlich ein Ruhe- und Dauerschmerz hinzu. Vor allem der Nachtschmerz wird als quälend und stark beeinträchtigend empfunden. Ruheschmerz tritt gewöhnlich erst in den Spätstadien der Erkrankung hervor. Er ist meist Ausdruck eines Gelenkergusses und einer (intermittierenden) entzündlichen Prozessaktivierung durch die Detritussynovialitis. Langsam-progredient stellen sich auffallende und störende **Deformitäten** ein, oder vorbestehende Deformitäten verstärken sich. Besonders an den unteren Extremitäten (klobige Gelenke, O- bzw. X-Beine) und an der Wirbelsäule bestimmen Deformierungen, verbunden mit Schmerzen und Steifigkeit, das klinische Bild und können die Lebensqualität enorm beeinträchtigen.

Durch Dysbalancen der tonischen und phasischen Muskulatur und durch Schrumpfungsvorgänge der fibrösen Gelenkkapsel kommt es zunehmend zu bleibenden Bewegungsdefiziten (**Kontrakturen**), später auch infolge der deformierenden Veränderungen im Gelenk selbst (Beuge- und Adduktionskontraktur des Hüftgelenkes, Beugekontraktur des Kniegelenkes, Innenrotationskontraktur des Schultergelenkes, Spitzfußkontraktur des Sprunggelenkes etc.).

> **!** Der Bewegungs- und Belastungsschmerz mit typischen Bewegungsdefiziten kennzeichnet die Spätphase der Arthrose.

Gelegentlich treten auch **Einklemmungserscheinungen** durch aufgefaserte Knorpel- oder Meniskusanteile (☞ Abb. 9.4), abgelöste Osteophytenpartikel oder infolge Laxität der Gelenkführung auf, die mit plötzlich einschießendem, heftigstem Schmerz verbunden sind. Dabei kann z.B. das Kniegelenk blitzartig einknicken (**Giving-Way-Phänomen**).

Bei der Arthrose kommt es, anders als bei entzündlichen Gelenkkrankheiten, nie zur knöchernen Ankylose, sondern nur zu mehr oder weniger starker Funktionseinbuße, die im äußersten Fall gerade noch schmerzhafte Wackelbewegungen zulässt.

Reibegeräusche (**Krepitation**) unter Bewegung sind zunächst meist nur fühlbar, später auch hörbar. Es lassen sich fein- und grobkörnige Geräusche von Knackphänomenen unterscheiden. Krepitationen gehen keineswegs immer mit Beschwerden einher und sie sind für sich genommen nicht therapiebedürftig.

Diagnostik

- **Anamnese** und **Schilderung der Beschwerden** ergeben Hinweise auf ätiologisch relevante Vorschäden und einen typischen Schmerzcharakter (Anlauf-, Belastungsschmerz, Periodizität etc.).
- Die **Inspektion** ergibt anfangs nichts Typisches für eine Arthrose, allerdings sollte man bereits auf bestehende Deformitäten (Beinachsen! ☞ Kap. 16.1.3), Haltungs- und Bewegungsanomalien achten. Später fallen Hinken, Progredienz einer Deformation und Kontrakturen auf. Bei oberflächlich gelegenen Gelenken, z.B. Kniegelenk, erkennt man eine anomale Gelenksilhouette (Vergleich mit anderer Seite!). Die Konturen sind durch osteophytäre Randwülste und Verunstaltung der knöchernen Gelenkkörper verändert. Ein Erguss oder eine hyperplastisch verdickte Kapsel führen zur spindelförmigen Verdickung, die durch eine **Muskelatrophie** noch verstärkt erscheint (Umfangsmaße!).
- **Manuelle Untersuchung:**
  - **Schmerzhafte Druckpunkte** über dem Gelenkspalt, den Gelenkkörpern, in der Muskulatur, über Sehnen- und Bandansätzen (Tendomyosen, Insertionstendopathien).
  - Anfangs findet sich selbst bei charakteristischen Klagen nur ein **Zerrungsschmerz** in den Endphasen bestimmter Bewegungsausschläge (am besten auszulösen durch forcierte passive Bewegung).
  - In fortgeschrittenen Fällen sind oft unregelmäßig höckerige Gelenkränder tastbar.
  - **Krepitation:** Mit der aufgelegten Hand spürt man bei der Bewegung ein feines Reiben bis grobes Knirschen.
  - **Erguss:** weich-elastische Gelenkauftreibung, Fluktuation, am Knie evtl. Tanzen der Patella.
  - Im Krankheitsverlauf kommt es zunehmend zu typischen **Bewegungseinschränkungen** und **Kontrakturen,** die aktiv und passiv zu messen sind (Neutral-Null-Methode, ☞ Abb. 2.3, Seitenvergleich!).
  - In späteren Stadien oft **Instabilität** des betroffenen Gelenkes durch Insuffizienz des Kapsel-Band-Apparates und Deformation der Gekenkkörper.
- **Röntgendiagnostik:** Neben dem klinischen Befund ist das **Röntgenbild** das wichtigste Diagnostikum für die

Arthrose. Anhand des Röntgenbildes lässt sich die Diagnose in den allermeisten Fällen sicher stellen, sodass weitere diagnostische Maßnahmen unnötig sind.

Bereits in frühen Stadien können eine Verschmälerung des Gelenkspaltes und eine subchondrale Knochenverdichtung erkennbar sein (ggf. Seitenvergleich). Die Verschmälerung des Gelenkspaltes ist die Folge des Knorpelverlustes. Die subchondrale Knochensklerose stellt eine frühe Reaktion auf die veränderten mechanischen Bedingungen dar. Jenseits der verdichteten Bereiche ist der Knochen eher atrophisch (☞ Abb. 9.2, 9.3). Osteophyten sind das bekannteste Röntgenphänomen der Arthrose und in ihrer Form und Lokalisation derart charakteristisch, dass es nur selten zu Fehlinterpretationen kommt. Im Verlauf kann es in den Zonen starker mechanischer Belastung zu Geröllzysten und Abplattung der knöchernen Gelenkkörper kommen. Das Röntgenbild gibt bei genauer Betrachtung vielfach Hinweise auf die Ätiologie der Arthrose und lässt ggf. eine Sekundärarthrose identifizieren: Form der Gelenkkörper (Hüftdysplasie, Protrusio acetabuli, abgelaufene Epiphysiolyse), Stellung der Gelenkkörper (Traumafolgen, Gelenkachsen), Begleitphänomene (Chondrokalzinose, Corpora libera, Usuren, Knochennekrosen).
- **Computertomographie und MRT** sind meist nur bei frühen Arthrosen indiziert, bei denen das Röntgenbild noch keine eindeutige Diagnose stellen lässt. Laborchemische Untersuchungen haben bislang nur differentialdiagnostische Bedeutung.

Differentialdiagnose Arthritis verschiedener Genese, besonders in aktivierten Phasen der Arthose. An der Wirbelsäule kommt das gesamte Spektrum der chronischen und rezidivierenden Lumbalgien in Frage. Neuropathische Arthropathien geben sich durch die relative Schmerzarmut und die begleitenden neurologischen Defizite zu erkennen. In fortgeschrittenen Fällen lassen die charakteristischen Röntgenbefunde kaum einen Irrtum in der Diagnose zu (☞ Abb. 9.18).

Prophylaxe Grundsätzlich gilt: Überlastung ebenso wie Bewegungsmangel fördern die Arthroseentwicklung.

Daher sollten Risikofaktoren frühzeitig vermieden, ausgeschaltet oder wenigstens vermindert werden: Adipositas und ihre Ursachen bekämpfen! Bewegungsförderung! Erkrankungen, die zu präarthrotischen Deformitäten führen, fachgerecht behandeln! Statische Störungen dürfen deswegen nicht nur als Schönheitsfehler betrachtet werden, weil sie (noch) keine Beschwerden machen.

Bei der Untersuchung von Kindern und Jugendlichen sollte darum nie vergessen werden, Füße, Beine und Rücken genau zu betrachten, die Beinlängen und die Stellung des Beckens zur Horizontalen und den Bewegungsablauf festzustellen. Der Ausgleich eines Beckenschiefstandes schützt vor einer Arthrose der Kreuzbein-Darmbein-Fugen und der Wirbelsäule. Nach Gelenkbrüchen sind eine genaue Reposition der Bruchstücke und die Sicherung der guten Fragmentstellung bis zu ihrer festen Verheilung unbedingt erforderlich. Achsenfehlstellungen sind zu vermeiden oder rechtzeitig zu korrigieren.

Ist die Arthrose erst einmal eingetreten, lässt sich ihr Fortschreiten meistens nicht verhindern. Die Tertiärprophylaxe spielt vor allem im Alter eine besondere Rolle. Bewegungsmangel führt zur Muskelatrophie und Bewegungseinschränkung, die ihrerseits den Fortschritt der Arthrose begünstigen. Maßnahmen: rhythmisch gleichmäßige Bewegung mit Ausschöpfung des vollen Bewegungsumfanges („Bewegung ohne Belastung"), Muskelkräftigung und Koordinationsschulung. Überlastungen des Gelenkes sollten vermieden werden, denn sie können eine Aktivierung der Arthrose mit Zunahme der Schmerzhaftigkeit herbeiführen. Die Balance zwischen Belastung und Belastbarkeit ist individuell zu finden.

> **!** Grundsätzlich gilt: Überlastung und Bewegungsmangel fördern die Arthroseentwicklung.
> Ist die Arthrose erst einmal eingetreten, lässt sich ihr Fortschreiten meistens nicht verhindern.

Konservative und operative Therapie

Arthrosen lassen sich mit prophylaktischen Maßnahmen und mit konservativen oder operativen Behandlungen beeinflussen. Eine Therapie, die dem geschädigten Knorpel zur Regeneration und Wiederherstellung verhilft, gibt es nach wie vor nicht. Insofern stellt die Arthrosetherapie ganz vorrangig eine symptomatische Therapie dar, die den zeitlichen Ablauf der Arthrose verzögert und die Folgen der Arthrose abmildert.

Sieht man von präventiven Operationen ab, steht die operative Behandlung nach wie vor meist am Ende einer erfolglosen konservativen Therapie. Vor allem unter dem Eindruck der sich entwickelnden Möglichkeiten der Endoskopie und der Knorpelchirurgie ist es aber nicht immer richtig, die operativen Verfahren erst dann einzusetzen, wenn die konservative Therapie nicht oder nicht mehr ausreichend effektiv ist. Die Erfolgschancen und Risiken konservativer wie operativer Therapie sind abzuwägen und zu einem Gesamtkonzept zusammenzuführen, das dem Patienten den größten Nutzen bringt.

Die **konservative Therapie** hat ihre wichtigsten Aufgaben in der:

- Schmerzlinderung,
- Bekämpfung der entzündlichen Begleitreaktionen,
- Verbesserung der muskulären Kraft und der Bewegungskoordination,
- Lösung von Kontrakturen,
- Förderung der Knorpelernährung und -funktion,
- Beseitigung von Störfaktoren wie übermäßigen Belastungen, Stoffwechselstörungen, Übergewicht.

Diese Ziele lassen sich mit unterschiedlichen Behandlungsformen mehr oder weniger gerichtet verfolgen.

Schonung und Entlastung: Schmerzen und Reizzustände beruhigen sich – neben lokalen und allgemein wirksamen analgetischen und antiphlogistischen Maßnahmen – allein schon durch Entlastung des Gelenkes durch körperliche Schonung, ausgedehnte Ruhepausen, fixierende oder stützende Verbände und Bandagen, elastisches Mieder für die Lendenwirbelsäule oder die Benutzung eines Gehstockes.

Dabei ist zu berücksichtigen, dass in ruhenden Gelenken der Stoffwechsel und Flüssigkeitsaustausch reduziert ist und der Knorpelschaden gefördert, dem Fortgang der Kapselfibrose, der Muskelatrophie und der Osteoporose

Vorschub geleistet wird. **Bewegung** ist deshalb bei arthrotischen Gelenken grundsätzlich besser als Ruhe! Ruhigstellung dient nur dem Abklingen eines sekundär entzündlichen Reizzustandes. Sie sollte daher möglichst kurz bemessen und durch leichte Übungen unterbrochen werden; starre Verbände sind vermeidbar und schädlich. Die berufliche und private Lebensweise sollte man anpassen, indem das betroffene Gelenk von unangemessenen Kraftanstrengungen und repetitiv monotonen Belastungen verschont bleibt. Das Auftreten von Schmerz und Erguss zeigt die Überschreitung der jedem arthrotischen Gelenk eigenen Reizgrenze an. Bei Arthrose der Beingelenke langes Stehen, vor allem auf hartem Boden, einschränken, Ausgleich der Bodenhärte durch weiche Sohlen und entsprechende Fußbodenbeläge in Wohnungen und Betrieben. Bewegung und Ausgleichssport, besonders beim älteren Menschen! Schwimmen, Radfahren, Spazieren, d.h. rhythmische Bewegung ohne Belastung!

> **!** Bewegung ist bei arthrotischen Gelenken grundsätzlich besser als Ruhe. Rhythmische Bewegung ohne Belastung!

Systemische Schmerztherapie (☞ Kap. 3.2.3) erfolgt medikamentös entweder mit einfachen Analgetika oder kombiniert mit Antiphlogistika, die sich auch gegen entzündliche Begleiterscheinungen bei der aktivierten Arthrose richten. Hierzu dienen nichtsteroidale Antiphlogistika, die wegen ihrer Nebenwirkungen aber nicht ungezielt, ohne entsprechende Kontrollen und über unbegrenzte Zeit verabreicht werden sollen. Eine Kortisonmedikation ist für die Arthrosebehandlung nicht indiziert. Für Opioide besteht bei der Arthrose meist kein Bedarf.

Lokale Schmerztherapie (☞ Kap. 3.2.3) erfolgt durch Injektion von Lokalanästhetika ins Gelenk oder auch periartikulär an schmerzhafte Sehnen- und Bandansätze. Die Injektion kann mit Kortikoidzusatz erfolgen, um einen stärkeren antiphlogistischen Effekt zu erzielen. Vor freizügiger intraartikulärer Applikation von Kortikoiden ist zu warnen, da sie den Knorpelstoffwechsel beeinträchtigen und ein erhöhtes Infektionsrisiko mit sich bringen. Sub- und intrakutane Infiltrationen über tastbaren Schmerzpunkten werden mit Anästhetika oder „neuraltherapeutisch" wirksamen Medikamenten vorgenommen.

Eine perkutane Applikation antiphlogistisch wirksamer Substanzen erfolgt in Form von Salben, Cremes, Gelen oder auf dem Wege der Iontophorese. Schließlich werden Rosskastanienextrakte, nikotinsäurehaltige und andere Mittel angeboten, die über eine durchblutungsfördernde Wirkung dem Stoffwechsel in Muskeln und im Gelenk zugute kommen sollen. Auch Röntgenbestrahlungen können in ausgewählten Fällen schmerzlindernd wirken (☞ Kap. 3.2.11).

Physikalische Therapie (☞ Kap. 3.2.9): Wärme wird vor allem bei chronischen Schmerzzuständen als lindernd empfunden: Heizkissen, heiße Packungen mit Moor, Fango, Paraffin u. Ä., Kurz- und Mikrowellenbestrahlung, Heißluft, Infrarotlicht, warme Bäder, Thermalwasser. Bei „gereizter" Arthrose mit Gelenkschwellung und Überwärmung vorübergehend eher Kryotherapie: Kaltluft, Eispackung, kühle Moorpackung.

Da kalte und nasse Witterung die Beschwerden verschlimmert, sollen Arthrosekranke für warme Kleidung sorgen und Witterungseinflüsse so weit wie möglich meiden.

Krankengymnastik (☞ Kap. 3.2.4): Stärkung atrophierter Muskeln durch isometrisches, isotonisches und isokinetisches Training. Beseitigung eines muskulären Hypertonus oder einer Kontraktur durch aktive und passive Dehnung. Koordinationsschulung der Muskulatur, z. B. im Gruppentraining mithilfe verschiedener Geräte.

Massagen (☞ Kap. 3.2.6): Manuelle Lockerungs- und Unterwasserstrahlmassagen lösen in Verbindung mit lokaler Wärme störende Spannungen und fördern die Durchblutung von Muskeln und Gelenk. Die Detonisierung der Muskulatur trägt zur Schmerzlinderung, aber auch zur Funktionsverbesserung bei.

Chondroprotektiva (☞ Kap. 3.2.3) dienen dem Versuch, den Stoffumsatz im Knorpel, insbesondere die Synthesefunktion der Chondrozyten, zu fördern und den Stoffwechsel des verbliebenen Knorpels zu verbessern und anzuregen. Meist handelt es sich um Präparate aus Glukosaminoglykanen oder ähnlichen Substanzen, die per os oder auch intraartikulär appliziert werden. Über ihre Wirksamkeit besteht noch keine einheitliche Meinung. Hyaluronsäurehaltige Präparate werden ebenfalls intraartikulär appliziert und sollen vor allem die Schmierfunktion der Synovia verbessern.

Orthopädische Hilfsmittel: Wenn die bisher aufgezählten konservativen Maßnahmen versagen und operative nicht angewandt werden können, sind entlastende **Orthesen** zu erwägen, die die schmerzhaften Bewegungen verhindern (Lagerungsschiene bei Arthrose des Handgelenkes, ☞ Abb. 3.8, Ballenrolle bei Hallux rigidus, ☞ Abb. 3.10b, Arthrodesenschuh bei arthrotischen Fuß- und Knöchelgelenken, ☞ Abb. 3.12). Oft hilft bereits eine Einlage oder eine Zurichtung am Konfektionsschuh, z. B. Pufferabsatz bei Gonarthrose, ☞ Abb. 3.13c).

Allgemeinbehandlung: Neben den lokalen Maßnahmen ist vor allem die Kontrolle verstärkender Faktoren notwendig: Gewichtsreduktion bei Adipositas, sachgemäße Behandlung von Diabetes mellitus, von arteriellen und venösen Durchblutungsstörungen und von solchen Allgemeinkrankheiten, die die Immobilität fördern.

Operative Eingriffe haben die folgenden Aufgaben und Ziele:

- prophylaktische Korrektur von Deformitäten,
- therapeutische Korrektur von Deformitäten und Instabilitäten (Tertiärprävention),
- Schmerzbekämpfung und Minderung der entzündlichen Begleitreaktionen,
- Regeneration oder Ersatz der Knorpeloberfläche,
- Verbesserung der Beweglichkeit und der Leistungsfähigkeit.

Diese Ziele verfolgt man mit unterschiedlichen Maßnahmen, die nacheinander oder gleichzeitig angewendet werden können.

Die häufigsten und wichtigsten Operationsindikationen ergeben sich an Knie- und Hüftgelenk, da hier die ausgeprägten Arthrosen am häufigsten sind und Schmerzen und Behinderung unter der Gewichtsbelastung am stärksten in Erscheinung treten.

Die Auswahl des Operationsverfahrens hängt von dem betroffenen Gelenk, vom konkreten Behandlungsziel (primär Schmerz- oder Funktionsverbesserung) und vom Ausprägungsgrad der Arthrose ab. Ganz wesentlich sind im Besonderen auch das Alter, der Allgemeinzustand und die Belastungsansprüche des Kranken.

Korrekturosteotomien Es handelt sich um Eingriffe, die in erster Linie eine Belastungsreduktion im betroffenen Gelenk herbeiführen. Sie haben entweder prophylaktischen Charakter bei präarthrotischen Deformitäten, oder sie werden zur Therapie und Tertiärprävention bereits eingetretener Arthrosen verwendet, dann ggf. begleitet von Tenotomien und Kapsulotomien zur Bewegungsverbesserung (☞ Abb. 9.5).

Durch sie kann eine ungünstige Position der Gelenkkörper korrigiert und damit die Lastaufnahme auf den Gelenkflächen im physiologischen Sinne ausgeglichen werden (☞ Abb. 9.5, ☞ Abb. 16.26). Rechtzeitig durchgeführt, wird der Entwicklung einer Arthrose vorgebeugt; bei schon manifester Erkrankung kann damit ggf. ein noch intakter Knorpelbereich in die Belastungszone geschwenkt und durch Vergrößerung der lasttragenden Fläche die lokal wirksame Beanspruchung reduziert werden.

Eine Anregung der Gelenkdurchblutung kommt auch durch extraartikuläre Knochenanbohrungen und jede Osteotomie ("Reizosteotomie") zustande, womit über die Senkung des intraossalen Druckes vor allem eine rasche, aber nicht anhaltende Schmerzlinderung verbunden ist.

Débridement Die „Gelenktoilette" verbessert die biologischen Verhältnisse im Gelenk. Mechanische Störfaktoren wie freie Gelenkkörper, expansive Osteophyten oder lose Meniskus- und Knorpelteile werden entfernt. Mit der arthroskopischen Gelenkspülung beseitigt man chemisch und biologisch wirksamen Detritus (Abriebmaterial von Knochen und Knorpel), der die Ernährung noch intakten Knorpels beeinträchtigt und eine Synovialitis unterhält (Detritussynovialitis). Gleichzeitig erfolgt oft eine Resektion der fibrosierten Synovialis (Synovialektomie). Die Operationen zielen allgemein auf Schmerzlinderung ab, die aber nur vorübergehend erreicht wird. Sehr erfolgreich sind die Maßnahmen darin, zusätzlich zum Arthroseschmerz auftretende Probleme durch mechanische Hindernisse zu beseitigen (Einklemmungen, Giving-Way-Phänomene). Mit der Arthrolyse wird zusätzlich eine Bewegungsverbesserung durch Tendo-, Myo- und Kapsulotomien angestrebt.

Die Plombierung größerer Geröllzysten mit einem Knochentransplantat wird nur selten ausgeführt, weil dadurch der schmerzhafte Arthroseprozess unbeeinflusst bleibt. Eine Ausnahme stellen schmerzhafte gelenknahe Pseudozysten dar, die ohne erkennbare Arthrose als intraossäre Ganglien auftreten.

Knorpelverbessernde Operationen Knorpel- und Knochenbohrungen im Bereich des Knorpeldefektes sollen den Aufbau knorpeligen Ersatzgewebes stimulieren. Mehrfach angelegte Perforationen der destruierten Gelenkfläche bis die Markhöhle sorgen dafür, dass Bindegewebeproliferationen von dort vordringen und einen Oberflächenersatz bilden können, der sich unter funktioneller Beanspruchung zu Faserknorpel transformiert. Der Wiederaufbau hyalinen Knorpelgewebes gelingt auf diese Weise ebenso

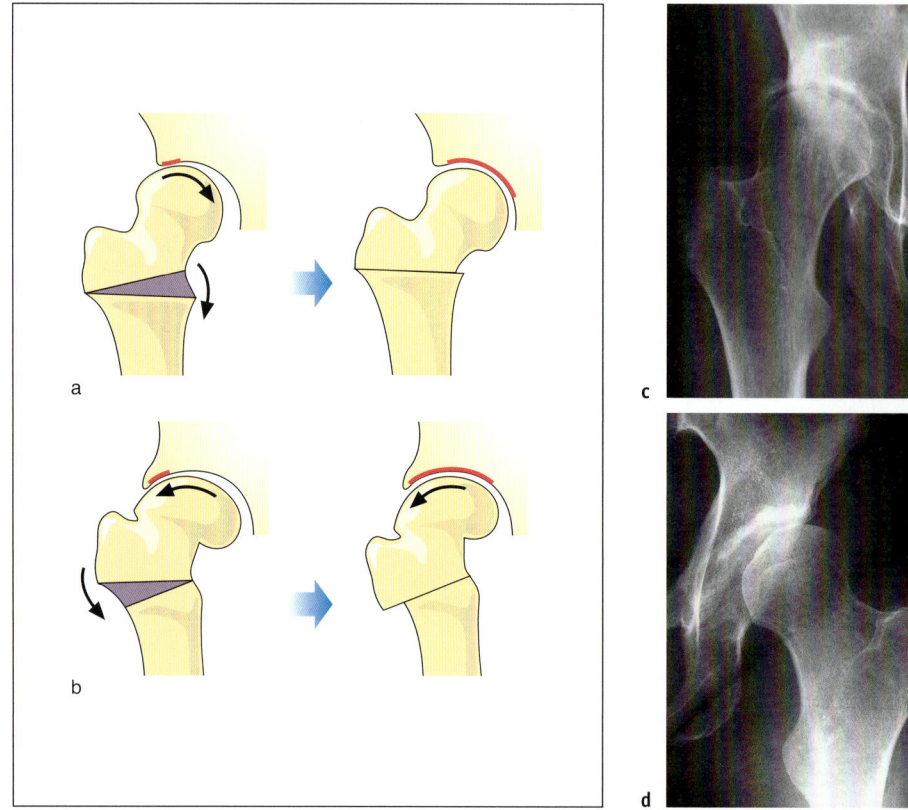

Abb. 9.5   Korrekturosteotomien am Hüftgelenk.

Durch Osteotomien kann man eine ungünstige Position von Gelenkkörpern korrigieren. So kann der Entwicklung einer Arthrose vorgebeugt werden. Bei manifester Erkrankung kann durch Vergrößerung der lasttragenden Fläche die lokal wirksame Beanspruchung reduziert bzw. ein noch intakter Knorpelbereich in die Belastungszone geschwenkt werden. Die Richtung (Varisation, Valgisation, Rotation) und die Lokalisation der Osteotomie (proximales Femur, Azetabulum) sind individuell zu bestimmen.

a) Schema einer varisierenden Osteotomie, die zur Verbesserung der Gelenkkongruenz und zur Vergrößerung der lasttragenden Fläche führt. Die Osteotomie wurde intertrochantär, d.h. zwischen Trochanter major und minor, ausgeführt.

b) Schema einer valgisierenden, intertrochantären Osteotomie.

c) Effekt einer varisierenden Osteotomie im Röntgenbild. Präoperativ besteht eine Coxa valga mit Zeichen einer sekundären Koxarthrose: Verschmälerung des Gelenkspaltes und Sklerose des Pfannendaches. Nach varisierender intertrochantärer Osteotomie hat sich die Position des Hüftkopfes zur Pfanne deutlich verändert, der Kopf wird jetzt weiter überdacht. Osteosynthese mit einer Winkelplatte, der Osteotomiespalt ist noch erkennbar (Pfeil).

d) Schwenkosteotomie des Azetabulums. Wie in c besteht eine unvollständige Überdachung des Hüftgelenkes, die hier aber weniger durch die Valgität des proximalen Femurs als durch eine relative Steilstellung des Pfannendaches zustande kommt. Nach Dreifachosteotomie (Os ileum, Os pubis, Os ischii) mit Schwenkung des Pfannendaches bessere Überdachung des Hüftkopfes.

wenig wie mit der Transplantation der chondrogenen Gewebe Perichondrium und Periost! Die knorpelverbessernden Operationen scheinen aber u.a. mit der autologen Chondrozytentransplantation am Beginn einer neuen Entwicklung zu stehen (☞ Kap. 3.3.5).

Endoprothetischer Gelenkersatz   Stärkere Deformierungen, Bewegungseinschränkungen und Schmerzen bilden die Indikation für einen arthroplastischen Gelenkersatz.

Frühere Versuche, mit verpflanztem Haut-, Faszien- oder Fettgewebe Gelenkflächen zu überkleiden (Resektions-Interpositions-Arthroplastiken), konnten die in sie gesetzten Hoffnungen ebenso wenig erfüllen wie die Transplantation von homologen Knorpel- und Knochenteilen zur Gelenkneubildung. Sie sind überholt durch die Entwicklung körperfremder Materialien, die sowohl biolo-

gisch verträglich als auch mechanisch ausreichend widerstandsfähig sind. Der endoprothetische Gelenkersatz erfolgt heute ausschließlich mit alloplastischem Material aus Metall, Kunststoff, Keramik, in kleinen Gelenken (Finger) auch Silikon (☞ Kap 3.3.7), daher der Name Alloarthoplastik.

Der endoprothetische Gelenkersatz ist mittlerweile so gut wie an allen Gelenken möglich (☞ Abb. 9.7), allerdings mit sehr unterschiedlichen Langzeiterfolgen. An Hüft- und Kniegelenk zählt der prothetische Ersatz mittlerweile zu den erfolgreichsten Operationen überhaupt! Bei der Operation werden die deformierten Gelenkkörper oder die Gelenkoberflächen entfernt und durch Endoprothesen ersetzt (☞ Abb. 9.6, 9.8 und ☞ Abb. 16.41). Die Maßnahmen werden ggf. ergänzt durch Kontrakturlösungen, Achskorrekturen und Denervationen zur Schmerzlinderung.

Die **partielle Alloarthroplastik** (Hemiarthroplastik) ersetzt nur einen Gelenkkörper durch ein Implantat, während der Gelenkpartner mehr oder weniger unverändert belassen wird. Sie kommt nur in besonderen Fällen zur Anwendung, z.B. am Hüftgelenk nach Schenkelhalsfrakturen bei alten Menschen (sog. Frakturprothesen), deren Allgemeinzustand keinen größeren Eingriff erlaubt. Am Schultergelenk finden Hemiarthroplastiken Verwendung, wenn die glenoidale Komponente nur schwierig und nicht dauerhaft zu verankern ist (☞ Abb. 6.14). Allgemein kann man aber sagen, dass der Ersatz beider Gelenkanteile Resultate von längerer Dauer erwarten lässt: **Totalarthroplastik** von Kopf und Pfanne durch Endoprothesen, die mit einem Methylmethacrylat-„Zement" im Knochen fixiert werden (☞ Abb. 9.6). Zementfreie Implantate – meist aus Titan – werden in das ausgefräste knöcherne Lager eingeschraubt oder eingeschlagen. Aufgrund einer speziellen Formgebung, die in einer dosierten Überdimensionierung gegenüber den Fräsinstrumenten besteht, werden die Prothesen vom umgebenden Knochen selbst gehalten (Pressfit-Verankerung).

Solche Ersatzoperationen werden am häufigsten am Hüft- und am Kniegelenk ausgeführt. Am Knie kommen je nach der verbliebenen Gelenkstabilität achslose Kufenprothesen (☞ Abb. 16.41a, b) oder Totalprothesen mit Führungsachse (☞ Abb. 16.41c) zur Verwendung. Dafür steht heute eine Vielzahl von Modellen mit unterschiedlichen Konstruktionsprinzipien zur Verfügung, die mit oder ohne „Zement" fixiert werden.

> **!** Jede Endoprothese weist eine begrenzte Haltbarkeit auf. Das Hauptproblem liegt im dauerhaften Verbund zwischen Implantat und Knochen und nicht etwa im Verschleiß der verwendeten Materialien.

Bei jeder Endoprothese kommt es mit der Zeit zur **Prothesenlockerung;** sie limitiert in den meisten Fällen die Funktionstüchtigkeit und die Standzeit der Endoprothese. Die Zeitdauer bis zur Lockerung des Endoprothesen-Knochen-Verbundes ist u.a. abhängig vom ersetzten Gelenk, vom verwendeten Prothesentyp, von der vorbestehenden Arthropathie, von Alter und Geschlecht des Patienten und von seiner körperlichen Aktivität. Die Vorgänge, die zur Lockerung der Prothese führen, sind nicht vollständig erforscht; von Bedeutung sind: periprothetischen Knochenatrophie, lokaler Knochenabbau durch Abriebpartikel, Infektion, periprothetische Knochenumbauaktivität, mechanische Belastung des Knochen-Prothesen-Verbundes und Unverträglichkeit gegenüber den verwendeten Materialien. Allgemein kann man sagen, dass Endoprothesen des Knie- und Hüftgelenkes mit mehr als 90%iger Wahrscheinlichkeit nach 10 Jahren noch funktionstüchtig sind.

Anzeichen der Implantatlockerung (☞ Abb. 9.7) sind zunehmender Belastungs- und Bewegungsschmerz. Im Röntgenbild erkennt man Prothesenwanderungen, lokale Osteolysen und -sklerosen und Demarkierungssäume zwischen Endoprothese und Knochen (radiolucent lines). Das Skelettszintigramm zeigt die fokal vermehrte Einlagerung von ⁹⁹ᵐTc-Bisphosphonaten an. Die Prothesenlockerung erfordert eine frühzeitige Austauschoperation, um

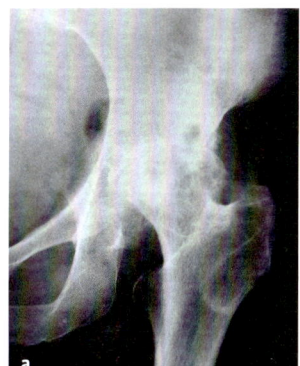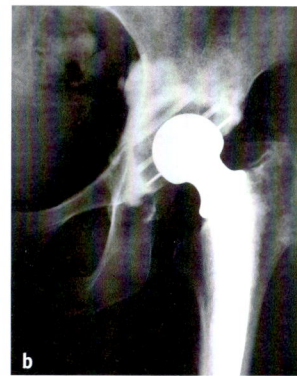

Abb. 9.6   Koxarthrose und Endoprothese.
a) Präoperativ schwere Koxarthrose bei einer 66-jährigen Frau mit Aufhebung des Gelenkspaltes, Pfannendachzyste.
b) Postoperatives Röntgenbild nach Ersatz von Kopf und Pfanne durch Totalendoprothese: Polyäthylenpfanne, koxales Femurende aus Metall, beide Komponenten mittels Methylmethacrylat im Knochen fixiert.

weiteren Knochenverlusten oder gar Frakturen des Implantatlagers nicht Vorschub zu leisten. Nach wie vor ist bei einer Wechseloperation damit zu rechnen, dass die neu zu implantierende Prothese größere Knochenvolumina zu ersetzen hat als die vorhergehende und dass die Wechselprothese wahrscheinlich eine kürzere Haltbarkeit zeigt als die vorhergehende Prothese. Verbesserte Prothesenmodelle sollen zukünftig die Veränderungen der Knochenphysiologie verringern, die Standzeiten verlängern und Wechseloperationen erleichtern.

Die meistgefürchtete **Komplikation** bei Endoprothesen ist die **Infektion,** die in aller Regel zum vollständigen

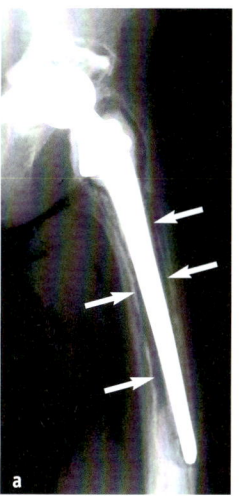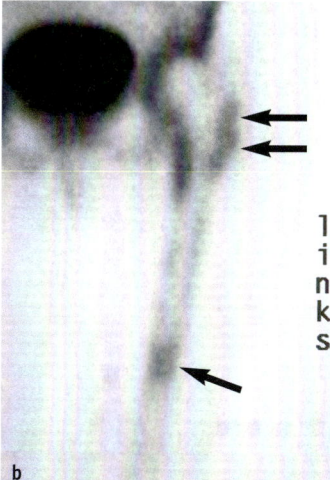

Abb. 9.7   Gelockerte Hüftprothese.
a) 12 Jahre nach Implantation erkennt man Lockerungssäume (↑) um den gesamten Femurschaft herum. Die distale Prothesenspitze droht aus der lateralen Femurkortikalis auszuwandern.
b) In der Skelettszintigraphie findet sich proximal und an der Stentspitze (↑) eine erhöhte Aktivität als Ausdruck vermehrten Knochenumbaus durch die Prothesenlockerung.

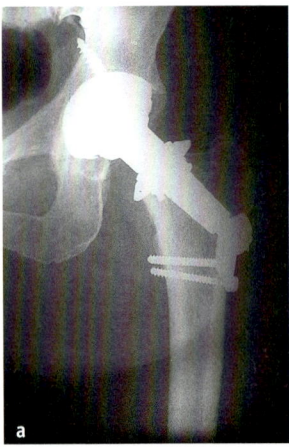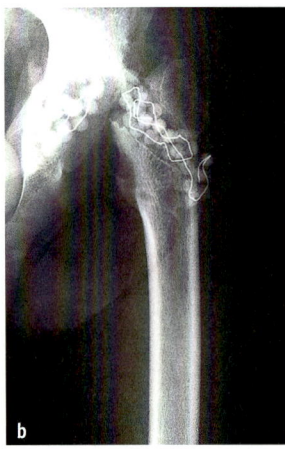

Abb. 9.8 Protheseninfektion.

Endoprothetischer Hüftgelenksersatz wegen Hüftkopfnekrose nach Nierentransplantation.
a) Hüftgelenksersatz erfolgt mittels einer metaphysär zementfrei verankerten Endoprothese.
b) Die Prothese musste wegen einer Spätinfektion drei Jahre post operationem entfernt werden. In der Hüftpfanne und im Bereich des ehemaligen Prothesenschaftes erkennt man antibiotikahaltige Knochenzement-Kugelketten. Es resultiert eine Resektionsarthroplastik des Hüftgelenkes, die nach narbigem Umbau des Neugelenkes unter erheblicher Beinverkürzung (mehrere Zentimeter) schmerzfrei belastet werden kann. Der Trochanter major ist deutlich kranialisiert. Die Reimplantation einer Endoprothese war in diesem Fall nicht möglich wegen septischen Versagens des Nierentransplantates.

Wechsel des Implantates mit langfristiger Antibiose zwingt. **Periprothetische Frakturen** durch adäquate Traumen bieten besondere Rekonstruktionsprobleme.

Auch wenn der endoprothetische Gelenkersatz spezifische perioperative Risiken birgt und im Langzeitverlauf Probleme aufwerfen kann, können solche Operationen

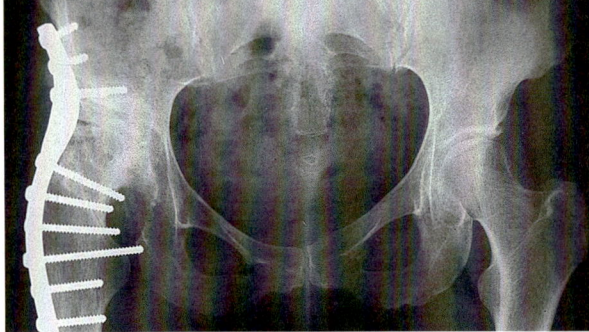

Abb. 9.9 Arthrodese des Hüftgelenkes.

46-jährige Frau mit posttraumatischer Koxarthrose. Versteifung des Hüftgelenkes mit Osteosyntheseplatte unter Verkürzung des Beins um etwa 2 cm. Die Verkürzung erleichtert das Durchschwingen des Beins beim Gehen. Der Gelenkspalt ist knöchern überbrückt. Der Trochanter major wurde zur Platzierung der Platte abgetragen, der dort ansetzende M. gluteus medius ist nach der Arthrodese nicht mehr notwendig.

heute auch vor dem 6. Dezennium empfohlen werden. Vor allem schmerzhafte Dysplasie-Arthrosen, die invalidisierenden Arthropathien bei rheumatischen Krankheiten, Knochennekrosen und Unfallfolgen erfordern bereits in jüngeren Jahren Lösungen, die mit Schmerzfreiheit und guter Funktion für erträgliche Lebensqualität sorgen.

Arthrodese Die Gelenkversteifung bietet sichere Aussicht auf bleibende Schmerzfreiheit, Stabilität und Gebrauchsfähigkeit der Gliedmaße. Sie bedeutet aber stets auch Funktionsverzicht (☞ Abb. 9.9). Der Funktionsausfall hat an den unterschiedlichen Gelenken allerdings sehr unterschiedliche Auswirkungen auf die Gesamtfunktion der Extremität. Die Arthrodesen sind durch die Entwicklung der Endoprothetik weitgehend verdrängt worden, vor allem am Schulter-, Knie- und Hüftgelenk. Am Handgelenk, den Fingermittel- und -endgelenken, an der Fußwurzel und am Großzehengrundgelenk (☞ Abb. 15.15, Abb. 15.16) haben sie allerdings noch maßgebliche Bedeutung, zum einen weil das resultierende Funktionsdefizit gut kompensiert werden kann, zum anderen weil Endoprothesen mit ausreichend guten Langzeitergebnissen fehlen.

Unter bestimmten Bedingungen wird man auch heute noch zur Arthrodese z. B. eines Kniegelenkes raten, nämlich dann, wenn der Patient jung ist, körperlich schwer arbeiten muss und die Beweglichkeit des Gelenkes bereits weitgehend verloren gegangen ist (ein verbliebener Bewegungsspielraum von 10–20 Grad bedeutet keinen Vorteil, sondern bedingt nur die Aufrechterhaltung von Schmerzen). Voraussetzung ist aber die intakte Funktion der Nachbargelenke, auch auf der Gegenseite.

Resektionsarthroplastik Auch die resezierenden Arthroplastiken, d. h. die modellierende Neuformung der Gelenkkörper ohne Verwendung von Dauerimplantaten, sind durch den Erfolg der Endoprothesen weitgehend in den Hintergrund getreten. Sie haben aber noch ihren festen Platz in der Therapie der Rhizarthrose, des Hallux rigidus und der Arthrose des Akromioklavikulargelenkes. Am Hüft- und Ellenbogengelenk verwendet man sie noch in seltenen Indikationen und auch dann, wenn Endoprothesen wegen einer Infektion entfernt werden müssen und nicht reimplantiert werden können (☞ Abb. 9.8).

9.3 Krankheiten des Synovialgewebes

Definition In dieser Gruppe werden Gelenkkrankheiten unterschiedlicher Genese zusammengefasst, bei denen primär das Synovialgewebe erkrankt ist. Die übrigen Bestandteile des Gelenkes wie Knochen, Knorpel und Bänder werden erst sekundär in den Krankheitsprozess einbezogen. Tumoren des Synovialgewebes (malignes Synovialom) und tumorartige Krankheiten (tenosynovialer Riesenzelltumor, Chondromatose) werden im Kap. 8.5 behandelt.

Seit der alten Medizin wurden alle „fließenden" und ziehenden Schmerzen am Bewegungsapparat („Reißen") als Rheuma bezeichnet. Inzwischen hat man verschiedene Krankheitsbilder nach pathogenetischen Gesichtspunkten abgegrenzt, die man als rheumatische Gelenkentzündungen im engeren Sinne versteht. Sie kommen bei Vorliegen einer bestimmten immunologischen Reaktionslage im Organismus (bei der auch erblich-disponierende Faktoren mitspielen) aufgrund infektiös-toxischer und anderer Einwirkungen zustande. Exakte ätiologische Erkenntnisse liegen nicht vor, obwohl die pathogenetischen Vorgänge teilweise im Detail bekannt sind. Von diesen rheumatischen Gelenkkrankheiten im engeren Sinne sind die primären Knorpelkrankheiten, die zu den Arthrosen führen, streng zu trennen, auch wenn sie zeitweilig ebenfalls unter den Oberbegriff „Rheuma" gestellt werden.

9.3.1 Rheumatoide Arthritis

Definition   Chronisch verlaufende, polyartikuläre, entzündliche Systemerkrankung, die von den Synovialgeweben der Gelenke, der Sehnenscheiden und der Schleimbeutel ausgehend durch sekundäre Sehnen-, Knorpel- und Knochendestruktion zu schweren Behinderungen führt.

Synonyme   Chronische Polyarthritis

Ätiologie und Pathogenese   Wahrscheinlich handelt es sich um einen immunologischen Prozess, der sich nach einer „Initialzündung" autonom weiterentwickelt. Möglicherweise ist dafür eine Infektion verantwortlich, die eine sich selbst unterhaltende **Immunreaktion** auslöst. Eine genetisch verankerte andersartige Reaktionsfähigkeit des Immunsystems wird für wahrscheinlich gehalten. Als pathogenetischer Mechanismus ist dann eine **Autoimmunaggression** anzunehmen, bei der humorale und zelluläre Reaktionen zusammenwirken.

Es werden die kleinen Gelenke an Händen und Füßen befallen (außer DIP-Gelenke), ebenso wie die großen Gelenke der oberen und unteren Extremitäten. Die rheumatoide Arthritis befällt nicht nur die Synovialis der Gelenke, sondern auch die der Sehnenscheiden und der Schleimbeutel. Sie kommt in jedem Alter vor, am häufigsten sind Frauen zwischen 20 und 40 Jahren betroffen (Frauen : Männer = 3:1).

Pathologische Anatomie   In der Abb. 9.10 sind die Wege der Gelenkzerstörung dargestellt. Im Zentrum des Geschehens steht das Synovialgewebe: primäre Kapillarschädigung mit Entstehung eines **exsudativ-proliferativ entzündlichen Prozesses** unter Bildung eines pannösen Granulationsgewebes, das die Knorpel-Knochen-Grenze überschreitet und über die Gelenkflächen wuchert (☞ Abb. 9.11). Seine Enzyme und Metaboliten wirken dem Gelenkknorpel gegenüber aggressiv und zerstören ihn. Da auch von der subchondralen Gefäßzone eine Proliferation ausgeht, kommt es zur fortschreitenden Destruktion des Knochens und des Knorpels, der quasi von der Gelenk- und der Knochenseite „in die Zange" genommen wird. Der synovialen Proliferation und dem **Gelenkerguss** folgt die schmerzbedingte **Bewegungsstörung** mit Atrophie der Muskulatur. In späteren Stadien fibrosiert die Capsula fibrosa: die Bewegungseinschränkung nimmt zu. **Fehlstellungen und Subluxationen** sind auch Folge der progressiven Zerstörung der Gelenkkörper, die an den kleinen Gelenken teilweise völlig resorbiert werden (Mutilation, ☞ Abb. 9.12). Am Ende resultiert ein **kontraktes, destruiertes**

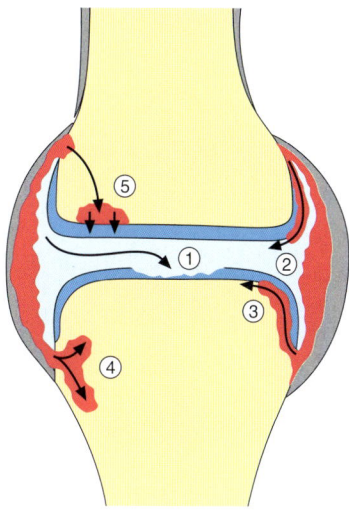

Abb. 9.10   Wege der Gelenkdestruktion bei der rheumatoiden Arthritis und verwandten Krankheiten (nach Mohr).

1 Knorpelzerstörung über die Synovialflüssigkeit, enzymatisch (Proteasen, Sauerstoffradikale) oder zellvermittelt (Granulozyten).
2 Proliferierendes Synovialgewebe (Pannusgewebe rot) überwächst den Knorpel und dringt zerstörend in ihn ein.
3 Proliferierendes Synovialgewebe schiebt sich tunnelierend zwischen Knorpel und Knochen.
4 Ausgehend vom Kapselrezessus, d. h. der knorpelfreien Zone, zerstört destruierendes Pannusgewebe die Knochenkortikalis (Usur) und dringt in den subchondralen Markraum vor.
5 Vom Markraum aus greift Pannusgewebe destruierend auf den Knorpel über.

Gelenk mit grober Deformierung der gelenkbildenden Knochenanteile, Instabilität oder fibröser Steife. Die Knorpelschädigung führt zu einer sekundären Arthrose (postarthritische Arthrose), die das klinische Bild überlagern und in Spätfällen sogar dominieren kann (☞ Abb. 9.3d).

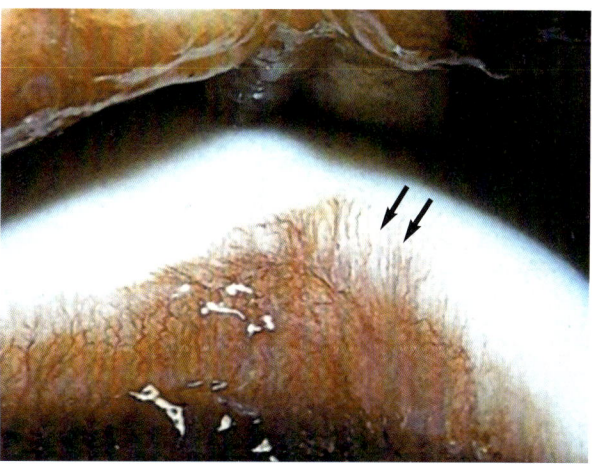

Abb. 9.11   Knorpeldestruktion bei rheumatoider Arthritis.

Blick auf den Operationssitus einer Arthrotomie. Charakteristische Überwachsung des Gelenkknorpels durch stark vaskularisiertes Synovialgewebe (↓↓).

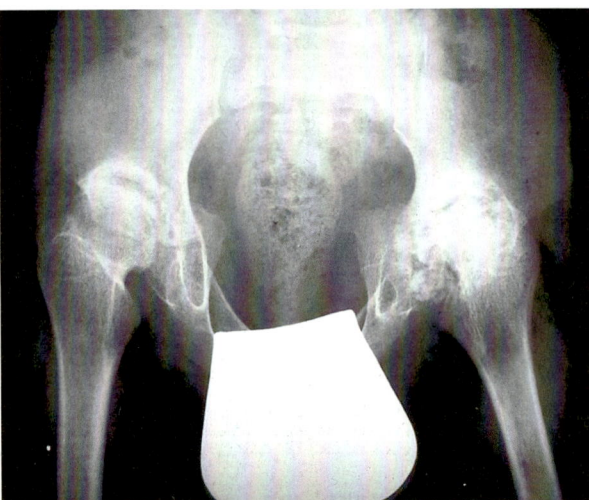

Abb. 9.12   Fortgeschrittene rheumatoide Arthritis der Hüftgelenke.
Symmetrischer Gelenkbefall, schwere Destruktion der Gelenkkörper, Aufhebung der Gelenkspalte, teilweise Nekrose des linken Hüftkopfes.

Der Prozess der Gelenkzerstörung muss keineswegs immer bis zum Ende ablaufen. Entweder spontan oder unter therapeutischem Einfluss kann die Synovialitis temporär oder endgültig zum Stillstand kommen. Die bis dahin aufgetretenen Gelenkschäden sind irreversibel und bilden die Grundlage einer sekundären Arthrose.

Klinik   Die rheumatoide Arthritis entwickelt sich schleichend oder verläuft in Schüben, zwischen denen Perioden mit scheinbarer Inaktivität liegen. Man unterscheidet ein **uncharakteristisches Prodromalstadium** mit allgemeiner Müdigkeit, Abgeschlagenheit, Gewichtsverlust, Hyperhidrosis, subfebrilen Temperaturen, Schwellungsgefühl und Durchblutungsstörungen an Händen und Füßen, manch-

mal auch bereits Schmerzen und Steifigkeit der Fingergelenke. Nach Wochen, Monaten oder Jahren folgt das eigentliche **Frühstadium** mit spindelförmiger, polsterhaft-schwammiger, symmetrischer Schwellung vor allem der Mittel- und Grundgelenke von Fingern und Zehen, zunehmender Steifigkeit und Schmerzen (☞ Abb. 9.13a). Atypischer Beginn mit akutem (symmetrischem) Befall großer Beingelenke sowie Beteiligung peri- oder extraartikulärer Strukturen (Bursitis, Tenovaginitis) ist nicht selten. Bei jeder unklaren atypischen Arthritis muss an eine beginnende rheumatoide Arthritis gedacht werden! Rheumaknoten entwickeln sich bei seropositiver rheumatoider Arthritis. Prädilektionsstellen sind jene Orte, die einer mechanischen Belastung ausgesetzt sind: z.B. Olekranon, Finger (☞ Abb. 9.13b). Die histologische Struktur ist gekennzeichnet von der zentralen fibrinoiden Nekrose, die palisadenartig von Epitheloidzellen umgeben ist.

Die Verlaufsformen sind ausgesprochen vielfältig und reichen von gelegentlich eintretenden schubartigen Polyarthritiden bis zu progressiver Gelenkzerstörung mit Funktionseinschränkungen, Kontrakturen und Deformierungen bis zur Verkrüppelung (☞ Abb. 9.14). Das klinische Bild wird noch erheblich variiert vom individuell unterschiedlichen Erfolg therapeutischer Bemühungen. Die topographischen Besonderheiten werden in den zugehörigen Kapiteln dargestellt.

Eine Besonderheit stellt der Befall der synovialen Kopfgelenke dar. Er kann zur Subluxation des Kopfes gegenüber der Halswirbelsäule führen und eine Myelopathie bedingen. Es resultieren dann nicht selten schwere Bewegungsstörungen bis zur Querschnittsläsion.

Als **Arthritis mutilans** bezeichnet man eine mit schwersten knöchernen Destruktionen an Fingern und Händen (Arrosion, Osteolyse, Fehlstellung, Subluxationen und Luxationen) einhergehende Erkrankung, die als Sonderform der rheumatoiden Arthritis aufzufassen ist (☞ Abb. 9.15). Charakteristisch eingestülpte Hautfaltung an den durch die Osteolysen verkürzten Fingern („Opernglasphänomen").

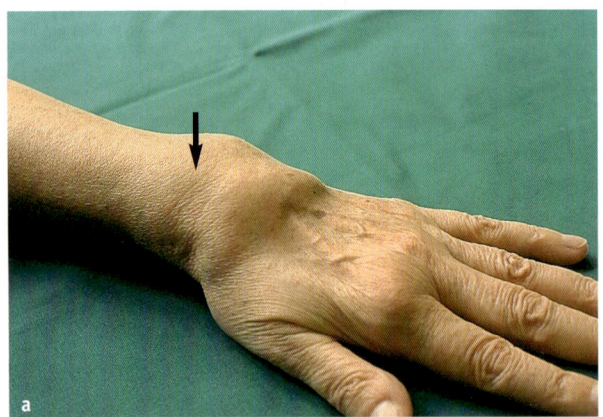 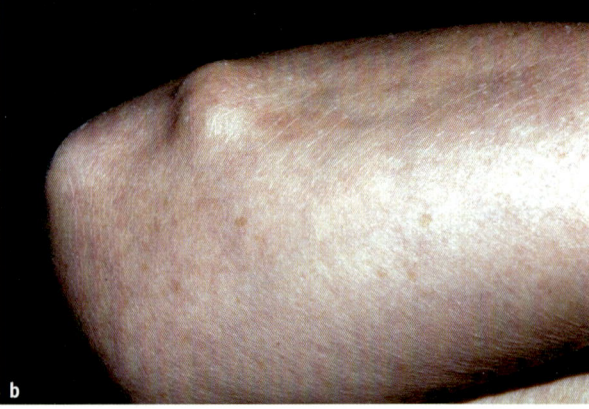

Abb. 9.13a und b   Tendovaginitis rheumatica, Rheumaknoten.
a) Die synoviale Schwellung der Strecksehnen verursacht eine erhebliche Schwellung über dem dorsalen Handgelenk, die taillenartig durch das Retinaculum extensorum eingeschnürt wird (↓). Typischerweise bricht die Schwellung nach distal abrupt ab und erscheint dadurch scharf abgegrenzt. Schwellung auch des Zeigefinger- und Mittelfingergrundgelenkes.
b) Rheumaknoten an der Streckseite des Ellenbogengelenkes: derber subkutaner schmerzfreier Knoten ohne Entzündungszeichen.

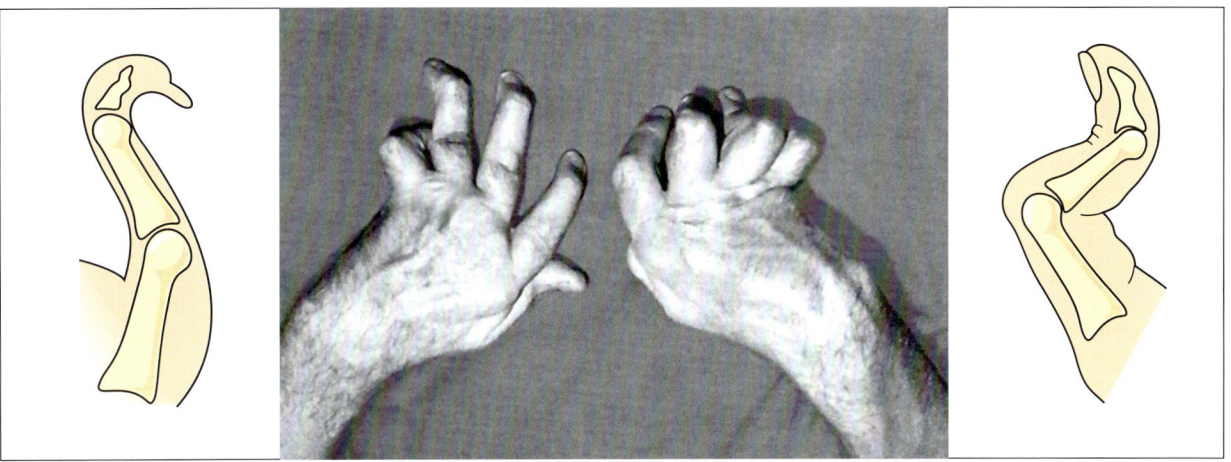

Abb. 9.14   Hand- und Fingerdeformitäten bei rheumatoider Arthritis

Schwer deformierte Hände bei fortgeschrittener rheumatoider Arthritis. Eine radiale Deviation besteht in den Handgelenken, eine ulnare Deviation in den Fingergrundgelenken: Es resultiert eine sog. Zickzackdeformität (Handskoliose). Die Langfinger der linken Hand sind in den Fingermittelgelenken kontrakt überstreckt, in den Endgelenken flektiert: Schwanenhalsdeformität. Die Langfinger der rechten Hand zeigen die entgegengesetzte Deformität mit kontrakter Flexion in den Fingermittelgelenken und Überstreckung in den Endgelenken: Knopflochdeformität.

Diagnostik   Die Laborbefunde sind im Frühstadium häufig uncharakteristisch. Die BSG kann normal sein, im Allgemeinen korreliert sie mit der Aktivität des Krankheitsprozesses und ist im Schub stark erhöht. Rheumafaktoren sind bei Beginn meist negativ, später in 80% der Fälle

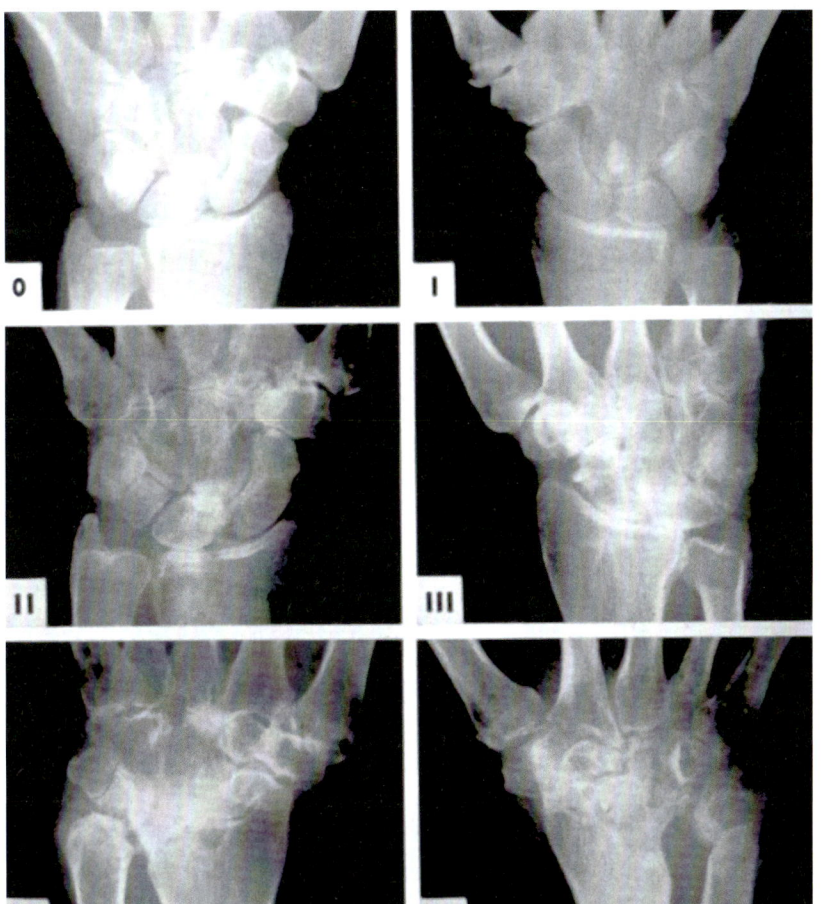

Abb. 9.15   Gelenkdestruktionen bei der rheumatoiden Arthritis am Beispiel des Handgelenks.

In den Stadien nach Larsen Dale und Eek (1975) erkennt man die zunehmende Zerstörung der Gelenke und schließlich der Knochen. Das Stadium I ist vor allem durch die periartikuläre Osteopenie geprägt. Im Stadium II treten die Gelenkspaltverschmälerungen deutlicher hervor. In den folgenden Stadien tritt eine zunehmende Zerstörung bis zum karpalen Kollaps auf. Im Stadium V lassen sich die Handwurzelknochen kaum noch voneinander abgrenzen. Die Höhe der Handwurzelreihe hat erheblich abgenommen.

149

vorhanden (unspezifisch!). C-reaktives Protein ist im Schub meist erhöht. Dysproteinämie: Globuline erhöht, Albumine vermindert.

Das American College of Rheumatology hat Kriterien vorgelegt (**ACR-Kriterien**), die behilflich sind, eine bis dahin ungekläre Polyarthritis als rheumatoide Arthritis zu identifizieren (Tab. 9.1).

In späten Stadien sind die typischen Deformitäten richtungweisend (an Händen Ulnardeviation der Finger, Caput-ulnae-Syndrom, Schwanenhals-, Knopflochdeformität, Funktionsausfälle durch Sehnenrupturen).

Röntgenologisches Kennzeichen ist die Usur. Sie ist Folge der zystenartigen Knochendestruktion am Knorpel-Knochen-Übergang durch die aggressive Synovialitis (☞ Abb. 9.12, Abb. 9.10).

Im Skelettszintigramm lässt sich ein typisches Gelenkbefallsmuster verifizieren. In besonderen Fällen kann eine Entzündungsszintigraphie hilfreich sein (☞ Abb. 9.16).

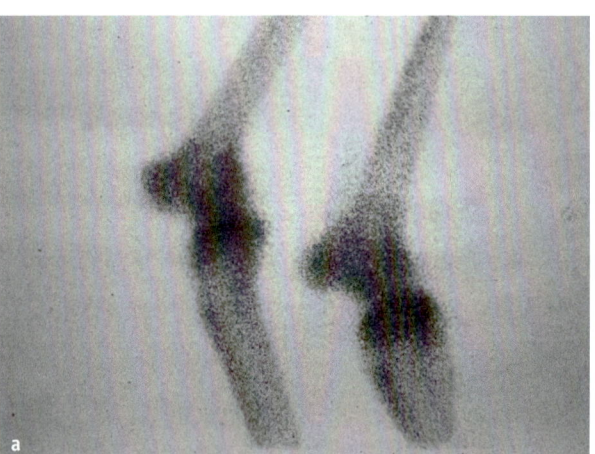

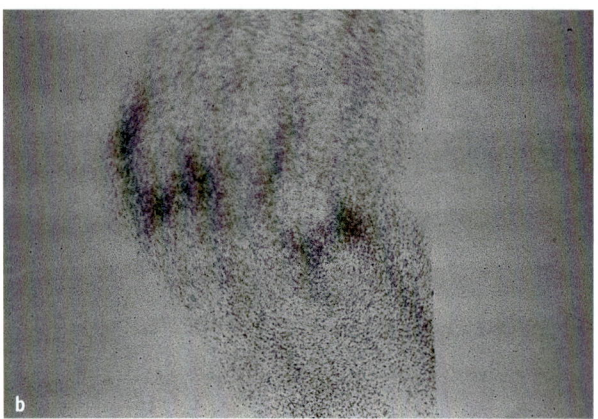

Abb. 9.16   Diagnostik mit Hilfe der Szintigraphie.

a) Skelettszintigraphie mit ^{99m}Tc-Diphosphonat bei Gonitis rheumatica. Der kniegelenksnahe Knochen zeigt eine deutliche Mehrspeicherung des Nuklids.

b) Entzündungsszintigraphie mit ^{99m}Tc-Nanokolloiden bei demselben Patienten. Der Knochen erscheint ausgespart, die Anreicherung des Nuklids erfolgt im entzündlichen Synovialgewebe, so dass im Vergleich zur Skelettszintigraphie eine geradezu komplementäre Abbildung entsteht (s. Kap. 2.4.4).

Differentialdiagnose   Psoriasisarthritis, reaktive Arthritis, Gicht, Lupusarthritis, Sarkoidose-Arthritis, Reiter-Krankheit, aktivierte Arthrose, Polymyalgia rheumatica, Fibromyalgie.

Therapie

■ **Medikamentös:** Eine kausale Therapie ist bisher nicht bekannt. Man unterscheidet eine Basistherapie von der Anwendung symptomatisch angreifender Medikamente, wobei aber auch der Wirkungsmechanismus der sog. Basistherapeutika nicht immer hinlänglich erforscht ist.

Als **Basistherapeutika** (☞ Kap 3.2.3) kommen in erster Linie Methotrexat in niedriger Dosierung, Sulfasalazin, Chloroquin und bei besonderem Verlauf Zytostatika wie Azathioprin zur Anwendung. Als **Biologicals** werden neuere Medikamente bezeichnet, die in den Intermediärstoffwechsel der Entzündungsreaktion eingreifen (z. B. TNFα-Antikörper).

Von den heute sehr zahlreichen **symptomatischen Antirheumatika** (☞ Kap 3.2.3) sind als wichtigste zu nennen: Acetylsalicylsäure, Diclofenac, Ibuprofen, Indometacin, Cortisonpräparate. Der Effekt hängt von vielen Faktoren ab, wie von der Schwere der Erkrankung, der körperlichen Toleranz oder möglichen Interferenzen mit anderen Mitteln. **Bei allen Präparaten ist mit unerwünschten Nebenwirkungen zu rechnen.** Besondere Vorsicht ist bei Langzeitanwendung von Kortikoiden am Platz (Osteoporose, Cushing-Syndrom!). Sie sollten deshalb möglichst nur kurzfristig zur Dämpfung von Schubphasen eingesetzt und bei unvermeidbar langfristiger Applikation auf der niedrigsten noch wirksamen Dosierung (Low-Dose-Cortison 1–2 mg/d) gehalten werden.

■ **Physikalische Therapie:** Um Kontrakturen und Gelenkfehlstellungen zu verhüten, ist schon frühzeitig auf eine

Tab. 9.1   ACR-Kriterien des American College of Rheumatology

1	morgendliche Steife in einem Gelenk von mindestens einstündiger Dauer
2	Arthritis von drei oder mehr Gelenkregionen (fluktuierende Schwellung)
3	Arthritis an Hand und Fingergelenken, mindestens ein Hand-, MCP-, PIP-Gelenk.
4	Symmetrie der Arthritis
5	Rheumaknoten
6	Nachweis von Rheumafaktoren
7	typischer Röntgenbefund am Handskelett.

Vier der sieben Kriterien müssen zur Diagnose rheumatoide Arthritis erfüllt sein, die Kriterien 1–4 mindestens 6 Wochen bestehen.

geeignete **Lagerung** und **Schienung** der betroffenen Extremitäten zu achten. Nach Abklingen der entzündlichen Schübe zunehmende Mobilisation und Muskelpflege durch **Krankengymnastik, Ergotherapie.** Wärmeanwendung (Packungen, Bäder, evtl. mit Moor, Schwefel, Thermalquellen) kommt vor allem im Intervall und zur Kurbehandlung in Frage. Im Schub werden Eisauflagen und kalte Wickel (Kryotherapie) meist besser vertragen. Die Behandlung von Kontrakturen und Fehlstellungen an Hand und Fuß erfolgt durch funktionelle Schienen und Einlagen.

■ **Operativ:** Eine frühzeitig genug durchgeführte **Synovialektomie** (arthroskopisch oder per Arthrotomie) vermag mit Entfernung der Masse des veränderten Synovialisgewebes das klinische Bild zu bessern und auch die weitere Destruktion in dem betreffenden Gelenk zu verlangsamen. Alternativ oder in Kombination **Radiosynoviorthese:** Betastrahlende Radionuklide, intraartikulär verabreicht, vermögen das Wuchern des Synovialgewebes zu unterbinden (^{90}Yttrium, ^{186}Rhenium oder ^{169}Erbium). Analog auch Tenosynovialektomie erkrankter Sehnenscheiden (Extensoren und Flexorensehnen an Hand und Fuß).

Resektionsarthroplastiken haben vor allem an den Zehengrundgelenken, an den Fingergelenken und am akromioklavikulären Gelenk Bedeutung.

Ein weites Feld bietet sich für Operationen an der rheumatischen Hand und am rheumatischen Fuß (☞ Abb. 9.15): Gelenkrekonstruktionen mit und ohne Verwendung alloplastischer Implantate, Exzision oder Raffung von Gelenkkapseln, Sehnenersatzplastiken, Arthrodesen; Neurolysen, z.B. des N. medianus bei Karpaltunnelsyndrom (☞ Kap. 13.8.2).

Der endoprothetische Gelenkersatz (**Alloarthroplastik**) gehört zu den erfolgreichsten operativen Maßnahmen beim Rheumakranken. Seine Indikation richtet sich vorrangig nach dem Schmerzgeschehen, aber auch nach einer fortschreitenden Destruktion und nach Funktionsdefiziten. Die verwendeten Prothesen und die Operationstechnik unterscheiden sich nicht wesentlich vom Gelenkersatz bei der Arthrose. Besondere Beachtung muss aber der oft schweren Osteoporose geschenkt werden. Rheumakranke benötigen oftmals Endoprothesen an mehreren Gelenken, so dass ein therapeutischer Stufenplan unter Berücksichtigung aller konservativen und operativen Optionen aufgestellt werden muss.

■ **Allgemeine Maßnahmen zur Rehabilitation:** psychische Führung der körperlich oft schwer behinderten Patienten. Ggf. Versorgung mit orthopädischen Hilfsmitteln (Schuhe, Schienen und Bandagen, Krankenfahrzeuge, Alltags- und Arbeitshilfen, ☞ Kap. 3.4), Einleitung beruflicher Umschulung etc.

Prognose Die schwere progressive Gelenkdestruktion führt in vielen Fällen zu frühzeitiger Invalidität mit mehr oder weniger schwerwiegender Leistungsminderung bis zur völligen Hilfs- und Pflegebedürftigkeit. Der Verlauf hängt weitgehend vom Zeitpunkt des Erkrankungsbeginns, von der Schwere des Krankheitsverlaufes und von der Therapie ab. In schweren Fällen lässt sich aber trotz Einsatzes aller derzeitigen Behandlungsmöglichkeiten eine

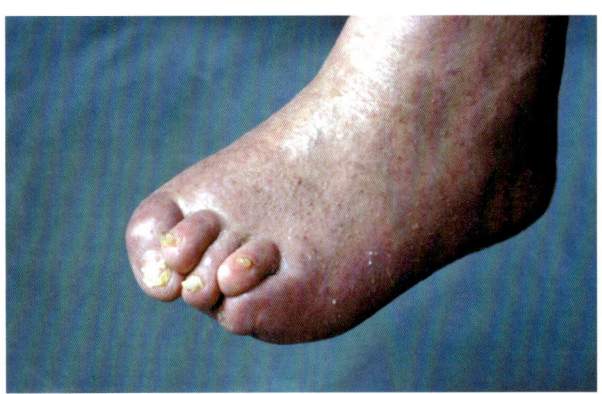

Abb. 9.17 Psoriasisarthritis.
Man erkennt die typischen Effloreszenzen der Psoriasis. Starke Valgität der Großzehe. Die Hautfalten über den Sprunggelenken sind verschwunden, weil durch eine spontane Ankylose die Sprunggelenke versteift sind. Die Zehen erscheinen verkürzt, die Knochen sind mutilierend resorbiert.

Progredienz weder aufhalten noch eine Dauerschädigung verhindern.

9.3.2 Psoriasisarthritis

Definition Chronisch verlaufende polyartikuläre entzündliche Gelenkerkrankung, die im Zusammenhang mit der Psoriasis auftritt. Genauso wie bei der rheumatoiden Arthritis nimmt die Sehnen-, Knorpel- und Knochendestruktion ihren Ausgang vom Synovialgewebe.

Klinik Die Arthritis beginnt in einem Teil der Fälle akut, ähnelt im weiteren Verlauf dem Bild der rheumatoiden Arthritis, hat aber gewöhnlich eine günstigere Prognose. Im Gegensatz zur rheumatoiden Arthritis ist der Gelenkbefall asymmetrisch. Vorwiegend oligoartikulärer Befall der Finger- oder Zehengelenke (☞ Abb. 9.17), aller drei Gelenke eines Fingers („Wurstfinger") oder mehrerer bzw. aller Endgelenke (rheumatoide Arthritis: Grund- und Mittelgelenke!). Livide Hautverfärbung über den betroffenen Gelenken. Gelegentlich auch Befall der Kreuzdarmbeinfugen, Wirbelgelenke. Nicht immer ist bei Beginn der Arthritis die Psoriasis bekannt oder erkennbar.

Diagnostik **Labor:** BSG in der Regel erhöht, Rheumafaktoren negativ, HLA-B27 in mehr als 50% der Fälle positiv.

Differentialdiagnose Alle synovialen Krankheiten kommen differentialdiagnostisch in Betracht.

Therapie Die Behandlung ist ähnlich der rheumatoiden Arthritis.

9.3.3 Reaktive Arthritis

Definition Als reaktive Arthritiden bezeichnet man Gelenkkrankheiten, denen gewöhnlich eine unter Umständen unbemerkte Infektion im respiratorischen, enteralen oder urogenitalen Bereich vorausgeht. Die Gelenkerkrankung entspricht einer hyperergischen Reaktion auf die kurzfristig veränderte Immunsituation.

Ätiologie Auslösende Infektionen können Darmerkrankungen (Salmonellen, Shigellen, Yersinien, Campylobacter u.a.), urogenitale Infektionen (Chlamydien und Mykoplasmen) oder Hautinfektionen (Borrelien) sein.

Im Gegensatz zu infektiösen Arthritiden finden sich dabei niemals Erreger im Gelenk.

Klinik Das Allgemeinbefinden ist bei diesen Arthritiden nicht oder nur geringfügig und kurzzeitig gestört. Die Synovialitis erzeugt oft starke Gelenkergüsse, mono-, oligo- und polyartikuläre Verläufe. Bei chronischem Verlauf reaktive Veränderungen der periartikulären Gewebe, sekundäre Arthrose.

Diagnostik Entscheidend ist die Antikörperserologie gegen die verschiedenen Erreger. Andere Laborwerte richten sich nach der auslösenden Grundkrankheit. Das **Röntgenbild** ist am Anfang stets unauffällig, bei längerer Dauer leichte Demineralisierung, keine Usurierung.

Differentialdiagnose Differentialdiagnostisch müssen alle synovialen Gelenkkrankheiten und Kristallarthopathien in Erwägung gezogen werden.

Therapie Sanierung eines persistierenden Infektes mit Antibiotika.

Symptomatisch: Ruhigstellung und Schonung der betroffenen Gelenke, nichtsteroidale Antiphlogistika, Kryotherapie. Seltener ist eine Synovialektomie indiziert.

9.3.4 Reiter-Syndrom

Klinik Diese Erkrankung wird ebenfalls als reaktives (postinfektiöses) Syndrom mit genetischer Disposition betrachtet. Betroffen sind meist Männer zwischen 20 und 40 Jahren. Gewöhnlich beginnt die Erkrankung akut mit einer schmerzhaften Polyarthritis. Vorwiegend sind Fuß- und Kniegelenke (asymmetrisch), Kreuzdarmbeinfugen und Wirbelgelenke betroffen. Die Symptome treten in Verbindung mit einer **Urethritis** (infektiöse Noxe durch Geschlechtsverkehr übertragen?) und – in einem Teil der Fälle – einer **Konjunktivitis** und **Iridozyklitis** auf. Gelegentlich leiden die Patienten auch unter einer Enteritis und Hautsymptomen. Die Gelenkveränderungen erreichen gewöhnlich nicht den Schweregrad wie bei der rheumatoiden Arthritis.

Diagnostik **Labor:** BSG erhöht, Leukozytose mit Linksverschiebung. Rheumafaktoren negativ. HLA-B27 ist in 70–80% der Fällen positiv.

Differentialdiagnose M. Bechterew, Psoriasisarthritis, rheumatoide Arthritis.

Therapie Ähnlich der rheumatoiden Arthritis, vorrangig medikamentös und physiotherapeutisch.

9.4 Kristallarthropathien

9.4.1 Gicht

Definition Bei der Gicht handelt es sich um eine hereditäre Störung des Purinstoffwechsels, die durch Urateinlagerungen in mesenchymale Gewebe zu vielfältigen Erscheinungen führt.

Synonyme Arthritis urica

Ätiologie Bei den primären (erblichen) Formen besteht entweder eine vermehrte Bildung oder verminderte Ausscheidung von Harnsäure oder eine Kombination von beiden Störungen. Der sekundären Gicht liegt ein Überangebot an endogenen oder exogenen Purinen oder eine Retention durch Niereninsuffizienz zugrunde. Bei einer Serumkonzentration von 6,4 mg% ist die Löslichkeitsgrenze der Harnsäure erreicht, und es kommt zu Uratablagerungen vor allem in den bradytrophen Geweben (Knorpel, Knochen, Gelenkkapseln, Bänder, Sehnen), aber auch in Schleimbeuteln, Haut, Muskeln usw. Für die Manifestation des Leidens spielen offenbar äußere Faktoren der Lebensweise (eiweißreiche Kost in überreichlichen Mengen und andere Ernährungsbestandteile, die Harnsäure enthalten oder deren Synthese begünstigen) eine bestimmende Rolle.

Als **„Wohlstandsleiden"** ist die Gicht in den letzten Jahrzehnten wieder häufiger geworden. Die Gichtmorbidität der Bevölkerung soll derzeit etwa 0,5% betragen. Männer zwischen 40 und 60 Jahren sind ungleich häufiger betroffen als Frauen.

Klinik Die Gicht tritt in verschiedenen klinischen Manifestationsformen auf, wobei man folgende Stadien unterscheidet:

Asymptomatische Hyperurikämie = latentes Stadium. Um die Folgen einer Hyperurikämie zu verhüten, ist die Behandlung erhöhter Harnsäurewerte im Serum ab 8 mg% notwendig.

Der **akute Gichtanfall** (ausgelöst durch Phagozytose der ausgefällten Uratkristalle durch Leukozyten in und um das Gelenk) befällt am häufigsten ein Zehengelenk (vor allem das Großzehengrundgelenk = Podagra, das Kniegelenk = Gonagra, die Hand = Chiragra). Auslösend wirken häufig kulinarische und alkoholische Exzesse, aber auch alle anderen Stresssituationen wie Traumen, Infekte, besondere körperliche Strapazen u.a. Der Schmerz tritt meist nachts in heftigster Intensität und mit allen Zeichen einer akuten Entzündung auf („Zipperlein"). Dabei ist das befallene Gelenk massiv gerötet und geschwollen (☞ Abb. 9.18a). Der Schmerz wird durch Druck zusätzlich verstärkt. Die Anfälle können nach einigen Stunden, aber auch erst nach Tagen oder Wochen abklingen. Oft besteht leichtes Fieber, stets Leukozytose und erhöhte BSG.

Gleichzeitiger Befall mehrerer Gelenke (seltener!) führt zu Krankheitsbildern, die Polyarthritiden anderer Genese ähnlich sehen und zu diagnostischen Irrtümern führen können. Daneben gibt es subakute Polyarthritiden, die einer akuten Monarthritis folgen.

Chronische polyartikuläre Gichtformen beteiligen den Knorpel, die ossären Gelenkanteile und periartikulären Strukturen in unterschiedlichem Ausmaß. Die Uratablagerungen respektieren die Gewebegrenzen nicht und durchdringen Synovialis, fibröse Gelenkkapsel, Muskel, Sehne und Haut in gleicher Weise. Es kommt zu irreversiblen Gelenkschäden (☞ Abb. 9.18b).

Tophi (Gichtknoten) enthalten eine Anhäufung von Uratkristallen. Sie kommen am häufigsten im Ohrknorpel und Großzehengrundgelenk vor, können durch die Haut brechen und zu Fisteln führen.

Diagnostik Nach den Richtlinien der Weltgesundheitsorganisation kann die Diagnose gestellt werden, wenn wenigstens zwei von folgenden vier Kriterien erfüllt sind:
- typischer Gelenkschmerzanfall,
- Nachweis von Gichtknoten,
- Harnsäurespiegel über 7 mg% bei Männern, über 6 mg% bei Frauen,
- Nachweis von Harnsäurekristallen im Gewebe.

Das **Gelenkpunktat** ist sofort mikroskopisch zu untersuchen. Die Kristalle sind leicht wasserlöslich und entgehen bei mehrstündiger Lagerung des Punktates leicht dem Nachweis. Gleichzeitig Zählung der Granulozytenzahl (☞ Kap. 2.5.1). Das Punktat ist in der Regel klar, allenfalls leicht getrübt.

Der **Röntgenbefund** wird erst positiv, wenn die Urattophi im Knochen zu ossären Destruktionen geführt haben: zystischen, scharf abgegrenzten Defekten in den Gelenkenden als sog. Stanzdefekten (☞ Abb. 9.18b), Einbrüchen und groben Formveränderungen der Gelenkkörper, Stellungsabweichungen an Fingern und Zehen, Subluxationen. Manchmal lassen sich die Tophi als flaue Weichteilschatten erkennen.

> ! Die Harnsäurekristalle im Gelenkpunktat sind leicht wasserlöslich. Daher muss ein Gelenkpunktat sofort mikroskopisch untersucht werden.

Differentialdiagnose Am häufigsten ist die Verwechslung mit anderen Mono- bzw. Oligoarthritiden (Gelenkinfektion, rheumatoide Arthritis, Psoriasisarthritis, Chondrokalzinose, Sarkoidose). Bei unklaren, hartnäckigen nicht immer heftigen Gelenkbeschwerden sollte man stets auch an die Gicht denken!

Therapie Ältestes Spezifikum gegen Gicht ist das **Kolchizin.** Wirksam gegen Schmerz und Entzündung sind auch

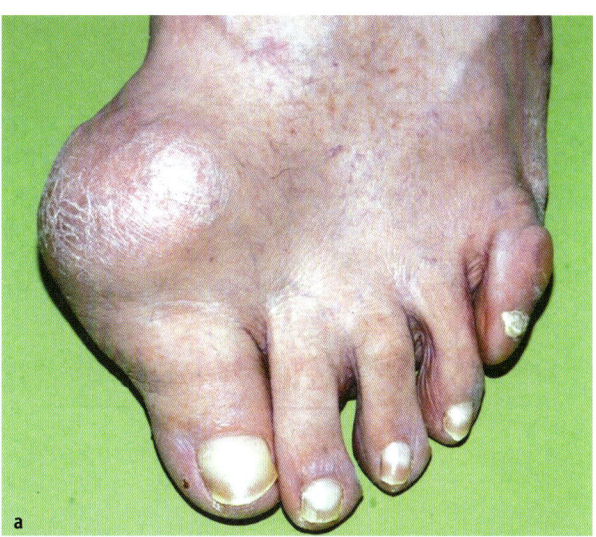

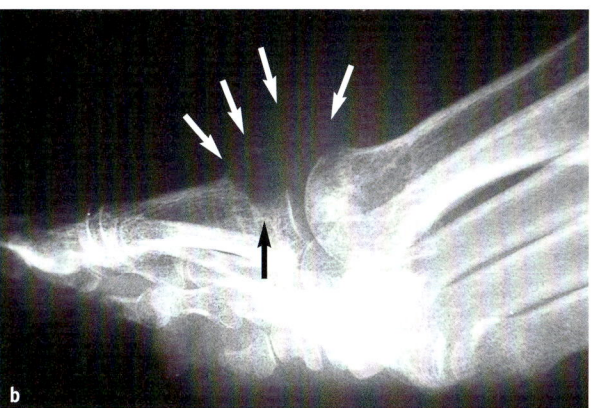

Abb. 9.18   Podagra.
a) Druckdolente massive Schwellung des Großzehgrundgelenkes durch Gichtarthropathie.
b) Die Gicht ist im Röntgenbild durch zystische, scharf abgegrenzte Defekte in den Gelenkenden gekennzeichnet, hier an der Basis des Großzehgrundgliedes (↓). Flaue Verschattung der Weichteile als Folge der Gelenkschwellung. (↓↓↓↓).

Salizylate, Indometacin, Kortikoide. Mit den **Urikosurika** ist es auf längere Sicht möglich, den Harnsäurespiegel durch vermehrte Urinausscheidung zu senken; sie sind jedoch bei renalen Gichtformen wie Gichtniere und Harnsäurelithiasis kontraindiziert.

Die heute am häufigsten für die Langzeittherapie verwendete Substanz ist das **Allopurinol** als Harnsäure-Synthesehemmer (Urikostatika). Außerdem sollten zu viel Eiweiß und insbesondere purinreiche Stoffe in der Nahrung gemieden werden (Diät).

Neben der Medikation sind im Anfall lokale Kühlung, Hochlagerung und Entlastung angezeigt. Bei Gelenkdestruktionen erfolgt im beschwerdefreien Intervall eine Therapie wie bei der sekundären Arthrose. Störende Gichtknoten und kutan perforierende Tophi werden operativ entfernt.

Prognose Die Prognose hängt vom Beginn einer sachgemäßen Therapie ab, von der Schwere eingetretener Gelenkschäden und eventuellen Nierenschäden (Gichtniere).

9.4.2 Chondrokalzinose

Definition Es handelt sich um eine **Mineralstoffwechselstörung,** bei der sich **Kalziumpyrophosphat-Kristalle** im Knorpel, in den Menisken und im Synovialgewebe von Gelenken und im Discus intervertebralis der Wirbelsäule einlagern.

Synonyme Pseudogicht, Pyrophosphatgicht, Kalziumpyrophosphatgicht

Ätiologie und Pathogenese Die Ablagerung der Pyrophosphatminerale hat ihre Ursache in einer Aktivitätsminderung der lokalen Pyrophosphatase.

Bei fortgeschrittenen Arthrosen beobachtet man sekundäre Mineralisationen. Umgekehrt können die Mineralisationen auch sekundär die Knorpelschädigung und dadurch eine Arthrose erzeugen. Polyartikuläre Pyrophosphatablagerungen beobachtet man bei der Hämochromatose, dem Hyperparathyreoidismus, dem M. Wilson und der Hypothyreose. Es sind auch familiär auftretende systemische Chondrokalzinosen beschrieben.

Klinik Betroffen sind vorzugsweise die **großen Gelenke** (Knie, Hüfte). Bei der Hämochromatose und dem Hyperparathyreoidismus findet man auch einen Befall kleiner Gelenke (Handgelenk, MCP-Gelenke). Wenn Kristalle ins Gelenklumen gelangen, lösen sie eine **akute schmerzhafte Synovialitis** aus, die dem Uratgichtanfall ähnelt, aber meist weniger dramatisch abläuft ("Pseudogicht"!).

Durch die Knorpelverkalkung kommt es im Laufe der Zeit zu fortschreitender sekundärer Arthrose. Nicht selten schildern die Patienten eine phasenhafte Schmerzhaftigkeit

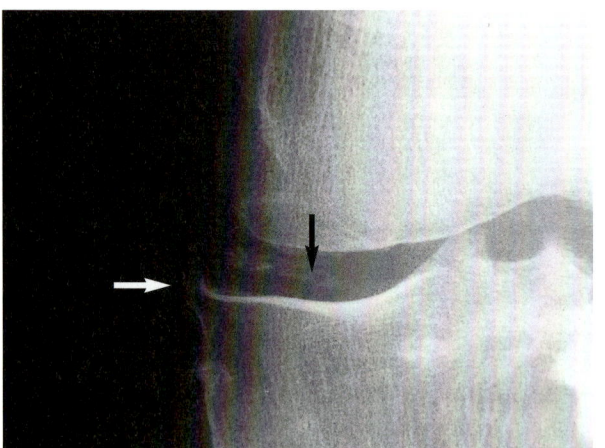

Abb. 9.19 Pseudogicht.
Die Kalziumpyrophosphatkristalle sind im Gegensatz zu Harnsäurekristallen im Röntgenbild erkennbar. In diesem Fall Ablagerung im Innenmeniskus (↓) des Kniegelenkes. Der Osteophyt am Tibiaplateau (→) ist Ausdruck der sekundären Gonarthrose.

ihrer Arthrose, die spontan oder nach lokaler symptomatischer Therapie wieder verschwindet.

Diagnostik Die **Röntgenbilder** zeigen sehr chrakteristische Kalkeinlagerung im Gelenkknorpel, vor allem in Menisken (☞ Abb. 9.19). Die Diagnose erfolgt durch das typische Röntgenbild und den Kristallnachweis im Gelenkpunktat. Das **Gelenkpunktat** ist klar oder sehr leicht getrübt, aber reich an Granulozyten (nicht selten bis 20 000/mm³). Zusammen mit der Gelenkschwellung, der leichten Überwärmung und Schmerzhaftigkeit kann es zu einer Verwechselung mit einer Gelenkinfektion kommen.

Differentialdiagnose Harnsäuregicht, aktivierte Arthrose, rheumatoide Arthritis, Gelenkinfektion.

Therapie Die Therapie erfolgt **symptomatisch** wie bei Arthrosis deformans. Bei rezidivierenden Synovitiden kann eine arthroskopische Gelenkspülung für längere Zeit zur Beschwerdelinderung führen. Man muss nach dem operativen Eingriff aber vorübergehend mit einer Beschwerdezunahme rechnen. Bei ausgeprägter Sekundärarthrose erfolgt der endoprothetische Gelenkersatz inkl. Synovektomie. Mit der Heilung einer systemischen Chondrokalzinose kann nicht gerechnet werden; ggf. ist die zugrunde liegende Krankheit adäquat zu behandeln.

9.5 Neurogene Arthropathien

Definition Schwere Destruktion einzelner Gelenke infolge einer Neuropathie oder Krankheiten des Zentralnervensystems. Charakteristisch ist die krasse Diskrepanz zwischen den gering ausgeprägten Beschwerden und der ausgeprägten Destruktion.

Synonyme Charcot-Gelenk, Charcot-Arthropathie, neurogene Osteoarthropathie.

Ätiologie Es liegt eine Neuropathie oder Polyneuropathie zugrunde. Besonders die Störung der afferenten Informationen soll für das Auftreten der Charcot-Arthropathie von Bedeutung sein. Als Grunderkrankungen sind bekannt:
- **Polyneuropathien,** vor allem beim Diabetes mellitus und Alkoholismus. Vorrangig betroffen sind die Rückfuß- und Mittelfußgelenke.
- **Syringomyelie:** Die Arthropathie bevorzugt die oberen Extremitäten (Schultergelenk!), auch die Wirbelsäule (schwerste Skoliosen!)
- **Tabes dorsalis:** Von der Arthropathie betroffen sind besonders die oberen Extremitäten (Schultergelenk!), aber auch das Kniegelenk.

Pathogenese Durch Ausfall der Tiefensensibilität, durch Analgesie und Fehlen der neuromuskulären Rückkopplung werden die betroffenen Gelenke unbewusst traumatisiert, infolge fehlender Nervenfunktion auch trophisch geschädigt.

In der Regel ist nur ein Gelenk oder ein Segment der Wirbelsäule betroffen, vor allem Schulter, Ellenbogen, Hüfte, Knie und Fuß. Es kommt zum Erguss, zur Ausweitung und teilweisen Zerstörung der Gelenkkapsel sowie Hypertrophie der Synovialis. Durch Resorption und spontane Einbrüche entstehen geradezu groteske Zerstörungen der knöchernen Gelenkkörper (☞ Abb. 9.20), häufig mit multiplen Fragmentresten. Zunehmende Instabilität (Hyperlaxität, Schlottergelenk), Subluxation oder auch Luxation. In den Weichteilen neben dem Gelenk können sich ektope Verknöcherungen bilden.

Die **diabetische Osteoarthropathie** ist in dieser Gruppe seltenerer Gelenkkrankheiten noch am häufigsten. Sie tritt als Spätkomplikation der Zuckerkrankheit meist nach mehrjähriger Krankheitsdauer bei älteren Menschen auf und geht mit lokalisierter Entkalkung, Erosion und Fragmentationsneigung, z. B. am Fersenbein oder Taluskopf und am Lisfranc-Gelenk, einher. Die Wandverkalkung der Metatarsalarterien weist auf die Verbindung mit diabetischer Makro- und Mikroangiopathie hin. Voraussetzung für die Entstehung einer Osteoarthropathie ist die diabetische periphere Neuropathie, die bei schlecht eingestelltem Diabetes mellitus nicht selten ist, aber nicht in jedem Falle eine Osteoarthropathie auslöst. Tritt eine neurogene Arthropathie bei alkoholinduzierter oder medikamentenvermittelter Neuropathie oder bei vaskulitischen oder idiopathischen Polyneuropathien auf, verläuft sie in ähnlicher Weise.

Klinik Da die Patienten **keine Schmerzen** haben, bleiben die ersten Veränderungen häufig lange Zeit unbemerkt. Beanstandet werden meist nur die abnorme Beweglichkeit mit Instabilität, Funktionsstörung, Gehbehinderung und Schwellung. Das Fehlen von Schmerzen, die ungewöhnliche Deformierung, das charakteristische Röntgenbild, sensible und motorische Defizite und die neurologische Grundkrankheit führen meist zur Diagnose. Im akuten Stadium findet man teilweise nicht unerhebliche Entzündungszeichen mit Rötung und Überwärmung, die zur Verdachtsdiagnose einer septischen Arthropathie verleiten können. Bei den Polyneuropathien sind vorzugsweise die Fußgelenke, ein- und doppelseitig, betroffen. Oft finden sich Erythem, Pigmentationen, Hyperkeratosen, Hautatrophien, Nekrosen oder Ulzerationen, gelb verfärbte Nägel; in fortgeschrittenen Fällen Deformitäten (Plattfuß, Fuß- oder Beinverkürzung infolge Knochendestruktion, Kapsel-Ligament-Lockerung an Fußgelenken). Gegebenenfalls zeigen die Patienten Erscheinungen der diabetischen Neuropathie ("brennende" Schmerzen, Parästhesien, Muskelatrophien) und Angiopathie (Hautwärme, fehlende Pulse).

Differentialdiagnose Verwechslungsmöglichkeiten bestehen mit ausgeprägten Spätfolgen von Knochennekrosen, bakterieller und rheumatoider Arthritis. Auch ein Tumor mag bei weitgehenden Knochendestruktionen in Betracht gezogen werden.

Therapie Das oberste Therapieprinzip lautet natürlich immer: **Grundleiden behandeln,** soweit es möglich ist (Diabetes!). Auch bei guter Einstellung eines Diabetes bilden sich Veränderungen jedoch nicht zurück. Aber sie

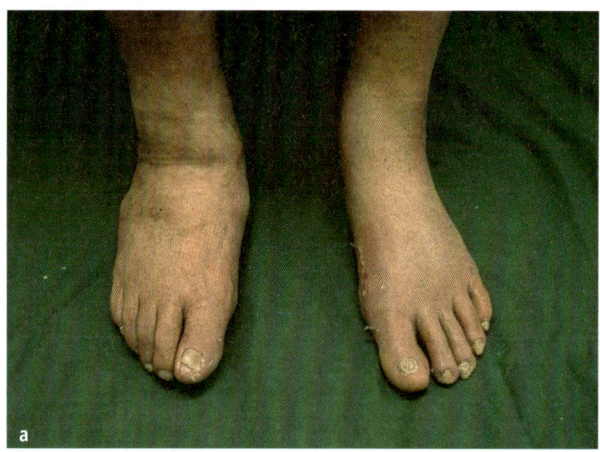

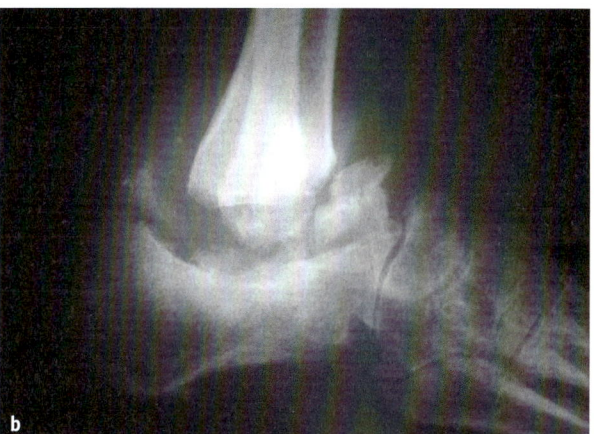

Abb. 9.20 Charcot-Gelenk bei Diabetes mellitus.

a) Der rechte Rückfuß ist deutlich geschwollen. Er ist dennoch nahezu schmerzfrei belastbar.

b) Im seitlichen Röntgenbild erkennt man eine völlige Zerstörung des Talus, die Tibia artikuliert mit dem Fersenbein. Die angrenzenden Gelenke sind unruhig konturiert, vereinzelt ektope Knochenstücke. Die Mittelfußknochen zeigen sich fleckig demineralisiert.

verlieren unter Ruhigstellung und Belastungskarenz ihre phlogistische Komponente. Die orthopädische Therapie konzentriert sich darauf, die Instabilität mittels **Schienenkonstruktionen** für Ellenbogen und Kniegelenk, **Korsetts** für die Wirbelsäule und **orthopädischen Maßschuhen** für die Füße zu kompensieren. Der Sensibilitätsstörungen wegen besteht die Gefahr von Druckstellen! Orthopädisches Schuhwerk soll eine Progredienz der Deformität verhindern und muss für eine gleichmäßige Belastung der Fußsohle sorgen, um Dekubitalulzera zu vermeiden.

Vor der Punktion der Ergüsse im akuten Stadium wird gewarnt, weil es zu Fisteln kommen kann, die sich nicht mehr schließen.

Dasselbe gilt für **operative Maßnahmen.** Sie werden angewendet, um eine Gelenkinstabilität in eine Steife zu überführen. Oft gelingt es nicht, eine Arthrodese zur soliden knöchernen Durchbauung zu bringen. Die Verwendung von Endoprothesen ist beim Charcot-Gelenk kontraindiziert. Die Kunstgelenke versagen rasch durch Auslockerung bei gestörter Tiefensensibilität und unzureichender muskulärer Führung.

9.6 Hämophile Arthropathien

Definition Rezidivierende Einblutungen und persistierende Hämorrhagien infolge erblicher Blutgerinnungsstörung führen unbehandelt zu schweren Gelenk- und Muskelschäden mit mannigfachen Deformitäten und schwerer Behinderung.

Ätiologie Bei der **Hämophilie A** liegt ein Mangel des Gerinnungsfaktors VIII, bei der zehnmal selteneren **Hämophilie B** ein Mangel des Faktors IX vor. Bei einer Reaktivität des Gerinnungsfaktors unter 1% des Normwerts spricht man von schwerer Hämophilie.

Die Bluterkrankheit wird X-chromosomal-rezessiv vererbt. Frauen sind als Konduktoren genotypisch krank, aber phänotypisch gesund und übertragen das Leiden auf männliche Nachkommen, die manifest erkranken. Die Häufigkeit der Hämophilie beträgt in den westlichen Ländern etwa 1 auf 10 000 der Bevölkerung. Auch andere angeborene Gerinnungsstörungen, z.B. das von-Willebrand-Jürgens-Syndrom, können zu ähnlichen Arthropathien führen, die aber in aller Regel weniger ausgeprägt sind.

Pathogenese Kleinere Blutungen in das Gelenkkavum können spontan, bei stärkerer Anstrengung oder auch bei Bagatelltraumen auftreten. Blutungsquelle sind die Gefäße des Synovialgewebes. Erste und kleinere Blutungen werden spontan resorbiert und bleiben unbemerkt.

Bei größeren oder anhaltenden Sickerblutungen entwickelt sich eine **chronische fibrosierende Synovialitis,** welche die Resorption der Blutergüsse verschlechtert. Bei rezidivierenden Hämatomen droht eine rasch und hartnäckig fortschreitende **Hämarthrose** – das typische Bluter-

gelenk. Blutungen in das Synovialgewebe werden organisiert. Es kommt zur Volumenvermehrung und schließlich zur Schrumpfung der indurierten Gelenkkapsel. Der chronische blutige Gelenkerguss führt auf enzymatischem Wege und durch Beeinträchtigung der Knorpelnutrition zur Zerstörung des Knorpels. **Usurenartige Aufweitungen** des Knochens, typischerweise in der Fossa intercondylaris des Kniegelenkes, sind wohl Folge eines chronisch erhöhten Gelenkbinnendruckes. Gelenkerguss, Kapselinduration und Knorpelschaden enden in Kontrakturen, Fehlstellungen und Subluxationen unterschiedlicher Ausprägungsgrade. Das Bild wird schließlich von der **sekundären Arthrose** geprägt. Unbehandelt entstehen groteske Deformierungen der Gelenkkörper mit hochgradiger Bewegungseinschränkung bis zur **fibrösen Ankylose.**

Auch **Blutungen in die Muskulatur** verlaufen zunächst oft unbemerkt. Schließlich entstehen Blutungshöhlen, aus denen das eingedickte Blut nicht mehr resorbiert werden kann. Die **Hämatomhöhlen** nehmen bei rezidivierenden Blutungen an Größe langsam zu und verdrängen die umgebende Muskulatur. Sie können auch zu ausgedehnten **Druckschäden** an den angrenzenden Knochen führen.

Klinik Dank der Substitutionsbehandlung ergeben sich Probleme beim Bluterkranken heute kaum noch durch die gefürchteten lebensbedrohlichen Blutungen. Der Schwerpunkt der Behandlung liegt vielmehr in der Verhinderung bleibender schwerer Körperschäden, die sich aus der Häufung vieler, auch kleiner Blutungsereignisse ergeben. 90% der Blutungen erfolgen in Gelenke und Muskulatur und stellen damit gerade dem Orthopäden besondere Aufgaben.

Je nach der Aktivitätsminderung der Gerinnungsfaktoren unterscheidet man verschiedene Schweregrade der Erkrankung, die sich im klinischen Verlauf unterschiedlich verhalten. Charakteristisch sind „spontane" oder nach einem leichten Trauma auftretende Gelenk- und Muskelblutungen, die bei den schweren Formen bereits im 1. Lebensjahr, meist jedoch erst ab dem 3.–5. Jahr vorkommen. Je früher der Blutungsbeginn, desto schwerer ist die Verlaufsform.

Das betroffene Gelenk ist schmerzhaft, ballonförmig verdickt, die Haut erwärmt, gespannt und glänzend, die Beweglichkeit reflektorisch gesperrt (☞ Abb. 9.21). Mit der Zahl der Rezidive nimmt die Schmerzhaftigkeit meist ab. Weitere Blutungen werden dann oft leider nicht mehr entsprechend wahrgenommen und behandelt, während der Zerstörungsprozess fortschreitet. Betroffen sind meist die **Sprunggelenke,** es folgen **Knie** und **Ellenbogen.** Deutlich seltener sind Hüft- und Schultergelenke beteiligt. Infolge der Beteiligung benachbarter Epiphysenfugen entstehen **Wachstumsstörungen** mit Schiefwuchs oder Wachstumsrückstand der betroffenen Gliedmaßenabschnitte.

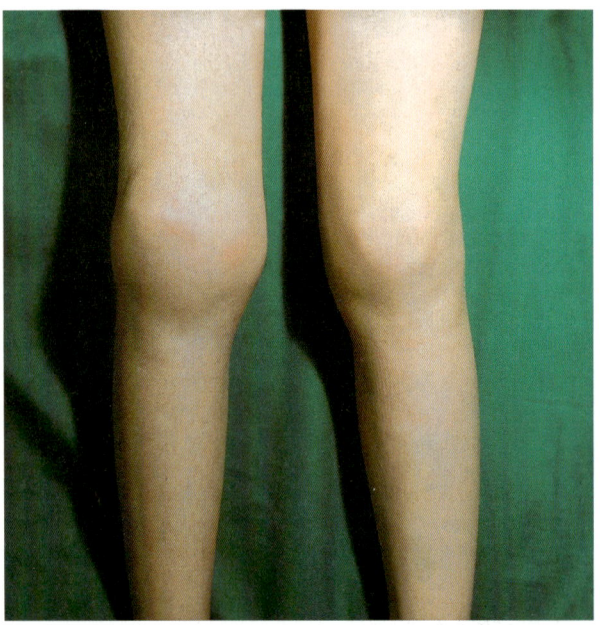

Abb. 9.21   Akute Kniegelenkblutung bei Hämophilie.
10-jähriger Junge mit Hämophilie A. Ein Trauma ist nicht erinnerlich. Das Kniegelenk ist schmerzhaft ballonförmig verdickt, die Haut erwärmt und gespannt. Die aktive Streckfähigkeit ist aufgehoben, man erkennt auch in der Kniekehle eine deutliche Schwellung.

> ❗ 90% der Blutungen bei Hämophilie erfolgen in Gelenke und Muskulatur. Betroffen sind meist die Sprung-, die Knie- und die Ellenbogengelenke. Aufgrund der Beteiligung benachbarter Epiphysenfugen entstehen Wachstumsstörungen mit Schiefwuchs oder Wachstumsrückstand der betroffenen Gliedmaßenabschnitte.

In fortgeschrittener Ausprägung ist die hämophile Arthropathie gekennzeichnet von der Verplumpung der Gelenksilhouette und einer **schweren Bewegungsein-schränkung,** die meist mit einer schmerzlosen harten Anschlagsperre verbunden ist. Nicht selten fällt dann eine Diskrepanz zwischen den starken klinischen und radiolo-gischen Veränderungen und den relativ geringen Schmer-zen auf. Beschwerden bereitet die Gangstörung infolge der Kontrakturen. Die Fehlstellung der Gelenke mit lokalen Überlastungen provoziert rezidivierende Blutungen.

Blutungen in die Muskulatur erfolgen bevorzugt in die Waden, Oberschenkel, Unterarme und den M. iliopsoas. Ihre Symptome sind **heftiger Schmerz** mit Auswirkung auf die Nachbargelenke (Flexionskontraktur!), erhöhte Haut-temperatur und harte Schwellung. Später kommt es zu Fibrosierungen, interstitiellen Verwachsungen, Atrophie und organischer Verkürzung des Muskels (☞ Abb. 9.22a und b). Große Muskelhämatome, sog. **Pseudotumoren,** können ernste Komplikationen auslösen: ausgedehnte Muskelfibrose mit Funktionshemmung, arterielle Kom-pression, Lähmungen durch Nervendruck und Druckusu-rierung des Knochens mit Frakturgefahr. Psoasblutungen können die Symptome einer Appendizitis vortäuschen!

Andere Blutungslokalisationen, die gelegentlich gleich-zeitig oder allein auftreten, sind die Schleimhäute von Mund und Nase, Darm, Nieren und Blase. Sie erfordern die Hilfe der zuständigen Fachdisziplinen.

Diagnostik   Röntgenbild: Bereits nach mehreren Ge-lenkblutungen schattengebende Verdickung der Gelenk-kapsel. Später Unregelmäßigkeiten und Verschmälerung des Gelenkspaltes, Knochenusuren, Verdichtungen und Randwucherungen, grobe Deformierung der Gelenkkör-per, Subluxationen, später alle Anzeichen schwerster Ar-thropathie und sekundärer Arthrose. Atrophie und Porose der beteiligten Knochen (☞ Abb. 9.23).

Die **MRT** kann die arthropathischen Veränderungen plastischer darstellen, trägt aber letzlich nicht zur Diagno-sefindung und zum Therapiekonzept bei. Hilfreich kön-nen MRT und CT bei der Beurteilung von Muskel-blutungen sein.

Labor: Die Diagnose ist bei leichteren Verlaufsformen manchmal nicht einfach, besonders wenn vorher noch nichts von dem Leiden bekannt war. Bei verlängerter Blut-gerinnungszeit (verlängerter partieller Thromboplastin-zeit), aber normaler Blutungszeit und normalem Quick-Wert muss bei entsprechendem klinischem Bild an die Hämophilie gedacht werden. Die endgültige Abklärung erfolgt durch vollständige Gerinnungsanalyse.

Therapie   Frische Blutungen erfordern die sofortige und ausreichende Substitution der fehlenden Plasmafaktoren: bei Hämophilie A durch Faktor-VIII-Konzentrate, bei Hä-mophilie B durch Faktor-IX-Konzentrate. Die Substitution ist zugleich die beste analgetische Maßnahme, weil die Spannung durch Sistieren der Blutung nachlässt.

Eine **leichte Gelenkblutung** verlangt bei angemessener Substitution von Gerinnungsfaktoren oft keine weiteren Maßnahmen. Ist sie mit Schmerzen und Bewegungsein-schränkung verbunden: Bettruhe, eventuell Lagerung auf

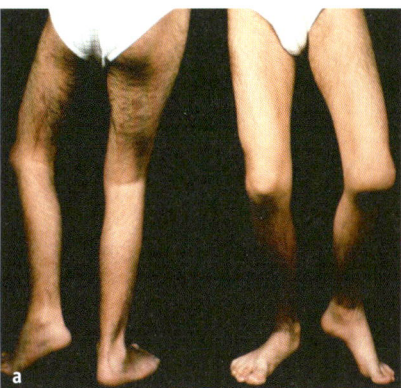
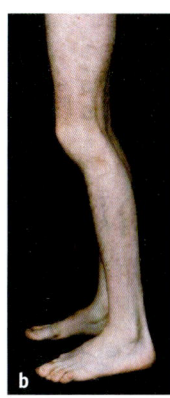

Abb. 9.22a und b: Hämophile Arthropathie.

a) Ausgeprägte Form der hämophilen Arthropathie beider Kniegelen-ke und des linken Sprunggelenkes. Gelenkschwellungen bestehen nicht mehr. Beide Kniegelenke haben ihre Streckfähigkeit ver-loren. Beugekontraktur im linken Hüftgelenk mit leichter Außen-rotationskontraktur nach Psoasblutung. Atrophie der Muskulatur. Kontrakter Spitzfuß links mit verplumpten Gelenkkonturen. Es bestehen keine Schmerzen, aber behindernde Bewegungsein-schränkungen beim Gehen.

b) Bei diesem Patienten erkennt man den charakteristischen Rück-versatz der Tibia gegenüber dem Oberschenkel, der in dieser Form nur bei der hämophilen Arthropathie anzutreffen ist. Geringes Streckdefizit der Kniegelenke.

einer Schiene bis zum Abklingen von Spannung und Schmerzen (Kontrakturprophylaxe). **Heftige Blutungs-schübe,** vor allem im Wiederholungsfall, erfordern eine möglichst rasche, vollständige, aber schonende Streckung

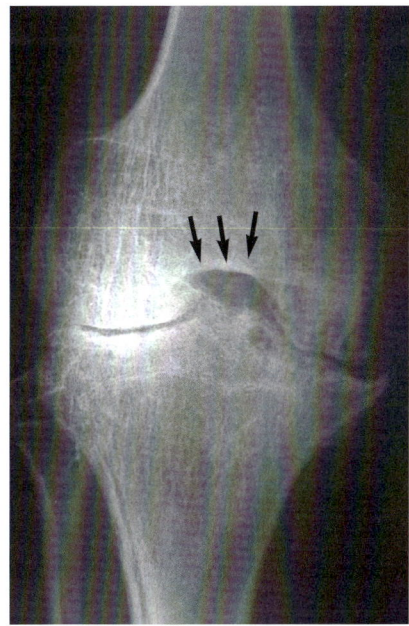

Abb. 9.23   **Schwere hämophile Arthropathie des Kniegelenkes.**

Der laterale Gelenkspalt ist fast aufgehoben; zystische Veränderun-gen der medialen Femurkondyle und korrespondierend des Tibiapla-teaus. Charakteristisch ist die Aufweitung der Fossa intercondylaris.

der Beugekontraktur durch Lagerungsmaßnahmen und aktive Streckübungen. Jede Ruhigstellung soll so kurz wie möglich bemessen und möglichst nicht über zwei Wochen ausgedehnt werden, um eine Einsteifung zu verhindern. Anschließend erfolgt aktive Gymnastik (isometrische Muskelübungen schon von Anfang an!). In älteren Fällen mit rigiden Kontrakturen stehen ebenfalls aktive krankengymnastische Maßnahmen unter Schutz von Gerinnungsfaktoren im Vordergrund. Eine Entlastungspunktion erfolgt nur nach Substitution. Sie ist wegen des hohen Infektionsrisikos streng zu indizieren.

Wärmeanwendung, nichtsteroidale Antiphlogistika und salizylhaltige Analgetika fördern die Blutungsneigung und sind daher möglichst zu vermeiden. Bei frischen Blutungen können sanfte elastische Kompression und Eiskompressen nützlich sein.

Eine Versorgung mit orthopädischen Hilfsmitteln kommt in solchen Fällen in Frage, wo z. B. die Steh- und Gehfähigkeit nicht ohne mechanische Abstützung und Gelenkführung möglich ist oder ein Gelenk vor Überlastung geschützt werden muss, um Blutungsrezidive zu verhindern.

Operative Maßnahmen sind heute unter dem Schutz der Substitutionstherapie in jeder Form möglich, sie sollen jedoch auf das Notwendige beschränkt bleiben. In Frage kommen **Sehnenverlängerungen,** u. a. der Achillessehne bei Spitzfußkontraktur, **Entspannung** geschrumpfter Gelenkkapseln und Sehnen an der Hüfte und am Knie, ferner **Osteotomien** zur Korrektur von Fehlstellungen und Arthrodesen, z. B. bei schmerzhafter Zerstörung der Fußgelenke. Eine Korrektur von Fehlstellungen führt auch zur Abnahme der Blutungsfrequenz! Bei chronisch-proliferativer Synovialitis mit ständig rezidivierenden Ergüssen ist auch eine Synovialektomie zu erwägen, die ebenso wie die Radiosynoviorthese die Blutungsneigung des Gelenkes

vermindern soll. Auch endoprothetische Eingriffe sind heute beim Bluter möglich. Plasmafaktoren in ausreichender Dosierung müssen bei solchen Eingriffen bis über die sichere Wundheilung hinaus gegeben werden.

> **!** Eine Fehlstellung der Gelenke mit lokaler Überlastung provoziert rezidivierende Blutungen, so dass die Korrektur einer Fehlstellung auch zur Abnahme der Blutungsfrequenz führen kann.

Prognose   Lebensbedrohliche Situationen können auch bei leichten Verlaufsformen auftreten, wenn ein Patient mit bis dahin unbekannter Erkrankung verletzt oder operiert wird und die Ursache der starken Blutung nicht schnell genug geklärt werden kann. Entscheidend für das spätere Schicksal eines Hämophilen ist, neben der Schwere seiner Erkrankung und der Blutungshäufigkeit, vor allem die Verhütung schwerer Blutungsfolgen durch frühzeitig einsetzende und sachgemäße Behandlung auch kleinerer Hämorrhagien. Einen großen Fortschritt bedeutet hierbei die Möglichkeit der Selbstbehandlung, von der viele Bluter, besonders Kinder mit ihren Eltern, Gebrauch machen. Die Virusverunreinigung von Plasmapräparaten, die in den letzten Jahren häufig zu HIV- und Hepatitisinfektionen bei hämophilen Patienten geführt hat, lässt sich inzwischen sicher vermeiden.

> **!** Entscheidend für das spätere Schicksal eines Hämophilen ist die Verhütung schwerer Blutungsfolgen an Gelenken und Muskeln. Die ausreichende Substitution mit Gerinnungsfaktoren verhindert zuverlässig die Ausbildung der hämophilen Arthropathie.

Zusammenfassung

Ankylose

Komplette Gelenkeinsteifung durch Verwachsung der Knochen (ossäre Ankylose) oder durch Narbengewebe (fibröse Ankylose).

Kontraktur

Eingeschränkte Beweglichkeit infolge Verkürzung von Muskeln, Gelenkweichteilen oder Veränderung der Gelenkflächen.

Kontrakturen können angeboren oder erworben, funktionell (reflektorisch) oder organisch fixiert sein.

Einteilung der Kontrakturen nach Ursachen:
■ muskulär,
■ fibrös,
■ arthrogen,
■ dermatogen.

Therapie   Unterdrückung der störenden Noxe, Analgetika, physikalische Maßnahmen. Bei Schrumpfungskontrakturen Krankengymnastik (passiv: Dehnung der verkürzten Weichteile, aktiv: Aktivierung der Antagonisten), Extensionsbehandlung, Dehnung in Narkose.

Operativ: Sehnenverlängerung, Tenotomie, Kapsulotomie, Arthrolyse, Korrekturosteotomien, Arthroplastik, Gelenkresektion, Arthrodese.

Schlottergelenke

Abnorm lockere, verschiebliche Gelenke durch konstitutionelle Bindegewebeschwäche, traumatische Kapsel-, Band-, Sehnenrupturen, Formveränderung der knöchernen Gelenkkörper, schlaffe Lähmungen.

Therapie   Krankengymnastik, operativer Bänderersatz, Orthesen, Arthrodese, Alloarthroplastik.

Arthrose

Primäre Knorpelkrankheit, sog. degenerative Gelenkerkrankung, die sich mono- oder multiartikulär entwickelt, wenn gewebliche Konditionen und lokale Beanspruchung nicht ausgewogen sind. Sie beginnt mit einer Schädigung des Gelenkknorpels. Es gibt primäre (genuine) Arthrosen und sekundäre als Folge einer vorausgehenden Knorpelschädigung oder einer unverhältnismäßigen funktionellen Beanspruchung der Gelenkflächen.

Vorausgehende Form- und Funktionsveränderungen, die zur Entwicklung einer Arthrose disponieren, bezeichnet man als präarthrotische Deformität.

Pathologie　Spaltbildung bis zur Zerstörung des Knorpels.

Im subchondralen Knochen: Sklerosierung und Geröllzysten. Bildung von Osteophyten, in der Belastungszone Knochenabschliff und Formveränderung der Gelenkkörper.

Gelenkkapsel: Sklerosierung, eingeschränkte Filtrationsleistung. Abrieb- und Knorpelabbauprodukte im Lumen. Sekundäre (reaktive) Synovitis: „aktivierte" Arthrose.

Muskulatur: Hartspann und Atrophie.

Klinik　Anlaufschmerz, Einsteifung, Hinken. Zunehmende Deformität mit Behinderung. Benachbarte Tendopathien und Muskelschmerzen (Periarthrose).

Spät auch Ruheschmerz.

Prophylaxe　Ausschaltung von Risikofaktoren, achsengerechte Heilung von Frakturen, Bewegung!

Therapie　Vordringliche Ziele sind:
- Schmerzbekämpfung,
- Beseitigung von Spannungszuständen und Kontrakturen,
- Förderung der Muskelfunktion,
- Korrektur von Störfaktoren (Achsenfehler, einseitige Überlastung, Übergewicht etc.),
- Konservativ: physikalische Maßnahmen, schmerzlindernde Medikamente, intra- bzw. periartikuläre Injektionen, Krankengymnastik, evtl. orthopädisch-technische Hilfen (Einlagen, Schuhzurichtungen, Bandagen, Mieder),
- operativ:
  - palliative Eingriffe (Synovialektomie, Gelenktoilette, Pridie-Bohrung),
  - Korrekturosteotomien,
  - Arthroplastik,
  - Arthrodese.

Rheumatoide Arthritis

Polyartikuläre Synovialitis mit progredienten Knorpel- und Knochendestruktionen (postarthritische Arthrose). Alle synovialen Gelenke können erkranken, auch Sehnenscheiden.

Pathologie　Exsudative proliferative Synovialitis. Pannöses aggressives Granulationsgewebe überwuchert die Gelenkflächen und führt enzymatisch zur Knorpelzerstörung. Resorptive und Umbauvorgänge auch im subchondralen Knochen. Fibrose der Gelenkkapsel, Schrumpfung und Verschwartung auch im periartikulären Bindegewebe: Kontrakturen, Fehlstellungen, Subluxationen, fibröse und knöcherne Ankylose. Osteoporose. Atrophie der Muskulatur.

Klinik　Verlauf schubweise progredient:
1. uncharakteristisches Prodromalstadium,
2. Frühstadium mit spindelförmiger Gelenkschwellung (symmetrisch, vor allem Fingergrund- und Mittelgelenke, Handgelenke), Morgensteifigkeit,
3. Vollbild: progressive Gelenkzerstörung, Funktionseinschränkung, Deformitäten.

Diagnose　Kombination mehrerer Symptome!

Therapie
- Medikamentöse Basistherapie und symptomatische Behandlung,
- funktionelle und physikalische Maßnahmen, Ergotherapie,
- operativ: Synovialektomie, Arthroplastiken, Arthrodese,
- rehabilitative Maßnahmen: orthopädische Hilfsmittel, Alltags- und Arbeitshilfen, berufliche Umschulung etc.

Psoriasisarthritis

Seronegative Polyarthritis, die im Zusammenhang mit Psoriasis auftritt. Meist oligoartikulär und asymmetrisch (Finger- und Zehengelenke, auch Wirbelgelenke, Kreuzdarmbeinfugen). Prognose günstiger als bei rheumatoider Arthritis.

Reaktive Arthritis

Parainfektiöse Arthritis.

Dabei keine Erreger im Gelenk! Mono- bis oligoartikulär.

Reiter-Syndrom

Meist Männer zwischen 20 und 40 Jahren.

Klinik　Akuter Beginn, sehr schmerzhaft, vor allem Fuß- und Kniegelenke (asymmetrisch), Wirbelsäule. Gleichzeitig Urethritis, oft auch Konjunktivitis, Iridozyklitis.

Weniger schwer und prognostisch günstiger als chronische Polyarthritis.

Gicht

Hereditäre Störung des Purinstoffwechsels. Urateinlagerung in mesenchymale Gewebe, vor allem Knorpel, Knochen, Gelenkkapsel, Ligamente, Sehnen. Krankheitsmanifestation wird durch Risikofaktoren (Ernährung begünstigt).

Primäre Gicht: hereditäre Überproduktion oder verminderte Ausscheidung von Harnsäure, auch Kombination beider Störungen.

Sekundäre Gicht: symptomatische Hyperurikämie bei Niereninsuffizienz oder toxisch (Zytostatika!), alimentär, z. B. durch purinreiche Kost, bei Erkrankungen mit erhöhtem Eiweißzerfall.

Klinik

1. asymptomatische Hyperurikämie = latente Gicht
2. akuter Gichtanfall = akute, hochschmerzhafte Arthritis vor allem im Großzehengrundgelenk (Podagra)
3. chronische polyartikuläre Arthritis urica mit Tophi.

Therapie In der akuten Phase Kolchizin, nichtsteroidale Antiphlogistika, Langzeittherapie durch Senkung des Harnsäurespiegels.

Pseudogicht (Chondrokalzinose)

Systemische Stoffwechselstörung, bei der sich Kalziumphosphatkristalle im Knorpel von Gelenken und Bandscheiben ablagern. Bei Kristallfreisetzung ins Gelenk kommt es zu gichtartigen Anfällen. Durch Knorpelverkalkung kommt es zur Arthrose.

Therapie: wie bei Arthrosen.

Neurogene Arthropathien

Groteske arthropathische Deformierung in Begleitung oder als Spätfolge verschiedenartiger angeborener oder erworbener Erkrankungen des peripheren und zentralen Nervensystems.

Wichtigste Ursachen Polyneuropathie, Syringomyelie, Tabes dorsalis.

Pathologie Habituelle Traumatisierung der trophisch geschädigten Gelenkstrukturen infolge fehlender Tiefensensibilität, Analgesie und Fehlen der neuromuskulären Rückkopplung. Hyperlaxität, Schlottergelenke, Subluxation, Luxation. Oft multiple Knochenfragmente.

Klinik Subjektiv meist schmerzfrei oder schmerzarm!

Therapie Symptomatisch (Krankengymnastik, Gehhilfen, evtl. Orthesen. Vermeidung von Druckstellen!), Behandlung des Grundleidens.

Hämophilie

Hämophile Arthropathie und Muskelschäden infolge wiederholter und persistierender Hämorrhagien bei fehlendem Plasmafaktor VIII (Hämophilie A) oder IX (Hämophilie B).

Pathologie Chronische Synovialitis durch rezidivierende Gelenkblutungen, schließlich Blutergelenk mit proliferativer Kapselfibrose, fibröser Organisation des Hämarthros, Zerstörung des Knorpels, Knochenusuren, Schrumpfungskontraktur.

Klinik Rezidivierende Gelenkblutungen, Fehlstellung, Subluxation und oft Deformierung der Gelenkkörper. Hochgradige Bewegungseinschränkung bis zur fibrösen Ankylose.

Gelenkzugehörige Muskulatur: Atrophie, Verkürzungskontrakturen.

Muskelblutungen: vor allem in Waden, Oberschenkel, Unterarme, M. iliacus. Pseudotumoren führen ggf. zu Nekrosen, Paresen durch Nervenkompression.

Therapie Substitution der fehlenden Plasmafraktion, Kontrakturverhütung durch Lagerung und schonende Mobilisation. Orthopädische Hilfsmittel.

10 Krankheiten der Muskeln

Zur Orientierung

Die Myologie im engeren Sinne hat sich zu einem Arbeitsgebiet des Neurologen entwickelt. Für den Orthopäden sind Krankheiten der Muskulatur aber nicht nur von differentialdiagnostischem Interesse. Durch die enge funktionelle Verflechtung von Muskulatur, Nerven und Gelenken werden Muskeln fast immer in den Krankheitsprozess einbezogen, wenn ein Gelenk erkrankt. Die Muskulatur zeigt dann reaktive Veränderungen. Die Traumatologie des Muskels und v.a. die Sporttraumatologie gehören zum Aufgabenfeld der Orthopädie. Das folgende Kapitel ist eine kurze Übersicht über die Krankheiten der Muskulatur, weitere Details finden sich in den topographischen Kapiteln und im Kapitel zu Unfallfolgen und Unfallschäden.

10.1 Reaktive Veränderungen des Muskels

Die Muskulatur als aktiv bewegendes und stabilisierendes Element unseres lokomotorischen und Haltungssystems ist der Motor der Gelenkfunktion. Die Steuerung von Haltung und Bewegung erfolgt reflektorisch über die sensiblen Mechanorezeptoren in Gelenken, Bändern, Sehnen und Faszien. Insofern bilden Nerv, Muskel und Gelenk eine funktionelle Einheit. Krankheiten der Gelenke erzeugen reaktive Veränderungen in der Muskulatur und umgekehrt.

Die Energie zur Kraftleistung bezieht der Muskel aus seinem Stoffwechsel, der von der Durchblutungsgröße und damit vom Gebrauch abhängt: Leistungsforderung führt zu vermehrter Kraft und Ausdauer (Trainingseffekt!), schließlich zur Hypertrophie; Inaktivität dagegen zu Leistungsverlust (Adynamie) und Atrophie.

Bei den reaktiven Muskelveränderungen wird die Muskulatur in einen Erkrankungsprozess involviert, ohne dass sie ursächlich für das Krankheitsgeschehen verantwortlich ist. Die Muskulatur „reagiert" auf neuronale, biochemische oder mechanische Störungen. Man unterscheidet:

- Muskelatrophie
- Myogelosen
- Muskelhartspann
- Kompartmentsyndrome.

10.1.1 Muskelatrophie

Eine muskuläre Leistungs- und Substanzminderung kann ihre Ursachen im Stoffwechsel oder in der Struktur der Muskulatur selbst haben (**primäre Myopathien**). Zu ihnen gehört letztlich auch die unmittelbare Muskelverletzung. In den meisten Fällen sind Leistungs- und Substanzminderungen jedoch Symptom und Folge einer sekundären Störung der Muskelaktion, die mannigfache Gründe haben kann.

Ätiologie und Pathogenese   Eine Muskelatrophie kann ausgelöst werden durch einen Wegfall der motorischen Nervenimpulse (**neurogene Muskelatrophie**), z.B. bei peripheren Nervenverletzungen, Wurzelkompression oder Ausfall des motorischen Vorderhornganglions. Bei neurogener Muskelatrophie kommt es jeweils zur Beeinträchtigung aller Muskelfibrillen, die von der betroffenen motorischen Einheit versorgt werden.

Ein Leistungs- und Volumenverlust der Muskelfasern durch Mangel an notwendigem Wechsel zwischen Kontraktion und Erschlaffung bezeichnet man als **Inaktivitätsatrophie.** Bei dieser Form der Atrophie sind regellos Fibrillen verschiedener Innervierungseinheiten betroffen. Sie kommt zustande durch eine schmerzbedingte Hemmung der Bewegungsfunktion, durch Inaktivität (längere Bettruhe, Bewegungsmangel), Ruhigstellung im Gipsverband oder Kontrakturen unterschiedlicher Genese ☞ Kap. 9.11 und Kap. 16.13).

Klinik Die klinischen Auswirkungen sind prinzipiell gleich mit unterschiedlich schweren Konsequenzen: Einfachste Form ist die **Inaktivitätsatrophie** mit Kraftminderung, Volumenabnahme der Fibrillen, später deren nummerische Reduktion. Im weiteren Verlauf und bei längerer Dauer, auch bei traumatischer oder ischämischer Schädigung der Muskelmasse kommt es zu einer wachsartigen Degeneration mit Verlust der Kontraktilität und schließlich zur bindegewebigen Verschwartung.

Von dieser Entwicklung hängt auch die Prognose ab: Einfache Inaktivitätsatrophie ist i.d.R. nach Wiederaufnahme der Funktion vollständig oder weitgehend reversibel, abhängig davon, wie lange der Schaden anhielt. Ist es zu morphologischen Veränderungen gekommen, ist eine Restitution nur mit Einschränkung oder gar nicht zu erwarten. Die funktionelle Rückbildung überwiegt dabei stets die anatomische, da Defizite teilweise durch funktionstüchtige Bereiche kompensiert werden können. Deshalb geht auch die messbare Volumenzunahme bei der Umfangsmessung nicht mit dem erreichten Kraftgewinn parallel.

Bei **neurogener Muskelatrophie** hängt die Rückbildungsfähigkeit neben der Dauer des Schadens in erster Linie davon ab, ob die Nervenleitung komplett und dauerhaft unterbrochen ist und bleibt. Bei zu später Reparatur kommt es zu irreversiblen Veränderungen in den betroffenen Myofibrillen mit Kontraktilitätsverlust, die auch bei Wiederkehr der Nervenfunktion den Erfolg verhindern.

Therapie Bei Ruhigstellung sowie krankheits- oder operationsbedingter Bettruhe soll die Inaktivitätsatrophie durch eine frühzeitige und begleitende Krankengymnastik verhindert werden. Leistungserhaltende Bewegungen empfehlen sich bei chronischen Gelenkerkrankungen und Kontrakturen, z.B. durch Spaziergänge, Radfahren, Sport, Schwimmen, Gymnastik. Bei manifester Atrophie erfolgen sorgfältig aufbauende Krankengymnastikprogramme entsprechend der jeweiligen Situation.

10.1.2 Myogelose und Muskelhartspann

Definition Als **Myogelosen** (Muskelhärten) bezeichnet man umschriebene, bohnengroße, schmerzhafte Verhärtungen in der Skelettmuskulatur. Davon zu unterscheiden ist eine flächenhafte Tonuserhöhung eines Muskels oder einer Muskelgruppe, die man als **Hartspann** bezeichnet.

> ⚠ Muskelhartspann und Myogelosen sind eine häufige Quelle für Schmerzen an den Bewegungsorganen. Durch Sport, ungewohnte Beschäftigungen oder monotone, repetitive Langzeitbelastungen treten sie als Überlastungsfolge auf.

Ätiologie und Pathogenese Myogelosen treten symptomatisch als Reaktion auf eine funktionelle Überforderung oder Dauerbeanspruchung auf. Man findet sie oft

eingebettet in flächig verhärtete Muskelpartien (Muskelhartspann). Anstelle des physiologischen Wechsels zwischen Kontraktion und Erschlaffung tritt eine anhaltende Kontraktion der Fibrillen mit Störung der lokalen Zirkulation auf, die einen gelartigen Zustand herbeiführt (**Myogelose**). Die Myogelose verschwindet im Gegensatz zum Muskelhartspann in Narkose nicht.

In frühem Stadium ist der Vorgang reversibel, die Verhärtungen können spurlos verschwinden. Im Laufe der Zeit stellt sich aber eine Faserdegeneration ein.

Von den Myogelosen zu unterscheiden ist die flächenhafte Tonuserhöhung eines Muskels oder einer Muskelgruppe, die man als **Hartspann** bezeichnet. Es handelt sich dabei um eine reflektorische Antwort auf einen Reiz, der durch die zugehörigen Nerven, eine artikuläre Störung, eine benachbarte Entzündung oder auch eine allgemeine vegetative Dystonie ausgelöst sein kann.

Ursachen von Muskelhartspann und Myogelosen sind v.a. kurz dauernde Überanstrengungen, z.B. beim Sport und bei ungewohnten Beschäftigungen, oder langfristig wirkende, monotone und repetitive Belastungen. Solche Langzeitüberlastungen treten auf bei:

- Achsabweichungen und Kontrakturen, die aufgrund der biomechanischen Situation eine vermehrte Arbeit der Muskeln erfordern,
- vielen chronischen Gelenkleiden wie der Arthrose, v.a. Spondylarthrose, bei denen die Muskulatur reflektorisch die Bewegung quasi einzuschränken und zu stabilisieren sucht, um Schmerz zu vermeiden,
- sich immer wiederholenden oder einseitigen Beanspruchungen einzelner Muskelgruppen, wie sie in bestimmten Berufen vorkommen.

Oft geht mit dem Muskelhartspann eine erhöhte Empfindlichkeit auch der Übergangszonen vom Muskel zur Sehne und v.a. bei flächenhaften Sehnenansätzen der Insertionsbereiche am Knochen einher (Tendomyopathie). Auf längere Sicht können sich mehr oder weniger exsudative und/oder proliferative Prozesse im Interstitium abspielen, die heute oft pauschal als „Fibrositis", „Muskelrheumatismus" oder „Fibromyalgie" bezeichnet werden, ohne dass diese Begriffe bisher näher definiert werden konnten. In chronischen Fällen, insbesondere bei psychovegetativen Störungen, findet sich hier zeitweilig eine schwierig zu definierende Grauzone zwischen organischer Erkrankung und psychosomatischem Leidenszustand.

Klinik Myogelosen sind als druckdolente Verhärtungen in der Muskulatur tastbar. Sie bereiten bei jeder Betätigung des Muskels Schmerzen. Beim Hartspann ist der Muskeltonus über ein größeres Areal gesteigert, häufig im Bereich des Schultergürtels, Nackens und paravertebral am Rücken. Der Patient klagt über einen mehr diffusen, dumpfen, drückenden Dauerschmerz, der in bestimmten Haltungen verstärkt auftritt. Passive Dehnung der verhärteten Muskeln löst Schmerz aus.

Differentialdiagnose Wichtige Differentialdiagnosen sind die chronische **Thrombophlebitis** (Druckschmerz im Venenverlauf) und die **Neuralgie** (Druckschmerz im Verlauf eines Nervs). Umschriebene Muskelindurationen können auf Verletzungsnarben zurückgehen.

Therapie Wärmeanwendung, Massagen (jedoch niemals, wenn eine Thrombophlebitis nicht eindeutig ausgeschlossen ist), warme Bäder, Schwimmen, Entspannungsübungen. In hartnäckigen Fällen Infiltration der Myogelosen mit einem Lokalanästhetikum. Behandlung auslösender Störungen. Muskelkräftigung durch Krankengymnastik und adäquaten Sport.

10.1.3 Kompartmentsyndrome

Definition Durch starken Druckanstieg in Muskellogen (auch „Logensyndrom") kann es zur ischämischen Schädigung von Muskeln und Nerven kommen bis zum bleibenden Funktionsverlust durch Nekrosen und anschließenden narbigen Umbau.

Ätiologie und Pathogenese Auslösend sind gewöhnlich ein Trauma mit Fraktur und subfaszialem Hämatom oder eine massive Muskelkontusion und ein Muskelödem, insbesondere auch bei straff angelegten Verbänden (zirkulärer Gipsverband!). Man beobachtet es auch nach operativer Logeneröffnung und straffem Verschluss. Durch Ischämie kommt es rasch zu Nekrosen von Muskelgewebe, auch zur Läsion involvierter Nerven. Klingt der Zustand nicht innerhalb weniger Stunden ab, resultieren bleibende Funktionsstörungen mit fibröser Verschwartung, Verkürzung und Degeneration kollateraler Muskelanteile sowie regressiven Veränderungen in der Synovialis und im Knorpel der abhängigen Gelenke. Letztlich kommt es zu Kontrakturen, an denen alle Strukturen der Region beteiligt sind: Folgezustand eines Kompartmentsyndroms ist das Krankheitsbild der ischämischen Kontraktur.

Klinik Ein Kompartmentsyndrom kann an jeder von Faszien umschlossenen Region vorkommen, insbesondere wenn die Loge sehr eng und straff abgegrenzt ist. Häufigste Lokalisationen sind aber der Unterschenkel (Tibialis-anterior-Syndrom, ☞ Kap 14.3.4) und der Unterarm (Volkmann-Kontraktur, ☞ Kap. 14.3.3). Im Vordergrund der klinischen Symptomatik stehen heftige Ruhe- und Bewegungsschmerzen.

Bei sog. chronischen Kompartmentsyndromen tritt die Druckerhöhung innerhalb der Loge, z.B. nach sportlicher Belastung, intermittierend auf, führt zu einem mehr oder weniger starken Lokalschmerz und klingt unter Ruhe spontan ab.

Differentialdiagnose Der Prozess ist v.a. von einer akuten Thrombophlebitis, Wundinfektion, Osteomyelitis sowie ggf. von Paresen aus anderen Ursachen abzugrenzen. Für die intrakompartimentale Druckmessung sind spezielle Geräte notwendig.

Therapie Prophylaktisch sind eine sachgerechte, schonende und möglichst unverzügliche Versorgung von Verletzungen und eine sorgfältige Blutstillung und Drainage entscheidend wichtig. Die Vermeidung von Abschnür- und Kompressionseffekten und eine konsequente postoperative Kontrolle der Gefäß- und Nervenfunktionen sind die wichtigsten Voraussetzungen zur Verhinderung einer Ischämie.

Beim Verdacht auf ein Kompartmentsyndrom sind alle Verbände zu öffnen und ist die Extremität tief zu lagern.

Bei anhaltender Symptomatik **operative Therapie:** unverzüglich breite Faszienspaltung mit spannungsfreiem Wundverschluss innerhalb der ersten sechs, spätestens 12 Stunden.

Sind Folgeschäden eingetreten, werden entsprechende konservative und operative Maßnahmen durchgeführt.

10.2 Arthrogryposis multiplex congenita

Definition Angeborene Anlagestörung der Skelettmuskulatur und der Gelenkweichteile mit hochgradiger, generalisierter Bewegungsbehinderung.

Synonyme Angeborene Arthromyodysplasie, Myodysplasia congenita, Guérin-Stern-Syndrom.

Ätiologie und Pathogenese Histopathologisch sind die meisten Fälle auf eine Anlage- und Entwicklungsstörung der Skelettmuskulatur mit teilweisem Fehlen der Querstreifung und wachsartiger Degeneration oder auf eine pränatale Innervationsstörung der Muskulatur zurückzuführen. Unklar ist, ob den Gelenkveränderungen die gleiche primäre Störung zugrunde liegt oder ob sie bereits intrauterin als Folge fehlender Muskelaktionen entstehen.

Klinik Bereits bei der Geburt bestehen teilweise oder völlige Versteifungen der Gliedmaßengelenke in Beuge-, Streck- oder abnormen Fehlstellungen. Charakteristisch ist der Befall aller Extremitäten (tetramele Form) oder beider Beine (kaudale bimele Form), und zwar mit multiplen Hypo- oder Aplasien der Muskulatur sowohl der Beuge- wie der Streckseiten. Die Gliedmaßen sind bis zur Gebrauchsunfähigkeit versteift, der ganze Patient ist dann starr wie eine Puppe und es fehlt die Hautfältelung über den Gelenken ☞ Abb. 10.1). Besonders behindernd sind Streckkontrakturen der Ellenbogen- und Kniegelenke. Meist findet man eine Pronationskontraktur der Unterarme mit Klumphand und Opposition von Daumen- und Kleinfingerballen. Am Fuß wechseln Spitz-, Klump- oder Plattfußkontrakturen. Nicht selten bestehen Subluxationen und Luxationen, insbesondere der Hüftgelenke, Anomalien der knöchernen Gelenkformen und Kombinationen mit anderen Fehlbildungen wie Lippen- und Gaumenspalten, Thorax- und Wirbelsäulendeformitäten, Gefäßanomalien, angeborene Herzfehler u.a. Auffallend ist die meist gute Intelligenz der Kinder.

Therapie Mit Krankengymnastik und Ergotherapie sollen die noch vorhandenen Beweglichkeiten erhalten und für einen besseren funktionellen Einsatz trainiert werden. Mit operativen Maßnahmen (Arthrolysen, Kapsulotomien, Tenotomien, Osteotomien) gelingt eine Bewegungsverbesserung meist nicht, sodass ihr Sinn v.a. in der Schaffung funktionell besserer Gelenkpositionen liegt. Die

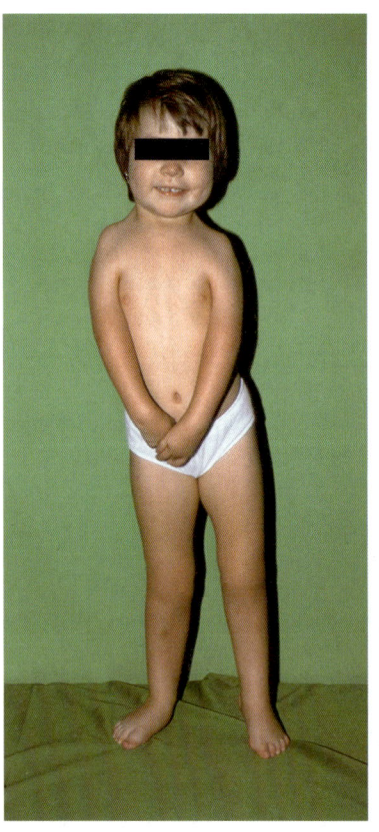 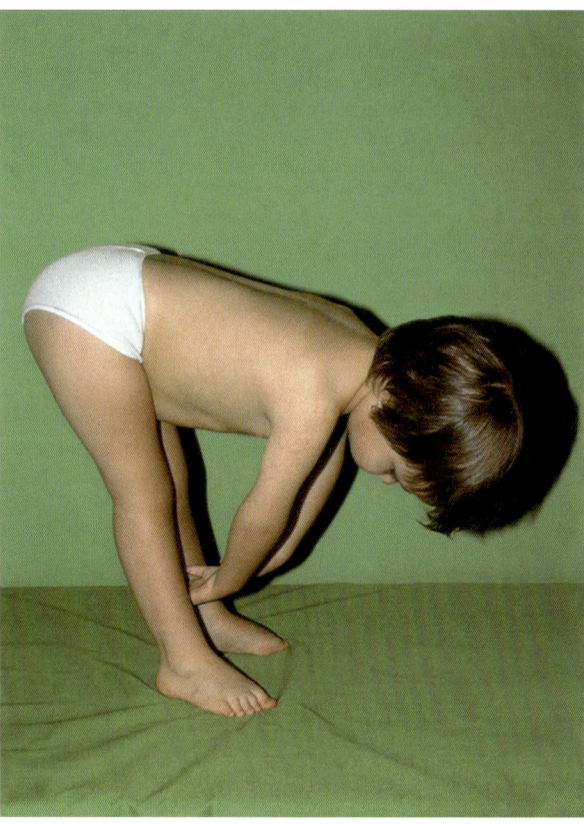

Abb. 10.1 Vierjähriges Mädchen mit schwerer Arthrogryposis multiplex congenita.

Alle Gelenke sind weitgehend steif. Die Muskulatur beider Beine ist dysplastisch, an den Armen fehlt funktionstüchtige Muskulatur ganz. Die Arme können lediglich in Schleuderbewegungen nach vorn gebracht werden. Über den Ellenbogen-, Hand- und Fingergelenken fehlen die Hautfalten. Eine aktive Beweglichkeit dieser Gelenke ist nicht einmal in Ansätzen vorhanden.

Behandlung ist schwierig, zeitaufwändig und nicht immer befriedigend, v.a. bei stark geschädigter Muskulatur. Oft sind Krankenfahrstühle, technische Hilfsmittel oder bei Unbrauchbarkeit der Hände das Training von Ersatzfunktionen mit Mund oder Füßen erforderlich.

10.3 Dystrophia musculorum progressiva

Den progressiven Muskeldystrophien liegen genetisch bedingte Stoffwechselstörungen der Skelettmuskelzelle zugrunde, die zu einem zunehmenden Schwund der Muskelfasern führen.

Nach ihrem Erbgang und nach klinischen Gesichtspunkten werden heute verschiedene Formen voneinander abgegrenzt. Die Formen unterscheiden sich bezüglich des Verteilungsmusters des dystrophischen Muskelbefalls, des Zeitpunktes der Manifestation, der Schwere des Befalls sowie der Progression und Prognose.

Zwei wichtige Vertreter sind die maligne Beckengürteldystrophie Duchenne und die fazioskapulohumerale Muskeldystrophie.

10.3.1 Maligne Beckengürtelform

Definition Die maligne Beckengürtelform ist geschlechtsgebunden rezessiv vererblich, kommt nur beim männlichen Geschlecht vor und ist im Wesentlichen identisch mit der früheren Bezeichnung „infantile Form" (bösartige Variante, Typ Duchenne).

Klinik Gewöhnlich beginnt sie im 1.–7. Lebensjahr, führt zwischen dem 8. und 15. Lebensjahr zur Gehunfähigkeit und zwischen dem 15. und 25. Lebensjahr zum Tod infolge kardiopulmonaler Komplikationen. Je früher das Leiden beginnt, desto schwerer ist sein Verlauf und desto kürzer die Lebenserwartung. Es beginnt in den Muskeln des Beckengürtels und der Oberschenkel.

Es bestehen Schwäche und Unsicherheit beim Gehen, besonders beim Treppensteigen und beim Aufrichten aus der Hockstellung. Allmählich aufsteigender Befall der Muskeln des Rumpfes (Erector trunci, Bauch, Schultergürtel, Arme).

Typische Körperhaltung mit starker Beckenkippung nach vorn (extremes Hohlkreuz!). Beim Aufrichten aus der Rumpfbeuge werden Klettergriffe zu Hilfe genommen. Durch vermehrte Einlagerung von Fett und Bindegewebe anstelle der zugrunde gehenden Muskelfasern kommt es zu typischer **Pseudohypertrophie** besonders der Wadenmuskulatur. Infolge Weichteilschrumpfung entwickeln sich später meist Kontrakturen in Beugestellung der Knie-, Hüft-, Ellenbogengelenke, Spitzfüße.

Die Entwicklung verläuft gewöhnlich bis zu völliger Gehunfähigkeit.

Diagnostik Wichtig sind neben dem klinischen Erscheinungsbild das EMG und die Muskelbiopsie. Unter den Laborparametern sind bei beiden Formen Erhöhungen der Kreatinphosphokinase (CPK) und des Kreatins im Serum bedeutsam.

Therapie Eine krankengymnastische Behandlung zielt auf Erhaltung, Koordination und Verbesserung noch erhaltener Muskelfunktionen und die Verhütung von Kontrakturen ab. Orthesen können als Lagerungs- und Sitzhilfe sinnvoll sein. Frühzeitige Tenotomien im Bereich der Hüften und Knie sollen Kontrakturen vermeiden und eine längere Gehfähigkeit erhalten. v.a. die rasch progressive Lähmungsskoliose bedarf einer frühen operativen Stabilisierung.

10.3.2 Schultergürtelform

Definition Die fazioskapulohumerale Muskeldystrophie ist dadurch gekennzeichnet, dass zuerst Muskeln des Schultergürtels befallen werden. Sie ist autosomal-dominant vererblich, befällt beide Geschlechter und entspricht im Wesentlichen dem Schultergürteltyp nach früherer Bezeichnung und der „juvenilen Form".

Klinik Klinisch dominieren die langsam zunehmende Schwäche beim Heben der Arme und Atrophien im Bereich des Trapezius, Pektoralis, Serratus, Latissimus dorsi (Schultern fallen nach vorn, flügelförmig abstehende Scapulae). Allmähliches Fortschreiten auf Oberarmmuskeln (Unterarme und Hände bleiben gewöhnlich frei), Rücken, Becken und Oberschenkel: absteigender Typus. Pseudohypertrophien sind selten. Befall der Augen- und Mundmuskulatur. Verlauf im Allgemeinen weniger schwer. Beginn erst um die Pubertätszeit oder kurz danach. Die Lebenserwartung ist meist normal.

Therapie Eine kausale Therapie ist nicht bekannt, medikamentöse Versuche (Vitamin E, Inosit, ATP) sind bisher nicht abgesichert. Orthopädische Maßnahmen beschränken sich auf die Verhütung und Behandlung von Kontrakturen sowie Krankengymnastik und Ergotherapie, um die Muskulatur zu kräftigen und die Geschicklichkeit zu verbessern. Die Übungen sollen vorsichtig gesteigert werden, damit eine Überbeanspruchung der kranken Muskeln vermieden wird.

Verordnung von orthopädischen Schuhen und ggf. Orthesen, sofern sie bei zunehmender Muskelschwäche nicht zu schwer sind, Rollstuhl bei zunehmender Gehunfähigkeit.

10.4 Myositis ossificans

Gemeinsames Merkmal der verschiedenen Formen der Myositis ossificans ist die Neubildung von Knochen an genetisch nicht determinierter Stelle (**ektopische Verknöcherung**). Mesenchymale Zellen des Bindegewebes wandeln sich auf einen noch unbekannten Stimulus hin metaplastisch in Knochengewebe um. Nicht die Muskelzelle ist Ausgangspunkt der Verknöcherung, sondern die Muskulatur wird verdrängt und atrophiert. Der Name „Myositis" ist deshalb irreführend, und die Krankheitsbilder gehören nicht zu den primären Muskelkrankheiten, sondern eher zu den Erkrankungen des Muskelbindegewebes.

Streng zu unterscheiden sind die ektopen Verknöcherungen von den ektopischen Verkalkungen, denen z.B. als Tendinosis calcarea oder als Chondrokalzinose lediglich eine Mineralablagerung an ektopischer Stelle zugrunde liegt und nicht die Neubildung von Knochengewebe.

Das Phänomen der ektopen Verknöcherung kommt in zwei unterschiedlichen Erkrankungsformen vor:
- als erbliche generalisierte Systemkrankheit,
- als Lokalerkrankung unbekannter Ursache.

10.4.1 Myositis ossificans progressiva

Definition Die sehr seltene erbliche Form ektoper Knochenbildung führt zu einer fortschreitenden Metaplasie von Muskelbindegewebe, Sehnen und Faszien in Knochen.

Synonyme Fibrodysplasia ossificans progressiva, Münchmeyer-Syndrom.

Klinik Die Erkrankung beginnt meist im frühen Schulalter im Nacken-Hinterhaupt-Bereich und schreitet schubweise unter allmählich zunehmender Einsteifung der Arme, des Rückens und der Becken-Oberschenkel-Muskeln bis zu völliger Bewegungsunfähigkeit fort (☞ Abb. 10.2). Mit der Verknöcherung der Interkostalmuskulatur kommt es meist schon im 2. Dezennium zu Siechtum und Tod.

Die Veränderungen kündigen sich zu Anfang mit Schwellung und Druckempfindlichkeit der erkrankten Muskeln an. Später werden sie knochenhart und dann im Röntgenbild erkennbar. Häufig Fehlbildungen der Füße.

Diagnostik Das Röntgenbild zeigt die Verdichtung in den betroffenen Muskeln. Es lässt sich echte Knochenstruktur mit Kortikalis und gerichteter Spongiosa nachweisen. Im Gegensatz dazu bleiben die röntgenologischen Verdichtungen bei der ektopen Verkalkung unstrukturiert und homogen. Im Schub Erhöhung der alkalischen Phosphatase.

Therapie Medikamentöse Beeinflussung bisher nicht möglich, lediglich die Schübe zu Beginn der Verknöche-

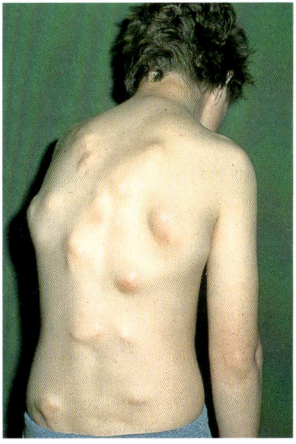

Abb. 10.2 Myositis ossificans progressiva.

Die Rückenmuskulatur ist von großknotigen Knochenneubildungen durchsetzt, die spangenartig miteinander in Verbindung stehen und zur völligen Steifheit der Wirbelsäule geführt haben. 14-jähriger Junge.

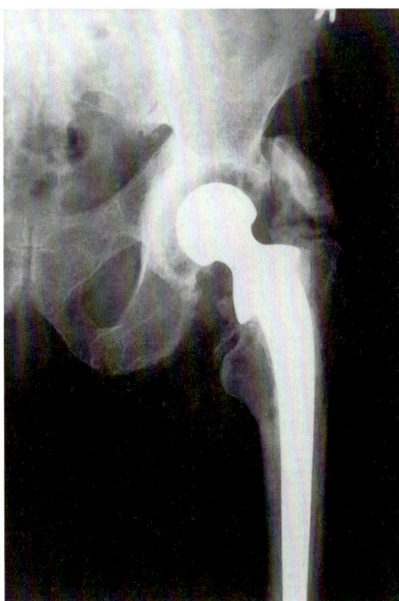

Abb. 10.3   Traumatische ektope Ossifikation.

Zwei Wochen nach endoprothetischem Gelenkersatz traten bewegungsabhängige mäßiggradige Schmerzen im Operationsgebiet auf. Die Beweglichkeit des Gelenkes besserte sich postoperativ nur langsam. Das Röntgenbild nach 6 Monaten zeigt eine ektope Knochenformation, die hier vornehmlich im M. glutaeus minimus sitzt. Die Ossifikation führt zu einer Abduktionsschwäche und zur Einschränkung der Gelenkbeweglichkeit. Schmerzen bestehen nicht.

rungsprozesse können mit Kortikoidgaben abgemildert werden. Operative Entfernung der Verknöcherungen ist problematisch, das Operationstrauma regt eher Progredienz an! Das Leiden hat eine infauste Prognose. Nur wenige Kranke werden älter als 25 Jahre.

10.4.2 Myositis ossificans localisata

Definition   Die Myositis ossificans localisata ist die lokal begrenzte Form der „Muskelverknöcherung". Auch wenn der Stimulus für die metaplastische Umwandlung fibrogener in osteogene Zellen unbekannt ist, lassen sich doch Unterformen abgrenzen, die mit unterschiedlichen Auslösern der Krankheit einhergehen. Man unterscheidet zwischen Myositis ossificans traumatica und Myositis ossificans neurotica.

Myositis ossificans traumatica: Quetschung und Zerreißung von Muskelgewebe hat gelegentlich eine Verknöcherung zur Folge (☞ Abb. 10.3). Ebenso kann es durch wiederholte oder fortgesetzte Reizung eines verletzten Muskels oder Wiederholung des Traumas zu lokalen Verknöcherungen kommen. Die ektope Ossifikation der periartikulären Muskulatur ist eine typische Komplikation des endoprothetischen Hüftgelenkersatzes (lokales Operationstrauma) und führt teilweise zu erheblicher Bewegungseinschränkung des Kunstgelenks (☞ Abb. 10.4) Wahrscheinlich spielen dispositionelle Stoffwechselfaktoren eine entscheidende Rolle.

Myositis ossificans neurotica: Periartikuläre Verknöcherungen treten auch im Zusammenhang mit Verletzungen und Erkrankungen des Zentralnervensystems, seltener peripherer Nerven auf, z.B. nach traumatischer Querschnittslähmung, Hirntrauma, Apoplexie, längerem Koma unterschiedlicher Ursache.

Klinik   Keine Schmerzen oder Funktionsdefizite, wenn die Verknöcherung klein ist. Sonst in Frühphasen lokaler Druckschmerz, Bewegungseinschränkung, ggf. Verdickung und Verhärtung der betroffen, meist periartikulären Gewebe. Nach Ausreifung des Knochens verbleibt eine schmerzfreie Bewegungseinschränkung unterschiedlichen Ausmaßes.

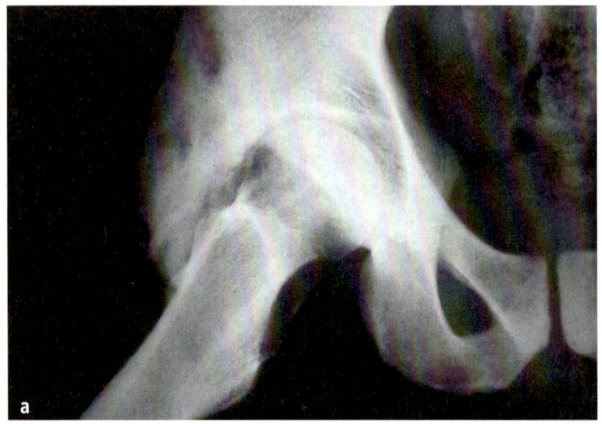

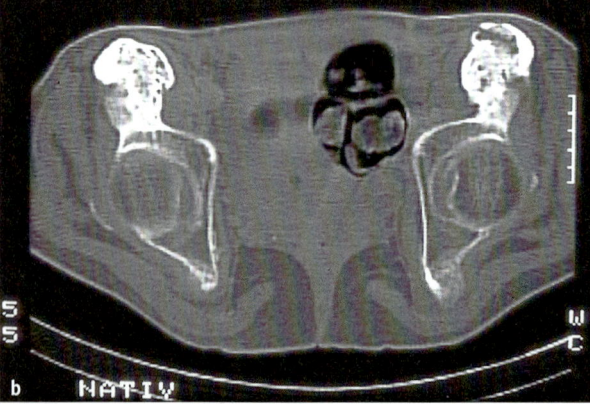

Abb. 10.4   Neurogene ektope Ossifikation.

Der 47-jährige Mann erlitt bei einem Motorradunfall ein Schädel-Hirn-Trauma, das über drei Monate eine Beatmung notwendig machte. Schon während dieser Zeit fiel bei der Physiotherapie eine zunehmende Bewegungseinschränkung beider Hüftgelenke auf. Am Ende der Beatmungsphase waren beide Hüftgelenke in Beuge-Adduktionsstellung völlig eingesteift. Vier Monate nach dem Unfall deckt der Röntgenbefund (a) die Ursache der schmerzfreien, aber stark behindernden Steife auf. Man sieht die spongiöse Struktur der gelenküberbrückenden Neubildung, die derjenigen des orthotopen Knochens ähnlich ist. Die Computertomographie (b) in Höhe der Hüftgelenke zeigt die dichte Knochenneubildung ventral beider Hüftgelenke, die fest mit dem ventralen Azetabulum verbunden ist. Eine Traumatisierung der Hüftgelenke hatte beim Unfall nicht stattgefunden!

Besonders anfällig sind die einem Knochen breit aufliegenden Muskeln (z. B. M. brachialis nach Ellenbogenluxationen, M. rectus femoris nach Quetschungen, M. gluteus medius nach Hüftgelenkoperation) und solche Muskeln, die häufigen Verletzungen mit Hämatombildung ausgesetzt sind (z. B. Adduktoren bei Reitern, Fußballspielern).

Diagnostik Frühestens 3–4 Wochen nach dem Trauma erkennt man im Röntgenbild stippchenartige Mineralisationen des Weichgewebes. Die alkalische Phosphatase ist erhöht. Der Knochen reift in den nächsten Monaten bis zu lamellärem Knochen aus. Die histologische Unterscheidung zu extraossären Osteosarkomen kann schwierig sein.

Therapie Bei einer Myositis ossificans ist jede äußere Reizung fern zu halten: Im floriden Stadium soll keine forcierte Krankengymnastik durchgeführt und erst recht nicht in Narkose mobilisiert werden. Auch Wärmeanwen-

dung scheint die Entwicklung zu begünstigen. Empfohlen werden Kortisongaben und nichtsteroidale Antiphlogistika; ihre Wirksamkeit ist aber unsicher. Erst mit zunehmender Reifung des Knochens (Röntgenbild) werden aktive Übungen verstärkt. Mit dem Abschluss der Umbauvorgänge (Normalisierung der alkalischen Phosphatase, keine vermehrte Aktivität im Skelettszintigramm) kann etwa ein Jahr nach Beginn gerechnet werden kann. Dann kommt bei störenden Bewegungseinschränkungen eine operative Entfernung der Verknöcherung infrage.

Prophylaxe Posttraumatische Ossifikationsprozesse sind nicht vorhersehbar. Um das lokale Trauma möglichst klein zu halten, gilt grundsätzlich, dass Luxationen – v. a. des Ellenbogengelenks – unverzüglich und schonend zu reponieren und Weichteilverletzungen schonend funktionell zu behandeln sind. Schonende Präparation bei Operationen! Ist die Neigung zur ektopen Ossifikation bekannt, z. B. nach endoprothetischem Hüftgelenkersatz der Gegenseite, gelingt eine Prophylaxe mit postoperativer lokaler Röntgenbestrahlung (bis 20 Gy) oder mit Indometacin oder Diclophenac (3 × 50 mg/d) für mindestens drei Wochen.

Zusammenfassung

Muskelatrophie

- Leistungs- und Volumenverlust des Muskels
- neurogen durch Wegfall der Innervation
- myogen durch Schädigung der Muskelfasern durch Trauma, Ischämie, Inaktivität
- einfache Atrophie ist durch funktionelle Stimulation reversibel, abhängig von Schadensdauer und -ausmaß.

Therapie Leistungserhaltende und -fördernde Bewegung, Krankengymnastik, Training.

Muskelhärten im fortgeschrittenen Stadium

Umschriebene schmerzhafte Verhärtungen in der Skelettmuskulatur (Myogelosen).

Ursachen: kurzfristige und chronische funktionelle Überforderung bei statischen Abweichungen, chronischen Gelenkleiden und anhaltenden stereotypen Beanspruchungen.

Therapie Behandlung auslösender Störungen. Wärmeanwendung. Muskelmassagen.

Hartspann

Flächenhafte anhaltende Tonuserhöhung der Muskulatur als reflektorische Reaktion auf eine Reizwirkung (z. B. Gelenkschmerz, Trauma, anhaltender Reiz durch Fehl- oder Überbelastung, benachbarte Entzündung etc., psychovegetative Dystonie).

Hartspann und Myogelosen können gleichzeitig vorhanden sein.

Therapie Behandlung auslösender Störungen. Wärmeanwendung. Muskelmassagen.

Kompartmentsyndrom

Ischämische Schädigung von Muskeln und Nerven durch Druckanstieg in straffen Muskellogen durch Blutung und Ödem (Fraktur, stumpfes Trauma, Quetschung, enger Verband). Heftiger Ruhe- und Bewegungsschmerz. Funktionsverlust, evtl. Parese, Sensibilitätsausfälle.

Folge: ischämische Kontraktur mit Muskelnekrose, Verschwartung, Verkürzung, Degeneration der Knorpelflächen und Fibrose involvierter Gelenke.

Wichtigste Lokalisationen: Unterarm (Volkmann-Kontraktur) und Unterschenkel (Tibialis-anterior-Syndrom).

Therapie Breite Faszienspaltung, Tieflagerung. Bei Folgeschäden symptomatisch: Kontrakturbekämpfung ggf. operativ.

Arthrogryposis multiplex congenita

Angeborene Entwicklungsstörung der Muskulatur und der Gelenkweichteile. Bereits bei der Geburt ausgeprägte Kontrakturen, dystrophe Muskeln, Gelenke unterentwickelt, zum Teil nicht funktionsfähig.

Therapie Symptomatisch, konservative Mobilisierung möglichst frühzeitig. Operativ evtl. Arthrolysen, Korrekturarthrodesen.

Progressive Muskeldystrophie

Genetisch bedingte primäre Myopathie mit zunehmendem Schwund der quergestreiften Muskulatur.

Beckengürtelform: (infantile Form) in mehreren Typen mit unterschiedlicher Prognose. Muskelausfälle vom Beckengürtel aufsteigend. Typ Duchenne = „maligne" Form. Pseudohypertrophie der Waden.

Schultergürtelform: absteigender Typus. Langsamer, weniger schwerer Verlauf.

Therapie Krankengymnastik, Ergotherapie, orthopädische Hilfsmittel, Tenotomien, Spondylodese bei Skoliose.

Myositis ossificans

Knochenneubildung an ektoper Stelle.

Myositis ossificans progressiva: seltene hereditäre Systemerkrankung. Beginn im Schulalter in der Nackenmuskulatur, zunehmende Einsteifung des Rückens, der Extremitäten und des Thorax. Infauste Prognose.

Myositis ossificans localisata: lokale Form der ektopen Verknöcherung durch Trauma (Quetschung, Zerreißung mit Einblutung in die Muskulatur, auch nach Operationen, Hüftendoprothese!) oder neurogen bei Schäden des Zentralnervensystems oder peripherer Nerven.

Therapie Kausale Therapie nicht bekannt; Prophylaxe mit Röntgenstrahlen oder nichtsteroidalen Antiphlogistika.

11 Erkrankungen der Sehnen und Gleitgewebe

Zur Orientierung

Krankheiten der Sehnen sind sehr häufig und beschäftigen nicht nur den orthopädisch tätigen Arzt. Hierzu scheinen die relativ geringen Kenntnisse über die Pathomechanismen ihrer Entstehung geradezu zu kontrastieren. In der ganz überwiegenden Mehrzahl nehmen die Krankheiten einen gutartigen Verlauf, Beschwerden verschwinden oft mit wenig aufwändigen Therapien oder spontan.

11.1 Degenerative Tendopathien

11.1.1 Insertionstendopathien

Es handelt sich um schmerzhafte degenerative Veränderungen in den Sehnen bzw. in den Ursprungs- und Ansatzzonen der quergestreiften Muskulatur, in denen Sehnenfasern direkt in den Knochen einstrahlen oder im Periost integriert sind (**Insertionstendopathien, Enthesiopathien**).

Ätiologie und Pathogenese Ursache und Verlauf sind vielfältig, im Einzelfall nicht immer erkennbar. Eine be-

deutsame Rolle spielen lokale Überlastungen durch falsche Statik (z. B. X- oder O-Beine: Reizerscheinungen in Band- und Sehnenansätzen am Knie, bei Koxarthrose in den gespannten Muskelursprüngen am Becken und Bein) und lokale Überanstrengung, etwa beim Sport. Es kommt zu Reizerscheinungen im Faseransatzbereich vorwiegend stark beanspruchter Sehnen mit interstitiellem Ödem, bei chronischem Verlauf Verfettung, Auffaserung und Zerreißung von Fibrillen meist in unmittelbarer Nähe des Knochens. Mitunter spornartige (vom Knochen ausgehende) oder herdförmig im Sehnenansatz gelegene Verkalkung und Verknöcherung (produktive Enthesiopathie,

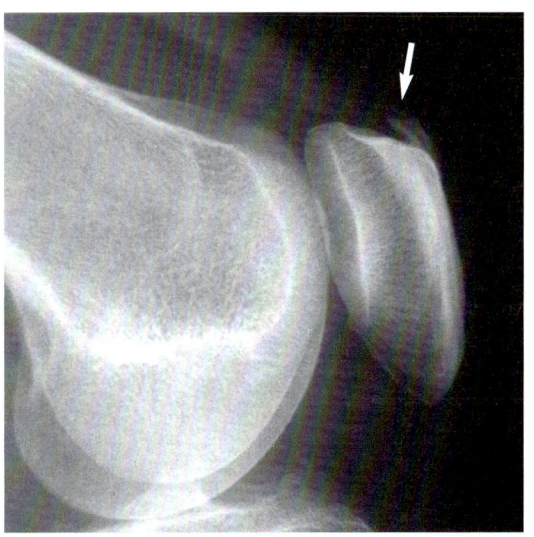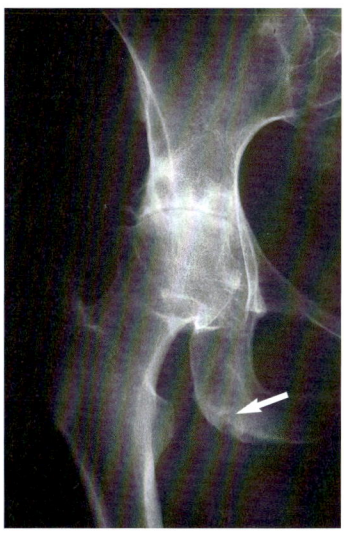

Abb. 11.1 Enthesiopathien.

a) Produktive Enthesiopathie mit Ausbildung eines kleinen Knochensporns am patellaren Quadrizepssehnenansatz (Pfeil).

b) Resorptive Enthesiopathie im Bereich des Adduktorenansatzes am Sitzbein (Pfeil).

☞ Abb. 11.1a, Abb. 16.26), mitunter auch Demineralisation des Sehnenansatzbereichs am Knochen (resorptive Enthesiopathie, ☞ Abb. 11.1).

Klinik Insertionstendopathien haben Prädilektionsstellen (☞ Abb. 11.2). Schmerzen bei Druck auf die betroffene Stelle und beim Anspannen des betreffenden Muskels. Bei Palpation umschriebener Druckschmerz über der Sehne oder deren Ansatz, oftmals mit lokaler Verhärtung oder kissenartiger Schwellung. Die zugehörigen Muskeln sind meist hypertonisch. Bei ihrer aktiven Anspannung gegen Widerstand wird heftiger Schmerz am Ort des Schadens ausgelöst.

Tendopathien treten meist in den Jahren guter körperlicher Leistungsfähigkeit auf, mitunter an mehreren Stellen (☞ Abb. 11.2). Der Tennisellenbogen (Epicondylitis humeri) ist eine Tendopathie am Ursprung der Streckmuskulatur des Unterarms am Epicondylus humeri radialis (☞ Kap. 15.2.5). Sie wird gerade bei Tennisspielern oftmals

durch Überanstrengung beim Rückhandschlag ausgelöst. Die zweithäufigste Lokalisation ist die Tendopathie der Sehnenplatte am Tuberculum majus des Oberarmkopfes, in die Mm. supraspinatus, infraspinatus und subscapularis gemeinsam inserieren (Erkrankungen der Rotatorensehnenplatte ☞ Kap. 15.1.4). Andere Prädilektionsstellen sind die Muskelursprünge am Proc. coracoideus („Korakoiditis"), die Bandverbindungen am Proc. styloideus ulnae et radii (Styloiditis), die Ansatzzone der Achillessehne (Achillodynie, oft auch mehr flächenhaft vom Periost des Kalkaneus ausgehend), der Ansatz des Lig. patellae an der Kniescheibe (Patellaspitzensyndrom, ☞ Kap. 16.4.6), der Trizepsansatz am Olekranon, die Ursprünge der Adduktoren und der Oberschenkelbeuger am Sitz- und Schambein (Grazilissyndrom).

Als **Fibromyalgie** wird ein Schmerzsyndrom bezeichnet, das mit Insertionstendopathien an unterschiedlichen Lokalisationen einhergeht. Ob es sich um ein eigenständiges Krankheitsbild auf dem Hintergrund einer psychosozialen Störung handelt, wird unterschiedlich beurteilt.

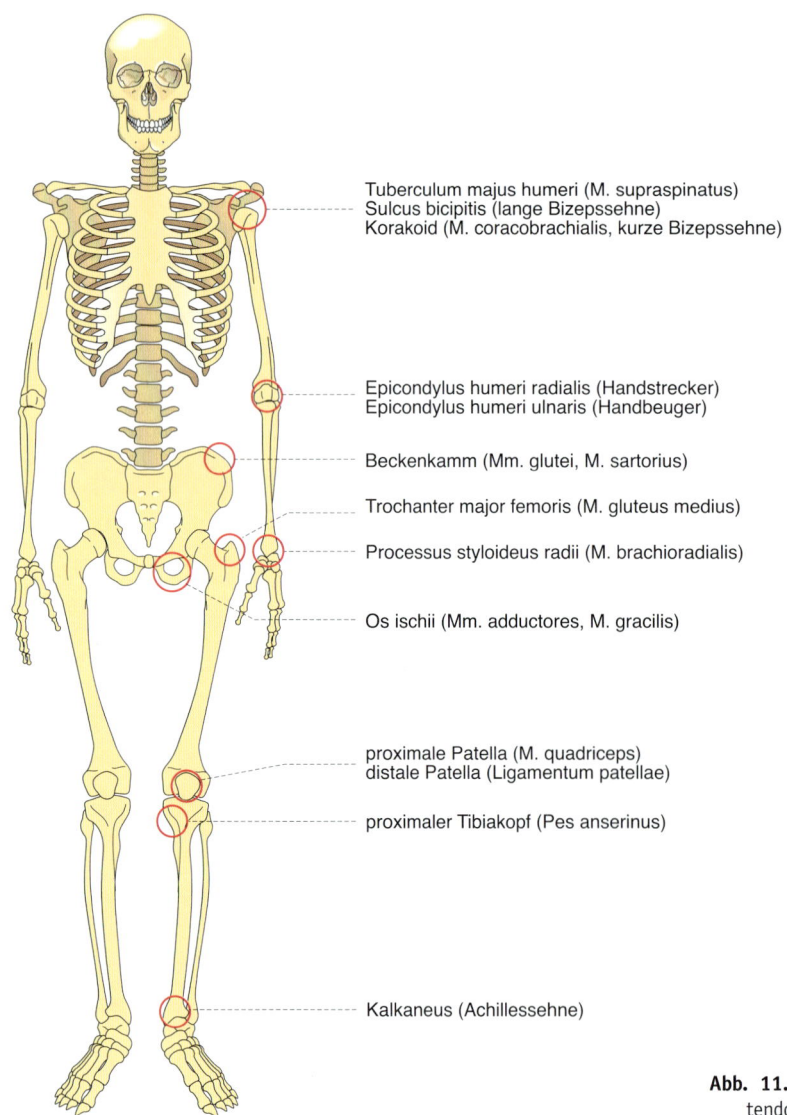

Tuberculum majus humeri (M. supraspinatus)
Sulcus bicipitis (lange Bizepssehne)
Korakoid (M. coracobrachialis, kurze Bizepssehne)

Epicondylus humeri radialis (Handstrecker)
Epicondylus humeri ulnaris (Handbeuger)

Beckenkamm (Mm. glutei, M. sartorius)

Trochanter major femoris (M. gluteus medius)

Processus styloideus radii (M. brachioradialis)

Os ischii (Mm. adductores, M. gracilis)

proximale Patella (M. quadriceps)
distale Patella (Ligamentum patellae)

proximaler Tibiakopf (Pes anserinus)

Kalkaneus (Achillessehne)

Abb. 11.2 Die wichtigsten Lokalisationen von Insertionstendopathien.

Therapie   Nach Möglichkeit Beseitigung der auslösenden Störung (z. B. einer Gliedmaßenfehlstellung, Beinverkürzung; Vermeidung provozierender Überanstrengung). Medikamentös systemische und topische Antiphlogistika. Örtlich Wärmeanwendung. Bei akuten oberflächlichen Prozessen (Epikondylitis) wird oft eine Eispackung besser vertragen. Lokale Umspritzung mit Scandicain® 1% und ggf. Kortikoid-Kristallsuspension.

> **!** Keine Injektion in die Sehne wegen Nekrosegefahr!

In hartnäckigen und Rezidivfällen je nach Lokalisation ggf. operative Entspannung (siehe bei den einzelnen Lokalisationen).

11.1.2 Tendinosis calcarea

Durch Ernährungsstörung der Sehnen und intratendinöse Milieuänderung präzipitieren Kalziumphosphat-Mineralien in der Sehne. Diskutiert wird als Ursache auch die primäre chondroide Metaplasie der betroffenen Sehnenareale mit anschließender Knorpelverkalkung. Beschwerden können durch die Volumenzunahme der Sehne, häufiger aber durch Entleerung des Kalkdepots in die Umgebung auftreten. Betroffen ist bei weitem am häufigsten das Schultergelenk durch die **Tendinosis calcarea der Supraspinatussehne** (☞ Kap. 15.1.4). Seltener tritt die Tendinosis calcarea im Bereich der Achillessehne, der Quadrizepssehne und der proximalen Hüftadduktorensehnen auf.

11.2 Tenosynovialitis

11.2.1 Mechanisch-reaktive Tenosynovialitis

Definition   Es handelt sich um einen schmerhaften Reizzustand der Tenosynovialis bzw. des Sehnengleitgewebes (Sehnenscheidenentzündung).

Ätiologie und Pathogenese   Akute, intermittierende oder chronische Überbeanspruchung.

Klinik   Meist betroffen sind die Strecksehnen am Handgelenk, die Mm. fibularis und tibialis proximal am Sprunggelenk sowie das (scheidenlose) Peritendineum der Achillessehne. Seröse, fibrinöse Durchtränkung des Sehnengleitlagers und synoviale Irritation führen zu Schmerzen, leichter Schwellung, gelegentlich Krepitation wie feines Schneeballknirschen (Tendovaginitis bzw. Paratenonitis crepitans). Die Störung ist i. d. R. rückbildungsfähig.

Therapie   Schonung, Vermeidung bzw. Unterbrechung auslösender Betätigungen (z. B. Maschinenschreiben, Sport), ggf. Antiphlogistika, lokal Eiskompressen. Details finden sich in den topographischen Kapiteln.

11.2.2 Stenosierende Tenosynovialitis und Tendinitis

Durch schwielige Verengung des Sehnengleitweges kommt es zu typischen Stenoserscheinungen, bei denen der Durchlauf der Sehne schmerzhaft blockiert wird. Betroffen sind fast ausschließlich:
- das erste Strecksehnenfach am Handgelenk durch die **Tenosynovitis stenosans De Quervain** (☞ Kap. 15.3.6),
- die Fingerbeugesehnen in Form der **Tendovaginitis stenosans, schnellender Finger** (☞ Kap. 15.3.6),
- die lange Bizepssehne am Humeruskopf (☞ Kap. 15.1.4).

11.2.3 Tenosynovialitis rheumatica

Gewöhnlich ist die Tenosynovialitis rheumatica Teilsymptom einer allgemeinen **Synovialitis rheumatica** mit Befall vieler synovialer Gebilde (Sehnenscheiden, Schleimbeutel, Gelenke). Ursache siehe Gelenkkrankheiten (☞ Kap. 9.3.1). Nur selten beschränkt sich die Erkrankung auf die Sehnenscheiden.

Ätiologie und Pathogenese   Eine proliferative Synovialitis mit aggressiven Granulationen füllt die gesamte Gleitbahn aus, ummauert die Sehnen und dringt teilweise zwischen deren Fasern ein. Die Ernährung der Sehnen wird gestört, ihre Funktion behindert. Konsekutive Sehnenrupturen kommen vor. Ergüsse mit schollig-weichen Einschlusskörperchen.

Klinik   Die betroffenen Sehnenscheiden sind als weiche, teilweise sackartige Verdickungen sicht- und tastbar (☞ Abb. 9.13). Bei Druck und Bewegung der durchlaufenden Sehnen wird meist kein Schmerz empfunden. Proximal und distal von Engstellen (z. B. am Lig. carpi transversum oder am Fuß) kommen typische sanduhrförmige Schwellungen vor. Meist bestehen weitere Anzeichen der rheumatischen Grundkrankheit. Auf Sehnenrupturen achten!

Diagnostik   Das diagnostische Vorgehen entspricht dem bei rheumatischen Gelenkkrankheiten (☞ Kap. 9.3).

Differentialdiagnose   Bei isolierter Erkrankung tenosynovialer Riesenzelltumor, Synovialom.

Therapie   Allgemeine antirheumatische Therapie. Bei lokaler Instillation von Kortikoiden sind intratendinöse Injektionen wegen Nekrosegefahr zu vermeiden! Zur Verhütung der drohenden Sehnennekrose und -ruptur wird die frühzeitige Tenosynovialektomie empfohlen.

Eventuell sind Tendolysen funktionsgestörter Sehnen oder plastische Eingriffe zum Ersatz zerstörter Sehnen notwendig.

11.2.4 Infektionen der Sehnenscheiden

Die Infektion der Sehnenscheiden und Sehnen erfolgt i. d. R. durch direkte Verletzung und bei Injektionen. Die Infektion breitet sich auf den anatomisch vorgegebenen

Wegen auch auf benachbarte Sehnenscheiden rasch aus (Hohlhandphlegmone). Die Lebensfähigkeit der Sehnen wird durch Konstriktion oder Thrombosierung von Gefäßen zusätzlich gefährdet (☞ Kap. 15.3.5). Ohne operative Entlastung und Drainage kommt es rasch zur Nekrose, überlebende Sehnen verwachsen und führen zur Kontraktur und Fehlstellung der zugehörigen Gelenke.

Therapie Im akuten Fall ist die rasche operative Intervention mit Spaltung, Drainage, Schienenlagerung und Antibiotikatherapie notwendig. Im Narbenstadium wird eine krankengymnastische und orthetische Kontrakturbehandlung durchgeführt. Rekonstruktive Eingriffe sind erst nach sicherer Abheilung der Infektion erfolgversprechend.

Zusammenfassung

Tendopathien

Schmerzhafte Degeneration der Sehnen in ihren Ansatzzonen: Insertionstendopathien.

Ursachen Lokale einmalige oder chronische Überlastung (Sport, Beruf, falsche Statik etc.), interstitielles Ödem im Faseransatzbereich, bei chronischem Verlauf mit Auffaserung, Verfettung, Zerreißung von Fibrillen.
  Beispiele: Epicondylitis humeri, Korakoiditis, Achillodynie, Patellaspitzensyndrom, Grazilissyndrom.

Therapie Beseitigung der auslösenden Faktoren. Antiphlogistika. Lokal Kälte- oder Wärmeanwendung, Umspritzung mit Anästhetika ggf. unter Kortikoidzusatz (cave Injektion in Sehnengewebe!). Evtl. operative Entspannung.

Mechanisch-reaktive Tenosynovitis

Reizzustand des Sehnengleitgewebes durch akute, intermittierende oder chronische Überbeanspruchung. Serofibrinöse bzw. hämorrhagische Infiltration. Bewegungsschmerz, evtl. „Schneeballknirschen" (Tendovaginitis crepitans).

Therapie Schonung, Meidung auslösender Betätigung, Antirheumatika. Kältekompresse.

Tendovaginitis rheumatica

Synovitis der Sehnenscheiden, gewöhnlich im Rahmen einer Polyserositis rheumatica mit Befall aller synovialen Gebilde (bei verschiedenen rheumatischen Krankheiten). Zottige Verdickung der Synovialis, aggressive Granulationen können Sehnen zerstören (Ruptur!).

Therapie Antirheumatisch, Tenosynovektomie.

Eitrige Tenosynovitis

Gewöhnlich durch äußere Verletzung, seltener Durchwanderung. Phlegmone, Sehnennekrose. Verwachsungen, Kontrakturen, Fehlstellungen.

Therapie Akut Spaltung, Drainage, Ruhigstellung, Antibiotika. Im Narbenstadium Kontrakturbehandlung.

12 Krankheiten der Blutgefäße

Zur Orientierung

Die hohe Inzidenz arterieller und venöser Erkrankungen verlangt vom klinisch tätigen Orthopäden Grundkenntnisse über Physiologie und Pathophysiologie des Gefäßsystems. Dabei kann es sowohl um differentialdiagnostische Überlegungen, z.B. im Rahmen von belastungsabhängigen Beinschmerzen, als auch um die Berücksichtigung der venösen Zirkulation im Rahmen der Operationsplanung gehen. Besondere Beachtung verdient die Thromboseprophylaxe nach orthopädischen Operationen oder bei Ruhigstellung der Beingelenke bei festen Verbänden.

12.1 Krankheiten der Arterien

Periphere Durchblutungsstörungen können aus verschiedenartigen Gründen entstehen, und zwar aufgrund
■ zentraler Kreislaufveränderungen (z.B. Erkrankungen der Aorta mit Verlust der Windkesselfunktion, Alteration der zentralen Venen, Herzmuskelschwäche),
■ veränderter Blutzusammensetzung,
■ Veränderungen der peripheren Strombahn selbst.

Hier sollen nur typische Krankheitsbilder der letzten Gruppe kurz besprochen werden, mit denen sich der Orthopäde differentialdiagnostisch oder im Rahmen seiner Aufgaben auch therapeutisch auseinander zu setzen hat.

Die peripheren Zirkulationsstörungen werden nach Ratschow und Fontaine in vier Stadien eingeteilt (☞ Abb. 12.1).

12.1.1 Chronische arterielle Verschluss-krankheiten

Die periphere arterielle Verschlusskrankheit (pAVK) manifestiert sich überwiegend im Bereich der unteren Extremität. Der physiologische Alterungsprozess der Gefäßwände mit abnehmender Elastizität muss dabei von krankhaften Wandveränderungen unterschieden werden.

Ätiologie und Pathogenese Als wesentliche Ursachen für die Entstehung einer chronischen arteriellen Verschlusskrankheit können genannt werden:
■ Arteriosklerose (> 90% der Fälle),
■ Endangiitis obliterans,
■ Arteriopathien bei Immunerkrankungen.

Die **Arteriosklerose** stellt eine degenerative morphologische Gefäßwandveränderung dar. Sie tritt als chronisch-schubweise verlaufende Systemerkrankung vorzugsweise bei Männern nach dem 50. Lebensjahr auf. Als Risikofaktoren sind endogene Faktoren (Hyperlipoproteinämie, Diabetes mellitus, Hypertonie) von exogenen Faktoren (Nikotin) zu unterscheiden. Sie ist die mit 90% häufigste arterielle Verschlusskrankheit.

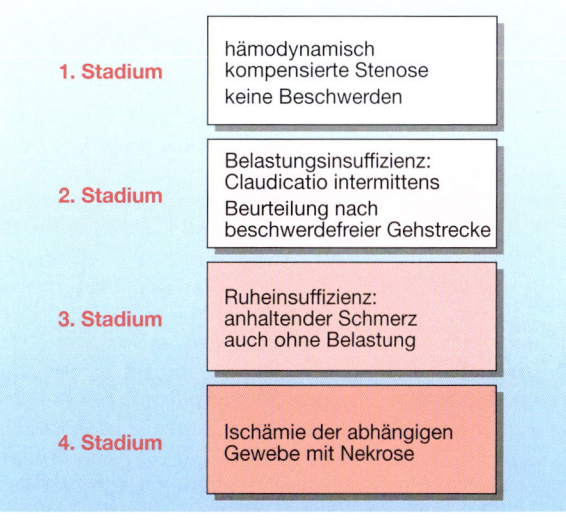

Abb. 12.1   Stadieneinteilung der peripheren arteriellen Verschlusskrankheit (pAVK) nach Ratschow/Fontaine.

Die **Endangiitis obliterans** beginnt als entzündliche Intimaerkrankung. Im späteren Verlauf ist sie von der Arteriosklerose nicht zu unterscheiden. Sie befällt v.a. junge Männer zwischen 20 und 40 Jahren, die stark rauchen. Die Genese ist noch unklar, ätiologisch wird eine Autoimmunreaktion angenommen. Auf die dispositionelle Komponente deuten gelegentlich schon Klagen vor der Pubertät über Gliederschmerzen und Beinkrämpfe ("juvenile Arteriosklerose") hin. Anamnestisch sollte man auf durchgemachte Infektionskrankheiten und chronische Infekte achten, Thrombophlebitiden, Phlebitis migrans sowie v.a. Diabetes mellitus.

Zahlreiche **Immunerkrankungen** (Dermatomyositis, Sklerodermie) gehen mit einem erhöhten Auftreten von arteriellen Verschlüssen einher. Im Krankheitsverlauf kommt es zu einer Einengung des Gefäßlumens durch Ein- und Anlagerung von Lipiden, Polyglykanen, Kalziumsalzen und Blutbestandteilen (v.a. Thrombozyten) in und auf der Intima mit zunehmender Wandsklerose und Starre bis zum kompletten Verschluss.

Klinik Das klinische Erscheinungsbild und seine Konsequenzen hängen einerseits von der Lokalisation, Ausdehnung und Schwere der Stenosierung, andererseits von der Kapazität des verfügbaren Umgehungskreislaufs ab. Die Chance für die Erhaltung der betroffenen Extremität ist daher umso geringer, je weiter distal sich der Verschluss befindet, weil dort die Kompensationsmöglichkeiten fehlen.

Die **Symptome** sind je nach Schweregrad (Ratschow/Fontaine) unterschiedlich (☞ Abb. 12.1):

- Im **Stadium I** sind die Patienten meist noch beschwerdefrei oder klagen nur über rasche Ermüdung beim Gehen, Schwächegefühl in den Beinen, mitunter ein Gefühl des Ameisenlaufens oder eingeschlafener Füße, gelegentlich bereits über krampfartige Schmerzen in Fuß und Wade (v.a. bei den ersten Schritten nach längerem Sitzen: Latenzschmerz).
- Das **Stadium II** ist durch krampfartige Schmerzen nach kurzer Gehstrecke mit Zwang zum Stehenbleiben charakterisiert (Stadium IIa: schmerzfreie Gehstrecke > 100 m; Stadium IIb: schmerzfreie Gehstrecke < 100 m). Es kommt zu einem intermittierenden Hinken (Claudicatio intermittens, Schaufenster-Krankheit).
- Bei fortschreitender Stenose kommt es zu Ruheschmerzen im Liegen und Sitzen, die das **Stadium III** charakterisieren.
- Im **Stadium IV** bestehen neben Ruheschmerzen ein Taubheitsgefühl, Kältegefühl und Hautblässe. In der Folge kommt es zu Gewebenekrosen (Stadium IVa: trockene Mumifikation, Stadium IVb: feuchte Gangrän).

Diagnostik Klinische Anamnese, Inspektion, Palpation und Funktionstests sind wegweisend:

- Schmerzen (akut, chronisch, belastungsabhängig, Ruheschmerz),
- Hautfarbe und -temperatur (Blässe oder Rötung, trophische Störungen bis zur Nekrose), Kapillarfüllungszeit,
- Seitenvergleich von Puls und Blutdruck,
- Auskultation (Strömungsgeräusche),

- Funktionsprüfung (Gehtest, Lagerungsprobe nach Ratschow etc.)

Nichtinvasive Testverfahren:

- Dopplersonographie,
- Oszillometrie, Volumenpulsschreibung.

Invasives Testverfahren:

- Angiographie mit Kontrastmittel.

Beim Diabetes mellitus finden sich oft gleichzeitig Erscheinungen der Angiolopathie (diabetische Mikroangiopathie) und einer diabetischen Neuropathie mit Parästhesien oder lokaler Hypästhesie. Im Röntgenbild sind mitunter Kalkeinlagerungen in den Fußarterien, arthrotische Veränderungen und typische destruierende Arthropathien zu erkennen (☞ Kap. 9.5).

Differentialdiagnose Waden- und Fußschmerzen beim Gehen mit Zwang zum Stehenbleiben (Claudicatio intermittens) können auch Folge einer Nervenwurzelkompression sein (Claudicatio spinalis, ☞ Kap. 17.2.4). Bei Dysästhesien kommen Neuropathien infrage. Bei Einseitigkeit belastungsabhängiger Beinschmerzen sind lokale Muskel- und Skelettkrankheiten auszuschließen.

Therapie Die Therapie arterieller Verschlusserkrankungen umfasst:

- konservative Maßnahmen,
- apparativ-interventionelle Verfahren,
- operative Verfahren.

Im Mittelpunkt **konservativer Therapiemaßnahmen** stehen die Vermeidung auslösender Faktoren (Nikotin!) und die Behandlung von Risikoerkrankungen (Stoffwechselstörungen, v.a. Diabetes mellitus). Die Wirksamkeit durchblutungsfördernder Medikamente ist umstritten. Aktive Übungsbehandlungen (täglich mehrmals kreisende Fußbewegungen in Rückenlage mit steil angehobenen Beinen bis zu zwei Minuten, dann lockeres Herabhängen und Ausschütteln der Beine und tägliches Spazierengehen) sowie die Vermeidung äußerer Enge (bequeme Schuhe, lockere Strümpfe), Hauptpflege, Vermeidung von Infektionen und physikalische Maßnahmen (z.B. Wasseranwendungen nach Kneipp) ergänzen das konservative Therapieprogramm.

> **!** **Keine lokale Wärmeanwendung** wegen der Gefahr ischämischer Nekrosen durch lokale Stoffwechselsteigerung bei mangelhafter Durchblutungsanpassung.

Apparativ-interventionelle Maßnahmen sind die perkutane transluminäre Angioplastie (PTA) sowie ergänzend die Stent-Implantation. Die Durchblutung der unteren Extremität lässt sich durch eine Sympathikolyse zumindest temporär (12 Monate) verbessern.

Versagen die genannten Maßnahmen, kommen **operative Behandlungsmethoden** in Betracht. Dabei lassen sich vereinfacht gefäßerhaltende von gefäßersetzenden Verfahren unterscheiden. Nekrosen und Gangrän gehören in klinische Behandlung.

Wichtigste Aufgaben dabei sind die Trockenhaltung und die Bekämpfung von Infektionen, in nicht beherrschbaren Fällen bleibt nur die Amputation.

12.1.2 Angioneuropathien

Angioneuropathien sind primäre Störungen des Gefäßnervensystems mit mangelhafter Regulationsfähigkeit der Enger- und Weiterstellung (vasomotorische Starre). Sie kommen vorwiegend bei jungen Mädchen und Frauen vor. Leitsymptome sind anfallsartiges Auftreten von Taubheitsgefühl, Blässe und Zyanose an Fingern oder Zehen (akrale Ischämiesyndrome) mit Schmerzen beim Wiedereinfließen des Blutes. Typische Krankheitsbilder sind die Leichenfinger (Digitus mortuus) und der M. Raynaud.

Morbus Raynaud

Definition   Eine anfallsartige Ischämie der Finger oder Zehen wird als M. Raynaud bezeichnet.

Ätiologie und Pathogenese   Im engeren Sinne liegt dem M. Raynaud ein peripherer akraler Gefäßspasmus unklarer Genese zugrunde. Diese primäre Form kann von ähnlichen Symptomen im Rahmen einer pAVK, vaskulären Kompressionssyndromen etc. unterschieden werden (sog. sekundäre Raynaud-Phänomene).

Klinik   Im klinischen Verlauf kommt es anfallsartig zu einer initialen schmerzhaften Abblassung von Fingern oder Zehen (Daumen meist ausgespart), die sich später zu einer lividen Verfärbung der Finger- bzw. Zehenspitzen wandelt. Nachfolgend kommt es bei Wiederauffüllung der Gefäße zu einer leichten Rötung (Blässe, Lividität und Rötung: Trikolore des M. Raynaud), die auch zwischen den Anfällen bestehen bleiben kann. In manchen Fällen kommt es zu Nekrosen an den Fingerbeeren und nach Jahren zu trophischen Störungen der Haut und des Nagelwachstums.

Ein sekundäres Raynaud-Phänomen kann u.a. durch Medikamente, z.B. Betablocker, provoziert werden.

Therapie   Die Therapie zielt v.a. auf eine Regulierung des Gefäßwandtonus. Im Vordergrund stehen zunächst funktionelle und physikalische Maßnahmen, z.B. ansteigende Hand- und Fußbäder mit Zusatz durchblutungsfördernder Mittel (z.B. Rubriment-Essenz), Stanger-Bäder sowie Wechselbäder und -duschen. Bei Therapieresistenz kommen Vasodilatanzien (z.B. α-Blocker) zur Anwendung.

12.2 Krankheiten der Venen

Anatomisch und funktionell sind beim peripheren venösen System drei Kategorien zu unterscheiden.
- **Oberflächliche (epifasziale) Venen:** Da sie keine schützende Umgebung haben, sind ihre Wände relativ dick und reich an glatten Muskelfasern.
- **Tiefe (subfasziale) Venen:** Sie begleiten in mehrfacher Form Arterien, sind durch Muskulatur gut geschützt und dünnwandig. Durch sie erfolgen gut 80% des venösen Rückstroms.
- **Verbindungsvenen** zwischen dem tiefen und dem oberflächlichen Netz (Vv. perforantes, Vv. communicantes).

Bikuspidale Klappen sorgen für die Einhaltung der Stromrichtung und unterstützen im Zusammenspiel mit der Muskulatur beim Gehen den Rückfluss. Da dieser in der unteren Körperhälfte gegen die Schwerkraft erfolgen muss, sind überwiegend die Beine von venösen Störungen betroffen. Es werden Erkrankungen des oberflächlichen und des tiefen Venensystems unterschieden.

12.2.1 Krankheiten des oberflächlichen Venensystems

Varikose (Krampfadern)

Definition   Krampfadern sind schlauch- oder sackartig erweiterte, geschlängelt verlaufende Venen mit pathologisch veränderter Wand. Da auch die Klappen atrophieren, sich auffasern und schließlich ganz verschwinden, kommt es beim stehenden Menschen zur Stagnation und Umkehr der Stromrichtung.

Ätiologie und Pathogenese   Bei der **primären Varikose** kommt es zu chronische degenerativen Veränderungen in der Venenwand. Für die Stoffwechselstörung der Myozyten werden konstitutionelle (familiäre) Bindegewebeschwächen oder angeborene Venenklappenfehler verantwortlich gemacht. Die Manifestation wird durch Rückstau bei Stehberufen, Übergewicht oder Schwangerschaft begünstigt.

Sekundäre Varikosen sind meist einseitig und Folge einer Rückflussbehinderung nach Thrombosen tiefer Bein- und Beckenvenen.

Klinik   Oft sind die Patienten beschwerdefrei, evtl. klagen sie über rasche Ermüdbarkeit, Schwere- und Spannungsgefühl, Juckreiz und mitunter über krampfartige Muskelkontraktionen („Krampfadern") und Schmerzen bei Belastung, v.a. beim langen Stehen, die bei Entlastung und Beinhochlagerung abklingen.

> **!** Zur Unterscheidung von Durchblutungsstörungen gilt folgende Faustregel: Varizen lösen Schmerzen im Stehen aus, die beim Gehen abklingen. Arterielle Stenosen führen zu Schmerzen beim Gehen, die durch Stehenbleiben gemindert werden können.

Komplikationen   Der stauungsbedingte Blutaustritt führt bei oberflächlichen Venen zu lokaler Hautpigmentation. Thrombosen und Phlebitiden sind häufig. Thrombusanteile können verkalken (Phlebolithen) oder abgeschwemmt werden und ggf. eine Embolie auslösen. Das Varizenblut ist sauerstoffarm und kohlendioxidreich. Die daraus folgende trophische Störung macht sich besonders am Unterschenkel bemerkbar: Ödeme, Hautverfärbung, Ekzem, Ulzeration, kallöse Hautverdickung (Elephantiasis venectatica), Sklerose des Subkutangewebes und der Muskulatur.

Der Krankheitswert von Varizen ist unterschiedlich. Während oberflächliche (Besenreiser, retikuläre Form) meist nur kosmetische Bedeutung haben, gehen ca. 70% der Beschwerden und Komplikationen von Krankheiten des tiefen Venensystems (☞ Kap. 12.2.2) aus. Insbesondere die **chronische venöse Insuffizienz** führt im Laufe von Jahren zu Ödemen, Gewebeverhärtung, Hautpigmentierung und trophischen Ulzera (**Ulcus cruris varicosum**).

Diagnostik Die Prüfung der Venenfunktion erfolgt mit:
- **Trendelenburg-Versuch:** Beim liegenden Patienten werden die Venen des senkrecht angehobenen Beines durch Ausstreichen entleert und anschließend unter der Leistenbeuge komprimiert. Wenn der Patient so aufsteht, darf sich bei intakten Klappen die V. saphena magna weder von peripher (Vv. perforantes) noch nach Abnahme des Stauschlauchs von oben her rasch auffüllen.
- **Perthes-Versuch:** Man lässt den Patienten herumgehen, nachdem bei gefüllten Venen eine Staubinde angelegt wurde. Kommt es dabei zur Entleerung, spricht dies für intakte Perforansvenen.
- **Ultraschall-Dopplertest:** Einschätzung des funktionellen Ausmaßes der venösen Insuffizienz.
- **Phlebographie:** Beurteilung der Strukturveränderung der Strombahn, insbesondere zur präoperativen Planung.

Therapie **Allgemeine Maßnahmen** sind:
- Bei bestehender Disposition sollte man Berufe meiden, die langes Stehen erfordern.
- Aktive Gymnastik: Varizenübungen (mehrmals täglich in Rückenlage mit erhobenen Beinen Radfahrübungen machen und Fußkreisen). Bei Inspiration gestreckte Beine anheben, unter Exspiration langsam senken (Atem-Varizenübungen). Radfahren, regelmäßiges Spazierengehen.
- Kompressionsstrümpfe nach Operationen und in der Schwangerschaft.
- Vermeidung schnürender Strümpfe, Gummibänder etc.
- Hautpflege, Infektvermeidung, kühlende Salben.

Medikamentös kann eine Unterstützung der bei älteren Menschen meist herabgesetzten Herz- und Kreislaufleistung erfolgen. Die Wirksamkeit venentonisierender Präparate ist umstritten.

Interventionelle Verfahren wie die Verödung (Sklerosierung) sind vorwiegend indiziert bei oberflächlicher Varikose, kleineren Seitenastvarizen und ggf. bei Restzuständen nach Operation. Sie erfolgt durch lokales Einspritzen sklerosierender Mittel, die zur Verklebung der Venenwände und so zur Verödung des Lumens führen. Nach der Injektion erhält der Patient einen Kompressionsverband und muss viel laufen. Kontraindikationen: Entzündungen in der Umgebung, Phlebitis, Thrombose der tiefen Venen, schwere Allgemeinerkrankungen und Bettlägerigkeit.

Bei insuffizienten Perforansvenen oder bei einer Stammvarikose kommen operative Eingriffe in Betracht, so z.B. die Entfernung erweiterter Stammvenen, z.B. Exhärese der V. saphena magna oder parva durch „Stripping" mit Babcock-Sonde und Unterbindung aller Seitenäste und insuffizienter Perforansvenen.

Thrombophlebitis

Unter einer Thrombophlebitis versteht man die entzündliche Reaktion der Gefäßwand oberflächlicher Venen.

Ätiologie und Pathogenese Mechanische Reizung durch Venenverweilkatheter, chemische Alteration der Venenwand durch Infusionslösungen oder trophische Störungen bei Varizen führen zu einer verhärteten, knotenartigen und schmerzhaften Venenwandreaktion.

Klinik Klinisch imponiert eine lokale Rötung und Überwärmung, häufig mit Gewebeinduration. Palpatorisch besteht ein Druck- und Spontanschmerz.

Therapie Analgetische und antiphlogistische Maßnahmen. Lokal feuchte kühle Kompressen und Salbenverbände stehen therapeutisch im Vordergrund. Gewöhnlich zeigen Thrombophlebitiden einen gutartigen Verlauf. Rezidive sind möglich.

Eine **septische Thrombophlebitis** und Periphlebitis, die durch äußere Verletzungen oder bei Langzeitinfusionen entstehen können, erfordern neben lokaler antiphlogistischer Behandlung und Entfernung des Venenkatheters den Einsatz von Antibiotika, bei eitriger Einschmelzung ggf. Spaltung oder Resektion des erkrankten Gefäßabschnitts.

12.2.2 Krankheiten des tiefen Venensystems

Phlebothrombose

Phlebothrombose ist die Bezeichnung für eine Okklusion tiefer Venen durch Gerinnselbildung. Wegen ihrer Komplikationsgefahren ist sie v.a. beim Betroffensein zentraler Venenstämme (Oberschenkel, Becken) prognostisch von größter Bedeutung.

Ätiologie und Pathogenese Bei der Thrombose handelt es sich meist um ein multifaktorielles Geschehen. Die von Virchow angegebenen Faktoren wie Hyperkoagulabilität des Blutes, Schädigungen der Gefäßwände oder Strömungsverlangsamung gelten vor dem Hintergrund von Risikofaktoren wie z.B. Immobilisation, hormonelle Antikonzeptiva, Schwangerschaften und Geburten als Auslöser der Erkrankung. Die Schädigung der Gefäßwand führt zur Anlagerung von Thrombozyten. Nach heutiger Kenntnis ist nach Operationen, Verletzungen und im Verlauf innerer Erkrankungen mit längerer Liegezeit bei etwa 50% der Patienten mit stummen Venenthrombosen zu rechnen, daher ist frühe Mobilisation besonders wichtig.

Klinik Die klinischen Symptome können anfangs ganz fehlen. Hinweisend sind:
- Druckschmerz über den Venenstämmen (Wade, Kniekehle, Innenseite des Oberschenkels), evtl. Schmerzempfindlichkeit der Fußsohle,
- Dehnungsschmerz bei passiver Streckung des Knies und forcierter Dorsalbewegung des Fußes bei ausgestrecktem Bein,
- Schwellung und festere Konsistenz von Wade und/oder Oberschenkel, Ödemneigung.

Komplikationen Eine Lungenembolie infolge Lösung und Verschleppung von Thromben droht auch bei fehlenden oder sehr geringfügigen Lokalsymptomen. 80–90% der tödlichen Lungenembolien ereignen sich nach unerkannten Phlebothrombosen. Die Thrombose kann langfristig in ein postthrombotisches Syndrom (s.u.) übergehen.

Diagnostik Die klinische Untersuchung kann bereits wegweisend sein, wenn typische Druckpunkte an Wade und Fuß zu Schmerzen führen. Als technische Verfahren in der Diagnostik kommen zur Anwendung:

- Ultraschall-Dopplertest, Plethysmographie,
- Phlebographie,
- ^{125}Iod-Fibrinogen-Test.

> **!** Nach orthopädischen Operationen, v.a. nach endoprothetischem Ersatz von Hüft- oder Kniegelenk, sollte schon der Thromboseverdacht zur Sonographie veranlassen.

Prophylaxe Bei Varikose, nach Operationen und längerer Bettruhe kommen **Kompressionsverbände** oder -strümpfe zur Anwendung. Bei längerer Bettruhe besonders bei älteren Menschen Bettgymnastik. Der **Frühmobilisation** nach Operationen kommt eine große Bedeutung zu, bei besonderer Gefährdung wird eine **Antikoagulanzienprophylaxe** mit Heparin eingeleitet. Sie erfolgt grundsätzlich nach allen orthopädischen Operationen mit Klinikaufenthalt, auch bei allen Gipsverbänden der Beine, selbst bei ambulanter Behandlung und bei jungen Menschen: Selbstinjektion niedermolekularer Heparine einmal pro Tag.

Therapie Die Therapie richtet sich nach Ursache, Lokalisation und Ausdehnung der Thrombose. Zu den therapeutischen Richtlinien gehören:

- Bettruhe, Hochlagerung und Wicklung in der akuten Phase,
- I.v. Gaben von Heparin unter laufender Kontrolle der Blutgerinnungswerte (PTT ca. 60–70 sec),
- In der Akutphase Thrombolyse mit Streptokinase, Urokinase oder rekombinante Plasminogen-Aktivatoren (r-PA) in Dauertropfinfusion. Ggf. Langzeitbehandlung mit Cumarinen über mehrere Monate.
- Wenn eine Thrombolyse nicht möglich ist (Unverträglichkeit, sehr ausgedehnte Thrombosierung, Kontra-

indikationen), kommt eine operative Thrombektomie in Betracht, die bei frischen und mobilen Thromben im Oberschenkel und Becken durchgeführt wird.

Postthrombotisches Syndrom (chronische venöse Insuffizienz)

Thrombosen der tiefen Beinvenen lassen infolge Defektheilung des Kanal- und Klappensystems eine Abflussbehinderung mit Sekundärveränderungen zurück.

Ätiologie und Pathogenese Unzureichende Rakanalisation und Ausfall der Muskelpumpe führen zu einer Abflussbehinderung mit unterschiedlichem Schweregrad. Dabei kann es zu einer Umkehr der normalen Strömungsrichtung kommen. Im **Stadium I** bestehen lokale Stauungszeichen. Kommen Hautveränderungen hinzu, ist das **Stadium II** erreicht. Begleitende Ulzerationen leiten zum **Stadium III** über.

Klinik Die Patienten klagen über Schwere- und Spannungsgefühl, kalte Füße, Schmerzen und rezidivierende Phlebitiden. Häufig entwickelt sich ein chronisches Unterschenkelödem. Die Haut ist im indurierten Bereich braun pigmentiert und neigt zu Ekzemen. Im weiteren Verlauf kann es zur Ausbildung von Unterschenkelgeschwüren (**Ulcus cruris postthromboticum**) kommen. Klinisch fallen dann Varizen der Kollateralvenen auf (Umgehungskreislauf über die V. saphena magna bzw. parva, V. femoralis bzw. Vv. pudendae).

Therapie Einige Maßnahmen dienen sowohl der Prävention, um bleibende Schäden in Grenzen zu halten, als auch der Behandlung: Langes Stehen und Sitzen vermeiden, elastische Bandagen oder Stützstrümpfe, bequeme Schuhe mit nachgiebigen Sohlen tragen. Beine im Bett hochlagern, Venengymnastik. Bei starker Ödemneigung ggf. Unterstützung des Abschwellens durch Diuretika.

Behandlung der Ulcera cruris: elastische Kompression, Reinigen des schmierigen Untergrundes, granulationsfördernde Lokalbehandlung mit saugfähigen Kompressen, Vakuumverbänden, Antibiose. In besonderen Fällen Exzision des Ulkus und Deckung mit Hautlappen, evtl. gefäßchirurgische Eingriffe.

Zusammenfassung

Chronische arterielle Verschlusskrankheiten

Endangitiis obliterans: v.a. bei jungen Männern (meist starke Raucher). Beginnt als entzündliche Intimaerkrankung, im späteren Verlauf wie Arteriosklerose. Dispositionelle Komponente.

Arteriosclerosis obliterans: Chronisch-schubweise Systemerkrankung, v.a. Männer über 50 Jahre.

Risikofaktoren Raucher, Hyperlipoproteinämie, Diabetes mellitus, Adipositas, Bewegungsmangel. Bei jüngeren Patienten Verschlüsse meist am Oberschenkel (Oberschenkeltyp), bei älteren im Beckenbereich (Beckentyp: Hüftschmerzen!); Prognose schlechter, je weiter distal der Verschluss liegt.

Klinik

- **1. Stadium:** kompensiert, beschwerdefrei,
- **2. Stadium:** Belastungsinsuffizienz, intermittierendes Hinken,
- **3. Stadium:** anhaltende Insuffizienz, Ruheschmerz,
- **4. Stadium:** Ischämie und Nekrosen.

Arteriosklerose bei **Diabetes mellitus:** oft gleichzeitig diabetische Angiolopathie und Neuropathie, Osteopathie (Osteolysen am Fußskelett).

Therapie Grunderkrankung behandeln, Risikofaktoren abstellen. Anpassung der Lebensweise. Schnürstellen meiden. Funktionelle und physikalische Maßnahmen (cave: lokale Wärmeanwendung!). Evtl. gefäßchirurgische Maßnahmen. Bei Gangrän Amputation.

Angioneuropathien

Primäre Störungen des Gefäßnervensystems mit vasomotorischer Starre. Vorwiegend bei jungen Frauen.
Leitsymptom: anfallsartig Taubheitsgefühl, Blässe oder Zyanose an Fingern und Zehen.
Krankheitsbilder: Digitus mortuus, M. Raynaud.

Varizen

Erweiterte Venen mit pathologischer Wandveränderung.
Primäre Varikose: Folge konstitutioneller Bindegewebeschwäche oder angeborener Venenklappenfehler.
Sekundäre Varikose: meist einseitig und Folge tiefer Bein- und Beckenvenenthrombose.
Risikofaktoren: Stehberufe, Adipositas. Gestörte Hämodynamik: Stagnation, Umkehr der Stromrichtung. Thrombose. Phlebitis. Phlebolithen. Trophische Störung: Ödeme, Hautpigmentation, Ekzem, Ulzeration, Elephantiasis venectatica.
Krankheitswert der Varikose unterschiedlich.

Diagnostik Trendelenburg-Versuch, Perthes-Versuch, Phlebographie, Ultraschall-Dopplersonographie.

Therapie Langes Stehen meiden. Varizengymnastik. Keine schnürenden Strümpfe. Evtl. Kompressionsstrümpfe. Medikamente. Verödung. Operativ.

Thrombophlebitis

Entzündliche Thrombose **oberflächlicher** Venen.
Spontan- und Druckschmerz, lokale Rötung, Hautwärme, harter Strang tastbar. Gewöhnlich gutartiger Verlauf.

Therapie Antiphlogistika, feuchte Kompresse. Kompressionsstrumpf, keine Bettruhe.

Phlebothrombose

Tiefe Beinvenenokklusion. Zentrale Venenstämme (Becken, Oberschenkel) besonders gefährlich: drohende Lungenembolie! In über 50% der Fälle stumme Thrombosen nach Bein- und Beckenoperationen.
Risikofaktoren: Lebensalter über 40 Jahre, Varikose, frühere Thrombosen, Adipositas. Operationen, längere Bettliegezeit.
Klinik: oft stummer Verlauf.
Bei klinisch manifester Thrombose:
- Schwere- und Spannungsgefühl, Wadenschmerz, Fußsohlenschmerz,
- lokaler Druckschmerz, passiver Dehnungsschmerz,
- Schwellung, festere Konsistenz.

Diagnostik Ultraschall-Dopplertest, Iodfibrinogentest, Phlebographie.
Prophylaxe bei Operationen und längerer Bettruhe: Kompressionsverbände, -strümpfe, Antikoagulanzien (Low-Dose-Heparin-Gaben), Bettgymnastik, Frühmobilisation.

Therapie Bettruhe. Heparingaben, später Cumarine. Ggf. initiale Thrombolyse mit Streptokinase. Evtl. Thrombektomie.

Postthrombotisches Syndrom

Chronische venöse Insuffizienz: Folgezustand nach tiefer Venenthrombose.

Klinik Schweregefühl, kalte Füße, rezidivierende Phlebitis. Varikose im Umgehungskreislauf. Ulcus cruris postthromboticum.

Therapie Statische Belastungen meiden, Stützstrümpfe, Varizengymnastik.

13 Krankheiten des Nervensystems

Zur Orientierung

Zahlreiche neurologische und neuropsychologische Syndrome manifestieren sich durch Funktionsstörungen des Bewegungsapparats. Grundkenntnisse der Neurologie sind für den klinisch tätigen Orthopäden daher unverzichtbar. Neurologische Krankheitsbilder spielen einerseits differenzialdiagnostisch eine große Rolle (z.B. Differenzierung zervikozephales HWS-Syndrom versus Meningitis), andererseits wirken sich Krankheiten des zentralen und peripheren Nervensystems auf die Motorik, Sensibilität und Propriozeption und damit auf Grundfunktionen des aktiven und passiven Bewegungsapparats aus. Nicht immer sind die neurologischen Erkrankungsbilder einer kausalen Behandlung zugänglich (z.B. infantile Zerebralparese). Der Orthopäde muss sich dann mit den Funktionseinschränkungen und der möglichen Funktionsverbesserung auseinander setzen. An dieser Stelle können nur einige für den Orthopäden bedeutende neurologische Erkrankungsbilder herausgestellt werden.

13.1 Zentrales Nervensystem

13.1.1 Infantile Zerebralparese

Definition Bei der infantilen Zerebralparese liegen gestörte Bewegungsabläufe vor, die auf einem frühkindlichen Schaden des Gehirns beruhen. Es besteht kein einheitliches Symptombild. Vielmehr zeigen sich sehr komplexe Erscheinungen, die alle auf eine Störung der zentralen motorischen Kontrolle und eine Störung der kindlichen motorischen Entwicklung zurückgehen. Hauptsymptom ist die spastische Lähmung: „Spastiker". Die gestörte Bewegung kann mit Intelligenz- und Verhaltensdefekten verbunden sein.

Epidemiologie Die Erkrankungshäufigkeit beträgt bis zu 3 ‰ aller Neugeborenen. Eine verzögerte statomotorische Entwicklung ohne Krankheitswert ist aber wesentlich häufiger.

Ätiologie Den verschiedenen Krankheitserscheinungen liegen unterschiedliche pränatale, perinatale oder postnatale Ursachen zugrunde. Man unterscheidet:
- **angeborene Gehirnschäden:** Fehlbildungen wie Porenzephalie, Mikrogyrie, Aplasie von Hirnteilen, Agenesis corticalis, Hydrozephalus
- **pränatale Schädigungen:** Virusembryopathien, Erythroblastose und Kernikterus infolge Blutgruppenunverträg-

lichkeit, Strahlenschädigung während der Frühschwangerschaft, Lues, Toxoplasmose. Ein großer Teil der Kinder mit infantiler Zerebralparese sind Frühgeburten. Auf den Zusammenhang zwischen Gliedmaßenstarre und Früh-, Mehrlings- und Schwergeburten hat 1846 erstmalig der englische Arzt Little aufmerksam gemacht (Little-Krankheit)
- **erworbene Gehirnschäden:** peripartale Schädigungen: Blutungen in Hirnhäute oder ins Gehirn infolge schweren oder pathologischen Geburtsverlaufs (Zangenentbindung!), Störung der Hirndurchblutung bei Asphyxie
- **postnatale Schädigungen:** Folgen von Blutungen, Embolien, Thrombose von Hirngefäßen, Entzündungen (Enzephalitis, Meningitis), traumatische Hirnschäden.

Klinik Da die Schäden an ganz verschiedenen Stellen des Gehirns lokalisiert sein können, haben sie eine Vielzahl differenter Krankheitsbilder zur Folge. Je nach Lokalisation des Schadens unterscheidet man folgende Symptomkomplexe:

Pyramidale Störungen mit Sitz in der Großhirnrinde und inneren Kapsel. Es kommt über die Pyramidenbahn zu einer fehlerhaften Ableitung der Willkürmotorik. Ihr Ausdruck sind vor allem spastische Zustände mit gesteigerten Sehnenreflexen, Kloni und Pyramidensymptomen. Abweichend vom Normalen kommt es beim Spastiker zu einer gleichzeitigen Kontraktion von Agonisten und Antagonisten, wodurch ein regelrechter Bewegungsablauf unmöglich wird. Der Gliedmaßenbefall kann halbseitig (Hemiplegie) oder doppelseitig sein. Beschränkt sich die beidseitige Lähmung auf beide Arme oder (meist) beide Beine, spricht man von **Diplegie** oder **Paraplegie**. Sind alle vier Extremitäten spastisch, handelt es sich um eine **Tetraplegie**. Auch die Rumpfmuskulatur kann mehr oder weniger verkrampft sein, besonders bei den beiden letzten Formen.

Extrapyramidale Syndrome sind in den subkortikalen motorischen Kernen des Hirnstamms lokalisiert. Sie führen zu einer gestörten Koordination des Bewegungsablaufs und des Muskeltonus. Ihre Erscheinungsformen sind Hyperkinesien athetotischen oder choreatiformen Charakters, hypokinetische Zustände (Rigor: Beim Versuch, eine Extremität passiv zu bewegen, spürt man einen stufenweise sich lösenden und wieder auftretenden Widerstand: Zahnradphänomen) und dystonische Störungen (atonisch-astatisches Syndrom mit fehlender Muskelspannung, Torsionsdystonien).

Ataxien treten bei Schäden im Kleinhirn auf.

Die verschiedenen Manifestationsformen können in Kombination miteinander vorkommen (☞ Abb. 13.1).

Ist die Gesichtsmuskulatur beteiligt, kommt es zu unkontrollierbarem Grimassieren; Spasmen der Schlund- und Mundbodenmuskulatur bewirken Saug- und Schluckschwierigkeiten sowie Speichelfluss und Sprachstörungen. Auch Hör- und Sehstörungen kommen vor.

Bei zwei Dritteln der Kinder bestehen Abweichungen der Intelligenz (von leichten Schwächen bis zu völliger Idiotie), der Gefühls- und Empfindungswelt sowie der allgemeinen Persönlichkeitsstruktur. Bei einem Teil der Patienten beobachtet man epileptiforme Anfälle.

Die Dauerspannung, mit der manche Gelenke in Fehlstellung gehalten werden ("Reflexkontrakturen", z.B. Adduktion-Innenrotation-Beugung der Hüften, Beugestellung in Knie- oder Ellbogengelenken, Spitzfüße), führt zu organischer Verkürzung der betroffenen Muskeln und Sehnen sowie zu fibrösen Gelenkkontrakturen, Wachstumsabweichungen (Coxa valga, X-Beine) und sogar Subluxation und Luxation der Hüftgelenke (☞ Abb. 13.1).

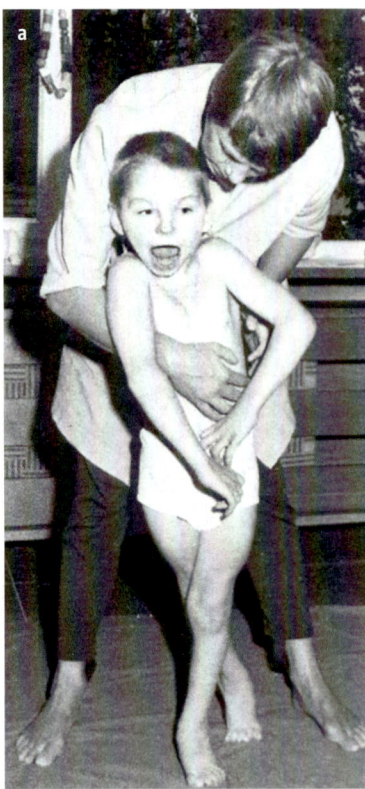

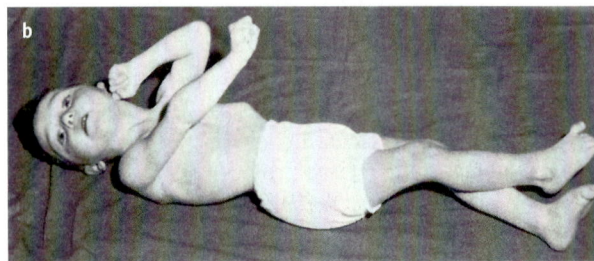

Abb. 13.1   Infantile Zerebralparese

14-jähriger Junge mit infantiler Zerebralparese: Tetraspastik, Neigung zu athetotischen Zwangsbewegungen, Ataxie. Spastische Sprachstörung. Kann ohne Unterstützung nicht stehen. Schwere Störung der gesamten motorischen Koordination.

a) Beachte die typische Scherenhaltung der Beine des stehenden Kindes durch Adduktorenspasmus, spastische Spitzfußstellung, Streckspasmen der Knie, Zwangshaltung der oberen Extremitäten, Grimassieren infolge Spastik der Gesichts- und Zungenmuskulatur, Speichelfluss!

b) Zwangsbewegungen der Arme und Beine im Liegen bei Drehung des Kopfes nach rechts (asymmetrischer tonischer Halsreflex) als Ausdruck einer Persistenz primitiver Reflexmechanismen.

Diagnostik   Bei ausgeprägtem Krankheitsbild ist die Diagnose klinisch eindeutig und bei schwerer Schädigung schon beim Neugeborenen möglich. Die charakteristischen Abweichungen von der normalen Entwicklung treten mit zunehmendem Alter und der Reifung des komplizierten Zusammenspiels der Willkürmotorik mehr und mehr hervor. Dann werden auch kleinere Abnormalitäten augenfälliger. Spätestens im 6. Lebensjahr ist die motorische Entwicklung des Gehirns abgeschlossen. Für eine möglichst früh einzuleitende Therapie ist deshalb die Frühdiagnostik im ersten Lebensjahr von ausschlaggebender Bedeutung. Wesentliche Anhaltspunkte liefern:

1. Anamnese: Verdächtig sind Saug- und Schluckstörungen, fehlendes oder abnormes Schreien, fehlende Reaktionen auf mechanische, akustische oder optische Reize sowie allgemeine Bewegungsarmut und Neigung zu Krampfanfällen. Auch Abweichungen oder ein Zurückbleiben in der allgemeinen körperlichen und geistigen Reifung des Kleinkinds sind zu beachten.

2. Neurokinesiologische Befunde: Entscheidend sind Anomalien im Reflexverhalten und in der Reifung der Pyramidenbahnen, die im postnatalen Leben des gesunden Säuglings einer gesetzmäßigen Entwicklung unterliegen:

■ So wird normalerweise mit 4–6 Wochen der Kopf aus Bauch- und Rückenlage gehoben, auffallende Gegenstände werden mit den Augen fixiert und verfolgt.

- Am Ende des 1. Vierteljahres beginnt das Kind zu greifen.
- Im 4.–5. Monat dreht es sich aus der Bauch- in die Rückenlage und umgekehrt.
- Im 6.–7. Monat kann es gewöhnlich sitzen.
- Über Krabbeln, Knien erfolgt dann die weitere Aufrichtung zum Stehen und freien Gehen, das normalerweise zwischen dem 15. und 18. Monat erreicht sein sollte.

Diese Entwicklungsphasen sind bei hirngeschädigten Kindern gewöhnlich verzögert. Anhand tabellarischer Erfahrungswerte wird das Ausmaß des Entwicklungsrückstands quantitativ eingeschätzt.

3. Abweichungen des Reflexverhaltens: Beim Neugeborenen und jungen Säugling können atypische Reflexmuster durch die Erhebung eines speziellen **Reflexstatus** und Überprüfung der **Lagereaktionen** ermittelt werden:

Am Anfang stehen primitive spinale Reflexe (generalisierter Beuge- und Streckreflex, bis zum Ende des 2. Lebensmonats normal). Sie werden von **Stammhirnreflexen** (tonischen Haltungsreflexen) überdeckt und verdrängt, die wiederum etwa vom Beginn des 2. Lebenshalbjahrs an von Mittelhirnreflexen ersetzt werden. Sie sind sog. **Stellreflexe**, die dem Kind Lage- und Stellungsveränderungen seines Kopfes oder des ganzen Körpers in koordinierten Bewegungsabläufen ermöglichen und es ihm erlauben, wieder in die Gleichgewichtslage zurückzukehren. Gegen Ende des 2. Jahres werden sie schließlich in die Willkürmotorik integriert und bleiben das ganze Leben lang erhalten.

Bis zum Ende des 2. Lebensjahres sind normalerweise auch die **Gleichgewichtsreaktionen** vollständig entwickelt, deren Prüfung zwei wichtige Phänomene dienen: die Sprungbereitschaft (Abstützreaktion, wenn man das Kind mit dem Bauch nach unten einer Unterlage nähert) und der Landau-Reflex (reflektorische Abspreiz- und Streckstellung der Arme und Beine, wenn man das Kind, am Bauch unterstützt, frei im Raum hält).

> ! Für eine kindliche Hirnschädigung sprechen vor allem der Nachweis tonischer Stammhirnreflexe über das erste Lebenshalbjahr hinaus und das verzögerte Erscheinen bzw. Fehlen der Stellreflexe.

Therapie Eine kausale Therapie der zerebralen Infantilparese ist nicht möglich. Dennoch wird ein **frühzeitiger Beginn therapeutischer Maßnahmen** angestrebt, um der neuromotorischen Fehlsteuerung entgegenzuwirken. Dem dienen vor allem Methoden der Krankengymnastik und Ergotherapie. In der frühkindlichen Entwicklung ist es vor allem die biologische Plastizität der Hirnfunktionen, die in begrenztem Umfang eine Kompensation der Funktionsstörungen erlaubt. Mit zunehmendem Alter nimmt die Beeinflussungsmöglichkeit des Gehirns ab. Die Behandlung der verbleibenden Störungen erfordert gegebenenfalls eine Versorgung mit Orthesen und (oder) operative Eingriffe.

Spezielle Methoden der **Krankengymnastik:** Erfolgreichste und am weitesten verbreitete Verfahren sind heute die nach BOBATH, das die Unterdrückung pathologischer bei gleichzeitiger Förderung normaler Bewegungsmuster anstrebt, und nach VOJTA, das die reflektorische Steuerung der Haltung und Bewegungsabläufe durch Einübung von

„Ersatzbewegungen" zu kompensieren versucht. Diese und andere krankengymnastische Methoden „auf neurophysiologischer Basis" erfordern eine spezielle Ausbildung, besondere Erfahrung und von den Eltern ein hohes Maß an Geduld und Kooperationsbereitschaft.

> ! Die Therapie der infantilen Zerebralparese ist interdisziplinär. Sie muss frühzeitig begonnen werden, da ihre Effektivität bereits jenseits des zweiten Lebensjahres beträchtlich geringer ist.

Im Rahmen der **Ergotherapie** werden diese Maßnahmen durch gezielte Spiel- und Bastelaufgaben ergänzt, mit denen die willkürliche Entspannung der hypertonischen Muskulatur, die Kräftigung der nicht im Tonus gesteigerten Muskeln und die Koordination der Bewegungsabläufe gefördert werden soll. Gleichzeitig werden durch **Sonderpädagogik** auch die geistige und emotionale Entwicklung, durch **Sprachtherapie** die verbale Artikulation gefördert.

Diese Maßnahmen werden am besten in besonderen **Zentren** („Tagesstätten") zusammengefasst, in denen alle einschlägigen Spezialisten in enger Verbindung mit einer Fachklinik für die tägliche Betreuung der Kinder zusammenarbeiten. Später empfiehlt sich bei den bildungsfähigen Kindern die Einschulung in spezielle Spastikerklassen (sofern keine Normalschule besucht werden kann) und die Berufsausbildung in speziellen Werkstätten. Nur bei einem kleineren Teil der Kinder ist wegen völliger Pflegebedürftigkeit die dauernde Unterbringung in einem Körperbehindertenheim notwendig.

Sitzen und Stehen machen häufig besondere **Orthesen** wie Stützvorrichtungen, Spezialstühle usw. notwendig.

Operative Eingriffe werden nötig, um das Gehen oder den Gebrauch von Armen und Händen zu verbessern, zur Beseitigung von Kontrakturen und Fehlstellungen sowie zur Minderung muskulärer Spannungen, wenn konservative Mittel dafür nicht ausreichen.

Dazu dienen folgende Eingriffe an:

- **Sehnen und Muskeln** (plastische Verlängerung oder Ursprungsverlagerung, Raffung, Verpflanzung zur Änderung der Zugrichtung und Spannungsminderung, Myotomien). Gelegentlich ist zur Beseitigung von Beugekontrakturen an Hüften und Knien eine Durchtrennung der Gelenkkapseln (Kapsulotomie) nötig
- **Knochen** (Osteotomien zur Korrektur knöcherner Fehlstellungen, z.B. einer Coxa valga mit Luxationstendenz der Hüfte; Arthrodesen zur Stabilisierung eines Fuß- oder Handgelenks)
- **Nerven** (Resektion peripherer Nerven [Neurotomie], z.B. des N. obturatorius).

Neben den bekannten Muskelrelaxanzien kommt im Rahmen einer medikamentösen Therapie neuerdings auch **Botulinumtoxin A** als lokale Injektionsbehandlung zur Anwendung, um spastische Muskeln gezielt und nachhaltig zu relaxieren. Die Injektion erfolgt in den Muskelbauch des zu entspannenden Muskels. Der Effekt der Injektion klingt nach Wochen bis Monaten ab und kann wiederholt werden. Die Therapie hat sich als sehr hilfreich erwiesen, um spastische Zustände einer krankengymnastischen Therapie überhaupt erst zugänglich zu machen oder die Voraussetzungen für einen Therapieerfolg zu verbessern. Botulinuminjektionen lassen auch mit Einschränkungen den Effekt anschließend durchzuführender Operationen abschätzen.

Prognose Sie ist abhängig von Grad und Ausdehnung der motorischen Störung, von der Intelligenz, aber auch von der rechtzeitig und konsequent gegebenenfalls über Jahre durchgeführten Behandlung. Eine Heilung des Leidens ist nicht möglich. Je früher die Behandlung beginnt, desto günstiger sind aber die Aussichten, durch Mobilisierung von „Entwicklungsreserven" im kindlichen Hirn Einfluss auf die Steuerung der Motorik zu gewinnen.

13.1.2 Apoplex

Definition Unter dem Begriff des Schlaganfalls werden plötzlich auftretende Durchblutungsstörungen des Gehirns zusammengefasst, die mit Bewusstlosigkeit und anfangs schlaffer, später spastischer kontralateraler Halbseitenlähmung einhergehen können.

Ätiologie Eine Arteriosklerose der zerebralen sowie der zuführenden zervikalen Gefäße ist die häufigste Ursache für eine zerebrale Durchblutungsstörung. Hypertonie, Diabetes mellitus, Hyperlipidämie und vaskuläre Krankheiten gelten als Risikofaktoren. Embolien der Hirngefäße (z.B. bei Herzerkrankungen) und eine vaskuläre Insuffizienz (Blutungen, Herzinfarkt etc.) sind weitere ätiologische Faktoren zerebraler Insulte.

Pathogenese Prinzipiell muss unterschieden werden zwischen der **zerebralen Massenblutung nach Gefäßruptur,** meist infolge von Bluthochdruck, Arteriosklerose oder intrakraniellem Aneurysma, und einem **Hirninfarkt** infolge arterieller Embolie oder funktioneller Ischämie. 75 % aller Apoplexien sind ischämische Insulte.

Klinik Im akuten Stadium der zerebralen Durchblutungsstörung kommt es häufig zu einer totalen motorischen Hemiplegie. Sensible Ausfälle sind meist nur in geringem Umfang vorhanden oder fehlen ganz. Der Muskeltonus ist schlaff, die Reflexe imponieren normal oder leicht abgeschwächt.

Je nach Schwere des Insults klingen die Erscheinungen nach Tagen, Wochen oder Monaten ab oder bleiben dauernd bestehen. Der initial schlaffe Muskeltonus wandelt sich zur Spastizität. Das Betroffensein der oberen Extremität ist prognostisch ungünstiger als das der unteren. Es bilden sich hartnäckige spastische Kontrakturen aus: Der Arm ist in Adduktion und Innenrotation, die Hand in geschlossener Fauststellung fixiert. Im Bereich der unteren Extremität kommt es zu Spitzfußstellung und Kniestrecksteife. Oftmals verbleiben schwere Sprachstörungen.

Therapie Entscheidend für den Erfolg ist die Schnelligkeit, mit der eine Akutbehandlung beginnt. Am besten ist die sofortige Einweisung in ein Schlaganfallzentrum oder eine kompetente neurologische oder internistische Abteilung. Von orthopädischem Interesse ist es, auf eine entspannende Lagerung (Funktionsstellung!) und auf pflegerische Maßnahmen zur Verhütung von Druckulzera zu

achten. Aktive und passive Krankengymnastik, Gehschule und Ergotherapie dienen zur Kontrakturprophylaxe, Einübung kompensatorischer Bewegungen und Nutzung von Hilfsmitteln. Zusätzlich sollte eine Versorgung mit orthopädischen Hilfsmitteln (orthopädischer Schuh je nach Situation mit Spitzfußausgleich, Abrollhilfe etc., Fußheberschiene, funktionelle Orthesen bei Handkontrakturen, Gehstützen, ggf. auch Zimmerfahrstuhl) erwogen werden.

Bei schweren Kontrakturen kommen auch **operative Eingriffe** in Frage: Tenotomien, Myotomien, selten Arthrodesen oder Osteotomien.

13.1.3 Erworbene Querschnittsläsionen

Definition Unter einer erworbenen Querschnittslähmung versteht man eine Läsion des Rückenmarks, die mit einer zentralen Lähmung einhergeht.

Ätiologie Erworbene Querschnittsläsionen lassen sich auf unterschiedliche Ursachen zurückführen:
- **Traumafolgen,** meist im Zusammenhang mit Wirbelfrakturen (häufigste Ursache) (☞ Kap. 17.2.7)
- **Tumoren:** primäre Geschwülste des Rückenmarks, seiner Häute und der Wirbelkörper oder Knochen- und Weichteilmetastasen
- **Entzündungen** entweder der Rückenmarkssubstanz selbst (Myelitis) oder infolge Markkompression durch Abszess oder Sequester bei Spondylitis
- **vaskuläre Prozesse** mit Ischämie, z.B. A.-spinalis-anterior-Syndrom (sehr selten).

Klinik Bei akut eintretenden Querschnittsbildern kommt es zunächst zur schlaffen Lähmung und erst nach Abklingen des spinalen Schockstadiums, das manchmal mehrere Wochen dauert, zur Entwicklung spastischer Erscheinungen.

Abgesehen von der stets vorhandenen segmentalen Störung der Sensibilität, der Vasomotorenstörung distal der Läsion und der gestörten Blasen- und Mastdarmfunktion finden sich folgende typische Symptome:
- **Läsion im Zervikalmark:** in den oberen Extremitäten spastische oder gemischt schlaff-spastische Parese, untere Gliedmaßen stets spastisch gelähmt
- **Läsion im Thorakalmark:** obere Extremitäten nicht betroffen, spastische Lähmung der Beine
- **Läsion im Lumbalmark:** Lähmung der unteren Extremitäten teils schlaff, teils spastisch
- **Läsion im Bereich L4–S2:** schlaffe Paresen der Beine unter Erhaltung der Quadrizepsfunktion, Ausfall des Achillessehnenreflexes
- **Läsion im Bereich S3–S5 (Konussyndrom):** Sensibilitätsausfall in der Perinealregion (Reithosenanästhesie), Störung der Blasen-, Mastdarmfunktion und Potenz, dagegen normale Sehnenreflexe, keine motorischen Ausfälle. Ursache kann eine Schädigung des Conus medullaris in Höhe LWK1 oder 2 sein
- **Kaudasyndrom (Cauda equina, gebildet aus L3–5, allen Sakral- und Kokzygealwurzeln):** außer dem Konussyndrom wechselnde radikuläre Reiz- und Ausfallserscheinungen, motorische Paresen, fehlender Achillessehnen-

reflex. Ursachen können Schäden im Bereich Th12–L2 sein.

Entweder kommt es zur Läsion nur einzelner Bahnen oder zur Unterbrechung des gesamten Querschnitts. **Totale Unterbrechungen** haben eine völlige motorische und sensible Lähmung unterhalb der Schadensstelle zur Folge, daneben auch Störungen der Blasen-, Mastdarm- und Genitalfunktion, der Vasomotoren und Schweißsekretion.

Halbseitige Querschnittsunterbrechungen zeigen das Brown-Séquard-Syndrom: Auf der Seite der Läsion bestehen spastische Lähmung, Ausfall der Vasomotoren und eine Störung der Tiefensensibilität (der Bewegungsempfindungen). Auf der Gegenseite ist die Schmerz- und Temperaturempfindung herabgesetzt oder aufgehoben. Die Berührungsempfindung ist dagegen meist ungestört.

Daneben kommt es in der Segmenthöhe der Schädigung zu umschriebenen schlaffen Lähmungen mit Atrophie, entsprechend der Lokalisation ausgefallener Vorderhornzellen und Vorderwurzeln. Für alle tiefer gelegenen Segmente besteht das Bild der Pyramidenbahnläsion mit spastischen Erscheinungen.

Diagnostik Im Vordergrund steht ein sorgfältiger neurologischer Untersuchungsgang unter Prüfung der Motorik, der Oberflächen- und Tiefensensibilität sowie des Temperatursinns.

Bei unklarer Ursache (z.B. entzündlichen Prozessen) kann eine lumbale oder subokzipitale Liquorpunktion weiterführen. Röntgenbild, CT und MRT sind die entscheidenden bildgebenden Verfahren, die die Ursache und das Ausmaß der Läsion beurteilen lassen.

Differentialdiagnose **Extramedulläre raumbeengende Prozesse** lösen häufig nur Reizerscheinungen über die hinteren Wurzeln aus (Schmerzen, Parästhesien) oder schädigen die vorderen Wurzeln (motorische Vorderhornsymptomatik mit schlaffen Paresen), ehe das Bild einer Querschnittserkrankung erkennbar ist. **Intramedulläre Erkrankungen** (vor allem Tumoren) führen primär zu Ausfallserscheinungen der grauen Substanz (dissoziierte Empfindungslähmung, Brown-Séquard-Syndrom, spastische Paresen).

Radikuläre oder periphere Nervenschädigungen unterscheiden sich in der Defizitsymptomatik von der Querschnittsläsion.

Therapie Bei **Tumorerkrankungen** kommt eine Operation zur Entlastung komprimierter Rückenmarksabschnitte in Frage. Die Dekompression geschieht durch Laminektomie, Reduktion der Tumorgröße mit anschließender Stabilisation durch internen Fixateur.

! Akut auftretende Symptome erfordern eventuell **sofortige operative Behandlung,** wenn eine erkennbare mechanische Kompression besteht (CT!).

Auch bei der **Spondylitis** kann es zu mehr oder weniger akuten Querschnittssymptomen kommen, die der sofortigen operativen Therapie durch Entlastung des Mye-

lons und der Stabilisation bedürfen. Nach **traumatischer Rückenmarksverletzung** kann eine operative Reposition, Dekompression und Stabilisierung der Wirbelsäule zwar meist die neurologischen Defizite nicht entscheidend vermindern, doch erleichtert die Operation die Mobilisation und Nachbehandlung deutlich, verbessert die Rollstuhlfähigkeit und die Langzeitergebnisse.

Ist die Querschnittslähmung definitiv und irreversibel, sind folgende Maßnahmen zu treffen:

- **Lagerung und Hautpflege** zur Verhütung von Kontrakturen und Dekubitalulzerationen. Wichtigste Maßnahme zur Dekubitusverhütung ist der regelmäßige Lagewechsel auf durchgehender Matratze mit fester Unterlage oder in speziellen „Querschnittsbetten". Gut bewähren sich auch gekammerte Luftmatratzen, die durch einen Elektromotor ständig an wechselnden Stellen aufgepumpt und erschlafft werden.
- **Pflege der Harnwege**. Da sich bei akuten Querschnittssyndromen die automatische Blasenentleerung meist bald wieder einstellt, sollte nach Möglichkeit auf einen Dauerkatheter verzichtet werden. Verhütung und Bekämpfung urogenitaler Infektionen.
- **Physiotherapie**. Vom ersten Tag an sind Übungsbehandlungen notwendig mit passivem Bewegen aller Gliedmaßen, Atemübungen, Kreislauftraining. Später aufbauendes Selbsttraining für die persönlichen Bedürfnisse (An- und Ausziehen, selbstständiges Besteigen und Verlassen des Krankenfahrstuhls), sofern möglich Gehschule mit Stützapparat und Armstützen. Die ebenfalls zum frühestmöglichen Zeitpunkt einsetzende Ergotherapie dient auch dem Ziel, den Gelähmten wieder in den Arbeitsprozess einzureihen. Das sehr aufwändige, sich stets über viele Monate erstreckende Rehabilitationsprogramm übersteigt im Allgemeinen die Möglichkeiten einer normalen Krankenhausstation und sollte deshalb möglichst in speziellen Behandlungszentren durchgeführt werden.
- **Berufsbildung**. Dazu sind meist berufliche Umschulungsmaßnahmen erforderlich, für die spezielle Institutionen (Berufsförderungswerke) zur Verfügung stehen.
- **Orthesen**. Die wichtigsten späteren orthopädischen Maßnahmen sind Versorgung mit Stütz- und Führungsorthesen, evtl. Hilfsmitteln für das tägliche Leben und Arbeitshilfen (☞ Kap. 3.2.13), Krankenfahrstühle, Pflegehilfen.

13.1.4 Spina bifida, Dysrhaphie

Definition Angeborene Spaltbildungen des Wirbelkanals infolge einer mangelhaften Schließung während der embryonalen Entwicklung werden als dysrhaphische Fehlbildungen zusammengefasst. Die Spaltbildung kann mit einer Ausstülpung von Rückenmarkshäuten oder von Teilen des Rückenmarks kombiniert sein. Neurologische Ausfälle sind abhängig von Lokalisation und Schwere des anatomischen Defekts.

Synonyma: Myelodysplasie, angeborene Querschnittslähmung.

Ätiologie und Pathogenese Die Ursachen der Fehlbildungen sind nicht bekannt. Bogenspalten kommen in allen Teilen der Wirbelsäule vor, am häufigsten im Lumbosa-

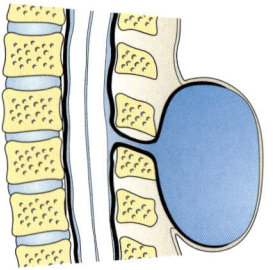 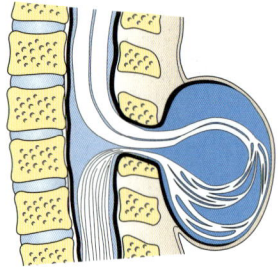 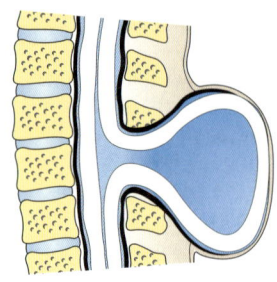

a   b   c

Abb. 13.2 Verschiedene Formen der Ausstülpungen des Wirbelkanalinhalts.

a) Meningozele.
b) Meningomyelozele.
c) Meningomyelozystozele.

kral-, weniger oft im oberen Lumbal- und Lumbothorakal-, selten im Zervikalbereich. Bleibt der hintere Schluss eines oder mehrerer Wirbelbogen aus, spricht man von einer Spina bifida. Ihre einfachste, gedeckte Form – gewöhnlich ohne Beteiligung nervaler Strukturen – ist die **Spina bifida occulta,** welche gewöhnlich als harmloser Nebenbefund auf einer a.p. Röntgenaufnahme der LWS zufällig entdeckt wird. Oft weisen abnorme lokale Behaarung, pigmentierte Narben oder eine Einziehung der Haut schon äußerlich darauf hin.

Findet sich eine Ausstülpung des Wirbelkanalinhalts durch den Spalt, spricht man von offenen Formen bzw. **Spina bifida aperta,** bei der zumindest eine weiche Grube anstelle der fehlenden Dornfortsätze tastbar ist. Meist ist aber ein mehr oder weniger großer Hautsack über dem Defekt vorhanden (☞ Abb. 13.2, Abb. 13.4). Die Spina bifida aperta präsentiert sich in unterschiedlichen Ausprägungsgraden.

Bei der **Meningozele** zwängt sich nur die Dura durch den knöchernen Spalt des Wirbelkanals und bildet einen liquorgefüllten Hohlraum, das Rückenmark ist dabei gewöhnlich intakt.

Bei der **Meningomyelozele** (☞ Abb. 13.2) ist das Rückenmark selbst beteiligt; mit **Meningomyelozystozele** wird zusätzlich das zystisch erweiterte Medullarohr bezeichnet. Damit sind immer entsprechende neurologische Ausfälle verbunden.

In besonders schweren Fällen besteht ein breiter Wirbelbogendefekt mit frei liegenden Rückenmarks- und Wurzelanteilen ohne geschlossene Zele (**Rachischisis**) über eine längere Wirbelstrecke, gewöhnlich in Kombination mit Fehlbildungen des Gehirns und innerer Organe. Solche Kinder sind nicht lebensfähig und werden meist tot geboren.

Als **Hydromyelie** bezeichnet man eine zystische Aufweitung zwischen den Rückenmarksfasern. Teilt sich das Rückenmark über einer zentral im Spinalkanal liegenden Knochenleiste in zwei Stränge, spricht man von **Diastematomyelie.** Auch in solchen Fällen sind neurologische Ausfälle möglich.

Durch gestörte Liquorzirkulation sind dysrhaphische Fehlbildungen (außer Spina bifida occulta) fast regelmäßig mit einem **Hydrocephalus internus** verbunden. Parallel mit der Beeinträchtigung des Gehirns kommt es zu Intelligenzdefekten, die umso größer werden, je länger sich der gesteigerte Hirndruck auswirken kann.

Klinik Das Krankheitsbild wird von den neurologischen Konsequenzen, etwaigen weiteren Anomalien sowie den mit dem Nervenausfall verbundenen Komplikationen geprägt. Viele Kinder sind Frühgeburten.

Bei kompletten Paraplegien besteht eine schlaffe und sensible Lähmung unterhalb des betroffenen Segments (☞ Abb. 13.4).

Wie bei erworbenen Querschnittslähmungen ist immer auch die **Blasen- und Mastdarmtätigkeit** gestört. Daraus ergeben sich große Risiken durch aszendierende Infektionen und Retentionsschäden (Pyelonephritis, Niereninsuffizienz). Bei thorakalen Defekten kommt es zu schlaffer Parese der Beine, gelegentlich auch zu spastischen Erscheinungen, wenn bei unvollständiger Denervierung noch autonome Reflexbogenmechanismen erhalten sind.

Auch lumbale Läsionen sind je nach der Höhe mit inkompletten schlaffen Lähmungen der unteren Extremitäten verbunden, bei Ausfall der Hüftstrecker (Defekt distal L 3/4) auch mit der Gefahr einer paralytischen Hüftluxation (☞ Abb. 13.3).

Im Zusammenhang mit den Lähmungen entwickeln sich mannigfache **Kontrakturen** und **Deformitäten,** die teils lagerungsbedingt, teils infolge ungleichmäßigen Muskelzugs der Agonisten und Antagonisten entstehen. Neben Abduktions-Außenrotations-Beugekontrakturen der Hüften (Froschhaltung) und Beugekontrakturen der Knie kommt es zu kontrakten Fehlstellungen der Füße (Spitz-, Hacken-, Knick-, Klumpfüße). An der Wirbelsäule kommt es zu mehr oder weniger schweren Skoliosen und Kyphosen (☞ Abb. 13.4).

Die Pflege der Kinder wird außer durch die Blasen- und Darminkontinenz auch durch die große Bereitschaft zu **Druckstellen** infolge der Gefühllosigkeit und gestörten Trophik erschwert.

Fehlende Bewegungsreize führen ebenfalls zusammen mit der defizitären Zirkulation zu ausgeprägter **Immobilisationsosteoporose** mit Neigung zu Spontanfrakturen.

Röntgenaufnahmen der Wirbelsäule zeigen Lokalisation und Ausmaß der Fehlbildung, die auch Rückschlüsse auf die neurologischen Ausfälle erlauben.

Therapie Vordringliche Aufgaben der stets aufwändigen pflegerischen Maßnahmen sind die urologische Überwachung der Blasenfunktion und die Verhütung aufsteigender Infektionen und von Dekubitus. Begleitende Fehlbildungen erfordern gelegentlich operative Korrekturen durch den Urologen oder Kinderchirurgen, Verdauungsstörungen verlangen eventuell den Rat des Pädiaters.

Hauptanliegen der orthopädischen Therapie sind:
- die Verhütung drohender und die Behandlung vorhandener Kontrakturen und Deformitäten

- die Kräftigung kontraktiler Muskulatur zur Verbesserung der Muskelbalance und Stützfunktion, z. B. durch gezielte Kräftigung der Rumpfmuskulatur bei thorakaler Lähmung
- die Vertikalisierung und Mobilisierung des Patienten.

Dazu dienen Lagerungsmaßnahmen, Krankengymnastik, korrigierende Schienen und Übungsgeräte, Elektrotherapie, Sitz- und Stehhilfen, Orthesen und orthopädische Schuhe.

Thorakale Lähmungstypen machen aufwändige Orthesenkonstruktionen mit Korsettteil notwendig, bei lumbalen Ausfällen unterhalb von L4 reichen meist einfachere Schienenapparate aus. Häufig sind vorbereitende operative Eingriffe (Tenotomien, Kapsulotomien, Ansatzverlagerung von Sehnen, Arthrodesen) notwendig, um Steh- und Gehfähigkeit mit Orthesen zu erreichen.

Operative Maßnahmen zur Korrektur von Fehlstellungen und zur Funktionsverbesserung sollten nicht vor dem 2. Lebensjahr vorgenommen werden. In Frage kommen vor allem:

- bei Hüft- und Kniebeugekontrakturen, je nach Befund, die proximale Ablösung oder distale Verlängerung der ischiokruralen Muskeln an der Spina iliaca anterior
- bei paralytischer Hüftluxation eine Zentrierung durch varisierende Derotationsosteotomie, bei funktionsfähigem Iliopsoas ggf. gleichzeitige transiliakale Verpflanzung dieses Muskels (nach Sharrard) auf die Rückseite des Trochanter major zum Ersatz der ausgefallenen Hüftstrecker
- bei paralytischer Fußdeformität die Korrektur durch typische Weichteiloperationen oder Arthrodese
- bei schwerer lumbaler Kyphose mit kompletter Lähmung die Aufrichtung durch Kolumnotomie. Dadurch kann die Pflege solcher Kinder wesentlich erleichtert werden.

> **!** Primäre Aufgabe ist in der Regel die neurochirurgische Versorgung einer offenen Meningomyelozele und eines Hydrozephalus. Kinder mit unverschlossener Zele sterben zumeist in den ersten Lebenstagen an aszendierender Meningitis, die Schließung der Zele ist lebensrettend.

Prognose Bei den schweren Formen der Dysrhaphie ist die Frühsterblichkeit der Kinder groß. Im Übrigen hängt die Prognose weitgehend von den Komplikationen, insbesondere des Gehirns (Hydrozephalus) und des Urogenitalsystems, ab. Trophische Ulzera können zur Osteomyelitis führen. Bei komplettem Querschnitt sollte man die Patienten früh an den Rollstuhl gewöhnen und für eine ihren geistigen Fähigkeiten entsprechende Ausbildung sorgen, die häufig über Sonderschulen und Sonderwerkstätten für Körperbehinderte führt.

13.1.5 Syringomyelie

Definition Unter dem Begriff Syringomyelie wird eine heterogene Erkrankungsgruppe zusammengefasst. Neben dysrhaphischen Fehlbildungen kommt es zu Gliawuche-

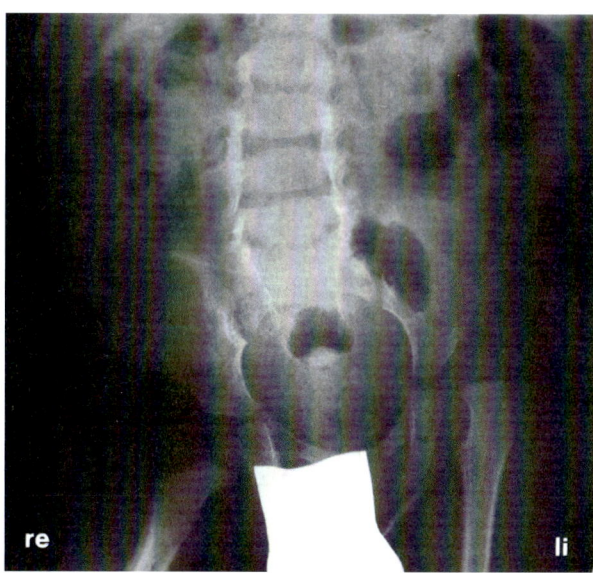

Abb. 13.3 Spina bifida aperta.
Inkomplette Querschnittslähmung ab L1. Paralytische Hüftluxation links. Der Blick fällt auf die Rückwand der Wirbelkörper, die knöcherne Rückseite des Wirbelkanals mit den Dornfortsätzen fehlt.

rungen und Gewebszerfall mit röhrenförmiger Höhlenbildung (Syrinx) im Rückenmark. Betroffen ist meist das Zervikal- und Thorakalmark.

> **Klinik** Syringomyelie tritt meist bei Männern zwischen dem 20. und 40. Lebensjahr auf und ist oft mit Spina bifida (Status dysrhaphicus), hochgradigen Kyphoskoliosen, Ballenhohlfüßen und Klumpfüßen vergesellschaftet. Störungen der Temperatur- und Schmerzempfindung führen leicht zu Verletzungen und Verbrennungen.
>
> Trophische Ulzera („Malum perforans") entstehen meist an den Belastungspunkten der Fußsohle (Ballenbereich, Außenrand, Ferse). Im Segmentbereich der Rückenmarksläsionen entwickeln sich Muskelatrophien (vor allem an den Händen) oder spastische Beinparesen.

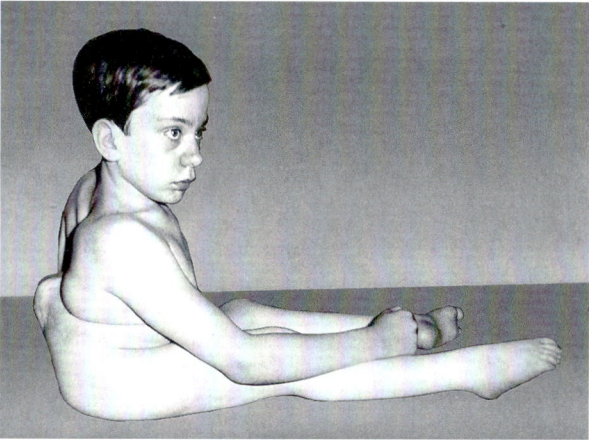

Abb. 13.4 10-jähriger Junge mit Meningomyelozele; komplettes Querschnittssyndrom ab Th 9/10.

An Gelenken kann es zur neurogenen Arthropathie mit schweren, aber weitgehend schmerzlosen Deformierungen kommen (☞ Kap. 9.5).

Differentialdiagnostik Periphere, radikuläre Nervenschäden je nach Lokalisation; andere Markläsionen, myatrophe Lateralsklerose.

Therapie Symptomatisch: Krankengymnastik, Orthesen, Skoliosebehandlung. Vorsichtige Indikation bei korrigierenden Gelenkeingriffen!

13.1.6 Poliomyelitis anterior

Definition Die Poliomyelitis ist eine Infektion mit Poliomyelitisviren, die sich überwiegend als entzündliche Erkrankung der spinalen Vorderhörner abspielt und zu unregelmäßig verteilten schlaffen Lähmungen führt. Gelegentlich kommt es auch zum Hirnbefall.

Synonyma: Spinale Kinderlähmung.

Ätiologie Die Viren gelangen durch **Schmierinfektion** über die Schleimhäute vor allem des Verdauungstrakts in den Körper und breiten sich über den Blutweg aus. Dabei wird eine in der Regel **lebenslang anhaltende Immunität** erworben, die allerdings typenspezifisch begrenzt ist (3 Haupttypen).

Seit Einführung der aktiven Immunisierung (**orale Schluckimpfung** nach SABIN in den 50er Jahren des letzten Jahrhunderts) wurde die Erkrankung, die zu schwersten

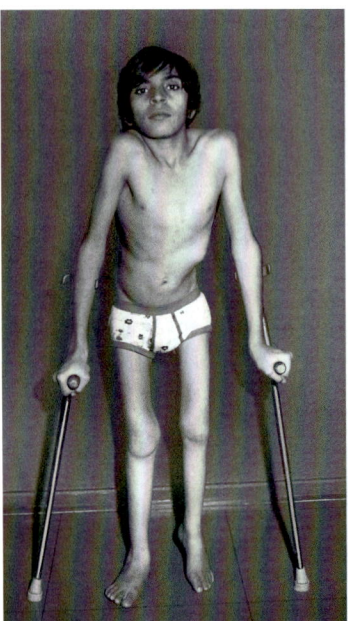
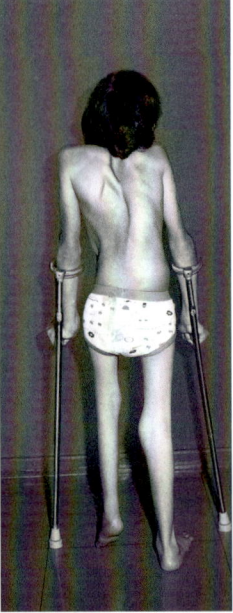

Abb. 13.5 15-jähriger Junge mit bleibenden Lähmungen und Deformitäten nach Poliomyelitiserkrankung im 2. Lebensjahr: kompletter Ausfall aller Muskeln des linken Beins von den Glutäen abwärts (mit Beinverkürzung um 12 cm infolge Wachstumsdefizits, Spitzfuß); am rechten Bein Funktionsminderung und Atrophie der Mm. quadriceps, biceps fem., tibialis ant. und post. (Knick-Senk-Fuß), asymmetrische Paresen der Bauch- und Rückenmuskulatur mit paralytischer Skoliose.

irreversiblen Behinderungen führen kann, in Ländern mit fortschrittlicher Zivilisation stark zurückgedrängt und kommt im deutschsprachigen Raum nur noch höchst sporadisch vor.

Pathogenese Die Infektion führt zu einer entzündlichen Infiltration mit späterer gliöser Vernarbung in den Vorderhörnern des Rückenmarks. Als Folge des Funktionsausfalls der motorischen Nervenzellen kommt es zu schlaffen Lähmungen. Davon können einzelne Muskeln, Muskelgruppen, aber auch nur Teile eines Muskels betroffen sein. Gehen die geschädigten Ganglienzellen zugrunde, bleibt die Lähmung der davon abhängigen Muskelfasern irreversibel. Besteht aber nur ein vorübergehender Funktionsausfall durch den Druck des Ödems, kann die Muskelaktion nach Wiederherstellung der Nervenleitung wiederkehren, sofern die Myofibrillen dann noch kontraktionsfähig sind.

Klinik Die nicht innervierten Muskelfasern atrophieren, verlieren ihre Kontraktilität und neigen zur Überdehnung, während sich gesunde Antagonisten verkürzen. So kommt es zu ungleichmäßigem Muskelzug mit der Tendenz zu Kontrakturen, Gelenkfehlstellungen und Schlottergelenken. Folgen der mit der Lähmung verbundenen trophischen Störung sind eine Wachstumshemmung der betroffenen Extremitäten und Schiefwuchs, die umso stärker in Erscheinung treten, je jünger der Patient zum Zeitpunkt des Krankheitsbeginns ist.

Die Erkrankung befällt nicht nur Kinder aller Altersgruppen, sondern auch Erwachsene. In ihrem Verlauf unterscheidet man 4 Phasen:

- **prodromales** oder **präparalytisches Stadium** von wenigen Tagen mit allgemeinen, unspezifischen Infektsymptomen (Fieber, Rhinitis, Erbrechen, Durchfall etc.)
- **paralytisches Stadium,** in rascher Folge stellen sich schlaffe Lähmungen verschiedenster Ausprägung und Verteilung ein. Am häufigsten ist der paraplegische Typ mit Befall beider Beine, oft auch eine asymmetrische Lähmung der Bauch- und Rückenmuskulatur. Weniger häufig sind die oberen Extremitäten betroffen. Sensible Ausfälle fehlen.
- **Rückbildungsstadium,** das mehrere Monate bis zu zwei Jahren anhalten kann. Die anfänglich meist ausgedehnten Ausfälle gehen allmählich zurück. Es bleiben jene Muskeln gelähmt, deren motorische Versorgung besonders intensiv geschädigt ist. Unter günstigsten Umständen kann sogar völlige Restitution eintreten.
- **Defektstadium,** das die terminale Phase mit persistierenden Funktionsausfällen, Gangstörungen, Haltungsfehlern und trophischen Störungen charakterisiert. Die betroffene Extremität ist atrophisch, evtl. kürzer. Es bestehen Achsenfehler durch Schiefwuchs und/oder Gelenkfehlstellungen. Typische Deformitäten sind paralytische Platt-, Klump-, Spitz- und Hackenfüße, Genu recurvatum, X-Bein (einseitig), Beugekontrakturen in Knien, Hüften und Ellbogen. Schlottergelenke und paralytische Subluxation oder Luxation treten besonders am Knie- und Hüftgelenk auf. Am Rumpf kommt es zur Skoliose, die schwerste Grade erreichen kann (☞ Abb. 13.5). Je nach der Ausdehnung der Lähmung an den

Beinen ist der Kranke gezwungen, zu hinken, eine Stütze zu benutzen, auf allen vieren zu gehen, zu rutschen oder einen Fahrstuhl zur Fortbewegung zu benutzen.

Die gelähmten Extremitätenenden sind meist kühl, zyanotisch. An paralytischen Unterschenkeln besteht Ulkusneigung.

Die elektrische Erregbarkeit der betroffenen Muskeln ist herabgesetzt bis zur Entartungsreaktion, es bestehen typische Abweichungen im EMG. Zur Funktionsdiagnostik, die Voraussetzung für die Therapieplanung ist, muss jeder Muskel einzeln auf seine aktive Leistungsfähigkeit überprüft werden (☞ Kap. 2.3.2).

> **!** Frische Fälle von Poliomyelitis sind meldepflichtig und zu isolieren.

Differentialdiagnose Schlaffe Lähmungen aus anderen Ursachen und primäre Myopathien (progressive Muskeldystrophie, spinale Muskelatrophie, Polyneuropathie).

Prophylaxe Schutzimpfung!

Therapie In heutiger Zeit werden therapeutische Maßnahmen fast ausschließlich wegen der Behinderungen älterer Erwachsener notwendig, die im Kindesalter eine Polio erlitten haben. Vor allem sind es die Beinlängendifferenzen, Gliedmaßenschiefwuchs, Skoliose, Fußfehlbildungen und die schweren sekundären Arthrosen infolge Gelenkfehlstellung oder Schlottergelenk, die den Patienten zum Orthopäden führen.

Während in den empfindlichen **Frühstadien** der Polio Liegeschalen oder Lagerungsschienen, aktive krankengymnastische Übungsbehandlung, Ergotherapie und Elektrotherapie nützlich sind, muss sich die Therapie in den **Spätstadien** auf die Kompensation der Defizite und eine tertiäre Prophylaxe beschränken. Nach Ablauf von 1–1½ Jahren ist die reparative Phase gewöhnlich zu Ende, nach 2 Jahren ist nur noch in Ausnahmefällen mit einer Erholung von Muskelfunktionen zu rechnen. Zum therapeutischen Repertoire gehören je nach Art und Schwere der Schädigung:

- **Physiotherapie**. Eingetretene Kontrakturen werden durch aktive und passive Krankengymnastik gebessert. Die noch funktionsfähige Muskulatur wird gekräftigt und soweit möglich zum kompensatorischen Einsatz trainiert
- **operative Kontrakturtherapie** durch Sehnenverlängerung, Ablösung von Muskelansätzen, z.B. der Spinamuskeln bei Hüftbeugekontraktur, Kapsulotomien, Osteotomien
- **Orthesen und orthopädisches Schuhwerk** zum Ausgleich von Beinlängendifferenzen und Achsenfehlern (meist X-Beine), zur Gelenkstabilisierung, zur Bettung von Fußdeformitäten
- **Korsette** zur Behandlung von Skoliosen und Kyphosen. Die paralytische Skoliose wirft der raschen Progredienz wegen besondere Probleme auf und erzwingt oft die langstreckige Spondylodese
- **operativer Ersatz ausgefallener Muskelfunktionen** durch Sehnenverpflanzung oder durch Koppelung gelähmter mit funktionstüchtigen Muskeln

- **Arthrodesen**, um bei irreparablem Muskelausfall Stabilität zu erhalten, z.B. Standsicherheit durch Arthrodese der Fußgelenke, Funktionsverbesserung durch Hand- oder Fingergelenkarthrodesen, Bewegungsverbesserung durch Arthrodese des Schultergelenks bei Lähmung der Schultermuskulatur. Die Gelenkversteifung soll eine Orthese ersetzen oder einen weniger aufwändigen Apparat ermöglichen
- **operativer Ausgleich von Beinlängendifferenzen und Achsendeviationen** durch Korrektur- und Verlängerungsosteotomien.

Im Lauf der Jahre treten **sekundäre Schäden** an den betroffenen Gelenken und den Nachbargelenken auf, z.B. durch schmerzhafte Sekundärarthrosen (konservative Arthrosetherapie). Man beobachtet langsam zunehmende Achsendeviationen der Beine und die schmerzhafte Dekompensation von Schlottergelenken. In solchen Fällen ist auch ein **endoprothetischer Gelenkersatz** möglich, der bei ausgedehnten Lähmungen aber mit Zurückhaltung zu indizieren ist.

13.2 Peripheres Nervensystem

Periphere Nerven können sowohl durch umschriebene lokale Beeinträchtigung als auch durch systemische Krankheiten geschädigt werden. In der Orthopädie kommt insbesondere jenen Nervenschäden Bedeutung zu, die durch lokale Kompression oder durch traumatische Läsion entstehen.

Trotz der sehr unterschiedlichen Krankheitsursachen ist die charakteristische topische Ausbreitung resultierender Defizite entscheidend für die Diagnostik der Läsionshöhe und für die Abgrenzung zu zentralen Läsionen.

13.2.1 Plexusschäden

Definition Unter dem Begriff des Plexusschadens werden die meist traumatisch bedingten Läsionen des Plexus brachialis bzw. seltener des Plexus cervicalis und Plexus lumbosacralis zusammengefasst.

Klinik Der **Plexus cervicalis** ist nur gelegentlich bei Unfällen mit Distorsion und Gefügestörung zwischen Okziput und oberem Halswirbel, entzündlichen Prozessen und Tumoren in diesem Bereich betroffen. Wichtigstes Symptom ist eine Zwerchfelllähmung mit Singultus. Weniger konstant sind auch Paresen der tiefen Halsmuskeln mit Störung der Kopfbewegungen.

Komplette Armplexusläsionen (**Plexus brachialis**) mit völliger Lähmung des ganzen Arms und der Schulter sind selten. Häufiger sind unvollständige Ausfälle, die sich auf den oberen oder unteren Plexusanteil beschränken und sich dabei im mittleren Abschnitt (N. radialis) überlappen. Häufigste Ursache ist die Luxation des Humeruskopfes; daneben kommen Schlüsselbeinfrakturen, Zerrungen des Plexus bei Zugbewegungen mit hohem Energieaufwand, Lagerungsschäden (Narkose), Quetschungen, Zerrungen oder Ausrisse im Rahmen von Verkehrsunfällen (Motorradfahrer) oder Druck durch Tumoren als auslösende Faktoren in Betracht.

Die **Einklemmung des Plexus brachialis** oder einzelner Plexusstränge und/oder der großen Gefäße in den physiologischen Passageengstellen des Schultergürtels führt zu Armschmerzen und neurologischen Defiziten variabler Ausprägung. Die **„Engpasssyndrome der oberen Thoraxapertur"** werden im Kapitel 15.1.9 dargestellt.

Eine geburtstraumatische Schädigung (**„Entbindungslähmung"**) kann durch Überdehnung bei manueller Armlösung, Zug am Arm oder Zangendruck erfolgen. Sie kommt in zwei Typen vor:

- **obere Armplexuslähmung (Oberarmtyp, Erb-Duchenne**, ☞ **Abb. 13.6):** Bei Läsion der 5. und 6. Zervikalwurzel (auch häufige Sturzverletzung, z.B. bei Motorradfahrern) sind in erster Linie die Mm. deltoideus, biceps und brachioradialis betroffen; M. supra- und M. infraspinatus können geschwächt sein: Der Arm hängt in Innenrotation schlaff neben dem Körper, er kann aktiv nicht abduziert, auswärts gedreht, im Ellbogen gebeugt und supiniert werden. Unterarm, Hand und Finger sind, sofern der mittlere Plexusanteil nicht mit geschädigt ist, intakt. Später kommt es zu ausgeprägten Atrophien. Beim Kind (Entbindungslähmung) bleibt der Arm im Wachstum zurück. Im Schulter- und Ellbogengelenk stellen sich Kontrakturen ein.

  Differentialdiagnose beim Neugeborenen: geburtstraumatische Epiphysenlösung am Humeruskopf, einfache Distorsion der Schulter, Parrot-Pseudoparalyse infolge Osteochondritis luetica (alle extrem selten!).

- **untere Armplexuslähmung (Unterarmtyp, Klumpke):** Sie betrifft Anteile, die aus der 8. Zervikal- und 1. Thorakalwurzel kommen. Gelähmt sind vor allem die von den Nn. ulnaris und medianus versorgten Hand- und Fingerbeuger sowie die kleinen Handmuskeln. Häufig sind auch vom N. radialis innervierte Muskeln mit betroffen (Überlappung mit mittleren Plexusanteilen); gelegentlich auch Horner-Syndrom.

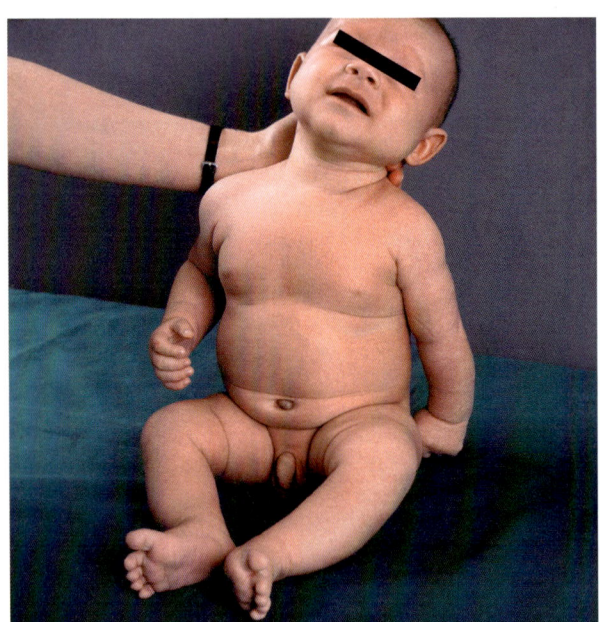

Abb. 13.6 Obere Plexuslähmung Erb-Duchenne links.

Therapie Therapeutisches Ziel ist die Unterstützung der Reinnervation durch physiotherapeutische Übungsbehandlungen. Der Arm wird mehrfach täglich umgelagert.

Bei Plexusrissen (Motorradsturzverletzung) ist die operative Intervention mit relativ geringen Erfolgschancen in Erwägung zu ziehen. Lähmungsbedingte Kontrakturen versucht man durch Krankengymnastik oder Operation zu beseitigen (Tenotomien, Arthrolysen, bei schwerer Fehlstellung auch Osteotomien).

13.2.2 Krankheiten peripherer Einzelnerven

Für den Orthopäden sind periphere Nervenläsionen von Bedeutung, weil sie

- orthopädische Krankheiten vortäuschen, z.B. Schultermyatrophie
- orthopädische Krankheiten begleiten, z.B. Hüftkopfnekrose und Polyneuropathie
- orthopädische Krankheiten verursachen, z.B. neurogene Arthropathie
- Folge orthopädischer Krankheiten sind, z.B. Bandscheibenvorfall
- durch orthopädische Maßnahmen behandelt werden, z.B. Radialisparese.

Ätiologie und Pathogenese Die **Schädigung eines peripheren Nervs** kann durch äußeren Druck (Lagerung, Schnürung, Hämatom, Ödem, Osteophyt), durch Zerrung oder Zerreißung oder durch Tumorinfiltration eintreten. Je nach Ort und Schwere der Schädigung kommt es zu neurologischen Defiziten, die in ihrer Lokalisation, Ausbreitung und Qualität charakteristisch sind. Der klinische Befund gestattet Rückschlüsse auf die Lokalisation der Nervenschädigung. Es sind eine ganze Reihe klinisch bedeutsamer und gut abgrenzbarer peripherer Nervenläsionen bekannt, die in den topographischen Kapiteln dargestellt werden (Beispiele: Karpaltunnelsyndrom, Ulnarisrinnensyndrom, Meralgia paraesthetica usw.)

Da in den Spinalwurzeln motorische (Vorderhorn-) und sensible (Hinterhorn-)Anteile vereinigt sind, kann es bei **radikulären Schäden** nebeneinander zu Schmerzphänomenen, Sensibilitätsausfällen (Hyp-, Analgesie; Hyp-, Anästhesie) und motorischen Defiziten (Parese, Paralyse) kommen. Das Ausbreitungsgebiet des Defizits ist für jede Nervenwurzel charakteristisch, mit gewissen Überlappungen zu den Nachbarsegmenten (Dermatome, Myotome, Sklerotome). Meist, z.B. beim Bandscheibenvorfall, werden zunächst die dünnsten, am wenigsten myelinisierten Fasern geschädigt; erst bei stärkerer Ausprägung treten dann sensible und motorische Ausfälle hinzu. Zervikal und thorakal, nicht aber lumbal kann es zusätzlich zur Störung vegetativer Funktionen kommen.

Monoradikuläre Schäden erzeugen nur in besonderen Lokalisationen wesentliche Muskelausfälle, da die meisten Muskeln aus Fasern mehrerer Wurzeln innerviert werden. Nur wenige Muskeln werden monoradikulär versorgt. Da deren Verhalten typisch für einen bestimmten Abgangsbereich ist, dienen sie bei der Diagnostik als sog. **Segment-Kennmuskeln**.

Diagnostik Die Diagnose zentraler wie peripherer Läsionen erfordert eine eingehende Bestandsaufnahme mit dem **Nachweis objektiv fassbarer Ausfälle** innerhalb eines typischen Innervationsgebiets: Paresen, Muskelatrophien, Sensibilitätsstörungen, Schmerzempfinden, Reflexunterschiede, vegetative Veränderungen wie Schweißsekretion und Vasomotorik.

Quantitative Hinweise liefern die Methoden der Elektrodiagnostik und Neurographie (Messung der motorischen und sensiblen Leitgeschwindigkeit, Elektromyographie, sensibel oder motorisch evozierte Potentiale etc.). **Bildgebende Untersuchungen** (Sonographie, MRT) können die Ursache einer Kompression aufdecken.

Differentialdiagnostik

! Orthopädische Krankheitsbilder bieten nicht selten Differentialdiagnosen aus dem neurologischen Fachgebiet. Ausfälle der aktiven Muskelfunktion können durch eine Lähmung, aber auch durch schmerzbedingte Bewegungshemmung, arthrogene Störungen oder Sehnenrupturen bedingt sein. Muskelatrophien können durch Innervationsstörungen, aber auch durch Inaktivität oder Ruhigstellung ausgelöst sein.

Beispiele für typische Fehldiagnosen: Verwechslung eines subakromialen Impingementsyndroms mit einer Schultermyatrophie, Fehldeutung einer Schultererkrankung als zervikales Wurzelsyndrom, einer Koxarthrose als Ischialgie etc.

Therapie Die Therapieprinzipien bestehen bei Schädigung durch lokalen Druck in der **Beseitigung der Ursache:** Ruhe und Entspannung durch Lagerung, Abschwellung durch Antiphlogistika und Bäderbehandlung, Schmerzlinderung durch Analgetika und Umspritzung des Nervs mit Anästhetika. Bei entsprechendem Lokalbefund ist die **operative Entfernung** des bedrängenden Agens, eine **Neurolyse** und ggf. auch eine Verlagerung des Nervs notwendig.

13.2.3 Polyneuropathien

Definition Es handelt sich um entzündliche und nichtentzündliche Krankheiten einzelner Nerven (Mononeuritis) oder polytoper Nerven des peripheren Nervensystems (Polyneuritis, Polyneuropathie). Sie sind in der Regel Ausdruck einer Allgemeinerkrankung.

Ätiologie Häufigste Ursachen sind Diabetes mellitus und Alkoholismus, daneben andere toxische Schäden (Schwermetalle, Kohlenmonoxid), allergische bzw. Autoimmunprozesse (z. B. bei Infektionskrankheiten) u.a.

Klinik Die klassische **Polyneuropathie** ist symmetrisch, distal betont und betrifft bevorzugt die Beine. Die Symptomatik entwickelt sich meist schleichend und progredient. Es kommt zu Missempfindungen (Kribbeln, Ziehen, Brennen) vor allem an den Unterschenkeln, oft verstärkt durch

Bettwärme. In manchen Fällen beklagen die Patienten „unruhige Beine" (**Restless-Leg-Syndrom),** ein Gefühl des Ameisenlaufens und nächtliche Wadenkrämpfe sowie ein schmerzhaftes Brennen der Füße (**Burning-Feet-Syndrom).**

Allmählich entwickeln sich **Sensibilitätsausfälle,** die Füße sind „wie eingeschlafen", man geht „wie auf Watte". Es kommt zu Klagen über häufiges Stolpern, Fallneigung und rasche Ermüdbarkeit der Beine. Später folgen zunehmende Paresen: Fuß- und Zehenheberschwäche, „Steppergang", Muskelatrophien.

Gleichzeitig bestehen oft vegetativ-trophische Störungen: Hyperhidrose, vor allem bei Diabetes, Anhidrose (trockene Haut), kalte Füße, Blässe oder Zyanose, Nagelwachstumsstörungen.

Diagnostik Der neurologische Befund zeigt eine Reflexabschwächung (vor allem ASR), taktile Hypästhesie (Prüfung mit Wattebausch) und eine herabgesetzte Vibrationsempfindung; im EMG lässt sich eine verminderte Nervenleitgeschwindigkeit nachweisen.

Differentialdiagnostik Vitamin-B_{12}-Resorptionsstörung, Porphyrie, Vaskulitis, Myelopathien. Tumorerkrankungen ausschließen!

Therapie Behandlung des internistischen Grundleidens (Diabetes, Alkoholabusus, Vitaminmangel etc.). Unabhängig von der Ätiologie bei Schmerzen Gabe von α-Liponsäure und B-Vitaminen.

13.3 Sudeck-Dystrophie

Definition Die Einordnung der Sudeck-Dystrophie als neurologisches Erkrankungsbild ist vor allem medizinhistorisch begründet. Es handelt sich um eine dystrophische Erkrankung, die klinisch durch eine lokale Zirkulationsstörung, Schmerzen und Funktionseinschränkung des betroffenen Extremitätenabschnitts gekennzeichnet ist. Sie durchläuft verschiedene Stadien mit charakteristischen Erscheinungsbildern. Während die Vorgänge im Gewebe in der Anfangsphase noch reversibel sind, stellen sich später Veränderungen ein, die mit schwerer, bleibender Behinderung verbunden sein können.

Synonyma: Morbus Sudeck, Sudeck-Syndrom, posttraumatisches Dystrophiesyndrom, Reflexdystrophie, Algodystrophie.

Ätiologie Die ätiologischen Faktoren sind noch weitgehend unbekannt. In der Regel tritt die Sudeck-Dystrophie als **Sekundärerkrankung** auf, ausgelöst durch verschiedenartige exogene Anlässe: in erster Linie Verletzungen (Frakturen, insbesondere nach wiederholten Repositionsversuchen, aber auch stumpfe Traumen [Prellungen, Distorsionen], deren Schweregrad dabei offenbar keine wesentliche Bedeutung hat), ferner Verbrennungen, Operationen v.a. an der Hand, Verletzung bzw. Druckschädigung von Nerven, möglicherweise auch Strahlenschäden. Daneben gibt es auch gleichartig ablaufende Prozesse an Händen und Füßen **ohne nachweisbare exogene Veranlassung** („idiopathischer" Sudeck).

Lange Zeit wurde die **Hypothese eines hyperaktiven sympathischen Nervensystems** favorisiert. Die vegetative Regulationsstörung mit Entgleisung der lokalen Vasomotorensteuerung soll im Zusammenhang mit einem Trauma zu einem lokalen Vasomotorenschock führen, als dessen Folge sich in den nachfolgenden Stunden ein Ödem im Verletzungsbereich einstellt, welches nach einigen Tagen resorbiert ist.

Sudeck selbst sah die Erkrankung in Zusammenhang mit einer **übermäßig starken lokalen Entzündungsreaktion.** Diese Vorstellung wird durch jüngere Befunde gestützt.

Pathogenese Pathogenetisch kommt es im Röntgenbild etwa zwei Wochen nach einem Trauma zu einer diffusen Knochenentkalkung. Die gelenknahen Knochenabschnitte und die subchondralen Zonen sind von der Entkalkung besonders stark betroffen. Diese Entwicklung ist nur vorstellbar mit einer stark erhöhten osteoklastären Aktivität.

Voraussetzung für die Entwicklung einer Sudeck-Dystrophie ist wahrscheinlich eine individuelle Krankheitsdisposition. Eine besondere vegetative oder psychische Labilität als disponierender Faktor konnte bisher nicht bewiesen werden. Bei Kindern kommt die Störung praktisch nicht vor.

Stadieneinteilung und Klinik Am häufigsten findet man das Krankheitsbild an der Hand, seltener am Fuß. Sudeck-ähnliche Phänomene werden auch an der Patella beobachtet.

Die von Sudeck vorgeschlagene **Stadieneinteilung** ist auch heute noch gültig. Es handelt sich jedoch nicht, wie von ihm beschrieben, um eine bloße Knochenatrophie, sondern um einen Prozess, der alle lokal vertretenen Strukturen (Knorpel, Gelenkkapseln, Interstitien, Sehnen und deren Gleitgewebe, Subkutis und Haut) betrifft.

1. **Stadium der akuten entzündlichen Schwellung:** Stauungshyperämie, Gewebsazidose, im Knochen Mineralverschiebung und beginnender Umbau.

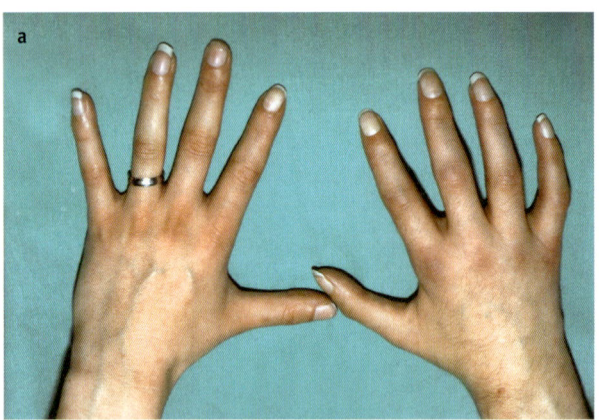
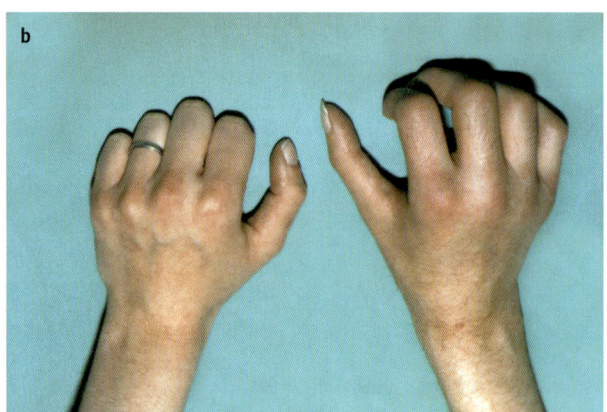
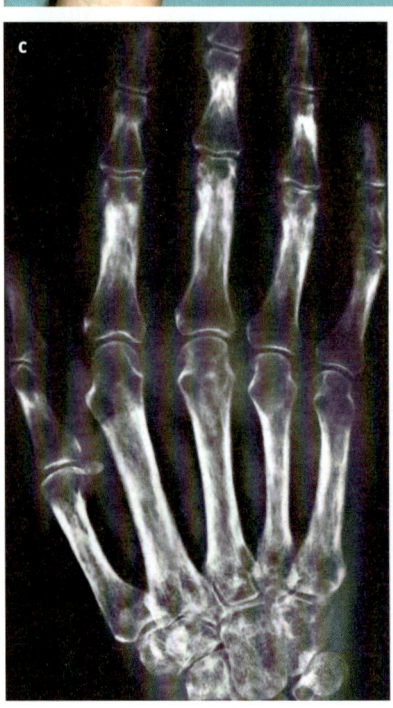
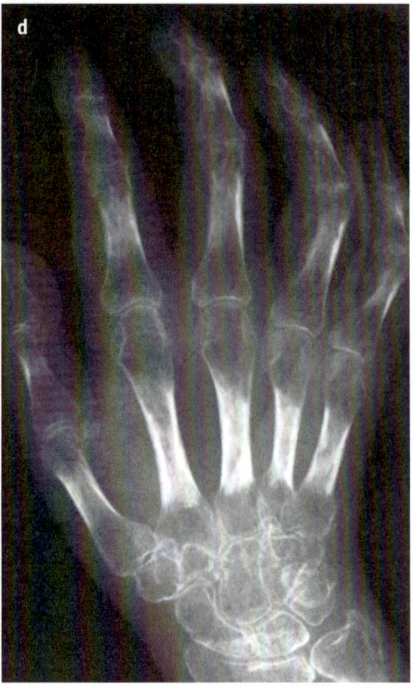

Abb. 13.7 Sudeck-Syndrom.

a) Drei Wochen nach Sturztrauma auf die rechte Hand ohne Knochenverletzung präsentiert sich eine schmerzhafte Schwellung des Handrückens und der Finger mit glänzend gespannter Haut.

b) Schmerzhafte Bewegungseinschränkung der Fingergelenke.

c) Fleckige Entkalkung der gelenknahen Knochen, besonders deutlich an den Handwurzelknochen.

d) Im fortgeschritteneren Stadium bandförmige, glasige Atrophie der Knochen in Gelenknähe. Die Diaphysen bleiben unverändert.

Symptome: Im Vordergrund stehen Schmerzen, Schwellung (wurstartige Finger, Handrückenödem; diffuse Weichteilverdickung) und Funktionseinschränkung (Spannungsgefühl bei Bewegungsversuchen). Die Haut ist rötlich-livide verfärbt, teigig und fühlt sich wärmer an (☞ Abb. 13.7a und b).

Röntgenbild: auf die Nachbarschaft der Gelenke begrenzte Osteopenie.

2. **Stadium der Dystrophie:** Rückgang des Ödems. Die fibrösen Gewebeanteile neigen zur Schrumpfung. Knochenabbau und Demineralisation neben vermehrter Osteoblastentätigkeit.

Symptome: Aufhören der Spontanschmerzen, Druck- und Bewegungsschmerz bleiben. Einsteifung der betroffenen Gelenke, zunehmende Muskelatrophie. Die Haut ist verdünnt, glänzend und nicht mehr überwärmt, Nägel atrophisch, glanzlos, rissig, Rückgang der Behaarung und der Hautdrüsensekretion.

Röntgenbild: fleckige Marmorierung der gelenknahen Knochenabschnitte (☞ Abb. 13.7a), später Übergang in mehr diffuse Aufhellung (Mattglas) (☞ Abb. 13.7c). Die Ränder der atrophischen Knochen sehen aus, als seien sie mit einem spitzen Bleistift nachgezogen. Die Diaphysen bleiben schattendichter.

3. **Stadium der Atrophie:** Die Umbauvorgänge kommen zur Ruhe, es verbleibt ein Zustand der Atrophie aller beteiligten Strukturen (im Knorpel mit degenerativer Schichtabflachung, im Kapsel- und Bandapparat narbige Schrumpfung und Verkürzung, in der Muskulatur mit Einbuße der Kontraktilität), Schwund der Subkutis und Verdünnung der Haut. Endzustand: Die in ungünstiger Gebrauchsstellung steifen Gelenke (Spitzfuß, in Streck- oder Beugestellung fixierte Finger!) können erhebliche Behinderung verursachen. Im **Röntgenbild** besteht eine diffus atrophische Knochenstruktur (☞ Abb. 13.7d).

Differentialdiagnose Einfache Inaktivitätsatrophie, entzündliche Knochen- und Gelenkerkrankungen. Besonders eine Skeletttuberkulose kann gegenüber dem 1. und 2. Sudeck-Stadium manchmal schwer abzugrenzen sein, wenn sie noch keine Herderscheinungen erkennen lässt. Dabei ist die BSG erhöht, beim Sudeck normal.

Therapie Im 1. und beginnenden 2. Stadium stehen die möglichst rasche Unterdrückung der exsudativ-entzündlichen Vorgänge und die Bremsung des gesteigerten Knochenabbaus im Vordergrund. Neben der kurzfristigen Stoßbehandlung mit Kalzitonin oder mit Kortison kommen nichtsteroidale Antiphlogistika und analgetische Substanzen zur Anwendung. Durch eine Gipsschale oder Schiene wird der betroffene Extremitätenabschnitt ruhig gestellt. Unterstützend wirken milde Kälteanwendungen. Mittels Sympathikusblockaden soll die Durchblutung der betroffenen Extremität normalisiert werden. Sobald es der Zustand erlaubt, wird mit physiotherapeutischen Übungsbehandlungen begonnen, die nach Abklingen der Ödemphase und mit abnehmender Schmerzhaftigkeit an Intensität gesteigert werden können.

Im 3. Stadium erfolgt eine aktive und passive Bewegungstherapie, die die Schmerzgrenze respektiert, darüber hinaus Handbäder, Wärme, Ergotherapie. Am Fuß erfolgt die Versorgung mit flexiblen Sohlen und Einlagen.

Prophylaxe Bei der Schwierigkeit der Behandlung ist die Verhütung des Sudeck-Syndroms von besonderer Wichtigkeit. Dazu trägt ein schonendes Vorgehen bei der Versorgung von Unfällen und bei Operationen, vor allem an Hand und Fuß, bei.

Zusammenfassung

Infantile Zerebralparese

Definition Gestörte Bewegungsabläufe, die auf einer Entwicklungsstörung der vom Gehirn ausgehenden Kontrolle der Motorik beruhen.

Zu unterscheiden sind:
- **pyramidale Störungen:** Großhirnrinde. Fehlerhafte Ableitung der Willkürmotorik. Simultane Kontraktion von Agonisten und Antagonisten. Kloni, gesteigerte Sehnenreflexe. Spastik! Gliedmaßenbefall als Hemiplegie, Diplegie, Paraplegie oder Tetraplegie
- **extrapyramidale Syndrome:** subkortikale motorische Kerne des Hirnstamms.
  Gestörte Koordination: athetotische und choreatiforme Hyperkinesien, hypokinetische Zustände. Rigor. Dystonien
- **ataktische Erscheinungen:** Kleinhirn.

Ursachen Gehirnfehlbildungen, pränatale Schäden, peri- oder postnatal erworbene Gehirnschädigung.

Diagnostik Die **Frühdiagnose** ist wichtig! Anamnese, Abnormitäten in Haltung (Lage) und Bewegungsablauf: Reflexstatus. Lagereaktionen!

Für eine kindliche Hirnschädigung sprechen vor allem der Nachweis tonischer Stammhirnreflexe über das erste Lebenshalbjahr hinaus und das verzögerte Erscheinen bzw. Fehlen der Stellreflexe.

Therapie Krankengymnastik „auf neurophysiologischer Grundlage" (z.B. Methoden nach Bobath oder Vojta), Ergotherapie, Heilpädagogik.

Orthesen. Steh- und Gehhilfen. Fahrstühle. Tagesstätten, Sonderschule, beschützende Werkstätten. „Nachgehende Fürsorge".

Operativ: Eingriffe an Sehnen, Muskeln, Gelenkkapseln, Osteotomien, Arthrodesen an Hand- und Fußgelenken.

Apoplex

Definition Plötzliche Durchblutungsstörung des Gehirns. Anfangs schlaffe, später spastische kontralaterale Halbseitenlähmung.

Ursache Massenblutung (Aneurysma) oder Minderperfusion (Hypertonie, Arteriosklerose, arterielle Thrombose, Embolie).

Orthopädische Therapie nach akutem Insult Verhütung von Druckstellen, Ulzera. Krankengymnastik, Gehschule, Ergotherapie. Behandlung von Kontrakturen. Orthopädisch-technische Hilfen (Schuhe, Orthesen, Steh- und Sitzhilfen, Fahrstuhl etc.).

Erworbene Querschnittsläsionen des Rückenmarks

Ursachen

- traumatisch (Wirbelfrakturen)
- neoplastisch (primäre oder sekundäre Tumoren)
- entzündlich (Myelitis, Spondylitis)
- vaskulär (Ischämie).

Totale Unterbrechung: komplette motorische sensible und autonome Lähmung.

Halbseitenläsion: Brown-Séquard-Syndrom.

Läsion im Zervikalmark: obere Extremitäten schlaff oder gemischt, untere Extremitäten spastisch gelähmt.

Thorakale Läsion: spastische Lähmung der Beine.

Lumbale Läsion: untere Extremitäten teils schlaff/spastisch.

Läsion L4–S2: schlaffe Paresen der Beine, erhaltene Quadrizepsfunktion.

S3–S5 (Konussyndrom): Reithosenanästhesie. Keine motorischen Ausfälle. Vor allem Störung der Blasen-, Rektum-, Genitalfunktion.

Therapie Stets Frage der operativen Intervention im akuten Stadium! Lagerung. Verhütung von Dekubitus und Kontrakturen. Harnwegskontrolle. Krankengymnastik. Gehschule. Orthesen, Steh- und Gehhilfen, Rollstuhl. Ergotherapie. Rehabilitationsmaßnahmen.

Spina bifida

Definition Spaltbildung des Wirbelkanals, ggf. verbunden mit Ausstülpung von Häuten oder Teilen des Rückenmarks:

- Spina bifida occulta
- Spina bifida aperta
- Meningomyelozele, Meningomyelozystozele
- Rachischisis (nicht lebensfähig)
- Hydromyelie – Diastematomyelie.

Bei dysrhaphischen Fehlbildungen besteht häufig ein Hydrocephalus internus, der die Prognose bestimmt.

Klinik Lähmungen entsprechend der Läsionshöhe. Ausfall der Blasen- und Rektumfunktion.

Komplikationen Urologische Störungen, Dekubitus, paralytische Hüftluxation, Deformitäten. Osteoporose: Spontanfrakturen!

Therapie

- neurochirurgische Versorgung des Hydrozephalus und einer offenen Zele,
- Pflegemaßnahmen (Harnwege, Haut!),
- Verhütung von Kontrakturen bzw. Behandlung vorhandener Kontrakturen,
- Muskelpflege mit Krankengymnastik, Ergotherapie, Apparaten, Orthesen,
- Vertikalisation oder/und Krankenfahrstuhl,
- operativ: Korrektur von Fehlstellungen und funktionsverbessernde Eingriffe.

Syringomyelie

Definition Höhlenbildung im Rückenmark, oft Status dysrhaphicus. Kyphoskoliosen, Fußdeformitäten.
Gestörte Temperatur- und Schmerzempfindung, neurogene Arthropathien, trophische Ulzera (Malum perforans).

Therapie Symptomatisch. Krankengymnastik. Skoliosebehandlung.

Poliomyelitis anterior

Ursachen Virusinfektion. Entzündliche Erkrankung im Vorderhornbereich des Rückenmarks. Schlaffe Lähmungen ohne Sensibilitätsstörungen entsprechend der Lokalisation und Schwere der Ganglienzellschädigung – teils flüchtig, teils permanent. Regenerationsfähigkeit bis etwa 2 Jahre: Bis dahin noch bestehende Lähmungen sind nicht erholungsfähig.
Persistierende Funktionsausfälle, Gangstörungen, trophische Störungen, Deformitäten: Skoliose, Achsenfehler, Kontrakturen, Schlottergelenke.

Therapie Lagerungsmaßnahmen. Krankengymnastik, Elektrotherapie, Ergotherapie. Orthesen, ggf. Krankenfahrstühle. Operativ: Eingriffe an Sehnen, Arthrodesen, Osteotomien, Beinlängenausgleich, Skolioseoperationen. Prophylaxe durch Schutzimpfung!

Plexusläsionen

Ursachen

- traumatisch bei Unfällen
- geburtstraumatische Entbindungslähmung: Oberarmtyp Erb-Duchenne und Unterarmtyp Klumpke.
- Engpasssyndrome der oberen Thoraxapertur:
  - Skalenuslücke
  - Kreuzung 1. Rippe/Klavikula
  - Pectoralis-minor-Ansatz am Korakoid
  - Halsrippen
  - Einklemmung der Armplexusstränge und/oder Gefäße als Ursache für Brachialgien.

Therapie Entspannende Lagerung. Krankengymnastik, evtl. operative Maßnahmen.

Polyneuropathie

Definition polytope periphere Nervenerkrankung, distal betont.
Häufigste Ursachen: Diabetes mellitus, Alkoholismus, toxische Schäden, Infektionskrankheiten.

Klinik Missempfindungen, Paresen. Restless-Legs-, Burning-Feet-Syndrom, Hyperhidrose, Reflexe, Ästhesie und Vibrationsempfindung abgeschwächt.

Sudeck-Syndrom

Definition Vegetative Regulationsstörung mit Dystrophie der Gewebe. Meist als Sekundärerkrankung nach Verletzungen, stumpfen Traumen, Operationen. Individuelle Krankheitsdisposition mit vegetativer/psychischer Labilität.

Drei Stadien

1. Stadium: entzündliche Schwellung, Schmerzen, Functio laesa. Hyperämie
2. Stadium: Dystrophie – Fibrose, Schrumpfung, Demineralisation
3. Stadium: Endstadium der Atrophie. Kontrakturen, bleibende Behinderung.

Therapie

1. Stadium: Kalzitonin, Antiphlogistika, Ruhe
2. Stadium: aktive funktionelle Maßnahmen
3. Stadium: aktive und passive Mobilisierung, physikalische Therapie.

14 Traumatologie

Zur Orientierung

Frische Verletzungen werden hier insoweit dargestellt, als ihre Kenntnis für das Gesamtverständnis notwendig ist, sie für die orthopädische Praxis eine besondere Bedeutung haben und für die Differentialdiagnose wichtig sind. Sofern hier nicht aufgeführt, sind alle anderen und speziellen Schädigungen durch äußere Gewalt in den topographischen Kapiteln nachzulesen.

Von besonderer Wichtigkeit sind hier weiterhin die Komplikationen, die den Verlauf einer banalen Verletzung verändern und erschweren, sowie die späteren Folgen des Traumas, die die Leistungsfähigkeit des Betroffenen beeinträchtigen und wiederherstellende Maßnahmen bedingen.

14.1 Verletzungen der Knochen

14.1.1 Frakturen und Frakturformen

hängen ab von:
- der Stärke einer Gewalteinwirkung
- der Richtung einer Gewalteinwirkung
- den mechanischen Eigenschaften des Knochens, d. h. seiner Festigkeit und auch Elastizität.

Stellt die Gewalteinwirkung die wesentliche Ursache dar, spricht man von einer **traumatischen Fraktur.** Entsteht der Knochenbruch aber hauptsächlich auf der Grundlage einer geschwächten oder vorgeschädigten Knochenstruktur (z. B. bei primären Knochentumoren und Metastasen, bei Osteopathien), liegt eine **pathologische Fraktur** vor. Nicht immer lässt sich zwischen diesen beiden Frakturformen sicher unterscheiden, z. B. Sturz mit Schenkelhalsfraktur bei Osteoporose. Eine Fraktur, die ganz ohne erkennbare traumatische Einflüsse entstanden ist, bezeichnet man auch als **Spontanfraktur.**

Körpereigene Muskelkräfte, die im Moment der Gewalteinwirkung wirksam werden, können den Fraktur-

mechanismus, die Form und das Ausmaß der Läsion entscheidend mitbestimmen (z. B. bei Sportverletzungen mit Ausrissfrakturen, im epileptischen Anfall, bei Starkstromeinwirkung).

Ermüdungsbrüche des Knochens treten durch repetitive Traumata auf. Nicht das einzelne Trauma führt zum Bruch, sondern erst die vielfach wiederholte gleichartige Belastung. Ähnlich einer Materialermüdung kann z. B. regelmäßige, über Tage bis Wochen einwirkende, erhebliche Laufbelastung einen Ermüdungsbruch eines Mittelfußknochens erzeugen (Marschfraktur, Stressfraktur, schleichende Fraktur).

Es tritt eine Strukturschädigung mit Kontinuitätsdurchtrennung des Knochens auf, bei der charakteristischerweise Reparatur- und Schädigungsvorgänge nebeneinander ablaufen. Wie bei der traumatischen und pathologischen Fraktur spielen auch hier die individuellen Materialeigenschaften des Knochens eine wesentliche Rolle (Marschfraktur beim ungeübten Laufsportler).

Bei einem vorgeschädigten Knochen sind die auslösenden repetitiven Traumata zeitweilig als solche gar nicht mehr erkennbar: z. B. Looser-Umbauzone bei der Osteomalazie (☞ Kap. 5). Charakteristische Orte einer Ermüdungsfraktur sind Os metatarsale, Kalkaneus, Tibiakopf, Schenkelhals.

Als unvollständig bezeichnet man Knochenbrüche dann, wenn eine komplette Zusammenhangstrennung ausbleibt. **Unvollständige Brüche** kommen bei Kindern in Form von **Grünholzfrakturen** vor. Bei den klassischen Grünholzfrakturen handelt es sich um Biegungsbrüche der Diaphysen. Die konkavseitige Kortikalis bleibt in ihrer Kontinuität erhalten und ist allenfalls gestaucht, während die konvexseitige Kortikalis einen Kontinuitätsverlust erleidet. Die dicke Periosthülle bleibt teilweise oder ganz erhalten (**intraperiostale Fraktur,** ☞ Abb. 14.1i); diese Besonderheit gibt der Frakturform den Namen „Grünholz". Bei Erwachsenen treten unvollständige Brüche als Knocheneinriss (Spleißung, **Fissur**) durch starke Biegungsoder Drehkräfte auf, ohne dass eine komplette Zusammenhangstrennung eintritt.

Bricht der Knochen an der Stelle der Gewalteinwirkung, spricht man von **direkter Fraktur,** bricht er an anderer Stelle, von **indirekter Fraktur.** Hat die Verletzung eine Verbindung zwischen Außenwelt und Knochen geschaffen,

spricht man von einer **offenen Fraktur.** Sie wird von der **geschlossenen oder gedeckten Fraktur** unterschieden.

Form und Eigenart einer traumatischen Fraktur hängen vom Entstehungsmechanismus ab und sind für die Therapie von Bedeutung.

Man unterscheidet fünf auslösende Kategorien:
- Biegung
- Stauchung
- Drehung
- Abscherung
- Ausriss.

Nach dem röntgenologischen Aspekt klassifiziert man **Quer-, Schräg-, Spiral- und Trümmer-(Mehrfach-)Brüche** (☞ Abb. 14.1a-e).

Besondere Probleme werfen **Frakturen mit Beteiligung des Gelenkknorpels (intraartikuläre Fraktur)** auf, darunter auch Knorpel-Knochen-Abscherungen (Flake-Frakturen, ☞ Abb. 16.32). Kommt es nicht zur bündigen Wiederherstellung der Gelenkfläche, ist die Folge eine posttraumatische Arthrose. Gleichzeitig wächst mit der Einblutung in das Gelenk das Risiko intraartikulärer Verwachsungen und Kontrakturen.

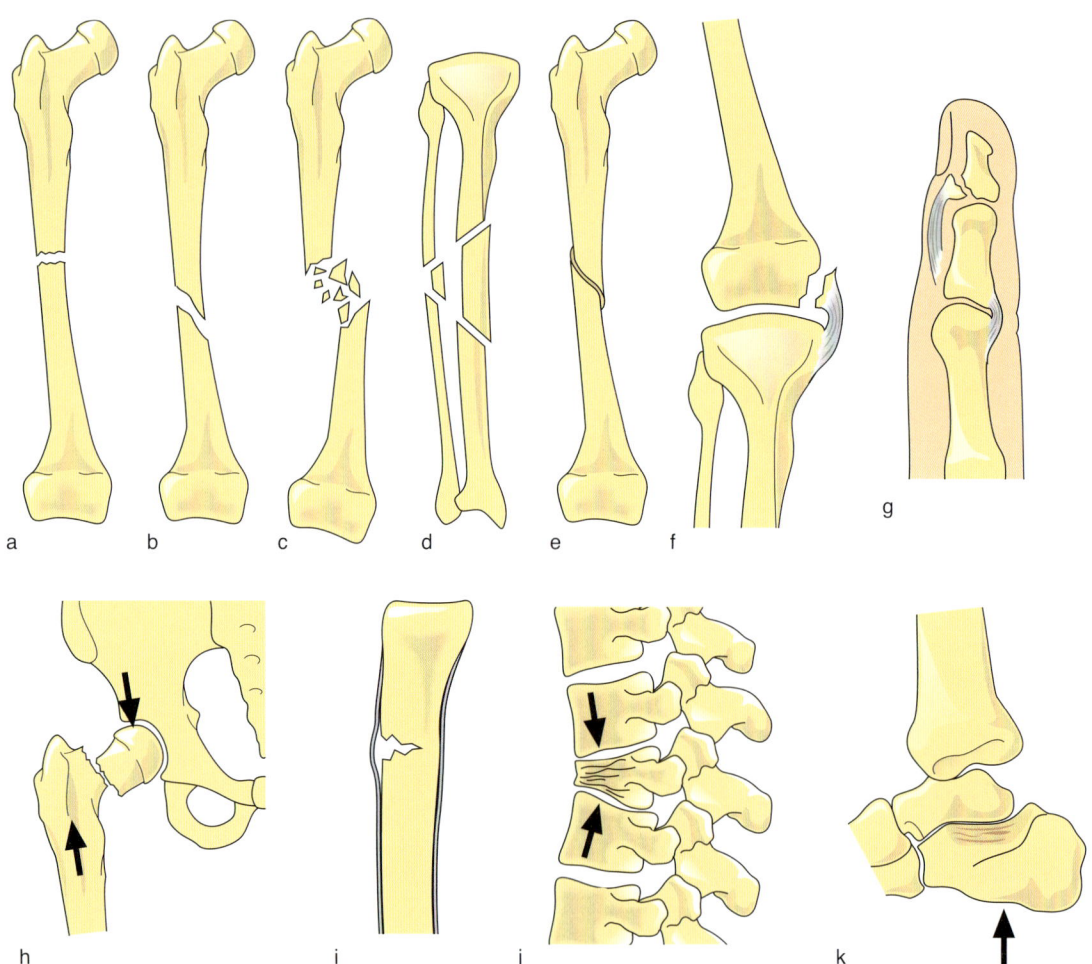

Abb. 14.1 Beispiele verschiedener Frakturtypen.
a) Querbruch.
b) Schrägbruch, evtl. mit Biegungskeil.
c) Trümmerbruch.
d) Mehrfachbruch.
e) Torsionsbruch.
f) Rissbruch am Bandansatz.
g) Rissbruch am Sehnenansatz.
h) Scherungsbruch.
i) Grünholzbruch.
j) und k) Kompressionsbruch.

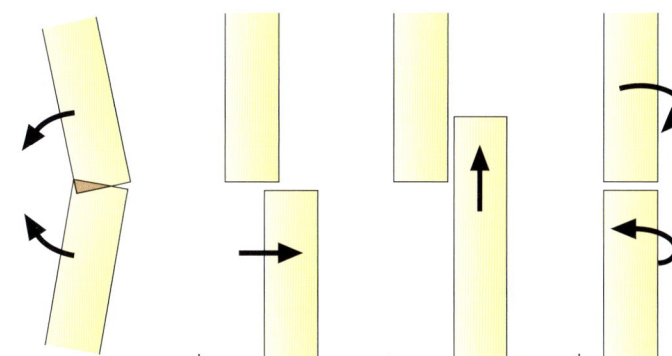

Abb. 14.2   Die typischen Frakturdislokationen.

a) Achsenknickung: Dislocatio ad axim.
b) Seitverschiebung: Dislocatio ad latus.
c) Verkürzung oder Verlängerung: Dislocatio ad longitu-
   dinem.
d) Verdrehung: Dislocatio ad peripheriam.

a   b   c   d

Frakturen mit Beteiligung der Wachstumsfugen stellen ebenfalls eine Besonderheit dar, weil sie zu Wachstums-störungen führen können (☞ Kap. 14.1.5).

14.1.2 Prinzipien der Frakturbehandlung

Das Ziel der Knochenbruchbehandlung ist die stabile Aus-heilung der Fraktur unter vollständiger Wiederherstellung der Funktion. Die normale Frakturheilung soll ungestört verlaufen.

Besteht eine **Dislokation** (☞ Abb. 14.2), werden die Fragmente durch ein **Repositionsmanöver** möglichst ach-sengerecht eingestellt, und zwar durch:

■ geschlossene Manipulation
  Sie ist die Methode der Wahl, wo immer sie mit ausrei-chender Erfolgsaussicht möglich ist. Sie erfolgt meist unter allgemeiner Anästhesie oder ausnahmsweise unter lokaler Bruchspaltanästhesie. Das Ergebnis wird im Gipsverband stabilisiert. Kurzfristige Röntgenkontrol-len!

■ mechanische Extension, mit oder ohne Manipulation
  Die Einrichtung unter Extension wird bei Brüchen lan-ger Röhrenknochen und am Becken vor allem dann vor-genommen, wenn große Muskelkräfte eine erneute Fragmentverschiebung begünstigen. Sie stellt nach wie vor eine gebräuchliche Methode bei Femurschaft- und Humerusfrakturen im Kindesalter dar, aber auch bei Er-wachsenen, sofern keine operative Versorgung vorge-sehen ist.
  Die Extension erfolgt durch Gewichtszug entweder über Bandagen unter Ausnutzung der Eigenschwere der Gliedmaße bzw. des Körpers (☞ Abb. 14.3) oder mit Hil-fe von Steinmann-Nägeln oder Kirschner-Drähten, die distal der Fraktur an geeigneten Knochenteilen befestigt werden (Femurkondylen, Tibiakopf, Kalkaneus, Olekra-non) (☞ Abb. 3.2d); bei Brüchen der Halswirbelsäule mit der Crutchfield-Zange, deren Dorne in der Tabula externa der Schädeldecke Halt finden, oder dem Halo.

■ operative Intervention
  Die operative Reposition bietet den Vorteil, dass sie mit einer internen Osteosynthese bzw. externen Fixations-vorrichtung (☞ Abb. 14.4) kombiniert werden kann.
Die Reposition kann trotz Dislokation ggf. entfallen bei eingekeilten Brüchen (z.B. subkapitalen Humerusbrüchen, Schenkelhals-Abduktionsfrakturen, stabilen Stauchungs-frakturen eines Wirbelkörpers).

Die **Immobilisierung** erzeugt die notwendige lokale Stabilität und Ruhe im Frakturspalt und verhindert eine erneute Dislokation, falls eine Reposition erfolgte. Je nach Lokalisation und Frakturform empfehlen sich unter-schiedliche Maßnahmen:

■ **Schutz- und Stützmaßnahmen** einfacher Bauart, z.B. Pflasterverband bei Rippenfraktur (☞ Abb. 3.2c), Rucksackverband bei Schlüsselbeinbruch (☞ Abb. 3.2b), Armschlinge bei eingekeilter subkapitaler Hume-rusfraktur (Hängegipsverband, ☞ Abb. 14.3).

■ **Gipsverband,** der in der Regel beide Nachbargelenke der Fraktur einschließt, nicht drücken oder schnüren darf und Funktionsstellungen berücksichtigen muss (☞ Kap 3.2.1).
Schäden durch Gipsverbände sind durch sorgfältiges Anlegen und laufende Kontrolle vermeidbar:

– Druckstellen (Dekubitus) über Knochenvorsprüngen: Verhütung durch Polsterung.

– Zirkulationsstörungen durch Stauung: Verband war entweder primär zu eng oder durch nachfolgende Schwellung. Erkennung: livide Hautverfärbung und Schwellung distal des Gipsrands, Schmerzen. Abhilfe: Spaltung des Verbands in ganzer Länge einschließlich der Polsterung.

– Kompression oberflächlich verlaufender Nervenstrån-ge (N. ulnaris, N. peroneus!). Verdächtig sind Schmer-

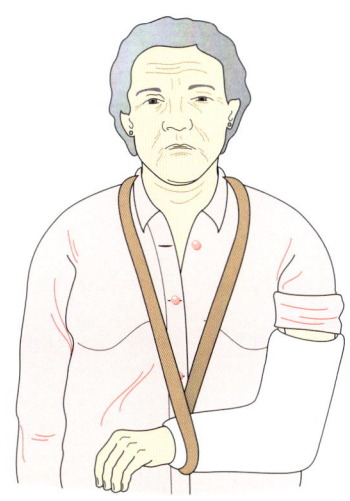

Abb. 14.3   Hängegips bei subkapitaler Humerusfraktur.

zen im Versorgungsbereich, Sensibilitätsstörungen. Abhilfe: Spaltung, evtl. Gipsabnahme.
- Inaktivitätsatrophie und Gelenksteifen bei länger liegenden Gipsverbänden. Gegenmaßnahmen: Krankengymnastik, sobald es der Zustand erlaubt. Isometrische Übungen können bereits unter dem Verband ausgeführt werden. Übung der verbandfreien Gliedmaßenteile und auf der kontralateralen Seite!

■ **Dauerextension** (☞ Abb. 3.2d), ggf. auf beweglichen Schienen. Sie wird später gewöhnlich durch die operative Stabilisierung, einen Gipsverband oder funktionelle Orthesen ersetzt.

■ **Funktionelle Orthesen,** die in der 2. Phase der Retention nach etwa 2–3 Wochen Anwendung finden können und eine frühzeitige ambulante Mobilisation unter Entlastung ermöglichen. Beispiele: Thomas-Schiene (☞ Abb. 3.6c), Gehapparat nach Willenegger bei Unterschenkelfrakturen, Gipsverbandtechnik nach Sarmiento (bei Unterschenkelfraktur mit Abstützung durch den Tibiakopf und die Patellarsehne mit Lastübertragung durch den zirkulären Weichteilkontakt auf die Verbandschale bzw. Orthese).

■ **Operative Knochenbruchbehandlung.**

! Der Gipsverband schließt in der Regel beide Nachbargelenke der Fraktur ein. Er darf nicht drücken oder schnüren und muss sog. Funktionsstellungen berücksichtigen. Schäden durch Gipsverbände sind durch sorgfältiges Anlegen und regelmäßige Kontrolle vermeidbar. Die Frakturbehandlung im Gipsverband gehört in die Hand des Spezialisten.

Die Ziele einer Operation sind vorrangig die Reposition und Adaptation der Fragmente und ihre Stabilisierung. Die operative Fixation von Fragmenten in Korrekturposition bezeichnet man als Osteosynthese. Eine Verkürzung der Heilungsdauer kann dadurch nur indirekt erreicht werden. Bei **intraartikulären Frakturen** gelingt es meist nur durch eine Osteosynthese, die Bruchflächen so exakt zu stellen und in Position zu halten, dass eine sekundäre Arthrose durch Inkongruenz der Gelenkflächen verhindert oder verringert wird. **Schaftfrakturen** neigen nach geschlossener Reposition zur Redislokation durch nicht neutralisierbare Muskelzüge, so dass Achsen- und Rotationsfehler drohen und die Osteosynthese klare Vorteile bietet. Ein ganz besonderer Vorzug der operativen Knochenbruchbehandlung liegt darin, dass in vielen Fällen eine Frakturstabilität erreicht wird, mit der man auf gelenkübergreifende Fixationen verzichten kann.

! Die **übungsstabilen Osteosynthesen** erlauben es, angrenzende Gelenke zu bewegen und die Muskulatur zu trainieren. **Belastungsstabile Osteosynthesen** gestatten sogar die Lastaufnahme des Beines, wenn auch nicht immer auf Gehhilfen verzichtet werden kann. **Adaptierende Osteosynthesen** zielen dagegen im Wesentlichen auf die Annäherung der Fragmente ab und verlangen eine zusätzliche Stabilisierung, z.B. im Gipsverband.

Die Osteosynthese mit speziellen Implantaten lässt eine Adaptierung der Bruchflächen und Ausschaltung störender Biegungskräfte zu (☞ Abb. 14.4). Das Implantat gewährleistet eine hinreichende Stabilisierung der Fragmente bis zur knöchernen Ausheilung. Die funktionelle Behandlung der Muskulatur und der benachbarten Gelenke kann bei den meisten Osteosyntheseformen bereits kurz nach der Operation beginnen. Die **Grundprinzipien der Osteosynthesetechnik** sind:

■ **interfragmentäre Kompression** mit Hilfe von Zugschrauben und vorgespannten Platten (übungsstabilen Osteosynthesen). Das Verfahren führt zur rigiden Fixation mit großem Vorteil bei Vorderarmfrakturen, Osteotomien und Gelenkbrüchen. Die Heilung erfolgt mit geringer oder ohne Kallusformation auf dem Weg der sog. primären Knochenheilung. Eine Osteosynthese wird als winkelstabil bezeichnet, wenn die verwendeten Platten und Schrauben in bestimmten Winkeln fest miteinander verbunden werden.

■ **Schienung und Abstützung** mit Marknagel, äußerer Fixationsvorrichtung oder Zuggurtung (übungsstabile, teils belastungsstabile Osteosynthesen). Die Fixationsmodus sind „semirigide", man spricht auch von „flexibler Fixation". Die Montagen verhindern eine Dislokation der Fragmente. Sie verhindern **mechanische Schwingungen** in der Frakturzone aber nicht und gestatten eine gewisse elastische Deformation, die heutzutage eher als **positiver Bewegungsstimulus** denn als Nachteil verstanden wird. Die eintretende Knochenheilung entspricht der spontanen Knochenheilung weitgehend. Der Marknagel stellt eine innere Schienung der Röhrenknochen dar, die durch sog. **Verriegelungsschrauben** an den Nagelenden zusätzlich Stabilität gegenüber Rotationskräften erhalten kann. Zusätzlich halten die Verriegelungsschrauben die Fragmentenden auf Distanz und verhindern so eine Verkürzung.
Wird im Lauf der Frakturheilung eine Schraube entfernt, wird die Frakturzone in axialer Richtung belastet: Man spricht von **Dynamisierung.**

■ **Adaptation** von Fragmenten mit Spickdrähten und Cerclagen (adaptierende Osteosynthesen). Die Techniken können eine Redislokation in der Regel nur sicher verhindern, wenn eine zusätzliche Ruhigstellung der angrenzenden Gelenke stattfindet. Die eintretende Knochenheilung entspricht der spontanen Knochenheilung.
Die Prinzipien kommen häufig kombiniert zur Anwendung, z.B. Zugschraube in Verbindung mit einer Biegungskräfte ausschaltenden Platte (sog. Neutralisationsplatte) oder Spickdrähte, die in Kombination mit einem Zuggurtungsdraht zu einem wirkungsvollen System zusammengefasst werden.

Die **Metallentfernung nach operativer Frakturbehandlung** erfolgt nicht „routinemäßig".

Die heute verwendeten Osteosynthesematerialien lassen auch auf Dauer gravierende Spätschäden nicht erwarten. Eine kanzerogene Wirkung geht von ihnen nicht aus.

! Zwingende Gründe, Osteosynthesematerial zu entfernen, bestehen nicht. Vielmehr sind die Vor- und Nachteile eines erneuten und nicht risikolosen Eingriffs abzuwägen.

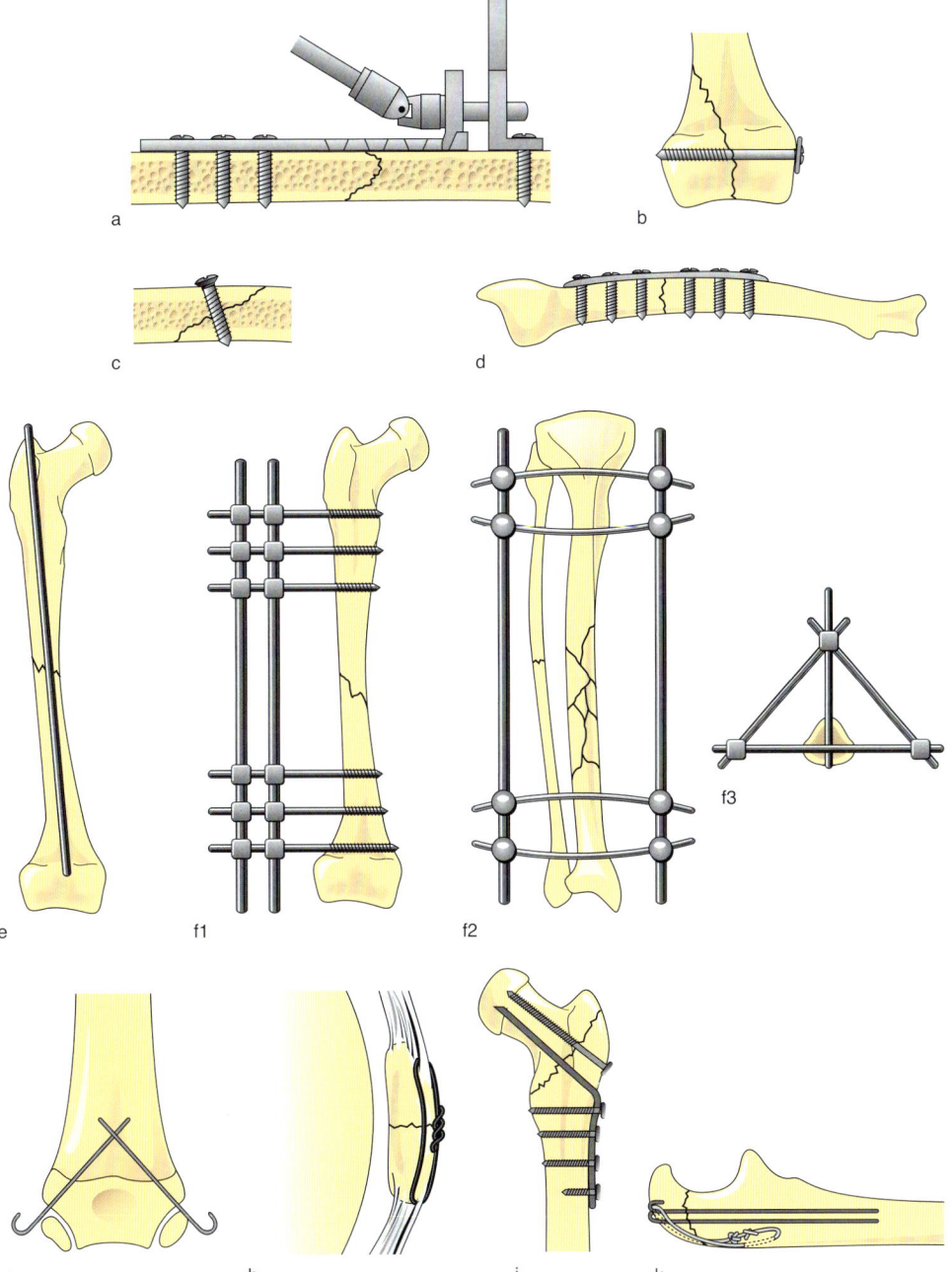

Abb. 14.4   Die wichtigsten Formen der Osteosynthese.

a) Interfragmentäre Kompression mit vorgespannter Platte (Anwendung des Plattenspanners).
b) Interfragmentäre Kompression mit Spongiosa-Zugschraube.
c) Interfragmentäre Kompression mit Kortikalis-Zugschraube.
d) Angelegte Kompressionsplatte.
e) Fixation einer diaphysären Fraktur mittels Marknagel.
f1) Unilateraler Fixateur externe.
f2) Fixateur externe als Rahmenkonstruktion.

f3) Fixateur externe als dreidimensionales System.
g) Fragmentadaptation mit Kirschner-Drähten.
h) Zuggurtung mit Draht, hier bei Patellaquerfraktur.
i) 130°-Winkelplatte kombiniert mit interfragmentärer Spongiosa-Zugschraube.
k) Kirschner-Drähte kombiniert mit Zuggurtung, hier bei Olekranonfraktur.

Größere Implantate wie Platten und Nägel wirken aber im Knochen als **Lastüberträger,** sie lenken mechanische Kräfte um (**Stress Shielding**) und versteifen den Knochen. So verhindern sie nach abgeschlossener Bruchheilung den vollständigen Wiederaufbau der natürlichen Knochen-struktur und -architektur. Aus diesen Gründen wird man metallische Implantate bei jüngeren Menschen in der Regel entfernen. Ein weiterer Grund zur Metallentfernung können prominente Schraubenköpfe und Platten sein, die schmerzhafte Schleimbeutel induzieren. Die Materialien können auch die Implantation von Endoprothesen behindern.

Auf jeden Fall sollte ein ausreichend langer Zeitraum vergehen, bis das Osteosynthesematerial entfernt wird. Als Grundregel kann eine Liegezeit von einem Jahr angenommen werden, um Refrakturen zu vermeiden. Nach diaphysären Frakturen langer Röhrenknochen verbleiben die Implantate besser zwei Jahre, Spickdrähte (Adaptationsosteosynthese) entfernt man nach wenigen Wochen. Schwer zugängliche Implantate, z. B. an der ventralen Wirbelsäule und im Beckenbereich, rechtfertigen eine aufwändige und risikoreiche Entfernungsoperation meist nicht.

14.1.3 Normale und gestörte Knochenheilung

Pathophysiologie Die Vorgänge bei der Vereinigung eines durchtrennten Knochens – bei Frakturen ebenso wie nach Osteotomien – sind unterschiedlich, je nachdem ob die Heilung spontan bzw. unter konservativer Behandlung erfolgt oder ob eine Osteosynthese vorgenommen wurde.

Die **natürliche, spontane Knochenheilung** (☞ Kap. 1.2.3) ist charakterisiert durch eine Kaskade von Ereignissen, die sich jeweils mehr oder weniger deutlich voneinander abgrenzen lassen. Das Frakturhämatom wird durch einwuchernde Gefäßsprossen resorbiert und bindegewebig organisiert (**bindegewebiger Kallus**). An seine Stelle tritt ein von Endost und Periost gebildetes chondro- und osteoblastäres Gewebe, das nicht nur den Spalt ausfüllt, sondern als eine Art kugeliges Gebilde die Zerstörungszone einhüllt und überbrückt. Diese **Kallusbrücke** zwischen beiden Fragmentenden besorgt als „Fixationskallus" die erste Stabilisierung der Frakturzone. Je nachdem, ob die Knorpel- oder Knochenbildung überwiegt, spricht man von **Knorpelkallus** oder **Knochenkallus**. Durch Mineralisierung des Kallus gewinnt er an Festigkeit und Härte. Chondrale Anteile werden durch klastäre Zellen resorbiert und Zug um Zug durch **Faserknochen** ersetzt. Unter dem funktionellen Reiz der Zug- und Druckbeanspruchung wird der Faserknochen schließlich zu **lamellärem Knochen** umgebaut. Der Knochen erhält wieder eine Ausrichtung seiner kollagenen Textur, die den lokal geforderten mechanischen Anforderungen entspricht. Eine überschüssige Kallusmasse baut sich auf Dauer ab. Es kommt zur inneren und äußeren Wiederherstellung der Knochenform.

Die Bildung des Knochenkallus vollzieht sich in einem Zeitrahmen von mehreren Wochen. Die sich anschließenden Umbau- und Adaptationsvorgänge benötigen viele Monate.

> ! Natürliche, spontane Knochenheilung:
> • Frakturhämatom → bindegewebiger Kallus → chondro- und osteoblastäres Gewebe → Kallusbrücke → Faserknochen → lamellärer Knochen.

Voraussetzungen für die Frakturheilung Die Voraussetzungen für eine ungestörte Knochenheilung sind mechanischer und biologischer Art.
Mechanisch:
- Ruhigstellung der Fragmentenden
- ausreichender Kontakt der Fragmentflächen

Biologisch:
- ausreichende Gefäßfunktion
- Vitalität und Regenerationspotenz des Kontaktgewebes.

Einflüsse auf die Frakturheilung Die Abfolge dieser natürlichen Entwicklungssequenz wird zeitlich und örtlich, quantitativ wie qualitativ von den jeweiligen Umständen teils nicht unerheblich modifiziert.

Alter: Im Kindesalter laufen die chondro- und osteoneogenetischen Vorgänge schneller und ausgiebiger ab. Die Fähigkeit, in der weiteren Entwicklung Achsenfehler spontan auszugleichen, ist beim Kind ungleich größer als beim Erwachsenen. Doch auch im hohen Alter ist mit einer ausreichenden spontanen Knochenheilung zu rechnen. Die Altersatrophie des Knochens stört die Knochenbruchheilung nicht.

Lokalisation: Liegen Wachstumsfugen in der Nähe der Fraktur, können diese vermehrt perfundiert („gereizt") werden mit der Folge einer temporären Wachstumsbeschleunigung (seitendifferente Beinlänge nach kindlicher Oberschenkelschaftfraktur). Deformationen oder Achsenfehler sind dadurch nicht zu befürchten.

Geschwindigkeit und Ausmaß der Heilung hängen auch von der Topographie der Fraktur ab. Am distalen Radius und am Radiusschaft zum Beispiel bestehen abgesehen von den mechanischen Unterschieden verschiedene Durchblutungsverhältnisse und verschiedene spongiöse Anteile, die die distale Fraktur rascher heilen lassen. Am distalen Tibiaschaft benötigt die Heilung nach Fraktur oder Osteotomie deutlich länger als im mittleren oder proximalen Bereich.

Knochenstruktur: Spongiöse Knochen heilen nach Fraktur rascher als Kortikalisfrakturen. Meist handelt es sich um Stauchungsbrüche (Kalkaneus, Wirbelkörper). Ein Fixationskallus, der die normale Knochenkontur überragt, entsteht nicht. Der Überschuss an Knochengewebe während der Heilung wird im Röntgenbild durch Verdichtungszonen erkennbar.

Medikamente: Medikamente können die Knochenheilung verzögern und den Überschuss an Knochenbildung reduzieren. Solche Einflüsse werden vor allem den nichtsteroidalen Antiphlogistika, Kortison und Zytostatika zugeschrieben.

Operationstechnik: Die operative Knochenbruchbehandlung beeinflusst nicht nur die mechanischen Bedingungen, sondern auch die biologischen Vorgänge bei der Knochenheilung ganz wesentlich.

Die anatomisch exakte Reposition, die Kompression der Fragmentenden und die Osteosynthese mittels Metallplatten führen zu einem engen Kontakt der Kortikalisflächen, wie er natürlicherweise nicht vorkommt. Die Heilung des Knochens soll dadurch erfolgen, dass regenerierende Osteone direkt von einem Fragment in das andere hinüberwachsen und so die Fraktur stabilisieren (**Kontaktheilung**). Die Zwischenschritte der bindegewebigen Organisation und des chondralen Frakturkallus werden übersprungen oder nur gering ausgebildet, eine Kallusbrücke bleibt aus. Selbst bei mikroskopisch kleinen Spalten unterbleibt unter der Bedingung rigider Stabilisation ein chondrales Stadium. Der Spalt wird direkt mit Knochen aufgefüllt (**Spaltheilung**). Man bezeichnet diese künstlich erzeugten Vorgänge als **direkte oder primäre Knochen-**

heilung und grenzt sie damit von den spontanen Vorgängen ab, die als **indirekte oder sekundäre Knochenheilung** bezeichnet werden. Es ist unberechtigt, mit diesen Bezeichnungen gleichzeitig eine Wertung nach Erst- und Zweitrangigkeit vorzunehmen!

Gestörte Frakturheilung

- **Lokale Instabilität, Unruhe:** Sie kann die Folge einer mangelhaften Fixation im Gipsverband, aber auch störender Fremdkräfte sein, die vor allem bei Parallelknochen leicht wirksam werden.

So kommt es z. B. bei Tibiafrakturen durch die intakt gebliebene Fibula zu einem Scher- und Sperreffekt, der den Fixationskallus nicht ausreichend fest werden lässt und die Verknöcherungsvorgänge im Spalt behindert. In gleicher Weise wird die angestrebte primäre Knochenheilung verhindert, wenn die Osteosynthese nicht ausreichend stabil ist: die Plattenosteosynthese erzeugt dann mehr Nachteile als Vorteile. Unsachgemäß eingebrachte Druckplatten vermögen enorme Biegekräfte im Spalt zu provozieren, die erst nach weiterer spontaner Lockerung der Fragmente, erneuter adäquater Osteosynthese oder Osteotomie der sperrenden Parallelknochen verschwinden.

Auch im Frakturspalt interponierte Weichteile und grobe Fragmentverschiebungen können für Unruhe sorgen und eine Kallusüberbrückung der Bruchflächen und somit letztlich die Bruchheilung behindern.

Ausgeprägte Kallusformationen im Röntgenbild deuten auf eine mechanische Störung hin (**Reiz-, Unruhekallus**), insbesondere wenn eine Plattenosteosynthese durchgeführt wurde. Beschwerden oder gar Schmerzen erzeugt die mechanische Instabilität in der Regel nicht.

- **Infektion der Bruchstelle:** Eitererreger finden besonders bei offenen Frakturen in dem teils nekrotischen, schlecht ernährten Weichgewebe ideale Entwicklungsbedingungen. In frischen Fällen sieht man typische Weichteileiterungen und Markraumabszesse, später chronische, träge verlaufende Infektionen vom Typus der chronischen Osteomyelitis und Ostitis (☞ Kap. 7.1.2) mit Sequestrierung und Fisteln. Von der Gefäßversorgung abgetrennte Knochenteile gehen zugrunde und bilden ebenfalls einen Nährboden für Bakterien. Infektionen verzögern die Kallusformation und den Heilungsverlauf. Die septische Nekrose und Sequestrierung der Bruchenden mündet letztlich in der infizierten Defektpseudarthrose. Vor allem nach offenen Frakturen sind deshalb die klinische Wundbeobachtung, die Kontrolle der Laborparameter und die regelmäßige Röntgenuntersuchung von Bedeutung.

- **Knochendefekte und Knochennekrosen:** Die Vitalitätsminderung oder Nekrose der Fragmentenden, meist nach Trümmerfrakturen oder im Verlauf von Infektionen, verhindert in der Regel ebenso eine spontane Überbrückung der Fraktur wie größere Knochendefekte. Kommt es bei einer Fraktur zur Unterbrechung der ernährenden Gefäße, entsteht im abhängigen Knochenabschnitt eine ischämische Nekrose. Je nach dem Ausmaß des Ausfalls kann es dabei zu partieller Regeneration oder zum totalen Absterben eines Knochenendes kommen.

Am bekanntesten sind die **posttraumatischen Nekrosen** der Handwurzelknochen (Os naviculare), des Fußes (Talus) oder des Femurkopfs nach medialen Schenkelhalsbrüchen, bei denen es bei der Fraktur oder infolge brüsker Repositionsversuche zu einer Unterbrechung der (wenigen) ernährenden Gefäße gekommen ist (☞ Abb. 6.11, Abb. 14.6).

Diagnostik: Die posttraumatische Knochennekrose ist im frühen Stadium wenn überhaupt nur schwer zu diagnostizieren. Im Röntgenbild kann die ausbleibende Kallusbildung ein erster Hinweis sein. Sterben spongiöse Knochenteile ab, sieht man im Röntgenbild eine zunehmende Dichte der betreffenden Knochen bei atrophischer Strukturzeichnung der Umgebung. Erst spät tritt eine Deformierung und Verkleinerung des abgestorbenen Fragments durch Zusammensintern auf, dann begleitet von Schmerzen und Funktionsbehinderung.

- **Dystrophie der Weichgewebe:** Weitere Komplikationen im Zusammenhang mit der Heilung von Frakturen und Osteotomien sind die Inaktivitätsatrophie der umgebenden Muskulatur, die Verkürzung und Fibrosierung des geschädigten Muskel- und Bindegewebes, die Dystrophie und Einsteifung ruhig gestellter Gelenke und die Perfusionsstörung distaler Gliedmaßenabschnitte. Diese Aspekte kennzeichnen die **Frakturkrankheit.**

Es ist deshalb wichtig, die Muskulatur möglichst frühzeitig und während der ganzen Heilungszeit zu aktivieren, da über die Muskeldurchblutung auch der Gelenk- und Knochenstoffwechsel angeregt und unterhalten wird. Nach Frakturrepositionen und Operationen, die eine Fixierung im Gipsverband erfordern, sollten die Patienten vom ersten Tag an isometrische Übungen durchführen und mit weitergehenden Übungsformen beginnen, sobald es die Situation zulässt. Das Prinzip der übungsstabilen Osteosynthese erlaubt bei der operativen Frakturbehandlung und nach Osteotomien eine frühzeitige Betätigung von Muskeln und Gelenken. Besonders bei älteren Menschen ist die Möglichkeit von großem Vorteil, schon kurz nach dem Eingriff (ohne Belastung) aufzustehen und sich freizügig zu bewegen.

> ! Ausgeprägte Kallusformationen im Röntgenbild deuten auf eine mechanische Störung hin (**Reiz-, Unruhekallus**), insbesondere wenn eine Plattenosteosynthese durchgeführt wurde. Beschwerden oder gar Schmerzen erzeugt eine mechanische Instabilität in der Regel nicht.

Nachbetreuung und Rehabilitation Praktisch-klinisch wichtig ist die **Belastbarkeit einer heilenden Fraktur.** Wann kann ein Gips entfernt werden? Wann kann die krankengymnastische Übungsbehandlung intensiviert werden? Wann kann ein Bein belastet werden?

Der Knochenheilung ist ein biologischer Rhythmus zu Eigen, der sich in der Geschwindigkeit der feingeweblichen Umbauvorgänge widerspiegelt. Die Zeitspanne ist je nach Frakturart verschieden und allgemein mit mehreren Wochen zu veranschlagen. Eine Osteosynthese verkürzt die biologischen Vorgänge im Prinzip nicht. Man kennt für jeden Frakturtyp Richtwerte bei unkompliziertem Verlauf. Aber weder Laborparameter noch bildgebende Verfahren können die klinische Erfahrung ersetzen, einen Heilungsfortschritt zu beurteilen.

Die klinischen Kriterien zur Frage nach der Belastungsstabilität einer heilenden Fraktur sind vage. Im Wesentlichen ist man nach wie vor auf die empirische Erfahrung über den normalen Heilverlauf in der gegebenen Situation angewiesen.

Schmerz sollte fehlen: in Ruhe, bei unbelasteter Bewegung angrenzender Gelenke und bei vorsichtig dosierter Belastung. Das Röntgenbild kann Regeneratgewebe erst dann darstellen, wenn es mineralisiert ist (mineralisierter Knorpel, Knochen). In Verlaufsserien kann man die Kallusbildung und das Verdämmern von Frakturspalten verfolgen.

Die röntgenologische Konsolidierung hinkt der klinischen meist erheblich nach. Die Laborparameter der Osteoblastenaktivität (alkalische Phosphatase, Osteokalzin) schwanken individuell und treffen den mechanischen Aspekt der Belastbarkeit nicht.

14.1.4 Pseudarthrosen

Definitionen und Begriffe Der Begriff Pseudarthrose ist im deutschsprachigen Raum für einen Zustand reserviert, der den definitiven Fehlschlag einer Frakturheilung kennzeichnet.

Synonyme: posttraumatisches Falschgelenk, Falschgelenk, Pseudogelenk.

Im angloamerikanischen Raum spricht man von „nonunion". Der Name rührt her von der klinischen Beobachtung einer persistierenden Beweglichkeit in der Frakturzone, an der falschen Stelle.

Bleibt die knöcherne Konsolidierung eines gebrochenen Knochens oder einer Osteotomie innerhalb des durch die Erfahrung in etwa definierbaren Zeitraums aus, spricht man zunächst von einer **verzögerten Heilung.** Das Schicksal des Heilungsprozesses ist aber noch nicht definitiv entschieden, die biologischen und mechanischen Verhältnisse lassen bei weiterem Zuwarten noch eine spontane Verknöcherung erwarten.

Treten jedoch Umstände ein, die eine ossäre Vereinigung verhindern, liegt eine **Pseudarthrose** vor. Eine Pseudarthrose heilt spontan nicht mehr, auch nicht unter längerer Ruhigstellung.

> **!** Als Faustregel kann gelten, dass eine Pseudarthrose vorliegt, wenn die Konsolidierung einer Fraktur nach sechs Monaten noch nicht eingetreten ist.

Ätiologie und Pathogenese Die Ursachen der Pseudarthrosen stellen zwei große Gruppen dar: Es bestehen mechanische oder biologische Probleme.

Im ersteren Fall findet man reaktionsfähigen und vitalen Knochen, der aber aus mechanischen Gründen die Stabilisierung des Kallus nicht zustande bringt. Es liegt eine **reaktionsfähige vitale Pseudarthrose** vor. Die Ursache liegt meist in ungenügender Ruhe im Bruchspalt, aber auch in einer zu großen Distanz der Fragmente, starker Verschiebung der Bruchenden, Interposition von Muskeln oder anderen Weichgeweben.

Im zweiten Fall bleibt die biologische Reaktion auf die Fraktur aus, die Kallusbildung ist unzureichend. Es liegt eine **reaktionsunfähige avitale Pseudarthrose** vor. Die Ur-

sachen liegen meist in vaskulären Schäden, schweren Weichteil- und Knochenzerstörungen, Muskel- und Knochennekrosen, prekärer Blutversorgung der gesamten Umgebung.

Systemische Störungen des Knochenstoffwechsels spielen eine untergeordnete Rolle. Sie führen z.B. beim M. Paget, bei der Hypophosphatasie oder bei den verschiedenen Formen der Osteomalazie zu einer verzögerten Knochenheilung, ohne zusätzliche Ursachen aber nicht zur Pseudarthrose.

Reaktionsfähige, vitale Pseudarthrosen

- **Hypertrophe, kallusreiche** Form, die wegen ihrer Gestalt auch **Elefantenfuß**-Pseudarthrose genannt wird. Sie ist das Ergebnis ungenügender Ruhigstellung oder zu früher Beanspruchung, vor allem einer reponierten Fraktur oder einer instabilen Plattenosteosynthese. Die sichtbare Kallusformation ist ein Zeichen der Unruhe. Der Pseudarthrosespalt ist häufig schmal, die Frakturenden verbreitert. Oft kommt es zum Bruch von gelockerten Metallimplantaten (☞ Abb. 14.5a).
  Therapieprinzip: mechanische Stabilisierung z.B. mittels Marknagel.
- **Oligotrophe, kallusarme Pseudarthrose:** Neben mechanischen Ursachen spielen auch biologische eine Rolle. Bei ihr kommt die Bildung eines Fixationskallus nicht zustande, röntgenologisch „geschieht nichts". Sie wird häufiger gesehen nach rigiden Plattenfixationen. Trotz ihres reaktionsarmen Aussehens ist diese Pseudarthrose vital (☞ Abb. 14.5b). Die biologische Aktivität reicht zur Konsolidierung aus, wenn die biomechanischen Forderungen erfüllt werden.
  Therapieprinzip: mechanische Stabilisierung z.B. mittels Marknagel, evtl. Spongiosatransplantation.

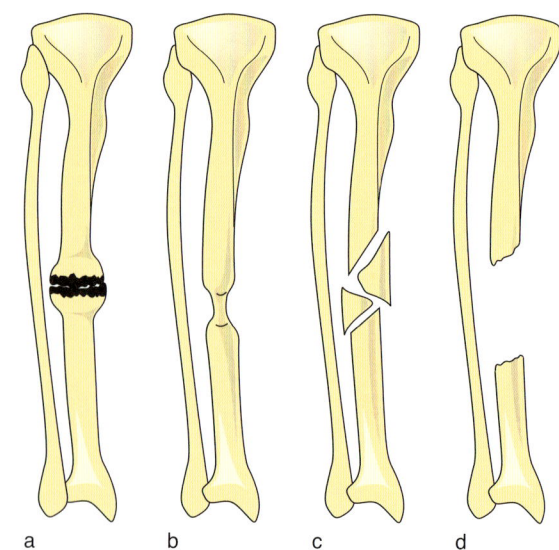

Abb. 14.5 Pseudarthrosetypen.
a) Hypertrophe Pseudarthrose (Elefantenfuß).
b) Oligotrophe Pseudarthrose.
c) Avitale Pseudarthrose (Trümmerzonen-Pseudarthrose).
d) Defektpseudarthrose.

Reaktionsunfähige, avitale Pseudarthrosen

- **Atrophische Pseudarthrose:** Sie kommt nach Drehkeil-brüchen zustande, indem das intermediäre Fragment nur an einer Seite verwächst, zum anderen Hauptfragment hin sich aber eine atrophische, reaktionslose Zone ausbildet. Bei Trümmerbrüchen reicht das Spektrum von der Devitalisierung bis zur der Nekrose ganzer Fragmente, die von der Blutzirkulation abgesperrt sind und keinen Anschluss finden (☞ Abb. 14.5c).
  Therapieprinzip: mechanische Stabilisierung, Entfernung nekrotischen Gewebes, Anfrischung, Spongiosatransplantation.
- **Defektpseudarthrose:** Sie ist die Folge größerer Substanzdefekte nach Trümmerfrakturen, offenen Frakturen,Tumorresektionen oder ausgedehnten Sequestrotomien wegen Infektionen. Die Fragmentenden wirken wie angespitzt. Es besteht eher eine resorptive als eine osteoneogenetische Aktivität (☞ Abb. 14.5d).
  Therapieprinzip: mechanische Stabilisierung, Knochenersatz, z. B. über Kallusdistraktion.

Schwerste Komplikation jeder Knochenbruchbehandlung und Osteotomie ist die **infizierte Pseudarthrose.** Wenn nicht Folge einer offenen Fraktur oder reaktivierten Osteomyelitis, ist sie das Ergebnis einer Keimbesiedlung bei der Operation und geht daher in den meisten Fällen auf das Konto ungenügender Asepsis. Die Infektion zerstört die lebende Substanz und hindert den Knochen an der Heilung. Es resultiert letztlich eine avitale Defektpseudarthrose.

Klinik Die klinische Symptomatik ist gekennzeichnet von Schmerzen im ehemaligen Frakturbereich trotz reduzierter Belastung. Die pathologische Beweglichkeit ist je nach Pseudarthrosetyp unterschiedlich.

Bei **straffen Pseudarthrosen** ist sie klinisch nicht oder kaum erkennbar. Die Fragmentenden sind durch sklerosierten Knochen abgedeckt, dazwischen befindet sich ein narbenähnlich festes Bindegewebe.

Schlaffe Pseudarthrosen können so instabil sein, dass der Gliedmaßenabschnitt nicht aktiv kontrolliert werden kann. Nur selten entwickeln sich wirklich gelenkähnliche Verhältnisse.

Diagnostik Das **Röntgenbild** liefert meist ausreichende Informationen (☞ Abb. 14.6). Nicht immer ist der Pseudarthrosespalt eindeutig zu erkennen, so dass bei klinischem Verdacht weitere Röntgenebenen zu untersuchen sind; evtl. CT, soweit es metallische Implantate sinnvoll erscheinen lassen. Die **Skelettszintigraphie** kann zur Beurteilung der Pseudarthrosenvitalität hilfreich sein. **Laborchemie** bei Infektionsverdacht.

Therapie Ausreichende mechanische Ruhe ist für jede Art der Knochenheilung die erste und wichtigste Voraussetzung. Sie erfordert wirksame und ausreichend lange Immobilisierung. Andererseits ist für die Erhaltung der biologischen Vitalität aktive Muskelbetätigung nötig. Beides wird durch die Osteosynthese gewährleistet.

Bei **verzögerter Knochenheilung** kann eine Belastung im Gipsverband die Konsolidierungsvorgänge fördern, so-

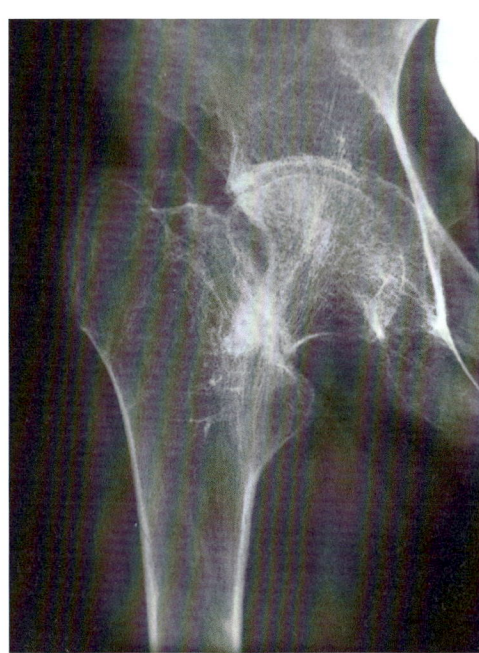

Abb. 14.6   Schenkelhalspseudarthrose.
66-jährige Patientin 6 Monate nach Sturz. Man erkennt den Pseudarthrosespalt, ein Teil des Schenkelhalses ist resorbiert. Der Femurkopf ist nach kaudal disloziert.

fern das Röntgenbild auf noch aktivierungsfähige Gewebeverhältnisse schließen lässt. Fehlen Zeichen der Vitalität, wird eine langfristige Fixation im Gips die Chancen für eine Spontanheilung kaum verbessern, im Gegenteil besteht die Gefahr zunehmender Atrophie.

Dem **Versuch der Revitalisierung** dienen aktive Muskelübungen und andere durchblutungsfördernde Maßnahmen (Medikamente, Bürstenmassagen) und ggf. Teilbelastung in einer Orthese. Der Nutzen einer Elektrostimulation im Magnetfeld ist umstritten. Ermutigende Ergebnisse werden von der Stoßwellenbehandlung berichtet.

Pseudarthrosen sind mit konservativen Mitteln nicht zu beeinflussen. Ihre Behandlung ist **operativ** und richtet sich nach folgenden Grundsätzen:
- **Biologisch reaktionsfähige Pseudarthrosen** heilen, sobald sie stabil fixiert werden. Therapie der Wahl ist die stabile Osteosynthese durch Druckplatten, Marknagel, Schrauben (☞ Abb. 14.4a–e).
- **Biologisch reaktionsunfähige Pseudarthrosen** benötigen zur Heilung neben der stabilen Fixation eine Anregung der Osteogenese durch Dekortikation, Anfrischen und Anlagerung autologer Spongiosa.
- Bei **Defektpseudarthrosen** muss der fehlende Knochen durch ein Transplantat ersetzt werden. Beste Methode zur Ruhigstellung ist dabei gewöhnlich der Fixateur externe (☞ Abb. 14.4f), der bei großen Defekten die Möglichkeit eines Segmenttransports bietet.
- Bei der **infizierten Pseudarthrose** sind zwei Ziele gleichzeitig zu verfolgen, eines in Abhängigkeit vom anderen. Die Sanierung der Infektion erfolgt durch Spülung, radikale Entfernung aller infizierten Gewebe (Débridement), Sequestrotomie, Einlage eines lokalen Antibiotikadepots bzw. offene Wundbehandlung, systemische Antibiose

nach Empfindlichkeitsprüfung der Erreger. Die Wiederherstellung der knöchernen Kontinuität erfolgt durch eine stabile Osteosynthese, in der Regel ebenfalls durch Fixateur externe, und Spongiosatransplantation. Ggf. muss in mehreren Etappen vorgegangen werden („**Taktik der kleinen Schritte**").

Gelingt es einmal nicht, eine Pseudarthrose zu beseitigen, oder wird eine zielbewusste Behandlung vom Kranken abgelehnt, so lassen sich die funktionellen Störungen durch einen **Schienenapparat** wenigstens palliativ ausgleichen.

14.1.5 Offene Frakturen

Definition Als **offene Frakturen** bezeichnet man solche, bei denen die geschlossene Weichteildecke zwischen Knochen und Außenwelt unterbrochen ist. Offene Frakturen sind zwangsläufig mit einer mehr oder weniger großen Weichteilläsion verbunden, die die Heilungsprognose und die Infektionsgefährdung entscheidend mitbestimmt. Daher müssen offene und geschlossene Frakturen voneinander abgegrenzt werden. Aber nicht jeder frakturbegleitende Weichteilschaden impliziert eine offene Fraktur. Die Verletzung der Weichgewebe kann sich auf eine Zerrung, eine Kontusion oder eine Ablederung beschränken, ohne dass eine direkte Verbindung zwischen Außenwelt und Knochen hergestellt wird. Die Schwere des Weichteilschadens lässt sich oft erst bei der operativen Exploration definitiv feststellen. Die Kenntnis des Unfallhergangs, die Art der äußeren Wunde und der Frakturtypus lassen das Ausmaß der Verletzung vorausahnen. Verschiedene Klassifikationen, die den Schweregrad offener Frakturen beschreiben, beziehen sich in erster Linie auf den Umfang und die Art der Weichgewebeschädigung und erst in zweiter Linie auf das Verletzungsausmaß des Knochens.

Im Grundsatz unterscheiden die **Klassifikationen** offener Frakturen drei Schweregrade:
- **Grad 1:** Perforation der Haut durch ein Knochenfragment von innen. Geringe Weichteilschädigung, ohne zusätzliche Verschmutzung, geringe Infektgefahr, einfache Frakturform. Behandlung wie bei geschlossener Fraktur (ohne Wundverschluss!).
- **Grad 2:** Perforation der Haut von außen, umschriebene Haut- und Weichteilverletzung, mittelgradige Muskelquetschung. Die Behandlung muss das erhöhte Infektionsrisiko berücksichtigen.
- **Grad 3:** ausgedehnte Weichteildestruktion, oft zusätzliche Gefäß- und Nervenverletzung, starke Wundkontamination, Knochenzertrümmerung, Deperiostierung und frei liegender Knochen.

Therapie Es geht vor allem um die Verhütung einer Knocheninfektion, eine Rekonstruktion des Weichteilmantels und eine möglichst komplikationslose Heilung des Knochens. Das Behandlungskonzept umfasst die folgenden Teilaspekte.
- **Vermeiden weiterer Kontamination:** Wunde schon am Unfallort steril verbinden. Hospitalkeime sind oft gefährlicher als die am Unfallort akquirierte Kontamination. Öffnung des Erstverbands unter aseptischen Kautelen.
- **Wundreinigung** (Débridement): unter aseptischen Operationsbedingungen Wundspülung, Entfernung von Fremdkörpern und von verschmutztem und zerstörtem Gewebe, Entlastung unter Druck stehender Muskellogen, Drainage von Wundtaschen.
- **Stabile Frakturfixation:** mechanische Ruhe zur Wund- und Frakturheilung. Externe Fixateure (☞ Abb. 14.4f) sind vielfach bevorzugte Verfahren, weil sie wenig zusätzlich traumatisieren und Einlage von Metall in das Wundgebiet vermieden werden kann. Evtl. später Verfahrenswechsel mit innerer Fixation (z.B. Marknagel).
- **Offene Wundbehandlung:** sichere Drainage des Wundgebiets, sekundäre Naht nach Rückgang des posttraumatischen Ödems oder plastische Wunddeckung mit myokutanen Lappen oder freien Gewebstransplantaten.
- **Perioperative Antibiose:** Kurzzeitantibiose, ggf. mit Rücksicht auf das Ergebnis intraoperativer Abstriche.

14.1.6 Verletzungen der Epiphysenfuge

Ordnungsgemäß reponierte Frakturen heilen bei Kindern in der Regel rascher und problemloser als bei Erwachsenen. Pseudarthrosen sind selten, Fehlstellungen bei Schaftbrüchen werden durch das Wachstum im Zusammenwirken mit den Kräften der funktionellen Anpassung vielfach spontan ausgeglichen (☞ Abb. 1.3, Abb. 1.4). Besondere Probleme ergeben sich im Wachstumsalter bei einer Läsion der Epiphysenfuge, in der das Längenwachstum stattfindet.

Ätiologie und Pathogenese Vor allem die germinative Zone auf der epiphysären Seite der Wachstumszone reagiert empfindlich auf traumatische Struktur- und Gefäßschädigung. Es kann eine Wachstumshemmung oder ein vorzeitiger Fugenschluss auftreten. Dabei kommt es zur Verkürzung des betroffenen Gliedmaßenabschnitts oder in den häufigeren Fällen zum Schiefwuchs durch eine asymmetrisch wirksame Läsion.

Diaphysäre und metaphysäre Frakturen können eine Hyperämie und eine vorübergehende Steigerung der Wachstumsvorgänge mit Verlängerung des betroffenen Knochens induzieren.

> **!** Unter den Verletzungen der Wachstumsfugen sind diejenigen besonders schwerwiegend, die die germinative Zone einbeziehen.

Klinik und Prognose Bei den **Frakturen** (☞ Abb. 14.7) sind zu unterscheiden:
- Frakturen, die die germinative Zone der Wachstumsfuge nicht verletzen (traumatische Epiphysenlösung, metaphysäre Brüche mit partieller Fugenlösung). Sie heilen meist ohne dauerhafte Folge für Knochenlänge und -achse aus.
- Frakturen, die die epiphysenwärts gelegene Keimschicht verletzen. Sie sind stets mit dem Risiko anschließenden Fehlwuchses belastet.
- Stauchungsverletzung der Wachstumsfuge. Die klinische Relevanz dieser Verletzungsform wird bezweifelt.

Therapie Epiphysenfugenverletzungen bei Kindern müssen unverzüglich und sorgsam reponiert werden, um zusätzliche Durchblutungsschäden zu vermeiden. Eine Osteosynthese beschränkt sich auf die vorübergehende

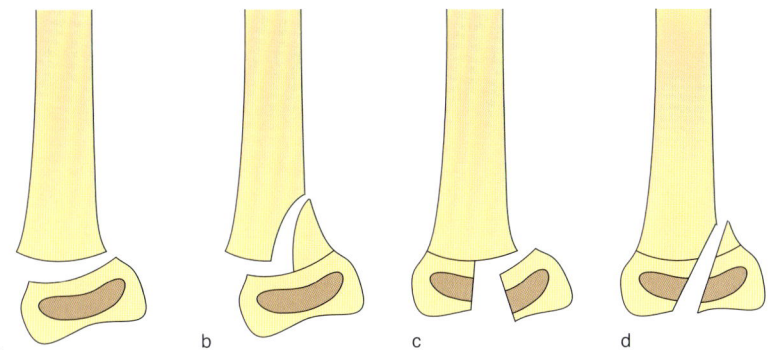

Abb. 14.7   Formen der Epiphysenfugenverletzung.

a) Vollständige Epiphyseolyse (Typ Salter I). Die germinative Zone bleibt unverletzt.

b) Partielle Epiphyseolyse mit metaphysärem Frakturkeil (Typ Aitken I, Typ Salter II). Die germinative Zone bleibt unverletzt.

c) Partielle Epiphyseolyse mit epiphysärem Frakturkeil (Typ Aitken II, Typ Salter III). Verletzung der germinativen Zone, so dass mit Wuchsstörungen gerechnet werden muss.

d) Fraktur durch Meta- und Epiphyse (Typ Aitken III, Typ Salter IV). Verletzung der germinativen Zone, so dass mit Wuchsstörungen gerechnet werden muss.

Als Typ Salter V bezeichnet man die seltene Stauchungsverletzung der Wachstumszone.

Fixation mit Kirschner-Drähten (☞ Abb. 14.4g), um die Wachstumsaktivität nicht zu behindern. Trotz Osteosynthese ist die Ruhigstellung im Gipsverband bis zur Ausheilung notwendig.

Sofern sich leichtere Achsenfehler im Lauf der weiteren Entwicklung nicht von selbst ausgleichen oder sich eine ausgeprägte Deviation einstellt, kann die Korrektur auf operative Weise herbeigeführt werden. Grundsätzlich sollte die Indikation bei Kindern aber zurückhaltend gestellt und die Möglichkeit einer spontanen Kompensation abgewartet werden – es sei denn, die Deformität ist so groß, dass weiteres Hinausschieben zusätzliche Gelenkschäden provoziert. In Frage kommen:

- **Wachstumslenkung,** indem man die Aktivität auf der schneller wachsenden Seite so lange drosselt, bis die Symmetrie wiederhergestellt ist. Bei dem Verfahren nach BLOUNT werden dazu Metallklammern über die Epiphysenfuge eingesetzt (**temporäre Epiphyseodese**). Sie müssen sehr exakt platziert und rechtzeitig wieder entfernt werden, da es sonst zur Überkorrektur oder zu unerwünschten Sekundärdeformitäten kommen kann. Bei der **definitiven Epiphyseodese** wird das weitere Fugenwachstum zu berechnetem Zeitpunkt durch einen Knochenspan blockiert.
  Wegen der Gefahr von Fehlergebnissen werden beide Verfahren nur in strenger Indikation angewandt.
- **Korrekturosteotomie,** die allerdings möglichst bis nach dem Abschluss des Wachstums aufgeschoben werden sollte (☞ Abb. 16.30).
- **Längendifferenzen der Beine** sind je nach Ausprägung operativ oder konservativ zu behandeln (☞ Kap. 16.1.2).

14.2 Verletzungen der Gelenke

14.2.1 Gelenkprellung

Definition   Kontusionen (Prellungen) sind die Folge direkter Gewalteinwirkung durch Stoß, Schlag, Fall auf das betreffende Gelenk.

Klinik   Durch den Aufprall kann es zur Beschädigung der Haut und Subkutis, der Gelenkkapsel und des Knorpels von flüchtiger Hyperämie bis zur Gewebsnekrose kommen.

Leichte Weichteil- und Kapselschwellungen durch Ödem oder Hämatom, oft mit leichtem Gelenkerguss, klingen gewöhnlich nach einigen Tagen folgenlos ab. Je nach Schwere des Traumas verbleibt oft noch längere Zeit ein Druckschmerz an der Stelle der Gewalteinwirkung.

Nach größeren Kapselhämatomen tastet man eine derbe Infiltration der Kapsel und ihrer Nachbarschaft. Es kann eine Schwellneigung infolge nachschleppender lokaler Zirkulationsstörung bestehen.

Eine **Knorpelprellung** kann die knorpelige Gelenkfläche aufplatzen lassen oder mit der Aussprengung von Teilen der Gelenkfläche verbunden sein (chondrale und osteochondrale Flake Fracture). Sie ist Veranlassung für später sich entwickelnde posttraumatische Arthrosen.

Diagnostik und Differentialdiagnose   Knochenverletzungen sind durch **Röntgenuntersuchung,** evtl. in mehreren Ebenen, auszuschließen. Ein blutiges **Gelenkpunktat** weist auf eine intraartikuläre Verletzung durch Einriss des gut durchbluteten Stratum synoviale, durch Knochenverletzung oder eine Ruptur des vorderen Kreuzbandes hin. Bei begründetem Verdacht (ausgeprägte klinische Symptomatik, Unfallhergang mit Zerrungstrauma) sind Knorpel-, Meniskus- oder Kreuzbandläsionen mittels **Kernspintomographie** oder evtl. auch durch **Arthroskopie** zu verifizieren oder auszuschließen.

Therapie   Bei einfacher Kontusion **abschwellende Maßnahmen** durch Eisauflagen, feuchte Umschläge, Hochlagerung, Kompressionsverbände, topisch anzuwendende Antiphlogistika. Je nach Schwere des Traumas und klinischer Symptomatik sollte das Gelenk nach Abklingen der Schwellung für 2–4 Wochen mittels elastischer Binde, Bandage oder Pflasterverband abgestützt werden.

14.2.2 Gelenkzerrung

Definition Die Distorsion (Zerrung) bedeutet eine plötzliche gewaltsame Dehnung eines Gelenks über seine physiologischen Bewegungsgrenzen hinaus.

Gelenkdistorsionen werden am häufigsten am Fuß (Supinationstrauma des Sprunggelenks, ☞ Kap. 16.4.11) beobachtet, sind aber auch an allen anderen Gelenken möglich. Es kommt zur Überdehnung und evtl. Zerreißung von Kapselfasern und Bändern. Einrisse des Stratum synoviale führen zu blutigem Gelenkerguss. Selten resultieren Knochenaussprengungen an den Kapsel- oder Bandansätzen.

Klinik Je nach Verletzungsumfang leichte bis starke Schwellung, periartikuläres oder intraartikuläres Hämatom. Schmerzhafte Gelenkbewegung, Belastungsschmerz, Druckschmerz am Verletzungsort, Zerrungsschmerz in die Verletzungsrichtung, evtl. abnorme Beweglichkeit bei Bandrupturen.

Diagnostik Im Mittelpunkt der Diagnostik steht stets die Frage nach einer destabilisierenden Bandverletzung! Subtile klinische Untersuchung! Eine Methode zum objektiven Nachweis pathologischer Gelenkbeweglichkeit durch Bandrupturen sind **gehaltene Röntgenaufnahmen** unter Vergleich mit der gesunden Seite (☞ Abb. 14.8). Zuvor röntgenologischer Ausschluss von Knochenverletzungen.

Sehnen- und Muskelverletzungen sind möglicherweise im **Ultraschall** zu erkennen. Die weiteren differentialdiagnostischen Überlegungen und diagnostischen Vorgehensweisen entsprechen denjenigen bei der Kontusion.

Therapie Geschlossene Gipsverbände in Entspannungsstellung der gezerrten Bänder und Kapselanteile stellen heutzutage Ausnahmeindikationen dar.

Wie bei der Kontusion werden **abschwellende Maßnahmen** angewandt, bei starker und anhaltender Schwellung ergänzt durch **manuelle Lymphdrainagen.**

Die funktionelle **krankengymnastische Therapie** nutzt den eingeschränkten, aber schmerzfreien Bewegungsspielraum des Gelenks für passive, aktiv-assistierte und aktive Bewegungsübungen. **Schonung** bzw. **Entlastung** der Extremität; ggf. Thromboseprophylaxe nicht vergessen! Erneute Zerrungen sind strikt zu vermeiden, Schutz bieten in dieser Hinsicht abnehmbare Schienenkonstruktionen in beweglicher, bewegungslimitierender oder unbeweglicher Ausführung.

Die Indikationen zur primär **operativen Versorgung** mittels Naht oder plastischen Bandersatzes haben sich in den letzten Jahren erheblich verändert, teils zur operativen, teils zur konservativen Seite hin. Im Grundsatz gilt, dass ausgedehnte und komplexe Bandverletzungen operativ behandelt werden sollten. Details sind in den topographischen Kapitel beschrieben.

> **!** Bei einer Gelenkzerrung muss die Ruptur eines Bandes ausgeschlossen werden. Dazu können gehaltene Röntgenaufnahmen im Vergleich mit der gesunden Seite dienen.

14.2.3 Verrenkung

Definition Als **Luxation** (Verrenkung) bezeichnet man eine komplette Zusammenhangstrennung der Gelenkkörper, die dabei in Fehlstellung zueinander geraten. Ligamente und Kapsel sind rupturiert oder an – gelegentlich mit – ihrem Knochenansatz ausgerissen (**Luxationsfraktur**). Per definitionem wird das distale Körperteil als luxiert benannt. Unter einer **Subluxation** versteht man eine pathologische Stellung der Gelenkkörper zueinander; zu einer kompletten Zusammenhangstrennung ist es dabei (noch) nicht gekommen.

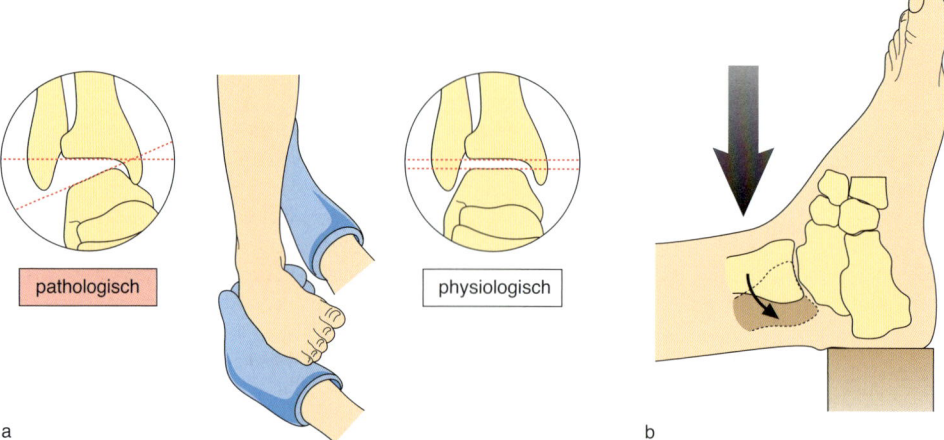

a   b

Abb. 14.8   Technik der gehaltenen Röntgenaufnahme:

a) Passive Inversion des Rückfußes, mit der Hand gehalten oder mit einem Halteapparat. Bei Ruptur des fibulokalkanearen Bandes seitendifferente Aufklappbarkeit des oberen Sprunggelenkspalts.

b) Passive Ventralverschiebung des Talus in der Knöchelgabel. Bei Ruptur des fibulotalaren Bandes seitendifferente Ventralpositionierung des Talus.

Unter **habitueller Luxation** versteht man eine mit zunehmender Häufigkeit und Leichtigkeit eintretende Luxation. Sie setzt eine abnorme Bereitschaft zur Dislokation voraus, die in einer anlagemäßig pathologischen Gelenkkonfiguration (an Kopf, Pfanne oder beiden) oder einem Schlottergelenk aus anderen Gründen (Entzündung, neurologisches Defizit) begründet sein kann. Die traumatische Läsion der Retentionsmechanismen (z.B. an der Schulter Abriss der vorderen Kapselinsertion vom vorderen Pfannenrand oder knöcherne Verletzungen) verstärkt die Luxationsbereitschaft zusätzlich.

Klinik Heftiger Schmerz, Fehlstellung des luxierten Gliedmaßenteils mit federnder Fixation, Blockierung der normalen Beweglichkeit, Pfanne leer (☞ Abb. 15.9). Nicht selten hat sich das Gelenk spontan reponiert, z.B. nach Patellaluxation. Unfallhergang und unmittelbar posttraumatischer Zustand müssen dann genau erfragt werden.

Häufigste Lokalisation habitueller Luxationen ist die Schulter (☞ Kap. 15.1.4). Bei der ebenfalls nicht seltenen habituellen Kniescheibenverrenkung spielen traumatische Ursachen praktisch keine Rolle (☞ Kap. 16.4.5). Schon bei Gelegenheitsbewegungen kommt immer wieder eine Verrenkung zustande, die mit Schmerzen verbunden, aber auch völlig schmerzlos sein kann. Oft können Aus- und Einrenkung vom Patienten selbst bewerkstelligt werden. Der Zustand ist lästig und nicht selten unerträglich, vor allem wenn die Leistungsfähigkeit aus Angst vor erneuten Luxationen beeinträchtigt wird. Die Kraft der aktiven Bewegungsfähigkeit lässt nach.

Diagnostik Röntgenbild stets zum Ausschluss zusätzlicher Knochenverletzungen notwendig. Nach vaskulären und neurogenen Schädigungen muss gefahndet werden.

Therapie **Reposition** möglichst innerhalb von wenigen Stunden, anschließende Retention im **Verband** (elastische Bandagierung, Schiene, Gips), physiotherapeutische Nachbehandlung.

Bei Luxationsfrakturen ist meist eine **operative Behandlung** indiziert. Eine mangelhafte oder fehlgeschlagene Erstbehandlung kann rezidivierende Luxationen zur Folge haben. Sie sollten zur operativen Stabilisierung durch Kapselrekonstruktionen und -raffungen und Muskeltranspositionen veranlassen. Die Kompensation durch Orthesen gelingt meist nur unvollständig.

Prognose Häufige Luxationen und Subluxationen führen zu **Knorpelschäden** und **sekundären Arthrosen** (Instabilitätsarthrosen).

14.3 Verletzungen der Muskeln

14.3.1 Muskelprellung

Definition Eine **Muskelprellung oder -quetschung** tritt seltener als einfache Kompression des Faserquerschnitts

auf, sondern meist kombiniert mit Gefäßläsionen und mehr oder weniger starkem Hämatom. Sie entsteht entweder durch gewaltsamen Druck von Muskelgewebe gegen Knochen oder durch Einklemmung zwischen harten Gegenständen.

Klinik Meist handelt es sich um leichte Verletzungen mit kurzfristigen Symptomen, die einer spezifischen Behandlung nicht bedürfen. Ausgedehnte Verletzungen können aber sehr schmerzhaft sein. Die akute Symptomatik wird nicht selten durch das Hämatom geprägt, indem es den Binnendruck in der Muskelloge erhöht (Ruheschmerz!) und dadurch auch einmal **vorübergehende Nervenläsionen** erzeugen kann.

Die aktive Anspannung ist schmerzhaft, auch die passive Dehnung. Löst die isometrische Muskelanspannung den Schmerz aus, spricht dies gegen eine Sehnen- oder Gelenkverletzung.

Die geschädigten Muskelfasern können **nekrotisch** werden. Die Ausheilung erfolgt dann unter **Narbenbildung.** Bei entsprechender Ausdehnung der Verletzung kommt es zu einem **Dehnungsverlust,** insbesondere wenn die Narbe an der Faszienhülle oder am Knochen adhärent wird. Es entstehen dann (vorübergehende) **Kontrakturen** und eine (bleibende) **Kraftminderung** des betroffenen Muskels.

Sind Muskeln in engen Faszienlogen betroffen, können Hämatom und Ödem ein Kompartmentsyndrom erzeugen (☞ Kap. 10.1.3). Bei schweren und ausgedehnten Muskelquetschungen (z.B. bei Verschüttung oder Verkehrsunfällen) besteht die Gefahr des **Crush-Syndroms.**

Diagnostik und Differentialdiagnose Die Diagnose ergibt sich aus dem Unfallhergang und dem klinischen Bild in der Regel zwanglos. Im **Sonogramm** kann man die Ausdehnung eines Hämatoms abschätzen und ggf. Muskelrupturen erkennen. Begleitende Sehnen- oder Gelenkverletzungen sollten bedacht werden.

Hinter stärkeren Schwellungen nach vermeintlicher Prellung kann sich selten auch einmal ein Tumor verbergen.

Therapie **Im akuten Stadium:** Ruhigstellung, Schonung, Entlastung, kühlende, feuchte Verbände, Kompressionsverbände, topische und systemische Antiphlogistika und abschwellende Mittel. Die Punktion größerer Hämatome sollte wegen der Infektionsgefahr möglichst unterbleiben und allenfalls unter streng aseptischen Bedingungen erfolgen. Mitverletzungen der Haut durch Abschürfung, Riss- oder Platzwunden, Ablederung sind adäquat zu behandeln, um eine Infektion der intramuskulären Hämatomhöhlen oder Nekrosebezirke zu verhüten.

Ein Kompartmentsyndrom bedarf der umgehenden operativen Therapie.

Im protrahierten Stadium: Lymphdrainage und langsamer Belastungsaufbau, milde lokale Wärme, aktive und passive Bewegungstherapie ohne Schmerzauslösung. In Ausnahmefällen werden große Blutergüsse zu einem späteren Zeitpunkt operativ ausgeräumt.

> ❗ Die Punktion größerer Hämatome ist mit Infektionsgefahr verbunden. Wenn sie nicht zu vermeiden ist, muss sie unter streng aseptischen Bedingungen erfolgen.

14.3.2 Muskelzerrung und Muskelruptur

Definition Eine **Muskelzerrung** kommt zustande, wenn ein Muskel gegen seine aktive Anspannung plötzlich gedehnt wird. Die Begriffe Muskelzerrung und **Muskelfaserriss** beschreiben dieselbe Schädigung, vielleicht mit unterschiedlichem Ausprägungsgrad. Muskelzerrungen treten häufig bei sportlicher Belastung ohne Aufwärmphase auf, vermutlich wegen der noch nicht eingespielten Aktion der Agonisten und Antagonisten. Die pathophysiologischen Vorgänge entsprechen denjenigen, die nach einer Prellung auftreten.

Bei den **gedeckten Muskelrupturen** werden allerdings größere Muskelpartien zerrissen. Sie entstehen, wenn

- ein Muskel im Zustand maximaler Spannung plötzlich passiv kräftig gedehnt wird (Sturz)
- die kräftig vollzogene Bewegung unvermittelt von außen blockiert wird
- ein harter Schlag auf einen maximal gespannten Muskel trifft
- ein Muskel im Zustand maximaler Spannung plötzlich eine zusätzliche Kontraktionsleistung aufbringen muss.

Klinik Die klinische Symptomatik der einfachen Zerrung entspricht derjenigen der Prellung, vielfach lässt sich die Lokalisation der Verletzung aber enger umreißen.

Die Ruptur größerer Muskelpartien kommt am häufigsten am **M. quadriceps** vor. Die Rissstelle kann mitten im Muskelbauch oder am Übergang zur Sehne liegen. Es

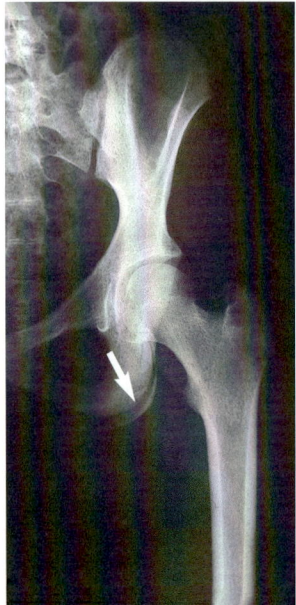

Abb. 14.9 Abrissfraktur.

Am Sitzbein ist der knöcherne Ansatz des M. semimembranosus und des M. biceps femoris ausgerissen (→).

kommt spontan zur Dehiszenz. Die Verletzung geht meist mit starker **Hämatombildung** einher, bleibt manchmal aber am Muskel-Sehnen-Übergang mit degenerativer Vorschädigung fast unbemerkt. Die abgerissenen Muskelfasern retrahieren sich meist.

Die typische sicht- und tastbare Formveränderung im Muskelrelief wird erst nach Abklingen des Hämatoms offenbar.

Im frühen Stadium ist der Funktionsausfall nicht abschätzbar, da allein der Schmerz schon eine Innervationshemmung verursacht. Nach Abklingen der akuten schmerzhaften Erscheinungen und des Hämatoms werden die Funktionseinbußen deutlicher.

Der Muskeldefekt heilt unter **Narbenbildung** aus. Die ihrer Zugspannung beraubten **Muskelanteile atrophieren.** Nicht verletzte Muskelanteile können die Leistung später mehr oder weniger vollständig kompensieren.

Diagnostik und Differentialdiagnose Die Lokalisation der Rissstelle (Muskel, Sehnenübergang oder Sehnen?) ist nicht immer eindeutig. Hier hilft die **Sonographie.**

Fehlt ein typisches Trauma, kommt eine Sehnenruptur auf dem Boden einer degenerativen Erweichung (☞ Kap. 14.4) in Frage. Auch an akute neurogene Lähmungen muss man denken.

Therapie Bei der **einfachen Muskelzerrung** handelt es sich meist um eine harmlose Gelegenheits- und Sportverletzung. Auch wenn sie am Anfang gewöhnlich sehr schmerzhaft ist, klingen die Folgen aber unter Ruhe in entspannter Lagerung und lokaler Kühlung fast immer nach einigen Tagen ab. Die Mitverletzung von Gefäßen mit Hämatom verzögert die Restitution. Die Behandlungsgrundsätze sind ähnlich wie bei der Prellung. Ein zu früher Belastungsaufbau führt leicht zum Wiederauftreten der Beschwerden.

Die Therapie **inkompletter Rupturen,** bei denen eine für den Betroffenen ausreichende Kompensation durch gesunde Muskelanteile zu erwarten ist, ist in der Regel konservativ: zunächst Ruhigstellung in entspannter Position, abschwellende resorptionsfördernde Maßnahmen wie oben angegeben. Längerfristige Schonung und Entlastung, evtl. auch mit Hilfe von Orthesen, langsamer Belastungsaufbau, krankengymnastische Behandlung zur Kontrakturprophylaxe und Kräftigung der unverletzten Muskeln.

Ausgedehnte und **komplette Muskelrupturen** sollen möglichst frühzeitig operativ versorgt werden. Dabei geht es nicht um die Naht der zerrissenen Muskeln, sondern vielmehr um die Beseitigung des Hämatoms, die Drainage der Hämatomhöhle und die Naht zerrissener Muskelfaszien, um das Narbenvolumen zu verkleinern. Später sind plastische Operationen mit Muskelverlagerungen zur Kompensation muskulärer Leistungsdefizite möglich, aber schwierig und nicht immer erfolgreich.

Rupturen des Muskel-Sehnen-Übergangs sollten mit großzügigerer Indikationsstellung operiert werden, weil kompensationsfähige, intakte Muskelzüge meist fehlen, eine Adaptation der zerrissenen Gewebe durch Naht erfolgreich gelingt und oft vorhandene degenerative Aufweichungen der Sehne gleichzeitig exzidiert werden können.

14.3.3 Myositis ossificans traumatica

Definition   Ausgedehnte Quetschung und Zerreißung von Muskelgewebe hat in seltenen Fällen eine lokale Knochenbildung zur Folge. Ebenso kann es durch wiederholte oder fortgesetzte Reizung eines verletzten Muskels durch Massage, zu frühzeitige oder zu intensive Übungen, Wärmeanwendung oder Wiederholung des Traumas zu **lokalen Verknöcherungsprozessen** kommen. Wahrscheinlich spielen hierbei auch dispositionelle Faktoren eine Rolle (☞ Kap. 10.4).

Besonders anfällig sind:

- die einem Knochen breit aufliegenden Muskeln: M. brachialis nach Ellbogenverrenkungen (☞ Abb. 10.3), M. rectus femoris nach Quetschungen
- Muskeln, die häufigen Verletzungen mit Hämatombildung ausgesetzt sind: z. B. Adduktoren bei Reitern, Fußballspielern.

Klinik   Oft keine Beschwerden. Sonst lokaler Druckschmerz, Bewegungseinschränkung, ggf. Verdickung und Verhärtung des betroffenen Muskels.

Diagnostik und Therapie   Die diagnostischen und therapeutischen Maßnahmen entsprechen denjenigen der Myositis ossificans localisata (☞ Kap. 10.4.2).

14.3.4 Ischämische Muskelkontraktur des Unterarms

Definition   Als Komplikation von Armverletzungen kommt es selten zu einer ischämischen Nekrose der Unterarmmuskulatur, die gravierende Funktionsstörungen des Arms nach sich zieht.

Synonyme: Volkmann-Kontraktur.

Ätiologie und Pathogenese   Vor allem nach suprakondylären Humerusfrakturen bei Kindern und Jugendlichen, aber auch nach Ellbogenluxationen kann es zu einer ischämischen Schädigung der Beugemuskeln am Vorderarm und der kleinen Handmuskeln kommen, die zu der von R. v. VOLKMANN 1872 beschriebenen typischen Deformität führen.

Als **Ursache** werden Hämatome oder Ödeme in den betroffenen Muskeln angeschuldigt, die zu einer kritischen Spannung der Fascia antebrachii mit Abschnürung der Blutzufuhr führen, aber auch zu enge Verbände. Der Einfluss direkter Gefäß- und Nervenverletzungen ist umstritten, jedoch finden sich oft auch (sekundär?) Funktionsstörungen der Nn. medianus und ulnaris.

Klinik   Die Gefahr einer ischämischen Kontraktur ist gegeben, wenn Anzeichen einer **gestörten Durchblutung** entweder schon bei der ersten Untersuchung nach dem Unfall vorhanden sind, nach der Reposition nicht verschwinden oder später neu auftreten. Verdächtig sind Schmerzen im Unterarm, taubes Gefühl und Kälteempfindung in den Fingern, Pulsabschwächung, Zyanose oder Blässe der Haut.

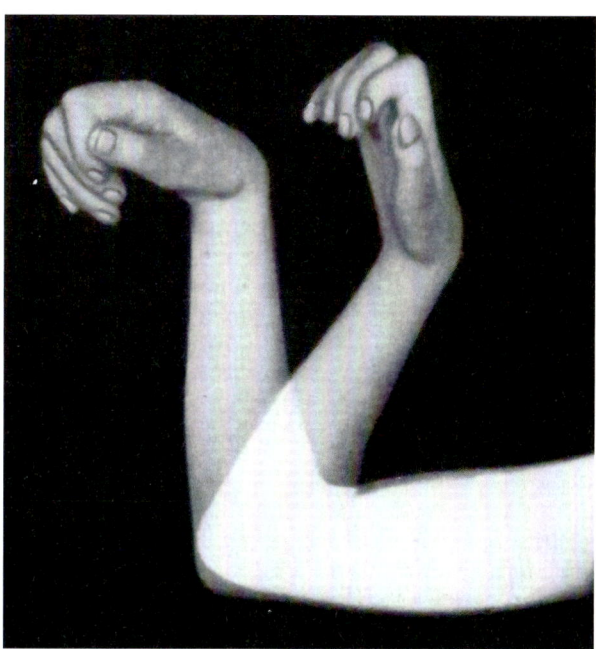

Abb. 14.10   Ischämische Muskelkontraktur.

Bei einem 7½-jährigen Mädchen entwickelte sich innerhalb von fünf Monaten nach einer suprakondylären Humerusfraktur die Einsteifung der Hand und der Finger. Man erkennt die Atrophie und Schrumpfung der Unterarm- und Handmuskeln mit Beuge- und Pronationskontraktur der Hand, Überstreckung der Fingergrundgelenke und Krallenstellung der Fingermittel- und Fingerendgelenke. Der Daumen ist in Streckstellung und Adduktion fixiert.

Im Lauf der weiteren Entwicklung kommt es zur zunehmenden **Atrophie** und **Schrumpfung** der Unterarm- und Handmuskeln mit **Beuge- und Pronationskontraktur** der Hand, Überstreckung der Fingergrundgelenke und Krallenstellung der Fingermittel- und -endgelenke. Der Daumen ist in Streckstellung und Adduktion fixiert (☞ Abb. 14.10). An der Beugeseite des Handgelenks sind die verkürzten Sehnen als derbe Stränge tastbar. Streckversuch der Finger führt zu weiterer Beugung im Handgelenk.

Die elektrische Erregbarkeit der betroffenen Muskeln erlischt. Daumen- und Kleinfingerballenatrophie, bei Nervenbeteiligung entsprechende Sensibilitätsstörungen. Meist erhebliche bleibende Behinderung.

Therapie   Schonende und möglichst unverzügliche Versorgung aller Verletzungen am Ober- und Unterarm, Ausschaltung von Abschnür- und Kompressionseffekten und sorgfältige, fortgesetzte Kontrolle der Gefäß- und Nervenfunktionen sind die wichtigsten Vorbedingungen zur Vermeidung einer Ischämie.

Müssen zirkuläre Gipsverbände primär angelegt werden, sind sie sofort bis auf die Haut zu spalten.

Wenn Schmerzen und Blutumlaufstörungen nicht verschwinden, müssen alle Kompartimente des Unterarms, ggf. auch der Hand, unter gleichzeitiger Revision von Gefäßen und Nerven durch Fasziotomie eröffnet werden.

Sind Kontrakturen eingetreten, wird ihnen mit aktiver und passiver Krankengymnastik, Ergotherapie und funktioneller Schienenbehandlung entgegengearbeitet.

Operative Eingriffe bei Spätzuständen: ausgiebige Fasziektomie, Resektion von Narbengewebe und Myolyse, Verlängerung der Beugesehnen bzw. Distalverlagerung der Beugemuskulatur oder Verkürzungsosteotomie der Unterarmknochen.

> **!** Alarmzeichen für die Entwicklung einer Volkmann-Kontraktur sind Schmerzen im Unterarm, taubes Gefühl und Kälteempfindung in den Fingern, Pulsabschwächung, Zyanose oder Blässe der Haut nach suprakondylären Humerusfrakturen oder Ellenbogenluxationen.

14.3.5 Kompartmentsyndrom des Unterschenkels

Definition Als Komplikation von Unterschenkelverletzungen und nach starken Muskelbelastungen kann es zur Schädigung der Muskulatur kommen, die ohne adäquate Behandlung bleibende Funktionsstörungen hinterlässt.
Synonyme: Tibialis-anterior-Syndrom, Logensyndrom.

Ätiologie und Pathogenese Am Unterschenkel ist das Krankheitsbild des Kompartmentsyndroms bekannt, das der Volkmann-Kontraktur des Unterarmes in Ursache und Folge gleicht. Es tritt nach Prellungen mit Muskelhämatom, nach Tibiaschaftfrakturen, nach Operationen am Unterschenkel, aber auch bei jüngeren Menschen nach ungewohnten Anstrengungen wie langen Märschen (u.a. Bergwandern, das den M. tibialis anterior besonders belastet) auf.

Ödem oder Blutung haben in der durch Faszien straff gefassten Muskelloge keine Möglichkeit zur Ausbreitung. Es kommt zur **Druckerhöhung im Kompartiment,** zur venösen Abflussstörung durch Kompression, dann zur **arteriellen Durchblutungsstörung** und schließlich zur akuten **ischämischen Nekrose** der Muskeln. Am Ende steht der Funktionsverlust der Muskulatur nach vollständiger Fibrosierung der Loge.

Wahrscheinlich sind viele Bewegungsstörungen am Fuß nach Unterschenkelfraktur auf nicht diagnostizierte Kompartmentsyndrome zurückzuführen.

Klinik Meist ist die Loge des M. tibialis anterior betroffen. Im akuten Stadium kommt es zu **prätibialen Bewegungsschmerzen,** später Ruheschmerzen, Druckempfindlichkeit, Schwellung, Rötung und Hitze der Haut mit Verhärtung besonders im Bereich des M. tibialis anterior, d.h. am lateralen Rand der ventralen Tibiakante.

Später findet man eine **herabgesetzte Sensibilität** zwischen der 1. und 2. Zehe und am Fußrücken sowie eine Fuß- und Zehenheberschwäche, aus der sich ein kontrakter Spitzfuß mit Krallenzehen entwickelt.

Die Krankheitsbild muss nicht alle Stadien durchlaufen, vielmehr beobachtet man auch leichte Verläufe, bei denen sich die Symptomatik auf den Logenschmerz beschränkt und die mit lokaler Kühlung und Schonung unbeschadet überstanden werden.

Auch andere und mehrere Muskelkompartimente des Unterschenkels können betroffen sein. Es tritt eine entsprechende Symptomatik auf.

Diagnostik und Differentialdiagnose Der Gewebedruck lässt sich mit **Sonden** messen. Er beträgt normalerweise wenige mmHg; übersteigt er 30 mmHg, soll notfallmäßig operiert werden.

Differentialdiagnostisch sind abzugrenzen: persistierende schmerzhafte Schwellung nach Trauma oder Operation, Thrombose und akute Thrombophlebitis, Infektion nach Trauma oder Operation, Paresen aus anderen Ursachen, trauma- oder ischämiebedingte Parästhesien.

Therapie Bei **drohendem Kompartmentsyndrom** erfolgt eine prophylaktische Fasziotomie in Form einer Spaltung durch kleine Hautinzisionen.

Beim **manifesten Krankheitsbild** vermag nur eine konsequente Eröffnung aller betroffenen Logen innerhalb der ersten 12–24 Stunden vor bleibenden motorischen Ausfällen und Kontrakturen zu schützen. Die Wunde wird erst sekundär verschlossen.

Im **Spätstadium** entspricht die Behandlung der bei der Volkmann-Erkrankung am Unterarm.

14.4 Verletzungen der Sehnen

Definition Offene Verletzungen können eine Sehne durchschneiden, zerreißen, zerquetschen. Bei geschlossenen Verletzungen reißt die Sehne bei mehr oder weniger starker aktiver Anspannung.

Pathogenese Eine Sehne kann im Prinzip an jeder Stelle ihres Verlaufs durch eine offene Verletzung geschädigt werden. Eine gedeckte Verletzung, d.h. durch Anspannung des zugehörigen Muskels, vermag eine gesunde Sehne nur im Ausnahmefall zu zerreißen. Eher bricht dann die Sehne ein Stück Knochen an der Insertion aus (☞ Abb. 14.9). Dennoch gibt es Prädilektionsstellen für Sehnenrupturen.

Kommt es zur Ruptur einer Sehne durch starke Anspannung (Achillessehnenruptur beim Sprung- oder Laufsportler, Supraspinatussehnenruptur beim Wurfsportler), ist eine erhebliche **degenerative Vorschädigung** anzunehmen.

Die Ernährung der Sehne erfolgt einerseits über die Sehnenscheiden bzw. das Paratenon, andererseits durch in der Sehne gelegene spärliche Blutgefäße. Bei Anspannung der Sehne sistiert die Durchblutung. Bei repetitiver chronischer Belastung kommt es zu **zentralen Sehnenerweichungen,** die letztlich im spontanen Kontinuitätsverlust enden können. Das Eigentrauma ist dann weniger Ursache als Anlass der Sehnenruptur.

An anderen Sehnen spielen mechanische Reibephänomene in der Gleitbahn eine Rolle, meist an Stellen der Sehnenumlenkung: Tibialis-posterior-Sehne hinter dem Innenknöchel, Extensor-pollicis-longus-Sehne am Tuberculum listeri, lange Bizepssehne in ihrer Gleitrinne am Humeruskopf. Die rheumatischen oder bakteriellen Sehnenzerstörungen bieten nur ganz selten einen traumatologischen Aspekt.

! Die Ruptur einer Sehne durch aktive Anspannung des Muskels hat ihre wesentliche Ursache in einer Vorschädigung der Sehne. Das vermeintliche Trauma ist eher Anlass als Ursache der Ruptur.

Klinik Offene Sehnenverletzungen lassen sich meist bereits durch den Unfallhergang erahnen und sind von weiteren Verletzungsfolgen begleitet, wenn nicht überlagert.

Degenerative Vorschäden einer Sehne bleiben meist unbemerkt. Die Sehnenruptur durch eine heftige Sehnenanspannung schätzt der Verletzte deshalb oft allein als Unfallfolge ein. Während bei degenerativen Achillessehnenrupturen ein lauter Knall beim Riss nicht untypisch ist, ereignen sich andere Sehnenrisse fast unbemerkt und fallen mehr durch eine resultierende Deformität (Bizepssehne, Postikussehne) als durch ein Funktionsdefizit auf.

Der klinische Befund entspricht dem Funktionsausfall der verletzten Sehne und ist umso deutlicher, je weniger die Funktion durch andere Muskeln kompensiert werden kann. Bei oberflächlich gelegenen Sehnen tastet oder sieht man eine typische Delle im Sehnenverlauf (z.B. bei Quadrizepssehnenruptur, Achillessehnenruptur, ☞ Abb. 14.11). Der proximale Anteil weicht häufig infolge Kontraktion der Muskelfasern von der Verletzungsstelle zurück, so dass seitendifferente Konturen entstehen können. Sehr bald tritt die Atrophie des betroffenen Muskels ein. Die überwiegende Aktivität der Antagonisten führt auf Dauer zu Kontrakturen und typischen Deformitäten.

Differentialdiagnose Fällt eine aktive Bewegungsfunktion aus, kommt neben der Sehnen- und Muskelverletzung ein neurologisches Defizit (Lähmung) oder eine arthrogene Ursache in Frage. Es ist deshalb das bewegte Gelenk sorgsam zu untersuchen, und es ist nach weiteren Nervenausfällen an anderer Lokalisation und in anderen Qualitäten zu fahnden.

Therapie Jede operative Sehnenrekonstruktion ist nur sinnvoll, wenn die zugehörigen Gelenke frei beweglich sind und wenn bei Fingerverletzungen ausreichende Sensibilität erhalten ist. Erfolgversprechende Sehnennähte nach offenem Trauma verlangen vor allem an Hand und Unterarm eine besonders gewebeschonende operative Technik, gute anatomische Kenntnisse und handchirurgische Erfahrung. Sofern bei ausgedehnten Handverletzungen durchtrennte Beugesehnen distal des queren Handgelenkbandes nicht sofort versorgt werden können, werden sie später unter günstigeren Bedingungen rekonstruiert (aufgeschobene Primärversorgung oder sekundäre Sehnennaht).

Zur Vermeidung von Narbenknoten wurden verschiedene Nahttechniken angegeben, von denen heute die durchflochtene Sehnennaht mit versenktem Nahtmaterial bzw. späterer Entfernung des Fremdkörpers (Ausziehdraht) bevorzugt angewandt wird. Wenn sich die Stümpfe nicht aneinander bringen lassen: Überbrückung des Defekts durch Z-förmige Verlängerung, gestieltes oder freies Transplantat.

Der Therapieerfolg kann durch Sehnennekrosen mit erneuter Ruptur und durch Verwachsungen in der Gleitbahn mit Bewegungsstörung gefährdet werden.

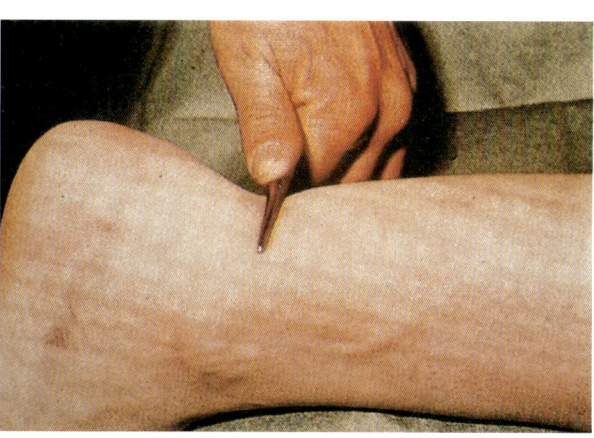

Abb. 14.11 Typische tastbare, manchmal auch sichtbare Delle bei Achillessehnenruptur.

Sehnenrupturen auf dem Boden degenerativer Vorschäden oder Alterationen der Gleitbahn verlangen in jeder Lokalisation ihre eigenen Überlegungen, die in den topographischen Kapiteln abgehandelt werden.

14.5 Verletzungen der peripheren Nerven

Definition Die Traumatologie des Zentralnervensystems stellt ein Teilgebiet der Neurochirurgie dar, das sich im Bereich der Wirbelsäule mit dem Gebiet der Orthopädie überlappt. Die unfallbedingten Schäden des ZNS werden deshalb im topographischen Kapitel Wirbelsäule dargestellt.

Ein Trauma (Unfall, Operation, Druckläsion) kann einen peripheren Nerv direkt und indirekt schädigen.

Direkte Schäden erfolgen durch Druck, Quetschung, Dehnung, vollständige oder teilweise Durchtrennung.

Indirekte Schäden entstehen durch Kallus, Narben, Ischämie, Hämatom oder Ödem, die aus dem verletzten Gebiet oder dem Wundgebiet auf den Nerv übergreifen.

Beide Formen der traumatologischen Schädigung neurogener Strukturen sind für die Orthopädie von großer Bedeutung. Unter prognostischen und therapeutischen Aspekten sind grundsätzlich traumatische Läsionen peripherer Nerven ohne und mit Kontinuitätsunterbrechung zu unterscheiden.

Klinik Ein verletzter Nerv verursacht neuralgische (brennende, elektrisierende) Schmerzen, lokale Berührungs- und Klopfempfindlichkeit sowie Symptome aller im Nerv enthaltenen Funktionen: Lähmung mit muskulärer Atrophie, Sensibilitätsverlust, vegetative Ausfälle (verminderte Schweißsekretion, trockene Haut, bei Plexusausriss am unteren Halsmark Horner-Syndrom etc.), je nach Schwere der Verletzung und Eigenart des betroffenen Nervs.

Diagnostik Die **klinische neurologische Funktionsprüfung** verlangt gute topographische Kenntnisse. Anhand der Ausbreitung von motorischen und sensiblen Defiziten lassen sich häufig klare Zuordnungen zu distal-peripheren, proximal-peripheren, radikulären und zentralen Läsionen treffen. Insofern unterscheidet sich die Diagnostik und Differentialdiagnostik peripherer Nervenverletzungen nicht von denen bei Nervenschäden anderer Genese.

Beim Unfallverletzten gilt es zu bedenken, dass die verminderte muskuläre Kraftentfaltung auch als Folge einer direkten Muskel- oder Sehnenschädigung oder durch Schmerzvermeidung möglich ist und Kribbelsensationen auch bei (traumavermittelten) Durchblutungsstörungen auftreten.

In Zusammenhang mit einem Trauma oder einer Operation stellt sich die therapieentscheidende Frage nach der Läsion mit oder ohne Kontinuitätsunterbrechung. Bei der **Tinel-Hoffmann-Prüfung** beklopft man das proximale Ende eines durchtrennten oder geschädigten sensiblen Nervs, und es wird ein elektrisierendes Missgefühl in dem (bisher) sensibel versorgten Bereich empfunden. Wandert das Punctum maximum im Lauf der Zeit distalwärts, spricht dies für die spontane Regeneration der Axone. Bleibt es aber unverändert, ist eine Durchtrennung bzw. Neurombildung anzunehmen.

Die apparativen Untersuchungstechniken mit Elektroneurographie und Elektromyographie sind zumindest im frühen Stadium wenig hilfreich. **Untersuchung in Abständen wiederholen!**

Therapie Nervendruckläsionen, auch nach Knochenbrüchen, sind **meist reversibel** und sollten daher erst nach konservativer Therapie und ausreichend langer Zeit operativ revidiert werden.

Mit der **Entspannungslagerung** auf einer Schiene wird in der Frühphase ein lokaler Druck auf den geschädigten Nerv durch Hämatom oder Ödem abgemildert. Die **Elektrostimulation** der gelähmten Muskulatur soll bis zur Wiederherstellung der Innervation einen guten Funktionszustand der Muskeln erhalten. Mittels **krankengymnastischer Übungsbehandlung** wird Bewegungseinschränkungen der Gelenke vorgebeugt, werden Restfunktionen der Muskulatur trainiert und – soweit möglich – Ersatzfunktionen eingeübt.

Kommt es bei Läsionen ohne Kontinuitätsunterbrechung nicht zu spontaner Regeneration, bietet die **mikrochirurgische Neurolyse** eine Chance.

Beim **Leitungsdefekt** kann man mikrochirurgisch die Kontinuität wiederherstellen, damit die Axone wieder in die Peripherie aussprossen können. Folgende Möglichkeiten:
■ epineurale End-zu-End-Naht (relativ grobes Verfahren, Neigung zu epineuraler Narbenbildung)
■ mikrochirurgische faszikuläre Anastomose, sofern die Vereinigung spannungsfrei möglich ist
■ faszikuläre autologe Nerventransplantation.
Erst wenn mit einer Wiederherstellung der Nervenfunktion dauerhaft nicht gerechnet werden kann, kommen je nach dem Befund Ersatzoperationen in Frage (☞ Kap. 13.2.2). Dabei dienen **Sehnentranspositionen** dazu, nicht gelähmte Muskeln zu Motoren der ausgefallenen Funktion werden zu lassen. Die neue Muskelfunktion muss trainiert und eingeübt werden. Mittels **Tenodesen und Arthrodesen** will man die Gliedmaße in eine günstigere Ausgangsposition bringen, um die Funktion verbliebener Muskeln wirkungsvoller einsetzen zu können. In demselben Sinn wirken auch **Lagerungsschienen.**

Traumatische Neurome

Definition Traumatische Neurome sind Folge von Nervenquetschungen und Nervendurchtrennungen, vor allem nach Amputationen. Sie entstehen durch ungeregeltes Wachstum von Nervenfasern und Bindegewebe zu kolbigen Auftreibungen. Bei ungünstiger Lage können sie äußerst schmerzhaft sein und zu schwer lösbaren Problemen führen.

Therapie Beim Amputationsneurom erfolgt die Nachresektion, mit Ligatur des Nervs und evtl. mit Alkoholinjektion in den Nervenstumpf zur Bekämpfung der hohen Rezidivneigung.

Wenn das Neuromgewebe in posttraumatischen Fällen nur einen Teil des Nervenquerschnitts besetzt, wird es im Gesunden reseziert und, sofern erforderlich, ein autologes Kabeltransplantat interponiert und mit den durchtrennten Faszikeln vernäht.

Zusammenfassung

Frakturformen

Definitionen Traumatische Fraktur – Folge mechanischer Einwirkung.

Pathologische Fraktur – Folge geschädigter Knochenstruktur.

Schleichende Fraktur – Folge repetitiver Traumatisierung.

Looser-Umbauzone – schleichende Fraktur bei Osteomalazie.

Grünholzfraktur – unvollständiger diaphysärer Biegungsbruch im Kindesalter mit erhaltener Periosthülle.

Spleißung, Fissur – unvollständiger Knochenbruch beim Erwachsenen.

Knochenbruchbehandlung

Definition Ziel der Knochenbruchbehandlung: stabile Ausheilung unter vollständiger Wiederherstellung der Funktion, ungestörte Frakturheilung

Therapieoptionen
■ **Reposition** einer Dislokation durch:
– geschlossene Manipulation
– mechanische Extension, mit oder ohne Manipulation
– operative Intervention.
■ **Immobilisierung** für die notwendige Ruhe durch:
– Schutz- und Stützmaßnahmen einfacher Bauart

– Gipsverband schließt beide Nachbargelenke ein, drückt nicht, schnürt nicht, berücksichtigt Funktionsstellungen; Druckschäden, Immobilisationsschäden, Nervenschäden
– Dauerextension
– funktionelle Orthesen.

■ Osteosynthese:

Ziele der Osteosynthese: Reposition, Adaptation und Stabilisierung der Fragmente.

Besonders indiziert bei: intraartikulären Frakturen und dislozierten Schaftfrakturen.

Vorteil: Frakturstabilität ohne gelenkübergreifende Fixationen.

Belastungsstabile, übungsstabile, adaptierende Osteosynthesen:

– interfragmentäre Kompression (Zugschrauben, vorgespannte Platten)
– Schienung und Abstützung (Marknagel, Fixateur externe)
– Adaptation (Spickdrähte, Cerclagen)
– Metallentfernung bei klarer Indikation (Stress Shielding, Knochenversteifung, schmerzhafte Prominenz).

Normale und gestörte Knochenheilung

Definition **Spontane Knochenheilung** ist charakterisiert durch Kallusbrücke; Heilungskaskade: bindegewebigen Kallus, Knorpelkallus, Knochenkallus, Lamellenknochen, Wiederherstellung der Knochenform.

Geschwindigkeit und Ausmaß der Heilung hängen von den Begleitumständen und der Topographie der Fraktur ab.

Besondere Verläufe im Kindesalter, am spongiösen Knochen, unter Medikation, bei Osteosynthese (Kontaktheilung, Spaltheilung, **primäre Knochenheilung, sekundäre Knochenheilung**).

Voraussetzungen für eine ungestörte Knochenheilung

■ Mechanisch: Ruhigstellung und ausreichender Kontakt der Fragmentflächen
■ Biologisch: ausreichende Gefäßfunktion, Vitalität des Kontaktgewebes.

Ursachen für gestörte Bruchheilung

■ Lokale Instabilität, Unruhe (Reiz-, Unruhekallus)
■ Infektion der Bruchstelle
■ Knochendefekte und Knochennekrosen
■ Dystrophie der Weichgewebe (Frakturkrankheit).

Offene Frakturen

Definition Klassifikation in drei Schweregraden:

Grad 1: Perforation der Haut durch ein Knochenfragment von innen.

Grad 2: Perforation der Haut von außen, umschriebene Haut- und Weichteilverletzung.

Grad 3: ausgedehnte Weichteildestruktion, Gefäß- und Nervenverletzung, starke Wundkontamination, Knochenzertrümmerung.

Therapie Die Behandlung offener Frakturen ist immer ein chirurgischer Notfall.

Prinzipien: Vermeiden weiterer Kontamination. Wundreinigung (Débridement), stabile Frakturfixation, offene Wundbehandlung und Antibiose.

Pseudarthrosen

Definition Abgrenzung zur verzögerten Heilung und Unterteilung in reaktionsfähige, vitale Pseudarthrose und reaktionsunfähige, avitale Pseudarthrose:

■ hypertrophe, kallusreiche Form (Elefantenfuß)
■ oligotrophe, kallusarme Form
■ atrophische, avitale Form
■ Defektpseudarthrose.

Pathologische Beweglichkeit zwischen den nicht vereinigten Knochenenden unterschiedlichen Ausmaßes: straffe – schlaffe Pseudarthrosen.

Therapie Je nach Typ stabile Osteosynthese, Anregung der Osteogenese durch Dekortikation, Anfrischen, autologe Spongiosa.

Infizierte Pseudarthrose: Sanierung der Infektion, stabile Osteosynthese (Fixateur externe) und Spongiosaplastik.

Schwerste Komplikation: infizierte Pseudarthrose.

Verletzungen der Epiphysenfuge

Definition Verletzung der germinativen Zone: Gefahr der Wachstumshemmung oder des vorzeitigen Fugenschlusses mit Verkürzung und Schiefwuchs. Einteilung nach Aitken und Salter.

Therapie Sofortige Reposition und adaptierende Osteosynthese.

Bei definitivem Fehlwuchs:

■ Wachstumslenkung mit temporärer oder definitiver Epiphyseodese
■ Korrekturosteotomie
■ Therapie der Längendifferenzen.

Verletzungen der Gelenke

Definition **Kontusion** durch Gewalteinwirkung von Stoß, Schlag, Fall. Meist harmlos.

Die **Kontusion des Knorpels** kann die knorpelige Gelenkfläche aufplatzen lassen oder mit der Aussprengung von Teilen der Gelenkfläche verbunden sein (chondrale und osteochondrale Flake Fracture): verursacht bleibende Schäden und spätere Sekundärarthrose.

Distorsion durch Dehnung eines Gelenks über Bewegungsgrenzen hinaus. Meist harmlos, kann aber von Bandverletzungen begleitet werden.

Ausgedehnte und komplexe Bandverletzungen werden operativ behandelt.

Luxation: komplette Zusammenhangstrennung der Gelenkkörper mit Fehlstellung, meist Schulter, Patella, Ellenbogen.

Subluxation: pathologische Stellung ohne komplette Zusammenhangstrennung.

Therapie Reposition innerhalb von wenigen Stunden, anschließende Retention im Verband. Fehlgeschlagene Erstbehandlung führt zu rezidivierenden und habituellen Luxationen.

Verletzungen der Muskeln

Definition **Muskelprellung oder -quetschung:** Kompression des Faserquerschnitts, auch kombiniert mit Gefäßläsionen und Hämatom. Die aktive Muskelspannung und die passive Dehnung sind schmerzhaft. Meist handelt es sich um leichte Verletzungen mit kurzfristigen Symptomen, die einer spezifischen Behandlung nicht bedürfen. Starke Kontusionen können zu Muskelnekrosen mit narbiger Ausheilung, Dehnungs- und Kraftverlust führen.

Muskelzerrung: kommt zustande bei plötzlicher Dehnung des angespannten Muskels, pathophysiologische Vorgänge entsprechen der Prellung.

Muskelruptur: größere Muskelpartien zerrissen. Kraftverlust, Dehiszenz, pathologischer Muskelbauch. Sonographie! Die Therapie inkompletter Rupturen ist in der Regel konservativ mit längerfristiger Schonung und Entlastung, langsamem Belastungsaufbau, Kontrakturprophylaxe und Kräftigung der Muskeln. Ausgedehnte und komplette Muskelrupturen sollen möglichst frühzeitig operativ versorgt werden.

Therapie Einfache Muskelzerrungen sind meist harmlos. Inkomplette Rupturen werden in der Regel konservativ behandelt. Komplette Muskelrupturen müssen frühzeitig operiert werden.

Kompartmentsyndrom

Definition Ischämische Nekrose der Logenmuskulatur mit gravierender Funktionsstörung.

Ursache Hämatome oder Ödeme in den betroffenen Muskeln → Druckerhöhung im Kompartiment → venöse Abflussstörung → arterielle Durchblutungsstörung → akute ischämische Nekrose.

Klinik Bewegungsschmerz, Ruheschmerzen, Druckempfindlichkeit, Schwellung, Rötung, neurologische Defizite.

Therapie Sofortige Fasziotomie, bei Folgeschäden Kontrakturbehandlung.

Verletzungen der Sehnen

Offene Verletzungen – geschlossene Verletzungen

Die gedeckte Verletzung kann eine gesunde Sehne nur im Ausnahmefall zerreißen. Das Eigentrauma ist eher Anlass als Ursache der Sehnenruptur.

Vorschäden durch **degenerative Veränderungen** (Achillessehne, Supraspinatussehne, Quadrizepssehne) und durch Schäden im Gleitkanal (Bizepssehne, Extensor pollicis longus, Tibialis posterior).

Klinik Symptome entsprechend der offenen Verletzung und dem Funktionsausfall der Sehne.

Therapie Fixierung in Entspannungsstellung durch Lagerungs- und funktionelle Schienen.

Operativ: Sofortige oder aufgeschobene Primärversorgung, sekundäre Sehnennaht. Aufwändige Chirurgie. Typische gewebsschonende Nahttechniken. Sehnenverlängerung mittels Z-Plastik, Transplantation, Ersatzplastik.

Misserfolge durch Reruptur und Verwachsungen. Sehnenrupturen bei Vorschäden konservativ oder operativ je nach Lokalisation.

Verletzungen der peripheren Nerven

Pathogenese Direkte oder indirekte Schädigung des Nervs.

Klinik Ausfälle je nach Leitungsinhalt: sensibel (Schmerz, Gefühlsverlust), motorisch, vegetativ (Trophik, Schweißsekretion).

Therapieentscheidende Frage: Läsion mit oder ohne Kontinuitätsunterbrechung.

Diagnostik
- neurologische Funktionsprüfung
- Tinel-Hoffmann-Zeichen
- Elektroneurographie
- Elektromyographie.

Therapie **Ohne Kontinuitätsunterbrechung** zunächst konservativ (Lagerung, Elektrotherapie, Krankengymnastik). Bleibt spontane Regeneration aus: Neurolyse.

Bei Leitungsunterbrechung: mikrochirurgische Wiederherstellung der Kontinuität (faszikuläre End-zu-End-Naht, evtl. autologe Transplantation).

Traumatisches bzw. Amputationsneurom: Resektion.

Bei Kontinuitätsneurom: Ausschälen im Gesunden und evtl. Interposition eines autologen Nerventransplantats.

15 Obere Extremitäten

— **Zur Orientierung** —

Orthopädische Krankheiten des Arms treten in der Praxis weniger häufig auf als die des Beins. Dennoch ist die Vielfalt der Beschwerdeursachen, die Differentialdiagnostik und die Therapie nicht minder anspruchsvoll. Während am Bein Krankheiten der Gelenke (Arthrosen) von ganz besonderer Bedeutung sind, treten am Arm Überlastungsschäden der Sehnen und Muskeln in den Vordergrund. Krankheiten des Schultergürtels und des Ellenbogens beeinträchtigen vor allem die Positionierung des Arms, Krankheiten der Hand schränken die beruflichen Tätigkeiten und die Verrichtungen des täglichen Lebens teils empfindlich ein.

15.1 Schulter

15.1.1 Topographie und Biomechanik der Schulter

Wenn man von „der Schulter" spricht, meint man gewöhnlich den ganzen, aus mehreren Artikulationen bestehenden Apparat des Schultergürtels. Die Topographie der Schulter verdeutlicht in besonderem Maß die enge Beziehung zwischen deskriptiver und funktioneller Anatomie. Der große Bewegungsradius des Arms konnte entwicklungsgeschichtlich u.a. durch eine Verringerung der Formschlüssigkeit zwischen Humeruskopf und Glenoid erreicht werden. Im gleichen Maß, wie die knöcherne Führung zugunsten der Mobilität verringert wurde, stieg die Bedeutung des Kapsel-Band-Apparats und der neuromuskulären Kontrolle. Störungen in dem Gleichgewicht aus Mobilität und Stabilität sind häufig Ausgangspunkt für orthopädische Erkrankungen des Schulterkomplexes.

Im Gegensatz zur starren Konstruktion des Beckengürtels wird die Funktion der Schulter durch ein abgestimmtes Zusammenspiel der am Schultergürtel beteiligten Strukturen ermöglicht.

Unter deskriptiven Gesichtspunkten lassen sich folgende Strukturen unterscheiden:

- echte Gelenke (Diarthrosen):
  - das eigentliche **Schultergelenk** (Articulatio humeri) zwischen Humeruskopf und Glenoid
  - das **Schultereckgelenk** (Articulatio acromioclavicularis zwischen Akromion und Extremitas acromialis des Schlüsselbeins)
  - das mediale **Schlüsselbeingelenk** (Articulatio sternoclavicularis)
- Gleitschichten:
  - Gleitschicht des **subakromialen Nebengelenks** zwischen Schulterdach und Supraspinatussehne mit dazwischenliegender Bursa subacromialis/subdeltoidea
  - Gleitschicht des **Schulterblatt-Thorax-Gelenks** zwischen M. serratus anterior und M. subscapularis.

Als weitere Artikulation mit eigener funktioneller und klinischer Problematik könnte der **Gleitweg der langen Bizepssehne** angesehen werden.

Der anatomische Aufbau des **Schulterdachkomplexes** bedarf einer besonderen Betrachtung. Proc. coracoideus, Akromion und Lig. coracoacromiale stellen die kraniale Begrenzung des sog. Subakromialraums dar (☞ Abb. 15.1). Diesen Raum passieren die Muskeln der Rotatorenmanschette (M. supraspinatus/infraspinatus, M. subscapularis und M. teres minor) auf ihrem Weg vom Ursprung am Rumpf zu den Ansätzen am Humeruskopf. Die Bursa subacromialis (☞ Abb. 15.2) sowie die häufig mit ihr kommunizierende Bursa subdeltoidea sollen Friktionen zwischen Schulterdach und Muskelsehnen insbesondere bei Abduktionsbewegungen vermeiden. Die engen anatomischen Verhältnisse des Subakromialraums und die histologischen Besonderheiten der Sehnen der Rotatorenmanschette erklären die Vulnerabilität dieser Strukturen, die sich durch eine hohe Morbidität im klinischen Alltag widerspiegelt. Die Rotatorenmanschette trägt die größte Bürde der mechanischen Beanspruchungen, die zu typischen Reaktionen und frühzeitigen Aufbrauchprozessen führen. 90 % der krankhaften Veränderungen in der Schulterregion sind **degenerative Vorgänge,** und ihr primärer und wichtigster Schauplatz ist der subakromiale Raum. Er ist die „schwache Stelle" des Schulterapparats.

Im **Glenohumeralgelenk** korrespondiert nur ein kleiner Teil des Humeruskopfes mit dem Glenoid. Die Cavitas glenoidalis stellt darüber hinaus eine nahezu plane Fläche dar. Durch das faserknorpelige Labrum glenoidale, das zusammen mit der angespannten Gelenkkapsel eine Randerhöhung bildet, wird ein geringes Maß an Formschlüssigkeit erreicht. Ein weiterer passiver Stabilisator ist der glenohumerale Bandkomplex. Funktionell sind die Ligg. glenohumeralia mit der Gelenkkapsel verknüpft und sorgen stellungsabhängig für eine Kopplung von Rotations- und Translationsbewegungen des Humeruskopfes im Glenoid.

Die maßgebliche **Stabilität des Schultergelenks** wird durch eine aktive neuromuskuläre Kontrolle erreicht. Der Rotatorenmanschette kommt dabei vereinfacht die Rolle einer Steuerfunktion des Humeruskopfes zu, indem sie den Kopf in die Pfanne presst und den Flächenkontakt sichert. Das Glenohumeralgelenk ist somit als „kraftschlüssig" anzusehen. Den groben Aufwärtszug besorgt der Deltamuskel (☞ Abb. 15.3).

Eine anatomische Besonderheit stellt die **lange Bizepssehne** dar. Sie läuft auf ihrem Weg vom Oberrand des Glenoids nach distal intraartikulär aber extrakapsulär, d.h., die Sehne läuft wie ein Seil frei durch das Gelenk (☞ Abb. 15.2). Biomechanisch übernimmt der lange Bizepskopf vor allem bei Abduktionsbewegungen eine Stabilisationsfunktion. Die Sehne wird bis in den Sulcus bicipitis von einer Sehnenscheide begleitet.

Bei der Abduktionsbewegung dreht sich der Oberarmkopf nicht einfach in der Pfanne, sondern bei etwa 60° rotiert die Skapula in größerem Maß mit, bis bei voller Elevation der Humeruskopf senkrecht auf der Pfanne steht. Gleichzeitig wird die Armhebung von einer synchronen Mitbewegung der Klavikula (Steilstellung und Rotation um die Längsachse) begleitet, vor allem im letzten Drittel der Abduktion. Störungen dieser abgestimmten Bewegungsmuster (sog. **skapulohumeraler Rhythmus**) sind ein

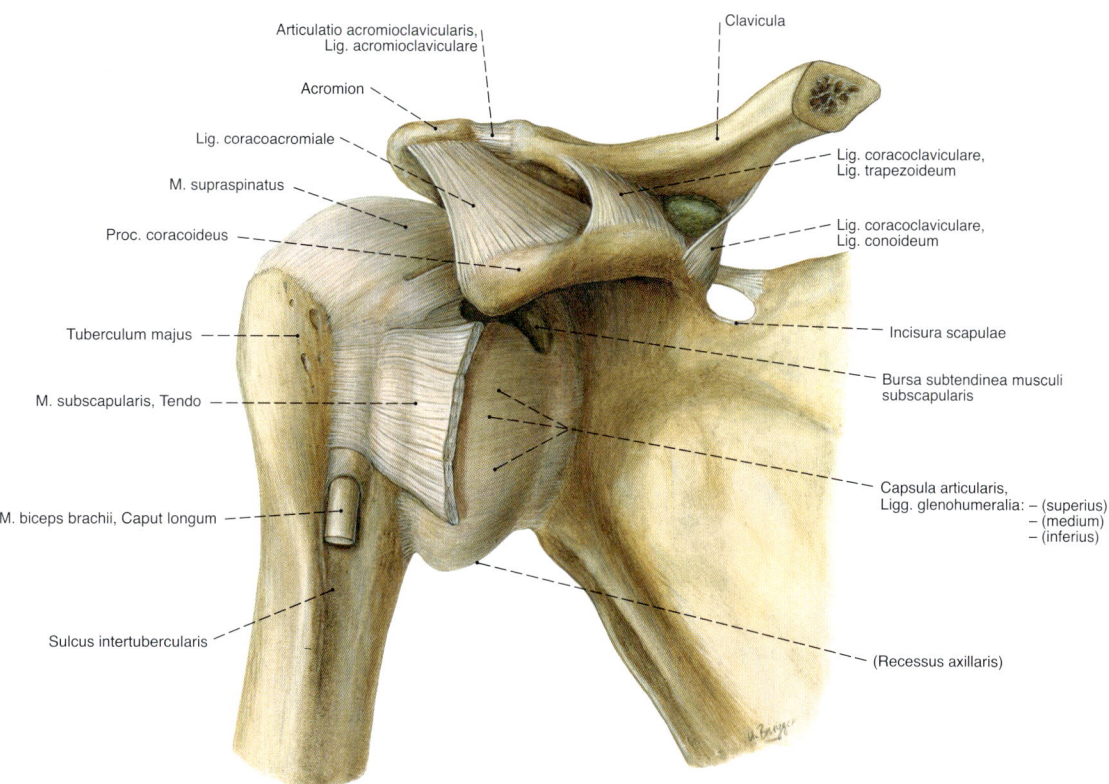

Abb. 15.1   Anatomie des Schultergürtels.

Man blickt von vorne auf das rechte Schultergelenk. Das Schulterdach wird vom Akromion und vom Lig. coracoacromiale gebildet. Darunter verläuft die Rotatorenmanschette mit dem M. subscapularis, dem M. supraspinatus, dem M. infraspinatus und dem M. teres minor. Palpatorisch lässt sich eine knöcherne Leiste ausmachen, die von der Spina scapulae über das laterale Akromion, das akromioklavikulare Gelenk zur Klavikula führt und die topographische Orientierung an der Schulter erleichtert. [1]

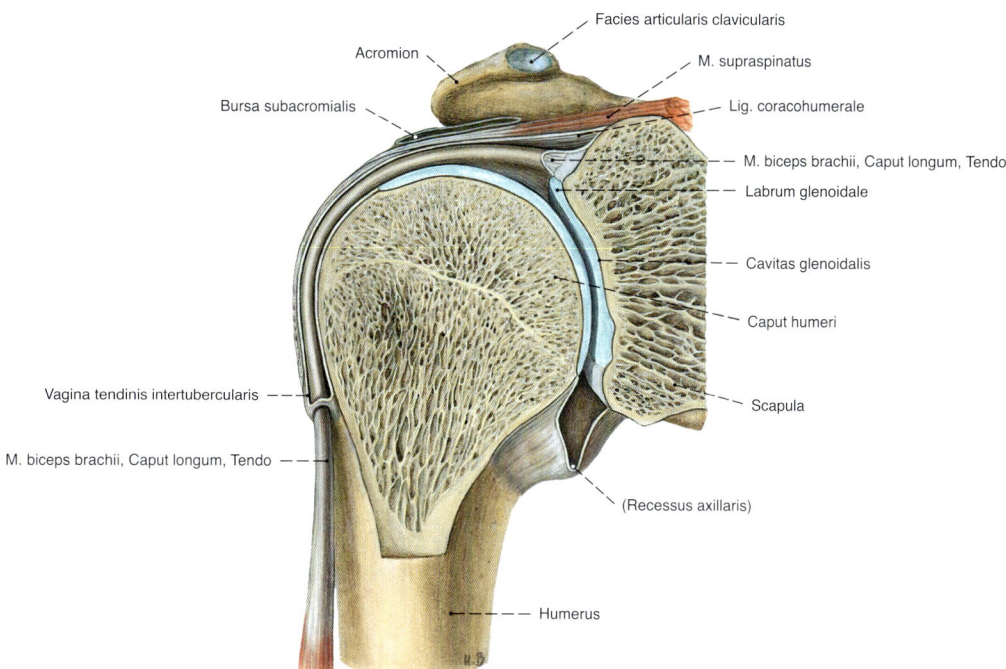

Abb. 15.2   Anatomie des Glenohumeralgelenks.

Der Frontalschnitt durch das rechte Schultergelenk zeigt die Bursa subacromialis als Gleitschicht zwischen Akromion und Humeruskopf sowie den Verlauf der langen Bizepssehne durch die Gelenkhöhle. [1]

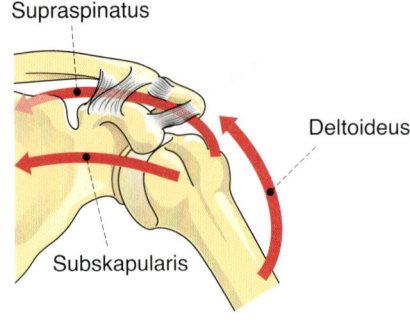

Supraspinatus

Deltoideus

Subskapularis

a

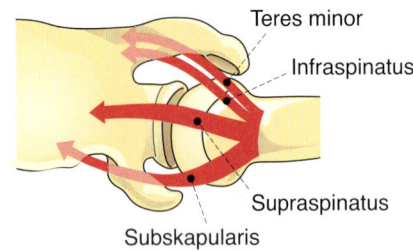

Teres minor

Infraspinatus

Supraspinatus

Subskapularis

b

Abb. 15.3   Anatomie der Rotatorenmanschette.

Die abduzierende Kraft entfaltet der Deltamuskel. Die Muskeln der sog. Rotatorenmanschette steuern die Roll-Gleit-Bewegung des Humeruskopfes in der Pfanne, sie pressen den Kopf in die Pfanne und sichern den Flächenkontakt.

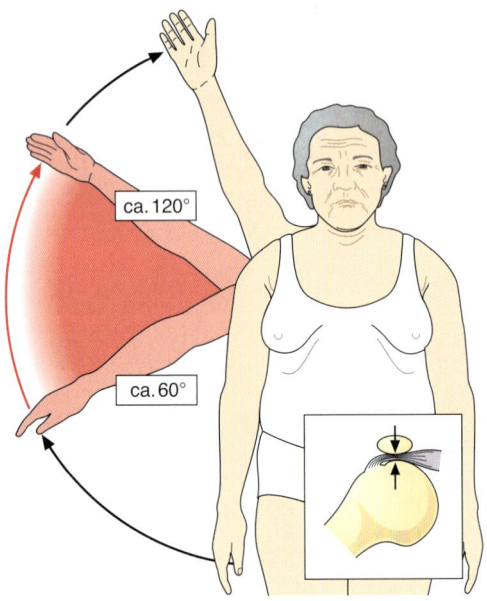

ca. 120°

ca. 60°

Abb. 15.4   Subakromiales Engpasssyndrom mit „schmerzhaftem Bogen".

Die Abduktion ist in den ersten Bewegungsgraden schmerzfrei, durchläuft dann ein schmerzhaftes Segment (rot), um in den oberen Bereichen wieder schmerzfrei zu verlaufen. Bei der Bewegung kommt es zu einer mechanischen Enge zwischen der Supraspinatussehne und dem Tuberculum majus einerseits und dem Akromion andererseits. Bei Wiederholung des Tests bei gleichzeitiger Außenrotation des Arms ist das schmerzhafte Segment oft kleiner.

empfindlicher Indikator für Krankheiten im glenohumeralen Gelenk.

Die Bedeutung der feinen Abstimmung zwischen Mobilität und Stabilität der Schulter wird klinisch besonders deutlich, wenn es im subakromialen Raum zu Störungen kommt (Tendinosis calcarea, Rotatorenmanschettenruptur etc.). Unter physiologischen Bedingungen kann die Abspreizung des Arms ab etwa 90° nur durch eine gleichzeitige Außenrotation des Arms fortgesetzt werden, da es sonst zu einem Anschlagen des Tuberculum majus am Schulterdach kommt. Durch die Außenrotation wird das Tuberculum majus nach dorsal verlagert und kann unter dem Schulterdach hindurchgleiten. Besteht aber eine Entzündung der Bursa subacromialis, wird der Gleitvorgang des Tuberculum majus unter dem Schulterdach in dem Bewegungsradius zwischen 60 und 120° erheblich schmerzhaft (schmerzhafter Bogen, ☞ Abb. 15.4).

Da alle Strukturen der Schulter ihre **Innervation aus dem 5. Zervikalsegment** erhalten, werden die von ihnen verursachten Schmerzen gewöhnlich nicht an der Schulter selbst, sondern im Dermatombereich C5 empfunden: am Oberarm, meist in der Gegend des Deltamuskelansatzes. Eine Ausnahme bilden nur Läsionen des Akromioklavikulargelenks, das dem **4. Zervikalsegment** angehört. Davon ausgehende Schmerzen werden daher im zugehörigen Hautgebiet über der Schulter wahrgenommen.

15.1.2 Klinische Untersuchung der Schulter

In der klinischen Praxis wird man allein aus differentialdiagnostischer Notwendigkeit die Untersuchung von HWS, BWS und Thorax und auch inneren Organen einbeziehen müssen. Herz, Zwerchfell und Gallenblase projizieren den Schmerz oft in den Schulterbereich (☞ Abb. 15.5). Auf engem Raum können sehr unterschiedliche Erkrankungen zu ähnlichen und häufig nur schwer unterscheidbaren Symptomen führen.

Die **Inspektion** des Schultergürtels beginnt bereits mit der Beobachtung des Entkleidungsvorgangs. Ausweich- oder Vermeidungsbewegungen können erste Hinweise auf Störungen geben. Die Untersuchung am entkleideten Pa-

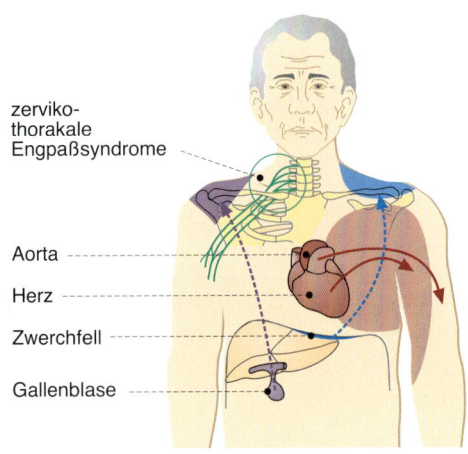

zerviko-
thorakale
Engpaßsyndrome

Aorta

Herz

Zwerchfell

Gallenblase

Abb. 15.5   Schmerzprojektionen in den Schulter-Arm-Bereich bei Krankheiten innerer Organe.

tienten wird sowohl in stehender als auch in sitzender Position vorgenommen.

In der Ansicht von **dorsal** erfolgt die Beurteilung der Schulterhöhe und der Schultersymmetrie. Die Muskelkonturen des M. supraspinatus, des M. infraspinatus oder des M. deltoideus werden im Seitenvergleich auf Verschmächtigung geprüft. Die Stellung des Schulterblatts in Bezug zur Thoraxwand weist z.B. bei Lähmungen des M. serratus ant. oder bei Schädigungen des N. accessorius eine Asymmetrie auf (Scapula alata).

Während sich Schwellungen bzw. Gelenkergüsse im Glenohumeralgelenk einer inspektorischen Überprüfung aufgrund des überdeckenden M. deltoideus in der Regel entziehen, können Reizzustände im Schultereckgelenk und im Sternoklavikulargelenk bei der Inspektion erkannt werden. Ein Riss der langen Bizepssehne imponiert durch einen distalisierten Muskelbauch.

Die **Palpation** sollte nicht allein zur „Schmerzprovokation" angewendet werden. Dem Untersucher entgehen sonst wesentliche Hinweise. Die palpatorische Untersuchung beginnt zunächst mit der topographischen Orientierung, indem die knöchernen Landmarken ertastet werden. Dorsal werden zunächst Angulus inferior und superior sowie die Margo medialis scapulae aufgesucht. Über die Spina scapulae gelangt man latero-ventral zum Akromion. Palpatorisch kann man in dieser Region den lateralen Akromionrand, das Schultereckgelenk, den Proc. coracoideus sowie den Humeruskopf mit Tuberculum majus und minus und dem dazwischenliegenden Sulcus intertubercularis unterscheiden (☞ Abb. 15.1).

Bei der Prüfung des Muskeltonus werden insbesondere die Mm. supra- und infraspinati, der M. deltoideus sowie der M. trapezius erfasst. Die Palpation des Subakromialraums kann Anhalte für eine Reizung der Bursa subacromialis, Verletzungen der Rotatorenmanschette oder Kapselschwellungen des Glenohumeralgelenks ergeben.

Unter der Prüfung der **Globalfunktion** versteht man eine orientierende Untersuchung der komplexen Armbewegung. Beim **Nackengriff** (☞ Abb. 15.6) wird die Hand durch eine Kombination aus Außenrotation, Abduktion und Retroversion hinter den Kopf gebracht, während beim **Schürzengriff** (☞ Abb. 15.7) die Hand durch eine Kombination aus Innenrotation, Abduktion und Retroversion hinter den Rücken geführt wird. Die Adduktionsfähigkeit kann durch den Gegenschultergriff global geprüft werden.

Unter klinischen Gesichtspunkten ist die Prüfung der Gesamtbeweglichkeit des Schultergürtels von der isolierten Bewegungsprüfung des Glenohumeralgelenks zu trennen. Bei letzterer muss die Skapula fixiert werden, indem z.B. die Hand des Untersuchers die Schulter von kranial fest umfasst und die Skapula nach unten drückt.

Bei der Bewegung des Oberarms gegenüber dem Thorax ist die Mitbewegung der Skapula und Klavikula zu beobachten. Alle Bewegungen werden aktiv, passiv und gegen Widerstand geprüft. Die erreichten Bewegungsausschläge werden nach der Neutral-Null-Methode dokumentiert (☞ Abb. 2.3). Dabei kann man unterscheiden:

- **Vertikalbewegungen**
  - Abduktion/Adduktion
  - Anteversion/Retroversion
- **Horizontalbewegungen**
  Anteversion/Retroversion des 90° abduzierten Arms

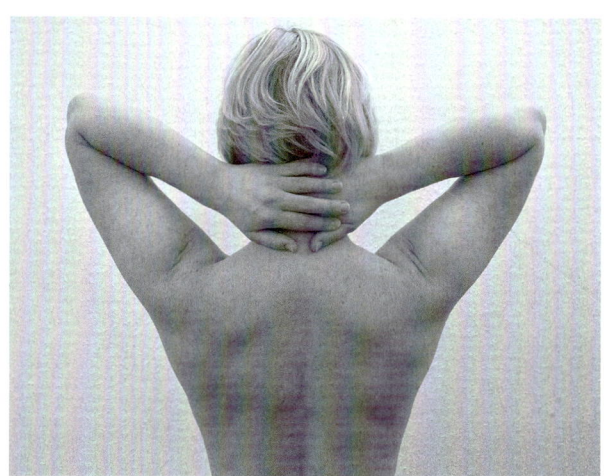

Abb. 15.6   Nackengriff. Kombination von Außenrotation, Abduktion und Retroversion.

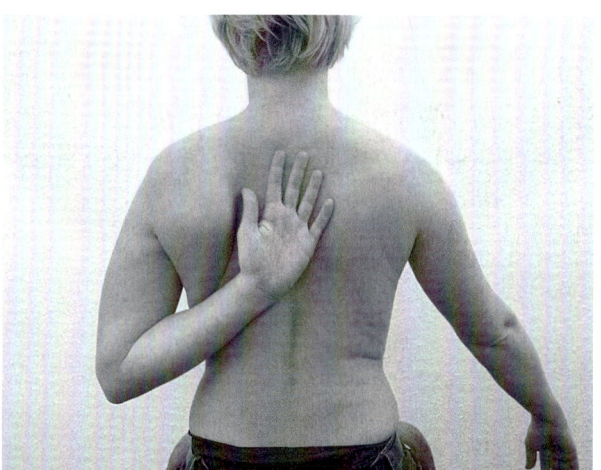

Abb. 15.7   Schürzengriff. Kombination von Innenrotation, Abduktion, nachfolgend Adduktion und Retroversion.

- **Rotation**
  bei angelegtem oder 90° abduziertem Oberam.

Die Stellung der Skapula zum Thorax sollte beachtet werden (Scapula alata, Rotation, Hochstand). Laute Geräusche bei aktiver Bewegung des Schulterblatts werden als **Schulterkrachen** bezeichnet. Es kann seine Ursache z.B. in einer kartilaginären Exostose haben. Es tritt aber auch ohne fassbare morphologische Veränderung auf und wird als eine Störung des Gleitwegs zwischen M. subscapularis und M. serratus aufgefasst.

Die **Funktionsprüfung** ermöglicht eine gezielte Untersuchung bestimmter Qualitäten des Schultergürtels. Vereinfacht lassen sich vier Aspekte unterscheiden:

- Prüfung der Rotatorenmanschette
- Prüfung des Akromioklavikulargelenks
- Prüfung der langen Bizepssehne
- Prüfung der Schulterstabilität.

Bei der Untersuchung der **Rotatorenmanschette** werden M. supra- und infraspinatus sowie M. subscapularis isoliert gegen Widerstand angespannt (isometrische Prüfung).

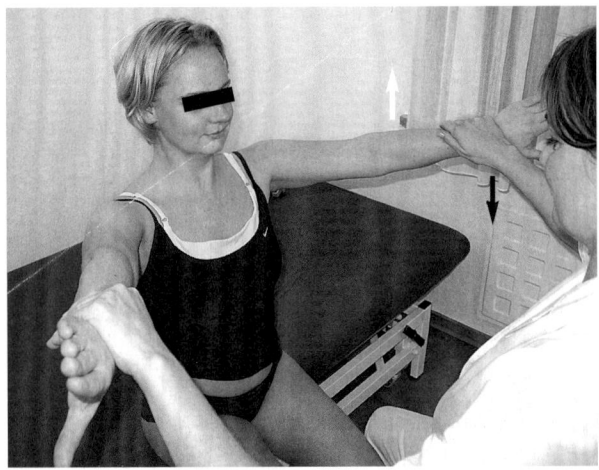

Abb. 15.8 Supraspinatustest nach Jobe. Weißer Pfeil: Bewegung des Patienten; schwarzer Pfeil: Bewegungsrichtung des Untersuchers.

Supraspinatustest nach Jobe (☞ Abb. 15.8): Der Patient versucht den um 90° abduzierten, um 30° horizontalflektierten und innenrotierten Arm gegen den Widerstand des Untersuchers zu halten. Dabei wird ein Schmerz ausgelöst. Eine Schwäche kann Ausdruck einer Ruptur der Supraspinatussehne sein. Infraspinatustest: Der Arm wird am Körper anliegend im Ellenbogengelenk 90° gebeugt. Der Patient versucht gegen den Widerstand des Untersuchers den Arm nach außen zu rotieren.

Infraspinatustest (☞ Abb. 15.9): Der Arm wird am Körper anliegend im Ellenbogengelenk 90° gebeugt. Der Patient versucht gegen den Widerstand des Untersuchers den Arm nach außen zu rotieren. Zu achten ist auf Schmerz und Schwäche.

Subscapularistest (☞ Abb. 15.10): Der Patient soll den am Oberkörper anliegenden, im Ellenbogengelenk 90° gebeugten Oberarm nach innen rotieren. Zu achten ist auf Schmerz und Schwäche.

Impingementtest nach Neer: Der vom Untersucher innenrotiert gehaltene Arm wird unter Fixierung der Scapula passiv forciert antevertiert und adduziert. Damit wird eine Enge im subakromialen Raum provoziert und eine Kompression der Bursa subacromialis ausgelöst. Bei Störungen im Subakromialraum werden Schmerzen ausgelöst (Bursitis, Tendinose, Sehnenruptur). Nach Injektion eines Lokalanästhetikums in die Bursa kann im positiven Fall kein Schmerz mehr ausgelöst werden.

Vertikaler Bogen: ist in der Abbildung 15.2 dargestellt und beschrieben.

Affektionen des **Akromioklavikulargelenks** können bei der klinischen Untersuchung von Beschwerden des korakoakromialen Bogens differenziert werden.

Horizontaler Bogen: Der Arm wird zunächst 90° abduziert und anschließend forciert in eine Adduktionsstellung geführt. Bei Krankheiten des AC-Gelenks tritt bei endgradiger Adduktion ein lokaler Schmerz auf.

Während eine Ruptur der **langen Bizepssehne** relativ einfach durch den distalisierten Muskelbauch erkennbar ist, machen degenerative oder entzündliche Veränderungen der Sehne oder ihres Gleitwegs im Sulcus bicipitis bei der klinischen Untersuchung häufig Schwierigkeiten. Durch passive Drehung des Oberarms lässt sich der Sulcus zwischen den Tuberkula meist leicht palpieren.

Bei nicht lokalisierbaren Schulterschmerzen sollte stets an eine **Schulterinstabilität** gedacht werden:

Vorderer Apprehensionstest (☞ Abb. 15.11): Der Arm wird bei rechtwinklig gebeugtem Ellenbogengelenk 90° abduziert und nachfolgend durch die Hand des Untersuchers zunehmend außenrotiert. Die andere Hand drückt den Humeruskopf nach ventral. Bei vorderer Instabilität wehrt sich der Patient mit zunehmender Außenrotation gegen die von ihm empfundene Luxationstendenz.

15.1.3 Fehlanlagen und Fehlentwicklungen der Schulter

Angeborener Schulterblatthochstand

Definition Bei der seltenen Anomalie weicht ein Schulterblatt (selten beide) in Stellung, Größe und Form von der Norm ab. Synonym: Sprengel-Deformität.

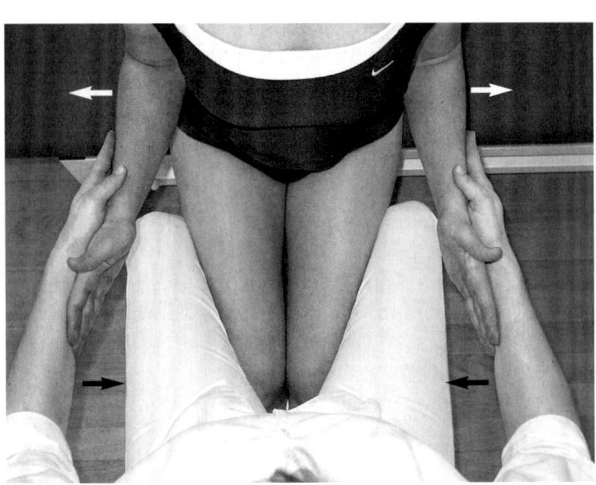

Abb. 15.9 Infraspinatustest. Weißer Pfeil: Bewegung des Patienten; schwarzer Pfeil: Bewegungsrichtung des Untersuchers.

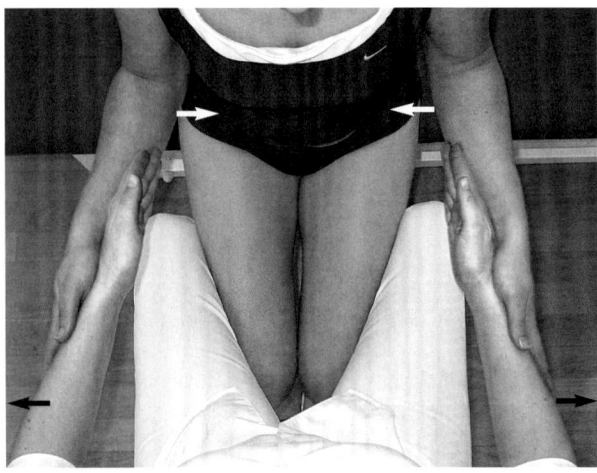

Abb. 15.10 Subscapularistest. Weißer Pfeil: Bewegung des Patienten; schwarzer Pfeil: Bewegungsrichtung des Untersuchers.

Klinik Das Schulterblatt steht zu hoch, ist zu klein, und sein supraspinaler Anteil ist nach vorne und unten gebogen (Scapula scaphoidea). Der Hals erscheint verbreitert und verkürzt (☞ Abb. 15.12). Häufig finden sich Muskeldefekte oder Muskelanomalien. Gleichzeitig liegen fast immer Veränderungen an den Rippen und der Wirbelsäule vor: Spaltbildungen an den oberen Brust- und Halswirbeln, Keilwirbel mit angeborener Skoliose, Aplasie der Wirbelkörper, Blockwirbel, Halsrippen. Es werden auch entferntere Fehlbildungen beobachtet: Asymmetrie des knöchernen Schädels, Trichterbrust, Abweichungen in Lage und Form der Brusteingeweide, Strabismus, Lidspaltveränderungen u. Ä. Der angeborene Schulterblatthochstand ist also gewöhnlich nur Teilsymptom multipler Fehlbildungen (Dyostosis cleidocranialis).

Zwischen dem exostosenartig vorspringenden oberen medialen Schulterblattwinkel und der Wirbelsäule oder den Rippen können knöcherne (Os omovertebrale), knorpelige und fibröse Verbindungen bestehen. Sie behindern das Gleiten der Skapula auf der Thoraxwand, so dass in schwereren Fällen das seitliche Hochheben des Arms behindert ist.

Therapie Soweit überhaupt eine Therapie für notwendig erachtet wird, kann ggf. mittels Krankengymnastik die Funktionsfähigkeit des Schultergürtels gebessert werden. Eine Änderung der äußeren Erscheinungsform ist mit konservativen Behandlungen nicht möglich. Operationen sind nur bei grober und behindernder Deformität indiziert. Mit der Resektion der hakenförmigen Verlängerung des oberen medialen Schulterblattwinkels kann die skapulothorakale Beweglichkeit verbessert werden. Eine vertikale Osteotomie neben der Margo vertebralis mit Verschiebung des lateralen Teils der Skapula nach kaudal verfolgt das Ziel der kosmetischen Korrektur.

15.1.4 Krankheiten der Sehnen

DUPLAY schlug 1872 die Bezeichnung **Periarthritis humeroscapularis** für alle degenerativen und reaktiven Affektionen vor, die sich in der Umgebung des eigentlichen Schultergelenks abspielen. Sie wurde zum Synonym der **„schmerzhaften Schultersteife"** und schließlich zum Synonym für alle Formen des Weichgewebeschmerzes an der Schulter. Die Vielfalt unterschiedlicher Prozesse kann man heute klar gegeneinander abgrenzen. Die historischen Begriffe Periarthritis humeroscapularis und M. Duplay sollten deshalb nicht mehr verwendet werden.

Subakromiales Engpasssyndrom

Definition Als „Engpasssyndrom" oder „Impingementsyndrom" (to impinge = anschlagen, bedrängen) werden alle Erkrankungen der Schulter bezeichnet, bei denen es aufgrund morphologisch (Outlet-Impingement) oder ligamentär bzw. neuromuskulär bedingter Funktionsstörungen (Non-Outlet-Impingement) zu einer Kompromittierung der Strukturen im Subakromialraum kommt. Subakromiale Impingementsyndrome sind häufig und fin-

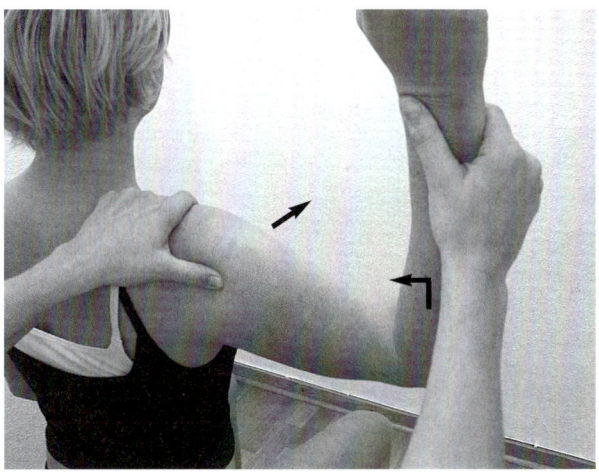

Abb. 15.11 Vorderer Apprehensionstest. Schwarze Pfeile: Bewegungsrichtung des Untersuchers.

den sich mit unterschiedlicher Ursache und in unterschiedlichen Schweregraden in jeder Altersklasse.

Synonyma Bursitis subacromialis und subdeltoidea, Supraspinatussyndrom, Rotatorenmanschettensyndrom, subakromiales Schmerzsyndrom, Periarthropathia humeroscapularis.

Ätiologie und Pathogenese Schon beim hängenden Arm stehen die Sehnenfasern unter einer ständigen Zugbeanspruchung, umso mehr noch beim Arbeiten mit angewinkelten (Maschinenschreiben!) und erhobenen Armen. Bei der Armhebung über die Horizontale kommt es aufgrund der biomechanischen Verhältnisse zu Druck- und

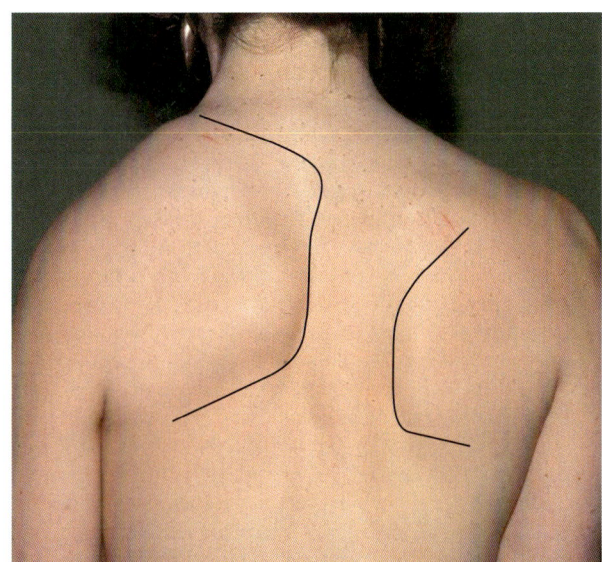

Abb. 15.12 Sprengel-Deformität. Angeborener Schulterblatthochstand links bei einem 5-jährigen Mädchen mit asymmetrischer Schulterhöhe und einseitig verbreitertem Hals.

Scherwirkungen auf die Sehnenfasern bei ihrem Durchgang unter dem Lig. coracoacromiale bzw. Akromion. Degenerationserscheinungen finden sich in der Rotatorenmanschette bereits mit dem 30. bis 35. Lebensjahr, ohne klinisch in Erscheinung treten zu müssen. Es können aber schmerzhafte Reizzustände der Sehnen und der Gleitgewebe auftreten, vor allem dann, wenn zu der physiologischen Enge dieses Raums zusätzliche Schädigungen einwirken, man spricht dann von einem **subakromialen Impingement.**

Der Begriff „Impingement" führt häufig zu Missverständnissen. Im engeren Sinne beschreibt er ein klinisches Phänomen, nämlich eine schmerzhafte Enge zwischen Humeruskopf und Schulterdach bei Abduktionsbewegungen des Arms. Ganz unterschiedliche Krankheitsbilder können in die gemeinsame Endstrecke eines Engpasssyndroms münden. Das „Impingementsyndrom" hat somit keine einheitliche Ursache. Vielmehr erzwingt das klinische Bild die differentialdiagnostische Klärung, um eine adäquate Therapie einleiten zu können.

Prinzipiell können drei unterschiedliche Mechanismen zu einem Impingementsyndrom führen:

- Einengung des Subakromialraums
  - Ossifikationen im Verlauf des Lig. coracoacromiale
  - Osteophyten bei Arthrose des akromioklavikularen Gelenks
  - Akromionformvarianten
  - prominentes Tuberculum majus (z. B. nach Fraktur)
- Volumenzunahme im Subakromialraum
  - Bursitis subacromialis
  - Veränderungen der Rotatorensehnen (Kalzifikation, Degeneration)
- geänderte Biomechanik
  - Funktionsverlust der Rotatorenmanschette, der langen Bizepssehne
  - multidirektionale Instabilität
  - gestörter skapulothorakaler Rhythmus mit vorzeitigem Anschlag des Humeruskopfes am Akromion
  - Überbeanspruchung, z. B. bei Gliedmaßenverlust an der unteren Extremität, Wurfsport, Überkopfarbeit (Maler, Stuckateur).

Teilweise kommt es also zu einer direkten mechanischen Beeinträchtigung und teilweise indirekten Schädigung der Bursa subacromialis und der Rotatorensehnen. Es entsteht zunächst eine **Bursitis** und **Tendinitis der Supraspinatussehne.** Die progressive Degeneration der Sehnenplatte führt zur **Atrophie** der Muskeln, vor allem des Supra- und Infraspinatus. Die geschwächten Rotatoren können die Bewegung des Oberarmkopfes in der Pfanne nicht mehr ausreichend steuern. Die Kaudalisierung des Kopfes bei der Abduktion wird vermindert, der Einfluss des den Kopf hebenden M. deltoideus wächst entsprechend. Damit entfällt ein wichtiges Moment bei der Abduktionsbewegung, da bei hochstehendem Humeruskopf eine mechanische Sperre bei der Seithebung schon viel eher eintritt und die Schädigungsbereitschaft der Sehnenmanschette unter dem Dachkomplex verstärkt wird. Schließlich kommt es zu Umbauvorgängen an Knochen und Sehnen mit Auftreten von Osteophyten und partiellen oder sogar kompletten Rupturen der Rotatorenmanschette.

Klinik Im **Frühstadium** findet sich ein akut auftretender Schmerz, diskret in Ruhe, verstärkt unter Belastung, insbesondere bei Tätigkeiten über Kopf. Der Patient bringt das Auftreten des Schmerzes meist mit einem erinnerbaren Ereignis in Verbindung: ungewöhnliche **Belastung, Trauma, Kälteeinfluss.** Der Schmerz wird tief in der Schulter empfunden mit Ausstrahlung in den distalen Ansatz des Deltamuskels am Humerus. Häufig wird über nächtliche Schmerzen berichtet, ein Liegen auf der erkrankten Seite ist meist nicht möglich.

Typischerweise ist die Abduktion zwischen 60 und 120° besonders schmerzhaft (schmerzhafter Bogen, Abb. 15.4). Die passive Beweglichkeit und die grobe Kraft sind in der Regel erhalten. Die Impingementtests (nach Neer und nach Jobe) können bei erhaltener Kraft schmerzhaft sein. Ebenso findet sich ein **umschriebener Druckschmerz** am Tuberculum majus, das durch Retroversion des Arms der Palpation gut zugänglich gemacht werden kann.

Später kommt es, bedingt durch Adhäsion und Fibrose der Bursa subacromialis, zu einer endgradigen schmerzhaften **Einschränkung der Beweglichkeit.** Die Kraft ist weiterhin erhalten, der **Ruheschmerz** ist verstärkt. Am Ende kann die Sehnenruptur stehen mit zunehmender **Kraftlosigkeit** für Abduktion und Rotation.

Diagnostik Die Diagnose des Impingementsyndroms ist im Wesentlichen **klinisch** zu stellen. Die Laborparameter geben allenfalls Hinweise zur Differentialdiagnose.

Auf den **Röntgenaufnahmen der Schulter** zeigen sich in fortgeschritteneren Stadien die typischen knöchernen Veränderungen an Akromion und Akromioklavikulargelenk oder ein Humeruskopfhochstand als indirektes Zeichen einer Ruptur der Supraspinatussehne.

Mit der **Sonographie** können in der statischen und dynamischen Untersuchungstechnik Flüssigkeitsansammlungen in der Bursa subacromialis und Ausdünnungen der Rotatorenmanschette gefunden werden. Übertroffen in der Sensitivität und Spezifität wird die Sonografie nur von der **Kernspintomographie.** Sie sichert, wenn nötig, die klinische Diagnose und bringt Begleitschäden zur Darstellung, die auch zur Planung einer rekonstruierenden Operation bedeutsam sein können.

Differentialdiagnose Sie umfasst neben einer Artikulosynovitis, Bizepstendinitis und adhäsiven Kapsulitis Erkrankungen der Halswirbelsäule mit pseudoradikulärem Schmerzbild und Wurzelkompressionssyndrome, insbesondere der Wurzel C5 mit Ausstrahlung in den Deltamuskel. Auch eine neuralgische Schulteramyotrophie kann in der Akutphase Anlass zur Verwechslung mit einem Impingementsyndrom geben.

Therapie Im Frühstadium ist das Vorgehen immer **konservativ:** Kryotherapie, Schonung, nichtsteroidale Antiphlogistika, keine Bewegung gegen den Schmerz! Bei einer Bursitis subacromialis oder Tendopathie können subakromiale Injektionen (Lokalanästhetikum/Kortison) für Besserung sorgen. Die Krankengymnastik soll die Beweglichkeit des Gelenks unter assistiver Therapie erhalten, Muskelkräftigung bei eingetretener Atrophie.

Persistieren Beschwerden über 8–10 Wochen, kommen operative Maßnahmen in Betracht. Die **Akromioplastik nach Neer** verfolgt das Ziel, den subakromialen Raum zu erweitern. Sie beinhaltet die Bursektomie, die Resektion des Lig. coracoacromiale sowie die partielle Resektion des Akromionunterrands (sog. subakromiale Dekompression).

> „Impingement" beschreibt ein klinisches Phänomen (schmerzhafte Enge zwischen Humeruskopf und Schulterdach bei Abduktionsbewegungen des Arms). Die Ursachen können unterschiedlich sein – daher differentialdiagnostische Klärung, um eine adäquate Therapie einleiten zu können.

— Aus der Praxis —

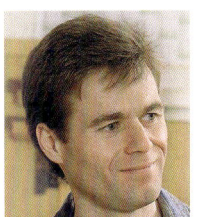

Anamnese Ein 42-jähriger Handwerker kommt mit heftigen rechtsseitigen Schulterschmerzen in die Sprechstunde. Ein Trauma ist in der Vorgeschichte nicht bekannt. Die Schmerzen bestehen rezidivierend seit mehreren Monaten. Die Arbeit mit schwerem Handwerkszeug und Überkopfarbeit sind erheblich beeinträchtigt. Das Liegen auf der rechten Körperseite ist nicht mehr möglich, die Nachtruhe ist schmerzbedingt gestört.

Klinische Untersuchung Die Schultersilhouette zeigt seitengleich kräftige Muskeln ohne Atrophiezeichen. Der rechte Arm kann schmerzbedingt aktiv nicht abduziert werden. Die passive Beweglichkeit ist normal. Es besteht ein schmerzhafter Bogen, der Jobe-Test ist positiv. Palpatorisch findet sich ein Druckschmerz über dem Tuberculum majus. Laborchemisch bestehen keine erhöhten Entzündungsparameter.

Diagnostik Die Sonographie und das Röntgenbild der Schulter zeigen keine Auffälligkeiten, erst die Spezialaufnahme des subakromialen Raums zeigt eine knöcherne Nase am ventralen Akromion (☞ Abb. 15.13).

Diagnose Impingement bei Einengung des subakromialen Raums durch partielle Ossifikation des Lig. coracoacromiale.

Therapie Zunächst akut: nichtsteroidale Antirheumatika, lokale Kryotherapie, einmalige subakromiale Injektion mit Lokalanästhetika/Kortison.
Nach Vorplanung: operative Erweiterung des subakromialen Raums durch Akromioplastik.

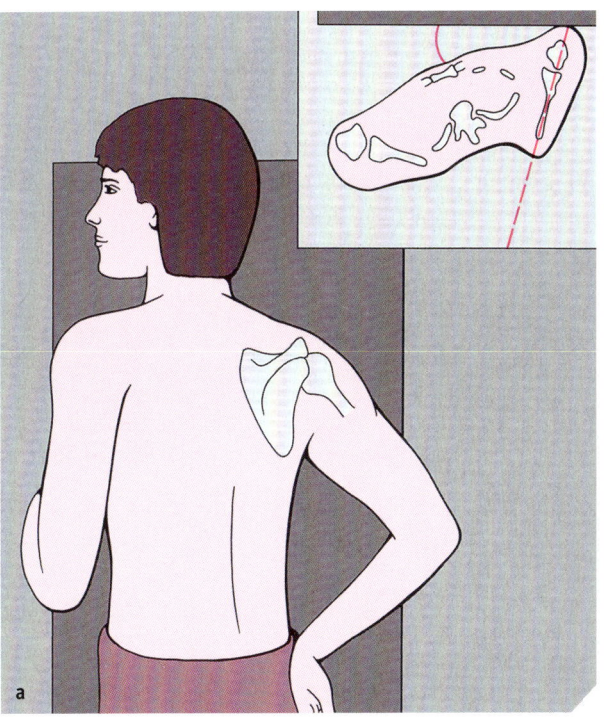
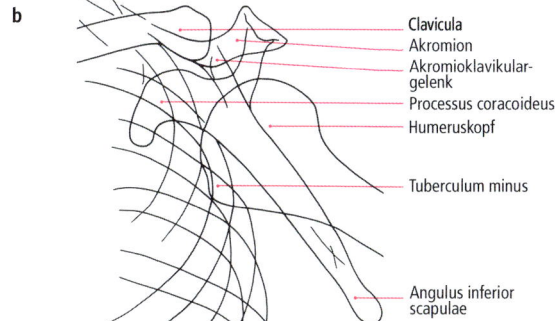
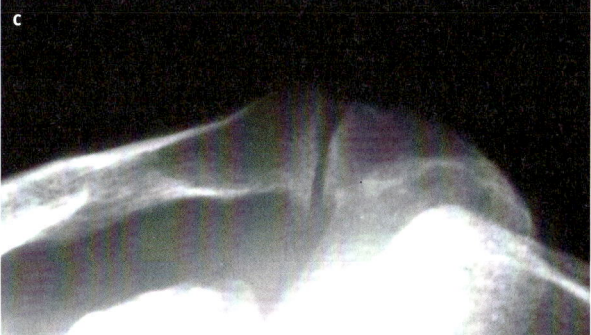

Abb. 15.13 Subakromiales Impingementsyndrom.

a) Für die transskapuläre oder Y-Aufnahme des Schultergürtels steht der Patient und legt die verletzte Seite dem Stativ an. Dabei ist der Rumpf um etwa 20° weggedreht.
b) Eine so eingestellte Aufnahme ergibt eine echte Seinansicht der Skapula wie auch eine Schrägansicht des proximalen Humerus.
c) Der subakromiale Raum wird mechanisch eingeengt. Man erkennt einen knöchernen Sporn (→) in der Y-Aufnahme, der eine partielle Ossifikation des Lig. coracoacromiale darstellt.

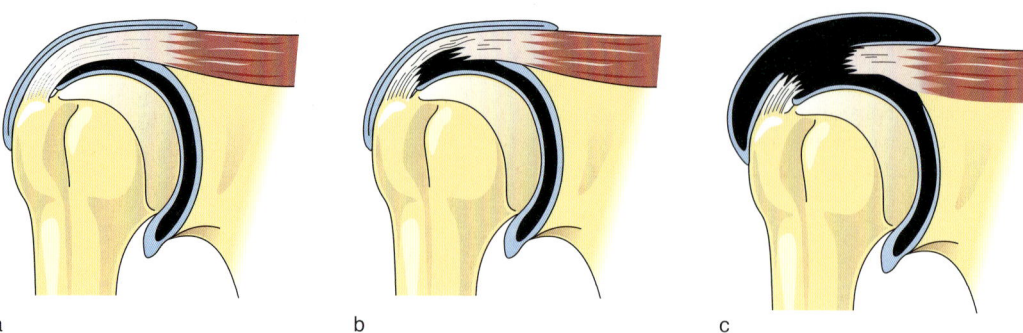

Abb. 15.14 **Partielle und komplette Ruptur der Supraspinatussehne.**

a) Gesunde Supraspinatussehne.
b) Partielle Ruptur, hier mit ansatznahem Sehnendefekt vom Gelenkraum her. Bursa subacromialis und Gelenkkavum sind getrennt.
c) Komplette Sehnenruptur: Bursa subacromialis und Gelenkkavum stehen in Verbindung.

Ruptur der Rotatorenmanschette

Definition Unter dem Begriff der Rotatorenmanschettenruptur werden in Ursache, Ausdehnung und Lokalisation unterschiedliche Verletzungen der Sehnenplatte zusammengefasst.

Synonyma: Rotatorenmanschettensyndrom, Cuff-Ruptur.

Ätiologie und Pathogenese Nur in ca. 10 % aller Fälle mit Rotatorenmanschettenruptur ist allein ein Trauma für die Verletzung verantwortlich. In der weit überwiegenden Zahl der Fälle ist die Manschette durch degenerative Veränderungen vorgeschwächt, so dass ein Bagatelltrauma ausreichend ist.

Nicht immer geht der Ruptur ein Impingementsyndrom voraus. Auch die primäre Degeneration kann ebenso wie Synovialkrankheiten zu einer Ruptur führen. Partielle Rupturen können bursaseitig, intratendinös oder gelenkseitig lokalisiert sein. Komplette Rupturen können sowohl eine einzelne Sehne, am häufigsten die Supraspinatussehne, als auch die gesamte Rotatorenmanschette umfassen (sog. Massenruptur). Bei Rupturen der gesamten Rotatorenmanschette (☞ Abb. 15.14) entsteht eine Artikulation zwischen dem Akromion und dem Humeruskopf, und schließlich kann sich eine sog. **Cuff-Arthropathie** entwickeln (☞ Abb. 15.15).

Klinik Die Symptomatik der Ruptur entspricht weitgehend den Beschwerden beim fortgeschrittenen Impingementsyndrom. Bei kompletten Rupturen wird die biomechanisch überragende Bedeutung der Rotatorenmanschette besonders deutlich: Eine aktive Abduktion ist häufig nicht möglich (Pseudoparalyse des Arms), ein passiv abduzierter Arm kann aktiv nicht gehalten werden (Drop Arm

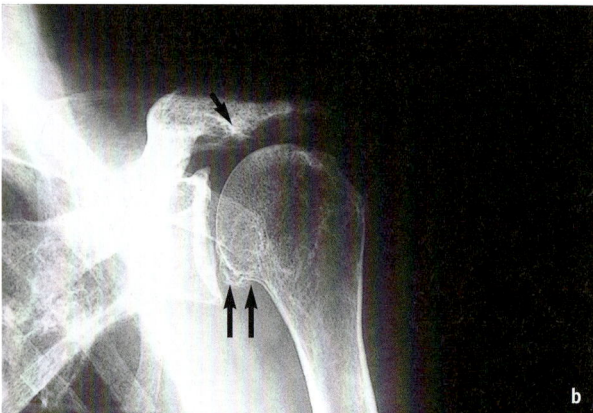

Abb. 15.15 **Ruptur der Rotatorenmanschette.**

a) Bei vollständiger Ruptur der Sehnenplatte (hier rechts) ist die aktive Abduktion nicht mehr möglich. Um das Funktionsdefizit zu kompensieren, wird der gesamte Schultergürtel hochgezogen.
b) Bei länger bestehender vollständiger Ruptur der Rotatorenmanschette kommt es zur sog. Cuff-Arthropathie: Der Humeruskopf steht hoch und artikuliert mit dem Akromion, erkennbar an der Sklerose des Humeruskopfs und des Akromions (Pfeil). Es besteht eine Omarthrose mit Gelenkspaltverschmälerung, kaudalen Osteophyten (Doppelpfeil) und subchondraler Sklerose.

Sign). Häufig geben die Patienten ein schmerzauslösendes Ereignis an.

Vor allem im höheren Alter beobachtet man aber Rotatorenmanschettenrupturen auch großer Ausdehnung, die keinerlei Schmerz erzeugen und mit mehr oder weniger gut kompensierbaren aktiven Bewegungseinschränkungen des Schultergelenks einhergehen.

> ! Nicht jede Ruptur der Rotatorenmanschette wird klinisch manifest und therapiebedürftig.

Diagnostik Die **Sonographie** ermöglicht eine gute Darstellung der Rotatorenmanschette und ihrer Veränderungen, ist aber im Ergebnis abhängig von der Erfahrung des Untersuchenden.

Die **Kernspintomographie** bietet trotz des Untersuchungsaufwands derzeit die beste Darstellung auch kleinerer Partialrupturen.

Das **konventionelle Röntgenbild** zeigt einen Humeruskopfhochstand, evtl. Veränderungen am Akromion, die über ein Impingement zur Sehnenruptur beigetragen haben. Erst später treten Sekundärveränderungen im Sinn einer Cuff-Arthropathie mit allen Zeichen einer glenoakromiohumeralen Omarthrose hinzu. Invasive Verfahren wie die Kontrastarthrographie spielen nur noch eine sehr untergeordnete Rolle.

Therapie Die Behandlung der partiellen Rupturen entspricht derjenigen des Impingementsyndroms. Die traumatische Ruptur in jüngerem Alter (< 40 J.) bedarf einer raschen operativen Rekonstruktion. Beim älteren Patienten muss in Abhängigkeit von Schmerzbild, Vorgeschichte, Schadensausmaß und -lokalisation und funktionellem Anspruch abgewogen werden, welche Therapieform gewählt wird.

Die **konservative Therapie** konzentriert sich auf Schmerzmedikation, antiphlogistische Maßnahmen (Kryotherapie, nichtsteroidale Antiphlogistika) und Krankengymnastik zum Beweglichkeitserhalt und zur Kräftigung kompensatorisch einsetzbarer Muskulatur.

Die **operative Versorgung** der Rotatorenmanschettenruptur erfolgt in vielen Fällen durch eine transossäre Refixation der Sehne in einer Knochenrinne des Humeruskopfes. Bei größerflächigen Sehnenalterationen kann ein Defektverschluss schwierig sein, die Operationsergebnisse sind nicht immer zufrieden stellend. Nur in Ausnahmefällen kommen noch aufwendigere Techniken wie Muskel- und Sehnentranspositionen zur Anwendung.

Tendinosis calcarea

Definition Die Einlagerung von Hydroxylapatitkristallen in die mechanisch stark beanspruchte Ansatzregion der Rotatorenmanschette wird als Tendinosis calcarea bezeichnet.
Synonyma: Kalkschulter.

Pathogenese In der Pathogenese soll es als Antwort auf einen unbekannten initialen Trigger im Sehnenansatzgebiet zu einer chondroiden Metaplasie kommen (**Präkalzi-**

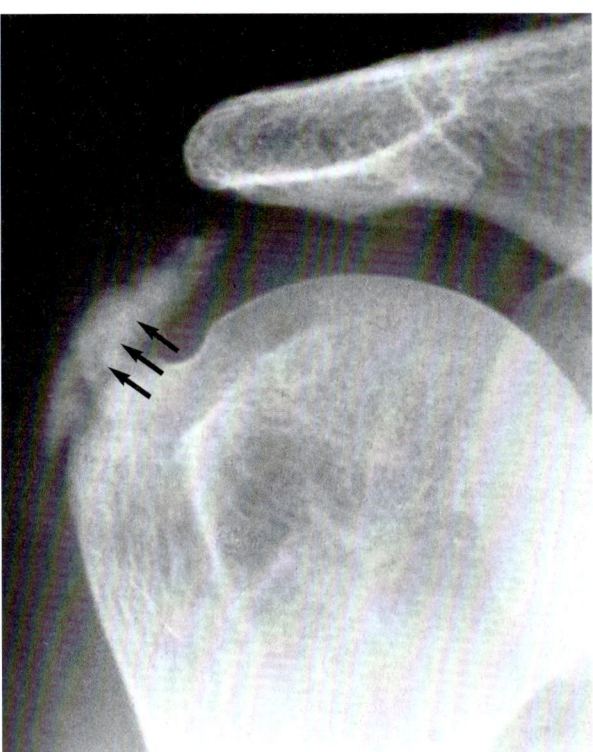

Abb. 15.16 Tendinosis calcarea. Im Röntgenbild erkennt man eine wolkige, in sich nicht strukturierte Kalkansammlung im Verlauf der Supraspinatussehne (↑↑↑).

fikationsphase), die in der Folgezeit perizellulär hydroxylapatithaltige Matrixvesikel ablagert (**Kalzifikationsphase**). Konfluierende Kalkdepots erkennt man röntgenologisch als wolkige, opake Schatten im Sehnenverlauf (☞ Abb. 15.16). Die Kalzifikationsphase geht mit der Resorption der Minerale durch Riesenzellen und Makrophagen in die **Postkalzifikationsphase** über. Die Resorptionshöhlen werden zunächst durch Narbengewebe ersetzt, eine vollständige Wiederherstellung mit genuinem Sehnengewebe soll möglich sein. Pathogenetische Zusammenhänge der Tendinosis calcarea mit dem subakromialen Engpasssyndrom sind unwahrscheinlich.

Klinik Sichtbare Kalkherde und Schmerzen müssen keineswegs konform gehen. Insbesondere während der Präkalzifikationsphase sind Schmerzen eher selten. Selbst große Kalkdepots stellen häufig einen röntgenologischen Zufallsbefund dar. Erst durch einen zusätzlichen Irritationsvorgang, oft ausgelöst durch ein Trauma, eine ungewohnte Belastung mit Hyperämie in dem beschriebenen „Krisengebiet" der Sehnenplatte oder eine anderweitig ausgelöste vasomotorische Reaktion, kommt es bisweilen zu heftigen lokalen Schmerzen mit reflektorischer Bewegungssperre.

Prinzipiell können die Kalkherde durch einen lokalen Druckanstieg im Sehnengewebe zu Beschwerden führen oder aber durch ihre „Raumforderung" den Gleitvorgang der Supraspinatussehne unter das Schulterdach behindern. Die Folge ist ein subakromiales Engpasssyndrom.

Klinisch imponieren in solchen Fällen ein lokaler sub-akromialer Druckschmerz sowie ein „schmerzhafter Bogen". In der Resorptionsphase kommt es in manchen Fällen zu heftigsten Schmerzen mit einer Pseudoparalyse des Arms. Der Kalk kann das mazerierte Sehnengewebe perforieren und in die Umgebung, meist in die Bursa sub-acromialis, entleert werden.

Mit der Druckentlastung klingen die heftigen Schmerzen gewöhnlich ab. Der Einbruch in den Schleimbeutel kann aber auch zur **akuten** oder **chronischen Bursitis sub-acromialis** führen. Wiederholte Bursitiden lösen schließlich eine chronische Verdickung ihrer Wände, ggf. Obliteration ihres Lumens und infolge fortgeleiteter vasomotorischer Irritationen ausgedehnte Verwachsungen in der Umgebung aus: adhäsive Bursitis bzw. Kapsulitis, Schulterfibrose, sekundäre Schultersteife.

Diagnostik Mittels Sonographie und konventioneller Röntgenuntersuchung lässt sich das Depot lokalisieren und seine Ausdehnung räumlich zuordnen. Aus der Röntgenmorphologie (Größe, Kontur, Dichte) können keine sicheren Rückschlüsse auf das Stadium der Erkrankung gezogen werden.

Therapie und Prognose Im Idealfall sind die Stadien der Tendinosis calcarea schmerzfrei. Ein solcher Spon-tanverlauf bedarf keiner Therapie. Kommt es im Krankheitsverlauf jedoch zu Beschwerden, muss sich die Therapie am vorliegenden Stadium der Erkrankung orientieren.

Akute Schmerzen, wie sie beispielsweise im Resorptionsstadium auftreten können, werden konservativ behandelt. Neben einer antiphlogistischen Medikation mit nichtsteroidalen Antirheumatika kommen lokale Kryoanwendungen sowie subakromiale Injektionen mit Lokalanästhetika und Kortisonzusatz infrage. Nach Abklingen akuter Symptome kann mit einer mobilisierenden Krankengymnastik begonnen werden, um Bewegungseinschränkungen zu verhindern.

Bei **chronischen Schmerzen**, die eine Therapieresistenz gegenüber den genannten Maßnahmen zeigen, kommt die operative (offen oder arthroskopisch) Entfernung des Kalkdepots infrage. Die Beobachtung, dass mit der Druckentlastung die heftigen Schmerzen abklingen können, motiviert zur sog. **Stichelung des Kalkdepots:** Unter Bildwandlerkontrolle oder auch unter bursoskopischer Sicht wird das Kalkdepot mit einer Nadel angestochen, um seine Entleerung in die Umgebung zu provozieren. Das Depot ist nicht immer leicht zu finden, der Inhalt oft von kreidig-fester Konsistenz, und die Entleerung ist fast immer unvollständig. Die Bedeutung der **extrakorporalen Stoßwellentherapie** ist noch nicht abschließend geklärt.

— Aus der Praxis —

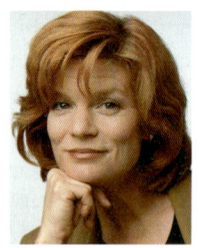

Anamnese Eine 42-jährige Sekretärin kommt mit heftigen rechtsseitigen Schulterschmerzen in die Sprechstunde. Ein Trauma ist in der Vorgeschichte nicht bekannt. Der rechte Arm kann schmerzbedingt nicht abduziert werden. Palpatorisch besteht ein isolierter Druckschmerz subakromial. Laborchemisch sind keine erhöhten Entzündungsparameter nachweisbar.

Untersuchung Sonographie und konventionelles Röntgen zeigen einen wolkigen Schatten etwa 1 cm proximal des Ansatzes der Supraspinatussehne (☞ Abb. 15.16).

Diagnose Tendinosis calcarea.

Therapie Nichtsteroidale Antirheumatika, lokale Kryotherapie, einmalige subakromiale Infiltration mit Lokalanästhetika, Kortison und Krankengymnastik.

Läsionen der langen Bizepssehne

Pathogenese Die lange Bizepssehne ist besonders gefährdet im Verlauf des Sulcus intertubercularis, indem sie durch ein fibröses Retinakulum fixiert wird. Bei Armbewegungen kommt eine gleitende Artikulation der Sehne gegen ihr Lager zustande, wobei degenerative Alterationen begünstigt werden. Da die Sehne durch ihre Scheide gleichzeitig mit dem Schultergelenkkavum und in ihrem proximalen Verlauf mit der Rotatorensehnenplatte in Verbindung steht, nimmt sie praktisch an allen Krankheitsprozessen des glenohumeralen Gelenks und der Rotatorenmanschette teil.

In der Knochenrinne können sich reaktive Osteophyten bilden, die den Kanal einengen und die Sehne regelrecht aufreiben. Bei synovialen Krankheiten (rheumatoider Arthritis) entwickelt sich eine Tendovaginitis, die ähnlich wie an anderen Lokalisationen die Sehne zerstören kann (☞ Kap. 9.3.1).

Klinik Der Sulcus intertubercularis kann zwischen Tuberculum majus und Tuberculum minus gut ertastet werden. Die erkrankte lange Bizepssehne ist hier auf Druck schmerzhaft. Forciertes Einwärtsdrehen und Rückwärtsführen des im Ellbogen gebeugten Arms (wie beim Griff in die Kreuzgegend oder in die hintere Hosentasche) sind schmerzhaft. Der Schmerz kann blitzartig einschießen und sich über den ganzen Oberarm ausbreiten. Dagegen ist das Gleiten der Sehne in der Längsrichtung des Kanals, wobei mitunter feines Reiben fühlbar ist, wenig oder gar nicht schmerzhaft.

Diagnostik Ein scharf umschriebener Schmerz im Sulcus intertubercularis kann provoziert werden, wenn der pronierte und im Ellbogengelenk rechtwinklig gebeugte Unterarm gegen Widerstand supiniert wird (☞ Kap. 15.2).

Rupturen der langen Bizepssehne kommen bei fortgeschrittener Degeneration manchmal spontan vor. Sie bleiben dann unbemerkt, da sie sich schleichend einstellen und es bereits zur festen Obliteration des distalen Teils in der Rinne und der Umgebung gekommen ist. Es resultiert kaum eine Funktionseinbuße.

Andererseits kann der Riss der vorgeschwächten Sehne bei Kraftleistungen auch plötzlich auftreten, dann verbunden mit einer typischen Retraktion des Muskelbauchs und mit kompensierbarem Leistungsverlust (☞ Abb. 15.17).

Therapie Bei der kompletten Ruptur der Sehne verschwinden die schmerzhaften Symptome meist spontan nach 6 Wochen. Ein wesentliches Funktionsdefizit verbleibt nicht, die Leistung wird vom kurzen Bizepskopf kompensiert. Eine Naht der Sehne ist wegen des meist langstreckigen Defekts nicht möglich. Bei der **Schlüssellochplastik** wird das geknotete proximale Ende der Sehne in ein Kortikalisfenster am proximalen Humerus eingehängt, um die Vorspannung des Muskels wiederherzustellen und dadurch die kosmetische und funktionelle Situation zu verbessern.

15.1.5 Degenerative Krankheiten der Schulter

Die Krankheiten der Schultersehnen gehören im weiteren Sinn auch zu den degenerativen Krankheiten. An der Schulter kommt den Sehnenkrankheiten aber eine so herausragende Bedeutung zu, dass ihnen das gesonderte Kapitel 15.1.4 gewidmet wurde.

Omarthrose

Definition Die Arthrose des glenohumeralen Gelenks wird als Omarthrose bezeichnet. Als therapiebedürftiges Krankheitsbild tritt sie im Vergleich zu den Arthrosen der großen Beingelenke relativ selten auf.

Ätiologie und Pathogenese Als „nichtgewichttragendes" Gelenk scheinen mechanische Faktoren bei der Ätiologie eine untergeordnete Rolle zu spielen, zumal Menschen mit hoher beruflicher Anforderung an das Gelenk keine signifikant erhöhte Arthroserate aufweisen. **Sekundäre Arthrosen** lassen sich auf eine veränderte Biomechanik bei Rotatorenmanschettendefekten, rezidivierende Schulterluxationen und Humeruskopffrakturen zurückführen. Sie treten auch bei Synovialkrankheiten (z. B. rheumatoide Arthritis, Chondromatose), nach abgeheilten Infektionen und bei Humeruskopfnekrosen auf.

Klinik Die Schmerzen sind unspezifisch und wenig richtungsweisend. Ruhe- und Nachtschmerzen werden ebenso wie belastungsabhängige Beschwerden angegeben und im gesamten Schultergelenk empfunden.

Sukzessive kommt es zu einer **Einschränkung der Beweglichkeit,** meist zuerst der Außenrotation (behinderter

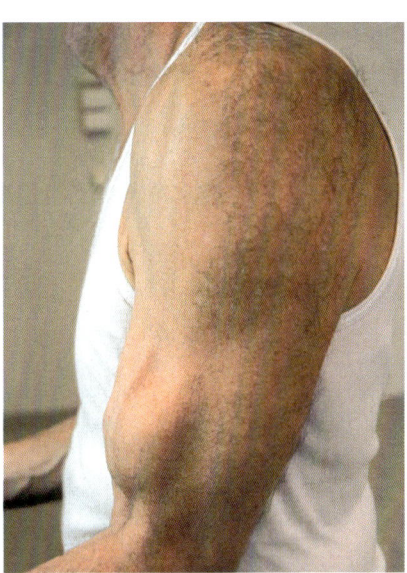

Abb. 15.17   Ruptur der langen Bizepssehne.
Der M. biceps brachii kontrahiert bei Anspannung nach distal mit einer charakteristischen Buckelbildung.

Nackengriff: Frisieren, Fönen). Der skapulohumerale Rhythmus ist gestört, indem die skapulothorakale Bewegung die eingeschränkte glenohumerale Bewegung kompensiert.

Im Gegensatz zur rheumatoiden Arthritis der Schulter ist bei der Omarthrose die Rotatorenmanschette zunächst nicht in den Krankheitsprozess involviert. Häufig kommt es erst im Spätstadium zu Einrissen und Destruktionen, so dass durch eine **Kranialisierung des Humeruskopfes** das klinische Bild verstärkt wird.

Diagnostik Die Diagnose wird durch ein Röntgenbild der Schulter ermöglicht. Gelenkspaltverschmälerung, kaudale Osteophytenbildung am Humeruskopf sowie kraniale und kaudale Osteophyten am Glenoid kennzeichnen das radiologische Bild.

Therapie Therapeutisch kommen wie bei Arthrosen anderer Lokalisation zunächst konservative Maßnahmen in Betracht (☞ Kap. 9.2): antiphlogistische Medikation, lokale Wärme, Lockerungsübungen. Die Röntgenschmerzbestrahlung ist hier relativ gut wirksam.

Der **endoprothetische Ersatz** des Glenohumeralgelenks oder auch nur des Humeruskopfes ist inzwischen ein sicheres und zuverlässiges Verfahren.

Die **Arthrodese** kommt nur noch in Ausnahmefällen zur Anwendung. Ist eine Gelenkversteifung unausweichlich, ist auf die funktionsgerechte Position zwischen Humerus und Skapula zu achten (Abduktion 20°, Flexion 30°, Innenrotation 40°), um eine gute Gebrauchsfähigkeit zu ermöglichen. Die Bewegung im Schultergürtel erfolgt dann nur noch skapulothorakal.

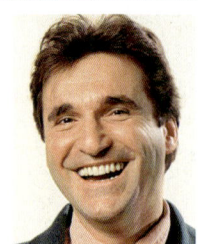

Anamnese 45-jähriger muskelkräftiger Mann mit beidseitigen, rechtsbetonten Schulterschmerzen, die vor mehreren Monaten als leichte Belastungsschmerzen begannen und jetzt auch als Ruhe- und vor allem Nachtschmerzen auftreten. Ein Trauma ist nicht erinnerlich. In der Jugend betrieb er über viele Jahre Geräteturnen (Ringe) als Leistungssport.

Untersuchung Der rechte Arm kann schmerzbedingt nicht über die Horizontale gehoben werden. Die passiven Bewegungen sind altersentsprechend normal, nur die Außenrotation ist rechts auf 20° und links auf 40° eingeschränkt. Zeichen einer akromioklavikularen Gelenkbeteiligung fehlen, keine Schmerzen in der Bizepsrinne.

Das **Röntgenbild** zeigt Abbildung 15.18. Zur Sicherung der Diagnose ist eine weitere Diagnostik nicht erforderlich, ggf. später CT zur Operationsvorbereitung.

Diagnose Omarthrose.

Therapie Akut: nichtsteroidale Antirheumatika; Kryotherapie und Krankengymnastik zur Bewegungsverbesserung. Bei persistierenden Schmerzen trotz konservativer Therapie endoprothetischer Gelenkersatz.

Arthrose des Akromioklavikulargelenks

Ätiologie Bereits im 2. Lebensjahrzehnt zeigt der Discus articularis des Schultereckgelenks degenerative Veränderungen, die in Kombination mit repetitiven Mikrotraumata oder einer Instabilität des Kapsel-Band-Apparats (veraltete akromioklavikulare Luxation als Traumafolge) zu einer Arthrose des Gelenks führen können. Auch im Zug einer Polyarthrose kann das Gelenk beteiligt sein.

Synonyma: Schultereckgelenksarthrose, AC-Gelenks-Arthrose.

Klinik Meist erkennt man eine **derbe Schwellung** bereits bei der Inspektion, oft seitengleich. Nicht immer resultieren Schmerzen. Beschwerden sind häufig schwierig von einer subakromialen Impingementsymptomatik zu unterscheiden. Im Idealfall zeigt der Patient einen **isolierten lokalen Druckschmerz** direkt über dem gut palpablen AC-Gelenk. Bei der Abduktion kommt es erst oberhalb des „vertikalen Bogens" (über 120°) zu Schmerzen. Der schmerzhafte horizontale Bogen ist charakteristisch.

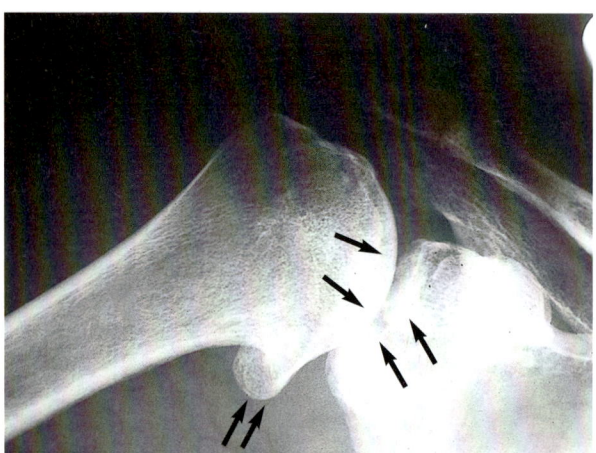

Abb. 15.18 Omarthrose. Das Röntgenbild zeigt einen großen kaudalen Osteophyten am Humeruskopf (Doppelpfeil) in omarthrosetypischer Konfiguration. Subchondrale Sklerose humeral wie glenoidal (Pfeile). Der Gelenkspalt erscheint verschmälert.

Letztlich führt eine Arthrose des Schultereckgelenks durch osteophytäre Anbauten und Einengung des Subakromialraums nicht selten zu einem subakromialen Impingementsyndrom.

Therapie Die konservative Therapie folgt den allgemeinen Richtlinien der Arthrosebehandlung. Sind die Schmerzen mit konservativen Mitteln nicht ausreichend zu lindern, kommt eine Resektion des Gelenks mit dem lateralen Klavikulaende in Frage (Akromioplastik). Besteht zusätzlich ein Hochstand der Klavikula, z.B. nach einem alten Trauma, kann das Lig. coracoacromiale nach Absetzen am Akromion zur Redressierung der Klavikula verwendet werden. Nicht selten erfolgt die operative Therapie dieser Arthrose gleichzeitig mit einer subakromialen Dekompression. Eine frische Subluxation und Luxation bedarf sofortiger operativer Versorgung zur Vermeidung von Spätfolgen (Bandnähte und temporäre Zuggurtung).

15.1.6 Schulterluxation und Schulterinstabilität

Die Schulter ist aus anatomischen Gründen in besonderem Maß von der Leistungsfähigkeit der umgebenden Weichteile abhängig. Ist die muskuläre und ligamentäre Führung des Gelenks gestört, resultieren Schulterinstabilitäten unterschiedlichen Ausmaßes. Die Einteilung der Instabilitäten in verschiedene Formen und Ausprägungen suggeriert eine klare Zuordnungsmöglichkeit. In der klinischen Praxis ist eine sichere Abgrenzung aber nicht immer möglich, die Übergänge sind fließend. Man unterscheidet pragmatisch:

■ die traumatische Schulterluxation
■ die posttraumatische Schulterinstabilität mit rezidivierender Schulterluxation
■ die habituelle Schulterinstabilität und -luxation.

Traumatische Schulterluxation

Pathogenese Stürze auf den abduzierten und außenrotierten Arm stellen den häufigsten Unfallmechanismus für die zahlenmäßig überwiegende vordere untere Schulterluxation dar (typisch: Sturz vom Pferd).

Bei der **vorderen Luxation** kommt es zu einer Dehnung oder einem Riss des Lig. glenohumerale inferius. Zusätzlich kann der vordere Anteil des Labrums beschädigt werden und von seiner knöchernen Unterlage abreißen (**Bankart-Läsion**). Der nach vorne luxierte Oberarmkopf wird mit seiner Rückfläche gegen den vorderen Glenoidrand gepresst; der Knochen wird an typischer Stelle in unterschiedlichem Ausmaß eingedrückt (**Hill-Sachs-Delle**).

Bei älteren Patienten wird die Luxation nicht selten von einer Ruptur der Rotatorenmanschette begleitet.

Dorsale Luxationen sind wesentlich seltener.

> ! Die Luxation im Glenohumeralgelenk ist die am häufigsten auftretende Gelenkluxation.

Klinik Die klinische Diagnose ist bei luxiertem Arm einfach. Der Patient hält seinen sehr schmerzhaften Arm in Adduktionsstellung. Von dorsal lässt sich ein **„leeres" Glenoid** tasten. Vor der Reposition muss neben der Plexusfunktion und der Durchblutung des Arms die **Funktion des N. axillaris** geprüft werden, der in ca. 10 % der Fälle beschädigt ist. Seine motorische Funktion (Deltamuskel) lässt sich schmerzbedingt kaum prüfen, sein autonomes sensibles Areal (5 × 5 cm) liegt lateral des Akromions.

Erscheint der Patient in bereits spontan reponiertem Zustand nach (Sub-)Luxation, weisen die typische Unfallanamnese und Sekundärschäden (Hill-Sachs-Delle, Bankart-Läsion) auf die stattgehabte Läsion hin.

Diagnostik Besteht der Verdacht einer Luxation, reicht eine konventionelle Röntgenaufnahme in zwei Ebenen aus (zweite Ebene transthorakal, ☞ Abb. 15.19). Werden begleitende Frakturen vermutet, kann eine Computertomographie indiziert sein.

Therapie Der luxierte Arm muss zur Abwendung von Sekundärschäden (z. B. N. axillaris, Hill-Sachs-Delle) zügig reponiert werden.

Beim **Repositionsmanöver nach Arlt** wird der Arm über eine gepolsterte Stuhllehne geführt und dann sukzessive mittels Traktion reponiert.

Beim **Manöver nach Kocher** wird die Luxation quasi rückwärts nachvollzogen: 1. Abduktion, 2. Außenrotation, 3. Innenrotation, 4. Adduktion. Eine Kurznarkose lässt die Reposition schonender durchführen. Das Repositionsergebnis ist im Röntgenbild darzustellen (Fraktur?), die Axillarisfunktion erneut zu prüfen.

Die anschließende Ruhigstellung des Arms im **Gilchrist-Verband** soll einerseits ausreichend lang sein, um eine bleibende ventrale Kapselschwäche mit Rezidivluxation zu verhindern, zum anderen soll eine sekundäre Schultersteife durch intraartikuläre Verwachsungen vermieden werden.

Bei jüngeren Menschen sind Labrumschäden mit schlechter spontaner Heilungstendenz häufiger als bei älteren. Deshalb erfolgt bei ihnen eine Ruhigstellung des Arms für ca. 3 Wochen. Es schließt sich eine **assistierte Krankengymnastik** unter Vermeidung der Außenrotation an, **Sportkarenz** für 3 Monate.

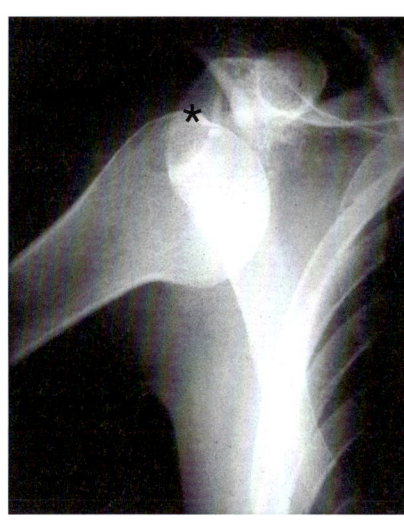

Abb. 15.19 Vordere Schulterluxation. Im Röntgenbild ist die Pfanne leer (Stern) und der Humeruskopf nach kaudal disloziert.

Bei älteren Menschen ist die Rezidivneigung geringer, die Ruhigstellung in Gilchrist-Verband kann sich auf 1–2 Wochen beschränken.

Bei jungen, sportlich aktiven Menschen empfiehlt sich schon nach der Erstluxation eine Kernspintomographie, um Schädigungen des Labrums aufzeigen. In solchen Fällen ist man in den letzten Jahren dazu übergegangen, das Labrum **arthroskopisch** oder mittels **Arthrotomie** zu refixieren. Das Verfahren lässt Rezidivluxationen und ihre negativen Folgen mit hoher Wahrscheinlichkeit verhindern.

> ! Der luxierte Arm muss schnellstens mittels des Repositionsmanövers nach Arlt oder nach Kocher reponiert werden, um Folgeschäden (N. axillaris, Hill-Sachs-Delle) abzuwenden. Bei jungen, sportlich aktiven Menschen sollten Labrumschäden sofort arthroskopisch oder per Arthrotomie korrigiert werden.

Posttraumatische Schulterinstabilität

Ätiologie Verheilt nach der Erstluxation die ventrale Gelenkkapsel nicht ausreichend stabil, kommt es zu einer posttraumatischen Instabilität und ggf. zu erneuten Luxationen. Man spricht dann von **rezidivierenden Schulterluxationen**.

Pathogenese Wegen zunehmender Ausweitung der Gelenkkapsel treten die Verrenkungen immer leichter ein, auch die Repositionen gelingen in der Regel unkomplizierter. Eine große Hill-Sachs-Delle kann ebenfalls Ursache für eine rezidivierende Luxation sein. Bei Außenrotations-Abduktions-Bewegungen tritt die Knochendelle in Kontakt mit dem ventralen Glenoid, verhakt hier und hebelt den Kopf aus der Pfanne.

Klinik Der Patient empfindet bei der posttraumatischen Instabilität Schmerzen bei der auslösenden Bewegung. Es treten **Schnappphänomene** auf. Die Belastbarkeit der

Schulter durch Arbeit und Sport kann deutlich eingeschränkt sein.

Bei Abduktion und Außenrotation im Liegen findet man einen ventralen Kapselschmerz, bei zusätzlichem Druck von hinten auf den Humeruskopf wird die Subluxation schmerzhaft empfunden, der Patient weicht weiterem Druck aus Angst vor der Luxation aus (**Apprehensionstest**).

Therapie   Die Behandlung erfolgt in aller Regel **operativ:** Rekonstruktion und Refixation des Labrums, Raffung der ventralen Gelenkkapsel (Kapselshift).

Operationen am Knochen stellen heutzutage Ausnahmen dar, z.B. Rotationsosteotomie bei großen Hill-Sachs-Defekten, Skapulahalsosteotomien zur Korrektur der Pfannenebene.

Habituelle Schulterluxation/-instabilität

Definition   Mit dem Begriff „habituell" soll die bei dieser Patientengruppe fehlende traumatische Genese unterstrichen werden. Luxationen treten bereits bei unbedachten Bewegungen auf (Wurfbewegung, Sprung ins Wasser).

Die auftretenden Druck- und Scherkräfte sind geringer als bei der traumatischen Luxation, Sekundärschäden sind geringer ausgeprägt. Neben morphologischen Auffälligkeiten (kleines, flaches oder deformiertes Glenoid, angeborene Schwäche der Gelenkkapsel, muskuläre Dysbalance) können rezidivierende Mikrotraumata für die Laxizität der Gelenkkapsel verantwortlich sein oder eine Prädisposition verstärken. Im Erwachsenenalter treten infolge häufiger Luxationen **sekundäre Omarthrosen** auf. Bevor die Entscheidung zu einer operativen Stabilisierung erfolgt, müssen Luxationsrichtung (unidirektional, multidirektional) und Kapselstabilität (Hyperlaxizität) sorgfältig geprüft werden.

Von einer **willkürlichen Schulterluxation** spricht man, wenn der (Sub-)Luxationsvorgang willentlich ausgelöst werden kann. Betroffen sind in der Regel Kinder im Schulalter oder in der Pubertät. Die willkürlichen Luxationen sind schädlich, indem sie die Laxizität weiter verstärken und Knorpelschäden an Kopf und Pfanne herbeiführen. Eine Therapie beschränkt sich auf muskelkräftigende Übungen; Sportberatung!

15.1.7 Entzündliche Krankheiten der Schulter

Rheumatoide Arthritis der Schulter

Ätiologie   50–80 % der Patienten, die an einer rheumatoiden Arthritis leiden, zeigen im Krankheitsverlauf eine Beteiligung der Schultern. Betroffen sind das Glenohumeralgelenk, der subakromiale Raum und das Akromioklavikulargelenk in unterschiedlicher Gewichtung.

Pathogenese   Die pathogenetischen Abläufe der rheumatoiden Arthritis unterscheiden sich an der Schulter nicht von denen an anderen Gelenken. Da die Schulter in besonderem Maß von der Unversehrtheit und Integrität der umgebenden Weichteilstrukturen abhängig ist, bedür-

fen die entzündlichen Veränderungen der Rotatorenmanschette und der Bizepssehne einer besonderen Aufmerksamkeit.

Klinik   Die typischen klinischen Symptome wie Morgensteifigkeit, schmerzhafte Bewegungseinschränkungen und nächtlicher Ruheschmerz können wie an anderen Gelenken vorliegen.

Die Schwellungen durch die Synovialisproliferationen können geradezu monströs werden. Betroffen sind Hauptgelenk und alle Nebengelenke. Häufig bleibt die Omarthritis aber auch **lange wenig symptomatisch,** vor allem bei langjährigem Verlauf der Krankheit unter effektiver Basistherapie. Trotz rezidivierender oder persistierender Schwellungen stehen Beschwerden im Vergleich zu anderen Gelenken oft im Hintergrund und werden vom Patienten nicht beachtet. Probleme können wegen **zunehmender Leistungsdefizite** der Rotatorenmanschette entstehen, die durch die Synovialitis und die rheumatische Bursitis zunehmend ausgedünnt und funktionsunfähig wird. Es bestehen dann alle Zeichen einer kompletten **Cuff-Ruptur.**

In anderen Fällen entwickelt sich die Symptomatik der sekundären Omarthrose mit **schmerzhafter Beweglichkeit.** Bemerkenswert ist, dass sich bei der rheumatoiden Arthritis erst spät eine Einschränkung der Außenrotation einstellt, es dominiert die **eingeschränkte Innenrotation.**

Der vorrangige **Befall des Akromioklavikulargelenks** führt zu einer eng umschriebenen Schwellung mit Druckschmerz. Ein ventraler Schulterschmerz kann auf eine Tenosynovialitis der Bizepssehne hinweisen; eine resultierende Sehnenruptur bleibt so gut wie immer schmerzfrei und ohne weitere Symptome, weil die Sehne frühzeitig im Sulcus bicipitalis verwächst.

Diagnostik   Meist ist die Diagnose des Grundleidens (☞ Kap. 9.3.1) bekannt, wenn Schulterbeschwerden auftreten. Die **Sonographie** eignet sich sehr gut, die synovialitischen Veränderungen und den Zustand der Rotatorenmanschette zu beurteilen.

Im **Röntgenbild** sind große Usuren an der Knorpel-Knochen-Grenze des Humeruskopfes typisch. Zu achten ist auf Glenoiddefekte, die sehr ausgedehnt sein können, und auf den Hochstand des Humeruskopfes mit Nearthros zum Akromion.

Kernspintomographie und Computertomographie sind besonderen Fragestellungen vorbehalten.

> ⚠ Das Schultergelenk, vorrangig das Akromioklavikulargelenk, ist bei 50–80 % der Patienten, die an einer rheumatoiden Arthritis leiden, betroffen. Probleme bereiten weniger Schmerzen, als zunehmende Leistungsdefizite der Rotatorenmanschette.

Therapie   Die systemische medikamentöse Therapie der Grunderkrankung steht an erster Stelle (☞ Kap. 9.3.1). Frühzeitig sollten mittels Physiotherapie die Muskeln gekräftigt und einer Bewegungseinschränkung vorgebeugt werden.

Lokale **Injektionen mit Kortison** sind effektiv, das glenohumerale Gelenk ist auch der **Radiosynviorthese** zugänglich.

Arthroskopische Synovektomien und **Bursektomien** kommen in den Frühstadien der Erkrankung in Frage. Isolierte Operationen am Akromioklavikulargelenk (Resektionsarthroplastik) oder an der Bizepssehne (Tenosynovialektomie) sind die Ausnahme. Schwere Verläufe bedürfen eines **endoprothetischen Gelenkersatzes.**

Bakterielle Omarthritis

Definition   Unter der Bezeichnung bakterielle Omarthritis werden die Infektionen des Schulterhauptgelenks oder der Schulternebengelenke zusammengefasst.

Pathogenese   Vorausgegangen sind meist **Punktionen** und **Arzneimittelinjektionen,** so dass neben dem glenohumeralen Gelenk und dem akromioklavikularen Gelenk vor allem auch der subakromiale Raum als primärer Infektionsort in Frage kommt. Offene Verletzungen oder Operationen sind seltener Ursache der Infektion ebenso wie eine hämatogene Bakterienaussaat, die dann meist bei Krankheiten mit reduzierter Abwehrlage, auch nach Verwendung infizierter Kanülen bei Drogenabusus, zu sehen sind (☞ Kap. 7.2.1).

Die Infektion breitet sich rasch vom subakromialen Raum über den Spalt zwischen M. supraspinatus und M. subscapularis in das Hauptgelenk aus und umgekehrt. Die relativ schlecht durchblutete Rotatorenmanschette wird dann vom Eiter umspült und ist stark von der Devitalisierung bedroht. Der weitere spontane Verlauf und das Erregerspektrum entsprechen denjenigen bei Infektionen anderer Gelenke (☞ Kap. 7.2.1).

Klinik   Gewöhnlich berichten die Patienten über einen akuten Beginn und klagen vor allem über einen Ruhe- aber auch einen Bewegungsschmerz im betroffenen Gelenk (meist Glenohumeral-, seltener Akromioklavikulargelenk). Das Gelenk kann geschwollen, überwärmt, gerötet und stark druckdolent sein. Gerade am Schultergelenk kann das Fehlen typischer klinischer Infektionszeichen aber in die Irre führen! Nach vorausgegangenen Injektionen muss gezielt gefragt werden!

Differentialdiagnose   Am ehesten kommt die Tendinosis calcarea in Frage, da sie vergleichbar schmerzhafte Zustände erzeugen kann, daneben Schulteramyotrophie im frühen Stadium, rheumatische Omarthritis, neuropathische Arthropathie (Syringomyelie).

Diagnostik   Die diagnostischen Maßnahmen entsprechen denjenigen, die bei Gelenkinfektionen an anderer Lokalisation notwendig sind: Labor, Punktion mit Zellzahl und Differentialzellbild, Röntgen, Sonographie, Kernspintomographie.

Therapie   Auch die therapeutischen Grundsätze entsprechen denjenigen der allgemeinen Pyarthrosbehandlung (☞ Kap. 7.2). Bei ungeklärtem klinischem Bild ist die antibiotische Therapie ex juvantibus falsch. Die chirurgische Infektbehandlung kann im Frühstadium arthroskopisch erfolgen, bei fortgeschrittener Destruktion wird ein offenes Débridement notwendig.

Adhäsive Kapsulitis

Definition   Als adhäsive Kapsulitis wird das eigenständige Krankheitsbild einer Schultersteife mit Einschränkung der glenohumeralen Beweglichkeit bezeichnet. Im Gegensatz zu den Schulter(teil)steifen, die sich bei längerer Schonhaltung des Gelenks nach Trauma, Infektion, Degeneration oder Operation entwickeln (sog. **sekundäre Schultersteife**), fehlen bei der adhäsiven Kapsulitis klinische, radiologische oder anamnestische Hinweise für die Krankheitsentstehung.

Synonyma: Periarthritis humeroscapularis adhaesiva, Frozen Shoulder, primäre Schultersteife.

Pathogenese   Die Ätiologie der Erkrankung ist unklar, diskutiert wird eine Dysfunktion der Fibroblasten. Die Einordnung der adhäsiven Kapsulitis in die Gruppe entzündlicher Erkrankungen ist fraglich, zumal histologisch eine Synovialitis nicht regelhaft, allenfalls in der Anfangsphase mit Ödem der Bursa subacromialis nachweisbar ist. Später stellen **fibroblastäre Proliferate** und **Strukturveränderungen des Kollagens** das einzige morphologische Korrelat der Erkrankung dar, die nicht nur zu einer Verdickung der Gelenkkapsel, sondern auch zu einer starken Restriktion des Gelenklumens und so zur Bewegungseinschränkung führen. Koinzidenzen mit Dupuytren-Kontrakturen, Schilddrüsenerkrankungen und dem Diabetes mellitus sind beschrieben.

Klinik   Die adhäsive Kapsulitis trifft bevorzugt Frauen zwischen dem 40. und 60. Lebensjahr. In einem Drittel der Fälle sind beide Schultern betroffen.

Der Spontanverlauf der adhäsiven Kapsulitis lässt sich in **drei Stadien** einteilen.

- In der initialen „freezing phase" kommt es zu einer raschen Einsteifung mit unspezifischen Schmerzen.
- In der „frozen phase" gehen die Schmerzen langsam zurück und die Einsteifung erreicht ihren Höhepunkt.
- In der abschließenden „melting phase" gehen die Schmerzen vollständig zurück und das Ausmaß der Beweglichkeit normalisiert sich wieder.

Der Krankheitsprozess zieht sich über viele Monate hin, die Phasen sind in etwa gleich lang. Regelhaft kommt es nach spätestens 24 Monaten zur Ausheilung der Erkrankung, nahezu unabhängig von einer zwischenzeitlich durchgeführten Therapie. Vereinzelt sind jedoch auch persistierende (Teil-)Steifen wie bei der sekundären Schultersteife beschrieben.

Die zwischenzeitlich eintretende Bewegungseinschränkung kann beträchtlich sein und den Gebrauch des Arms erheblich behindern. Betroffen sind vor allem die Außenrotation und die Abduktion des glenohumeralen Gelenks.

Diagnostik Labor und Standardröntgenaufnahmen zeigen bis auf eine Inaktivitätsosteopenie gegen Ende der Erkrankung keine Auffälligkeiten. Beweisend ist die **Arthrographie** mit dem nur schmalen Kontrastmittelsaum um den Humeruskopf und fehlendem Recessus axillaris. Es kommt dabei nicht zu einem Austritt von Kontrastmittel in die Bursa subacromialis.

Differentialdiagnose Die wesentliche Differentialdiagnose ist die sekundäre Schultersteife, die keine spontane Besserungstendenz zeigt und daher zügig behandelt werden sollte. Neben Rotatorenmanschettendefekten sind veraltete und verhakte Luxationen abzugrenzen, ebenso wie Omarthrosen und Omarthritiden.

Therapie Der Krankheitsverlauf kann durch kein Therapieregime nachweislich abgekürzt werden, so dass prinzipiell der **Spontanverlauf abgewartet** werden kann.

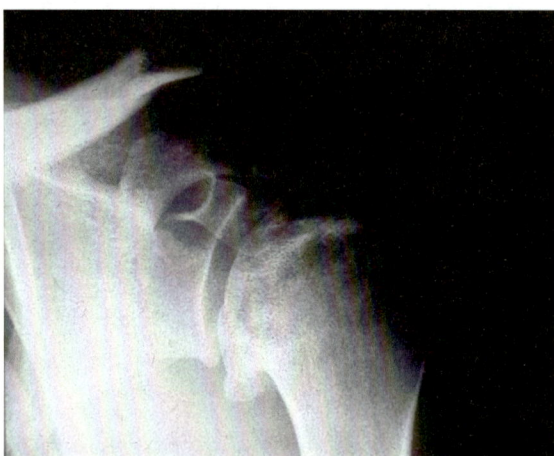

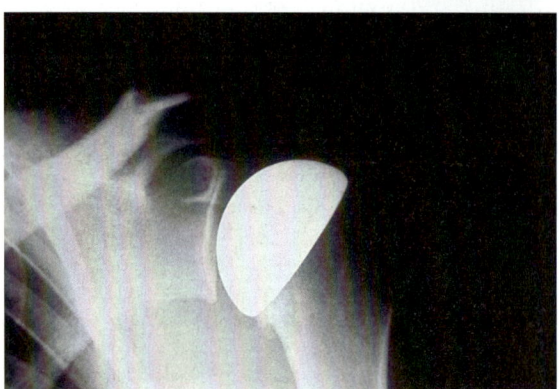

Abb. 15.20 Humeruskopfnekrose. Klinisch entwickelte sich eine schmerzhafte Bewegungseinschränkung des rechten Schultergelenks mit Blockierungen bei einem 25-jährigen Mann. Vor drei Jahren erfolgte eine hochdosierte Kortisontherapie wegen einer lymphatischen Leukämie.

a) Im Röntgenbild unregelmäßige Kontur der Kopfkalotte, Verdichtungen und Auflockerungen der subchondralen Region; großer kaudaler Osteophyt als Zeichen einer sekundären Omarthrose. Die Pfanne ist normal konturiert.

b) Oberflächenersatz des Humeruskopfes als Hemialloarthroplastik.

Die Therapie ist rein **symptomatisch** analgetisch, antiphlogistisch in Kombination mit sanft mobilisierender **Krankengymnastik** zur Erhaltung der aktuellen Beweglichkeit und Muskelkraft. Im Stadium I steht die Medikation mit nichtsteroidalen Antiphlogistika im Vordergrund, mit physiotherapeutischen Mobilisationsbehandlungen sollte erst nach Abklingen der akuten Symptomatik begonnen werden.

Neben dem lange Zeit üblichen **Brisement** der Schulter (Mobilisation in Narkose) sind hier die diagnostische Arthroskopie mit Distension der Kapsel oder gar Kapsulotomie, die therapeutische Arthrographie mit zusätzlicher Instillation von Lokalanästhetika und Kortikoiden unter hohem Druck und andere mehr oder minder invasive Verfahren zu nennen. Es kann zu vorübergehender Besserung kommen, die in Einzelfällen dem Patienten den Krankheitszeitraum leichter zu überbrücken hilft.

15.1.8 Knochennekrosen an der Schulter

Nekrose des Humeruskopfes

Definition Die Humeruskopfnekrose stellt ein Pendant zur Hüftkopfnekrose dar, sie kommt aber deutlich seltener vor.
Synonyma: Hass-Krankheit.

Pathogenese Ursächlich sind dieselben Faktoren wie bei anderen Knochennekrosen verantwortlich zu machen: Alkoholismus, Kortisonmedikation, Traumen mit mehrfacher Fragmentierung des Kopfes stellen eine ausgesprochene Disposition zur Kopfnekrose dar.

Auch die formalpathogenetischen Vorgänge unterscheiden sich nicht von aseptischen Knochennekrosen anderer Lokalisationen (☞ Kap. 9). Es sind wechselnd große Areale des Kopfes betroffen. In aller Regel kommt es im Lauf der Zeit zur zunehmenden Gelenkinkongruenz und zur sekundären Omarthrose. Dementsprechend nehmen Schmerz und Funktionseinschränkung zu.

Klinik Die frühen Stadien entgehen meist der Diagnose wegen fehlender oder geringer Beschwerden. Schmerzhafte Bewegungseinschränkung und Gelenkblockaden sind Zeichen fortgeschrittener Kalottenzerklüftung und abgelöster Knorpel-/Knochenstücke (☞ Abb. 15.20).

Stets ist nach einer Beteiligung des kontralateralen Schultergelenks, der Hüftgelenke und ggf. auch der Kniegelenke zu suchen.

Diagnostik Röntgenbild und Kernspintomogramm zeigen Veränderungen und Entwicklungen wie bei der Hüftkopfnekrose (☞ Abb. 15.20).

Differentialdiagnose Es sind vor allem Tumorkrankheiten wie osteoblastische Metastasen, Enchondrom, Chondroblastom (in jungem Alter) und der Knocheninfarkt abzugrenzen.

Therapie Konservative Maßnahmen in Form von milder Wärme, Krankengymnastik zum Bewegungserhalt, topischen und systemischen Antiphlogistika sind nur von symptomatischem Effekt.

In Frühstadien kann man von einer Anbohrung ähnlich gute Effekte erwarten wie bei der Hüftkopfnekrose. Bei der Alloarthroplastik kann man sich meist auf den Ersatz des humeralen Gelenkpartners beschränken (Hemiarthroplastik, Abb. 15.20).

Aufgrund guter Langzeitergebnisse sollte man mit dem **endoprothetischen Gelenkersatz** nicht warten, bis das Bild von einer einsteifenden Sekundärarthrose geprägt wird. Die Arthrodese ist nur in Ausnahmefällen indiziert, und sie ist wegen des wenig reaktionsfähigen Knochengewebes mit einem erhöhten Risiko zur Pseudarthrose behaftet.

> Die Humeruskopfnekrose ist eine seltene Erkrankung. Daher müssen differentialdiagnostisch vor allem Tumorkrankheiten wie osteoblastische Metastasen, Enchondrom, Chondroblastom (in jungem Alter) und der Knocheninfarkt ausgeschlossen werden. Außerdem sollte stets eine mögliche Beteiligung des kontralateralen Schultergelenks, der Hüftgelenke und ggf. auch der Kniegelenke überprüft werden.

15.1.9 Neurogene Erkrankungen der Schulter

Engpasssyndrom des N. suprascapularis

Definition Der N. suprascapularis kann durch eine Enge in der Incisura scapulae, durch Luxationsereignisse oder als Frakturfolge bedrängt werden.

Klinik Durch den Ausfall von M. supraspinatus und infraspinatus sind aktive **Abduktion und Außenrotation abgeschwächt.** Es fällt schwer, die Hand an den Hinterkopf zu bringen. Inspektorisch und palpatorisch kann eine Atrophie der Muskeln festgestellt werden. Es kann ein lokaler Druckschmerz auslösbar sein. Spontane Schmerzen werden am Oberrand und auch in der hinteren Gegend der Skapula als dumpf empfunden.

Therapie Bei einem Engpass in der Incisura scapulae durch das Lig. transversum scapulae kann eine Dekompression mit Resektion des Ligaments durchgeführt werden.

Neuralgische Schulteramyotrophie

Klinik Charakteristisch ist ein **intensiver reißender Schmerz** in der Schulterregion. Er beginnt nicht selten über Nacht und hält einige Tage an. Mit abklingender Schmerzsymptomatik fallen **Muskelschwächen** und **Muskelatrophien** der Schulter-Oberarm-Region in ganz unterschiedlichen Befallsmustern auf, z. B. des M. supra- und infraspinatus, des M. deltoideus, der Scapula alata, auch Zwerchfelllähmung.

Durch eine **Plexusneuritis** sind unterschiedliche Nerven des Plexus cervicalis betroffen.

Die Atrophien bilden sich meist innerhalb mehrerer Monate zurück.

Anamnestisch geht häufig ein unspezifischer Infekt voraus.

Diagnostik In der **Elektromyographie** lassen sich neurogene Veränderungen in den betroffenen Muskeln nachweisen, so gelingt die Differenzierung von arthrogenen Affektionen und schmerzbedingten Inaktivitätsatrophien.

Die Kenntnis des Krankheitsbilds ist wichtig für die Differentialdiagnose des akuten Schulterschmerzes.

Therapie Aufgrund der guten Prognose ist eine spezifische Therapie nicht notwendig. In der Frühphase werden hochdosierte Kortisongaben empfohlen. Aktive Bewegungsübungen sollen eine sekundäre Schultersteife verhindern.

Scapula alata

Definition Die Scapula alata ist gekennzeichnet durch ein flügelartiges Abstehen des medialen Skapularands.

Pathogenese Eine Läsion des N. thoracicus longus führt zur Parese des M. serratus anterior und damit zu einer ungenügenden Fixation der Skapula am Thorax, der mediale Skapularand steht flügelartig ab. Der Nerv wird in seinem Verlauf zwischen Klavikula und Thoraxwand durch Kompression leicht geschädigt, z.B. beim Tragen eines schweren Rucksacks (Rucksacklähmung), auch im Schlaf oder bei operativen Eingriffen. Häufig ist eine Ursache nicht nachweisbar.

Klinik Besonders deutlich tritt die flügelartige Abhebung zutage beim Liegestütz oder beim Abstützen der ausgestreckten Arme an der Wand. Der mediale Skapularand steht im Vergleich zur Gegenseite näher zur Dornfortsatzreihe gerückt. Schmerzen bestehen nicht, die Kraft in der seitlichen Armhebung ist gemindert. Der skapulohumerale Rhythmus ist gestört.

Therapie Die Tendenz zur **spontanen Ausheilung** ist sehr groß, so dass es meist gerechtfertigt ist, unter klinischer Kontrolle abzuwarten. Die Ausheilung dauert mehrere Monate. Zur Behandlung kann eine Serratusbandage verwendet werden, deren Pelotte die Skapula in Korrekturposition auf den Thorax drückt. Verbleibende Funktionsausfälle werden verhältnismäßig gut toleriert.

Differentialdiagnose Schwächen des M. serratus anterior können auch bei Myopathien und im Zug der Schulteramyotrophie auftreten. Rhomboideuslähmung und Trapeziuslähmung können der Serratuslähmung klinisch ähnlich sehen. Das Abstehen des Schulterblatts kann auch durch eine Dyostosis cleidocranialis und durch große kartilaginäre Exostosen bedingt sein.

Engpasssyndrome der oberen Thoraxapertur

Ätiologie   **Brachialgien** können durch **Einklemmung der Plexusstränge und/oder der großen Gefäße** in einer der physiologischen Passageengstellen im Schultergürtelbereich zustande kommen. Neben Schmerzen resultieren neurologische Defizite, aber auch Beeinträchtigungen der arteriellen und der venösen Blutversorgung.

Synonyme: Thoracic-Outlet-Syndrom, Skalenussyndrom, kostoklavikuläre Stenose.

Pathogenese   Die drei physiologischen Passageengstellen im Schultergürtelbereich sind:
- die Skalenuslücke
- die Kreuzung zwischen 1. Rippe und Klavikula
- die Kreuzung unter dem Pectoralis-minor-Ansatz am Korakoid.

Halsrippen können dabei beteiligt sein, spielen aber wohl nur dann eine Rolle, wenn sie eine bestimmte Länge erreichen und – wie dann meist – mit der 1. Rippe verbunden sind. Häufigste Ursachen für solche klinisch relevanten Stenosesymptome sind anatomische Variationen der Mm. scaleni und der 1. Rippe oder im Verlauf der A. subclavia und der Vertebralisabgänge. Gelegentlich sind es auch einmal Folgen deform geheilter Rippen- und Schlüsselbeinfrakturen.

Klinik   Schmerzen treten gewöhnlich anfallsartig auf, sind meist streng haltungs- und bewegungsabhängig und werden je nach dem betroffenen Plexusanteil in die Schulter, in den Arm, speziell in den ulnaren Unterarm- und Handbereich, oder zur vorderen Brustwand hin projiziert. Gleichzeitig oder auch allein gibt es Klagen über indifferente Schwere- und Schwächegefühle in der Hand.

Schmerzen bei herabhängendem Arm und beim Lastentragen sind für die Skalenus- und kostoklavikuläre Stenose typisch.

Schmerzen bei abduziertem und außenrotiertem Arm sprechen eher für Einklemmung der Gebilde zwischen dem angespannten Pectoralis minor und den darunter liegenden Rippen.

Diagnostik   Diagnostisch sind **Provokationstests** von besonderer Bedeutung:
- Bei gleichzeitiger Neigung der Halswirbelsäule zur Gegenseite und Zug am betroffenen Arm in Pronation nach hinten werden die Engstellen im Plexus- und Gefäßverlauf (Skalenuslücke, kostoklavikuläre Passage) noch mehr verengt, und man kann gelegentlich Kompressionserscheinungen mit Parästhesien an Hand und Unterarm, Schmerzempfindung bis zu den Fingern und auch eine Abschwächung des Radialispulses auslösen.
- Ein ähnlicher Provokationstest ergibt sich durch Außendrehung und Reklination des angehobenen Arms bei einer Passageenge unter dem Pectoralis minor (Hyperabduktionssyndrom).

Gelegentlich können Stenosegeräusche auskultiert und phonographisch erfasst oder Differenzen der Pulswelle festgestellt werden.

Im **Angiogramm** des Aortenbogens ergeben sich an den Stenosestellen manchmal eindrucksvolle Befunde. Andere technische Hilfsmittel zur Diagnosesicherung sind die **Sonographie** und das **Elektromyogramm (EMG)**.

Differentialdiagnose   Vor allem ist an zervikale Bandscheibenprozesse mit begleitenden Wurzelsymptomen zu denken und an schmerzhafte Schulterkrankheiten wie die Tendinosis calcarea und die Schulteramyotrophie.

Therapie   Beseitigung der Passagebehinderung durch Skalenotomie, Resektion einer Halsrippe oder eines Teils der 1. Rippe.

15.2 Ellenbogen

15.2.1 Topographie und Biomechanik des Ellenbogens

Dem Ellenbogen kommt insofern eine Schlüsselstellung zu, als er an der Positionierung der Hand wesentlich beteiligt ist. Bei einer Versteifung in Rechtwinkelstellung kann das Gesicht nicht mehr erreicht werden, auch ist selbstständiges Essen nicht mehr möglich, der Arm wird funktionell zu kurz (Schnürsenkelbinden ist nicht mehr möglich). Versteifungen in anderen Winkelgraden und partielle Bewegungseinschränkungen haben vergleichbare Konsequenzen.

Für eine ausreichende Funktion des Gelenks ist eine Beweglichkeit von 0–30–120° notwendig.

Am Aufbau des Ellenbogengelenks (☞ Abb. 15.21 und 15.22) sind beteiligt:
- das Humeroulnargelenk
- das Humeroradialgelenk
- das proximale Radioulnargelenk.

Die drei Gelenke sind innerhalb einer relativ engen Gelenkkapsel zusammengefasst. Die stabilisierenden Bandstrukturen (Lig. collaterale radiale und ulnare) sind fest mit der Kapsel verbunden.

Das Humeroulnargelenk kann vereinfacht als knöchern geführtes Scharniergelenk verstanden werden, das die Beugung und Streckung des Ellenbogens ermöglicht. Da das Radiusköpfchen über das Lig. anulare radii mit der Ulna verbunden ist, kann das Humeroradialgelenk als eigentliches Kugelgelenk seine theoretischen Freiheitsgrade nicht ausspielen, sondern nimmt gemeinsam mit der Ulna an der Beugung und Streckung des Ellenbogens bzw. an den Umwendbewegungen des Unterarms im Sinn von Rotationsbewegungen teil.

Die Bewegungen im proximalen Radioulnargelenk können funktionell nur unter Berücksichtigung des distalen Radioulnargelenks erfolgen, da die Bewegungen durch die Membrana interossea gekoppelt sind. Gemeinsam erlauben sie die Pro- und Supination des Unterarms.

15.2.2 Klinische Untersuchung des Ellenbogens

Die unterschiedlichen Erkrankungen des Ellenbogens können dem Ungeübten aufgrund der eng beisammen liegenden vulnerablen Strukturen differentialdiagnostisch

Schwierigkeiten bereiten. Hinzu kommen Beschwerden, für die der Ellenbogen das „Projektionsgebiet" darstellt, wie z.B. HWS- und Schulterkrankheiten.

Inspektion   Die Inspektion gibt erste wichtige Informationen. Die Haltung des Arms in betonter Beugestellung, Störungen des Bewegungsrhythmus bei der Nutzung des Arms (z.B. Entkleiden) können richtungsweisend sein.

Eine **Gelenkschwellung** ist am besten in der Ansicht von **dorsal** erkennbar, die durch verstrichene Konturen seitlich des Olekranons auffallen kann.

In der Ansicht von **ventral** erfolgt die **Beurteilung der Armachse** am ausgestreckten Arm, die insbesondere Seitendifferenzen erfassen sollte.

Palpation   Durch die Palpation des Ellenbogens werden Epicondylus medialis und lateralis mit den Aponeurosen der Unterarmstrecker und -beuger systematisch ertastet. Rheumaknoten können streckseitig palpiert werden.

Der **N. ulnaris** wird im Seitenvergleich im Sulcus nervi ulnaris auf Druckempfindlichkeit geprüft.

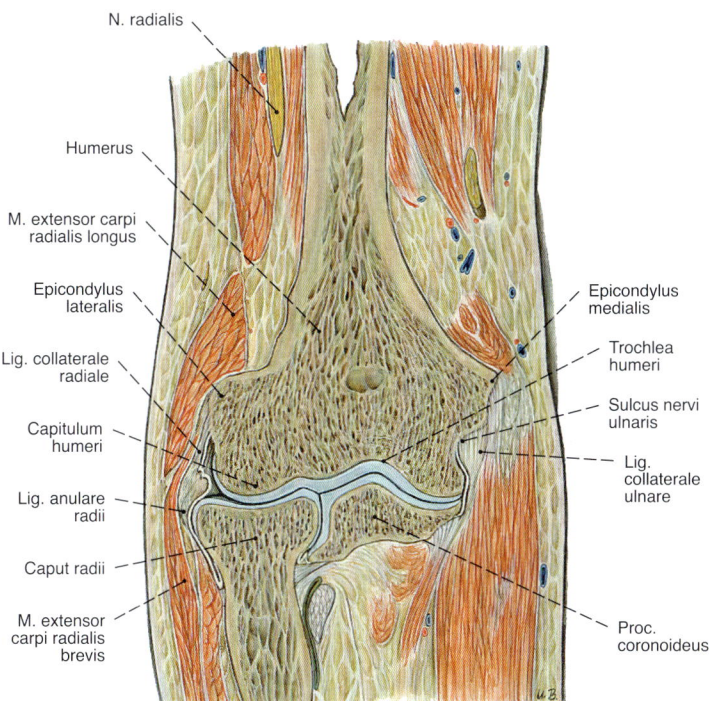

Abb. 15.21 Anatomie des Ellenbogens. Frontalschnitt durch einen rechten Ellenbogen. Humeroulnargelenk, Humeroradialgelenk und proximales Radioulnargelenk bilden zusammen das Ellenbogengelenk. [1]

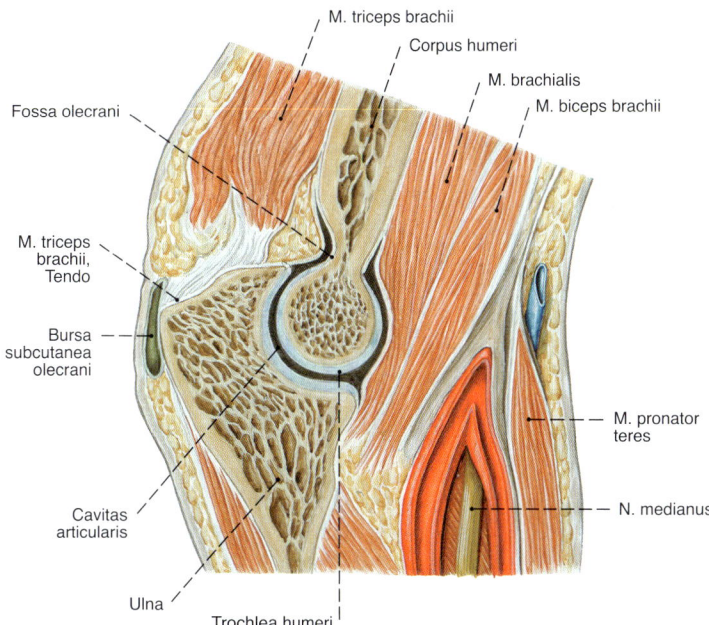

Abb. 15.22 Sagittalschnitt durch den linken Ellenbogen. Humeroulnargelenk, Humeroradialgelenk und proximales Radioulnargelenk bilden zusammen das Ellenbogengelenk. [1]

Die **Rotation des Radiusköpfchens** kann direkt unter der Haut ertastet werden, an dieser Stelle ist eine synovitische Schwellung oder ein Gelenkerguss sehr gut beurteilbar (Seitenvergleich!).

Bewegungsprüfung   Im Rahmen der Bewegungsprüfung (☞ Abb. 2.3) des Ellenbogens lassen sich Flexion/Extension und Pronation/Supination getrennt prüfen. Ausweichbewegungen im Schultergelenk muss man verhindern.

Zur **Funktionsprüfung** gehören vor allem:
- Prüfung der Gelenkstabilität
- Prüfung der Engpasssyndrome
- Prüfung der Epikondylitiszeichen.

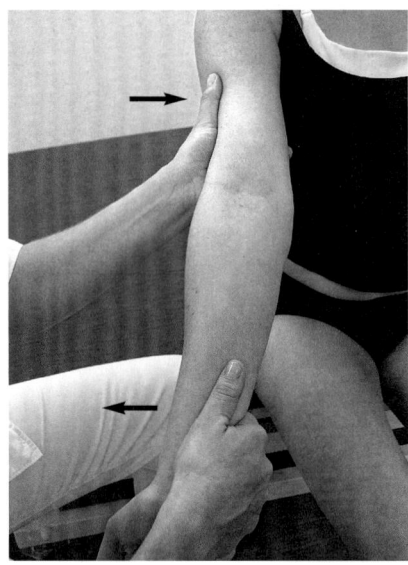

Abb. 15.23   Valgus-Stress-Test. Prüfung des medialen Kollateralbands. Schwarzer Pfeil bezeichnet die Bewegungsrichtung des Untersuchers.

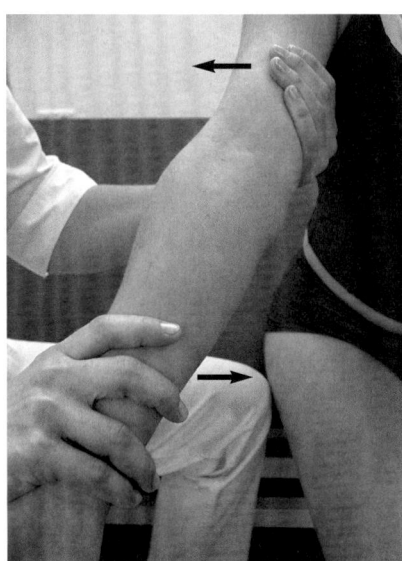

Abb. 15.24   Varus-Stress-Test. Prüfung des lateralen Kollateralbands. Schwarzer Pfeil bezeichnet die Bewegungsrichtung des Untersuchers.

Die **Gelenkstabilität** des Ellenbogens kann z. B. durch eine Verletzung eines Kollateralbands beeinträchtigt sein, aber auch durch knöcherne Defizite.

Varus-Valgus-Stress-Test: Am ausgestreckten Arm des Patienten fixiert der Untersucher den Oberarm von medial und versucht, den Unterarm zu adduzieren (Varustest, ☞ Abb. 15.23), fixiert den Oberarm von lateral und abduziert den Unterarm (Valgustest, ☞ Abb. 15.24). Wenn Ausweichbewegungen in der Schulter nicht sicher vermieden werden können, prüfe man das Innenband in maximaler Außenrotation der Schulter bzw. das Außenband in maximaler Innenrotation der Schulter.

Engpasssyndrome betreffen ganz überwiegend den N. ulnaris, seltener den R. profundus nervi radialis.

Tinel-Test: Der Untersucher fasst von hinten den rechtwinklig gebeugten Arm und beklopft den N. ulnaris im Seitenvergleich. Bewertet werden seitendifferente Schmerzangaben bzw. Dysästhesien an der ulnaren Handkante. Auch Palpationsdruck im Verlauf der Ulnarisrinne über mehrere Sekunden kann Kribbelparästhesien auslösen (☞ Abb. 15.25).

Supinatorkompressionstest: Der Untersucher palpiert am rechtwinklig gebeugten Arm des Patienten den Spalt radial des M. ext. carpi radialis bei Widerstand gegen Pro- und Supination.

Die **Epikondylitiszeichen** provozieren durch Widerstandsprüfungen die Ursprungsregion der Unterarmbeuger bzw. -strecker.

Chair-Test: Der Patient soll in Pronationsstellung des Unterarms beispielsweise einen Stuhl an der Lehne anheben (= Provokation des lat. Epikondylus).

Cozen-Prüfung: Der Patient schließt die Hand zur Faust und extendiert die Hand in Pronationsstellung, der Untersucher übt Widerstand gegen die Extensionsrichtung aus (Provokation der Muskeln des lat. Epikondylus).

Umgekehrte Cozen-Prüfung: Der Patient schließt die Hand ebenfalls zur Faust und flektiert die Hand in Supinationsstellung, der Untersucher übt Widerstand gegen die Flexionsrichtung aus (Provokation der Muskeln des medialen Epikondylus, ☞ Abb. 15.26).

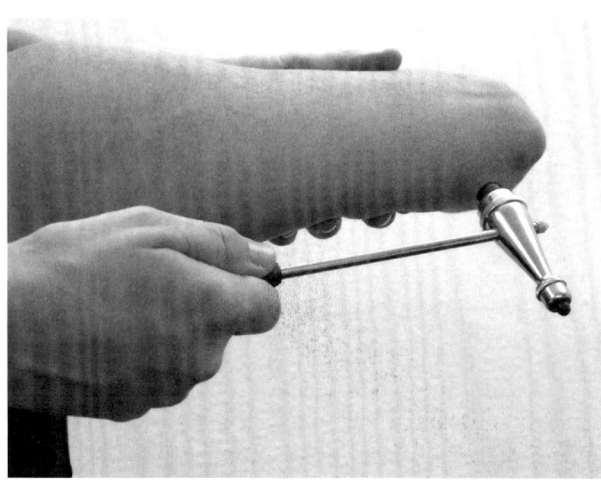

Abb. 15.25   Tinel-Test. Provokation des N. ulnaris im Sulcus ulnaris.

15.2.3 Fehlanlagen und Fehlentwicklungen des Ellenbogens

Cubitus varus/valgus

Definition Der vollständig gestreckte Ellenbogen zeigt in Supinationsstellung eine physiologische Valgusstellung von 10–20°. Abweichungen werden als Cubitus valgus oder Cubitus varus bezeichnet.

Pathogenese Angeborene einseitige Achsabweichungen sind selten. Auch bei Skelettdysplasien treten Achsabweichungen selten auf. Weitaus häufiger kommt es im Rahmen posttraumatischer Wachstumsbeeinflussung zu einer Achsdeformität (☞ Abb. 15.27). Man beobachtet hin und wieder eine symmetrische betonte Valgität, die keinen Krankheitswert besitzt.

Klinik Schmerzen werden nur angegeben, wenn sich sekundäre Schäden, z.B. in Form einer Kubitalarthrose, einstellen. Neben einer kosmetisch störenden Asymmetrie kann es zu Bewegungseinschränkungen kommen.

Therapie Größere Achsabweichungen können sowohl zur Vermeidung von Sekundärschäden (Arthrose, Nervenschädigung des N. ulnaris) als auch aus kosmetischen Gründen durch eine suprakondyläre **Umstellungsosteotomie** korrigiert werden. Die Indikationen werden zurückhaltend gestellt.

Radioulnare Synostose

Definition Als radioulnare Synostosen werden knöcherne Verbindungen zwischen Radius und Ulna bezeichnet.

Pathogenese Ursächlich können die kompletten und partiellen Synostosen auf Anlagestörungen, Traumafolgen oder eine Myositis ossificans zurückgeführt werden.

Bei der kongenitalen Variante besteht bereits bei Geburt eine zunächst noch knorpelige Verbindung zwischen Radius und Ulna, die im Lauf der ersten 12. Lebensmonate knöchern durchbaut wird. Bei gelenknahen Frakturen kann es durch die Kallusbildung zur knöchernen, knorpeligen oder narbigen Verbindung der Röhrenknochen kommen.

Klinik Die Drehbewegung ist gewöhnlich in Pronationsstellung blockiert. Die funktionelle Einschränkung bei den Umwendbewegungen des Unterarms ist klinisch das führende Symptom, Schmerzen werden selten angegeben.

Therapie Bei den kongenitalen Synostosen wird die Operationsindikation zurückhaltend gestellt.

Die chirurgische Entfernung der Synostose zur Verbesserung der Umwendbewegungen ist möglich, die Ergebnisse sind aber häufig durch Rezidive getrübt. Alternativ kann durch eine Drehosteotomie die Hand in eine bessere Funktionsstellung gebracht werden, ohne dass damit die Umwendbewegungen wiederhergestellt wären.

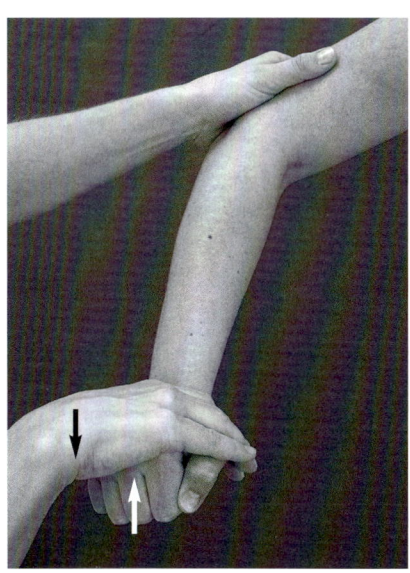

Abb. 15.26 Cozen-Test. Isometrischer Stresstest bei Epicondylitis lateralis humeri. Schwarzer Pfeil bezeichnet die Bewegungsrichtung des Untersuchers, weißer Pfeil die Widerstandsrichtung des Patienten.

Bei posttraumatischen Synostosen sind die operativen Ergebnisse insgesamt besser. Zu beachten ist jeweils die begleitende Verkürzung der gesamten Membrana interossea.

Kongenitale Radiusköpfchenluxation

Pathogenese Auch die Verrenkung des Radiusköpfchens kann angeboren oder erworben (traumatisch) vorkommen.

Die **kongenitale** Form ist häufig mit anderen Fehlbildungen kombiniert. Das nichtretinierte proximale Radius-

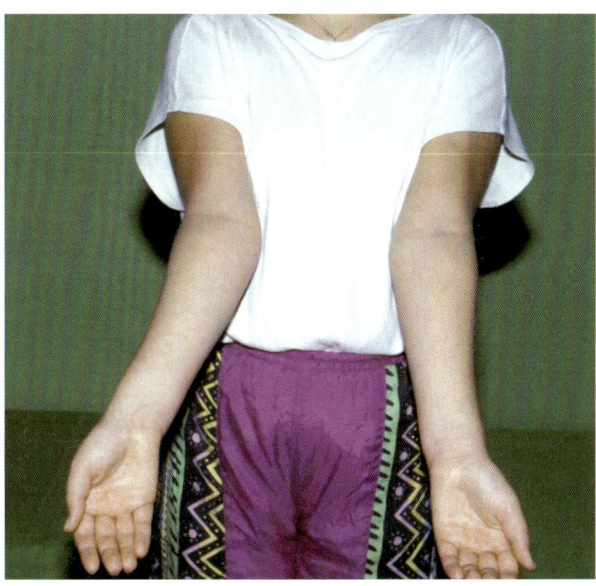

Abb. 15.27 Cubitus valgus. Symmetrische betonte Valgität der Ellenbogen bei einem 12-Jährigen; klinisch leichte Überstreckbarkeit, keine Beschwerden.

ende wächst schneller; Formveränderung des Köpfchens und Verlängerung gegenüber der Ulna sind wichtige differentialdiagnostische Kriterien gegenüber traumatischer Luxation. Entsprechende Funktioneinschränkung für Drehung, eventuell auch für Beugung und Streckung. Die Wachstumsstörung führt bei Kindern zum **Cubitus valgus.**

Therapie Beim Kleinkind können eine geschlossene Reposition und Ringbandplastik erfolgreich sein. Hingegen ist eine Radiusköpfchenresektion vor Abschluss des Wachstums kontraindiziert, da sonst ein weiterer Schiefwuchs zu erwarten ist.

Bei hochgradiger behindernder Valgusfehlstellung kommt eine suprakondyläre Umstellungsosteotomie in Betracht.

15.2.4 Degenerative Erkrankungen des Ellenbogens

Arthrose des Ellenbogens

Ätiologie Das Ellenbogengelenk ist von primären (spontanen) Arthrosen nur selten betroffen; wesentlich häufiger sind die Sekundärarthrosen.

Synonyma: Kubitalarthrose.

Pathogenese Knochenbrüche mit Beteiligung der Gelenkfläche, evtl. in Verbindung mit Weichteilschäden (Kapsel-, Bandausrisse), Knorpelläsionen und posttraumatischen Fehlstellungen können zu einer Sekundärarthrose führen. Auch bei langjähriger einschlägiger schwerer Beanspruchung im Beruf (z.B. Pressluftwerkzeuge) oder Sport werden vermehrt Arthrosen des Ellenbogens beobachtet.

Klinik Unspezifische, bewegungsabhängige Schmerzen mit Bewegungseinschränkung charakterisieren die Kubitalarthrose. Begleitend kommt es besonders am Ellenbogen nach Traumen zu starken Kontrakturen der Gelenkkapsel.

Therapie Im Vordergrund stehen die **konservativen Therapieverfahren.** Besteht eine Gelenkkontraktur, kann eine **Arthrolyse** angestrebt werden, wenn der verbleibende Bewegungsspielraum für die Alltagsfunktion unzureichend ist. Aufgrund der hohen Rezidivrate muss die Indikation sorgfältig abgewogen werden.

Dem **endoprothetischen Gelenkersatz** kommt in den letzten Jahren wegen verbesserter Implantate größere Bedeutung zu; dennoch sind gerade bei posttraumatischen Arthrosen die Komplikations- und Lockerungsraten im Vergleich zu Endoprothesen an anderen Gelenken relativ hoch.

Die **Arthrodese** führt zu einer schweren Einschränkung der Armfunktion, ausnahmsweise kann sich eine Indikation z.B. bei langwieriger Infektion des Gelenks ergeben.

Epicondylitis humeri radialis/ulnaris

Definition Die Epicondylitis humeri stellt einen tendopathischen Reizzustand im Bereich eines Epicondylus humeri, meist des radialen, seltener des ulnaren, dar.

Synonyma: Tennis- bzw. Golferarm.

Pathogenese Die Epikondylitis wird zu den **Insertionstendopathien** (☞ Kap. 11) gerechnet, deren Entstehung man auf chronische Abnutzungs- und Irritationsvorgänge in exponierten Sehnenansatzzonen zurückführt. Zur klinischen Manifestation bedarf es aber zusätzlich anhaltender oder einmaliger sehr starker Überlastung (im Beruf, z.B. Stenotypistinnen, oder beim Sport, vor allem bei Tennisspielern: radialer „Tennisellenbogen" oder bei Golfspielern: ulnarer „Golferellenbogen") oder eines stumpfen Traumas (Stoß gegen den Ellenbogen).

Andererseits tritt die Erkrankung aber auch linksseitig bei Rechtshändern und ohne funktionellen Zusammenhang auf. Neurotrophische Regulationsstörungen im Zusammenhang mit einem Zervikalsyndrom werden seit langem diskutiert, sind aber bis heute umstritten.

Klinik Die Patienten geben Schmerzen in der Gegend des Epikondylus an, die meist nach einer lokalen Überanstrengung (Tennisspiel, Gartenarbeit) auftreten, zum Unterarm in den Bereich der Streckmuskeln (bei Epicondylitis radialis) oder Beugemuskeln (bei Epicondylitis ulnaris) ausstrahlen und sich bei Anspannung dieser Muskeln verschlimmern. Im Bereich des Epikondylus besteht gelegentlich eine Schwellung. Bei der klinischen Funktionsprüfung stehen Druck- und Zerrungsschmerzen im Vordergrund (☞ Kap. 15.2.2).

Diagnostik Die klinische Untersuchung muss wichtige Differentialdiagnosen berücksichtigen. Der distale Oberarm und das Ellengelenk sind Gebiete für Schmerzprojektionen bei Krankheiten der HWS und der Schulter. Beschwerden aus dem humeroradialen Gelenk sowie neurogene Engpasssyndrome (Radialisäste) müssen ausgeschlossen werden. Das Röntgenbild ist in der Regel unauffällig.

Therapie Unbehandelt kann die Epikondylitis nach mehrwöchigem bis mehrmonatigem Verlauf zu einer **spontanen, vollständigen Remission** der Schmerzen führen.

In allen Fällen einer Epikondylitis wird man zunächst konservative Maßnahmen ergreifen. Die auslösende Noxe muss konsequent vermieden werden. Physiotherapeutische Maßnahmen (Krankengymnastik, Kryotherapie, Friktionsmassagen) stehen im Vordergrund und können von topischen Antiphlogistika, lokalen Infiltrationen, Bandagen und einer temporären Ruhigstellung flankiert werden.

Ob eine extrakorporale Stoßwellenbehandlung therapeutischen Nutzen erbringt, steht noch nicht sicher fest. Neuere Therapieansätze werden im Rahmen klinischer Studien mit Botulinumtoxin verfolgt.

Nur bei Versagen konservativer Maßnahmen kommen **operative Verfahren** in Betracht: die Einkerbung bzw. zirkuläre Ablösung der Sehnenansätze und die Denervation des Epikondylus.

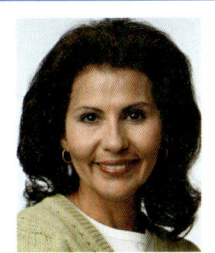

Anamnese Eine 35-jährige Sekretärin stellt sich mit Schmerzen im rechten Ellenbogen, die seit zwei Monaten bestehen, in der Sprechstunde vor. Ein Trauma ist nicht bekannt. Das Tragen und Heben mit dem rechten Arm sei schmerzhaft eingeschränkt, Freizeitsport wie Squash sei zur Zeit nicht möglich. Auch die Arbeit am PC bereite Probleme.

Klinische Untersuchung Die Ellenbogensilhouette zeigt sich unauffällig. Es besteht eine erhebliche Druckschmerzhaftigkeit über dem Epikondylus lateralis. Die Dorsalextension im Handgelenk gegen Widerstand führt zur Schmerzprovokation, das Heben eines Stuhls mit dem rechten Arm ist nicht möglich. Die periphere Sensibilität ist ungestört.

Diagnostik Das Röntgenbild des rechten Ellenbogens in 2 Ebenen ist unauffällig.

Diagnose Epicondylitis humeri radialis („Tennisellenbogen").

Therapie Akut: nichtsteroidale Antirheumatika. Anschließend lokale Kryotherapie, Friktionsmassagen, Krankengymnastik.

15.2.5 Entzündliche Erkrankungen des Ellenbogens

Bursitis olecrani

Pathogenese Die Entzündung der Bursa olecrani über der Streckseite des Ellenbogens kann als aseptische oder als bakterielle Entzündung vorliegen. Zu einer **aseptischen Entzündung** kann es infolge chronischer mechanischer Druckeinwirkung oder auch eines einmaligen kräftigen Schlags kommen.

Stichverletzungen, Injektionen, aber auch Mikroläsionen können durch das Eindringen von Bakterien zu einer primären oder sekundären **bakteriellen Infektion** führen.

Klinik Die Weichteilkonturen sind geprägt von der prall-elastisch gefüllten Bursa (☞ Abb. 15.28) und fluktuierender Schwellung. Die Palpation wird meist als unangenehm, weniger als schmerzhaft empfunden. Prononcierte Schmerzen, starke Rötung, verstrichene Konturen sprechen für eine Infektion.

Im chronischen Stadium besteht eine leichte Schwellung mit tastbaren umschriebenen Verhärtungen.

Diagnostik Bei dem geringsten Verdacht auf ein bakterielles Geschehen erfolgt eine Punktion der Bursa unter sterilen Kautelen. Das Punktat wird mikroskopisch und kulturell untersucht. **Differentialdiagnostisch** ist an Rheumaknoten zu denken, die in ihrer Konsistenz deutlich derber sind.

Therapie Bei **aseptischer Entzündung** kommen, neben strikter Vermeidung weiterer mechanischer Expositionen, Kälteanwendungen und systemische wie topische Antiphlogistika zur Anwendung.

Bei **bakteriellem Infekt** empfiehlt sich die unverzügliche Bursektomie, um eine Ausbreitung des Infekts, z.B. in die Gelenkhöhle, zu vermeiden. Gleichzeitig ist die adäquate systemische Antibiose und Ruhigstellung des Gelenks erforderlich.

Auch **chronische aseptische Bursitiden** stellen eine Indikation zur operativen Bursektomie dar.

15.2.6 Knochennekrosen am Ellenbogen

M. Panner und M. Hegemann

Definition Als M. Panner bezeichnet man eine selten vorkommende aseptische Nekrose an der Humerusgelenkrolle (Capitulum humeri), die entsprechenden, aber selteneren Veränderungen am Radiusköpfchen oder im Bereich der Trochlea humeri werden als M. Hegemann bezeichnet.

Betroffen sind nur Schulkinder und Jugendliche.

Pathogenese Die formalpathogenetischen Veränderungen unterscheiden sich nicht von aseptischen Knochennekrosen anderer Lokalisationen (☞ Kap. 6.1).

Therapie Der Spontanverlauf zeigt in der Regel funktionell und röntgenologisch eine Wiederherstellung der Gelenkkontur, so dass keine besondere Therapie indiziert ist. Freie Gelenkkörper oder Verformungen der Gelenkoberfläche stellen Operationsindikationen dar.

Im Erwachsenenalter hat sich die Therapie auf evtl. Folgezustände auszurichten: Entfernung freier Gelenkkörper, Therapie einer sekundären Kubitalarthrose.

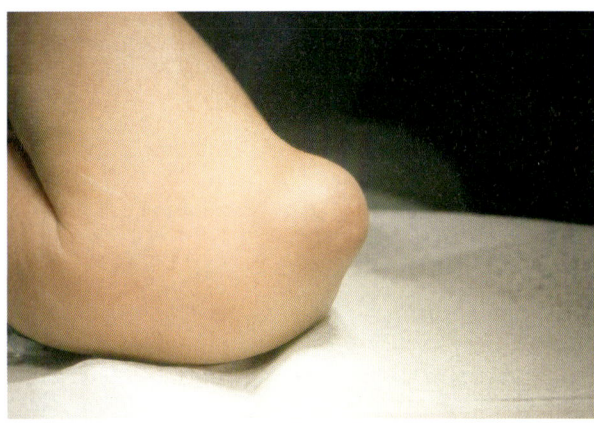

Abb. 15.28 Bursitis olecrani. Man erkennt eine eng umschriebene prall-elastische Schwellung über dem Olekranon ohne entzündliche Umgebungsreaktion.

15.2.7 Neurogene Erkrankungen des Ellenbogens

Ulnarisrinnensyndrom

Ätiologie Eine Druckschädigung des **Nervus ulnaris** in seiner Knochenrinne am Epicondylus medialis des Humerus ist infolge Druckläsion (Lagerungsschaden!), Proliferation der Gelenksynovialis (rheumatoide Arthritis) und Weichteilinduration oder Kallusbildung möglich.

Klinik Klinisch sind zunächst intermittierend auftretende, durch starke Gelenkbeugung und lokalen Druck **provozierbare Hypästhesien** an der ulnaren Handkante führend. In ausgeprägten Fällen kann eine **Parese** vor allem der Mm. extensor carpi ulnaris (Hand weicht bei Streckung nach radial ab), extensor digitalis communis und digiti quinti proprius folgen. **Lokale Schmerzen** bestehen bei aktiven Supinationsbewegungen.

Das klinische Bild kann mit einer Sehnenruptur verwechselt werden.

Diagnostik Neben der klinischen Funktionsprüfung (☞ Kap. 16.2) können die **Elektromyographie** und die Messung der **Nervenleitgeschwindigkeit** die Diagnose betätigen.

Therapie Lässt sich die Symptomatik unter konservativer Therapie (Druckentlastung, Antiphlogistika) nicht bessern, erfolgt eine operative Entlastung des Nervus ulnaris oder gar eine Verlagerung nach ventral.

15.3 Unterarm und Hand

15.3.1 Topographie und Biomechanik der Hand

Die Bedeutung der Hand für den Menschen spiegelt sich nicht zuletzt in der Präsenz von Unterarm und Hand auf dem Kortex des Großhirns wider. Die vielfältigen motorischen und sensorischen Funktionen werden durch die Bedeutung der Hand als „Visitenkarte" des Menschen ergänzt und erklären die besondere Bedeutung von Handverletzungen und Handerkrankungen.

Für die klinische Praxis sind von besonderer Bedeutung:
- proximales und distales Handgelenk (☞ Abb. 15.29)
- Daumensattelgelenk zwischen Os trapezium und Os metacarpale I
- Fingergrundgelenke (Art. metacarpophalangeale = MCP-Gelenk)
- Fingermittelgelenke (Art. interphalangeale proximalis = PIP-Gelenk)
- Fingerendgelenke (Art. interphalangeale distalis = DIP-Gelenk) (☞ Abb. 15.30).

Proximales und **distales Handgelenk** (☞ Abb. 15.29) sind funktionell eng miteinander verknüpft. Das abgestimmte Zusammenspiel der Handwurzelknochen ist für die Bewegungen, nämlich Dorsalextension und Palmarflexion einerseits und Radial- bzw. Ulnarabduktion andererseits, verantwortlich. Störungen der Gelenkgeometrie, z.B. bei der Lunatummalazie oder Navikularpseudarthrose stören die Biomechanik nachhaltig und führen häufig zu frühzeitigen Arthrosen.

Das **Daumensattelgelenk** gewährleistet die zentrale Daumenfunktion. Es kommt bei der funktionell wichtigen Oppositionsbewegung des Daumens zu einer Rotation im

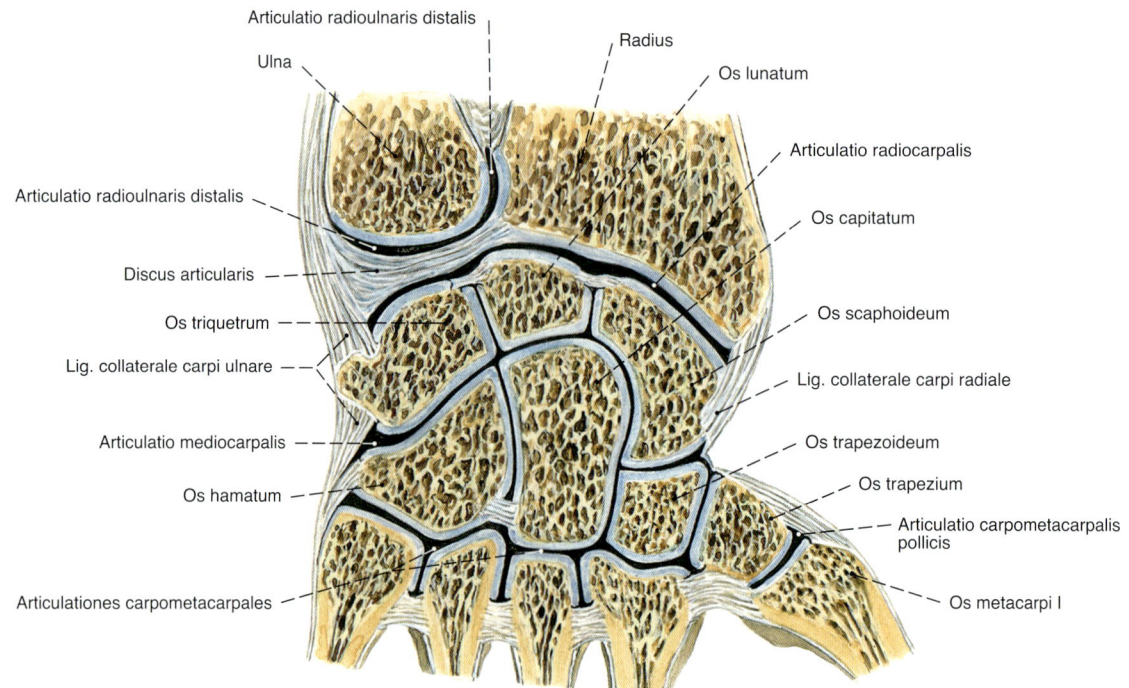

Abb. 15.29 Gelenke der Handwurzel. Flächenschnitt parallel zur Handwurzel. [1]

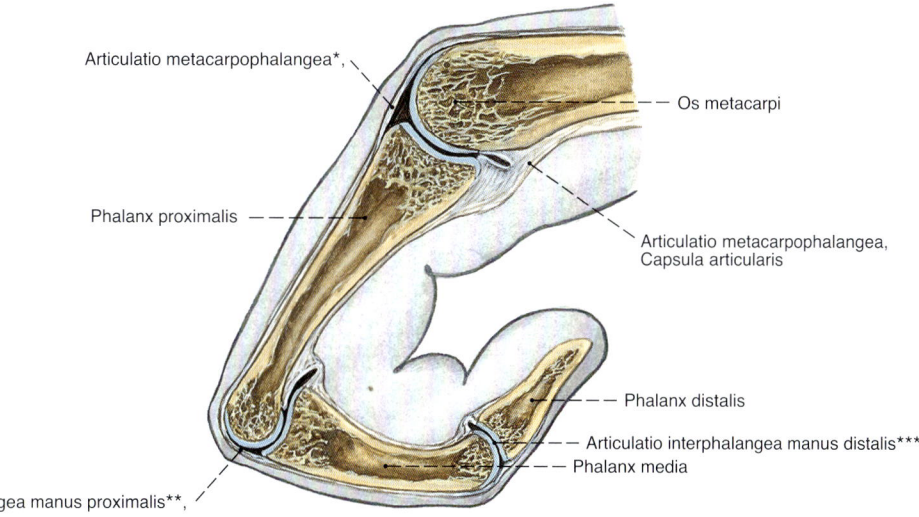

Articulatio metacarpophalangea*,

Os metacarpi

Phalanx proximalis

Articulatio metacarpophalangea,
Capsula articularis

Phalanx distalis

Articulatio interphalangea manus distalis***
Phalanx media

Articulatio interphalangea manus proximalis**,

Abb. 15.30 Fingergelenke. Sagittalschnitt von lateral. [1]

Sattelgelenk. Aufgrund der Gelenkkontur ist dies nur unter Verringerung der artikulierenden Gelenkfläche möglich und führt zu einer erhöhten Beanspruchung des Gelenks.

Auf der Palmarseite des Handgelenks bilden Os pisiforme und Os trapezium zusammen mit dem „überdachenden" Retinaculum flexorum den **Karpalkanal,** der von den Beugesehnen und dem N. medianus ausgefüllt wird. Kommt es in dem Kanal zu einer Volumenausdehnung (z. B. Tendosynovialitis), steht kein Reserveraum zur Verfügung (☞ Kap. 15.3.8 Karpaltunnelsyndrom).

Durch die Verlagerung der zahlreichen Muskelbäuche auf den Unterarm bleibt die Hand trotz ihrer einzigartigen motorischen Fähigkeit schlank. Die Unterarmmuskulatur wird durch die Handbinnenmuskeln ergänzt, die man auch als **intrinsisches System** bezeichnet.

15.3.2 Klinische Untersuchung der Hand

Die sorgfältige **Inspektion** der Hand kann sowohl Hinweise auf lokale Veränderungen als auch indirekte Hinweise auf systemische Erkrankungen geben (z. B. Trommelschlägelfinger, Psoriasisnägel, Palmarerythem).

Der Seitenvergleich ist wichtig: Konturdifferenzen, Formabweichungen, Schwellungen, Verfärbungen. Besondere Aufmerksamkeit gelten Thenar und Hypothenar (Atrophie bei Nervenläsion).

Die unterschiedlichen Greifformen dienen der Prüfung der **Globalfunktion.** Dazu zählen:
- **Spitzgriff:** Festhalten kleiner Gegenstände zwischen den Fingerbeeren des Daumens und Zeigefingers (☞ Abb. 15.31)
  → intrinsische Muskulatur von Bedeutung, Schreiben
- **Grobgriff:** Die Langfinger umschließen einen Gegenstand und werden durch den Daumen im Sinne einer Zangenfunktion unterstützt
  → Störung bei Affektion des N. medianus/ulnaris, Heben von Gegenständen, Kraftentfaltung
- **Spreizgriff:** Die Finger werden gegen Widerstand gespreizt
  → Ulnarisläsion, Öffnen der Hand.

Die Prüfung der **Gelenkbeweglichkeit** umfasst sowohl proximales und distales Handgelenk, die Fingergelenke als auch die Bewegungen des Daumens.

Die Bewegungsprüfung am Handgelenk erfolgt aus der Neutral-Null-Stellung und nicht etwa aus der Ruhestellung der Hand, die physiologischerweise eine Ulnarabduktion von 10–15° aufweist. Wie bei den Abduktionsbewegungen können auch bei Dorsalextension und Palmarflexion proximales und distales Handgelenk in ihrer Beweglichkeit nur gemeinsam erfasst werden (☞ Abb. 2.3).

Die MCP-Gelenke II bis V sowie die PIP- und DIP-Gelenke werden auf Flexion und Extension geprüft. Orientierend gelingt dies durch Messung des Fingerspitzen-Hohlhand-Abstands, von Faustschluss- und Handöffnungs-Defiziten (☞ Abb. 15.32).

> **!** Die unterschiedlichen Greifformen der Hand bezeichnet man als Spitz-, Grob- und Spreizgriff.

Die **Funktionstests** an der Hand sind mannigfaltig. Besonders wichtig sind:

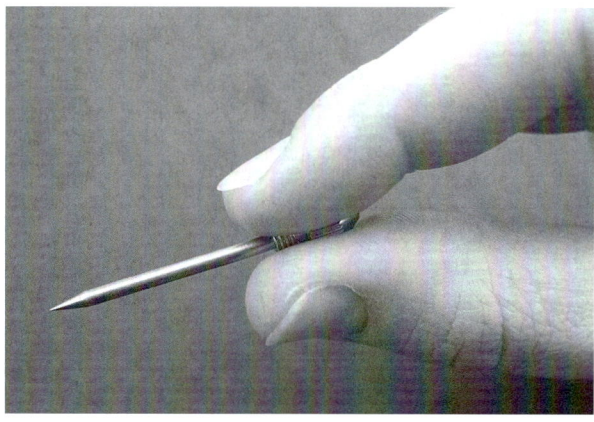

Abb. 15.31 Spitzgriff. Prüfung der intrinsischen Fingermuskulatur.

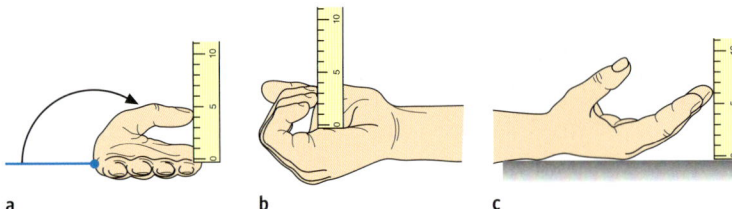

Abb. 15.32 Globale Beweglichkeitsmessung an Daumen und Langfingern.

a) Opposition des Daumens, Abstand Daumenspitze zum MCP V

b) Fingerspitzen-Hohlhand-Abstand, für jeden Finger getrennt

c) Messung des Finger-Streckdefizits.

■ Sehnenfunktionsprüfungen
■ Prüfung des Daumensattelgelenks
■ Untersuchung beim Karpaltunnelsyndrom
■ Prüfung bei Affektion peripherer Nerven.

Beuge- und Strecksehnen können komplex und isoliert untersucht werden. Man beachte, dass die Sehnen mehrere Gelenke überspannen (**mehrgliedrige Kette**). Flexion/Extension wie auch Abduktion/Adduktion sind durch Agonisten und Antagonisten austariert. Dysbalancen führen nicht nur zu Funktionsverlust, sondern auch zu Deformitäten (Z-Deformität, ☞ Abb. 9.15).

Finkelstein-Test: Für die De-Quervain-Erkrankung ist die Prüfung der Sehne des M. extensor pollicis brevis und M. abductor pollicis longus von Bedeutung: Der Daumen wird in die Hohlhand gelegt und von den Fingern kräftig umfasst. Vom Untersucher wird das Handgelenk passiv nach ulnar gekippt. Schmerzen im Sehnenverlauf sprechen für eine Tendovaginitis stenosans de Quervain.

Nicht selten wird eine De-Quervain-Erkrankung mit einer Arthrose des **Daumensattelgelenks** verwechselt, die separat zu prüfen ist:

Grinding-Test: Der Daumen wird unter axialer Stauchung im Sattelgelenk kreisend geführt.

Funktionstest bei neurologischen Defiziten:

■ **Tinel-Test beim Karpaltunnelsyndrom** (☞ Abb. 15.33): Beklopfen des Retinaculum flexorum mit einem Reflexhammer. Geachtet wird auf Dysästhesien und Schmerzen im Ausbreitungsgebiet des N. medianus.
■ **Froment-Zeichen (N. ulnaris)** (☞ Abb. 15.34): Ein dünnes Stück Papier soll vom Patienten zwischen Zeigefinger und Daumen gegen den Zug des Untersuchers fixiert werden.
■ **Daumenextensionsprobe (N. radialis):** Der Daumen wird vom Untersucher passiv Richtung Hohlhand geführt, der Patient soll eine aktive Daumenextension durchführen.

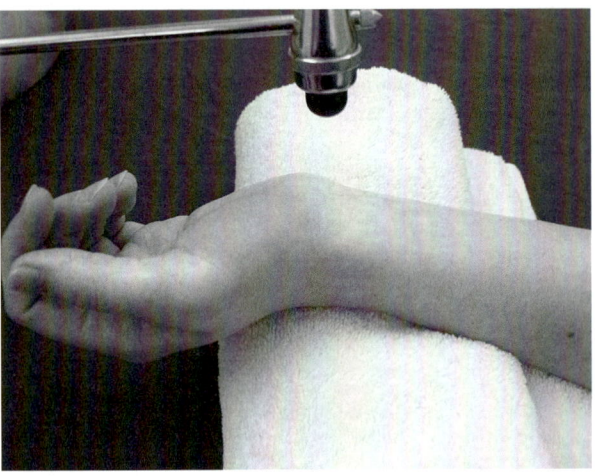

Abb. 15.33 Tinel-Test bei Karpaltunnelsyndrom. Im Seitenvergleich wird der N. medianus im Canalis carpi provoziert.

> **!** Die Standardtests für die Funktion der Hand sind die Sehnenfunktionsprüfungen, die Prüfung des Daumensattelgelenks, die Untersuchung zum Ausschluss eines Karpaltunnelsyndroms und einer Affektion peripherer Nerven.

15.3.3 Fehlanlagen und Fehlentwicklungen von Unterarm und Hand

Für die Hand sind zahlreiche Fehlbildungen beschrieben. Ursächlich können sowohl genetische Faktoren als auch die Einwirkung von Noxen (Medikamente etc.) während der Embryogenese sein. Nachfolgend werden exemplarisch zwei Erkrankungsbilder näher beschrieben. Eine vollständige Darstellung findet sich in der kinderorthopädischen und handchirurgischen Literatur. Eine terminologische Übersicht zeigt Abbildung 4.1.

Federnde Elle

Definition Als federnde Elle wird eine durch Kapsel- und Bänderschwäche bedingte Verschieblichkeit des distalen Ulnaendes gegenüber dem Radius verstanden.

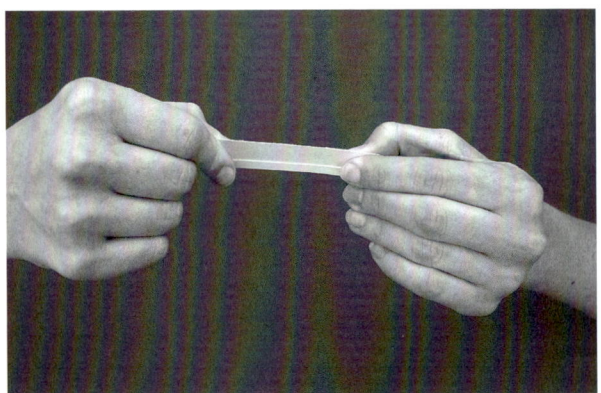

Abb. 15.34 Froment-Zeichen. Bei N.-ulnaris-Läsion kann der Patient das Papier nicht zwischen Daumen und Zeigefinger fixieren → gestörte An-/Abspreizfunktion der Finger.

Pathogenese Die Erkrankung tritt vorwiegend konstitutionell bei **Mädchen** und **jungen Frauen** auf. Gelegentlich finden sich Zeichen einer Binde- und Stützgewebsschwäche (u. a. Tendenz zur habituellen Schulterverren-
kung).

Klinik Der distale Ulnakopf springt am Handrücken
auffallend vor und lässt sich durch Druck weich reponieren, springt aber leicht wieder heraus. In der Regel ist die
vermehrte Mobilität der Elle **schmerzfrei,** funktionell findet sich aber häufig eine störende **Minderung der Handge-
lenkskraft.**
  Bisweilen treten auch chronisch-rezidivierende schmerzhafte Reizzustände des distalen Radioulnargelenks auf.

Differentialdiagnose Einen Hochstand des Ellenkopfs
sieht man auch posttraumatisch, z. B. durch distale Radiusfraktur mit Bandzerreißung; Schmerzen sind bei traumatischer Genese der Hypermobilität häufiger. Bei einer rheumatoiden Arthritis mit Synovialitis des distalen Radioulnargelenks kann es zu einer Prominenz des Ulnakopfs
kommen, die sehr druckempfindlich ist (Caput-ulnae-
Syndrom).

Therapie Soweit eine Behandlung erforderlich ist, führt in
der Regel eine konservative Therapie mit straffen Tape-Ver-
bänden oder einer Handgelenksmanschette zur Besserung.
  In Ausnahmefällen verbleiben operative Möglichkeiten:
Retinakulumplastik, Schraubenfixation des distalen Ulnaendes am Radius mit Ulnaosteotomie, Resektion des Capitulum ulnae.

Madelung-Deformität

Definition Die Madelung-Deformität stellt eine angeborene Wachstumshemmung der distalen Radiusepiphyse
mit Abwinkelung ihrer Gelenkfläche nach ulnar-volar dar.

Klinik Insgesamt kommt eine charakteristische Deformität zustande. Die Ulna wächst gewöhnlich normal weiter und springt nach dorsal deutlich vor, die Hand ist nach
palmar versetzt, so dass eine **Bajonett-förmige Verschiebung** der Hand gegenüber dem Unterarm kennzeichnend
ist (☞ Abb. 15.35).
  Die Gestaltveränderung des Handgelenks hat meist eine
Störung der Beweglichkeit und verminderte Belastbarkeit
der Hand zur Folge. Bei schwerer Arbeit treten regelmäßig
Beschwerden auf.

Differentialdiagnose Klinisch und radiologisch können ein fehlverheilter Radiusbruch, eine posttraumatische
Wachstumsstörung, Systemerkrankungen wie das Turner-
Syndrom, Osteo-Onychodysplasie (= Nagel-Patella-Syn-
drom) oder Schiefwuchs durch Exostosenkrankheit ein
ähnliches Bild zeigen.
  Auch bei der rheumatoiden Arthritis beobachtet man
einen Palmarversatz der Hand mit Prominenz des Ulnakopfs; typisch ist dann aber eine schmerzhafte Artikulo-
und Tenosynovialitis.

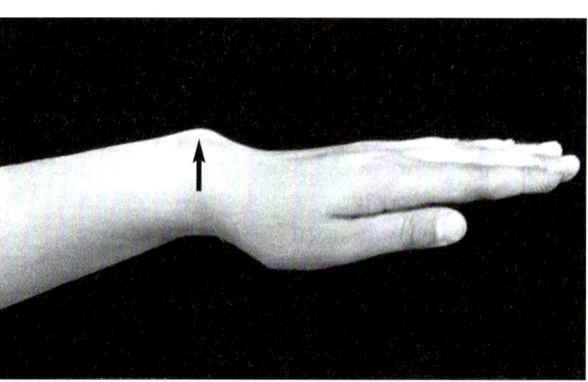
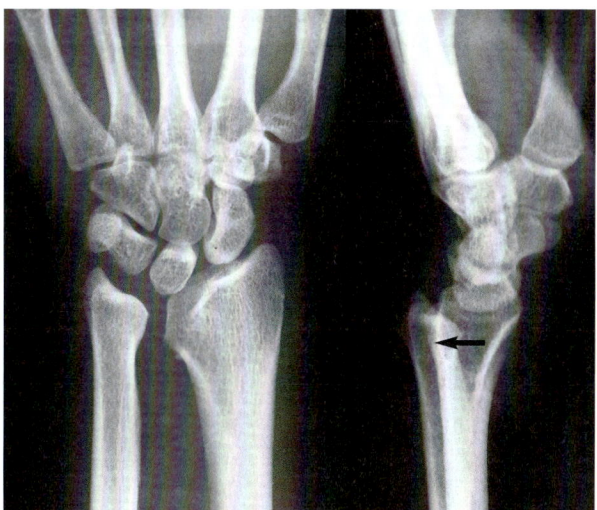

Abb. 15.35   Madelung-Deformität.
a) Typische Bajonett-förmige Fehlposition der Hand gegenüber dem
   Unterarm mit Prominenz des Ulnakopfes (→) bei einem elfjähri-
   gen Mädchen.
b) und c) Im Röntgenbild erkennt man die Fehlbildung der distalen
   Radiusgelenkfläche mit ulnarer Abweichung. Das Ulnaköpfchen ist
   nach dorsal verschoben (→) und gibt der Deformität das typische
   Aussehen.

Therapie Konservative Versuche der Wachstumslenkung bei Kindern mit Schienen sind gewöhnlich erfolglos.
Bei ausgeprägter Deformität und Beschwerden erfolgt die
operative Korrektur durch Osteotomie, evtl. mit Verlängerung des distalen Radiusendes und Verkürzungsosteotomie der Ulna bzw. Resektion des Ellenköpfchens.

> **!** Die Madelung-Deformität entsteht durch eine angebo-
> rene Wachstumshemmung der distalen Radiusepiphyse.
> Sie führt zu der typischen Bajonett-förmigen Verschie-
> bung der Hand gegenüber dem Unterarm.

15.3.4 Degenerative Erkrankungen der Hand

Arthrose der Handwurzel und des Handgelenks

Pathogenese Arthrosen können sowohl die radio-kar-
pale, die radio-ulnare als auch interkarpale Gelenkverbindungen zusammen oder auch einzeln betreffen.

Oft sind schon Menschen jüngeren und mittleren Alters auf dem Boden von Unfallfolgen betroffen. Auslösend sind vor allem posttraumatische Fehlstellungen des distalen Radius, Pseudarthrosen (Kahnbein!), Läsionen des Discus ulnocarpalis oder eine Lunatummalazie.

Klinik Ein mehr oder weniger umschriebener **Schmerz bei Bewegung** und Belastung steht im Vordergrund. Die Schmerzprovokation durch lokalen Druck, Stauchung, passive und aktive Bewegung gibt Hinweise auf die Lokalisation. **Fehlstellungen** und **Bewegungseinschränkungen** lassen sich im Seitenvergleich abschätzen. Das Ausmaß der resultierenden Gebrauchsminderung wird meist von den beruflichen Anforderungen geprägt.

Diagnostik und Differentialdiagnose Anamnese, klinischer Befund und Röntgenbild führen meist zur Diagnose. Läsionen des Discus ulnocarpalis werden in der Kernspintomographie erkennbar.

Radikuläre Schmerzsyndrome, Folgen neurologischer Defizite, arterielle Durchblutungsstörungen und Krankheiten der Sehnen sind differentialdiagnostisch stets in Erwägung zu ziehen und abzugrenzen.

! Auslösend für eine Arthrose der Handwurzel und des Handgelenks sind oft Unfallfolgen wie posttraumatische Fehlstellungen des distalen Radius, Pseudarthrosen (Kahnbein!), Läsionen des Discus ulnocarpalis oder eine Lunatummalazie.

Therapie Die Therapie richtet sich nach dem Lokalbefund.

Zur **konservativen Behandlung** stehen Wärmeanwendungen (Bäder, Iontophorese, Elektrotherapie), Infiltrationen (Lokalanästhetika, Kortison), topische und systemische Antiphlogistika, Krankengymnastik, Röntgenschmerzbestrahlung zur Verfügung. Bandagen und feste

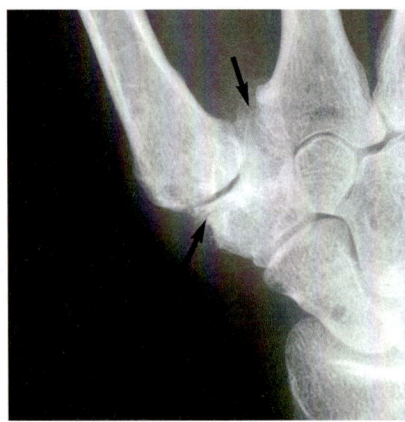

Abb. 15.36 **Arthrose des Daumensattelgelenks (Rhizarthrose).**
Sklerose der trapezialen Gelenkfläche und Osteophyten (→). Auch die trapezio-navikulare Gelenkfläche zeigt leichte arthrotische Veränderungen (peritrapeziale Arthrose).

Handgelenksmanschetten sollen die Beweglichkeit einschränken und damit den bewegungsabhängigen Schmerz mildern.

In der **operativen Therapie** kommen Korrekturosteotomien, Resektion störender Knochenteile, Resektionsarthroplastiken, Gelenkdenervierungen und partielle oder komplette Arthrodesen der Handwurzel und des Handgelenks in Betracht. Mit der Handgelenksversteifung muss zwar ein Bewegungsverlust in Kauf genommen werden, doch gestattet die Schmerzfreiheit wieder einen kräftigen Gebrauch der Hand, so dass sich die Gesamtfunktion der Hand erheblich verbessern kann.

Handgelenksendoprothesen haben bisher noch keine weite Verbreitung gefunden.

Rhizarthrose

Definition Als **Rhizarthrose** bezeichnet man die Arthrose des Daumensattelgelenks zwischen Os metacarpale I und Os trapezium.

Pathogenese Die Rhizarthrose ist wie die Heberden- und Bouchard-Arthrose eine typische Form **spontaner Arthrosen.**

Zusammenhänge mit Traumata oder starker körperlicher Belastung bestehen, anders als bei den Arthrosen des Handgelenks, nicht. Bevorzugt sind **Frauen** ab dem 50. Lebensjahr betroffen, die Erkrankung kommt aber auch bei Männern vor.

Meist sind beide Hände betroffen. Die Rhizarthrose ist nicht selten nur Teilaspekt einer Arthrose, die alle das Os trapezium umgebenden Gelenke betrifft (**peritrapeziale Arthrose**). Oft besteht eine Kombination mit Arthrosen anderer Fingergelenke und großer Körpergelenke (**Polyarthrose**).

Klinik Charakteristisch sind **einschießende Schmerzen** und resultierende **Kraftlosigkeit** bei Oppositionsbewegungen des Daumens (z.B. Schlüsselgriff) und bei kräftigen Wringbewegungen der Hand. Schmerzprovokation gelingt durch Druck auf das Gelenk und durch passive Bewegung unter axialer Stauchung des Daumens (Grinding-Test). Ausladende Osteophyten lassen sich an typischer Stelle gut tasten. In späten Stadien kommt es zu einer charakteristischen **Adduktionskontraktur** des ersten Mittelhandstrahls.

Diagnostik Das Röntgenbild lässt die Diagnose zuverlässig stellen. Es gibt auch Auskunft über die Beteiligung der peritrapezialen Gelenke (☞ Abb. 15.36).

Therapie Zur konservativen Behandlung stehen Wärmeanwendungen (Handbäder), Infiltrationen (Lokalanästhetika, Kortison), topische und systemische Antiphlogistika, Röntgenschmerzbestrahlung zur Verfügung.

Helfen konservative Maßnahmen nicht weiter, kann eine Resektion des Os trapeziums in Erwägung gezogen werden (resezierende Arthroplastik), insbesondere wenn auch die übrigen das Trapezium umgebenden Gelenke arthrotisch sind (peritrapeziale Arthrose).

Der endoprothetische Ersatz des Daumensattelgelenks wird angewandt, hat sich bisher aber nicht als Standardverfahren durchsetzen können.

Heberden-Arthrose

Pathogenese Die Arthrose der Fingerendgelenke wird als Heberden-Arthrose bezeichnet.

Die Arthrose der distalen Interphalangealgelenke kommt bei **beiden Geschlechtern** vor; Frauen entwickeln in der Regel eine ausgeprägtere klinische Symptomatik. Meist sind mehrere Gelenke in unterschiedlicher Ausprägung betroffen. Es besteht eine **familiäre Häufung.**

Klinik Klinisch imponieren **knotige Schwellungen** ulnar und radial der Fingerendgelenke (Heberden-Knoten, ☞ Abb. 15.37a). In den Frühstadien kann es zu **schmerzhaften Bewegungseinschränkungen** und Rötungen kommen.

Später persistiert dann gewöhnlich ein schmerzfreier Zustand, nicht selten mit ulnarer Endgliedabweichung und Beugekontraktur des Endglieds. Häufig findet man eine Kombination mit Bouchard-Arthrosen und Rhizarthrosen und auch den Arthrosen der großen Gelenke (Polyarthrose).

Diagnostik und Differentialdiagnose Radiologisch finden sich die charakteristischen Zeichen einer Arthrose: Gelenkspaltverschmälerungen und Osteophyten (☞ Abb. 15.37b).

In akuten Stadien müssen Paronychie und Psoriasisarthritis abgegrenzt werden.

Therapie Eine Therapie, soweit sie überhaupt erforderlich ist, besteht in **Wärmeanwendungen** (Handbäder, Sandbäder). Bei stärkeren Schmerzen kann eine Röntgenschmerzbestrahlung effektiv sein.

Die operative Entfernung der Knoten verfolgt **kosmetische Ziele.** Arthrodesen der Endgelenke sind nur bei persistierenden Schmerzen und stärkeren Achsdeviationen indiziert.

> **!** Die Heberden-Arthrose führt im Frühstadium zu knotigen Schwellungen ulnar und radial der Fingerendgelenke, schmerzhaften Bewegungseinschränkungen und Rötungen. Langfristig endet sie jedoch häufig in einer schmerzfreien ulnaren Endgliedabweichung und Beugekontraktur des Endglieds.

Bouchard-Arthrose

Definition Die Arthrose der Fingermittelgelenke wird als Bouchard-Arthrose bezeichnet.

Klinik Der klinische Lokalbefund ist ähnlich dem der Heberden-Arthrose: Knotenbildung, Bewegungseinschränkung, Achsabweichung, schmerzhaftes Frühstadium. Meist sind mehrere Gelenke betroffen, nicht selten kom-

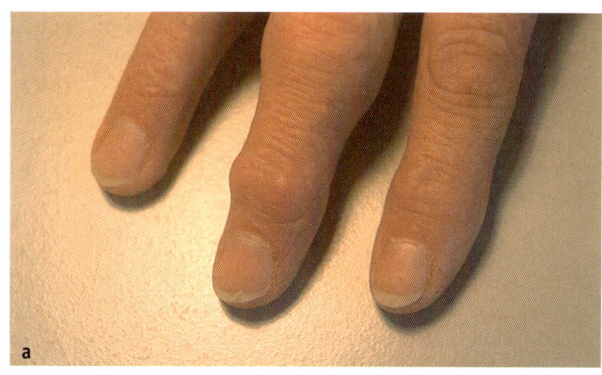

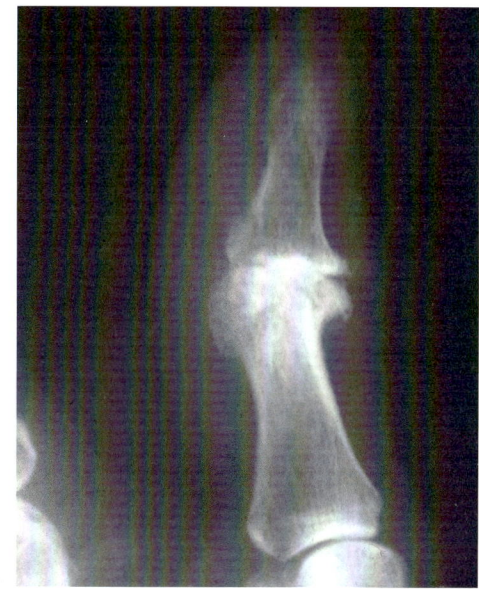

Abb. 15.37 Arthrose des Fingerendgelenks (Heberden-Arthrose).
a) Ulnare und radiale Knotenbildung auf der Streckseite des Mittelfingers, ulnarer Knoten am Zeigefinger angedeutet.
b) Im Röntgenbild Aufhebung des Gelenkspalts, subchondrale Sklerose und ausgeprägte Osteophyten als Zeichen der Arthrose.

biniert mit Arthrosen anderer Fingergelenke (Polyarthrose).

Das **Röntgenbild** zeigt typische Arthrosezeichen.

Differentialdiagnostisch ist vor allem an die rheumatoide Arthritis zu denken.

Therapie Die therapeutischen Grundsätze entsprechen denen der Heberden-Arthrose. Anders als an den DIP-Gelenken kommt in Ausnahmefällen auch der endoprothetische Gelenkersatz in Frage.

15.3.5 Entzündliche Erkrankungen der Hand

Panaritium und Paronychie

Definition Panaritien stellen bakterielle Infektionen an den Fingern und an der Hand dar. Die Paronychie, auch Umlauf genannt, ist eine Sonderform eines Panaritiums im Bereich des Nagelfalzes.

Pathogenese Infektionen mit Eitererregern kommen nach Schürfwunden, perforierenden Verletzungen, auch iatrogen nach Injektionen und Operationen vor. Bei verspäteter oder unzureichender Behandlung drohen rasche Exazerbation und schwere Folgeschäden (Sehnen- und Gelenkzerstörung, Einsteifung durch Narbenbildung, Sudeck-Syndrom etc.).

Mikroverletzungen der Haut reichen aus, um Erreger in das Subkutangewebe zu transferieren (**Panaritium subcutaneum**). Eine Ausbreitung per continuitatem ist zum benachbarten Gelenk (**Panaritium articulare**) oder zum Knochen (**Panaritium ossale**) möglich. Als **Panaritium subunguale** bezeichnet man einen Eiterherd unter dem Nagel.

Besonders problematisch ist die Infektion einer Sehnenscheide: **Panaritium tendinosum.** Zur **V-Phlegmone** kommt es bei Infektion der gemeinsamen Sehnenscheide des 1. und 5. Fingers. Als **Hohlhandphlegmone** bezeichnet man eine Infektion in den volaren Weichteilen der Handfläche.

Klinik Die klinischen Symptome sind geprägt von der Infektion: Rötung, Schwellung, klopfender Schmerz. Bei entsprechender Ausbreitung des Infekts kommt es zu einem schweren Krankheitsbild mit Fieber, starker lokaler Schwellung und Schmerzhaftigkeit sowie zu einer Lymphangitis.

Therapie Nur leichte Formen der Paronychie werden konservativ mit Ruhigstellung, Hochlagerung und lokalen Antiseptika behandelt.

Wegen der Gefahr der raschen Ausbreitung und eines bleibenden Funktionsdefizits an der Hand wird in allen anderen Fällen unverzüglich operiert. Dazu muss der Infektherd freigelegt und gesäubert, müssen Nekrosen abgetragen, das Wundbett gespült werden. Gleichzeitig erfolgt die adäquate systemische Antibiose! Bei Sehnenscheideninfektion besteht die Gefahr von Sehnennekrosen. Bei Paronychie erfolgt eine Inzision entlang dem Nagelfalz, bei P. subunguale die Entlastung durch Trepanation oder Nagelentfernung.

> **!** Aufgrund der großen Gefahr der Ausbreitung einer Infektion im Bereich der Hand muss die Indikation zur Operation großzügig gestellt werden. Ziel ist, ein bleibendes Funktionsdefizit der Hand zu verhindern.

Rheumatoide Arthritis der Hand

Ätiologie Obgleich der zugrunde liegende Krankheitsprozess der rheumatoiden Arthritis und verwandter Krankheiten (☞ Kap. 9) an der Hand nicht von dem an anderen Gelenken abweicht, kommt den „rheumatischen" Handveränderungen eine besondere klinische und auch psychologische Bedeutung zu. Neben morgenbetonten Schmerzen treten mit Fortschreiten der Krankheit charakteristische Formveränderungen der Hand- und Fingergelenke ein, die von Bewegungseinschränkungen, Kraftminderung und schließlich schweren Funktionsdefiziten begleitet werden können (☞ Abb. 15.38).

Klinik **Schwellungen** der dorsalen und volaren Sehnenscheiden (Tenosynovialitis), der Hand- und Fingergelenke (Artikulosynovialitis), **Kraftminderung** und **Steifigkeitsgefühl** müssen frühzeitig an Krankheiten des Synovialgewebes denken lassen. Die Finger- und Handgelenke sind bei der rheumatoiden Arthritis und verwandten Krankheiten häufig befallen.

Das typische Befallsmuster schließt krankhafte Veränderungen der MCP- und PIP-Gelenke ein, das DIP ist nur bei der Psoriasisarthritis betroffen.

Zu trennen sind der Synovialisbefall der Gelenke und der Sehnen, Rheumaknoten und Fernwirkungen auf die Hand durch Sehnenrupturen und neurologische Defizite. Bei **mutilierenden Verlaufsformen** treten Knochenresorptionen der gelenknahen Knochen auf, die über eine Instabilität zum **Funktionsverlust** der Gelenke führen (☞ Abb. 15.38).

Als besonders kennzeichnende Veränderungen sollen herausgestellt sein:

- **Tenosynovialitis der Strecksehnen:** Meist sind die Sehnenscheiden aller Strecksehnenfächer betroffen. Die oft schmerzlose Schwellung ist gut sicht- und tastbar; durch das Retinaculum extensorum kommt es zu einer Einschnürung der Schwellung. Zu achten ist auf die Sehnenfunktion. Sehnenzerstörungen mit entsprechenden Funktionsdefiziten betreffen meist zuerst die Strecksehnen des IV. und V. Fingers und die Sehne des M. extensor pollicis longus (☞ Abb. 9.14).
- **Caput-ulnae-Syndrom:** Synovialitis des distalen Radioulnargelenks. In Frühstadien Schwellung mit umschriebenem Druckschmerz über dem Processus styloideus ulnae. Später kann es durch entzündliche Lockerung des Bandapparats zu einem Hervortreten des Ulnaköpfchens nach dorsal kommen, oft gleichzeitig Tenosynovialitis des Extensor carpi ulnaris.
- **Ulnardeviation der Finger:** Synovialitis der MCP-Gelenke mit Lockerung des Kapselapparats und Destruktion der Fingergrundgelenke. Veränderter Sehnenzug der langen Streck- und Beugesehnen führt zu einer komple-

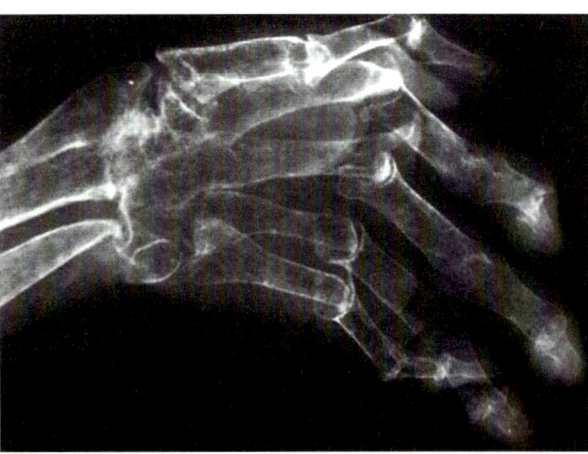

Abb. 15.38   Typische Veränderungen der Hand bei fortgeschrittener rheumatoider Arthritis: Ulnardeviation der Langfinger, Schwanenhalsdeformität (DIII und DIV links), 90-90-Deformität (linker Daumen), Atrophie der Mm. interossei, Fingergelenkschwellungen. [5]

xen Deformität mit charakteristischer Abweichung der Finger II bis V nach ulnar. Meist besteht durch knöcherne Destruktionen gleichzeitig eine Radialabweichung im Handgelenk (Handskoliose).

■ **Schwanenhalsdeformität, Knopflochdeformität** (☞ Abb. 15.38): Bei der Synovialitis im PIP-Gelenk kann es zu einem Streckverlust oder einem Beugeverlust des Gelenks kommen. Ursachen sind die voluminöse Synovialisproliferation, lokale Band- und Sehnenzerstörungen und Fernwirkungen von betroffenen MCP-Gelenken. Der aktive und später auch passive Streckverlust im PIP-Gelenk wird in aller Regel begleitet von einem Beugeverlust im DIP-Gelenk (Schwanenhalsdeformität). Umgekehrt wird der aktive und passive Beugeverlust im PIP-Gelenk gefolgt von einem Streckverlust im DIP-Gelenk (Knopflochdeformität).

Diagnostik Bei unspezifischen Symptomen ist die serologische Diagnostik der Synovialkrankheiten einzuleiten (☞ Kap. 9).

Auf den **Röntgenaufnahme beider Hände a.p.** erkennt man typischerweise eine periartikuläre Osteopenie, Usuren am Knorpel-Knochen-Übergang (meist MCP-Gelenke, Styloid der Ulna, interkarpal), Auftreibungen der Weichteile.

In späten Stadien bilden sich Gelenkdestruktionen, -fehlstellungen und Mutilationen ab, die begleitet und überlagert werden von den Zeichen sich ausbildender Sekundärarthrosen (☞ Abb. 15.39).

Im **Skelettszintigramm** kann ein krankheitscharakteristisches Gelenkbefallsmuster dokumentiert werden (☞ Abb. 9.17). Die **Sonographie** liefert Informationen über

eine Tenosynovialitis der Beugesehnen im Karpalkanal und der Hohlhand wie auch der Strecksehnen über dem dorsalen Handgelenk.

Therapie Die Therapie an der rheumatischen Hand setzt die adäquate systemische Therapie der Grundkrankheit voraus. Da meistens mehrere Gelenke der Hände, der Arme, der Beine betroffen sind, muss ein Therapieplan aufgestellt werden, der die wechselseitig sich beeinflussenden Störungen berücksichtigt und Präferenzen in der Abfolge z.B. operativer Maßnahmen setzt.

Für eine **konservative Therapie** stehen physikalische Mittel, Injektionen mit Kortikoiden und Radionukliden, Schienen und Lagerungshilfen, Krankengymnastik und Ergotherapie zur Verfügung.

In der **operativen Behandlung** haben funktionsverbessernde oder schmerzlindernde Eingriffe Vorrang vor kosmetischen Belangen. In Frühstadien kann mit Synovektomien der Gelenke und Sehnenscheiden eine Verbesserung erzielt werden. Bei schweren Verlaufsformen helfen Arthrodesen der Hand- und Fingergelenke (☞ Abb. 15.39c). Die MCP-Gelenke werden stets gelenkerhaltend operiert und auch endoprothetisch versorgt.

> ! Typische Veränderungen bei der rheumatoiden Arthritis an der Hand sind:
> ■ Tenosynovialitis der Strecksehnen und Beugesehnen
> ■ Caput-ulnae-Syndrom
> ■ Ulnardeviation der Finger
> ■ Schwanenhalsdeformität
> ■ Knopflochdeformität.

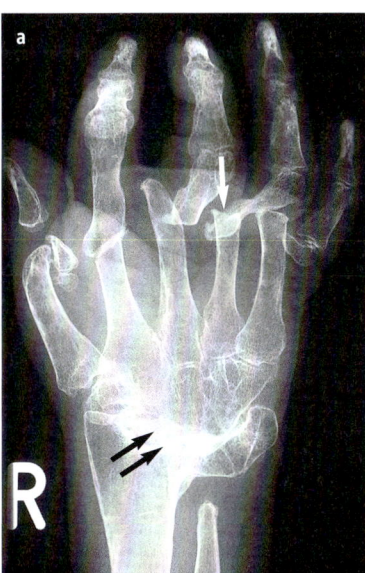
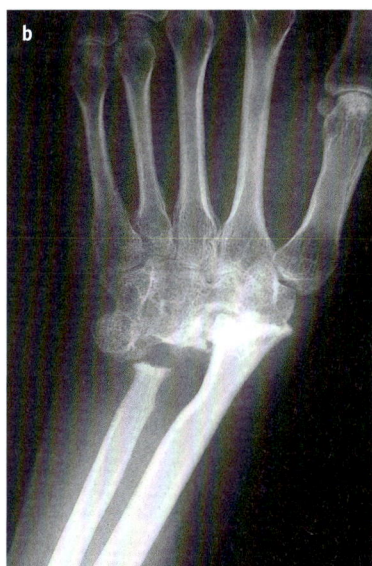
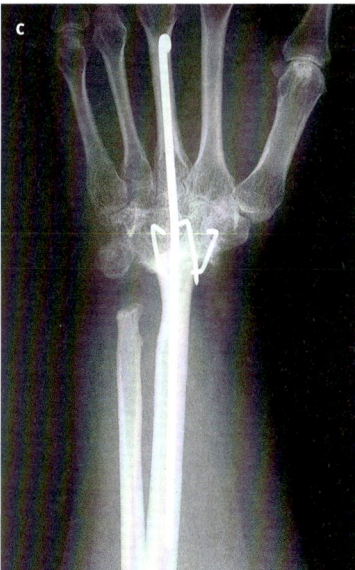

Abb. 15.39 Gelenkdestruktionen an der Hand bei rheumatoider Arthritis.

a) Mutilierende Form der rheumatoiden Arthritis: Neben spontanen Knochenresorptionen (weißer Pfeil) finden sich spontane Ankylosen (schwarzer Pfeil). Die Fingergrundgelenke sind vollständig luxiert. Es resultiert eine empfindliche Störung der Greiffunktion.

b) Ulnare Deviation des Handgelenks bei rheumatoider Arthritis. Zuvor wurde eine Ulnaköpfchenresektion durchgeführt. Schmerzhafte, stark eingeschränkte Handgelenksbeweglichkeit und beeinträchtigte Sehnenfunktion.

c) Dasselbe Handgelenk wie b) nach Arthrodese mit Stellungskorrektur.

15.3.6 Erkrankungen der Sehnen und Sehnenscheiden der Hand

Tendovaginitis stenosans

Definition Der gestörte Gleitvorgang einer Fingerbeugesehne beim Durchlauf durch die Führungsstruktur der Ringbänder wird als „**schnellender Finger**" bezeichnet, weil er meist mit einem schmerzhaften Schnapp-Phänomen einhergeht.

Pathogenese Stenosen der Ringbänder von Fingerbeugesehnen können bereits angeboren bei Säuglingen vorkommen und betreffen dann gewöhnlich den Daumen (fixierte Beugestellung im Endgelenk, Pollex rigidus).

Die **häufigere erworbene Form** kann durch eine hyperplastische Tendovaginitis (T. hyperplastica) bzw. durch ein Sehnenscheidenganglion mit reaktiver Scheidensklerose im mittleren und vorgerückten Erwachsenenalter (überwiegend Frauen) auftreten. Dabei können die Beugesehnen jedes Fingers betroffen sein. Auch im Rahmen der rheumatischen Tenosynovialitis können derartige Phänomene auftreten.

Klinik Bei aktiver Beugung des betroffenen Fingers verspürt der Patient eine mehr oder weniger schmerzhafte Bewegungssperre, die sich anfangs durch stärkere Kraftentfaltung überwinden lässt, der Finger schnappt in die Beugestellung. Das umgekehrte Phänomen ist bei aktiver Streckung aus der Beugestellung auszulösen.

In schwereren Fällen erfordert die Überwindung der Sperre sogar die passive Beugung oder Streckung des Fingers mit der anderen Hand.

Diagnostik **Palpatorisch** besteht eine wulstförmige, umschriebene Sehnenverdickung proximal des Ringbands, gewöhnlich kurz proximal des Grundgelenks tastbar. Der Untersucher kann den Sehnenknoten bei der Beuge- und Streckbewegung des Fingers tasten.

Therapie Manchmal führt abwartendes Verhalten zu einer spontanen Besserung der störenden Schnapp-Phänomene und der Beschwerden. In hartnäckigen Fällen löst die operative Spaltung des Ringbands das Problem zuverlässig.

De-Quervain-Krankheit

Definition Die Tendovaginitis stenosans de Quervain stellt eine besondere Form einer stenosierenden Tenosynovialitis an der Daumenstrecksehne dar.

Pathogenese Die nach de Quervain benannte Krankheit ist eine durch chronischen Reiz entstehende schwielige Verengung der meist gemeinsamen Sehnenscheide des Extensor pollicis brevis und Abductor pollicis longus in Höhe des distalen Radius, proximal des Handgelenks.

Die Erkrankung tritt meist bei Frauen in mittleren und älteren Jahren auf, nur vereinzelt wird sie bei Männern beobachtet.

Klinik Die Patienten klagen über einen scharfen Schmerz bei den typischen Bewegungen der betreffenden Sehnen, z.B. beim Greifen, beim Händedruck, beim Abspreizen des Daumens. Der Schmerz strahlt oft zum Handgelenk und Unterarm aus. Das Finkelstein-Zeichen (☞ 15.3.2) ist positiv. Das verdickte Retinakulum kann manchmal als harter, druckempfindlicher Knoten proximal des Processus styloideus radii getastet werden.

Therapie Bei akuten Beschwerden können Schonung, Wärme oder Eiskompressen symptomatische Linderung bringen. Die oft geübte lokale Injektion von Kortisonpräparaten ist wegen der Gefahr von Sehnennekrosen nicht unbedenklich. In hartnäckigen Fällen liegt die Therapie der Wahl in der offenen Durchtrennung bzw. Resektion der Sehnenscheide.

Sehnenscheidenentzündung

Definition Sehnenscheidenentzündungen (Tendovaginitis) am distalen Unterarm sind vor allem auf der Streckseite lokalisiert und führen zu Schmerzen und temporärer Gebrauchseinschränkung der Hand. Das Beschwerdebild ist häufig.

Pathogenese Eine starke Beanspruchung der Strecksehnen geht den Beschwerden in der Regel voraus. Repetitive monotone Belastung kann ebenso wie einmalige ungewohnte Belastung zu einer akuten unspezifischen entzündlichen Reaktion der Sehnenscheiden und auch weiter proximal der paratendinösen Sehnengleitgewebe führen. Anders als bei der Tenosynovialitis bei rheumatischen Krankheiten nimmt die Sehne keinen Schaden, unter Schonung ist mit einer raschen Normalisierung zu rechnen (☞ Kap. 11.2).

Klinik Es bestehen bewegungs- und belastungsabhängige Schmerzen im Verlauf der betroffenen Sehnen, die von einer strangförmigen Schwellung begleitet sein können. Die Sehnenscheide ist druckdolent, bei aktiver Bewegung ist im frühen Stadium eine charakteristische Krepitation fühlbar (Schneeballknirschen).

Diagnostik und Differentialdiagnose Die Diagnose wird klinisch gestellt. Eventuell Sonographie. Die Erkrankung des synovialen Gewebes der Sehnenscheiden bei rheumatischen Krankheiten unterscheidet sich durch Ätiologie, Symptomatik und Verlauf.

Therapie Kühlung und Schonung lassen die Beschwerden meist innerhalb weniger Tage abklingen. Die ursächliche Belastung sollte vermieden werden. Unter Umständen ist auch eine temporäre Ruhigstellung des Unterarms unter Einschluss der Finger auf einer Schiene oder im Gips notwendig, begleitet von topischer und systemischer antiphlogistischer Medikation.

Dupuytren-Kontraktur

Definition Es handelt sich um eine Fibromatose der Palmaraponeurose, die zur Streckbehinderung der Finger führt.

Pathogenese Trotz zahlreicher Vorstellungen zur Ätiologie des M. Dupuytren fehlt bis heute eine schlüssige Erklärung des Krankheitsbilds. Im Krankheitsverlauf kommt es zu Knoten- und Strangbildungen in der Aponeurose, die durch Schrumpfung zu teils schweren und **behindernden Beugekontrakturen** der Finger führen. Die Sehnen sind an der Fibrose nicht beteiligt, wohl aber die Subkutis und die Haut. Die Erkrankung kann einseitig und doppelseitig auftreten.

Histologisch unterscheidet man **drei Stadien.** In der **Proliferationsphase** dringen Fibroblasten in das perifaszikuläre Gewebe ein und differenzieren sich zu Myofibroblasten. Die **Involutionsphase** ist durch strukturelle Veränderungen der vorbestehenden Kollagenarchitektur gekennzeichnet. Die ehemals ausgerichteten Faserzüge liegen nun ungeordnet vor und leiten mit einem Schrumpfungsprozess die **Residualphase** ein.

Männer erkranken siebenmal häufiger als Frauen.

Klinik Betroffen sind meist der Ringfinger, kleiner Finger und selten alle Langfinger.

Anfangs werden die subkutanen Verdickungen in der Hohlhand kaum bemerkt. Im weiteren Verlauf kommt es bei zunehmender Beugekontraktur zu Funktionsstörungen durch Streckunfähigkeit der Finger. Schmerzen treten nicht auf. Unter der geschrumpften, stellenweise eingezogenen und mit der Unterlage fest verwachsenen Haut fühlt man die geschrumpfte Palmarfaszie als derbe, harte Knoten und Stränge (☞ Abb. 15.40).

In schweren Fällen berührt die Fingerkuppe die Handfläche. Gelegentlich wird dasselbe Krankheitsbild auch am Fuß (M. Ledderhose) und ausnahmsweise an Hand und Fuß gleichzeitig beobachtet.

Diagnostik und Differentialdiagnose Die Diagnose wird allein klinisch gestellt.

Kontrakturen der Fingergelenke aus anderen Ursachen (Entzündungen, Verletzungen, Lähmungen, Narbenkontrakturen) müssen differentialdiagnostisch in Betracht gezogen werden. Die angeborene Beugekontraktur des Kleinfingers wird als **Kamptodaktylie** bezeichnet.

Therapie Unter den **konservativen Maßnahmen** kommt der Strahlentherapie bei leichten Schweregraden eine Bedeutung zu, letztlich steht aber ein überzeugender Nachweis der Wirksamkeit aus. Passive manuelle Dehnungen, lokale Injektion von Kortikoiden u.a. vermögen auch in leichten Fällen die Progredienz in der Regel nicht aufzuhalten. Bei einer Verhärtung ohne oder mit nur leichter Kontraktur ist noch kein Eingriff nötig. Abwarten! Keinesfalls ist regelmäßig mit einer Progression zu rechnen.

Operative Verfahren: Bei zunehmender Kontrakturstellung bis etwa 45°-Beugung im Fingergrund- und -mittelgelenk: radikale Exstirpation der Palmarfaszie. Bei unvoll-

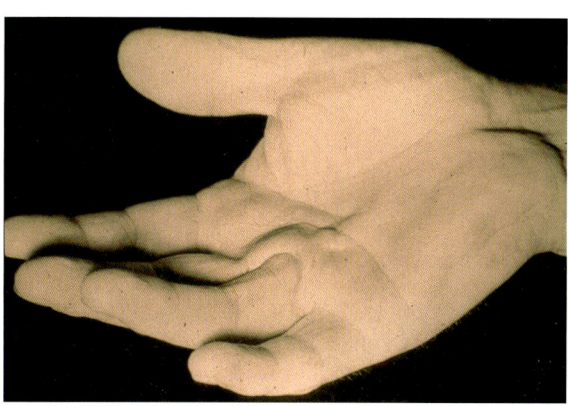

Abb. 15.40 Dupuytren-Kontraktur. Strangförmige Verdickung der palmaren Aponeurose im Verlauf des vierten Strahls der rechten Hand. Die Streckfähigkeit des Ringfingers ist leicht behindert.

ständiger Resektion der knotigen Veränderungen ist mit Rezidiven zu rechnen. Im Spätstadium der „eisenharten Kontraktur" wird das Ergebnis gefährdet durch Nekrosen der Haut, durch Gefäßverletzungen und Läsionen sensibler Fingernerven. In schwersten Fällen ist die Amputation des Fingers nicht immer vermeidbar.

15.3.7 Knochennekrosen und posttraumatische Veränderungen der Hand

Nekrose des Os lunatum

Definition Die Nekrose des Mondbeins (Os lunatum) wird zu den aseptischen Knochennekrosen gezählt.

Synonyma: Mondbeinnekrose, M. Kienböck, Lunatummalazie.

Pathogenese Eine **venöse Stase** soll, ähnlich wie bei anderen Knochen (Hüftkopfnekrose, ☞ Kap. 6), einen intraossären Druckanstieg bedingen, der über ein **Ödem des Knochenmarks** zur Nutritionsstörung des Knochens führt und schließlich beim Vorliegen weiterer, z.T. unbekannter Faktoren in eine stadienhafte Nekrose mündet.

Zu einem derartigen Vorgang könnte es beispielsweise bei hoher mechanischer Belastung der Hand in Extensionsstellung kommen (Arbeiten mit Pressluftgeräten). Daher wird den Summationseffekten **rhythmischer Mikrotraumen** eine ursächliche Bedeutung zugesprochen (Berufskrankheit!).

Daneben werden **dispositionelle Faktoren** diskutiert, z.B. die angeborene Minusvariante der Ulna bzw. Plusvariante des Radius, die einen ungünstigen Kompressionseffekt auf das Mondbein ausüben sollen. Meist ist das gesamte Mondbein betroffen, das schließlich komprimierend deformiert wird (Kollaps) und die Biomechanik des gesamten Radiokarpalgelenks beeinträchtigt.

Bevorzugt sind junge Männer zwischen 20 und 30 Jahren.

Klinik **Schmerzen** beim Gebrauch der Hand an umschriebener Stelle im Bereich des Mondbeins. Lokaler Schmerz bei Druck in Volarflexion und bei Zerrung. In späteren Stadien tritt eine Bewegungseinschränkung durch die **sekundäre Arthrose** auf.

Diagnostik Die Diagnose lässt sich meist durch das **Röntgenbild** stellen: inhomogene Struktur, Verdichtung, Deformation (☞ Abb. 15.41). In frühen Stadien und bei nicht klarem Röntgenbefund empfiehlt sich die **Kernspintomographie.**

Therapie In Frühstadien bei noch erhaltener äußerer Form des Mondbeins **Ruhigstellung** im Unterarm-Hand-Gipsverband für drei Monate. Bei Längendifferenz zwischen Ulna und Radius wird ein Ausgleich durch **Verkürzungsosteotomie** angestrebt, um den ungünstigen mechanischen Effekt zu beseitigen.

Sind bereits stärkere arthropathische Veränderungen vorhanden, so ist mit einer **Arthrodese** des Handgelenks oder mit **partieller Arthrodese** von Handwurzelknochen Schmerzfreiheit oder Schmerzlinderung zu erzielen. Die Ergebnisse eines endoprothetischen Ersatzes sind wenig ermutigend.

Ist eine Operation nicht möglich: Stabilisierung in einer festen Handgelenksorthese (Lederhülse). Ggf. ist ein Berufswechsel erforderlich.

Kahnbeinpseudarthrose

Definition Die Kahnbeinpseudarthrose stellt die Folge nicht erkannter oder unzureichend behandelter Frakturen des Os naviculare manus dar. Unbehandelt ist innerhalb einiger Jahre eine schmerzhafte sekundäre Arthrose des radiokarpalen Gelenks zu erwarten.

Pathogenese Der Pseudarthrose geht ein **Sturz** meist direkt auf die Hand mit Fraktur des Os naviculare voraus.

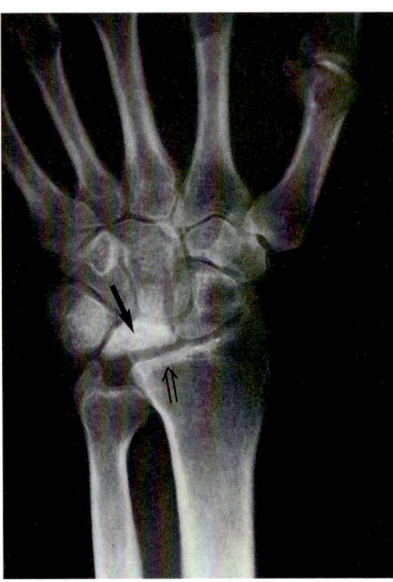

Abb. 15.41 Lunatummalazie. 40-jähriger Handwerker mit schmerzhafter Bewegungseinschränkung. Schmerzprovokation besonders beim kräftigen Faustschluss. Im Röntgenbild deutliche Verdichtung des Mondbeins (→) mit Abplattung. Die gegenüberliegende Radiusgelenkfläche ist als Folge der sekundären Arthrose sklerosiert (⇒). Die Ulna ist im Vergleich zum Radius deutlich kürzer (Minusvariante).

Auf einem einfachen Röntgenbild in a.p. Richtung kann die Fraktur leicht übersehen werden (s. u.). Wird eine Fraktur nicht ausreichend ruhig gestellt, bleibt die Frakturheilung aus und es entsteht eine Pseudarthrose. Die Gefahr einer Pseudarthrose ist beim Kahnbein aufgrund der kritischen Gefäßversorgung groß. Folge können Nekrosen des proximalen Fragments sein.

Klinik Bei Sturz auf das Handgelenk muss nach Zeichen einer Kahnbeinverletzung gesucht werden.

Bei der Untersuchung zeigt sich ein typischer Schmerz durch Druck in der „Tabatière" und bei palmarem Druck auf den proximalen Kahnbeinpol in radialer Abduktion des Handgelenks.

Stärkere Beschwerden werden oft erst mit Entwicklung einer **sekundären Arthrose** geklagt. Neben Schmerzen resultieren dann eine **Schwäche** im Handgelenk sowie eine **eingeschränkte Beweglichkeit.**

> **!** Die Gefahr einer Pseudarthrose ist beim Kahnbein aufgrund der kritischen Gefäßversorgung groß. Nekrosen des proximalen Fragments mit sekundärer Arthrose können die Folge sein. Bei einem Sturz auf das Handgelenk muss daher immer nach Zeichen einer Kahnbeinverletzung gesucht werden.

Diagnostik und Differentialdiagnose Besteht der Verdacht einer Kahnbeinfraktur oder -pseudarthrose müssen Röntgenaufnahmen (☞ Abb. 15.42) in verschiedenen Ebenen angefertigt werden (sog. **Navikulareaufnahmen**). Ggf. ist eine Computertomographie oder Kernspintomographie erforderlich. Die doppelte Knochenkernanlage (Os bipartitum) ist differentialdiagnostisch abzugrenzen.

Therapie Die konservative Therapie ist wirkungslos.

Methode der Wahl: Resektion der Pseudarthrosengewebes und Spongiosaplombierung, Schraubenosteosynthese und langfristige Ruhigstellung unter Einschluss der Metakarpalia. Nekrotische Fragmente werden exstirpiert und der Hohlraum mit einem Interponat, z. B. aus autologem Sehnengewebe, aufgefüllt. Die Prognose richtet sich nach Lage des Spalts (am günstigsten quer und mittelständig) und Zustand des Os naviculare. Dabei sind sekundäre Arthrose und Nekrose prognostisch ungünstig.

Bei grober Arthropathie kommt eine (partielle) Handgelenksarthrodese alternativ in Frage.

> **!** Bei der Kahnbeinpseudarthrose gibt es keine Alternative zur operativen Versorgung.

15.3.8 Neurogene Erkrankungen der Hand

Karpaltunnelsyndrom

Definition Schmerzsyndrom durch mechanische Kompression des Medianusnerven im Canalis carpi.

Synonyma: Engpasssyndrom des N. medianus, Brachialgia paraesthetica nocturna, Karpaltunnelsyndrom (CTS).

Ätiologie und Pathogenese Die Ursache liegt in einer Überfüllung des räumlich beengten Canalis carpi, z.B. durch:

■ Entzündung: z.B. Tenosynovialitis der Flexorensehnen, rheumatoide Arthritis
■ ödematöse Schwellung: Trauma, Schwangerschaft
■ Eiweißeinlagerung: Myxödem, Akromegalie und Amyloidose
■ Gewebeverlagerung nach Trauma: fehlverheilte Fraktur, hypertropher Kallus, Luxation von Handwurzelknochen
■ Ganglien und arthropathische Veränderungen an Handwurzelgelenken.

Durch die Enge im Karpalkanal gerät der N. medianus unter mechanische Bedrängung.

Klinik Die Patienten erwachen nachts mit einem Schwellungsgefühl, Steifigkeitsgefühl und Parästhesien der Hand, Schmerzen in der Hand, aber auch im Unterarm, selten im Oberarm (Brachialgia paraesthetica nocturna).

Ausschütteln des Arms und Reiben der Hand bessert die Symptome. Tagsüber besteht anfangs meist Beschwerdefreiheit.

Schließlich treten persistierende Parästhesien im Versorgungsgebiet des N. medianus auf. Motorische Ausfälle mit Daumenballenatrophie und Schwäche des M. abductor pollicis oder M. opponens pollicis beobachtet man erst im späteren Verlauf.

Verstärkter Schmerz bei extremer Beugung oder Streckung im Handgelenk.

Diagnostik Über der Beugeseite des Handgelenks besteht ein **Druckschmerz,** bei Beklopfen des Retinakulums strahlt ein Schmerz nach distal aus (Tinel-Zeichen). Durch lokalen Druck oder endgradige Beugung oder Streckung im Handgelenk lassen sich nach 30–60 Sekunden Parästhesien im Medianusgebiet auslösen.

Wegweisend ist die Messung der **Erregungsleitungsgeschwindigkeit.** In einer Röntgenspezialaufnahme lässt sich der knöcherne Karpalkanal darstellen. Laborchemisch sollten ggf. Krankheiten ausgeschlossen werden, die zum Karpaltunnelsyndrom prädisponieren.

Differentialdiagnose Radikuläre Schmerzzustände (Wurzel C6/C7), proximal gelegene periphere Nervenschäden mit Ausstrahlung in die radiale Hand (Plexusschaden, Halsrippe), Traumafolgen am Unterarm mit ausstrahlendem Schmerz, Arthrose der Handwurzelgelenke, Krankheiten der Sehnen- und Sehnenscheiden, Polyneuropathie.

Therapie und Prognose In leichten Fällen kann die **Ruhigstellung** von Hand und Unterarm auf einer Schiene Schmerzerleichterung herbeiführen. Auch **Kortisoninjektionen** in den Karpalkanal können durch Abschwellung zu einer Besserung führen.

Bei stärkeren, vor allem nächtlichen Schmerzen und bei sensiblen oder motorischen Defiziten ist die **operative**

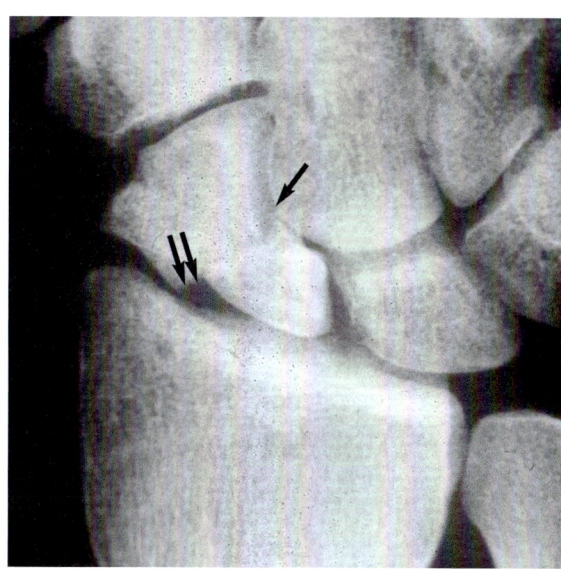

Abb. 15.42 Pseudarthrose des Os naviculare. Junger Mann mit belastungs- und bewegungsabhängigen Schmerzen im rechten Handgelenk, die nach einem Sturztrauma vor 6 Monaten begannen, ohne spezifische Therapie langsam abnahmen und seit einigen Wochen wieder verstärkt auftreten. Schmerzprovokation bei Druck in die Tabatière und bei radialer Abduktion des Handgelenks. Im Röntgenbild ist eine Pseudarthrose des Kahnbeins an typischer Stelle (→) mit Stufenbildung in der skaphoradialen Gelenkfläche zu erkennen (↑↑).

Spaltung des Ligamentum carpi transversum indiziert, evtl. gleichzeitig mit einer Tenosynovialektomie der Beugesehnen. Die relativ kleine Operation erbringt schlagartige Schmerzbesserung.

Einmal eingetretene motorische Defizite bilden sich meist nicht vollständig zurück.

Nervus medianus

Die klinischen Symptome einer Schädigung des N. medianus sind von dem Ort der Störung abhängig. Neben dem Karpaltunnelsyndrom können Läsionen oberhalb und unterhalb des Ellenbogens unterschieden werden.

Ätiologie und Pathogenese Ursächlich für Medianusläsionen oberhalb des Ellenbogens sind vor allem **Humerus-** und **Ellenbogenfrakturen** sowie Oberarmtumoren.

Läsionen unterhalb des Ellenbogens treten vornehmlich in der Pronator-teres-Loge auf (**Musculus-pronator-teres-Syndrom**). Der Nerv tritt durch den M. pronator teres hindurch und kann in dieser physiologischen Engstelle beeinträchtigt werden.

Klinik Bei einer Schädigung **oberhalb des Ellenbogens** kann es zu einem Verlust der Beugefähigkeit der Finger DI–DIII kommen, die in Streckstellung verbleiben und so das Bild der sog. „Schwurhand" (☞ Abb. 15.43a) ergeben. Zusätzlich ist die Oppositionsfähigkeit des Daumens gestört. Sensorisch besteht eine Hypästhesie der Finger DI–DIII und DIV radial.

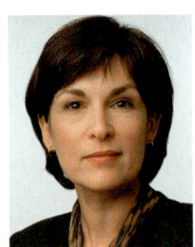

Anamnese Eine 44-jährige Frau beklagt seit einigen Monaten nächtliche Schmerzen und Dysästhesien in der rechten Hand. Zudem gibt sie ein Schwellungsgefühl in beiden Handgelenken an.

Klinische Untersuchung Die Untersuchung ergibt eine Hyposensibilität des Daumens, des Zeige- und Mittefingers sowie radialseitig am Ringfinger rechts. Die Thenarmuskulatur ist seitengleich ausgeprägt. Das Tinel-Zeichen sowie der Phalen-Test sind rechts positiv.

Diagnostik Die Messung der Nervenleitgeschwindigkeit ergibt eine Schädigung des N. medianus. Das Röntgenbild der Hand in 2 Ebenen ist ohne krankhaften Befund.

Diagnose Kompression des N. medianus unter dem Lig. carpi transversum (Karpaltunnelsyndrom) rechts.

Therapie Spaltung des Retinaculum bzw. Ligamentum carpi transversum rechts.

Kommt es **unterhalb des Ellenbogens** im Bereich der Pronator-teres-Loge zu einer Medianusirritation bleibt die motorische Funktion meistens unberührt. Geklagt werden Unterarmschmerzen, Krämpfe und Sensibilitätsstörungen der Finger DI–DIII sowie radial DIV.

> **!** Schädigung des N. medianus **oberhalb des Ellenbogens** → Verlust der Beugefähigkeit der Finger DI–DIII (**„Schwurhand"**).
> Schädigung des N. medianus **unterhalb des Ellenbogens** → motorische Funktion meistens unberührt.

Nervus ulnaris

Ätiologie und Pathogenese Am häufigsten wird der Nerv in Höhe des Sulcus ulnaris geschädigt. Die exponierte Stellung des N. ulnaris im Bereich des Ellenbogens sorgt für eine häufige Mitbeteiligung des Nervs bei **Frakturen** des distalen Oberarms und des Ellenbogengelenks.

Neben der direkten traumatischen Verletzung des Nervs im Sulcus ulnaris kann auch eine langsame Kompression des Nerven durch **degenerative, posttraumatische** oder **entzündliche** (rheumatoide Polyarthritis) Umbauten im Sulcus erfolgen (☞ Kap. 15.2.7).

Die oberflächliche Lage des N. ulnaris im Sulcus exponiert ihn für **Druckschäden.** Durch lokalen Druck (Bettruhe in Rückenlage) können intermittierende Sensibilitätsstörungen an der Handkante ausgelöst werde.

Wesentlich seltener sind Ulnarisläsionen im Bereich des Handgelenks (Loge-de-Guyon-Syndrom), z.B. durch längeres Radfahren mit Überstreckung im Handgelenk (**Radfahrerlähmung**).

Klinik Die Ulnariskompression äußert sich häufig zunächst als **intermittierende Sensibilitätsstörung** an der ulnaren Handkante. Eine Kompression des Nervs mit dem Finger inner- oder oberhalb des Sulcus ulnaris kann eine Parästhesie auslösen oder verstärken.

Die **vollständige Ulnarisläsion** auf Höhe des Ellenbogens führt zur typischen „**Krallenhand**" (☞ Abb. 15.43b), durch Überstreckung der Fingergrundgelenke infolge eines Überwiegens des N. radialis, Beugung der Mittelphalangen und Atrophie der M. interossei. Es kommt zu einer Abduktionshaltung des kleinen Fingers und zu einer gestörten Ab- und Anspreizfunktion der Finger. Der Daumen ist nicht betroffen. Typisches Areal der Sensibilitätsstörung ist die ulnare Handkante.

Bei einer Nervenschädigung oberhalb des Ellbogens resultiert auch ein Kraftverlust der Handbeugung.

Eine **Atrophie des Kleinfingerballens** spricht für periphere Ulnarisläsion, z.B. für eine Einklemmung des Nervs neben dem Os pisiforme (Loge-de-Guyon).

Differentialdiagnose Atrophien und Paresen der kleinen Handmuskeln finden sich auch bei Läsionen der Zervikalwurzeln (Wurzelabgang des N. ulnaris bei C8–Th1), Skalenussyndrom, spinaler Muskelatrophie, amyotrophischer Lateralsklerose, Syringomyelie u.a. neurologischen Erkrankungen.

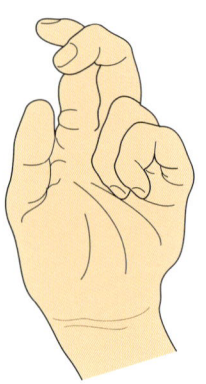
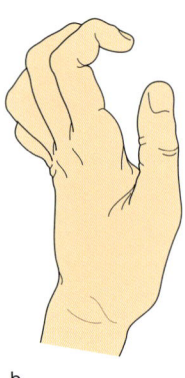
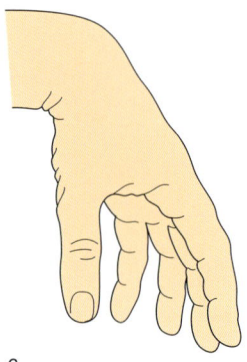

Abb. 15.43 Lähmungen der Hand durch Läsion peripherer Einzelnerven.

a) Schwurhand bei Medianuslähmung.
b) Krallenhand bei Ulnarislähmung.
c) Fallhand bei Radialislähmung.

a   b   c

Therapie Bei intermittierenden Nervenstörungen steht das Vermeiden äußeren Drucks – soweit dieser ursächlich ist – im Vordergrund. Ggf. hilft eine **Polsterung** des Ellenbogengelenks. Entsteht die Läsion durch Überfüllung des räumlich beengten Sulkus, z. B. durch eine Synovialitis bei rheumatoider Arthritis, ist eine **entschwellende Therapie** sinnvoll, z. B. durch lokale Kortisoninjektionen.

In anderen Fällen ist die **operative Entlastung** notwendig, ggf. mit Verlagerung des Nervs aus dem Sulkus in das subkutane Fettgewebe.

Bei irreversibler Lähmung der Fingerbeuger kann eine Verpflanzung des Extensor carpi ulnaris oder Flexor carpi radialis auf die Beugesehnen und ggf. eine Korrektur der Krallenstellung der Finger erfolgen.

Nervus radialis

Definition Bei Läsionen des N. radialis ist der Ort der Störung für das Ausmaß der motorischen und sensiblen Beeinträchtigungen richtungsweisend. Unterschieden werden vorwiegend Läsionen im Bereich des Oberarms von Läsionen im Bereich der Supinatorloge.

Ätiologie und Pathogenese Der N. radialis kreuzt den Oberarm im mittleren Schaftbereich und kann direkt traumatisch bei **Frakturen,** aber auch bei der **operativen Frakturversorgung** geschädigt werden. Weitere Ursachen stellen die längere Kompression des Nervs in tiefem Schlaf (**Parkbank-Lähmung**) und durch Lagerung in Narkose. Distal durchläuft der Nerv den M. supinator, er kann hier bedrängt werden (**Supinatorschlitzsyndrom**).

Klinik Die vollständige Radialisläsion führt zu einer **Störung der Streckfunktion** von Hand und Fingern („Fall-hand", ☞ Abb. 15.43c), zu kraftlosem Faustschluss und zur Pronationsstellung des hängenden Unterarms.

Das typische Areal der Sensibilitätsstörung liegt auf dem Handrücken.

Differentialdiagnose Vor allem bei fehlenden Sensibilitätsdefiziten können die Fingerbewegungsstörungen manchmal schwer von Sehnenschäden abgegrenzt werden. Bei der rheumatoiden Arthritis z. B. muss man bei Extensionsstörungen des 4. und 5. Fingers Schäden in den MCP-Gelenken, Sehnenrupturen in Höhe des Handgelenks und die Kompression des N. radialis im Supinatorschlitz durch synoviale Proliferationen im Ellenbogengelenk abgrenzen.

Therapie Beim Supinatorschlitzsyndrom ist eine operative Entlastung durch Spalten der fibrösen Arkade möglich. Bei irreversibler Lähmung erfolgt der Ersatz der Fingerstrecker durch die Flexoren des Handgelenks und den Palmaris longus, meist mit Tenodese des Handgelenks in Überstreckstellung (Perthes-Plastik).

Sudeck-Dystrophie

Ätiologie und Pathogenese Auch wenn bei der Sudeck-Dystrophie keine sensiblen oder motorischen Defizite aufgrund zentraler oder peripherer Nervenschädigungen erkennbar sind, wird sie nicht selten als ein neurologisches Krankheitsbild aufgefasst, in der Vorstellung, dass ihr eine Entgleisung der lokalen vasomotorischen Steuerung zugrunde liegt. Die Sudeck-Dystrophie wird am häufigsten an der Hand beobachtet.

Eine ausführliche Darstellung findet sich in Kap 13.3.

Synonyma: M. Sudeck, Sudeck-Syndrom, posttraumatisches Dystrophiesyndrom, Reflexdystrophie, Algodystrophie.

Zusammenfassung

Krankheiten der Schulter

Die verschiedenen Artikulationen „der Schulter" wirken in einem abgestimmten Bewegungsmuster (**skapulohumeraler Rhythmus**) zusammen:
- glenohumerales Gelenk
- akromioklavikulares Gelenk
- sternoklavikulares Gelenk
- subakromiales Gelenk
- skapulothorakales Gelenk
- Gleitweg der langen Bizepssehne.

Die **Rotatorenmanschette** trägt stärkste mechanische Beanspruchungen.

Prüfung der **Globalfunktionen:** Nackengriff, Schürzengriff, Gegenschultergriff.

Spezielle Untersuchungen: Supraspinatustest nach Jobe, Infraspinatustest, Subscapularistest, Impingementtest nach Neer, vertikaler Bogen, horizontaler Bogen, Apprehensionstest.

Sprengel-Deformität

Definition Seltene Anomalie, gewöhnlich Teilsymptom multipler Fehlbildungen.

Der Begriff Periarthritis humeroscapularis ist wegen Ungenauigkeit veraltet.

Klinik Das Schulterblatt steht zu hoch, ist zu klein, und sein supraspinaler Anteil ist hakenförmig nach vorne gebogen. Das Gleiten der Skapula ist behindert, erkennbare Asymmetrie.

Therapie Soweit Therapie notwendig: Krankengymnastik. Operationen nur bei behindernder Deformität

Subakromiales Engpasssyndrom

Definition Impingementsyndrom: Kompression der Strukturen im Subakromialraum.

Häufig! Unterschiedliche Schweregrade, jede Altersklasse betroffen.

Drei **Ursachen:**

- Einengung des Subakromialraums
- Volumenzunahme im Subakromialraum
- geänderte Biomechanik.

Klinik Folge ist eine schmerzhafte Bursitis und Tendinitis der Sehnenplatte.

Akuter Schmerz in Ruhe und unter Belastung, schmerzhafter Bogen, später sekundäre Steife.

Diagnostik Impingementtests nach Neer und Jobe.

Therapie Zunächst immer konservativ, bei Persistenz der Schmerzen subakromiale Dekompression.

Rotatorenmanschettenruptur

Ursachen Selten traumatisch, meist degenerativ.

Zu trennen sind: partielle Rupturen, Massenrupturen, Cuff-Arthropathie.

Klinik Symptomatik wie beim fortgeschrittenen Impingementsyndrom, zusätzlich ggf. Pseudoparalyse des Arms, Drop-Arm-Sign; aber auch symptomfreie Rupturen im Alter.

Diagnostik Sonographie oder Kernspintomographie.

Therapie Bei partieller Ruptur zunächst wie beim Impingementsyndrom. Je nach Alter, Schmerzbild und Armfunktion ist operative Sehnenrekonstruktion indiziert.

Tendinosis calcarea

Definition Sonderform einer Tendopathie, Einlagerung Ca-P-Mineralen in die Supraspinatussehne.

Klinik Oft sehr schmerzhaft mit akuter Bursitis, später auch sekundäre Steife des Gelenks.

Diagnostik Röntgenbild mit charakteristischem Befund; Kalkdepots auch als röntgenologischer Zufallsbefund!

Therapie Akute Schmerzen: konservativ mit nichtsteroidalen Antirheumatika, lokale Kryotherapie, subakromiale Injektionen mit Lokalanästhetika und Kortisonzusatz. Später mobilisierende Krankengymnastik.

Bei chronischen Schmerzen offene oder arthroskopische Entfernung des Kalkdepots.

Ruptur der langen Bizepssehne

Ruptur im Sulcus intertubercularis. Rupturen bleiben unbemerkt, wenn sie sich schleichend einstellen. Bei plötzlichem Riss typische Retraktion des Muskelbauchs mit kompensierbarem Leistungsverlust.

Omarthrose

Definition Arthrose des glenohumeralen Gelenks.

Ursachen Mechanische Faktoren sind von untergeordneter Bedeutung, meist sekundäre Arthrose bei Rotatorenmanschettendefekten, rezidivierenden Schulterluxationen, Humeruskopffrakturen und Synovialkrankheiten.

Klinik Der skapulohumerale Rhythmus ist gestört, Einschränkung der Beweglichkeit, Schmerzen sind unspezifisch.

Therapie Wie bei Arthrosen, Endoprothese ist ein zuverlässiges Verfahren. Arthrodese nur noch in Ausnahmefällen.

Schultereckgelenksarthrose

Klinik Derbe Schwellung, oft schmerzfrei, auch subakromiale Impingementsymptomatik, schmerzhafter vertikaler Bogen.

Therapie Arthrosebehandlung, evtl. Resektion des Gelenks.

Schulterluxation

Ursachen Traumatisch, rezidivierend, habituell.

Traumatisch: Stürze auf den Arm mit vorderer Luxation, Riss des Lig. glenohumerale inferius, Bankart-Läsion, Hill-Sachs-Delle, nicht selten auch Ruptur der Rotatorenmanschette. Dorsale Luxationen selten.

Häufigste Gelenkluxation!

Therapie Zügige Reposition in Kurznarkose, anschließende Ruhigstellung des Arms, um Kapselschwäche mit Rezidivluxation oder sekundäre Schultersteife zu verhindern.

Rezidivierende Schulterluxation

Ursache Ausweitung der Gelenkkapsel.

Klinik Belastbarkeit der Schulter eingeschränkt, positiver Apprehensionstest.

Therapie Operativ mit Rekonstruktion des Labrums und Raffung der ventralen Gelenkkapsel (Kapselshift).

Habituelle Schulterluxation

Verrenkung bereits bei unbedachten Bewegungen.

Willkürliche Schulterluxation

Verrenkung lässt sich willentlich auslösen.

Bakterielle Omarthritis

Ursachen Infektion des Schulterhauptgelenks oder der Schulternebengelenke meist nach Punktionen und Injektionen, seltener nach offenen Verletzungen oder Operationen.

Die Rotatorenmanschette ist von der Devitalisierung bedroht.

Diagnose und Therapie   Entsprechen den Richtlinien des Pyarthros.

Adhäsive Kapsulitis

Definition   Eigenständiges Krankheitsbild einer Schultersteife mit Einschränkung der glenohumeralen Beweglichkeit:

Ursache   Vermutlich Dysfunktion der Fibroblasten.

Klinik   Phasenhafter Spontanverlauf: Freezing-Phase, Frozen-Phase, Melting-Phase. Regelhafte Ausheilung nach 1–2 Jahren, zwischenzeitlich beträchtliche Bewegungseinschränkung möglich.

Scapula alata

Definition   Flügelartiges Abstehen des medialen Skapularands.

Ursachen   Läsion des N. thoracicus longus → Parese des M. serratus anterior (z.B. Rucksacklähmung).

Klinik und Therapie   Große Tendenz zur spontanen Heilung, die Ausheilung dauert mehrere Monate. Ggf. Behandlung mit Serratusbandage.

Thoracic-Outlet-Syndrome

Ursachen   Nerven- und Gefäßkompression an physiologischen Passageengstellen: Skalenuslücke, Kreuzung zwischen 1. Rippe und Klavikula und unter dem Pectoralis minor. Halsrippen können dabei beteiligt sein.

Klinik   Schmerzen sind meist haltungs- und bewegungsabhängig und strahlen in den betroffenen Plexusbereich aus.

Diagnostik   Provokationsmanöver zur Auslösung von Parästhesien und Pulsabschwächung, Angiographie, Elektromyogramm.

Krankheiten des Ellenbogens

Epicondylitis humeri

Definition   Insertionstendopathie am radialen oder ulnaren Epikondylus.
Häufiges Krankheitsbild unterschiedlicher Ausprägung.

Ursachen   Überanstrengung bei Sport oder monotoner Arbeit.

Klinik   Meist Belastungsschmerz, selten Ruheschmerz. Oft spontane und vollständige Remission innerhalb mehrerer Wochen.

Therapie   Vermeiden der auslösenden Noxe, Krankengymnastik, Kryotherapie, Friktionsmassagen, nur ausnahmsweise Operation.

Bursitis olecrani

Ursachen   Aseptische Entzündung infolge Druckeinwirkung oder eines kräftigen Schlags. Die primäre oder sekundäre bakterielle Infektion ist möglich!

Klinik   Wenig schmerzhafte, prall-elastische Bursa. Prononcierte Schmerzen und Rötung → Hinweis auf Infektion. Im chronischen Stadium: seichte Schwellung mit tastbaren Verhärtungen.

Therapie   Bei aseptischer Entzündung strikte Vermeidung mechanischer Expositionen, Kälte, systemische wie topische Antiphlogistika. Bei Infektion Antibiose, Ruhigstellung, Bursektomie.

Ulnarisrinnensyndrom

Ursachen   Druckschädigung des N. ulnaris am Epicondylus medialis des Humerus meist infolge Druckläsion oder Artikulosynovialitis.

Klinik   Zunächst intermittierend auftretende Hypästhesien an der ulnaren Handkante, später Paresen der zugehörigen Muskeln.

Diagnostik   Klinische Funktionsprüfung, Myographie und Neurographie.

Therapie   Zunächst mit Druckentlastung, Antiphlogistika, evtl. operative Neurolyse oder Nervenverlagerung.

Krankheiten der Hand

Prüfung der **Globalfunktionen:** Spitzgriff, Grobgriff, Spreizgriff.
Funktionstests der Sehnen und Nerven: z.B. Finkelstein-Test, Tinel-Test beim Karpaltunnelsyndrom, Froment-Zeichen (N. ulnaris), Daumenextensionsprobe (N. radialis).

Rhizarthrose

Definition   Arthrose des Daumensattelgelenks. Typische spontane Arthrose.
Bevorzugt ältere Frauen, meist beidseitig, oft Teilaspekt einer peritrapezialen Arthrose. Kombination mit Arthrosen anderer Fingergelenke und großer Körpergelenke (Polyarthrose).

Klinik   Einschießende Schmerzen und Kraftlosigkeit z.B. bei kräftigen Wringbewegungen.

Diagnostik   Typisches Röntgenbild.

Therapie   Konservativ wie bei Arthrosen. Operativ: resezierende Arthroplastik, endoprothetischer Gelenkersatz.

Heberden-Arthrose

Definition   Arthrose der Fingerendgelenke.
Frauen bevorzugt, meist mehrere Gelenke betroffen, familiäre Häufung, oft im Zug einer Polyarthrose.

Klinik   Typische knotige Schwellungen ulnar und radial der Fingerendgelenke.

Therapie   Meist nicht erforderlich.

Bouchard-Arthrose

Arthrose der Fingermittelgelenke.
Lokalbefund ähnlich Heberden-Arthrose: Knotenbildung, Bewegungseinschränkung.

Panaritium

Definition   Bakterielle Infektionen an den Fingern und an der Hand. Paronychie ist eine Sonderform im Bereich des Nagelfalzes.
Man unterscheidet: P. subcutaneum, ossale, subunguale, tendinosum, V-Phlegmone, Hohlhandphlegmone.

Klinik   Rötung, Schwellung, klopfender Schmerz. Bei Ausbreitung des Infekts schweres Krankheitsbild mit Fieber, starker Schwellung, Lymphangitis.

Therapie   Nur leichte Paronychien konservativ mit Ruhigstellung, Hochlagerung und lokalen Antiseptika.
Wegen rascher Ausbreitung und bleibender Funktionsdefizite ansonsten **zügige Operation** mit Spülung, Débridement und Antibiose.

Rheumatoide Arthritis der Hand

Definition   Typische Befallsmuster der Gelenke, Tenosynovialitis der Streck- und Beugesehnen mit Rupturgefahr!

Klinik   Charakteristische Veränderungen der Hand- und Fingergelenke durch Artikulosynovialitis: Caput-ulnae-Syndrom, Ulnardeviation der Finger, Schwanenhalsdeformität, Knopflochdeformität.

Therapie   Systemische Medikation der Grundkrankheit. Weiterhin: Physiotherapie, Injektionen mit Kortikoiden und Radionukliden, Schienen und Lagerungshilfen, Krankengymnastik, Ergotherapie.
Operativ: Synovektomien der Gelenke und Sehnenscheiden in Frühstadien, Arthroplastiken, Arthrodesen, Endoprothesen, Sehnenrekonstruktionen.

Tendovaginitis stenosans

Gestörter Gleitvorgang einer Fingerbeugesehne, „schnellender Finger", oft spontane Besserungen, sonst operative Spaltung des Ringbands.
De Quervain: Besondere Form einer stenosierenden Tenosynovialitis an der Daumenstrecksehne. Meist konservative Therapie.

Tendovaginitis

Ursachen   Häufiges Krankheitsbild, vor allem auf der Streckseite der Hand; verursacht durch repetitive monotone Belastung oder einmalige ungewohnte Belastung.

Klinik   Führt zu Schmerz und temporärer Gebrauchseinschränkung.

Diagnostik   Druckschmerz im Verlauf der Sehnenscheide, strangförmige Schwellung, „Schneeballknirschen".

Therapie   Schonung, Kühlung, Antiphlogistika.

Dupuytren-Kontraktur

Definition   Fibromatose der Palmaraponeurose mit leichten bis behindernden Beugekontrakturen der Finger. Männer bevorzugt, familiäre Häufung.

Klinik   Knoten- und Strangbildungen, meist der Ringfinger, keine Schmerzen.

Therapie   Konservativ weitgehend wirkungslos, bei zunehmender Kontraktur Resektion der betroffenen Faszienbereiche.

Lunatummalazie

Definition   Knochennekrose meist des gesamten Mondbeins. Minusvariante der Ulna und Summationseffekte rhythmischer Mikrotraumen möglicherweise ursächliche Bedeutung (Presslufthammer).

Klinik und Therapie   Spontanheilung ist nicht zu erwarten, konservative Therapie von fraglichem Erfolg, meist folgt sekundäre karpale Arthrose.

Therapieoptionen   Lederhülse, Verkürzungsosteotomie, partielle Arthrodese von Handwurzelknochen, Arthrodese des Handgelenks.

Kahnbeinpseudarthrose

Ursachen   Frakturfolge, führt unbehandelt zur schmerzhaften Sekundärarthrose. Teils von partiellen Nekrosen begleitet.

Therapie   Operativ mit Knochentransplantaten und langer Ruhigstellung.

Karpaltunnelsyndrom

Kompression des N. medianus im Canalis carpi. Nachtschmerz! Sensible Defizite im Medianusgebiet, Atrophie des Thenars.

Therapie   Operative Spaltung.

Läsionen des N. medianus

Schwurhand, Affenhand, Daumenballenatrophie. Sensibilitätsausfall medial (Daumeninnenseite/Zeige-/Mittelfinger).

Läsionen des N. ulnaris

Krallenhand. Sensibilitätsausfall lateral (Klein- und Ringfinger). Atrophie des Kleinfingerballens.

Läsionen des N. radialis

Fallhand, kraftloser Faustschluss. Sensibilitätsausfall dorsal schräg über Unterarm daumenseitigem Hand-/Fingerrücken.

Jeweilige Therapie Entspannungslagerung auf Schiene. Krankengymnastik, Elektrotherapie, Ergotherapie.

Bei irreversibler Lähmung Ersatzoperationen durch Sehnenverpflanzung/Tenodese und Arthrodesen.

16 Untere Extremitäten

Zur Orientierung

Orthopädische Krankheiten des Beinskeletts und der Beingelenke sind in der klinischen Praxis häufig. Quantitativ stellen sie eines der Hauptarbeitsgebiete der Orthopädie dar.

Die mechanische Belastung der Beine kann Krankheiten verstärken und lässt sie klinisch besonders deutlich in Erscheinung treten. Krankheiten der unteren Extremitäten behindern die Mobilität und schränken die Verrichtungen des täglichen Lebens schon frühzeitig empfindlich ein.

16.1 Statik und Kinetik des Beines

16.1.1 Hinken und Einbeinstand

Der normale Gang ist durch eine gleichförmige Aufeinanderfolge von Schritten gekennzeichnet, wobei der Bewegungsablauf und die Länge der Einzelschritte symmetrisch sind. **Standphase** und **Schwungphase** wechseln einander dabei ab (☞ Kap. 2.2.2). Der Rumpf bleibt während des Schrittablaufs weitgehend senkrecht, allenfalls besteht eine leichte Neigung des Rumpfs zur Seite des jeweiligen Standbeins. Das Becken bleibt in der Horizontalen. Störungen des Gehaktes führen zum Hinken und können mannigfaltige Ursachen haben.

Gangstörungen entstehen durch Abweichungen in Symmetrie, Regelmäßigkeit, Flüssigkeit und Sicherheit des Bewegungsablaufs. Sie können mannigfaltige Ursachen haben. Vor allem bei neurologischen Krankheitsbildern sind die Arme und der Rumpf nicht selten in die Bewegungsstörung einbezogen.

Die Art der Gangstörung gibt Hinweise auf die Ursache:

- **Störung der Tiefensensibilität:** ataktischer, unsicherer, breitbeiniger Gang, z.B. bei diabetischer Polyneuropathie, Myelopathie, Tabes dorsalis
- **motorische Koordinationsstörung:** spastischer Gang bei infantilen Zerebralparesen, nach Apoplexie oder spastischen Lähmungen anderer Genese, Myelopathie
- **zentrale Innervationsstörung:** propulsiver, tappender, kleinschrittiger Gang, z.B. bei Morbus Parkinson, Zerebralsklerose
- **muskuläre Schwäche:** paretischer, anstrengender, auch asymmetrischer Gang, z.B. bei inkompletten Querschnittssyndromen, Polyneuropathien, Myopathien, peripheren Nervenläsionen
- **Arthropathien, Kontrakturen:** zögerlicher, unsicherer Gang, z.B. bei rheumatoider Arthritis, Polyarthrose.

Hinken bezeichnet eine einseitige Gangstörung. Beim Hinken lässt das Schrittbild Symmetrie und Regelmäßigkeit vermissen, der Gehakt ist einseitig pathologisch. Als beidseitiges Hinken kann man solche Zustände bezeichnen, bei denen Krankheitsbilder beidseitig bestehen, die in den meisten Fällen nur einseitig zu beobachten sind oder bei denen die beidseitigen Störungen unabhängig voneinander aufgetreten sind, z.B. beidseitiges Trendelenburg-Hinken.

Man unterscheidet verschiedene **Formen des Hinkens:**
- **Verkürzungshinken** infolge von absoluten, relativen und funktionellen Beinlängendifferenzen (☞ Kap. 16.1.2)
- **Lähmungshinken** bei schlaffen Paresen peripherer Nerven (z.B. Peroneusparese), lumbaler Läsion der Spinalnerven (z.B. Fußsenkerparese) oder bei spastischen Paresen (z.B. zerebralem Insult, einseitiger Rückenmarkläsion mit spastischem Einschlag)
- **Hüfthinken** infolge Lähmung oder Schwäche der pelvitrochantären Muskulatur (M. gluteus medius) bei Trochanterhochstand, Koxarthropathie oder L5-Wurzelläsion: **Trendelenburg-Hinken, Duchenne-Hinken** (☞ Abb. 16.1)
- **Versteifungshinken** bei starker Bewegungseinschränkung, Ankylose oder nach Arthrodese im Hüft-, Knieoder Sprunggelenk
- **Schmerzhinken:** Schonungs- oder Vermeidungshinken als Folge von belastungs- und bewegungsabhängigen Schmerzen des Beines, der Iliosakralfugen, Ischialgie
- **intermittierendes Hinken** auf dem Boden einer arteriellen Verschlusskrankheit oder bei einer spinalen Stenose
- **psychogenes Hinken**
- **beidseitiges Hinken** infolge beidseitiger Lähmung oder Schwäche der pelvitrochantären Muskulatur (**beidseiti-**

Abb. 16.1 **Einbeinstand und pelvitrochantäre Muskulatur.**

a) Während der Standphase des linken Beines hält ein Gleichgewicht zwischen der abduzierenden Muskelkraft (vor allem M. gluteus medius) und der Körperlast das Becken in der Waagerechten, auch wenn die Hebelarme für beide Kräfte sehr unterschiedlich sind. Klinisch beobachtet man oft eine leichte Anhebung der nicht belasteten Seite.

b) Bei einer Insuffizienz der abduzierenden Muskulatur sinkt das Becken zur gesunden Seite hin ab (Trendelenburg-Zeichen). Gleichzeitig wird der Oberkörper zur kranken Seite hin verlagert, um den Lastarm zu verkürzen (Duchenne-Zeichen). Dadurch kommt ein schaukelnder Gang zustande.

c) Einbeinstand links mit leichter Anhebung des Beckens rechts: Normalbefund.

d) Einbeinstand rechts mit Absinken der linken Beckenhälfte: positives Trendelenburg-Phänomen.

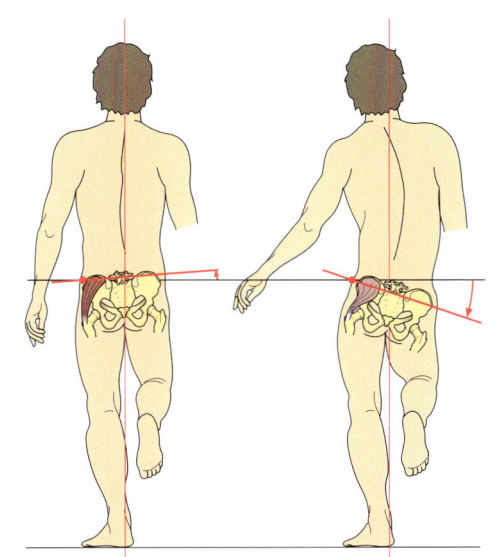

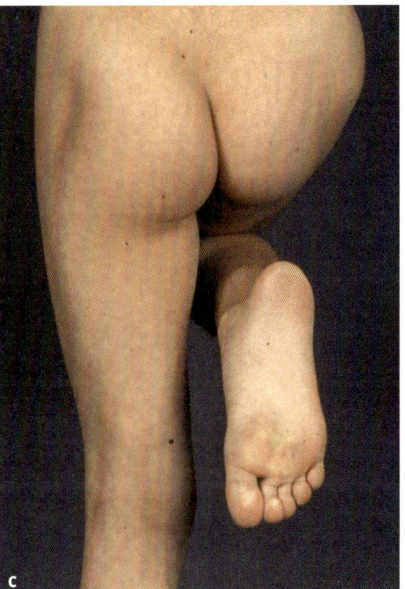
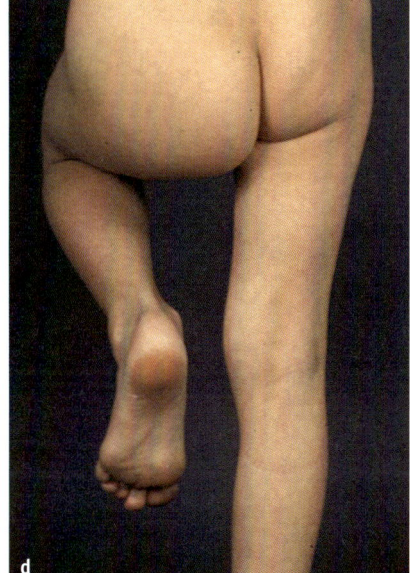

ges Duchenne-Hinken: **Watscheln),** beidseitige Koxarthropathie.

Der stabile **Einbeinstand** erfordert es, das Becken während der Standphase in der Horizontalen zu halten. In dieser Phase des Gangzyklus ist das Becken mit einem Waagesystem vergleichbar, dessen Drehpunkt im Hüftkopfzentrum liegt. Die Körperlast, die ein Absinken des Beckens zur Schwungbeinseite bewirkt, muss von den Hüftgelenksabduktoren (pelvitrochantäre Muskulatur) gehalten werden. Da der Hebelarm der Körperlast im Einbeinstand etwa dreimal so lang ist wie der Hebelarm der Abduktoren, muss ihre Muskelkraft etwa dem Dreifachen des Körpergewichts entsprechen. Die wesentlichen Hüftgelenksabduktoren sind der M. gluteus medius und der M. gluteus minimus, zusätzlich wirken der M. gluteus maximus und der Tensor fasciae latae.

Ein Ungleichgewicht kann durch eine Schwächung der Muskulatur selbst oder durch ungünstige mechanische Hebelarme der Muskulatur zustande kommen.

Ursachen für eine Muskelschwäche:

- Myopathien (z.B. Beckengürtelform der progressiven Muskeldystrophie)
- Schädigungen des N. gluteus superior (z.B. Spritzenabszess, Trauma)
- radikuläre Schädigungen der Wurzeln L5/S1 (z.B. Bandscheibenvorfall).

Ursache für ungünstige mechanische Hebelarme: Hochstand des Trochanter major mit Annäherung von Muskelursprung und -ansatz und Verschlechterung der mechanischen Wirksamkeit der Abduktoren z.B. bei Coxa vara, Abrissfraktur des Trochanter major oder distalisierte Endoprothese.

Unabhängig von der Ursache führt die Insuffizienz der Hüftgelenksabduktoren zum Absinken des Beckens im Einbeinstand bzw. in der Standphase des Gehvorgangs (**Trendelenburg-Zeichen**). Gleichzeitig wird der Körperschwerpunkt zur kranken Seite hin verlagert, um den Hebelarm der Körperlast zu verkürzen (**Duchenne-Zeichen**).

261

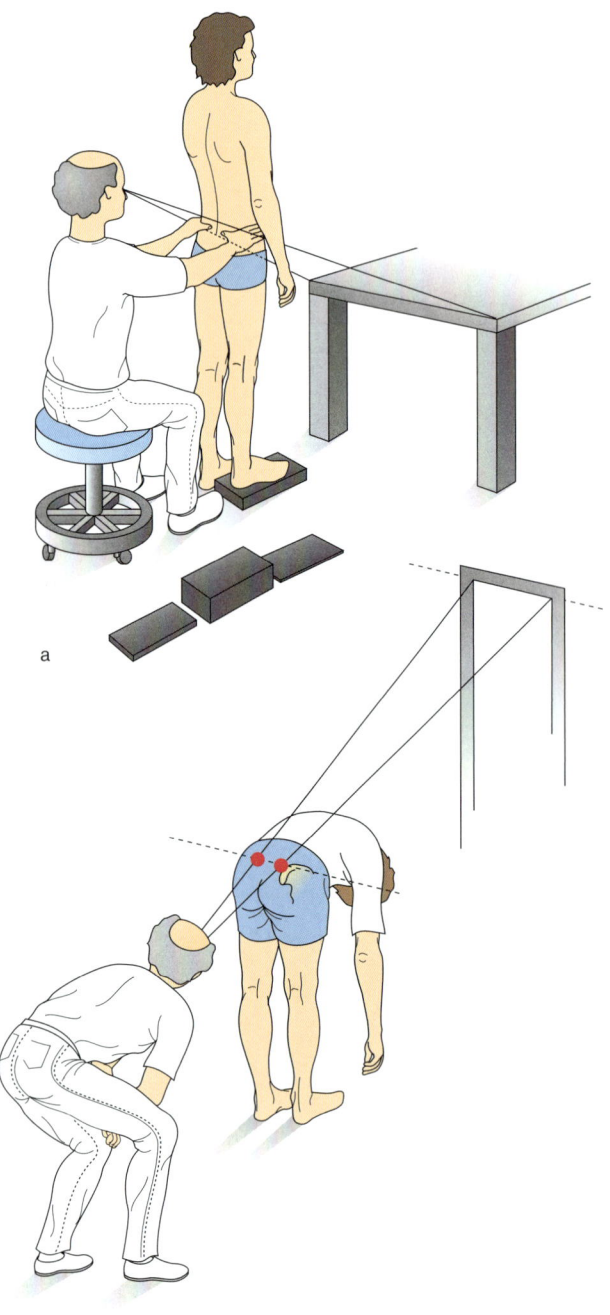

a

b

Abb. 16.2   Untersuchung des Beckenstands in der Frontalebene.

a) Zur klinischen Prüfung des Beckengeradstands können die Beckenkämme als Bezugspunkte dienen. Die beiden Zeigefinger ertasten von hinten die Beckenkämme, die Daumen liegen auf den Spinae dorsales. Der Untersucher orientiert sich an einer Horizontalen im Raum, z. B. Tischkante. Die Messung erfolgt durch ganzsohlige Unterlage von Holzbrettchen unterschiedlicher Höhe bis zum horizontalen Stand der Beckenkämme.

b) Mit größerer Genauigkeit gelingt die Prüfung des Beckengeradstands in tiefer Vorneigung des Rumpfs, die aber nicht jedem Patienten gelingt. Bezugspunkte sind dann die hinteren Spinae iliacae. Durch Unterlage von Holzbrettchen verschiedener Höhe bis zum Beckengeradstand lässt sich die Beinlängendifferenz abschätzen.

> ! Bei der Glutealinsuffizienz findet man ein mehr oder weniger deutliches Mischbild aus dem Trendelenburg-Hinken und dem Duchenne-Hinken. Je ausgeprägter die gluteale Schwäche ist, umso klarer tritt das Duchenne-Hinken hervor.

16.1.2 Beinlängendifferenz

Seitenunterschiede in der Beinlänge führen unabhängig von ihrer Ursache zu Beckenschiefstand (Absinken auf der verkürzten Seite), kompensatorischer Seitausweichung der Wirbelsäule (Konvexität auf der verkürzten Seite) und zu Belastungsveränderungen an den Beingelenken. Beinlängendifferenzen bis 1 cm kommen bei der Hälfte der Bevölkerung vor, bleiben meist unbemerkt und meist (aber nicht immer!) ohne klinische Konsequenzen. Bei stärkerer Ausprägung können sich auf Dauer Fehlbelastungsschäden an Gelenken, der Wirbelsäule und den Kreuzbein-Darmbein-Fugen ausbilden. Ein Verkürzungshinken wird erkennbar.

Die ungleiche Länge der Beine kann angeboren oder erworben sein:

- **absolute Beinverkürzung:** Eine absolute (echte, reelle) Beinverkürzung liegt vor, wenn Substanzdefekte des Beckens, des Ober- oder des Unterschenkelknochens bestehen. Die Oberschenkel- und/oder Unterschenkellängen sind seitendifferent.
  Ursachen: kongenitale Fehlbildung, Riesenwuchs auf der Gegenseite, Schädigung von Wachstumsfugen im Kindesalter (Trauma, Entzündung, Tumor), Minderwuchs bei schlaffer Lähmung (z. B. Poliomyelitis), Frakturfolgen; Gelenk- und Knochendestruktionen mit Substanzdefekten.
- **relative Beinverkürzung:** Zur relativen Beinverkürzung kommt es, wenn Ober- und Unterschenkel und die Gelenke des Beines zwar normale Größe aufweisen, die anatomische Stellung zueinander aber zu einer Beinverkürzung führt. Es resultiert eine Verkürzung des Abstands zwischen Spina iliaca ant. sup. und Außenknöchel.
  Ursachen: einseitige Hüftluxation, grobe Deformierung der Beinachse, Coxa vara.
- **funktionelle Beinverkürzung:** Die funktionelle Beinverkürzung entsteht infolge der Bewegungseinschränkung eines Gelenks, so dass das Bein seine volle Länge nicht entfalten kann. Die Oberschenkel- und/oder Unterschenkellängen sind nicht seitendifferent.
  Ursachen: Beugekontraktur im Hüft- oder Kniegelenk oder Adduktionskontraktur einer Hüfte führen zur funktionellen Verkürzung, Abduktionskontraktur einer Hüfte oder Spitzfußstellung führen zur funktionellen Verlängerung.

Diagnostik   Messung der Beinlängendifferenzen:

- absolute Längenbestimmung mit dem Bandmaß. Die Messung orientiert sich an festen topographischen Bezugspunkten (☞ Abb. 2.4)
- Ausgleich des Beckenschiefstands durch Unterlage verschieden dicker Brettchen unter den Fuß (☞ Abb. 16.2)
- Röntgenganzaufnahmen beider Beine mit Messstab.

> **!** Funktionelle Beinlängendifferenzen bedürfen besonders sorgfältiger klinischer Untersuchung. Nur dadurch können Kontrakturen und ihre Ursachen (chronischer Schmerz, Arthropathie, Lähmung) aufgedeckt werden.

Therapie Bei Kindern sollten Beinlängendifferenzen ab 0,5–1 cm ausgeglichen werden, um Folgeschäden während des Wachstums zu vermeiden. Auch bei Erwachsenen sollte grundsätzlich ein Ausgleich ab 1 cm erfolgen; in Abhängigkeit von Beschwerden (Wirbelsäule, Iliosakralfugen) und der Gesamtsituation jedoch auch schon bei geringeren Differenzen.

Der Ausgleich erfolgt auf etwa 5 mm genau. Geringe Längendifferenzen von 0,5–1 cm können auch hilfreich und notwendig sein, z.B. bei einer Hüftgelenkversteifung oder bei Prothesenträgern, damit das betroffene Bein frei durchschwingen kann. Größere Differenzen sollten dann nur bis zu diesem Betrag kompensiert werden.

Beinlängendifferenzen bis 5 mm lassen sich durch einen einfachen **Fersenkeil** aus Kork ausgleichen, der in den Konfektionsschuh eingelegt wird. Größere Differenzen werden nach individuellen Gegebenheiten durch **Absatzerhöhung,** Sohlen- und Absatzerhöhung usw. aufgebaut. Beinlängendifferenzen bis zu 3 cm können noch durch Zurichtungen am Konfektionsschuh mittels Fersenkeil, Absatzerhöhung, Sohlenrolle und ggf. auch Absatzerniedrigung auf der Gegenseite kompensiert werden (☞ Abb. 16.3b). Größere Differenzen erfordern **orthopädische Maßschuhe** in individueller Ausführung (☞ Abb. 16.3c, d).

Bei **funktionellen Beinlängendifferenzen** ist die Behebung der Ursache mit konservativen (mobilisierende Krankengymnastik) oder operativen Mitteln (Kontrakturlösung) zu bedenken. Bei **relativer Beinverkürzung** kommt ggf. eine Umstellungsosteotomie in Frage.

Bei absoluten Beinlängendifferenzen bestehen verschiedene **operative Möglichkeiten** (☞ Abb. 16.4):

- Verlängerungsosteotomie des kürzeren Beines. Z-förmige Osteotomie in gut durchbluteten Knochenarealen (intertrochantär, Tibiakopf), Knochentransplantation zum Defektausgleich, Fixation mit Osteosyntheseplatte.

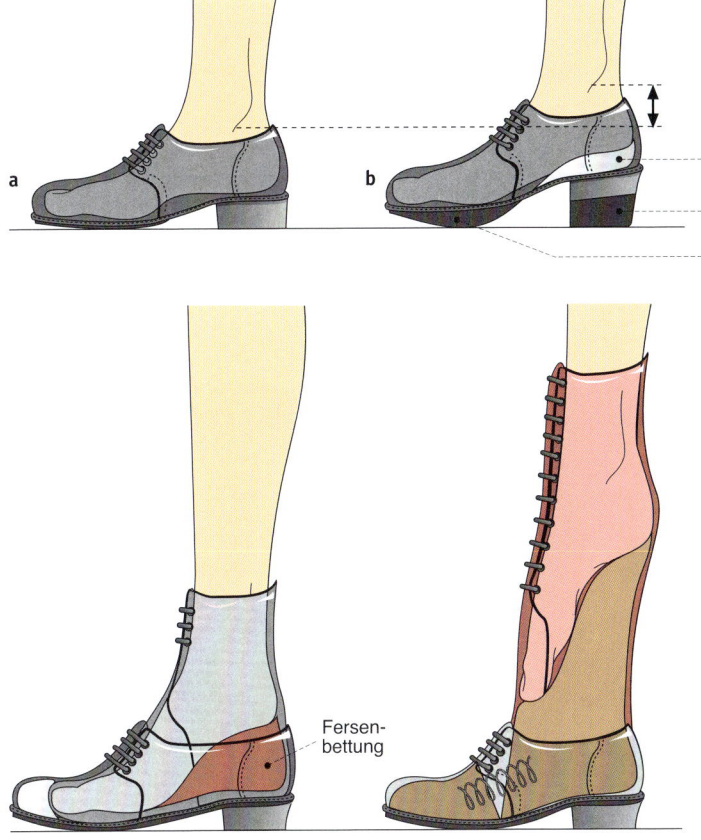
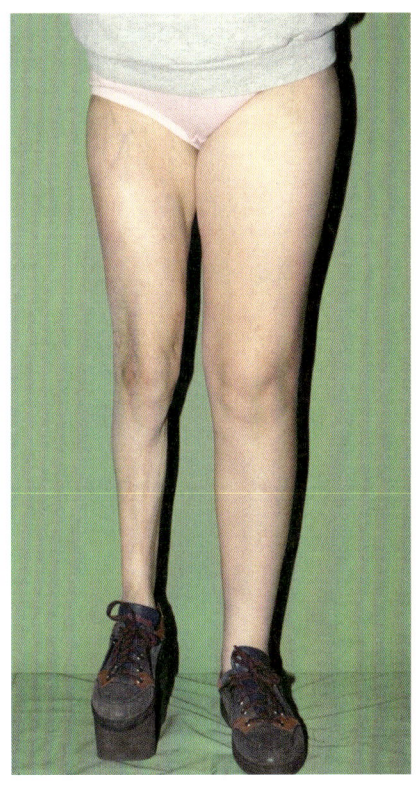

Fersenkeil

Absatz-
erhöhung

Sohlenrolle

Fersen-
bettung

a   b   c   d   e

Abb. 16.3 Die Behandlung von Beinlängendifferenzen mit schuhtechnischen Mitteln.

a) Normaler Konfektionsschuh
b) Beinverlängerung bis 2,5 cm mittels Fersenkeil, Absatzerhöhung und Sohlenrolle, evtl. noch Erniedrigung des Absatzes auf der Gegenseite. Bei Längendifferenzen unter 2,5 cm können verschiedene Einzelmaßnahmen bereits zum Ziel führen.
c) Bei größeren Differenzen orthopädischer Schuh mit Innenschuh.
d) Prothesenartiges Fußersatzstück mit Druckfedergelenk zum Ausgleich großer Beinlängendifferenzen (sog. Etagenschuh).
e) Beinlängenausgleich mit einfachen Plateausohlen.

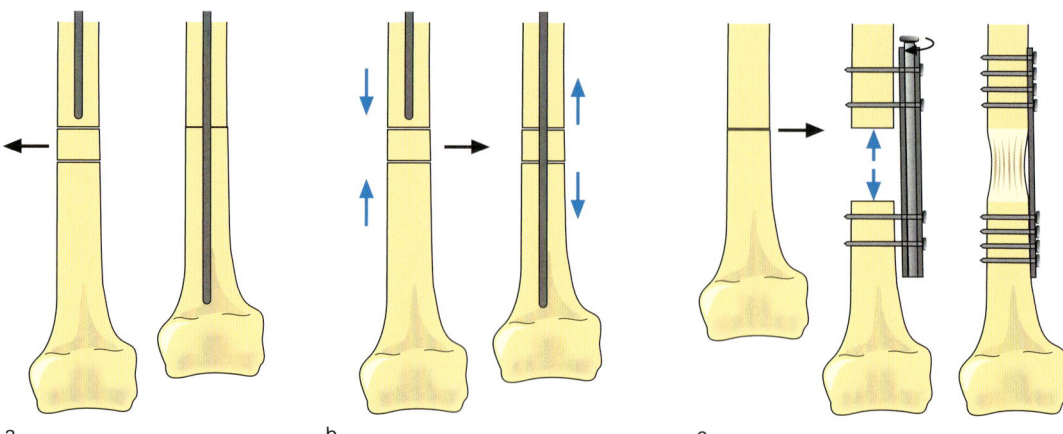

a   b   c

Abb. 16.4   Die operative Behandlung von Beinlängendifferenzen.

a) Verkürzungsosteotomie am längeren Bein, Osteosynthese mit Marknagel.
b) Verkürzungsosteotomie auf der einen und Verlängerungsosteotomie auf der anderen Seite mit Austausch des Knochenzylinders, Osteosynthese mit Marknägeln.
c) Verlängerung durch kontinuierliche Distraktion mittels Distraktionsapparat. Eine abschließende Osteosynthese mittels Platte ist meistens nicht erforderlich.

Vorteil: Ergebnis ist in einem Operationsschritt erreicht, Achsen- und Rotationsfehler lassen sich gleichzeitig beheben.
Nachteil: Ausgleich auf ca. 3 cm limitiert, Knochentransplantation notwendig, schlechte Knochenheilung diaphysär.
■ Verkürzungsosteotomie des längeren Beines. Osteotomie in gut durchbluteten Knochenarealen (intertrochantär, Tibiakopf), Fixation mit Osteosyntheseplatte.
Vorteil: Ergebnis ist in einem Operationsschritt erreicht.
Nachteil: Ausgleich auf ca. 3 cm limitiert, Operation am gesunden Bein.

■ Protrahierte Beinverlängerung (z.B. Ringfixateur nach **Ilisarov,** unilateraler Distraktionsfixateur): Die beiden Fragmente des osteotomierten Knochens werden durch eine Spannvorrichtung außerhalb der Wunde miteinander fixiert (Fixateur externe) und über ein Schraubengewinde allmählich im Lauf mehrerer Wochen bis zur gewünschten Länge auseinander gezogen. Die Knochenlücke (☞ Abb. 16.5) schließt sich spontan mit neuem Knochen durch Distraktionsosteogenese. Auch die Muskeln, Sehnen, Nerven und Gefäße folgen dem Distraktionsreiz durch Wachstum.

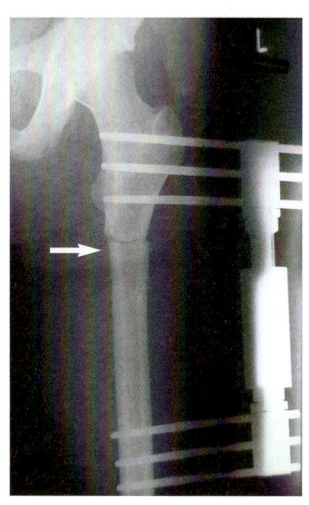
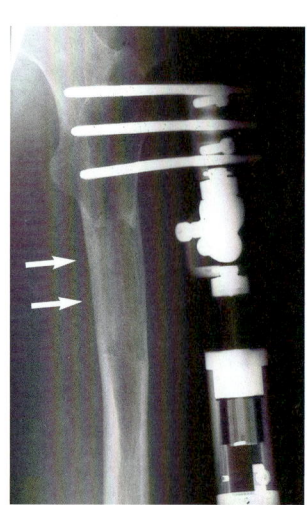
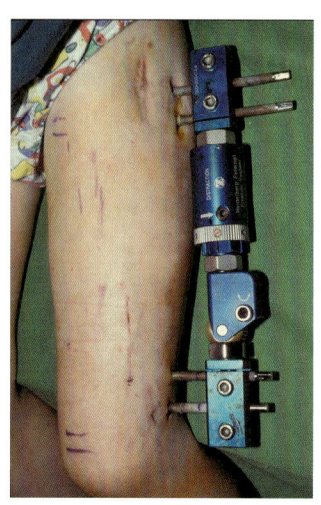

a   b   c

Abb. 16.5   Beinverlängerung mittels eines Distraktors.

a) Röntgenbild zu Beginn des Distraktionsvorgangs. Anlage eines externen Distraktionsinstruments (Fixateur externe) mit je drei Knochenschrauben proximal und distal der Osteotomie (→). Das proximale Femur ist in leichte Valgusstellung gebracht, um der bei der Distraktion eintretenden Varisierung entgegenzuwirken.
b) Röntgenbild am Ende der Distraktion, Verlängerung des Femurs um ca. 10 cm. Der neue Knochen weist eine streifige Struktur auf (→). Der Fixateur befindet sich jetzt in Distraktionsposition.
c) Distraktionsfixateur, montiert am lateralen Oberschenkel.

Vorteil: große Längendifferenzen (z. B. 10 cm) ausgleichbar, Achsen- und Rotationsfehler lassen sich gleichzeitig beheben.

Nachteil: sehr lange Behandlungsdauer (gesamt ca. 1 Monat pro cm Längengewinn).

! Ausgleich von Beinlängendifferenzen bei Kindern ab 0,5–1 cm, bei Erwachsenen ab einer Differenz von 1 cm. Je nach Beschwerden (Wirbelsäule, Iliosakralfugen) und der Gesamtsituation sollte der Ausgleich auch schon bei geringeren Differenzen erfolgen.

16.1.3 Achsenfehler

Definition Als **Achsenfehler** bezeichnet man Abweichungen von der normalen Achsenrichtung einer Extremität. Der klinischen Bedeutung wegen spricht man von Achsenfehlern vor allem in der frontalen Ebene. Sie sind nicht notwendigerweise mit Kontrakturen verbunden und umgekehrt. Abhängig von der Genese sind aber beide häufig kombiniert.

Ätiologie und Pathogenese Die Ursachen für Achsdeformitäten sind mannigfaltig. Sie können im Kindesalter oder Erwachsenenalter entstehen, als Folge lokaler oder systemischer Krankheiten, einseitig oder beidseitig. Sie induzieren je nach Ausprägung und Lokalisation mehr oder weniger starke Beschwerden und können Folgeschäden am Knochen und an den angrenzenden Gelenken herbeiführen.

! Achsenfehler des Beines wirken sich in allen drei Ebenen des Raumes aus, meist ist aber die Abweichung in der Frontalebene die klinisch bedeutsamste.

Beispiele für Abweichungen in der Frontalebene sind die Varus-Valgus-Deviationen, für Abweichungen in der Sagittalebene die Tibia antecurvata und das Genu recurvatum.

Ursache für Achsabweichungen ist gewöhnlich eine Formveränderung gelenkbildender Knochen (z. B. durch Schiefwuchs, in Fehlstellung verheilte Fraktur, angeborene Deformität, Osteopathie) oder eine Destruktion der Gelenkkörper, z. B. durch Knochennekrosen, Knochentumoren, rheumatoide Arthritis (☞ Kap. 16.3.2, Kap. 16.4.4).

Die Formgestaltung der Beinachsen ist ein Prozess, der sich über die gesamte Wachstumsperiode erstreckt. Sie beginnt mit der **physiologischen O-Form** beim Neugeborenen und Säugling, macht dann gewöhnlich eine Phase geringer **Überkorrektur** durch und geht schließlich in die definitive leichte Valgusstellung des Erwachsenen über. Für das 3- bis 5-jährige Kind ist das Genu valgum somit durchaus normal, sofern es gleichseitig und nicht extrem ist (☞ Abb. 16.31). Mädchen und Frauen behalten auch später eine etwas stärkere Valgität als Männer. Erblich-dispositionelle Momente sind bei diesem Gestaltwandel und bei der endgültigen Form oft bestimmend („Familienbeine"!).

Klinik Die Beinachsen gelten dann als physiologisch gerade, wenn die Verbindungslinie zwischen dem Zentrum des Hüftgelenks und dem Zentrum des oberen Sprunggelenks durch die Mitte des Kniegelenks läuft (☞ Abb. 16.6a). Die Verbindungslinie der Gelenkmittelpunkte in der Frontalebene bezeichnet man als **Mikulicz-Linie.**

Als Annäherung für die klinische Praxis kann man ein Bein dann als „gerade" betrachten, wenn die Verbindungslinie zwischen Spina iliaca anterior superior und dem Interdigitalraum zwischen 1. und 2. Zehe das Knie etwa im mittleren bis lateralen Patelladrittel trifft (☞ Abb. 16.6a). In diesem Falle berühren sich in der Regel die medialen Femurkondylen, wenn die Innenknöchel aneinander liegen.

Allgemein spricht man von einer **Valgusdeformität,** wenn die paarigen Gelenke der Extremitäten und die gelenkbildenden Knochenschäfte eine X-Konfiguration einnehmen, z. B. Hallux valgus, Manus valga, Calcaneus valgus usw. Man spricht von einer **Varusdeformität,** wenn die Gelenke mit den angrenzenden Knochen eine O-Formation bilden (O-Bein, Eselsbrücke: O, Varus!), z. B. Digitus quintus varus, Coxa vara, Cubitus varus, Crus varum.

Bei einer Valgus-Deformität des Kniegelenks verläuft die Mikulicz-Linie lateral des Kniezentrums, bei Berührung der inneren Femurkondylen stehen die Innenknöchel auseinander (X-Bein, ☞ Abb. 16.6b).

Von einer Varusdeviation des Kniegelenks spricht man, wenn die Mikulicz-Linie medial des Kniezentrums verläuft. Die medialen Femurkondylen zeigen einen mehr oder weniger großen Abstand, wenn sich die Innenknöchel berühren (☞ Abb. 16.6c).

Diagnostik Bei der Untersuchung sind die Formstörung und eine resultierende Funktionsstörung in der Regel leicht zu erkennen. Von besonderer Wichtigkeit ist es, die Ursache der ein- oder beidseitigen Deformität festzustellen, die möglichen Folgeerscheinungen zu beurteilen und therapeutische Maßnahmen zu treffen.

Die **Dokumentation** beschreibt Art, Ausmaß und Lokalisation der Fehlstellung, ggf. durch Fotografien in Standardstellungen. Die Beweglichkeit der Gelenke (Kontrakturen!), Instabilitäten der Gelenke, Anpassungsphänomene (Fußsohlenverschwielung, Gangbild, Schuhsohle) werden festgehalten.

Mit Röntgenbildern (**Ganzbeinröntgenaufnahmen** unter Seitenvergleich mit eingeblendetem Maßstab) lassen sich die Lokalisation, das Ausmaß der Achsabweichung, die Gelenkstellung und eine evtl. resultierende Beinverkürzung genau bestimmen.

16.1.4 Kontrakturen

Kontrakturen der Beingelenke können je nach Ausprägung und Lokalisation die Statik der unteren Extremitäten empfindlich beeinträchtigen. Die verschiedenen Ursachen und Formen von Kontrakturen werden in Kapitel 9.1.2 dargestellt. An den unteren Extremitäten kommt den Kontrakturen eine besondere Bedeutung zu, weil sie neben der möglicherweise störenden Bewegungseinschränkung zu funktionellen Beinverkürzungen oder -verlängerungen (☞ Kap. 16.1.2) und zu ganz unterschiedlichen Kompensationsmechanismen (☞ Abb. 16.7) führen können. Während am Hüftgelenk Bewegungseinschränkungen sowohl in der Sagittal- als auch in der Frontalebene von Bedeutung

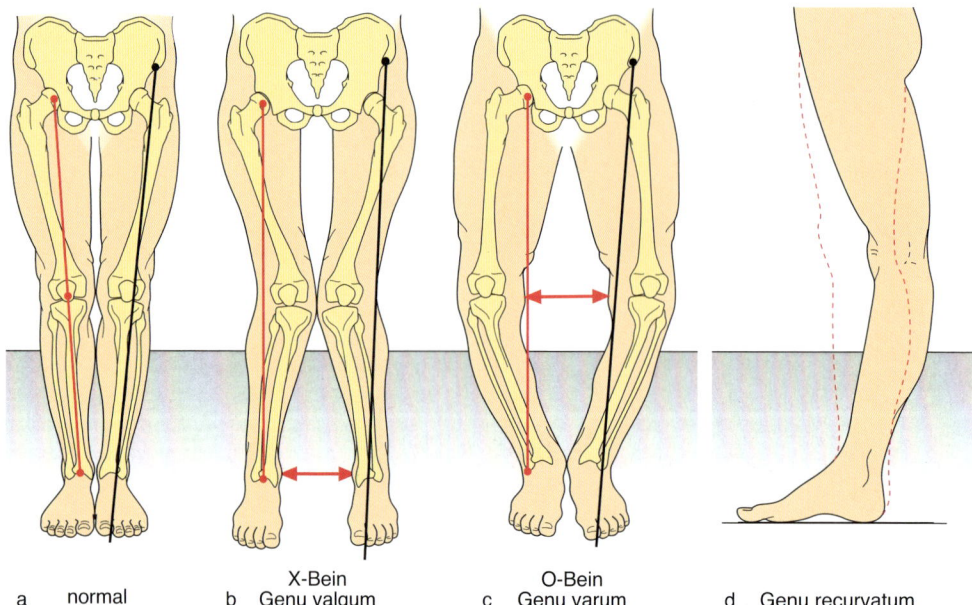

a   normal
b   X-Bein
    Genu valgum
c   O-Bein
    Genu varum
d   Genu recurvatum

Abb. 16.6   Physiologische und pathologische Beinachsen

a) Ein Bein ist dann als gerade zu betrachten, wenn die Gelenkmittelpunkte von Hüft-, Knie- und Sprunggelenk auf einer Geraden liegen (Mikulicz-Linie, linke Bildseite). Für klinische Belange kann man ein Bein dann als gerade bezeichnen, wenn die Verbindungslinie zwischen Spina anterior und erstem Interdigitalraum das Knie am Übergang des mittleren zum lateralen Patelladrittel trifft (rechte Bildseite).

b) **Valgusdeviation:** X-Deformität, die Verbindungslinien treffen das Kniegelenk lateral, intermalleolärer Abstand.

c) **Varusdeviation:** O-Deformität, die Verbindungslinien treffen das Kniegelenk medial, interkondylärer Abstand.

d) **Genu recurvatum:** krankhafte Überstreckbarkeit des Kniegelenks.

sind, spielen am Knie- und Sprunggelenk hauptsächlich Beuge- bzw. Spitzfußkontrakturen eine Rolle.

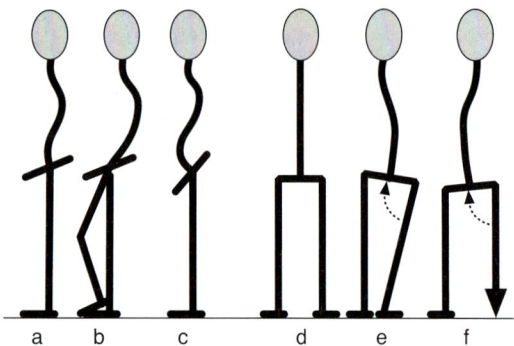

a   b   c   d   e   f

Abb. 16.7   Kompensationsmechanismen einer Beuge- und Adduktionskontraktur im Hüftgelenk.

a) Normaler Zustand in der Sagittalebene.

b) Beugekontraktur eines Hüftgelenks. Eine volle Streckung des Hüftgelenks ist nicht mehr möglich.

c) Um bei einer Beugekontraktur das Bein senkrecht unter den Körper stellen zu können, ist eine kompensatorische Hyperlordose notwendig.

d) Normaler Zustand in der Frontalebene.

e) Adduktionskontraktur links mit funktioneller Beinverkürzung, Beckentiefstand links und linkskonvexer Seitausweichung der Wirbelsäule.

f) Um das Bein beim Gehen senkrecht unter den Körper stellen zu können und die Parallelität der Beine herzustellen, ist eine Kompensation z. B. durch Zehenspitzengang erforderlich: jetzt Beckentiefstand rechts und rechtskonvexer Seitausweichung der Wirbelsäule.

Am Hüftgelenk äußert sich eine kontrakte Bewegungseinschränkung meist zuerst als Minderung der Überstreckbarkeit (**Beugekontraktur**) und der Innendrehfähigkeit (**Außenrotationskontraktur**). Die Rotationseinschränkung nimmt auf die Statik des Beines kaum Einfluss; sie lässt sich durch passive Rotationsbewegungen des Hüftgelenks, besonders bei rechtwinkliger Beugung, recht einfach entdecken. Eine Beugekontraktur führt zur funktionellen Beinverkürzung, weil die volle Streckung nicht mehr erreicht werden kann. Eine geringe Beugekontraktur kann durch Verstärkung der Lendenlordose ausgeglichen werden (☞ Abb. 16.7c). Auch im Liegen kann so eine Beugekontraktur kaschiert werden (☞ Abb. 16.8). Erst wenn durch Beugung des kontralateralen Hüftgelenks die Hyperlordose ausgeglichen wird, tritt die Beugekontraktur zutage, indem sich der Oberschenkel des betroffenen Beines im Ausmaß der Beugekontraktur von der Unterlage abhebt (Thomas-Handgriff).

Eine **Adduktionskontraktur** (Abduktion ist eingeschränkt) ist zumeist Teilkomponente der komplexen **Beuge-Außenrotations-Adduktions-Kontraktur** des Hüftgelenks, die als Funktionsdefizit bei und vor allem als Endzustand nach vielen Störungen im Hüftgelenk (z. B. nach Infektionen, bei schweren Koxarthrosen) auftreten kann. Seltener tritt sie, wie auch die Abduktionskontraktur, als isolierte Störung auf. Ist die Adduktionskontraktur derart ausgeprägt, dass die Mittelstellung (0-Stellung) nicht mehr erreicht wird, resultiert zunächst durch die funktionelle Beinverkürzung ein Beckentiefstand auf der betroffenen Seite (☞ Abb. 16.7e). Um aber die Parallelität der Beine beim Gehen zu gewährleisten, ist als Kompensation entwe-

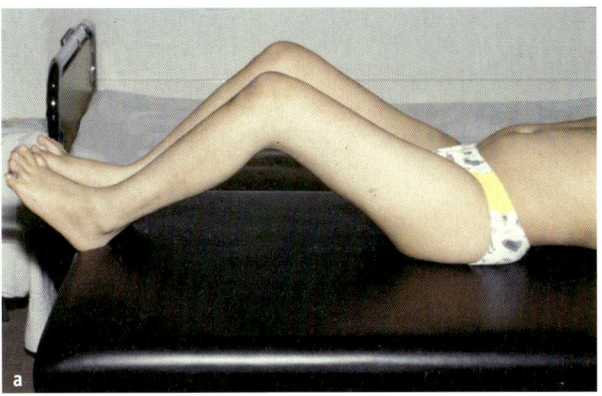
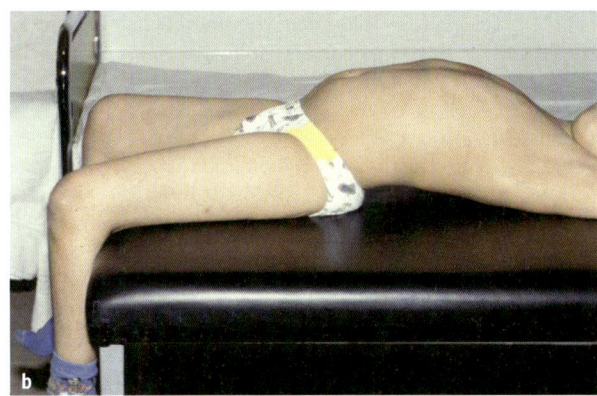

Abb. 16.8   Beugekontraktur im Hüftgelenk.
a) Beide Hüftgelenke können nicht vollständig gestreckt werden (juvenile chronische Arthritis).
b) Um die Oberschenkel auf der Unterlage abzulegen, ist eine Hyperlordose notwendig.

der eine Verlängerung des betroffenen Beines durch Gehen auf den Zehenspitzen („Erfordernisspitzfuß", ☞ Abb. 16.7f) oder eine Verkürzung des kontralateralen Beines durch Kniebeugung erforderlich. Beide Mechanismen führen zum Beckentiefstand auf der nicht betroffenen Seite. Eine Abduktionskontraktur wird auf analogen Wegen kompensiert.

Kniebeugekontrakturen bedingen ein Verkürzungshinken, soweit bei gegebener Kontrakturätiologie Gehen überhaupt möglich ist. Der Patient versucht den Längenausgleich spontan durch einen mehr oder weniger ausgeprägten Gang auf den Zehenspitzen.

Die funktionelle Beinverlängerung durch eine Kontraktur im oberen Sprunggelenk, meist eine **Spitzfußkontraktur,** wird spontan durch gleichseitige Kniebeugung beim Gehen kompensiert (☞ Kap. 16.5.4).

16.1.5 Schäden peripherer Nerven

N. cutaneus femoris lateralis

Definition   Die Schädigungsfolgen des Nervus cutaneus femoris lateralis werden als **Meralgia paraesthetica** bezeichnet.

Ätiologie   Verantwortlich ist gewöhnlich eine Bedrängung des Nervs an seiner Durchtrittsstelle durch die Fascia lata bzw. durch das laterale Leistenband knapp medial der Spina iliaca anterior superior. Gelegentlich kann auch ein äußerer Druck auf die Leistengegend durch Kleidungsstücke, Hosengürtel oder ein Bruchband („Korsettneuralgie") verantwortlich sein. Auch durch Operationen (ventraler Zugang zum Hüftgelenk) kann der Nerv geschädigt bzw. von Narben bedrängt werden.

Klinik   Der Nerv hat nur sensible Qualitäten. Sensible Ausfälle sind auf ein typisches Feld an der Außen-/Vorderseite des Oberschenkels beschränkt.

Die Streckung des Hüftgelenks beim Gehen (umgekehrter Lasègue), lokaler Druck und Beklopfen der Austrittsstelle können Missempfindungen und ausstrahlende Schmerzen auslösen.

Therapie   Druck auf die Durchtrittsstelle des Nervs soll strikt vermieden werden, ebenso wie die forcierte Hüftstreckung. Symptomatische Therapieoptionen sind Ruhe und Entspannung. Medikation mit Antiphlogistika, Umspritzung des Nervs mit Lokalanästhetika, ggf. auch unter Kortisonbeimischung.

Die operative Neurolyse kann bei starker Schmerzsymptomatik hilfreich sein.

N. femoralis

Ätiologie   Der Nerv zieht mit den großen Gefäßen unter dem Leistenband hindurch zum Oberschenkel. Er liefert die motorische Versorgung der Mm. iliopsoas, quadriceps, sartorius und pectineus.

Sensibel innerviert er einen Teil der Vorder- und Außenseite von Ober- und Unterschenkel.

Schädigungen kommen durch raumfordernde Prozesse im Becken (Senkungsabszess, Psoashämatom) und durch stumpfe Traumatisierung (Überdehnung, Druck) vor, z.B. bei Entbindungen, gynäkologischen Operationen und solchen am Hüftgelenk (endoprothetischer Hüftgelenkersatz!).

Klinik   Geringe motorische Defizite werden leicht übersehen. Eine vollständige Lähmung führt zum Ausfall der Kniestreckung. Der Patellarsehnenreflex fehlt. Der Kranke vermeidet es dann, das Bein mit angebeugtem Knie aufzusetzen, weil er dabei nach vorn einknickt und stürzt. Daraus resultiert eine empfindliche Störung des Gangbildes mit vorsichtigen, kurzen Schritten und Unsicherheit beim Treppensteigen. Ist der M. iliopsoas mit betroffen, ist zusätzlich die aktive Hüftbeugung beeinträchtigt.

Diagnostik   Feststellung des Schweregrads, Lokalisation der Ursache: Neurographie, evozierte Potentiale, Kernspintomographie.

Therapie   Nach Möglichkeit sollte man versuchen, die Ursache auszuschalten: Ausräumung komprimierender

---

Hämatome oder Tumoren (Lymphome in der Leiste), Neurolyse, Nervennaht bei direkter Verletzung. Bevor eine Arthrodese des Kniegelenks in Erwägung gezogen wird, sollte eine Verlagerung des M. biceps femoris und des M. semitendinosus nach ventral versucht werden.

Zur **symptomatischen Behandlung** eignen sich prinzipiell Ruhe und Entspannung, Medikation mit Antiphlogistika, Elektrotherapie zur Atrophieprävention bis zur spontanen Reinnervation, Krankengymnastik zum Training funktionstüchtiger Muskelanteile. Mit einer Zehenrolle (☞ Abb. 3.9a) erreicht man durch Verzögerung der Fußabrollung einen Rückhebeleffekt auf das Kniegelenk, der das Einsinken des Kniegelenks nach vorn reduziert.

N. ischiadicus

Ätiologie Die partiellen Schädigungen des Ischiasnervs haben vielfältige Ursachen. Affektionen der Nervenwurzeln durch Bandscheibenvorfall, Spinalstenose, spinale Tumoren, Spondylolisthese, Spondylitis und Tumoren im Becken werden im Kapitel 17 Wirbelsäule dargestellt. Periphere Störungen seiner Äste betreffen den N. peroneus und den N. tibialis.

Für die Schädigungen des gesamten Nervs im proximalen Verlauf sind Spritzenabszesse, Traumata des Beckens (Schussverletzung, Luxationsfraktur) und Operationsfolgen (dorsaler Zugang zum Hüftgelenk) von praktischer Bedeutung.

Klinik Bei vollständigem Ausfall des Nervs verbleiben als Kniebeuger nur die Muskeln des Pes anserinus. Füße und Zehen sind völlig gelähmt.

Sensibel wird vom Ischiasnervs ein Großteil des lateralen und dorsalen Unterschenkels, des Fußes und die gesamte Fußsohle versorgt. Neben den schwerwiegenden **motorischen Defiziten** können **Hyperpathien** ausgesprochen quälend sein. Trophische Störungen führen zu chronischen **Ulzerationen am Fuß.**

Bei den Ischiasschädigungen fällt häufig auf, dass der Peroneusanteil des Nerven allein oder überwiegend betroffen ist. Erklärungsmöglichkeiten liegen u.a. in der frühen Trennung von Peroneus- und Tibialisanteilen schon kurz distal des Foramen infrapiriforme, in einer besonderen Anfälligkeit der Peroneusportion auf Dehnung und in Durchblutungsdifferenzen. Für den Orthopäden ist es wichtig zu wissen, dass die Ursache einer scheinbar isolierten Peroneusparese durchaus in einer Schädigung des proximalen Ischiasstammes liegen kann!

Diagnostik Feststellung des Schweregrads, Lokalisation der Ursache: Neurographie, evozierte Potentiale, Kernspintomographie, Computertomographie.

Therapie Die Ursache sollte man nach Möglichkeit beheben: Ausräumung komprimierender Hämatome, Entlastung von knöchernen Fragmenten, Nervennaht oder -interposition bei direkter Verletzung.

Durch eine **Neurolyse** scheinen sich insbesondere die sensiblen Defizite bessern zu lassen. In der symptomati-

schen Behandlung ist die **Kontrakturprophylaxe** durch Lagerung an Knie- und Sprunggelenk wichtig. Gleichzeitig erfolgen die Medikation mit Antiphlogistika, Elektrotherapie zur Atrophieprävention, Krankengymnastik zum Training noch funktionstüchtiger Muskelanteile.

Bei bleibenden Schäden bietet sich die orthetische Versorgung mit einem hochgeschafteten, gepolsterten Schuh mit stabiler Sprunggelenksführung an.

> **!** Irritationen und Störungen des Ischiasnervs sind in der orthopädischen Praxis häufig, und zwar aufgrund von Krankheiten der Wirbelsäule (Wurzelreizsyndrom, Ischialgie). Sie betreffen nur einen Teil der Ischiasfunktionen und können meist einer Nervenwurzel zugeordnet werden. Der vollständige Ausfall der Ischiasfunktion kommt selten vor. Er führt zu gravierenden Beeinträchtigungen.

N. peroneus

Ätiologie Der N. peroneus communis und sein superfizialer und profunder Ast werden am häufigsten durch Druck in Höhe des Fibulaköpfchens geschädigt. Schädigungen der einzelnen Äste kommen durch Hämatome, Frakturen und Operationen (Fibulaosteotomie) zustande.

Klinik Komplette Lähmungen betreffen die peroneale Muskelgruppe, den M. tibialis anterior und die Zehenstrecker. Die Hebung des Fußes ist eingeschränkt oder nicht mehr möglich; der Hackenstand und -gang ist beeinträchtigt. Es kommt mit der Zeit zur **Spitzfußkontraktur.** Beim Gehen schleift die herabhängende Fußspitze am Boden, das Bein wird deshalb bewusst angehoben (**Steppergang**).

Die Sensibilitätsstörung findet sich am Fußrücken und an der Außenseite des Unterschenkels. Der Profundusast innerviert die Fußrückenhaut zwischen dem ersten und zweiten Mittelfußköpfchen.

Diagnostik Lokalisation der Ursache: Neurographie, Abgrenzung zur Ischiasparese und radikulären Störung.

Therapie Krankengymnastik zur Spitzfußprophylaxe, Training der muskulären Restfunktionen, Elektrotherapie zur Atrophiebekämpfung.

Ein dauerhaftes motorisches Defizit wird im Prinzip durch **Orthesen** kompensiert, die den Fuß passiv in der Dorsalextension halten. Je nach Schwere der Lähmung reicht eine speziell geführte elastische Bandage aus oder es werden mehr oder weniger starre Fußheberschienen appliziert (☞ Abb. 3.12d). Bei ausgeprägter Lähmung ist für schwere körperliche Arbeit eine Art Arthrodesenstiefel nötig.

N. tibialis

Ätiologie Als Ursache für eine Schädigung des N. tibialis kommen suprakondyläre Frakturen, Tibiafrakturen, Schussverletzungen in Frage.

Klinik Der Nerv versorgt den Triceps surae, die Zehenbeuger, die intrinsische Fußmuskulatur und den M. tibialis posterior. Der vollständige Ausfall macht die Stabilisierung des Sprunggelenks im Stand und beim Gehen unmöglich. Auch partielle Lähmungen können die Gehfähigkeit empfindlich beeinträchtigen. Vor allem die Plantarflexion des Fußes (Abstoßen des Fußes am Ende der Standphase, Zehenspitzenstand) ist eingeschränkt oder nicht mehr möglich.

Die Sensibilitätsstörung bezieht sich auf die Fußsohle, den lateralen Fußrand und die Wade. Durch das Übergewicht der dorsal extendierenden Muskeln entwickelt sich auf Dauer ein **Hackenfuß.**

Therapie Die Ursache sollte, wo immer möglich, beseitigt werden. Bei irreversibler Lähmung ist ein orthopädischer Maßschuh indiziert, der das Sprunggelenk stabilisiert und die fehlende Plantarflexion durch eine Ausstellung des Absatzes nach hinten kompensiert (Schleppenabsatz).

16.1.6 Diagnostische und differentialdiagnostische Überlegungen bei Krankheiten des Beckens und des Hüftgelenks

Anamnese und Alter des Patienten geben gerade bei Krankheiten des Hüftgelenks wichtige differentialdiagnostische Hinweise.

Während die Hüftdysplasie mittels Sonographie bereits im Säuglingsalter diagnostiziert wird, ist der M. Perthes vorwiegend mit Beginn des Schulalters vorzufinden. In der Pubertät ist an eine Epiphyseolysis capitis femoris zu denken. Bei jungen Erwachsenen sind Synovialitiden unterschiedlicher Genese und Hüftkopfnekrosen häufige Ursache von Hüftschmerzen. Im fortgeschrittenen Alter kommen vor allem Arthrosen und Schenkelhalsfrakturen in Betracht.

Differentialdiagnostisch sind vor allem Krankheiten der **Lendenwirbelsäule** bedeutsam, weil der pseudoradikulär und auch der radikulär ausstrahlende Schmerz meist im Gesäßbereich empfunden wird. Umgekehrt kann ein Hüftschmerz nach kranial zum Gluteusursprung ausstrahlen. Funktionsstörungen der Kreuzbein-Darmbein-Gelenke können Krankheiten der Hüft- und Lendenwirbelsäulenregion vortäuschen.

16.2 Becken

Während die obere Extremität durch die große Beweglichkeit des Schultergürtels im Dienste der Tast- und Greiffunktion steht, stellt der Beckengürtel ein relativ starres Ringsystem zur Sicherung der Stütz- und Bewegungsfunktion der unteren Extremität dar. Die Hüftbeine (Ossa coxae) stehen dorsal mit dem Kreuzbein über die Iliosakralgelenke (Art. sacroiliacae) und ventral über die Symphyse in Verbindung. Diese Ringkonstruktion ist stabil mit der Wirbelsäule verbunden. Die wesentliche Bewegung zwischen Achsorgan und unterer Extremität erfolgt somit im Hüftgelenk.

Funktionell hat das Becken im Gesamtkonzept des Haltungs- und Bewegungssystems eine Schlüsselposition als Sockel für die Wirbelsäule und Basis für die Aktionen der unteren Extremitäten. Mit allen ist es durch kräftige Muskelgruppen und Bänder beweglich verbunden, so dass Stellung und funktioneller Zustand jedes der drei Elemente (Beine, Becken, Wirbelsäule) jeweils Auswirkungen auf die beiden anderen Partner haben (☞ Abb. 16.7).

Durch statische Abweichungen kommt es leicht zu schmerzhaften Spannungszuständen von Ligamenten (Lig. iliolumbale, Hüftgelenkskapsel) und Sehnenansätzen (vor allem der Adduktoren und Oberschenkelbeuger an Sitz- und Schambein, Glutäen, Muskelansätze am Darmbeinkamm, ☞ Abb. 11.2).

> **!** Das Becken hat funktionell eine Schlüsselposition als Sockel für die Wirbelsäule und Basis für die Aktionen der unteren Extremitäten. Seine Stellung und sein funktioneller Zustand wirken sich auf die Beine und die Wirbelsäule aus.

16.2.1 Krankheiten des Kreuzbein-Darmbein-Gelenks

Obwohl die Iliosakralgelenke (ISG) straffe Gelenke (Amphiarthrosen) darstellen, spielt ihre minimale Beweglichkeit für die Lastübertragung vom Rumpf auf die untere Extremität eine nicht unerhebliche Rolle. Dies scheint insbesondere dadurch untermauert zu werden, dass funktionelle Störungen (Blockaden) oder entzündlich/degenerative Veränderungen zu erheblichen Beschwerden führen können.

ISG-Arthrose

Da die Iliosakralfugen in alle Bewegungsabläufe beim aufrecht gehenden Menschen eingebunden sind, reagieren sie auf Über- und Fehlbelastungsreize leicht mit Arthrosen (**Iliosakralarthrose**) und reaktivem Umbau.

In diesem Sinne kann man eine im Röntgenbild als dreieckförmige Verdichtungszone erscheinende Veränderung im unteren Fugenbereich (**Ileitis condensans**) interpretieren.

In der Regel bleiben degenerative Veränderungen klinisch stumm und sind häufig ein röntgenologischer Zufallsbefund.

ISG-Funktionsstörungen

Rotationsbewegungen können zur **Distorsion** und **Blockierung** mit erheblichen lokalen und ins Bein ausstrahlenden Schmerzen führen. Der Beinschmerz strahlt pseudoradikulär nach distal in die Muskulatur, d.h., er verläuft nicht im Ausbreitungsgebiet eines Spinalnervs (DD: z.B. lumbaler Bandscheibenvorfall).

Die Diagnose wird klinisch gestellt und entzieht sich einer bildgebenden Diagnostik.

Neben einer **symptomatischen Behandlung** mit Wärme und nichtsteroidalen Antiphlogistika kann eine **manualtherapeutische Manipulation** sinnvoll sein.

ISG-Entzündungen

Die **septische Sakroileitis** ist selten. Ursache ist meist eine hämatogene Infektion. Wie Infektionen an anderer Stelle führt sie zu **Knochen- und Gelenkzerstörung.**

Viel häufiger ist die **aseptische Sakroileitis,** die im Rahmen seronegativer Spondylarthritiden teils symmetrisch, teils einseitig auftritt (Spondylitis ankylosans, ☞ Kap. 16.3.2, Psoriasisarthritis, ☞ Kap. 9.3.2).

Im Röntgenbild zeigt sich ein derart charakteristisches „buntes" Bild mit Usuren, Sklerosen und spontanen Ankylosen (☞ Abb. 17.47), dass es für die Diagnosesicherung einer Spondylarthropathie von Bedeutung ist.

ISG-Verletzungen

Die Iliosakralfuge kann bei Beckenringfrakturen involviert sein. Die Therapie richtet sich nach dem Ausmaß der Instabilität bzw. dem Ausmaß der knöchernen Verletzung des Beckenskeletts.

16.2.2 Krankheiten der Symphyse

Die **Symphyse** sorgt für den straffen vorderen Abschluss des Beckenrings. In der Schwangerschaft nimmt ihre Dehnbarkeit unter hormonellem Einfluss zu, beim Geburtsvorgang oder traumatisch kann es zur **Symphysensprengung** kommen. Eine bleibende Instabilität der Symphyse kann mit belastungsabhängigen Schmerzen verbunden sein.

Infektionen der Symphyse sind insgesamt selten und werden zeitweilig nach transabdominellen Operationen im kleinen Becken (Blasen- und Prostataoperationen, gynäkologische Operationen) beobachtet.

Aseptische Entzündungen der Symphyse (Symphysitis) beobachtet man bei seronegativen Spondylarthropathien (z.B. M. Bechterew).

Therapie Die postpartalen Symphysendehiszenzen können in der akuten Phase mit der sog. **Rauchfuß-Schwebe** (Aufhängung mit seitlicher Kompression) behandelt werden. Ein seitlich über die Trochanteren komprimierender Beckengurt kommt bei schmerzhaften Symphysenaffektionen in Frage.

Bei stärkeren Instabilitäten, z.B. nach einem Trauma, ist eine **operative Stabilisierung** zu erwägen.

Infektionen bedürfen der operativen Therapie, wenn sie mit Abszessen einhergehen.

16.2.3 Krankheiten des Steißbeins

Kokzygodynie

Definition Unter einer Kokzygodynie versteht man Schmerzen im Steißbeinbereich, die einem morphologischen Korrelat nicht zugeordnet werden können.

Ätiologie Die Ursache ist unklar. Form- und Stellungsvarianten des Steißbeins haben in der Regel keine Bedeutung, es sei denn beim Zusammentreffen ungünstiger Fak-

toren: Traumen (Tritt gegen oder Fall auf das Gesäß), lokale Reizerscheinungen im Zusammenhang mit gynäkologischen, proktologischen oder urologischen Krankheiten.

Ein hypermobiles Steißbeinsegment scheint manchmal schmerzauslösend zu sein. Oft spielen psychische Faktoren eine Rolle. Überwiegend sind Frauen betroffen.

Klinik Die Patienten (vorwiegend Frauen zwischen 30 und 45 Jahren) beklagen hartnäckige, quälende Schmerzen vor allem bei lokalem Druck, die das Sitzen auf fester Unterlage, in ausgeprägten Fällen selbst Rückenlage im Bett unmöglich machen.

Diagnostik Eine Druck- und Palpationsdolenz lässt sich am besten durch rektale Untersuchung prüfen. Röntgenaufnahmen helfen gewöhnlich nicht weiter (Fraktur-, Tumorausschluss).

Therapie **Symptomatisch** und möglichst konservativ: weiche Sitzfläche (evtl. Sitzkissen mit Aussparung der Steißgegend), nichtsteroidale Antiphlogistika, Umspritzung mit einem Lokalanästhetikum (Vorsicht Darmverletzung), Sorge für weichen Stuhlgang.

Nur als Ultima Ratio steht die **Steißbeinresektion** zur Verfügung, deren Ergebnisse nicht immer befriedigend sind. Regulierung psychischer Probleme.

16.3 Hüftgelenk

16.3.1 Topographie und Biomechanik des Hüftgelenks

Das **Hüftgelenk** (Art. coxae, ☞ Abb. 16.9 und 16.10) stellt ein Kugelgelenk dar, das Bewegungen in alle Richtungen gestattet. Der Hüftkopf wird durch die Hüftpfanne (Acetabulum) mehr als hälftig überdacht, so dass man auch von einem **Nussgelenk** spricht.

Das Azetabulum wird aus Anteilen von Darmbein, Schambein und Sitzbein gebildet. Der knöcherne Rand (Limbus acetabuli) wird durch eine faserknorpelige Gelenklippe (Labrum acetabulare) vergrößert. Die Gelenkfläche des Azetabulums wird durch die kaudal gelegene Incisura acetabuli halbmondförmig (Facies lunata) unterteilt.

Über das **Lig. capitis femoris** besteht eine gefäßführende Bandverbindung zwischen der Fossa acetabuli und der Fovea capitis des Femurkopfs, die aber für die Versorgung des Hüftkopfs nur eine untergeordnete Bedeutung hat. Das Caput ossis femoris wird im Wesentlichen durch die Äste der **Aa. circumflexae femoris med. et lat.** und auf dem endostalen Weg versorgt.

Die Stabilität des Hüftgelenks wird durch aktive und passive Stabilisatoren gewährleistet:
Passiv:
- das Hüftgelenk übergreifende Bandstrukturen (Lig. iliofemorale, ischiofemorale und pubofemorale)
- Schwerkraft
- Pfannengeometrie und Labrumkomplex.

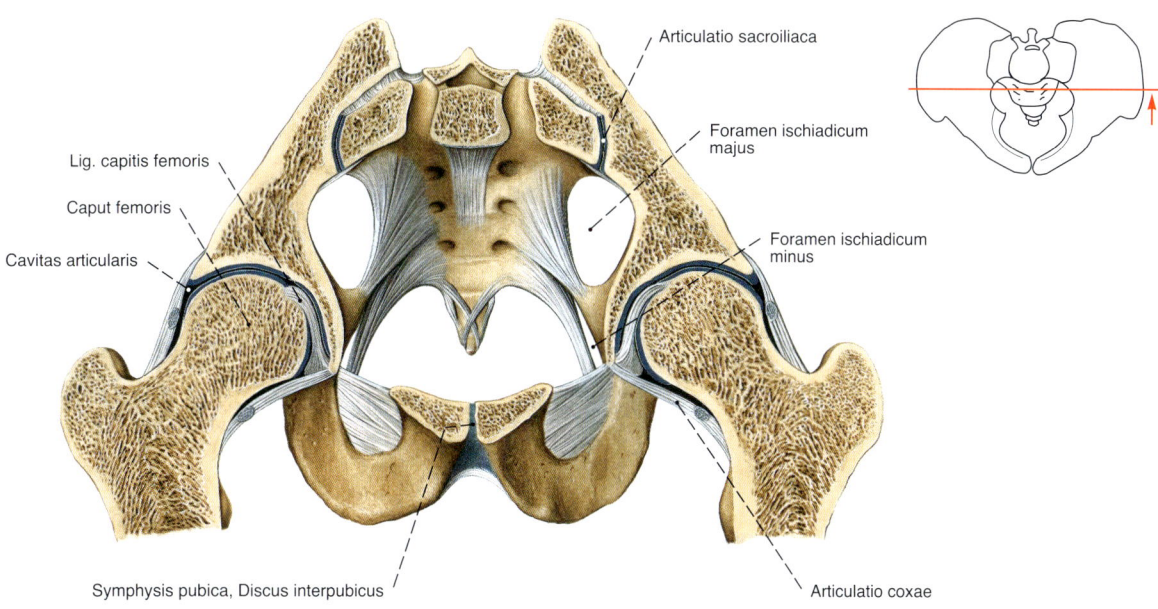

Abb. 16.9   Anatomie des Hüftgelenks.
Knochenverbindungen des Beckens, Juncturae cinguli pelvici, bei der Frau; Frontalschnitt in Höhe der Mitte der Hüftpfanne von vorn [1].

Aktiv:

■ horizontal verlaufende Muskeln stabilisieren (z. B. M. piriformis) das Hüftgelenk

■ longitudinal verlaufende Muskeln komprimieren und fördern tendenziell die Luxation.

Sowohl für die Ursache von Krankheiten des Hüftgelenks als auch für die endoprothetische Versorgung der Hüfte sind der Schenkelhalswinkel, der Antetorsionswinkel sowie die Ausrichtung des Azetabulums von besonderer Bedeutung:

Der **Schenkelhalswinkel** (**CCD-Winkel: C**aput-**C**ollum-**D**iaphysen-Winkel, auch Kollodiaphysenwinkel) gibt den

Winkel zwischen Femurschaft- und Femurhalsachse an. Dieser beträgt beim Erwachsenen im Normalfall **128°.**

Eine Vergrößerung des Winkels bezeichnet man als **Coxa valga,** eine Verkleinerung des Winkels als **Coxa vara.**

Die Achse des Schenkelhalses ist zusätzlich in der Horizontalachse gegenüber dem Schaft um **10–15°** nach ventral ausgerichtet (**Antetorsionswinkel),** um bei Hüftbeugung einen Knochenkontakt zwischen Azetabulum und Femurhals zu vermeiden.

Die **Hüftpfanne** ist in der Horizontalebene um ca. 15° nach vorne und in der Frontalebene um ca. 45° nach unten orientiert.

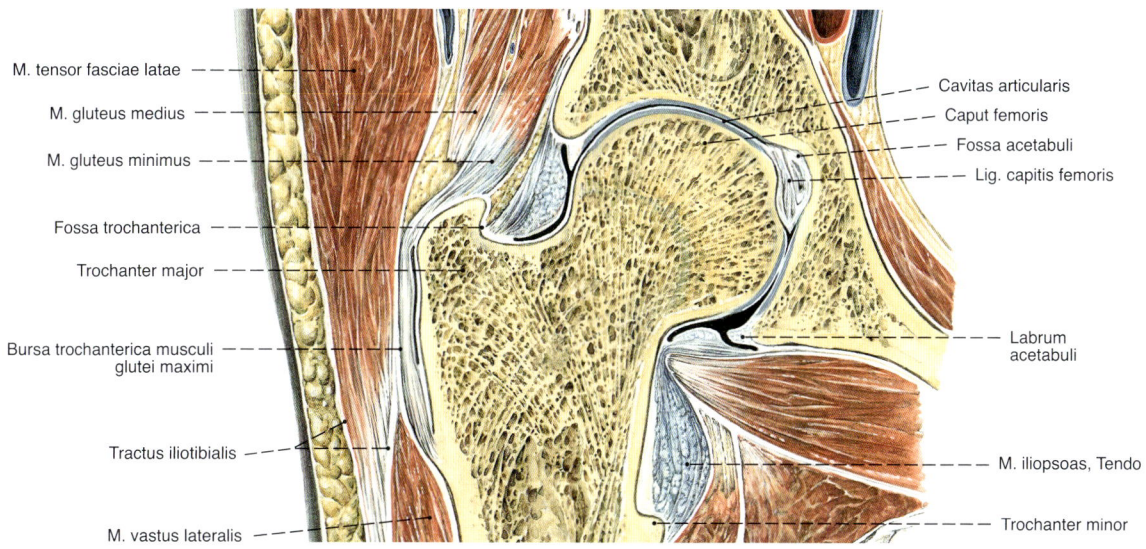

Abb. 16.10   Anatomie des Hüftgelenks.
Ventraler Schnitt in der Ebene des Antetorsionswinkels; von vorn betrachtet [1].

16.3.2 Klinische Untersuchung des Hüftgelenks

Unter funktionellen Gesichtspunkten sind die Wirbelsäule, die Beine und das Becken derart miteinander verbunden, dass sich die klinische Untersuchung auf die gesamte Lenden-Becken-Hüftregion beziehen muss. Mehr als bei anderen Körperregionen bezieht die klinische Untersuchung des Hüftgelenks auch die Nachbarregionen wie die untere LWS, die Kreuzbein-Darmbein-Gelenke und das gesamte Bein ein.

Inspektion Die Beobachtung des Stand- und Gangbilds ist von besonderer Bedeutung und wird im Kapitel 16.1.3 dargestellt. Auch wenn Beinlängendifferenzen das gesamte Bein betreffen, werden sie doch vor allem bei der Betrachtung und Untersuchung des Beckens offenbar (☞ Kap. 16.1.4).

Palpation Die Palpation ermöglicht eine Beurteilung von **Muskeltonus** und **Sehnenansätzen.** Druckschmerzen über dem Trochanter major können Ausdruck einer Bursitis trochanterica sein, andererseits aber auch auf unspezifisch ausstrahlende Schmerzen aus dem LWS- und ISG-Bereich hinweisen. Affektionen des Hüftgelenks führen häufig zu Schmerzen in der Leiste (DD: Leistenhernie).

Wenn man die Beine in den Knien rechtwinklig beugt und dann Unterschenkel und Füße zum Drehen der Oberschenkel benützt (☞ Abb. 2.3b), dienen die Unterschenkel nicht nur als Hebel, sondern auch als lange Zeiger, die den Winkelgrad besonders deutlich zeigen.

Bewegungsprüfung Die Bewegungsprüfung der Hüftgelenke (☞ Abb. 2.3) wird zunächst in Rückenlage durchgeführt. Um auch geringe Grade von Bewegungseinschränkungen zu erkennen, müssen die Bewegungen im

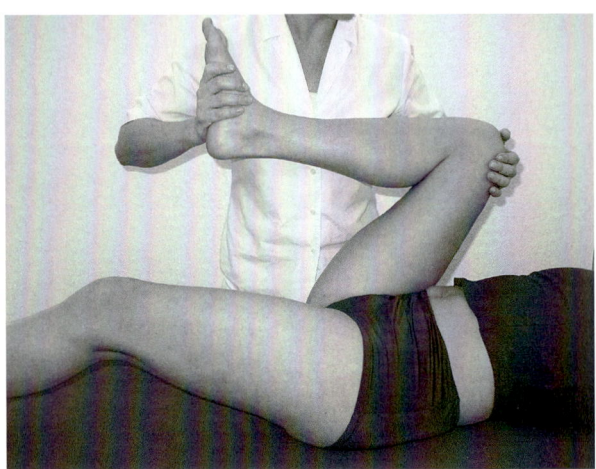

Abb. 16.11 Thomas-Handgriff.
Das Bein der Gegenseite wird im Hüftgelenk bis zur vollständigen Aufhebung der Lendenlordose gebeugt. Die physiologische Inklination des Beckens von ca. 12° wird hierdurch aufgehoben. Bleibt das zu untersuchende Bein auf der Unterlage liegen, kann über das Ausmaß der Beckenaufrichtung die Überstreckung des Hüftgelenkes abgeschätzt werden.

Seitenvergleich, wenn möglich mit beiden Beinen gleichzeitig, vorgenommen werden.

Bei der Hüftbeugung müssen das Ausmaß der Lendenlordose sowie eine mögliche Hüftbeugekontraktur der Gegenseite berücksichtigt werden (☞ Abb. 16.8).

Die Prüfung der **Streck- bzw. Überstreckfähigkeit** erfolgt am besten in Bauchlage des Kranken. In Rückenlage kann die **Extension** nur geprüft werden, wenn das gegenseitige Bein durch die Hände des Patienten in maximale Beugung gebracht wird (**Thomas-Handgriff,** ☞ Abb. 16.11) und so die Lendenlordose und die Beckenkippung nach vorne (Neutralstellung 12°) aufgehoben werden.

Bei Prüfung der Ab- und Adduktion ist auf eine Bewegung der Spinae anteriores superiores in der Frontalebene zu achten. Bei der Ad- und Abduktionsprüfung lässt ihre Bewegung auf eine Mitbewegung des Beckens schließen.

Bei der **Adduktionsprüfung** wird das gegenseitige Hüftgelenk flektiert und das zu untersuchende Bein unter der flektierten Extremität hindurchgeführt.

Die **Rotation** kann sowohl in Rückenlage (90° Hüft- und Knieflexion) als auch in Bauchlage (Hüfte 0°, 90° Kniebeugung) erfolgen. Vor allem die Innenrotation des Hüftgelenks ist bei Hüftgelenkskrankheiten früh eingeschränkt und endgradig schmerzhaft (Leistenschmerz).

Funktionstests Mit den Funktionstests der Hüfte soll eine Unterscheidung einer Hüftgelenkerkrankung von anderen Erkrankungen mit Schmerzprojektion in den Hüftbereich (z. B. Spinalkanalstenose) ermöglicht werden.

Drehmann-Zeichen: Der Unterschenkel wird gefasst, das Kniegelenk wird 90° gebeugt und anschließend wird langsam die Hüfte gebeugt. Eine zwanghafte Abduktion und Außenrotation im Hüftgelenk weist auf eine Epiphysiolyse (☞ Kap. 16.33) hin.

Patrick-Zeichen: Das zu untersuchende Bein wird im Kniegelenk 90° gebeugt, der Fuß kommt auf der Kniescheibe der gestreckten Gegenseite zu liegen. Bei freier Abduktion und Außenrotation erreicht das Kniegelenk der untersuchten Seite die Unterlage. Eine Einschränkung im Seitenvergleich kann bei Kindern z. B. auf einen M. Perthes (☞ Kap. 16.3.4) hinweisen.

Rektuszeichen: In Bauchlage wird das zu untersuchende Bein im Kniegelenk 90° gebeugt. Kommt es bei weiterer Beugung zu einem Anheben des Beckens auf der gleichen Seite, spricht man von einem pos. Rektuszeichen. Über die Kniebeugung wird Zug auf den M. rectus femoris und damit auch auf die Hüftgelenkskapsel ausgeübt. Bei Hüftaffektionen und bei Verkürzung des Rektusmuskels kommt es durch die Beckenhebung zu einem Vermeidungsverhalten.

> **!** Vor allem die Innenrotation des Hüftgelenks ist bei Hüftgelenkskrankheiten früh eingeschränkt und endgradig schmerzhaft (Leistenschmerz).

16.3.3 Fehlanlagen und Fehlentwicklungen des Hüftgelenks

Der Schenkelhalswinkel (**CCD-Winkel,** ☞ Abb. 16.12) ist Ausdruck eines Gleichgewichts im Kräftespiel zwischen Wachstumsdruck, Belastung und Muskelfunktion. Für die mit der Lastübertragung vom Rumpf auf die unteren Extremitäten verbundenen Vorgänge ist er von großer Bedeutung. Dies ist u.a. daran zu erkennen, dass sich der CCD-Winkel an veränderte Belastungs-, Spannungs- und Wachstumsbedingungen anzupassen vermag, andererseits aber auch grobe Abweichungen von der physiologisch optimalen Winkelkonstruktion pathologische Auswirkungen auf die Hüftgelenke, die Kreuz-Darmbein-Fugen, die Wirbelsäule und die Beine zur Folge haben können.

Im **Kindesalter** verändert sich der Schenkelhalswinkel mit dem Wachstum, bis mit Eintritt der Knochenreife eine Stellung erreicht ist, die unter den gegebenen Belastungsverhältnissen des Erwachsenen ein mechanisches Optimum darstellt. So beträgt der CCD-Winkel beim **Neugeborenen etwa 150°** und stellt sich bis zum Wachstumsschluss auf einen Mittelwert von 128° (mit einer Variationsbreite von etwa 120–140°) ein.

Im **Alter** erfolgt dann bei nachlassender Muskelkraft und knöcherner Stabilität eine weitere Senkung, die mit 120° noch als physiologisch anzusehen ist.

Der jeweilige Röntgenbefund ist daher während der Wachstumsphase lediglich eine Momentaufnahme aus den zahlreichen Stadien der Reifung und kann nur im Zusammenhang mit der Gesamtentwicklung beurteilt werden. Klinisch relevant wird der CCD-Winkel jedoch, wenn er die Annäherungswerte wesentlich übersteigt und Krankheitswert gewinnt (☞ Abb. 16.7).

Die **Messung des CCD-Winkels** und des AT-Winkels erfolgt im Röntgenbild. Die alleinige a.p. Darstellung des Beckens reicht zum exakten Ausmessen des CCD-Winkels nicht aus. Bei dieser Projektion bleibt die Antetorsion des Schenkelhalses gegenüber der Femurdiaphyse unberücksichtigt, der CCD-Winkel wird also zu groß projiziert. Erst die Vermessung der projizierten CCD- und AT-Winkel auf Röntgenbildern, die in definierter Lagerung des Hüftgelenks in zwei Ebenen erstellt wurden (**Rippstein-Aufnahme I und II**), ermöglicht, anhand von Verrechnungstabellen aus den projizierten Winkeln die reellen Winkel zu ermitteln.

> **!** Der Schenkelhalswinkel verändert sich mit dem Wachstum. Der CCD-Winkel beträgt beim Neugeborenen etwa 150° und erreicht gemäß den Belastungsverhältnissen des Erwachsenen ein mechanisches Optimum von etwa 120–140°. Im Alter sind 120° noch als physiologisch anzusehen.

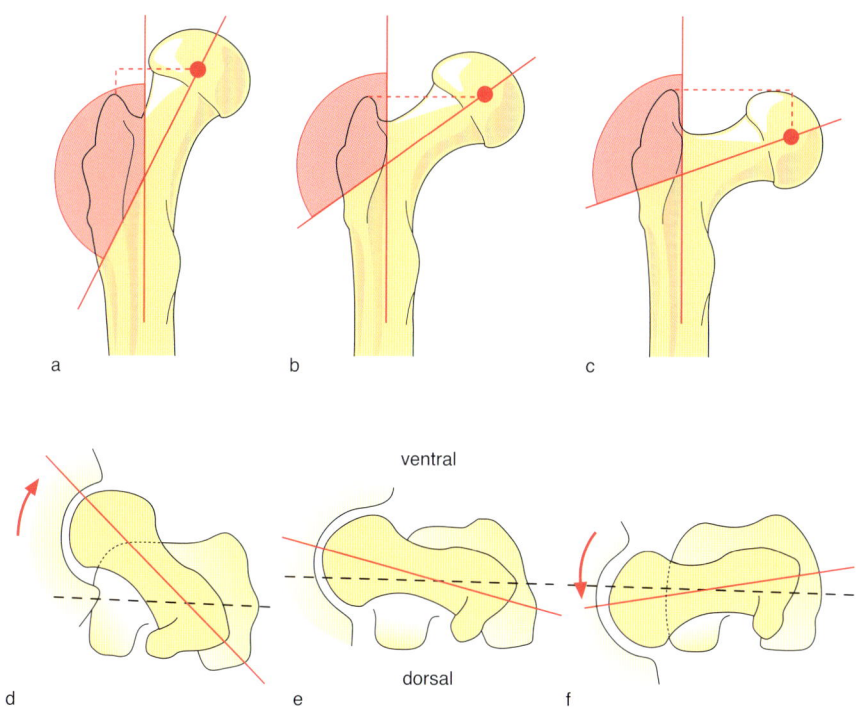

Abb. 16.12 Caput-Collum-Diaphysen-Winkel (CCD-Winkel), Antetorsionswinkel (AT-Winkel) und Variationen.

Der CCD-Winkel beschreibt die Stellung von Femurkopf und Schenkelhals zur Femurdiaphyse in der Frontalebene (a–c). Er wird gebildet von einer Geraden durch den Femurschaft und einer Geraden durch das Hüftkopfzentrum und die Mitte des Schenkelhalses. Beim Erwachsenen beträgt er im Mittel 128° (Normbereich: 120–140°).

Der AT-Winkel beschreibt die Stellung von Femurkopf und Schenkelhals zur Femurdiaphyse in der Transversalebene (d–f). Er wird gebildet von einer Geraden, die quer durch die Femurkondylen läuft, und einer Geraden durch das Hüftkopfzentrum und die Mitte des Schenkelhalses. Beim Erwachsenen beträgt er 10–15°.

a) Coxa valga mit CCD-Winkel > 140°. Die Trochanterspitze steht tiefer als das Hüftkopfzentrum.

b) Normaler CCD-Winkel. Hüftkopfzentrum und Trochanterspitze stehen auf gleicher Höhe.

c) Coxa vara mit CCD-Winkel < 120°. Die Trochanterspitze steht höher als das Hüftkopfzentrum.

d) Coxa antetorta mit vergrößertem AT-Winkel. Die Coxa valga ist häufig kombiniert mit einer verstärkten Antetorsion (Coxa valga-antetorta).

e) Normale Antetorsion.

f) Coxa retrotorta mit verringertem AT-Winkel. Die Coxa vara ist vielfach kombiniert mit einer verminderten Antetorsion.

Coxa vara

Definition Bei der Coxa vara handelt es sich um eine Verkleinerung des Caput-Collum-Diaphysen-Winkels (CCD-Winkel) auf Werte < **120°,** die ein- oder doppelseitig auftreten kann. Je nach dem Hauptsitz der Verbiegung spricht man auch von Coxa vara capitalis, epiphysarea, cervicalis, trochanterica, diaphysarea, die sich untereinander vermischen können.

Ätiologie und Pathogenese Unter dem Begriff der Coxa vara werden ursächlich zum Teil sehr unterschiedliche Krankheitsprozesse zusammengefasst. Man unterscheidet:
- Die **angeborene Coxa vara** geht mit einer Hypoplasie des Schenkelhalsgewebes einher. Sie ist als Fehlbildung schon beim Neugeborenen vorhanden (Coxa vara congenita, ☞ 16.14), oder die Verbiegung stellt sich bei mangelhafter Ossifikation des Schenkelhalses unter dem Einfluss von Muskelzug und Belastung erst allmählich ein.
- Eine **symptomatische Coxa vara** kann sich begleitend als **Belastungsdeformität** bei verschiedenen Krankheiten ausbilden. Die Stabilität des Schenkelhalses wird dabei nachträglich beeinträchtigt, mit der Folge, dass sich das proximale Femur verbiegt: Rachitis, renale Osteopathien, Osteomalazie, Chondrodystrophie, fibröse Dysplasie, Enchondromatose, Knochenzysten und Tumoren, Osteomyelitis, Schenkelhalsfrakturen.
- Die **funktionelle Coxa vara** weist einen normalen CCD-Winkel auf, so dass sie im engeren Sinne keine echte Coxa vara darstellt. Die Spitze des Trochanter major steht aber kranialer als das Hüftkopfzentrum, so dass die Hüftabduktoren relativ insuffizient wirken können.
So führt bei **Epiphyseolysis capitis femoris** die relative Verschiebung zwischen abgerutschter Kopfkalotte und Trochanter major zwar zu ähnlichen muskulären Konsequenzen, wie sie für die symptomatische Coxa vara gelten, der Winkel zwischen Schenkelhals und Femurschaft ist aber normal.
Auch beim **Morbus Perthes** kommt es durch Verkürzung und Verdickung des Schenkelhalses gewöhnlich nur zur funktionellen Coxa vara; durch Übergreifen des Prozesses auf die Metaphyse kann aber auch eine echte Verkleinerung des CCD-Winkels entstehen.
Bei der **Rachitis** und den ihr ähnlichen Erkrankungen kommt es manchmal zu einer O-förmigen Verbiegung der Diaphyse bei normalem Schenkelhalswinkel. Es handelt sich dann nicht um eine Coxa vara, sondern um eine varische Deformität der Femurdiaphyse, die sich aber klinisch ähnlich wie eine funktionelle Coxa vara äußern kann.

Klinik Mit der Verringerung des CCD-Winkels ist eine **absolute Beinverkürzung** verbunden (☞ Kap. 16.1.2). Außerdem kann der Trochanterhochstand eine Insuffizienz der pelvitrochantären Muskeln (Mm. gluteus medius und minimus) zur Folge haben und sich in einseitigem Hinken bzw. doppelseitigem Hinken (Watscheln) und positivem Trendelenburg-Phänomen (☞ Kap. 16.1.1) äußern.
  Die funktionelle Coxa vara ist meist symptomfrei, solange das Hüftgelenk keine krankhaften Veränderungen aufweist.

! Der CCD-Winkel ist bei der angeborenen und erworbenen Coxa vara unphysiologisch klein, bei der funktionellen Coxa vara jedoch normal.

Diagnostik Klinischer Untersuchungsbefund und konventionelles Röntgenbild stellen die Basisdiagnostik (Rippstein-Aufnahme I und II) dar.

Therapie Die therapeutischen Ansätze orientieren sich an der Ursache der Varität und der klinischen Symptomatik.

Coxa vara congenita und proximaler Femurdefekt

Definition Unter dem proximalen Femurdefekt versteht man eine Fehlbildung, die mit einer Hypoplasie des proximalen Femurs unterschiedlichen Ausmaßes einhergeht. Die Coxa vara congenita stellt eine Minimalvariante des proximalen Femurdefekts dar.
  Synonyma: Proximal Focal Femoral Deficiency (PFFD).

Ätiologie und Pathogenese Der lokale proximale Femurdefekt in seinen ganz unterschiedlichen Ausprägungen wird zu den longitudinalen Fehlbildungen (☞ Kap. 4.1.3) gezählt. Auffällig ist eine häufige Koinzidenz mit **Fibuladefekten.** Die Ursache ist unbekannt.

Klinik Beim Säugling ähnelt die Symptomatologie einer einseitigen Coxa vara congenita der angeborenen Hüftverrenkung: Beinverkürzung, Hautfaltenasymmetrie am Oberschenkel, Einschränkung der Abduktion und Innenrotation. Gewöhnlich macht sich die Störung aber erst im gehfähigen Alter durch Hinken bzw. Watscheln bemerkbar. In späteren Jahren folgt eine zunehmende „Hüftschwäche" infolge Gluteninsuffizienz und evtl. Pseudarthrose. Es kommt zu Schmerzen und Behinderungen durch Beinverkürzung mit manchmal starkem Trochanterhochstand und hochgradiger Abspreizhemmung. Durch die veränderte Mechanik bei doppelseitiger Coxa vara kippt das Becken nach vorn mit konsekutiver Hohlkreuzbildung. Diese und die Schaukelmechanik beim Gehen führen auf Dauer zu Kreuzschmerzen.
  Beim proximalen Femurdefekt ist die Verkürzung des Oberschenkels klinisch ungleich auffälliger als bei der Coxa vara congenita. Es bestehen teils erhebliche Beinverkürzungen und eine Belastungsschwäche der Artikulation von proximalem Femur und Azetabulum (☞ Abb. 16.13b).

Diagnostik Röntgen: Die Coxa vara congenita führt zu einer rasch zunehmenden Verbiegung des proximalen Femurs, die extreme Ausmaße erreichen kann. In schweren Fällen hat man den Eindruck, dass der Kopf am Hals und dieser wiederum am Schaft heruntergerutscht ist. Gelegentlich sieht man eine lange persistierende Verknöcherungsstörung des Schenkelhalses („Pseudarthrose"), während später die arthropathischen Gelenkveränderungen relativ gering bleiben.

Die Coxa vara congenita zeigt bei **Kindern** neben dem verkleinerten CCD-Winkel fleckige oder streifenförmige Aufhellungszonen im Schenkelhals parallel zur Belastungslinie, die zusammen mit der Epiphysenfuge einem auf dem Kopf stehenden V oder Y ähneln (☞ Abb. 16.13a).

Beim Erwachsenen fehlen die Strukturveränderungen im Hals; dafür ist die Deformierung des koxalen Femurendes nicht zu verwechseln.

Therapie   Konservative und operative Techniken müssen aufgrund des sehr unterschiedlichen Ausmaßes der Fehlbildung individuell geplant werden. Zur Anwendung kommen verschiedene Formen der Orthesenversorgung zum Beinlängenausgleich sowie Korrektur- und Verlängerungsosteotomien.

Coxa valga

Definition   Eine Vergrößerung des CCD-Winkels auf einer oder auf beiden Seiten über das physiologische Maß hinaus wird als Coxa valga bezeichnet.

Ätiologie und Pathogenese   Der isolierten Coxa valga liegt ursächlich ein gestörtes Muskelgleichgewicht infolge schlaffer oder spastischer Lähmung und primärer Myopathien zugrunde. Diese Formen sind relativ selten. Regelmäßig ist bei **Dysplasiehüften** eine steile Schenkelhalsstellung (Steilhüfte) erkennbar. Hier wie auch bei der konstitutionellen Valgität ist der vergrößerte CCD-Winkel aber nur dann klinisch bedeutsam, wenn damit ein mangelhafter Gelenkschluss verbunden ist: flache Pfanne, die den Kopf nur teilweise deckt, Subluxation oder Luxation, abnorme Stellung der Epiphysenfuge mit Tendenz zur Lateralisation des Kopfs, pathologische Antetorsion des Schenkelhalses.

Die Coxa valga ist häufig kombiniert mit einer verstärkten Antetorsion des proximalen Femurs (**Coxa valga antetorta**).

Klinik   Klinisch äußert sich die vermehrte Antetorsion in einem Innendrehgang des Beins. In ausgeprägten Fällen stolpert der Patient über seine Großzehen. Beschwerden ergeben sich nur bei Insuffizienz der Hüftmuskulatur und anormalen Artikulationsverhältnissen (schnelle Ermüdung, gelegentlich Schmerzen in der Trochanterregion).

Diagnostik   Klinischer Untersuchungsbefund und konventionelles Röntgenbild stellen die Basisdiagnostik (Rippstein-Aufnahme I und II) dar. Zur exakten Bestimmung des AT-Winkels eignen sich Computertomographien.

Therapie   Eine symptomatische Behandlung beinhaltet die Aktivierung der Muskulatur mit Gymnastik und Sport und die lokale Wärmeanwendung zur Linderung von Muskelhartspann und Tendinosen.

Die Coxa valga allein ist in der Regel keine Indikation zum operativen Eingreifen, zumindest nicht, wenn die

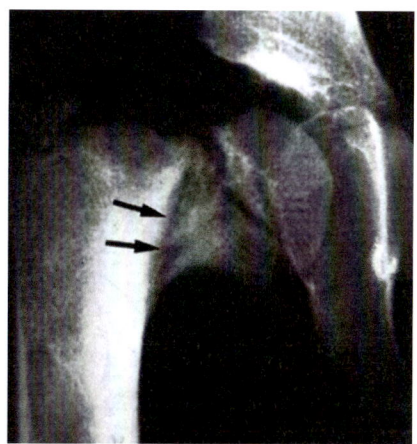

a

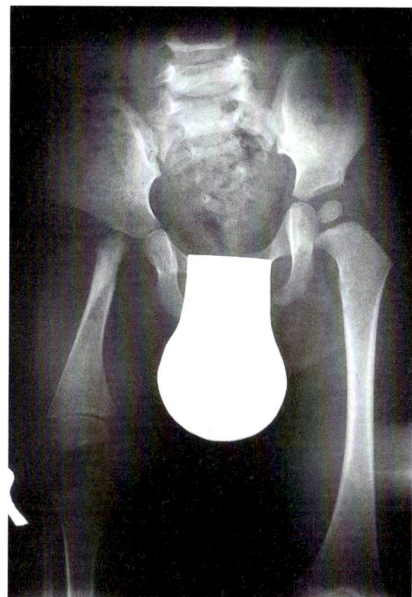

b

Abb. 16.13   Coxa vara congenita und proximaler Femurdefekt.

a) Coxa vara congenita bei einem 6-jährigen Jungen. Der CCD-Winkel ist deutlich vermindert, der Schenkelhals erscheint plump und verkürzt. Die Trochanterspitze liegt deutlich oberhalb des Hüftkopfzentrums. Sehr charakteristisch ist ein auf dem Kopf stehendes V, das durch die Epiphysenfuge einerseits und durch eine streifenförmige Aufhellungslinie am medialen Femurschaft (Pfeile) andererseits gebildet wird.

b) Proximaler Femurdefekt: Die proximale Epi- und Metaphyse sind nicht angelegt. Die starke Beinverkürzung wird ersichtlich am seitendifferenten Höhenstand des Kniegelenkspalts.

Hüftpfanne dem Alter und der Konstitution des Kindes entsprechend entwickelt ist.

Bei ungünstigen Artikulationsverhältnissen kann die Korrektur durch eine **intertrochantäre varisierende Osteotomie (IVO)** erfolgen, gegebenenfalls unter gleichzeitigem Ausgleich einer pathologischen Antetorsion. Während des Wachstumsalters ist allerdings mit einer spontanen Revalgisierung zu rechnen, weshalb der Eingriff nach Möglichkeit bis nach der Pubertät aufgeschoben werden sollte.

Beim Erwachsenen ist die varisierende Osteotomie eine ergänzende Methode bei der operativen Behandlung der Hüftdysplasie.

Hüftgelenkdysplasie und Hüftgelenkluxation

Definition Die **Hüftdysplasie** beschreibt eine kombinierte Fehlanlage und Entwicklungsstörung des Hüftgelenks. Sie gehört zu den häufigsten angeborenen Skelettvariationen.

Manifeste Erkrankungen liegen in Deutschland schätzungsweise bei 0,5 % der Bevölkerung vor, Dysplasien hingegen bei ca. 3 %.

Die Hüftdysplasie führt zu einer dauerhaften Fehlform des Gelenks in unterschiedlichen Schweregraden, die schließlich in einer frühzeitigen Arthrose (**Dysplasiekoxarthrose**) münden kann. Kommt es auf dem Boden der Dysplasie zu einer Dezentrierung des Femurkopfs aus der Pfanne, spricht man von einer **Hüftgelenkluxation.**

Ätiologie und Pathogenese Nur in sehr seltenen Fällen ist die Luxation des Hüftgelenks bereits bei der Geburt vorhanden. Man spricht dann von einer **pränatalen** oder **teratologischen Luxation,** die fast stets in Kombination mit anderen Fehlbildungen vorkommt. Sie unterscheidet sich auch in der Prognose von der Hüftdysplasie. Teratologische Hüftluxationen sind praktisch irreponibel.

Wenn lediglich die **Disposition zur Verrenkung** angeboren ist, spricht man von der **anthropologischen** Form. Bei der Geburt liegt eine Fehlform des Hüftgelenks vor, die sich erst im postnatalen Leben unter dem Einfluss funktioneller

Faktoren zu einer Hüftgelenksluxation entwickeln kann (daher die Bezeichnung „so genannte" angeborene Hüftverrenkung).

Das **weibliche Geschlecht** ist etwa fünfmal so häufig befallen wie das männliche. In mehr als der Hälfte der Fälle ist nur eine Seite betroffen.

Zur physiologischen Entwicklung der Hüftgelenke bedarf es des Zusammenspiels der formal und topographisch „korrekt" angelegten beiden Gelenkanteile (Kopf und Pfanne): Das koxale Femurende fördert, abhängig von seiner Stellung zum Becken, die formbildenden Ossifikationsvorgänge der Pfannenanlage. Andererseits beeinflusst die fortschreitende Pfannenreifung ihrerseits die Einstellung von Kopf und Schenkelhals. Durch solche „Selbststeuerung auf Gegenseitigkeit" kommt es zunehmend zur Stabilisierung des Gelenkmechanismus.

Bei der Hüftdysplasie sind die wechselseitigen Formungsprozesse gestört. Wenngleich die genauen Ursachen bis heute nicht bekannt sind, so wird davon ausgegangen, dass eine Instabilität des Hüftgelenks den weiteren Schritten vorausgeht. Diese Instabilität kann anlagebedingt (**genetische Komponente,** familiäre Häufung), aber auch erworben sein (**exogene Komponente**), so z.B. durch intrauterine Dehnung der Gelenkkapsel (Lageanomalien, Beckenendlage etc.) oder durch eine gestörte muskuläre Balance bei Myelodysplasien oder Zerebralparesen.

Im Laufe des ersten Lebenshalbjahres kommt es zu einem allmählichen Abwandern des Kopfs von der Pfanne anstatt wie im Normalfall zu einer zunehmend besseren Zentrierung (☞ Abb. 16.14). Durch den zunehmenden Druck des dann nach hinten-oben auswandernden Kopfs wird dieser Pfannenanteil in seiner Ossifikation gestört und „ausgewalzt", bis schließlich der Kopf in diese Richtung luxiert. Diese Entwicklung wird beim Säugling durch den Muskelzug, später auch durch das Körpergewicht begünstigt.

Bei dem Leiden steht somit weniger die definitive Verrenkung, die nur im Extremfall am Ende des Prozesses steht, als vielmehr die pathologischen Entwicklungs- und Reifungsvorgänge im Vordergrund. Sie betreffen die gesamte Hüftanlage, also neben Kopf und Pfanne auch deren Nachbarschaft und die zugehörigen Weichteile. Meistens steht am Ende der kindlichen Hüftgelenksentwicklung eine Fehlform beider Gelenkpartner, die im weitesten Sinn eine verminderte Belastbarkeit des Gelenks bedingt und auf Dauer einer sekundären Arthrose (**Dysplasiekoxarthrose**) den Weg ebnet.

Die wichtigsten morphologischen Kriterien sind:

- **Hypoplasie der Pfanne:** Die Entwicklung des knorpelig präformierten Pfannendachs ist verzögert, seine Ossifikation ist gestört. Es bleibt flacher, sein Rand ist steil und vermag dem Kopf keinen Halt zu bieten. Gleichzeitig ist die ganze Beckenhälfte von der Hypoplasie betroffen, sie bleibt im Wachstum zurück.
- **Hypoplasie des Hüftkopfkerns:** Der Kopfkern, der beim normalen Säugling im 4. Lebensmonat erscheint, entwickelt sich langsamer und bleibt kleiner. Das Fehlen des taktilen Reizes zwischen Kopf und Pfanne trägt nicht nur zur mangelhaften Entwicklung der Kopfepiphyse bei, sondern begünstigt auch ihre **zunehmende Dezentrierung** unter dem Einfluss des Muskelzugs. Bei seiner Wanderung nimmt er die Kapsel mit, die ausgedehnt wird.

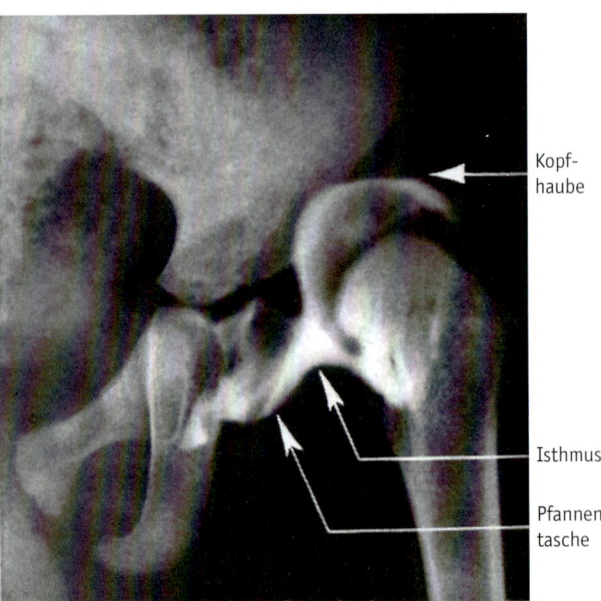

Kopf-haube

Isthmus

Pfannen-tasche

Abb. 16.14 Hüftgelenkdysplasie mit Luxation.

Arthrographie der Hüfte eines 2-jährigen Mädchens. Das Kontrastmittel füllt das Kavum des Gelenks weiß aus. Der Hüftkopf mit knorpeliger Kappe und eben erkennbarem knöchernem Kern hat die Pfanne vollständig verlassen. Der Limbus acetabuli ist nach kaudal gedrängt und bildet ein Repositionshindernis, indem er den Zugang zur Pfanne verlegt.

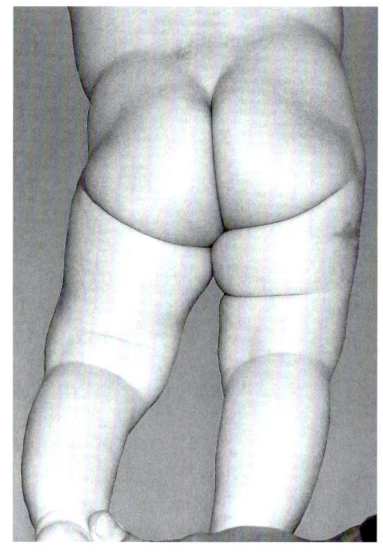
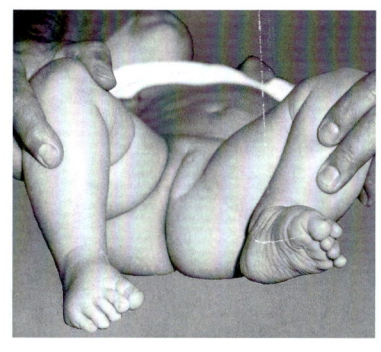
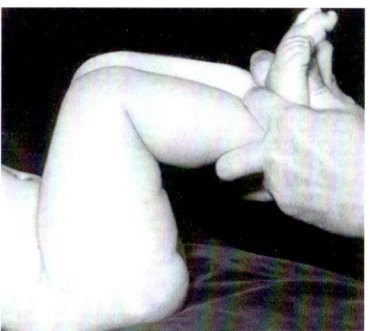

Abb. 16.15   Klinische Zeichen der einseitigen Hüftdysplasie.

Die Dysplasie besteht auf der rechten Seite.
a) Ungleiche Fettfalten an der Hinterseite der Oberschenkel, Gesäßfalten stehen schief.
b) Abspreizhemmung des rechten Beinchens, Prüfung in Rückenlage, Hüften und Knie gebeugt.
c) Ungleiche Beinlänge, die Kniegelenke stehen bei rechtwinkliger Beugung in Rückenlage ungleich hoch, rechts verkürzt.

■ Das proximale Femurende richtet sich unter dem Einfluss des veränderten Muskelzugs (Insuffizienz der Glutäen, Überwiegen der Adduktoren) und der zu flachen Pfanne zunehmend auf (Steilhüfte, **Coxa valga**) und verdreht sich in verstärktem Maße nach vorn (**Coxa antetorta**), wobei der Kopf immer weiter von der Pfanne abgedrängt wird. Beim Luxationsvorgang wandert der Kopf nach lateral und oben.

Beim **Hochwandern des Kopfs** kann sich die knorpelige Verlängerung des oberen Pfannenrands (Limbus glenoidale) wie eine Lippe zwischen Kopf und Pfanneneingang einklemmen, der Pfannengrund füllt sich mit einem Polster aus Fett- und Bindegewebe. Beide Veränderungen wie auch Verwachsungen der Kapsel mit dem Kopf und umgebenden Weichteilen oder ein zu langes und verdicktes Ligamentum teres sind charakteristische Phänomene (☞ Abb. 16.14). Will man in diesem Stadium den Hüftkopf in das Zentrum der Pfanne einstellen, bilden sie Hindernisse, die ggf. frühzeitige operative Intervention nötig machen. Der Luxationsvorgang kann in jedem Stadium stehen bleiben. Der Kopf stemmt sich dann im subluxierten Zustand gegen das Pfannendach. Beide werden dadurch in ihrer Formentwicklung weiter geschädigt.

Wenn der Kopf vollständig luxiert und nach proximal wandert, kann sich ihm gegenüber eine Delle im Darmbein – eine **Sekundärpfanne** – bilden. In seltenen Extremfällen findet er erst unterhalb des Beckenkamms Halt.

Klinik   Klinische Symptome entwickeln sich erst in den folgenden Wochen und Monaten nach der Geburt:
Bei **einseitiger Störung** (☞ Abb. 16.15):
■ **Asymmetrie der Hautfalten:** Sie kommt auch bei gesunden Kindern vor, ist aber stets ein Verdachtsmoment auf dysplasiebedingte Beinverkürzung (☞ Abb. 16.15a).

■ **Abduktionsbehinderung:** Das Bein kann in Beugestellung des Knie- und Hüftgelenks nicht über 50° abduziert werden (☞ Abb. 16.15b).
■ **Verkürzung des Beins auf der kranken Seite:** Das Bein ist infolge Wachstumsrückstands absolut verkürzt, bei Subluxation und Luxation kommt eine relative Verkürzung hinzu (☞ Kap. 16.1.2). Beurteilung anhand unterschiedlich hohen Kniestands bei in Hüften und Knien rechtwinklig gebeugten Beinen (☞ Abb. 16.15c).
■ **Bewegungsarmut und vermehrte Außendrehhaltung des betroffenen Beins:** Kinder mit unbehandelter Hüftluxation lernen verspätet zu gehen und ermüden schneller.
■ Ein **Schnappphänomen** (Ortolani-Phänomen) kann bei instabilen Hüften in den ersten Lebenstagen bzw. -wochen ausgelöst werden: Die gebeugte und außenrotierte Hüfte wird unter sanfter passiver Bewegung abduziert, der Hüftkopf rutscht mit einem tastbaren Klick in die Pfannenkavität.

Bei **doppelseitiger Störung** (☞ Abb. 16.16) finden sich dieselben Erscheinungen wie bei der einseitigen. Sie fallen aber weniger auf, weil die Vergleichsmöglichkeit mit einer gesunden Seite fehlt. Umso auffallender sind der **watschelnde Gang** und die starke, durch die abnormale Unterstützung (Auswandern der Hüftköpfe nach hinten und oben!) bedingte Vorwärtskippung des Beckens, die zu einem Vorspringen des Bauchs und des Gesäßes sowie zur **Hohlkreuzbildung** führt.

Bei Kindern mit einer Hüftluxation, d.h. der ausgeprägtesten Folge einer Dysplasie, oder mit einer teratologischen Hüftluxation entwickeln sich vom zweiten Lebensjahr an folgende Symptome, die abhängig vom letztendlichen Ausprägungsgrad mehr oder weniger deutlich sein können. Wenn die Symptome fehlen, kann eine Dysplasie geringeren Ausmaßes nicht ausgeschlossen werden:

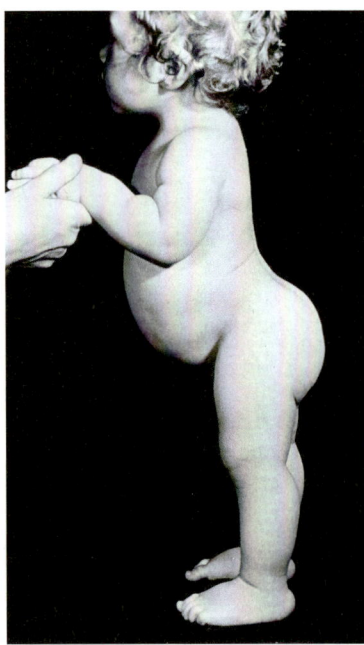

Abb. 16.16   Beidseitige Hüftluxation.

2½-jähriges Mädchen, verstärktes Hohlkreuz durch veränderte Aufhängung des Beckens.

- Das Bein der kranken Seite bleibt dünner und kürzer.
- Der Trochanter major steht höher und springt stärker vor als auf der gesunden Seite; er verschiebt sich bei Belastung, wenn der Kopf keinen Halt hat.
- Den Kopf kann man nicht an seiner normalen Stelle unter der Kreuzung der A. femoralis mit dem Leistenband, sondern irgendwo lateral davon tasten. Bei Luxation lässt er sich nicht selten in der Längsachse des Körpers verschieben („**Glissement**").
- Die Pfanne ist leer. Liegt das Kind auf dem Rücken, ist mitunter in der Leiste, lateral von der Kulisse der Adduktoren, eine Vertiefung zu sehen (Adduktorendelle).
- Aktive und passive Abduktion sind eingeschränkt.
- Das Trendelenburg-Zeichen ist positiv (☞ Abb. 16.1), Hüfthinken!
- Das Becken steht auf der betroffenen Seite tiefer (Beckenschiefstand), konsekutive **skoliotische Fehlhaltung** der Wirbelsäule.
- Infolge der Beinverkürzung entwickelt sich bei älteren Kindern und Erwachsenen ein **Spitzfuß**.

Diagnostik   Von größter Bedeutung ist die möglichst frühzeitige Erkennung einer Dysplasie. Sofort eingeleitete Maßnahmen können in den meisten Fällen der Fehlentwicklung sehr erfolgreich entgegenwirken, die bei ausbleibender Behandlung zu erwarten ist.

Die **Frühdiagnose** wird wesentlich erleichtert durch eine **Ultraschalluntersuchung,** die schon in den ersten Lebenstagen vorgenommen werden kann. Darüber hinaus ist die Sonographie in der U3 als fester Bestandteil verankert, so dass jedes Kind innerhalb der ersten 6 Lebenswochen mindestens einmal untersucht wird. Sie erfolgt ohne Gefähr-

dung durch Röntgenstrahlen, ist völlig ungefährlich, sicher in der Aussage und leicht wiederholbar zur engmaschigen Entwicklungskontrolle.

Das Hüftgelenk wird sonographisch in einer standardisierten Untersuchungstechnik dargestellt. Die Beurteilung des Bildes konzentriert sich auf die Klassifizierung der knöchernen und knorpeligen Pfanne. Drei Orientierungspunkte bestimmen die sog. Standardebene: der Unterrand des Os ileum, die Darmbeinschaufel und das Labrum acetabuli. Aus der Konfiguration der knöchernen und knorpeligen Pfanne und dem Labrum ergibt sich folgende **Typisierung im Sonogramm** (nach Graf, ☞ Abb. 16.17a–e):

- **Typ I:**   Das Hüftgelenk ist voll ausgereift und entspricht in allen Kriterien einem normalen, gesunden Hüftgelenk.
- **Typ II:** Wie beim Typ I ist das Gelenk zentriert. Die knöcherne Pfanne ist (noch) mangelhaft ausgebildet, das knorpelige Pfannendach erscheint kompensatorisch größer, so dass der Hüftkopf gut überdacht ist.
- **Typ III:** Das Gelenk ist dezentriert, d.h. subluxiert. Die knöcherne Pfanne ist schlecht ausgebildet, das knorpelige Pfannendach ist nach kranial verdrängt.
- **Typ IV:** Wie beim Typ III ist das Gelenk dezentriert, die knöcherne Pfanne schlecht ausgebildet, das knorpelige Pfannendach nach kaudal in die Pfanne verdrängt.

Zusätzlich zur „statischen" Standarduntersuchung erlaubt die Sonographie eine funktionelle Beurteilung unter Bewegung des Beinchens. So lassen sich so genannte instabile Hüften erkennen, bei denen das koxale Femurende seine Position zwischen Zentrierung und Verschiebung nach kranial verändert. Die sonographische Untersuchung sollte heute bei allen Neugeborenen durchgeführt werden. Eine dringliche Indikation zur frühzeitigen Sonographie besteht in Verdachtsfällen bei angeborener Hüftinstabilität (Verlaufskontrolle!), Beckenendlagegeburt, klinischen Dysplasiezeichen, Vorhandensein anderer Skelettanomalien und einschlägig vorbelasteter Familienanamnese.

- Das **Röntgenbild** (☞ Abb. 16.13, 16.18) ist nicht vor dem Ende des dritten Lebensmonats zu beurteilen. Es ist somit erst deutlich später anwendbar als die Sonographie. Es zeigt im Prinzip den ausgewanderten Kopf und die flache Pfanne, gewöhnlich auch die Coxa valga antetorta. Folgende Auffälligkeiten sind zu beachten:
- Der Kopfkern bzw. vor dessen Erscheinen (normalerweise im 4. Lebensmonat) die mediale Schenkelhalsecke (Diaphysenstachel) steht bei normaler Entwicklung im unteren inneren Quadranten des **Hilgenreiner-Koordinatensystems,** das aus der Horizontalen durch die Y-Fugen und einer Senkrechten durch die obere Pfannendachecke (verlängerte Ombrédanne-Linie) gebildet wird.
- Der **Pfannendachwinkel** ist bei einer Dysplasie steiler, das Pfannendach kürzer. Der Pfannendachwinkel ist sehr altersabhängig und sollte nach dem 3. Monat nicht mehr als 20° betragen.
- Die **Ménard-Shenton-Linie** erscheint auf der dysplastischen Seite unterbrochen. Die Synchondrosen zwischen Sitz- und Schambein bleiben länger offen. Coxa valga und Antetorsion des koxalen Femurendes, Dezentrie-

rung des Kopfs, Hypoplasie der betroffenen Beckenhälfte und des Femurs.

■ Eine praktische Beurteilung der Kopfdeckung in der Pfanne erlaubt auch der **Centrum-Ecken (CE)-Winkel** nach WIBERG. Er ergibt sich aus der Lotlinie durch den Kopfmittelpunkt und der Verbindungslinie von dort zum Pfannenerker. Werte unter 15° bei Kindern gelten als sicher pathologisch.

Unterschiede im Befund sind des Weiteren vom Alter abhängig, je nachdem ob es sich um Kinder innerhalb des ersten Lebensjahres, im steh- und gehfähigen Alter oder um Erwachsene handelt.

Unter der Vorstellung, dass man von einer Verrenkung erst dann sprechen kann, wenn der Kopf den Pfannenbereich verlassen hat, orientiert sich die **Stadieneinteilung im Röntgenbild** im Wesentlichen an der Dislokationshöhe des Hüftkopfs. Man unterscheidet (☞ Abb. 16.18):

■ **I. Grad** Dysplasien im ersten Lebenshalbjahr ohne im Röntgenbild erkennbare Stellungsverände-

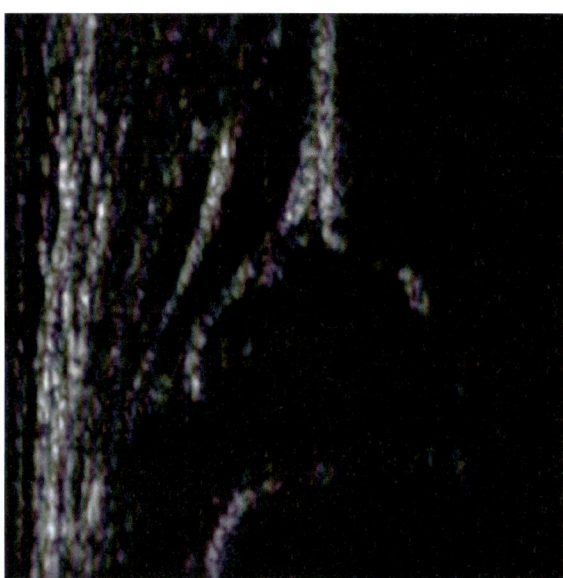

a

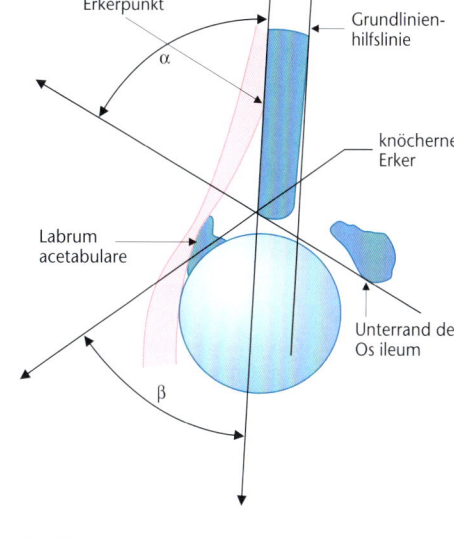

Typ I

b

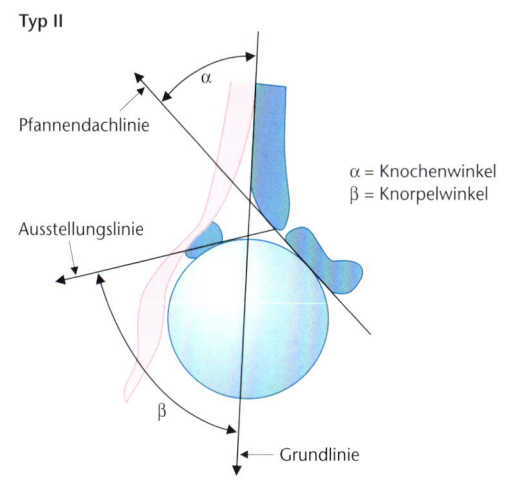

Typ II

c

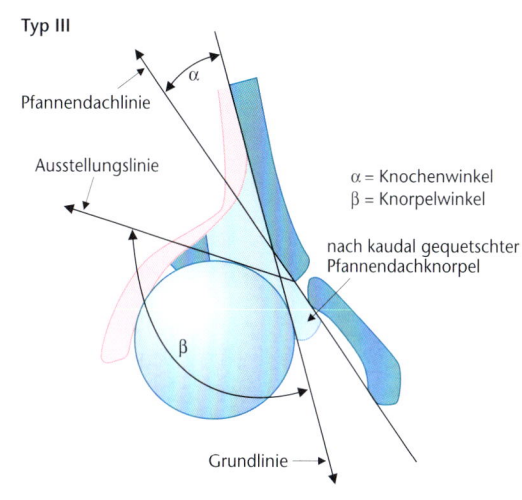

Typ III

d

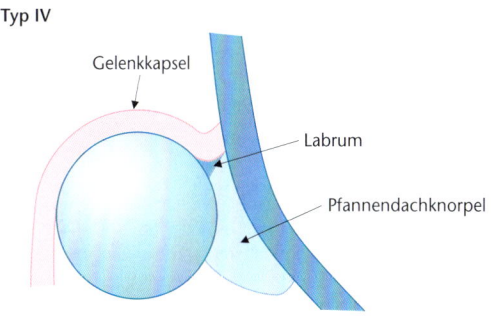

Typ IV

e

Abb. 16.17   Schweregrade der Hüftdysplasie im Sonogramm.

a) Sonographie der Säuglingshüfte. Normalbefunde.

b) Schematische Darstellung der bei der sonographischen Untersuchung der Hüfte wichtigen anatomischen Strukturen.

c) Typ-II-Hüfte (Hüftgelenksdysplasie nach Graf): Breiter knöcherner Erker, knorpeliger Erker überdacht den Hüftkopf, Verkleinerung des α-Winkels.

d) Typ-III-Hüfte (Hüftgelenksdysplasie nach Graf): Breiter knöcherner Erker, knorpeliger Erker überdacht den Hüftkopf nicht, weiter Verkleinerung des α-Winkels, bei Vergrößerung des β-Winkels.

e) Typ-IV-Hüfte: Luxation.

279

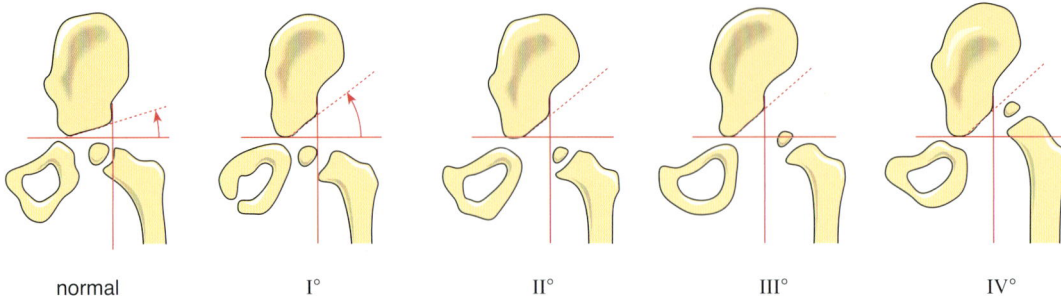

| normal | I° | II° | III° | IV° |

Abb. 16.18   Schweregrade der Hüftdysplasie im Röntgenbild (Schema).

Die Hilfslinien entsprechen denjenigen der Abb. 16.20.
I°   Keine erkennbare Stellungsveränderung des Kopfs, der noch im inneren unteren Quadranten des Koordinatensystems steht. Die Zeichen einer Entwicklungsstörung bestehen in einem kleineren Epiphysenkern und einem steileren und kürzeren Pfannendach.
II° Progrediente Lateralisierung und Dezentrierung des Kopfs im äußeren unteren Quadranten.
III° Subluxation, der lateralisierte Kopf übersteigt die Hilgenreiner-Linie nach kranial.
IV° Komplette Luxation.

rung des Kopfs, aber mit den Zeichen einer Entwicklungsstörung. Bei einem Teil von ihnen kommt es sicher zu einer spontanen Normalisierung der weiteren Entwicklung, andererseits leitet die zunehmende Entgleisung über zum
- **II. Grad**   Dysplasie mit progredienter Dislokation des Kopfs (dezentrierte, aber noch nicht luxierte Hüfte).
- **III. Grad** Subluxation: Der Kopfkern steht auf Höhe der Hilgenreiner-Linie (☞ Abb. 16.19).
- **IV. Grad** komplette Luxation: Der Kopfkern steht oberhalb der Hilgenreiner-Linie.

Differentialdiagnose   Luxation aus anderen Ursachen:
- teratologische Luxation. Sie ist als Fehlbildung bereits bei der Geburt vorhanden und oft mit anderen Deformitäten (z.B. Arthrogryposis multiplex congenita) vergesellschaftet.

- Luxation nach entzündlichen Prozessen mit und ohne Destruktion (Säuglingskoxitis ☞ Abb. 7.1).
- Luxation bei schlaffen (Poliomyelitis, Myelodysplasie) oder spastischen Lähmungen (infantile Zerebralparese).

Insuffizienz der kleinen Glutäen aus anderen Ursachen:
- Coxa vara congenita
- primäre Muskelerkrankung
- schlaffe Lähmung ohne Luxation, Muskelbefund (Poliomyelitis!).

Therapie   Die Hüftdysplasie ist bei Früherkennung sehr gut therapierbar.

Das therapeutische Konzept orientiert sich am Alter des Patienten sowie am klinischen, sonographischen und röntgenologischen Befund.

Es können folgende Prinzipien unterschieden werden:
Prinzip der Retention (Nachreifung):

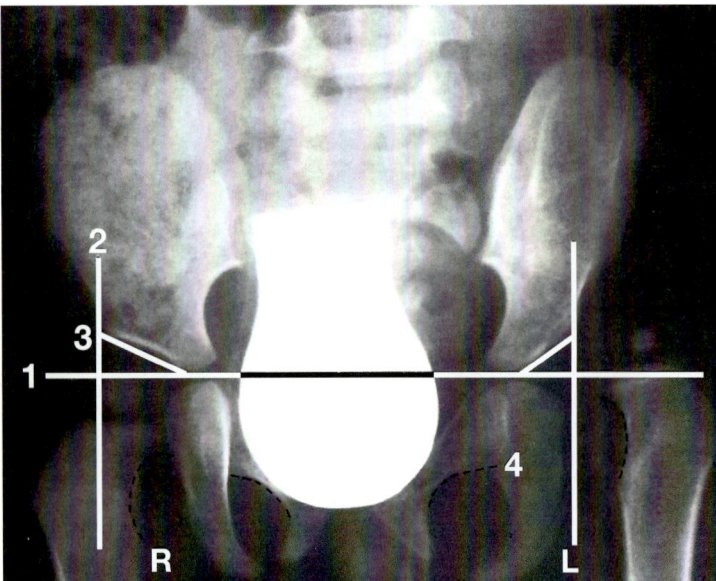

Abb. 16.19   Hüftdysplasie III. Grades.

Beckenübersichtsaufnahme eines 11 Monate alten Mädchens: Das linke Pfannendach ist steiler und kürzer, der linke Kopfkern ist kleiner, steht höher und weiter lateral als der rechte. Hilfslinien erleichtern die Diagnose:
1 Hilgenreiner-Linie: Horizontale durch die Y-Fuge.
2 Ombrédanne-Linie: Senkrechte vom Pfannenerker auf die Hilgenreiner-Linie.
3 Tangente zum Pfannendach zur Bestimmung des Pfannendachwinkels. Der Pfannendachwinkel ist links vergrößert.
4 Shenton-Ménard-Linie: projizierte Linie, die harmonisch geschwungen vom Trochanter minor über die mediale Schenkelhalsecke bis zum Schambeinast zieht (rechte Seite). Die Unterbrechung der Linie links zeigt an, dass das koxale Femurende ausgewandert ist.

Ziel der Therapie ist, eine dem Alter nicht gemäße Entwicklungsstufe in einen altersentsprechenden Zustand zu überführen.

Dem Hüftgelenk sollen Anreize zur „Nachreifung" gegeben werden. Die Reversibilität vorliegender Abnormitäten hängt aber nicht nur vom Grad der Störung, sondern vor allem auch vom Lebensalter und von den mit ihm zusammenhängenden Wachstums-(Korrektur-)Potenzen bei Therapiebeginn ab. Eine Behandlung sollte **bis zur 6. Lebenswoche** eingeleitet sein:

- **Spreizhose:** Bei Säuglingen mit Dysplasie ohne Dislokation des Kopfs (zentrierte Gelenke) erfolgt eine funktionelle Abduktionslagerung im Spreizhöschen mit dem Ziel, durch eine zentrale Einstellung des Kopfs in der Pfanne unter Ausnutzung der Strampelmotorik den fehlenden taktilen Reiz zwischen beiden Gelenkkörpern herzustellen und damit die natürliche Entwicklung zu fördern (☞ Abb. 16.20a).
- **Retentionsorthesen:** Instabile Hüftgelenke oder solche, die reponiert wurden, bedürfen einer Retention in der anatomisch korrekten Position. Während der Retentionsphase soll sich der Gelenkknorpel dem Gelenk kongruent anpassen. Als Retentionsorthese eignen sich solche Schienen und Bandagen, die einer Sitz-Hock-Stellung entsprechen, z. B. Hanausek-Apparat, Düsseldorfer Spreizschiene, Fettweis-Gips.

Mit allen diesen Verfahren sind gute Ergebnisse zu erzielen. Das Vorgehen unterscheidet sich in technischen Details, nicht aber im Prinzip.

Prinzip der geschlossenen Reposition: Dezentrierte („subluxierte" und luxierte) Gelenke müssen reponiert werden. Dies kann mit einer **Extensionsreposition** geschehen oder mit **Repositionsorthesen** wie z. B. dem Hanausek-Apparat (☞ Abb. 16.20c).

Bei der Repositionsorthese wird das Bein in Abduktion, Beugung und Innenrotation eingestellt.

In der **Riemenbandage** wird eine schonende Reposition angestrebt. Der Kopf sucht sich aus maximaler Beugehaltung bei allmählicher kontrollierter Änderung der Position durch Ausnutzung der Strampelbewegungen seinen Weg in die Pfanne selbst. Auf einem ähnlichen Mechanismus beruht auch die **Gipsverbandtechnik nach Fettweis,** mit der aus extremer Hockstellung heraus eine allmähliche Zentrierung des Kopfs erreichbar ist.

Ist auf die beschriebene Weise eine Zentrierung nicht zu erreichen, werden die verkürzten Gewebe durch eine kontinuierliche **Extension** vorgedehnt, ehe der eigentliche Repositionsvorgang erfolgt (☞ Abb. 16.20). Dies ist häufig bei Subluxation mit stärkerer Weichteilkontraktur und bei Luxation notwendig.

Bei der **Extensionsreposition** erfolgt zunächst ein Längszug an beiden Beinen, bis der Hüftkopf in Höhe der Pfanne steht. Dann wird senkrecht nach oben und aus dieser Position heraus allmählich zunehmend in Abduktion extendiert, bis die Beine in ca. 60° Abspreizung liegen (☞ Abb. 16.21a und b). Zwei zusätzliche Längszüge unterhalb der Leisten verhindern ein Ausweichen des koxalen Femurendes nach vorn. Der Femurkopf gleitet schließlich über den hinteren Pfannenrand ins Azetabulum, wobei er durch ein als Hypomochlion untergelegtes Polster unterstützt wird. Die anschließende Retention der reponierten Hüften erfolgt in einer Schiene, Gipsschale oder im Halteapparat.

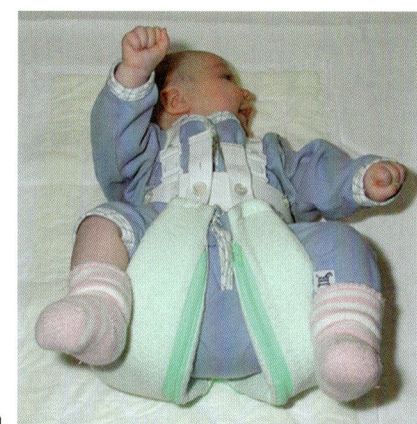

a

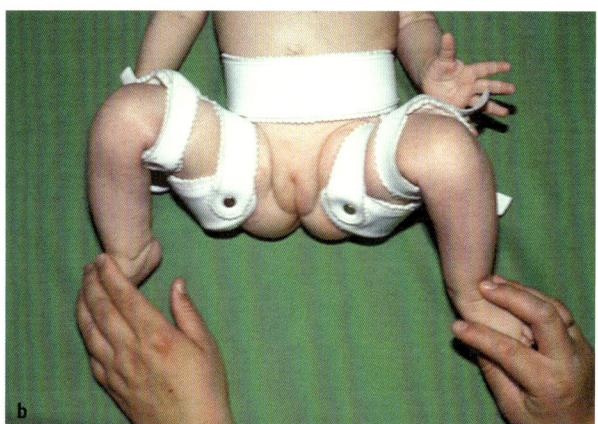

b

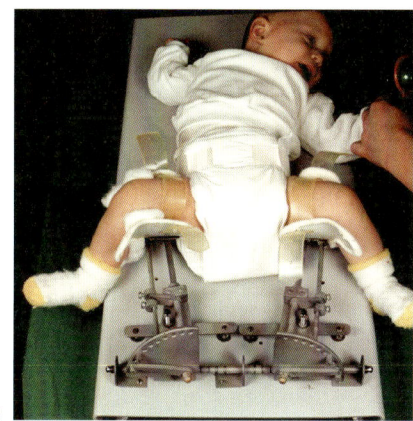

c

Abb. 16.20   Frühbehandlung von Hüftdysplasien.

a) Spreizbandage.

b) Beugeschiene, sie gestattet Beuge- und Spreizbewegungen und verhindert Streckbewegungen im Hüftgelenk.

c) Repositions- und Retentionsapparat nach Hanausek.

> **!** Manuelle Einrenkung, starre Fixation und Retention in Extremposition sind mit einer wesentlich höheren Komplikationsrate (Nekrose des Hüftkopfs) und schlechteren Spätergebnissen belastet, als sie heute mit funktionellen, schonenderen Verfahren erzielt werden können.

Prinzip der offenen Reposition: Ist die Kopfeinstellung wegen struktureller Hindernisse nicht möglich, kann bei 1-

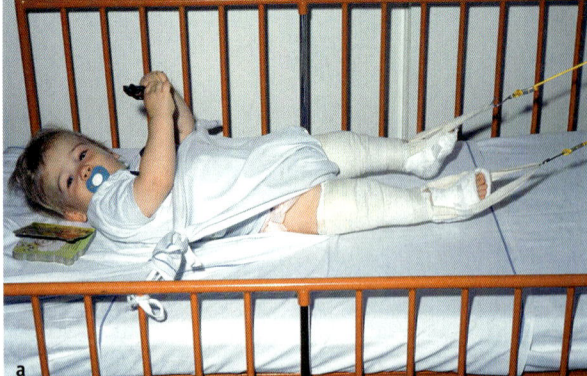

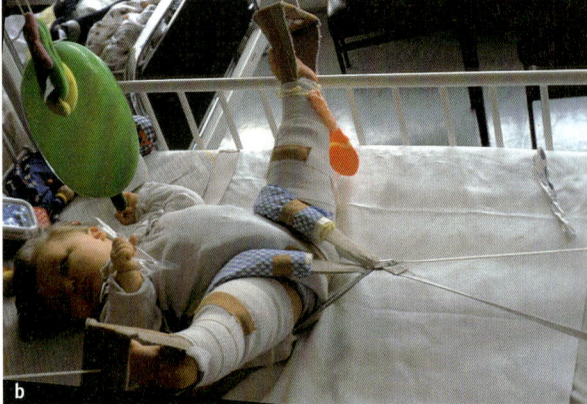

Abb. 16.21 Extensionsreposition bei Hüftdysplasie.

Die Extensionsrepositionsbehandlung erfolgt langsam über ca. 3 Wochen.

a) Zunächst wird ein Längszug an den Beinen vorgenommen, bis der Hüftkopf in Höhe der Pfanne steht, anschließend erfolgt der Zug senkrecht nach oben.

b) Schließlich wird eine Abspreizung bis ca. 60° vorgenommen. Es schließt sich Weiterbehandlung in der Retentionsschiene an.

bis 3-jährigen Kindern eine **offene Reposition** des Kopfs notwendig werden. Die anschließende Retentionsbehandlung erfolgt dann wie nach geschlossener Reposition, bis die Entwicklung von Kopf und Pfanne hinreichende Stabilität gewährleistet. Gegebenenfalls ist die offene Reposition mit zusätzlichen Eingriffen zur Verbesserung der Pfanne und der Winkelposition des koxalen Femurendes zu verbinden (☞ Abb. 16.22, 16.23), um die zentrierte Kopfeinstellung zu sichern.

Prinzip der funktionellen Nachbehandlung: Von besonderer Wichtigkeit ist die funktionelle Nachbehandlung nach Beendigung der Lagerungsperiode. Sie erfolgt durch aktive Übungen der Muskulatur, vor allem der Glutäen, durch Krankengymnastik und Krabbeln sowie möglichst Einhaltung einer gemäßigten Spreizstellung in den Ruhephasen (funktionelle Spreizbandage während der Ruhezeiten). Gut bewährt sich bei älteren Kleinkindern nach wie vor das Laufrad nach SCHEDE oder eine seiner Modifikationen.

Komplikationen Gefürchtete Komplikation ist das Auftreten einer **Nekrose des Kopfkerns** (sog. **Luxations-Perthes**). Sie ist offenbar Folge eines Gefäßschadens und daher

weitgehend abhängig von der durchgeführten Behandlung, aber auch von einer endogenen Disposition.

Nach manueller Einrenkung mit anschließender Fixation im Gipsverband ist die Gefahr am größten. Bei möglichst schonender funktioneller Therapie lässt sich die Quote auf unter 10 % senken. Nach einer Kopfnekrose kommt es meist zur Defektheilung und zur späteren sekundären Arthrose.

Besonders eine Antetorsion begünstigt in den ersten Lebensjahren ein **Luxationsrezidiv**. Später neigen solche Hüften gewöhnlich nicht mehr zur Luxation, aber die flache Anstemmung des Kopfs gegen die dysplastische Pfanne führt zur weiteren Kopfdeformierung und zur frühzeitigen Arthrose. Beschwerden treten hierbei häufig schon in der Zeit des starken Wachstums vor und während der Pubertät auf; ebenso später, ab dem 4.–5. Dezennium, wenn die Leistungsfähigkeit der Muskulatur nachlässt.

Eine zu flache Pfanne mit mangelhafter Kopfdeckung, ausgeprägte Coxa valga und Antetorsion des Schenkelhalses erfordern eine operative Korrektur der Pfanne (☞ Abb. 16.22) oder des koxalen Femurendes (☞ Abb. 16.23) oder beider zusammen.

Zur Verbesserung der Pfanne stehen verschiedene Standardverfahren zur Verfügung:

- Bei der **periazetabulären Osteotomie nach Pemberton** wird das gesamte Pfannendach bis in die Nähe der Y-Fuge osteotomiert, nach unten geklappt und mit einem kleinen Knochenspan aus dem Beckenkamm fixiert.
- Bei der **Beckenosteotomie nach Salter** wird das Becken knapp oberhalb der Hüftpfanne quer durchmeißelt und der distale Teil mitsamt dem Azetabulum nach unten über den Femurkopf gebogen. Die Befestigung erfolgt mit einem Knochenspan und Kirschner-Drähten.
- Bei der **Beckenosteotomie nach Chiari** erfolgt ebenfalls eine supraazetabuläre Durchmeißelung des Beckens. Der distale Anteil wird jedoch nach medial verschoben, so dass die von der Gelenkkapsel abgedeckte Schnittfläche das (vertiefte) Pfannendach erzeugen soll.
- Die Schwenkung der Hüftpfanne nach vorn und nach lateral erfordert eine **Dreifachosteotomie** (☞ Abb. 9.6d), nämlich des Sitz-, des Darm- und des Schambeins.

Alle Verfahren haben bezüglich Befund und Altersstufe ihre speziellen Indikationen. So können Osteotomien am Becken erst dann zu einem befriedigenden Ergebnis führen, wenn ausreichend reaktionsfähiger Knochen verfügbar ist, d.h. nicht vor dem 18. Lebensmonat. Nach dem 4. Lebensjahr werden die Aussichten auf ein anatomisch und funktionell befriedigendes Ergebnis signifikant schlechter. Die Chiari-Osteotomie ist zugunsten der anderen Operationstechniken in den Hintergrund getreten, weil eine Besserung der Pfannenposition letztlich nicht erreicht wird. Die Dreifachosteotomie (☞ Abb. 9.6d) sollte nicht vor dem Schulalter ausgeführt werden und kann auch noch bei Erwachsenen zur Anwendung kommen.

Die **Stellungskorrektur** am Femur geschieht durch eine **intertrochantäre Osteotomie** unter Varisierung und Rückdrehung des antetorquierten Schenkelhalses, so dass der Kopf einwandfrei in der Pfanne zentriert werden kann (☞ Abb. 16.23). Wird sie im Kindesalter durchgeführt, besteht die Gefahr der Revalgisierung. Gegebenenfalls sind verschiedene Methoden gleichzeitig erforderlich, z.B. offene

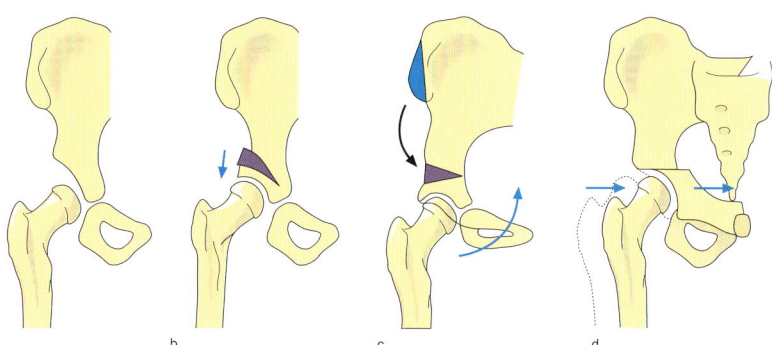

Abb. 16.22   Pfannenverbessernde Operationen bei der Hüftdysplasie.

a) Dysplastische Hüftpfanne.
b) Technik nach Pemberton. Das Einmeißeln erfolgt von ventral nach dorsal, das Pfannendach wird nach ventral und lateral herabgebogen. Fixation mit einem Knochenspan.
c) Technik nach Salter. Osteotomie etwas oberhalb des Azetabulums von ventral nach dorsal in horizontaler Richtung. Das Pfannendach wird nach ventral über den Hüftkopf gezogen, das Sitzbein weicht nach hinten aus. Fixation mit einem Knochenspan.
d) Technik nach Chiari. Osteotomie knapp oberhalb des Azetabulums. Die Beckenschaufel wird über den Hüftkopf seitlich verzogen. Fixation mit Osteosyntheseschrauben.

Reposition mit varisierender Osteotomie in Verbindung mit einem pfannendachverbessernden Eingriff.

Prophylaxe   Alle Neugeborenen und Säuglinge müssen auf klinische Frühsymptome untersucht werden (**Vorsorgeuntersuchung**). Kinder aus Luxationsfamilien erfordern besonders sorgfältige Überwachung. Die Ultraschall-Diagnostik bereits in den ersten Lebenstagen ist harmlos, erlaubt eine frühzeitige Erfassung von Verdachtsfällen und ggf. den sofortigen Therapiebeginn. Dysplasien können spontan ausheilen, wenn die Entwicklung durch Gegenüberstellung von Kopf und Pfanne (Abduktionsstellung) gefördert wird. Dies gelingt bei leichten Formen in den meisten Fällen schon durch breites Wickeln der Neugeborenen.

Prognose   Selbst ohne Behandlung durchläuft die Hüftdysplasie nicht die gesamte Entwicklung von der Reifungsverzögerung bis zur hohen Luxation. Bei guter muskulärer

Führung kann sich eine Dysplasie normalisieren oder mit einer geringen Restdysplasie stabilisieren.

Das Alter des Kindes bei Therapiebeginn spielt die wesentliche Rolle für die Chance einer völligen Ausheilung. Als Anhaltswert gilt, dass eine typische Dysplasie eine annähernd 100%ige Ausheilungschance hat, wenn die Behandlung vor dem 3. Lebensmonat einsetzt. Eine etwa 75%ige Chance besteht bei Therapiebeginn vor dem 6. Lebensmonat, eine etwa 50%ige Chance bei Therapiebeginn vor dem 12. Lebensmonat. Nach dem 2. Lebensjahr sinken die Aussichten auf Erfolg rapide.

> **!** Eine prophylaktische Behandlung aller Neugeborenen mit Spreizwindeln oder -hosen ist nicht ratsam, weil unter Spreizhosenbehandlung bei 2–3 % der gesunden Hüftgelenke Hüftkopfnekrosen auftreten. Das junge Hüftgelenk ist also nicht nur besonders gut behandelbar, sondern ist auch besonders empfindlich.

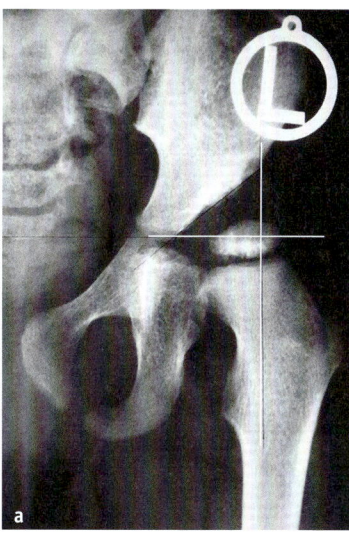
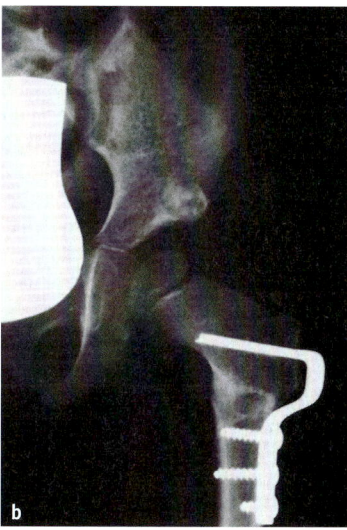

Abb. 16.23   Korrekturosteotomie am proximalen Femur und am Azetabulum.

Hüftdysplasie eines dreijährigen Mädchens.
a) Steilstellung der Pfanne und Coxa valga: Femurkopf antetorquiert, dezentriert und nicht ausreichend gedeckt.
b) Ein Jahr nach intertrochantärer Femurosteotomie mit Varisation, Derotation und Pfannendachplastik nach Pemberton.

Bei nicht ideal geheilten und auch bei nicht behandelten Dysplasien besteht oft lange Zeit überraschendes Wohlbefinden, bis meist gegen Ende des 3. und im 4. Dezennium Beschwerden und Behinderung rasch zunehmen. Viele dieser Patienten entwickeln frühzeitig operationsbedürftige Dysplasiekoxarthrosen. Wird eine unzureichende Ausprägung des Azetabulums im Erwachsenenalter (CE-Winkel kleiner als 15°) festgestellt, kann mittels der Dreifachosteotomie (☞ Abb. 9.5d) eine Verbesserung herbeigeführt werden, um die Entwicklung einer Arthrose zu verhindern oder zu verzögern.

Epiphyseolysis capitis femoris

Definition Die Lockerung in der Wachstumsfuge zwischen Femurhals und -kopf mit langsamer oder plötzlicher Zusammenhangstrennung und Verschiebung bezeichnet man als Epiphyseolyse des Femurkopfs.

Ätiologie und Pathogenese Die Ursachen, die zu einem „Erweichungsprozess" in der Epiphysenfuge führen, sind nicht bekannt. Diskutiert werden vor allem **endokrine** und **mechanische Faktoren.**

Für diese Annahmen spricht, dass es sich bei den Patienten immer um **Jugendliche** kurz vor oder während der Pubertätsperiode handelt, vorzugsweise **männlichen Geschlechts.** Gelegentlich bestehen Hinweise auf eine vorzeitige oder verzögerte Geschlechtsreifung. Der Habitus entspricht häufig der einer Dystrophia adiposogenitalis oder eunuchoidalem Hochwuchs, vielfach sind X-Beine assoziiert.

Im Krankheitsverlauf kommt es zu einer Wanderung des Halses unter dem Einfluss der Belastung nach vorn und oben, während die Kopfkalotte in der Pfanne festgehalten wird und sich nach hinten und unten verdreht.

Man unterscheidet zwei Verlaufsformen:

Epiphyseolysis acuta: Bereits durch ein leichtes Trauma, selbst schon bei alltäglichen Belastungen, z. B. beim Herunterspringen einer Treppe, kann es zu einer plötzlichen Verschiebung zwischen dem Hals und der nur mehr lose angehefteten Kopfkalotte kommen.

Epiphyseolysis lenta: Bei anderen Patienten kommt es ohne konkretes Trauma zu einer langsamen Verschiebung des Halses (Epiphysenwanderung). Der Kopf kann dabei in jeder Stellung während seiner Wanderung mit dem Schenkelhals wieder knöchern verwachsen. Mit zunehmender Dislokation werden Kopf und Pfanne immer stärker dezentriert (☞ Abb. 16.24).

Beide Formen können sich mischen, indem ein langsamer Verlauf durch eine akute Episode verschlimmert wird (acute on chronic).

Klinik Die Patienten beklagen eine schnelle Ermüdung, Hinken, Schmerzen in der Leiste, zum Knie oder ins ganze Bein ausstrahlend. Die Schmerzen treten meist im Anschluss an ein geringes Trauma auf. Sie sind mitunter plötzlich so heftig, dass weder Belastung noch Bewegungen möglich sind.

Zwischen leichten Schmerzen nach Überanstrengung und stärksten Beschwerden mit Abweichungen in Form und Funktion des Beins sind alle Übergänge möglich. Im Frühstadium, bevor sich der Hals gegen die Epiphyse verschoben hat, besteht nur eine Epiphysenlockerung, die aber gelegentlich auch schon Schmerzen und Hinken auslösen kann.

Nach eingetretener Verschiebung zeigen sich eine Auswärtsdrehung und Beinverkürzung sowie eine schmerzhafte Bewegungssperre. In nicht völlig blockierten Gelenken kommt es zu einer typischen Einschränkung der Adduktion, Beugung und Innendrehung. Beugung ist nur möglich bei gleichzeitiger Abduktion (**Drehmann-Zeichen**). Der Oberschenkel steht in Außenrotation gegenüber der verrutschten Epiphyse, so dass sich bei Kniebeugung die Unterschenkel kreuzen (**Scherensymptom,** ☞ Abb. 16.25).

Komplikation Gefürchtete Komplikation ist eine Ischämie des Femurkopfs mit Nekrose, da die kopfernährenden Gefäße im Bereich des Periostes zerreißen. Diese Gefahr besteht besonders bei akuten Epiphyseolysen mit hochgradiger Dislokation, aber auch infolge iatrogener Manipulationen.

> **!** Die Epiphyseolysis acuta ist ein orthopädischer Notfall! Bei nicht adäquater Behandlung droht eine Nekrose des Femurkopfs.

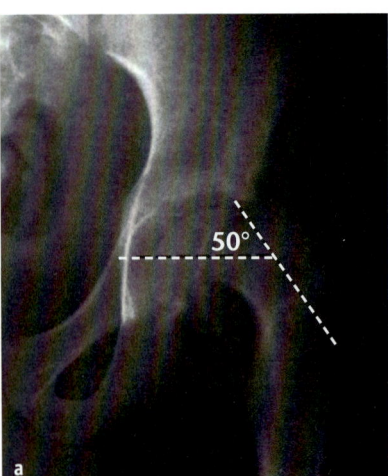
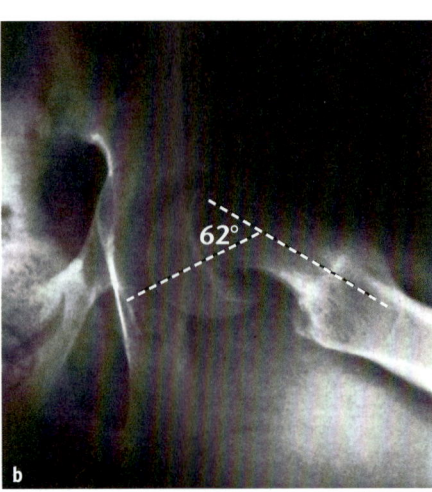

Abb. 16.24 Epiphyseolysis capitis femoris starker Ausprägung.

a) Die Femurepiphyse ist in der Ansicht von vorn um 50° nach kaudal verschoben.

b) In der axialen Sicht ist die Femurepiphyse um 62° nach dorsal verschoben.

Diagnostik In Ergänzung zum klinischen Untersuchungsbefund erfolgt eine konventionelle Röntgendiagnostik. Grundsätzlich sind **Vergleichsaufnahmen** beider Seiten **anterior-posterior** (a.p.) und in **Lauenstein-Lage** mit Einstellung des Schenkelhalses möglichst parallel zur Plattenebene vorzunehmen (☞ Abb. 16.24).

Die Abkippwinkel sind exakt auszumessen. Die Epiphysenfuge ist unregelmäßig begrenzt, oft verbreitert und erscheint manchmal mehrschichtig. Dabei stellt sich die Kopfkalotte durch Projektion flacher und je nach der Richtung des Abscherens verschoben dar, gewöhnlich nach dorsal und kaudal. Durch die Verschiebung wird auf dem a.p. Bild eine **Coxa vara vorgetäuscht,** obwohl der Schenkelhalswinkel normal oder eher zu steil ist.

Im Lauf der Jahre baut sich das obere Femurende aber immer mehr im Sinn einer Coxa vara (**Coxa vara epiphysaria**) um. Der Gelenkspalt verschmälert sich. Die Deformierung des Gelenks führt immer zu einer sekundären Arthrosis deformans.

Differentialdiagnose Die teilweise nur geringen, in die Oberschenkelmuskulatur ausstrahlenden Schmerzen geben Anlass zur Verwechslung mit einer Distorsion oder Muskelzerrung. Plötzlich auftretende, heftige Schmerzen mit starker Bewegungseinschränkung erinnern an das Bild einer septischen Koxitis.

Therapie Akute Fälle stellen einen **orthopädischen Notfall** dar, der zunächst eine sofortige Entlastung durch Bettruhe erforderlich macht. Bei nicht adäquater Behandlung droht eine Nekrose des Femurkopfs.

Die weitere konservative Behandlung mit einem entlastenden Apparat ist nicht in der Lage, den Gleitprozess aufzuhalten oder auch nur zu verhindern.

Daher ist eine **Spickung mit Kirschner-Drähten** erforderlich, auch in Fällen, bei denen die Fuge röntgenologisch nur aufgelockert und verbreitert oder ein Abrutsch nur geringfügig erscheint. Sie bewirkt neben der primären mechanischen Fixation vor allem eine Anregung von Proliferationsvorgängen, die zur Stabilisierung führen.

Bei akuter Verschiebung kann innerhalb der ersten 2–3 Wochen eine **unblutige Reposition** durch schonende Dauerextension in allmählich gesteigerter Abduktions-Innenrotations- und Beugestellung versucht werden. Sie gelingt aber nicht in allen Fällen und ist immer gefährlich wegen der Möglichkeit von Gefäßverletzungen mit nachfolgender Kopfnekrose. Eine brüske Reposition ist unbedingt zu vermeiden.

> ! Die Epiphyseolysis capitis femoris wird auch bei geringer Ausprägung stets operativ behandelt.

Bei stärkeren Abrutschwinkeln ist eine Fixation in der bestehenden Position wegen der dauerhaften Bewegungseinschränkung und der sich entwickelnden Sekundärarthrose nicht sinnvoll. Folgende Verfahren werden empfohlen:

- **Gleitwinkel bis 30°:** Epiphysenspickung in situ oder vergleichbares Fixationsverfahren.

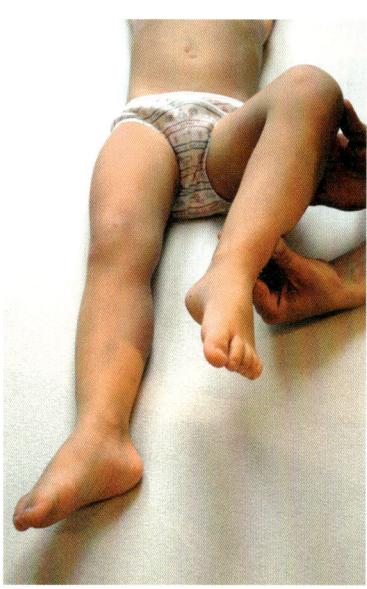

Abb. 16.25 Epiphyseolysis capitis femoris links.
Durch den Abrutsch der Epiphyse kommt es bei Beugung im Hüftgelenk gleichzeitig zu einer Abduktion und Außenrotation im Gelenk.

- **Gleitwinkel 30–50°:** intertrochantäre aufrichtende Osteotomie nach Imhäuser, bei der durch Valgisierung, Antetorsion und Flexion des proximalen Femurendes eine Normalisierung der Kalotten-Pfannen-Positionierung herbeigeführt wird (☞ Abb. 16.26a).
- **Gleitwinkel über 50°:** subkapitale Osteotomie, die Korrektur wird am Ort der Deformität durchgeführt, große Gefahr der Kopfnekrose (☞ Abb. 16.26b).

Bei beiden Formen der Korrekturosteotomie wird jeweils auch eine Transfixation der Fuge vorgenommen. Meist wird auch die Epiphyse der gesunden Seite prophylaktisch mit Kirschner-Drähten fixiert, da die Gefahr einer kontralateralen Erkrankung besteht.

16.3.4 Knochennekrosen des Hüftgelenks

M. Perthes

Definition Die aseptische Osteochondronekrose (☞ Kap. 6.1) der Hüftkopfepiphyse beim Kind bezeichnet man als M. Perthes. Die Erkrankung kann auch die Wachstumsfuge und den metaphysären Knochen einbeziehen. Es ist die weitaus häufigste Erkrankung unter den juvenilen Osteochondronekrosen. Das selbstlimitierende Krankheitsbild verläuft über mehrere Jahre und heilt meist unter Deformierung des Kopfs aus.

Synonyme: Morbus Legg-Calve-Perthes, Osteochondrosis deformans coxae juvenilis, Malum coxae juvenilis.

Epidemiologie Von der spontanen Nekrose sind gewöhnlich Kinder im Alter von 3–7 Jahren betroffen, Jungen öfter als Mädchen. Familiäres Vorkommen ist bekannt. Die Perthes-Krankheit tritt aber auch im Zusammenhang mit einer angeborenen Hüftgelenksverrenkung schon um das 2. Lebensjahr herum auf (sog. Luxations-Perthes). Osteo-

a

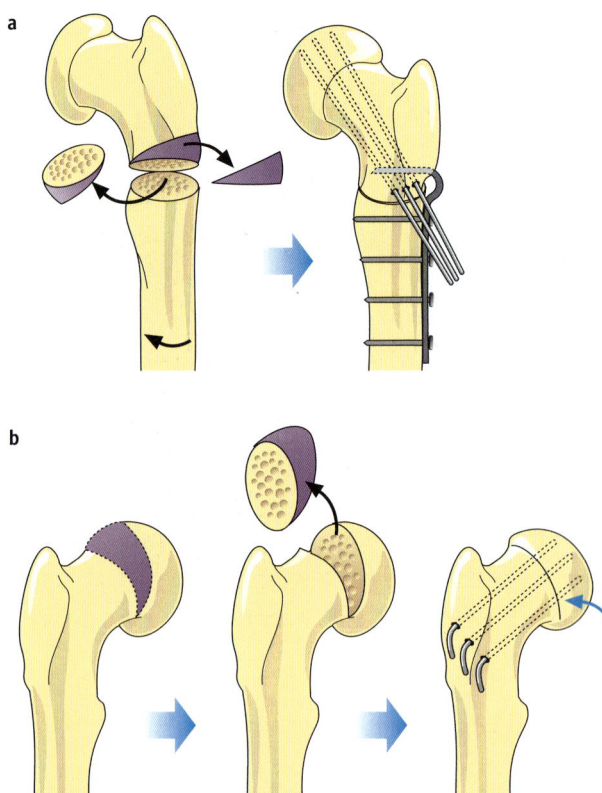

b

Abb. 16.26   Operative Stellungskorrektur bei Hüftkopf-Epiphysen-lösung.

a) Intertrochantäre Osteotomie mit Valgisation, Flexion und Rotation (nach Imhäuser).
b) Subkapitale Osteotomie mit Positionskorrektur der Kopfepiphyse.

chondronekrosen können auch die Folge einer Epiphyseolysis capitis femoris sein.

Ätiologie und Pathogenese   Die Ursachen der Hüftkopfnekrose im Kindesalter sind unbekannt. Im Mittelpunkt des heutigen Verständnisses des Prozesses steht eine **Durchblutungsstörung** der Femurkopfepiphyse (☞ Kap. 6.1), die nicht immer den ganzen Hüftkopf betreffen muss. Die Nekrose stört die enchondrale Ossifikation und imponiert durch eine Abflachung der Kopfkalotte oder verbreitert erscheinenden Gelenkspalt durch den weiter wachsenden Gelenkknorpel (**Initialstadium**).

Im weiteren Verlauf (☞ Abb. 6.3, Abb. 16.27) kommt es zu einer Verdichtung der Epiphyse durch lokale Nekrosen (**Kondensationsstadium**) und später aufgrund der beginnenden reparativen Vorgänge mit Revaskularisation und Resorption der Knochenbälkchen zu einer Fragmentation (**Fragmentationsstadium**). Der Femurkopf scheint „zusammenzufallen", es kommt zu einer Abflachung von Kopf und Schenkelhals, aber auch zu einer Verbreiterung, so dass die Kongruenz von Pfanne und Kopf verloren geht. Der Kopf nimmt walzenförmige Ausmaße an, so dass die Abduktion und die Rotationen zunehmend eingeschränkt werden. Im weiteren Verlauf kommt es zu einer Regeneration durch Bildung von Geflechtknochen. In diesem Sta-

dium ist eine nahezu vollständige Wiederherstellung der Gelenkkongruenz möglich (**Reparationsstadium**).

Das Endstadium der Erkrankung kann bei rechtzeitiger geeigneter Behandlung zur Wiederherstellung der Form, sonst zu einer Deformierung des Gelenks führen: walzen- oder pilzförmiger Kopf (**Caput magnum**), kurzer, plumper, weniger steiler Hals (funktionelle Coxa vara). Die Pfanne passt sich durch falsche Entwicklung dem deformierten Femurkopf an. Später droht eine sekundäre Koxarthrose.

Klinik   Im Vordergrund stehen die schnelle Ermüdung und das Hinken. Die Patienten klagen nicht unbedingt über Schmerzen in der Hüfte. Zu Anfang bestehen oft nur fortgeleitete Schmerzen im Knie.

Zusätzlich werden unregelmäßig Druck- und Stauchungsschmerzen, Bewegungseinschränkungen (zunächst der Abduktion und Rotation) und später Fehlstellung und Atrophie des Beins sowie ein positives Trendelenburg-Zeichen beklagt. Das Hüftgelenk kann infolge von Schmerzen gelegentlich völlig kontrakt sein, in Spätstadien auch infolge knöcherner Deformität.

Diagnostik   Der stadienhafte Verlauf des M. Perthes ist röntgenologisch nachvollziehbar (☞ Abb. 16.27). Das Röntgenbild wird dabei in zwei aufeinander senkrecht stehenden Ebenen unter Vergleich mit der Gegenseite erstellt. Die Ausdehnung der Kopfnekrose wird in der **Klassifikation nach Catterall** quantifiziert. Sie hat eher deskriptiven als prognostischen Charakter. Als Zeichen schlechter Prognose, d.h. zu erwartender größerer Gelenkdeformität, gelten sog. röntgenologische Risikozeichen (**Head-at-Risk-Zeichen**):
- Beteiligung der Metaphyse
- Schädigung der lateralen Anteile der Epiphysenfuge
- Auswalzung des Kopfs nach lateral.

Die Frühstadien, aber auch die Formentwicklung des Kopfs in späteren Phasen lassen sich im **Kernspintomogramm** zuverlässig beurteilen.

Differentialdiagnose   Differentialdiagnostisch sind am Anfang Arthritiden unterschiedlicher Genese, vor allem die Coxitis fugax, enchondrale Dysostosen und das Chondroblastom abzugrenzen.

Therapie   Die Palette der Therapieempfehlungen ist breit und reicht vom ratlosen Nihilismus über die langfristige Entlastung mit Orthesen bis zu aufwendigen Osteotomien an Becken und Femur.

Die spontane Revitalisierung der Nekrose lässt sich therapeutisch nicht beeinflussen. Das therapeutische Ziel besteht prinzipiell darin, die Deformierung des nekrotischen Hüftkopfs so weit wie möglich zu verhindern sowie eine günstige Kopfform und eine Kongruenz zwischen den Gelenkpartnern bis zur spontanen Revitalisierung zu erhalten. Der nekrotische Hüftkopf soll in eine ihn umfassende Hüftpfanne eingebettet bleiben (Containment), um die Kugelform des Kopfs möglichst zu erhalten.

Die Patienten sollen intensive körperliche Belastung vermeiden. Bei ausgeprägten Nekrosen oder Fragmentationen

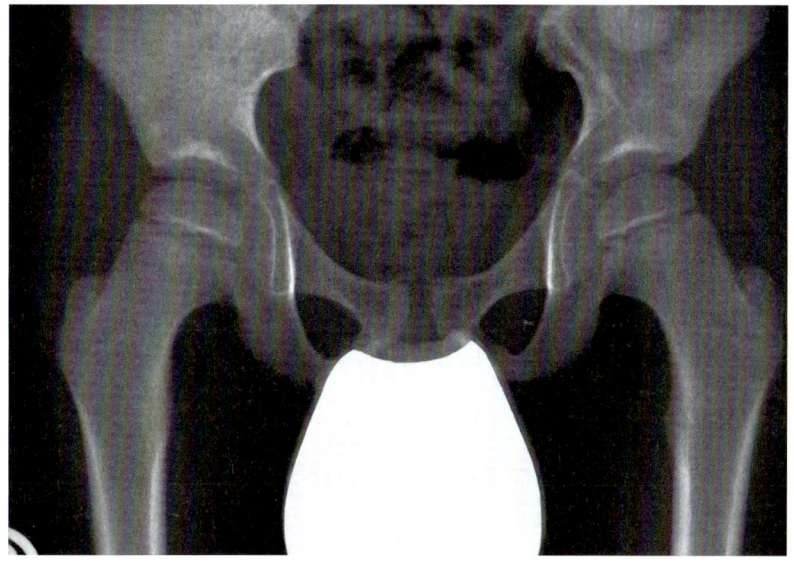
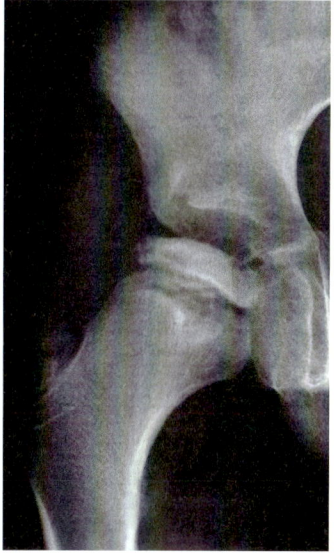
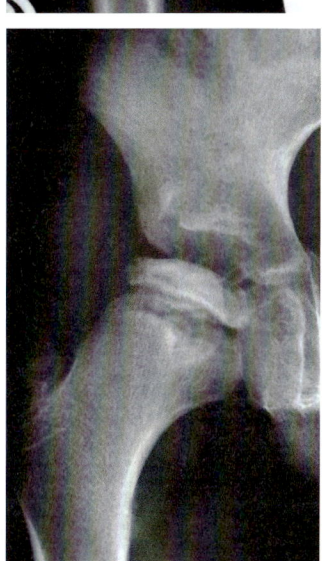
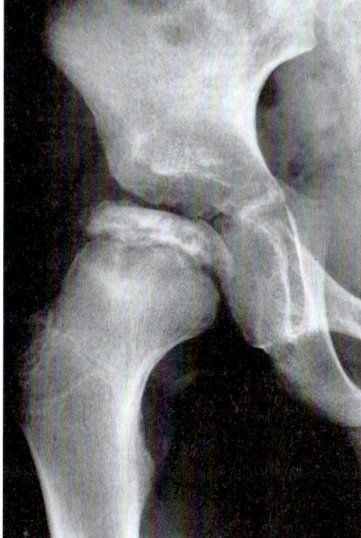

Abb. 16.27   Perthes-Krankheit.

Erkrankung des rechten Hüftgelenks bei einem 7-jährigen Jungen.
a) Bei der Erstuntersuchung zeigt sich allenfalls ein gering verbreitert erscheinender Gelenkspalt rechts.
b) Nach 10 Monaten: Kondensation der Epiphyse mit Höhenminderung und Verbreiterung der Metaphyse.
c) Nach weiteren 4 Monaten: scholliger Zerfall der Epiphyse (Fragmentation).
d) Nach weiteren 8 Monaten: allmähliche Wiederherstellung der Feinstruktur der Epiphyse (Stadium der Reparation mit Übergang in Defektheilung).

kann das Gelenk mittels einer Orthese (z.B. Thomas-Schiene) oder gar mittels Rollstuhl entlastet werden.

Entwickelt sich eine Adduktionskontraktur, empfehlen sich mobilisierende **Krankengymnastik** und auch die **Tenotomie** der Adduktoren.

Droht eine Inkongruenz oder liegt bereits eine Deformität des Hüftkopfs vor, wird eine Wiederherstellung der Gelenkkongruenz angestrebt. Zwei Methoden stehen zur Verfügung:

- Osteotomie an der Pfanne: Verbesserung der azetabulären Überdachung mittels Beckenosteotomie (Operation nach Salter, ☞ Abb. 16.23c)
- Osteotomie am Schenkelhals: intertrochantäre Varisierungsosteotomie, ☞ Abb. 16.24b.

Hüftkopfnekrose des Erwachsenen

Definition   Die Hüftkopfnekrose des Erwachsenen zählt zu den aseptischen Knochennekrosen und betrifft wech-

selnd große Areale im subchondralen Knochen des Hüftkopfs (☞ Kap. 6.2).

Ätiologie und Pathogenese   Die ätiologischen Faktoren sind vielfältig:

- Stoffwechselerkrankungen: Diabetes mellitus, Hyperlipidämie
- chronischer Alkoholkonsum
- langfristig oder kurzfristig hoch dosierte Kortisonbehandlung (Steroidhüfte).
- Schenkelhalsfrakturen: Ruptur der Gefäße
- bei Tauchern: Gefäßverschluss durch Gasbildung (Caissonkrankheit)
- Sichelzellanämie: durch Nekrosen beteiligt
- rheumatoide Koxarthritis: mehr oder weniger ausgedehnte Nekrosen des Hüftkopfs und auch der Hüftpfanne, die das klinische Bild der Synovialitis zusätzlich verstärken.

Häufig lässt sich die Ursache jedoch nicht abklären, daher auch die Bezeichnung **idiopathische Hüftkopfnekrose.**

Pathogenetisch lässt sich in der Regel ein stadienhafter Verlauf verfolgen. Ausgangspunkt ist eine **lokale Ischämie** durch Gefäßverschluss oder Zirkulationsstörung. Der nekrotische Bezirk sitzt meist im oberen äußeren Quadranten des Hüftkopfs als ovaler oder dreieckiger Herd unterschiedlicher Ausdehnung mit der Basis zur Gelenkfläche hin (☞ Abb. 6.4b). Es kommen einzelne oder auch mehrere konfluierende kleinere Zonen vor. Meist ist aber der überwiegende Teil des Kopfs von dem Nekroseprozess betroffen. Die Ausdehnung des Nekrosebezirks ist von Anfang an bestimmt und nimmt im Lauf der Zeit nicht zu.

Auch über Monate kommt es nur zu sehr **spärlichen reparativen Vorgängen,** insbesondere wenn sich die Noxen wiederholen (Alkoholismus, Kortisontherapie). Die Nekrosezone demarkiert sich allmählich vom gesunden Knochen. In der subchondralen Zone sintert der Knochen zusammen (**subchondrale Fraktur,** Crescent Sign, ☞ Abb. 16.30); meist tritt erst in diesem Stadium eine klinische Symptomatik ein. Die Gelenkkongruenz geht verloren, der bis dahin gesunde Knorpel bricht mitsamt seiner knöchernen Unterlage ein, zerreißt und verändert sich schließlich degenerativ (☞ Abb. 6.4a). Endzustand ist meist eine schwere Koxarthrose. Das Leiden tritt bei weit über der Hälfte der Fälle **beidseits** auf.

Als **Bone Marrow Edema Syndrome** bezeichnet man ein Krankheitsbild des Hüftgelenks, das sich durch Gelenkschmerzen bemerkbar macht. Im Röntgenbild erzeugt es bis auf eine flaue Osteopenie des Hüftkopfs keine Veränderung. Im Kernspintomogramm ist es durch eine starke Signalanhebung im T1-gewichteten Bild (Markraumödem des Femurkopfs) gekennzeichnet. Es ist ungeklärt, ob es sich hierbei um ein (reversibles) Vorläuferstadium der Hüftkopfnekrose handelt oder um ein selbstständiges Krankheitsbild (**transitorische Osteoporose** des Hüftgelenks).

Klinik Das Leiden kommt überwiegend bei **Männern** zwischen **25 und 50 Jahren** vor. Es beginnt mit uncharakteristischen Schmerzen bei Belastung und Bewegung, die anfangs häufig im Oberschenkel und Knie empfunden werden. Hinken, zunehmende Bewegungseinschränkung vor allem für Rotation und Überstreckung sind charakteristisch für die Gelenkzerstörung.

! Schmerzen treten bei der Hüftkopfnekrose des Erwachsenen meist erst auf, wenn der Hüftkopf bereits zusammensintert.

Diagnostik Im **Röntgenbild** lassen sich Veränderungen erst relativ spät feststellen. Ein unauffälliges Röntgenbild schließt eine Hüftkopfnekrose deshalb nicht aus! Oft sieht man mehr oder weniger ausgeprägte, unregelmäßige Verdichtungszonen in der subchondralen Zone des Kopfs (☞ Abb. 16.28a).

Der umschriebene Einbruch des Kopfs ist durch eine subchondrale Doppelkontur (**sog. Crescent Sign**) erkennbar, ☞ Abb. 16.29.

Die Abflachung der Kopfkontur und der Einbruch der Kopfkalotte mit typischer lateraler Stufenbildung sind bereits Zeichen eines fortgeschrittenen Stadiums. Später prägen Konturdefekte und die Zeichen der Sekundärarthrose das Röntgenbild (☞ Abb. 9.3c).

Die **Kernspintomographie** ist die bildgebende Methode der Wahl, um bereits im frühen Stadium die Diagnose zu sichern und die Lokalisation und Ausdehnung des Prozesses darzustellen. Charakteristisch ist der girlandenförmige Randwall (☞ Abb. 16.28b, c).

Die **Knochenszintigraphie** wird diagnostisch nur noch selten eingesetzt. Das Radionuklid reichert sich in den Randzonen der Nekrose an, während das nicht durchblutete Zentrum ausgespart bleibt (Cold Lesion).

Röntgenbild, Kernspintomographie, Histopathologie und klinischer Befund werden in der ARCO-Klassifikation berücksichtigt. Sie beschreibt den Entwicklungsstand der Hüftkopfnekrose und stellt die Grundlage für ein therapeutisches Vorgehen dar:

- ARCO-Stadium 0: MRT und Röntgen unauffällig, Histologie positiv
- ARCO-Stadium I: Nekrosezeichen im MRT, Röntgen weiterhin unauffällig
- ARCO-Stadium II: Erste Demineralisierungszeichen im Röntgen
- ARCO-Stadium III: Im Röntgen subchondrale Fraktur
- ARCO-Stadium IV: Kollaps des Femurkopfs im Röntgen

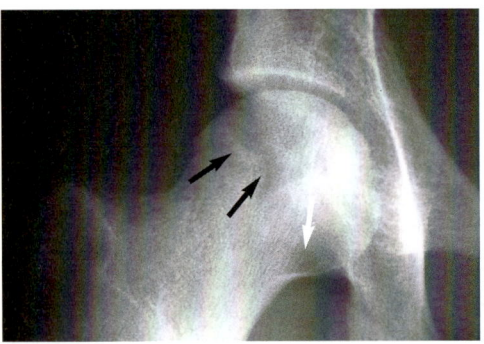 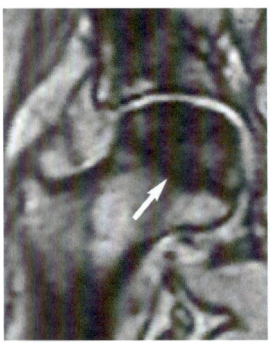 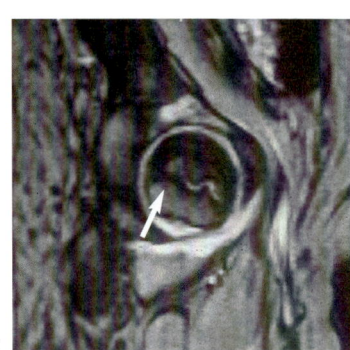

a   b   c

Abb. 16.28 Hüftkopfnekrose.

a) Im Röntgenbild erkennt man lediglich eine geringe ungleichmäßige Verdichtung des Femurkopfs (→).

b) In der koronaren Ebene eines Kernspintomogramms lässt sich die Ausdehnung der Nekrosezone im Femurkopf gut darstellen. Sie wird von einem Randwall abgegrenzt (→).

c) Auch in der sagittalen Ebene des Kernspintomogramms bestätigt sich der komplette Befall des Kopfs, Randwall (→).

- ARCO-Stadium V: Röntgenveränderungen im Sinn einer Sekundärkoxarthrose
- ARCO-Stadium VI: Vollständige Destruktion des Hüftgelenks.

Die Laborparameter sind unauffällig und weisen allenfalls auf eine (mit) auslösende Krankheit hin (Diabetes mellitus, Hyperlipidämie etc.).

Differentialdiagnose Coxitis verschiedener Genese, Knochendefekte und Knochensklerosen durch Metastasen, Knochendefekte durch neurogene Arthropathien.

> **!** Veränderungen im Röntgenbild sind erst relativ spät festzustellen. Ein unauffälliges Röntgenbild schließt eine Hüftkopfnekrose nicht aus! Im Zweifel muss eine MR-Tomographie angeschlossen werden.

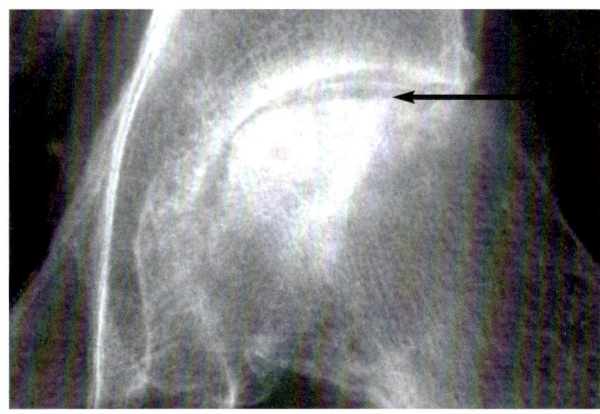

Abb. 16.29 Hüftkopfnekrose.
Die Kopfkontur projiziert sich im Röntgenbild als normal erhalten. Man erkennt aber eine subchondrale Doppelkontur (→), die den umschriebenen Einbruch des Kopfs kennzeichnet (sog. Crescent Sign).

Therapie Das therapeutische Vorgehen ist vom Stadium der Erkrankung abhängig. In den frühen ARCO-Stadien I und II bei noch vollständig erhaltener Kopfkontur lohnt sich der Versuch, den Herd retrograd durch den Schenkelhals anzubohren und ggf. mit autologer Spongiosa aufzufüllen (**Core Decompression**). Im günstigen Fall gelingt damit die Revitalisierung des abgestorbenen Knochens. Bei größerer Ausdehnung der Nekrose (mehr als ein Drittel des Kopfs) wird eine zusätzliche Knochentransplantation empfohlen. Gefäßgestielte Knochentransplantate sind in ihren Spätergebnissen umstritten.

In den ARCO-Stadien III und IV kommt bei begrenztem, günstig gelegenem Nekrosebezirk eine Umlagerung, z.B. durch **Flexionsosteotomie** des proximalen Femurs (☞ Abb. 9.5), in Frage, um den Herd aus dem Belastungsbereich zu bringen. Bei doppelseitigen Prozessen und in fortgeschrittenen Fällen verbleibt in der Regel nur der **endoprothetische Gelenkersatz** (☞ Abb. 16.30a–d). Die Endoprothetik nach Hüftkopfnekrose ist mit einer erhöhten Frequenz von aseptischen Frühlockerungen belastet.

Arthrodesen (☞ Abb. 9.9) werden infolge der ischämischen Knochenstruktur gewöhnlich nur unter Inkaufnahme erheblicher Verkürzung durch Resektion bis in gesundes Gewebe fest. Eine Entlastung durch eine **Orthese** (☞ Abb. 3.6c) ist allenfalls bei einseitigem Prozess als symptomatische und vorübergehende Maßnahme zur Schmerzlinderung von Wert.

Aus der Praxis

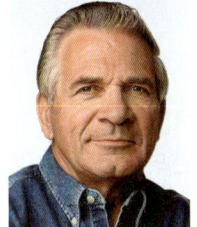

Anamnese Ein 50-jähriger Angestellter wird mit rechtsseitigen Hüftbeschwerden in die Sprechstunde überwiesen. Er klagt über Ruhe- und Belastungsschmerzen, die zu einer rasch zunehmenden Immobilisierung geführt hätten.
Klinische Untersuchung Klinisch zeigt sich ein positiver Leistendruckschmerz rechts. Die Hüftgelenksbeweglichkeit ist deutlich eingeschränkt. Ausgeprägte Schmerzen werden bei forcierter Innenrotation angegeben. Der sonstige Untersuchungsbefund ist unauffällig.
Diagnostik Im Röntgenbild (Beckenübersicht und Lauenstein-Aufnahme rechts) zeigt sich eine „schollige" Destruktion des rechten Femurkopfs (☞ Abb. 16.31).
Laborchemisch fällt eine Erhöhung der Transaminasen auf.
Die nochmalige anamnestische Exploration ergibt einen langjährigen Alkoholabusus.
Diagnose Alkoholtoxische Hüftkopfnekrose rechts (ARCO-Stadium IV).
Therapie Endoprothetischer Gelenkersatz des rechten Hüftgelenks.

Prognose Die Entwicklung ist therapeutisch bisher noch nicht genügend beeinflussbar. Der Verlauf bis zur schmerzhaften Sekundärarthrose kann sich über viele Jahre hinziehen. Letztlich führt er überwiegend zu bleibender Behinderung.

> **!** Von der Hüftkopfnekrose ist die sog. transitorische Osteoporose des Hüftgelenks zu trennen. Dabei handelt es sich um eine vorübergehende, vollständig reversible lokale Osteoporose des Hüftkopfs, die vor allem bei Schwangeren beobachtet werden kann.

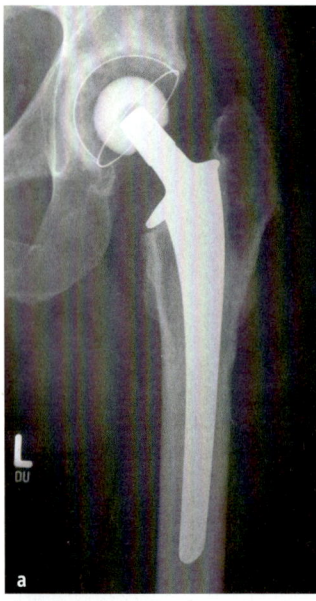 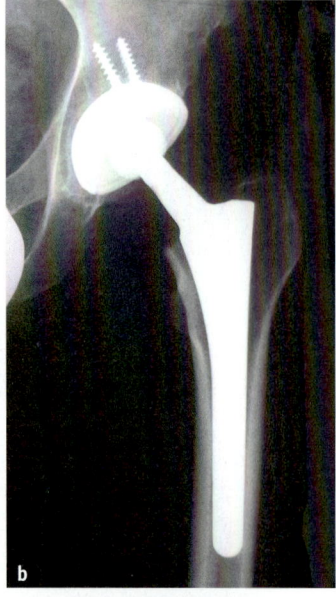 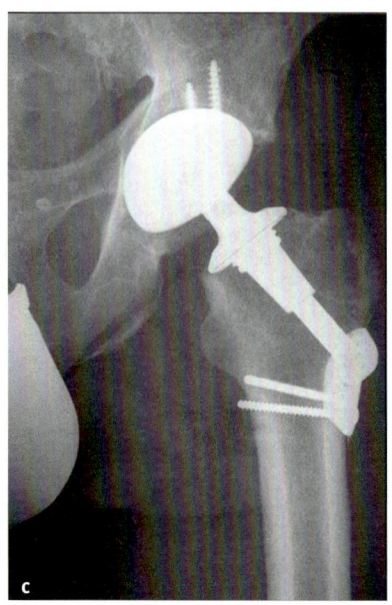

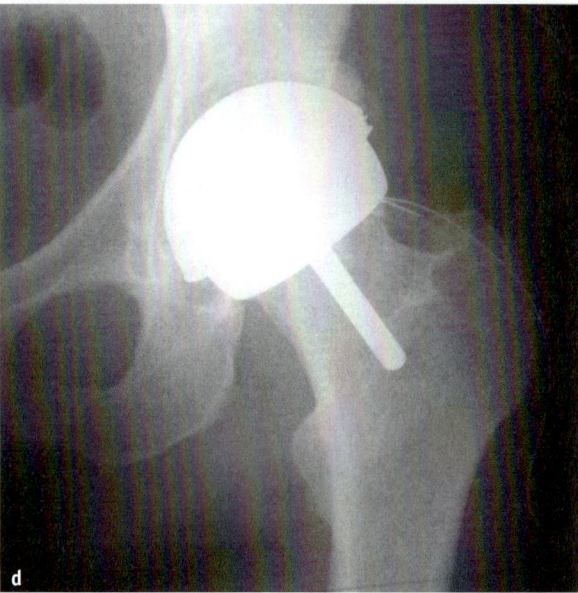

Abb. 16.30   Endoprothesen für das Hüftgelenk.
Den Hüftendoprothesen liegen unterschiedliche Konstruktionen zu
Grunde. Typ a) ist azetabulär und femoral einzementiert. Typ b) und
c) sind zementfreie Prothesen aus Titanlegierungen. Bei Typ d) ist die
azetabuläre Komponente zementfrei, die femorale Komponente ze-
mentiert eingebracht. Bei Typ a) und b) erfolgt die femorale Fixierung
im Bereich der Diaphyse, bei Typ c) im Bereich der Metaphyse, bei Typ
d) im Bereich der Epiphyse.
a) Zementierte, femoral gestielte Prothese.
b) Zementfreie, femoral gestielte Prothese.
c) Zementfreie, metaphysär verankerte Prothese
d) Oberflächenersatz.

16.3.5 Degenerative Krankheiten des Hüftgelenks

Koxarthrose

Definition   Die degenerativen Veränderungen des Hüftgelenks werden als Koxarthrose bezeichnet. Die Koxarthrose stellt die gemeinsame Endstrecke ätiologisch
unterschiedlicher Erkrankungen mit konsekutiven degenerativen Veränderungen dar.

Ätiologie und Pathogenese   Die Ursachen der Koxarthrose sind genauso vielfältig wie die der Arthrosen anderer Gelenke. Die Arthrosekrankheit ist im Kapitel 9.2
ausführlich dargestellt. Die physiologischen Alterungsvorgänge der Gelenke im Allgemeinen und der Hüfte im Besonderen können nicht mit einem Verschleißvorgang

gleichgesetzt werden. Dennoch ist die Koxarthrose typischerweise eine Krankheit des höheren Alters. Die relativ
hohe mechanische Belastung im Hüftgelenk spielt eine
wichtige Rolle bei der Krankheitsmanifestation.

Prinzipiell unterscheidet man die **primäre Koxarthrose,**
bei der die Ursache zum Zeitpunkt der Diagnose unbekannt ist, von der **sekundären Koxarthrose,** bei der ursächliche Faktoren benannt werden können (☞ Abb. 9.3a–d).
Diese Ursachen werden häufig unter dem Begriff der
Präarthrose oder der **präarthrotischen Deformität** zusammengefasst.

Klinik   Die Arthroseentwicklung kann über einen langen
Zeitraum als **latente Koxarthrose** klinisch stumm bleiben.
Die schleichend eintretende **Bewegungseinschränkung**
fällt dem Patienten oft gar nicht auf. Allenfalls empfindet er

sie beispielsweise beim Binden der Schnürsenkel als störend. Meist ist als Erstes die Innenrotation behindert (Außenrotationskontraktur), später auch die Streckung (Beugekontraktur) und die Abspreizung (Adduktionskontraktur).

Nach stärkerer Belastung, nach einem Bagatelltrauma, aber auch ohne äußere Ursache kann es unerwartet zu **Schmerzen** kommen, die mit einer entzündlichen Reaktion der Synovialis (**Detritussynovialitis**) oder mit einer Tendopathie der das Gelenk umgebenden Muskeln (**Periarthrosis coxae**) in Verbindung stehen. Man spricht dann von einer **aktivierten Koxarthrose,** die sich spontan, unter Schonung oder unter therapeutischem Einfluss wieder beruhigen und in einen schmerzfreien Zustand zurückkehren kann. Viele Patienten durchleben über Jahre einen Wechsel dieser Phasen.

Die **Schmerzen** werden initial meist als belastungsabhängig (**Ermüdungsschmerz**) angegeben. Charakteristisch ist die Schmerzlokalisation in der Leiste, aber auch im Bereich des Trochanter major oder in der Nähe der proximalen Glutäalansätze. Manchmal führt ein allein im Oberschenkel oder im Kniegelenk empfundener fortgeleiteter Schmerz diagnostisch in die Irre. Die Gehstrecke verkürzt sich, das Gangbild zeigt ein Schmerzhinken und die Benutzung eines Handstocks auf der Gegenseite wird als angenehm entlastend empfunden. Die ersten Schritte nach dem Sitzen oder vor allem morgens nach dem Aufstehen sind mit Schmerz und Steifigkeit verbunden, sie verflüchtigen sich nach kurzer Zeit (**Anlaufschmerz**). Schließlich schmerzt jede (endgradige) Bewegung. Besonders unangenehm ist der **Ruheschmerz** des Spätstadiums, der die Nachtruhe empfindlich stören kann (Aufwachen beim Umdrehen).

Die **Kontrakturen,** besonders kombinierte Beuge- und Adduktionskontrakturen, wirken sich auf die Beckenstatik aus (☞ Kap. 16.1.4). Es entwickelt sich eine funktionelle **Beinverkürzung** (☞ Kap. 16.1.2), die klinisch meist wesentlich bedeutsamer ist als die absolute Beinverkürzung, die durch den Substanzverlust im Gelenk zustande kommt. Der Streckverlust führt zur Beckenkippung nach ventral und konsekutiv zur Hyperlordose der Lendenwirbelsäule.

Da die primären Koxarthrosen häufig mit **Arthrosen anderer Gelenke** wie auch der **Lendenwirbelsäule** vergesellschaftet sind, entsteht eine wechselseitig ungünstige Beeinflussung. Die Kombination von Rückenschmerz und Hüftschmerz ist deshalb häufig und für einen Therapieansatz sehr bedeutsam.

Diagnostik Die **klinische Untersuchung** richtet ihr Augenmerk auf Bewegungseinschränkungen und Schmerzprovokation. Charakteristisch ist der reproduzierbar auslösbare Leistenschmerz bei forcierter Innenrotation. Die Einschränkung der Streckung wird mit dem **Thomas-Handgriff** (☞ Abb. 16.11) ermessen. Wichtig ist die Untersuchung der Lendenwirbelsäule, des Kniegelenks, der Beinstatik und des Gangbilds.

Die konventionelle Röntgendarstellung in zwei Ebenen zeigt im Krankheitsverlauf typische Zeichen degenerativer Gelenkveränderungen (☞ Abb. 9.2). Dazu gehören:
- Höhenminderung des radiologischen Gelenkspalts
- Sklerose des subchondralen Knochens
- Osteophytenbildung am Pfannenrand und am Femurkopf

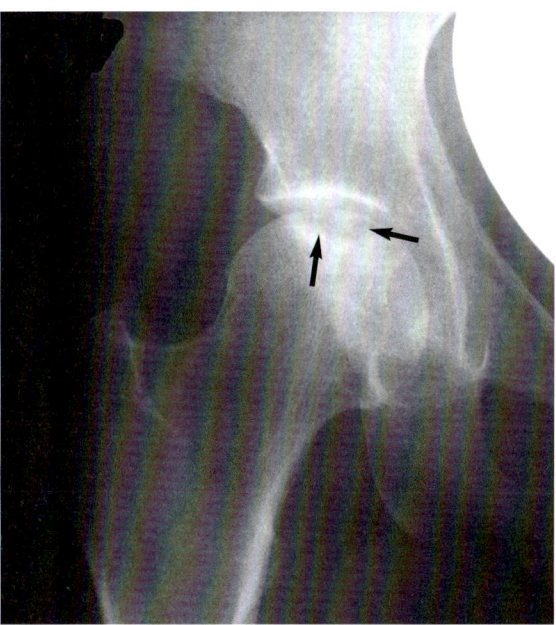

Abb. 16.31   Der Hüftkopf zeigt eine schollige Destruktion mit lokalen Sklerosen und Osteolysen (Pfeile). Die Gelenkkontur erscheint noch erhalten.

- azetabuläre und femorale Zystenbildung (Geröllzysten).

Für die Diagnosestellung reichen meist die Anamnese, der typische klinische Untersuchungsbefund und die konventionelle Röntgendiagnostik aus. Kernspintomographien oder andere aufwendige Bildgebungen sind nur bei speziellen Fragen indiziert.

Die Labordiagnostik ist unergiebig und nur zur Differentialdiagnostik oder zur Klärung seltener Sekundärarthrosen vonnöten.

Wird ein endoprothetischer Ersatz des Hüftgelenks geplant, kann bei bestimmten Erkrankungen, z.B. der Hüftkopfnekrose, der rheumatoiden Arthritis, dem tenosynovialen Riesenzelltumor, die Ausdehnung des zugrunde liegenden Krankheitsprozesses für das operative Vorgehen und für die Wahl des Prothesentyps von Bedeutung sein. In derartigen Sonderfällen liefert die Kernspintomographie wichtige Informationen.

Differentialdiagnose Leistenschmerz muss an einen **Leistenbruch** denken lassen. Glutäal oder im Oberschenkel lokalisierter Schmerz kann auch Ausdruck eines **radikulären** oder **pseudoradikulären Schmerzsyndroms** sein. Es muss die gesamte Breite der artikulären und periartikulären Krankheitsbilder berücksichtigt werden:
- septische Koxitis nach Injektionen
- tenosynovialer Riesenzelltumor
- Metastasen auch bei typischem Arthroseaspekt
- intraossäres Ganglion
- Hüftkopfnekrose.

Therapie Die **konservative Therapie** entspricht der allgemeinen Arthrosetherapie (☞ Kap. 9.2).

Gelenkerhaltende Eingriffe kommen bei einigen zugrunde liegenden Präarthrosen des Hüftgelenks in Betracht. Sie können in Frühstadien ein Voranschreiten der Erkrankung aufhalten oder verzögern. Beispiele sind die **Beckenumstellungsosteotomie** bei Hüftdysplasie und die **valgisierenden Eingriffe** bei ausgeprägter Epiphyseolysis capitis femoris (☞ Abb. 9.5). Das Débridement des Hüftgelenks hat anders als z.B. am Kniegelenk keine klinische Bedeutung.

Die **Alloarthroplastik** (☞ Abb. 9.6) kann am Hüftgelenk mittlerweile mit sehr zuverlässigen und dauerhaften Ergebnissen aufwarten (☞ Kap. 9.2). Der Gelenkersatz am Hüftgelenk gehört zu den häufigsten orthopädischen Ein-

griffen überhaupt. Lange Zeit wurde versucht, den Zeitpunkt bis zum Gelenkersatz möglichst lange hinauszuzögern. Die Nachteile dieses Vorgehens sind in der vermehrten Einsteifung des Gelenks mit Kontrakturen und Atrophien zu sehen und in der Einschränkung der Belastbarkeit (Berufsfähigkeit). Durch die Entwicklung zementfrei fixierter Endoprothesen, kleinerer Implantate und verbesserter Materialien (geringerer Abrieb) werden heute auch jüngere Patienten mit einer Endoprothese versorgt. Mittlerweile steht eine Palette ganz unterschiedlicher Endoprothesen für das Hüftgelenk zur Verfügung (☞ Abb. 16.30).

— Aus der Praxis —

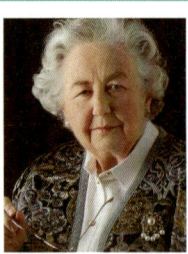

Anamnese Eine 74-jährige Rentnerin gibt bei einer Nachuntersuchung seit 4 Monaten bestehende Schmerzen in der linken Hüfte an. 8 Jahre zuvor war das linke Hüftgelenk wegen einer Koxarthrose endoprothetisch versorgt worden.

Klinische Untersuchung Bei der klinischen Untersuchung zeigt sich ein Schmerzhinken links. Zudem fallen Rotationsschmerzen und Stauchungsschmerzen links auf.

Es besteht der Verdacht auf eine Prothesenschaftlockerung.

Diagnostik In der Röntgenkontrolle zeigen zystische Osteolysen sich im Vergleich zu den Voraufnahmen um den Prothesenschaft (☞ Abb. 16.32).

Bei der laborchemischen Untersuchung sind die Entzündungsparameter (CRP, Leukozyten, BSG) unauffällig.

Zum Ausschluss einer infektbedingten Lockerung erfolgt eine Punktion der linken Hüfte. Das Punktat ist mikrobiologisch steril.

Diagnose Aseptische Prothesenschaftlockerung links.

Therapie Einzeitiger Wechsel des Prothesenschafts links.

Protrusio acetabuli

Definition Eine Vertiefung der Hüftpfanne mit Vorwölbung ihres verdünnten Bodens ins Becken wird als Protrusio acetabuli oder Coxa profunda bezeichnet:

Ätiologie und Pathogenese Man unterscheidet:
- **primäre Form** als anlagemäßige Variante der Skelettentwicklung (dann meist doppelseitig) oder
- **sekundäre Form** im Zusammenhang mit Krankheiten, die mit einer herabgesetzten mechanischen Stabilität des Pfannenbodens einhergehen (z.B. Osteomalazie, rheumatoide Arthritis, Metastasen, Traumafolge nach zentraler Luxation).

Die primäre Form betrifft Frauen wesentlich häufiger als Männer.

Klinik Je nach dem Ausmaß der Störung kommt es zur Behinderung der Hüftbewegungen (vor allem der Abduktion), weil der Eingang zur Pfanne den Schenkelhals konzentrisch umgreift. Es kommt zur Entwicklung einer sekundären Koxarthrose mit typischem Osteophytenring, der die Beweglichkeit zusätzlich beeinträchtigt (Abb. 16.22). Beschwerden treten gewöhnlich erst im 4.–6. Dezennium auf.

Diagnostik Im Röntgenbild erkennt man die tiefe Einstellung des Hüftkopfs im Becken, der Pfannenboden überragt die Linea terminalis (☞ Abb. 16.33).

Therapie Die Behandlung entspricht derjenigen der Koxarthrose.

16.3.6 Entzündliche Krankheiten des Hüftgelenks

Coxitis fugax

Definition Die Coxitis fugax stellt einen flüchtigen abakteriellen Reizzustand des Hüftgelenks bei Kindern unter 10 Jahren dar.

Synonyma: transitorische Synovialitis der Hüfte, Coxitis serosa.

Ätiologie und Pathogenese Die Ätiologie ist unklar. Häufig geht der Coxitis Tage oder Wochen ein Allgemeininfekt voraus. Es bildet sich ein kräftiger Gelenkerguss aus. Es sind Übergänge zur Perthes-Krankheit beschrieben.

Klinik Meist kommt es plötzlich ohne erkennbare Ursache zu Spontan-, Bewegungs- und Belastungsschmerz in einer Hüfte (Schonungshinken). Die Schmerzen strahlen manchmal nach körperlichen Belastungen zum Knie aus. Lokal entstehen Druck- und Zerrungsschmerzen.

Diagnostik Im Sonogramm kann man den Gelenkerguss nachweisen. Das Röntgenbild ist in der Regel normal.

Die laborchemischen Entzündungsparameter sind meist normal. Bestehen diagnostische Zweifel, sollte der Erguss zur bakteriologischen und zytologischen Untersuchung punktiert werden.

Differentialdiagnose M. Perthes, bakterielle Koxitis, juvenile chronische Arthritis.

Therapie Die Coxitis fugax klingt unter Ruhe und Entlastung gewöhnlich nach einigen Tagen bis drei Wochen folgenlos ab.

Coxitis rheumatica

Definition Bei einer rheumatoiden Arthritis und anderen primären Synovialerkrankungen werden die Hüftgelenke oft erst im späteren Verlauf betroffen, wenn andere Gelenke bereits typisch erkrankt sind. Insofern bereitet die Diagnostik meist keine Schwierigkeiten.

Ätiologie und Pathogenese Pathologie und Klinik entsprechen den Grundkrankheiten (☞ Kap. 9.3.1): Je nach Verlaufstyp kommt es zu einer progressiven Destruktion der Gelenkflächen mit Usurierung des Hüftkopfs und der Pfanne (☞ Abb. 16.34).

Klinik Die Patienten leiden vor allem in Phasen der Progredienz unter heftigen Schmerzen. Eine zunehmende Beuge-Adduktions-Kontraktur bis zur bindegewebigen Steife oder knöchernen Ankylose ist im Verlauf der rheumatoiden Arthritis oder der Psoriasisarthritis die Ausnahme und wird eher im Verlauf einer Koxitis bei M. Bechterew gesehen (☞ Abb. 16.35).

Therapie In Frühstadien der Erkrankung kann eine Synovialektomie den Krankheitsprozess bremsen. Bei fort-

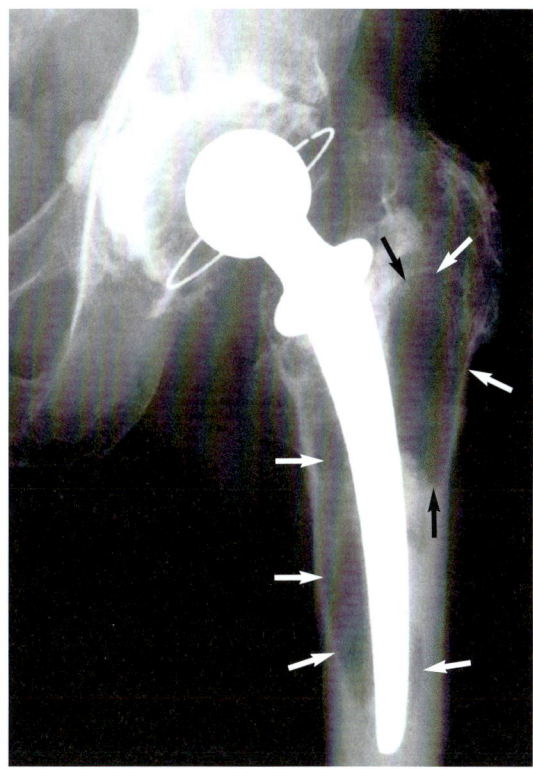

Abb. 16.32 Aseptische Lockerung einer Hüftendoprothese.
Ausgedehnte osteolytische Destruktionen um den zementierten Prothesenschaft (Pfeile). Der Drahtring der Polyäthylenpfanne projiziert sich asymmetrisch auf den metallischen Hüftkopf (Zeichen des Polyäthylenabriebs). Die Grenzschicht zwischen Pfannenzement und Beckenknochen zeigt Lockerungssäume.

geschrittener Destruktion bleibt auch bei jüngeren Patienten zur Wahrung der Mobilität nur der endoprothetische Gelenkersatz.

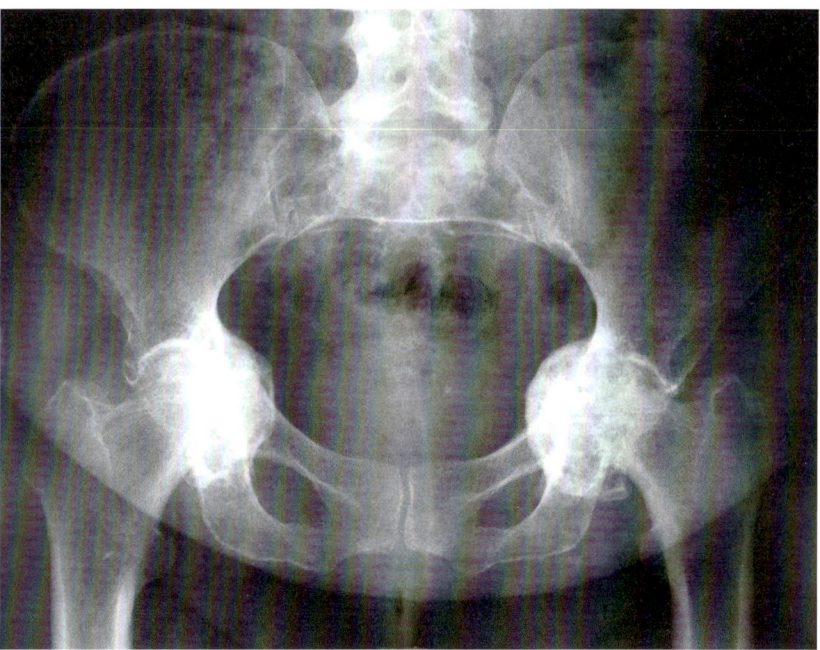

Abb. 16.33 Protrusio acetabuli.
Die Hüftköpfe sind nach zentral gewandert, der Pfannenboden ist jeweils nach zentral verlagert; deutliche Zeichen der sekundären Arthrose mit Aufhebung des Gelenkspalts und Zystenbildung in den Femurköpfen.

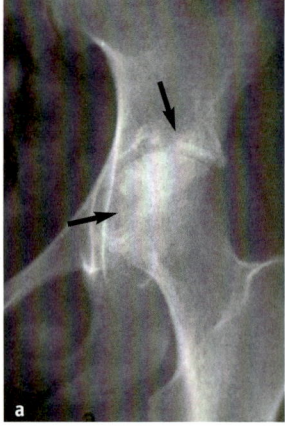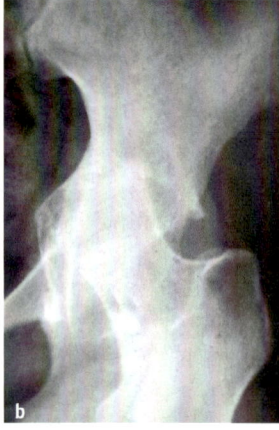

Abb. 16.34   Koxitis bei rheumatoider Arthritis.

a) 35-jährige Patientin mit bekannter rheumatoider Arthritis, Leistenschmerz und Bewegungsschmerz links. Der Gelenkspalt ist verschmälert. Sowohl in der Pfanne wie am Kopf erkennt man knöcherne Destruktionen (→).

b) Knapp zwei Jahre später ist der Hüftkopf nahezu weggeschmolzen und die Pfanne protrudiert.

Coxitis purulenta

Definition   Ein Empyem des Hüftgelenks ist **selten.** Erreger sind meist Streptokokken oder Staphylokokken.

Ätiologie und Pathogenese   Bei Kleinkindern ist eine Koxitis in der Regel Folge einer hämatogenen Osteomyelitis (Säuglingskoxitis, Nabelschnurinfektion) in der Schenkelhalsmetaphyse, die sekundär in das Gelenk einbricht (☞ Kap. 7.1.1, Abb. 7.2).

Bei älteren Kindern und Erwachsenen kann es neben dem Gelenkeinbruch eines benachbarten Infektionsherds

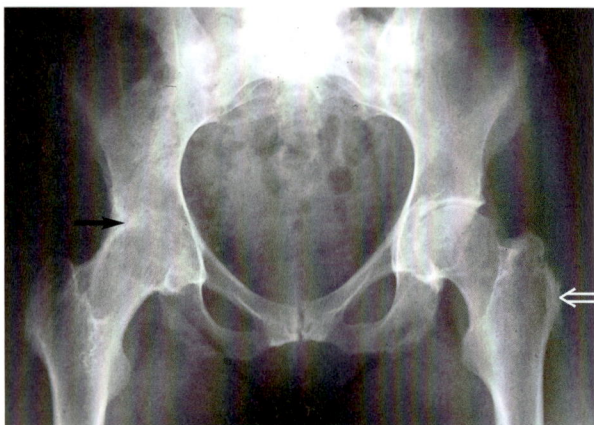

Abb. 16.35   Ankylose des Hüftgelenks bei M. Bechterew.

Das rechte Hüftgelenk ist spontan völlig versteift. Die trabekuläre Knochenstruktur überbrückt den ehemaligen Gelenkspalt (→), der völlig verödet ist.

Linksseitig besteht eine stark eingeschränkte, schmerzhafte Hüftgelenksbeweglichkeit. Man erkennt eine Sekundärarthrose: der Gelenkspalt ist verschmälert, der subchondrale Knochen sklerosiert, osteophytäre Anbauten. Am Trochanter major ossifizierende Tendopathie (⇒).

auch zu einer hämatogenen bakteriellen Synovialitis kommen (☞ Kap. 7.2). Gelenkpunktionen bzw. intraartikuläre Injektionen stellen darüber hinaus eine mögliche Infektionsquelle dar.

Klinik   Charakteristisch ist ein akuter bzw. subakuter Beginn mit heftigen **Bewegungs-** und **Belastungsschmerzen** und **Fieber.** Neben Leistendruckschmerzen kommt es zu einer konzentrischen Einschränkung aller Hüftbewegungen.

Diagnostik   Bei der **Palpation** kann die Leiste als Folge der Gelenkschwellung etwas verdickt erscheinen, bei tiefer Lage des Gelenks ist die Palpation jedoch unsicher.

Entscheidendes diagnostisches Kriterium ist die **Gelenkpunktion.** Das Punktat zeigt Granulozytenzahlen über 20 000/mm^3 und kann ggf. bakterioskopisch einen schnellen **Erregernachweis** liefern.

Die serologischen **Entzündungsparameter** zeigen eine hohe BSG und ein hohes CRP.

Das konventionelle **Röntgenbild** ist zu Beginn meist unauffällig, bei stärkerem Erguss kann sich ein verbreiterter Gelenkspalt zeigen. Bei fortschreitender Infektion imponieren eine fleckförmige Atrophie, Zeichen der Osteolyse.

Therapie   Wird das Empyem nicht konsequent behandelt, kommt es zu irreparablen Schäden des Gelenkknorpels und der knöchernen Gelenkpartner.

Die bakterielle Koxitis stellt einen **orthopädischen Notfall** dar und bedarf der unmittelbaren **chirurgischen Intervention.** Es erfolgt eine Arthrotomie unter Ausräumung des Granulationsgewebes mit postoperativer Entlastung. Die **parenterale Antibiotikagabe** erfolgt nach Antibiogramm.

Coxitis tuberculosa

Definition   Die spezifische Infektion des Hüftgelenks mit Tuberkelbakterien ist hierzulande heute eine **Rarität,** sie ist aber differentialdiagnostisch von Bedeutung. In Ländern der Dritten Welt ist sie nach wie vor häufig.

Ätiologie und Pathogenese   Allgemeine Angaben finden sich in den Kapiteln zur Skelett-Tuberkulose 7.1.5 und zur Arthritis tuberculosa 7.2.2.

Klinik   Im Unterschied zu unspezifischen Infektionen sind Beginn und Verlauf stets chronisch und uncharakteristisch mit unklarem, oft in den Oberschenkel und zum Knie hin empfundenem **Schmerz** und **Hinken.**

Mit zunehmender Knochenzerstörung tritt eine **Beinverkürzung,** Subluxation, progrediente Fehlstellung auf. **Abszesse** können in der Leiste, am Oberschenkel oder in der Gesäßgegend erscheinen und **Fisteln** bilden.

Diagnostik   Im **Röntgenbild** sieht man eine ausgeprägte Osteopenie. Es kommt zu erheblichen Zerstörungen von Kopf und Pfanne; die Gelenkkörper erscheinen ineinander

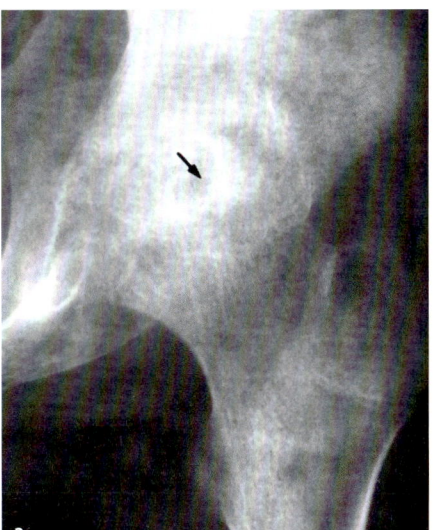
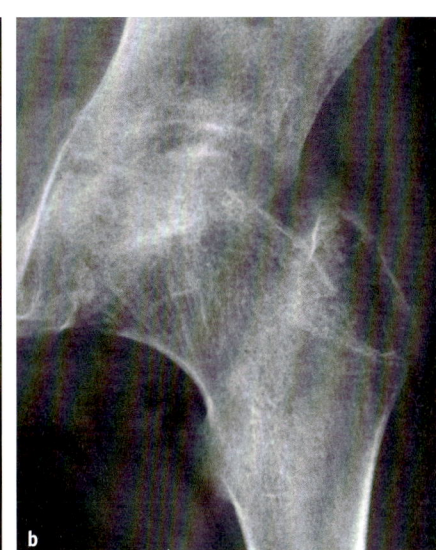

Abb. 16.36   Coxitis tuberculosa.
a) 12-jähriger Junge mit starken Hüftschmerzen, gehunfähig. Floride Einschmelzung der Gelenkkörper, Gelenkspalt
nicht klar abgrenzbar, verwaschene Kno-
chenstrukturen, wolkige Verdichtungsherde, Sequester im Hüftkopf (→).
b) Ein Jahr nach Arthrotomie und Débridement, Antibiose und Ruhigstellung:
Der Prozess ist inaktiviert. Die Knochen-
strukturen erscheinen klarer bei diffuser
Knochenatrophie, der Gelenkspalt ver-
dämmert als Zeichen der Ankylosierung.

gestaucht und können zur Ankylose miteinander ver-
schmelzen (☞ Abb. 16.25). Evtl. muss zur Sicherung der
Diagnose eine Biopsie erfolgen.

Differentialdiagnose   Unspezifische Monarthritis, rheumatoide Arthritis, tumoröse Gelenkdestruktion.

Therapie   Ein Empyem wird eröffnet, drainiert und gespült. Die Knochenherde müssen operativ ausgeräumt
werden. Gleichzeitig erfolgt eine tuberkulostatische Chemotherapie. Ist bereits eine weitgehende Gelenkzerstörung
eingetreten, besteht das Therapieziel in einer soliden Ankylose in guter Funktionsstellung.

16.3.7 Periartikuläre Erkrankungen

Coxa saltans

Definition   Ruckartiges schnappendes Gleiten des Trac-
tus iliotibialis über den Trochanter major beim aktiven
Beugen und Strecken des Beins in der Hüfte.
   Synonyma: schnappende Hüfte, schnellende Hüfte.

Ätiologie und Pathogenese   Angeschuldigt wird eine
„lose" Verbindung des Tractus iliotibialis mit der ventral
angrenzenden Oberschenkelfaszie oder eine strangartige
Verstärkung am Vorderrand des Traktus. Auch eine abnorme Vorwölbung des großen Rollhügels durch Coxa vara,
Kallus oder eine in Fehlstellung geheilte Fraktur im oberen
Schaftdrittel können ursächlich sein.
   Zwischen dem Trochanter und dem darüber hinweg-
schnappenden Strang bildet sich eine Bursitis, die Schmerzen bereiten kann.

Klinik   Die meist jungen Patienten beklagen ein **bewe-
gungsabhängiges Schnappen** im Bereich des Trochanter
major, das mitunter mit Schmerzen verbunden ist. Beschrieben werden ein „unangenehmes Gefühl" sowie eine
Unsicherheit beim Gehen.

Diagnostik   Beim Hüftbeugen und -strecken, besonders
bei Adduktion des Beines im Stehen, fühlt und hört man
einen sehnenartigen Strang mit einem Schnappgeräusch
über den großen Rollhügel springen. Je nach der Ursache
ist in dieser Gegend gelegentlich eine leichte Verdickung zu
fühlen. Bei passiver Bewegung und entspannten Muskeln
ist das Schnappen gewöhnlich nicht auslösbar.

Therapie   **Konservativ** kann eine Injektionsbehandlung
der entzündeten Bursa mit Kortikoidzusatz erfolgen.
   Operativ können evtl. vorhandene Knochenverdickun-
gen abgetragen werden. Die Fixation des Tractus iliotibialis
am Trochanter major, ggf. unter Einkerben des Stranges in
querer Richtung, bringt klinisch nicht in allen Fällen
befriedigende Ergebnisse. Wenn keine störenden Beschwerden vorhanden sind, ist eine Behandlung nicht notwendig.

Bursitis trochanterica

Definition   Es handelt sich um eine Entzündung der
Bursa trochanterica.

Ätiologie und Pathogenese   Ungewohnte Gehbelastung,
ein lokales Trauma oder chronischer Druck auf den Trochanter major (z.B. durch Schalensitze) führt zur schmerzhaften Reizung der Bursa trochanterica, die als großflächi-
ge Bursa im dorsolateralen Bereich des Trochanter major
lokalisiert ist. Auch die Fehlbelastung des Beines, z.B.
durch eine schmerzhafte Arthrose, kann durch den
Kontakt mit dem Tractus iliotibialis zu einer Bursitis
führen.

Klinik   In Ruhe wird schon durch leichten Druck (Stuhl-
kissen, Autositz, Seitenlage) ein lokaler **Schmerz** ausgelöst,
der entlang dem Traktus nach distal bis zum lateralen **Knie
ausstrahlen** kann. Beim Gehen ist der Schmerz meist geringer ausgeprägt.

Die Symptome entsprechen einer Tendopathie am Gluteus-medius-Ansatz, die im Zusammenhang mit einer Koxarthrose als Periarthrosis coxae auftreten kann.

Diagnostik Durch **Palpation** lässt sich ein umschriebener Schmerz am oberen dorsalen Rand des Trochanter major auslösen.

Therapie Auslösende Noxen sind zu vermeiden, soweit sie bekannt sind. Milde Wärmeanwendung, lokale Injektion von Anästhetika mit Kortisonzusatz. Ggf. operative Therapie eines schnappenden Tractus iliotibialis. Die Bursektomie ist nicht indiziert und bei bleibender Ursache auch nutzlos.

16.4 Kniegelenk

16.4.1 Topographie und Biomechanik des Kniegelenks

Anatomie Die Kniegelenke müssen einerseits im aufrechten Stand Stabilität gewährleisten, andererseits ist ihre Beweglichkeit für das Gleichgewicht auf unebenem Boden sowie für die Fortbewegung unerlässlich. Biomechanisch werden somit dem Kniegelenk „Extreme" abverlangt, die mit Hilfe eines komplizierten Systems statischer und dynamischer Sicherungseinrichtungen bewältigt werden können.

Als Kniegelenk werden zusammengefasst (☞ Abb. 16.34):
- **Femorotibialgelenk** (Art. femorotibialis) zwischen den Oberschenkelkondylen und dem Tibiaplateau
- **Femoropatellargelenk** (Art. femoropatellaris) zwischen Oberschenkelgleitlager und der Kniescheibenrückfläche.

Beide Gelenke besitzen eine gemeinsame große Gelenkkapsel, die durch Ausstülpungen (Recessus) zusätzlich erweitert wird.

Das **Femorotibialgelenk** fällt durch einige biomechanische Besonderheiten auf. Die konvex geformten Kondylen zeigen von vorn nach hinten eine Verkleinerung des Krümmungsradius. Das Tibiaplateau ist medial bikonkav, lateral in der Sagittalebene konvex und in der Frontalebene konkav. Somit besteht insbesondere im lateralen Kompartiment eine Gelenkflächeninkongruenz.

Die mechanische Beanspruchung des **Femoropatellargelenks** spiegelt sich in dem dicken Knorpelüberzug der Patellarückfläche wider. Die Führungsleiste teilt die Kniescheibe in eine mediale (kleinere) und laterale (größere) Facette. In Streckstellung des Gelenks artikuliert der untere Patellaanteil mit dem femoralen Gleitlager, mit zunehmender Beugung wird der obere Patellaanteil zum korrespondieren Gelenkpartner (☞ Abb. 16.37).

Unter klinischen Gesichtspunkten sind von besonderem Interesse:
- Menisken
- Schleimbeutel (Bursae) und Schleimhautfalten (Plicae)
- Kreuz- und Seitenbänder.

Innen- und Außenmeniskus gleichen die Inkongruenzen zwischen Femurkondylen und dem Tibiaplateau aus und nehmen etwa ein Drittel der einwirkenden Kräfte auf.

Sie haben vereinfacht im Schnittbild eine dreieckige Form. Beide Menisken liegen mit ihrer planen unteren Fläche dem Tibiaplateau auf, der kondylenwärts ausgerichtete obere Anteil weist eine konkave Form auf. Über die periphere vertikale Fläche erfolgt die Verbindung mit der Gelenkkapsel. Vereinfacht können beide Menisken als beweglicher Ring verstanden werden. An ihren Anheftungs-

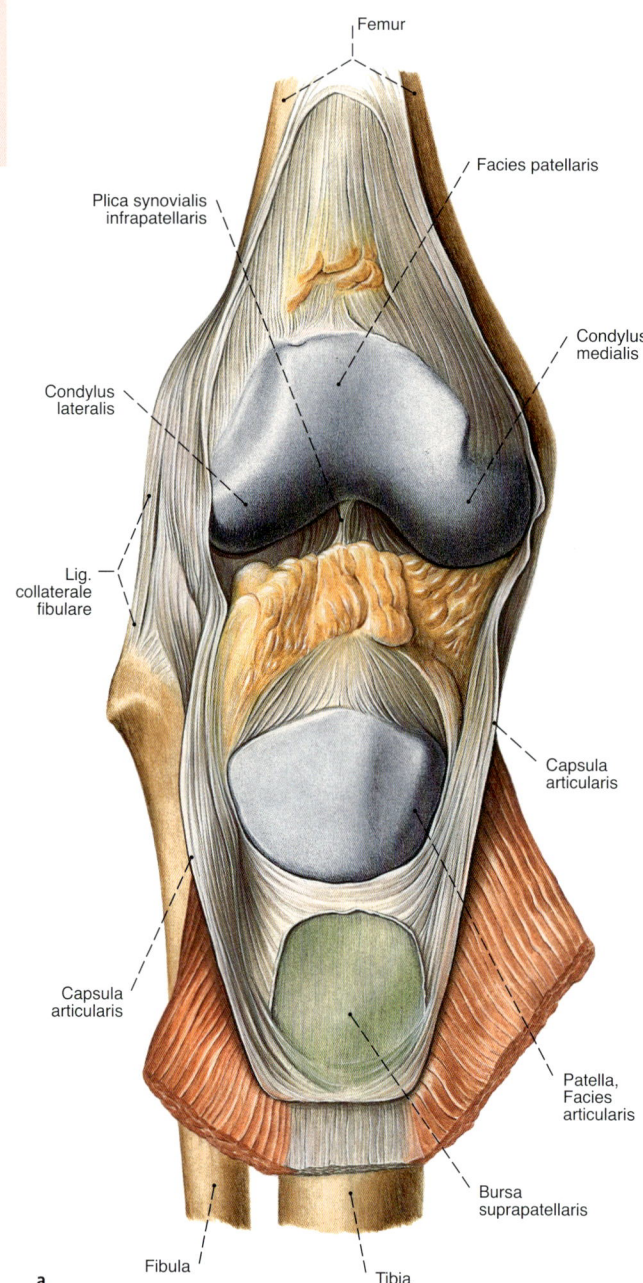

Abb. 16.37 Anatomie des Kniegelenkes.
a) Der distale Anteil des M. quadriceps ist mit der Patella nach unten geklappt, so dass die Gelenkhöhle von vorn eingesehen werden kann.
b) Sagittaler Sägeschnitt durch das gestreckte Kniegelenk in Höhe der seitlichen Kondylen [2].

stellen mit Vorder- bzw. Hinterhorn im Bereich der Area intercondylaris ant./post. ist der Ring jeweils durchbrochen, wobei die Hörner des lateralen Meniskus näher beieinander zu liegen kommen und die damit verbundene größere Mobilität erklären.

Das Kniegelenk weist zahlreiche **Schleimbeutel** auf, die zum Teil mit der Gelenkhöhle kommunizieren. Kommt es im Rahmen von Knieerkrankungen zu einem Gelenkerguss, können Bursen und Rezessus als Reserveräume dienen. Dies kann beispielsweise bei der Bursa semimembranoso-gastrocnemica zu einem eigenen Krankheitsbild (Baker-Zyste) führen. Die **Plicae** im Bereich des Kniegelenks stellen teilweise embryonale Residuen einer ehemaligen Kammerung des Gelenks dar. Sie finden sich bei Arthroskopien des Gelenks häufig und verursachen nur selten Beschwerden.

Vorderes (tibial: Area intercondylaris anterior, femoral: mediale Fläche des lateralen Kondylus) und **hinteres** (tibial: Area intercondylaris posterior, femoral: mediale Fossa intercondylaris) **Kreuzband** überkreuzen sich in frontaler und sagittaler Ebene. Sie **stabilisieren** das Gelenk vor allem **in anterior-posteriorer Richtung.**

In Streckung sowie bis etwa 60° Beugung sind beide Bänder gleich stark angespannt, ab 60° Flexion wird das hintere Kreuzband zunehmend stärker angespannt als das vordere, so dass ihm in maximaler Flexion die wesentliche Stabilisierungsfunktion in sagittaler Ebene zukommt.

Die **Kollateralbänder** stabilisieren medial und lateral das Kniegelenk in Streckstellung, in Flexion kommt es dagegen zu einer Entspannung beider Bänder. Das mediale Seitenband ist mit Kapsel und Innenmeniskus flächig fest verwachsen. Das laterale Seitenband liegt extraartikulär, ist drehrund und setzt am Fibulakopf an.

Die Formschlüssigkeit des Gelenks ist eine Grundvoraussetzung für die Stabilität. Deskriptiv kann man statische Stabilisatoren von dynamischen unterscheiden. Funktionell wirken die Komponenten aber stets synergistisch, so dass man aktive und passive Strukturen zu Komplexen mit gemeinsamer funktioneller Bedeutung zusammenfassen kann:

- **Stabilisation nach vorn:**
  - M. quadriceps
  - Patella
  - vorderes Kreuzband
  - vordere Gelenkkapsel
- **Stabilisation nach medial:**
  - die drei im Pes anserinus zusammenfließenden Muskeln (Mm. semitendinosus, gracilis, sartorius)
  - M. semimembranosus
  - Lig. collaterale tibiale
- **Stabilisation nach lateral:**
  - M. tensor fasciae latae über den Tractus iliotibialis
  - M. biceps femoris und M. popliteus
  - Lig. collaterale fibulare
- **Stabilisation nach hinten:**
  - M. gastrocnemius
  - M. popliteus
  - M. semimembranosus
  - hinteres Kreuzband.

Alle Systeme wirken zusammen und zum Teil mit überlappendem Effekt, so dass der Ausfall einer einzelnen Struktur häufig bis zu einem gewissen Ausmaß, z.B. durch gut trainierte Muskulatur, kompensiert werden kann.

Beide Kollateralbänder sind in voller Streckung und extremer Beugung, die Kreuzbänder in Streckung und bei mittlerer Beugung maximal gespannt. Größten Halt besitzt

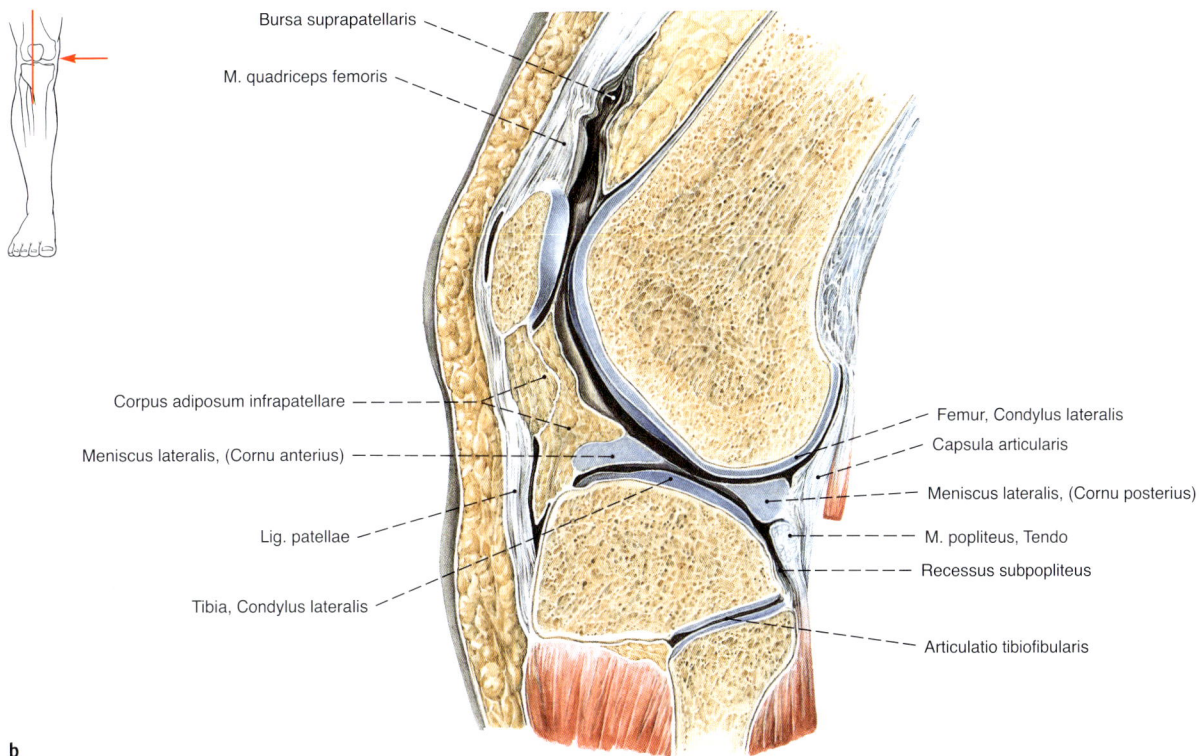

Bursa suprapatellaris

M. quadriceps femoris

Corpus adiposum infrapatellare

Meniscus lateralis, (Cornu anterius)

Lig. patellae

Tibia, Condylus lateralis

Femur, Condylus lateralis

Capsula articularis

Meniscus lateralis, (Cornu posterius)

M. popliteus, Tendo

Recessus subpopliteus

Articulatio tibiofibularis

b

das Knie daher in Streckstellung. Bei ausgeglichener Statik ist dies die einzige Position, in der im Stand die Muskulatur in Ruhespannung verharren kann.

Vom Beginn der **Kniebeuge** an übernimmt der **Quadrizeps** die Haltefunktion. Schon bei leichtem Streckdefizit kommt es daher zur Überforderung des Muskels (Schmerz, Atrophie) und Überlastung der patellofemoralen Kontaktfläche. Seitliche Achsendeviationen verlagern die Belastungskräfte mehr auf die mediale oder laterale Hälfte der femoro-tibialen Gelenkflächen. Alle drei Gelenkabschnitte (patello-femoraler, femoro-tibialer medialer und lateraler) können isoliert oder kombiniert von Erkrankungen betroffen sein.

16.4.2 Klinische Untersuchung des Kniegelenks

Durch die geringe Weichteilummantelung ist das Kniegelenk einer klinischen Untersuchung in der Regel gut zugänglich. Der systematische Untersuchungsgang erfasst zunächst die Beurteilung des Gangbilds und der Beinachse (☞ Kap. 2.2.2, 16.1), bevor die Funktion des Kniegelenks im engeren Sinn untersucht wird.

Inspektion

Die Inspektion wird stets im Seitenvergleich durchgeführt. Von ventral werden die Oberflächenkonturen inspiziert. Bei Gelenkergüssen oder periartikulären Schwellungen sind die Weichteilgruben seitlich der Patella verstrichen. Der Recessus suprapatellaris ist dann häufig verdickt. Die Oberschenkelmuskulatur wird auf Spannungszustand und lokale Atrophien untersucht.

Palpation

Die Kniekehle kann in der Regel besser **palpatorisch** als inspektorisch erfasst werden. Sorgsam untersucht wird die Region um die M.-gastrocnemius-Köpfe, in der sich mitunter eine Baker-Zyste palpieren lässt. Seitlich werden die Ursprünge und Ansätze der Kollateralbänder sowie der Gelenkspalt auf Druckempfindlichkeit geprüft. Von ventral wird die Überwärmung des Gelenkes geprüft. Die Patella wird in ihrer gesamten Zirkumferenz ertastet.

„Tanzende Patella“: In liegender Position wird mit der einen Hand des Untersuchers der obere Rezessus nach distal ausgestrichen und gleichzeitig mit der anderen Hand Druck auf die Patella nach dorsal ausgeübt. Ein seitendifferenter federnder Widerstand spricht für einen Gelenkerguss (☞ Abb. 16.38).

Bewegungsprüfung

Die Bewegungsprüfung wird aktiv und passiv nach der Neutral-Null-Methode durchgeführt (☞ Kap. 2.3.1). Untersucht werden das Ausmaß von Flexion und Extension sowie die Rotation bei 90° gebeugtem Kniegelenk.

Funktionsprüfungen

Funktionsprüfungen sollen gezielt auf spezifische Störungen aufmerksam machen. Die zahlreichen Tests des

Kniegelenks lassen sich in drei Gruppen zusammenfassen:

- Meniskuszeichen
- patellarer Komplex
- Knieinstabilität.

Meniskusdiagnostik

Bei der klinischen Meniskusdiagnostik werden Innen- bzw. Außenmeniskus unter Druck- und Zerrungsstress gesetzt, und es wird der charakteristische Schmerz provoziert.
- **Überstreckungsschmerz:** In Rückenlage wird das Kniegelenk passiv überstreckt. Bei Läsion des Innenmeniskushinterhorns kommt es zur Schmerzauslösung im Bereich des dorsomedialen Gelenkspalts.
- **Steinmann-I-Zeichen:** In Rückenlage des Patienten wird das verschieden stark gebeugte Knie vom Untersucher

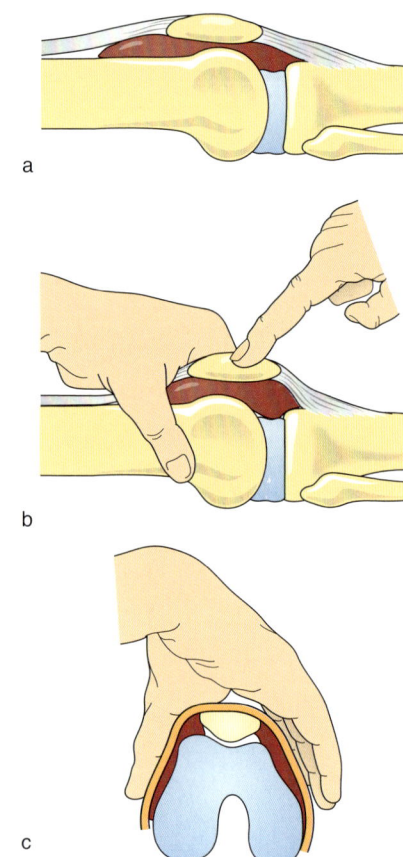

a

b

c

Abb. 16.38   Klinische Prüfung bei Kniegelenkerguss.

a) Der Gelenkerguss verteilt sich im gesamten Gelenkkavum, einschließlich des Recessus suprapatellaris, der meist eine breite Verbindung zum Gelenkraum hat. In Streckung straffen sich die dorsalen Gelenkstrukturen, die Flüssigkeit wird in die vorderen Kompartimente gepresst.

b) Wird mit der einen Hand der obere Rezessus komprimiert, sammelt sich die Synovia unter der Kniescheibe und hebt sie an. Mit der zweiten Hand lässt sich dann das Ballottieren („Tanzen“) der Patella auf dem Flüssigkeitspolster tasten.

c) Bei kleinen Gelenkergüssen reicht die Flüssigkeitsmenge nicht aus, die Patella anzuheben. Der Geübte kann die Flüssigkeitssäule zwischen den Fingern der Hand palpieren.

mit einer Hand gehalten, mit der anderen Hand wird eine forcierte Innen- bzw. Außenrotation durchgeführt. Schmerz bei:
– Innenrotation: Verletzung des Außenmeniskus
– Außenrotation: Verletzung des Innenmeniskus.

■ **Steinmann-II-Zeichen:** In Rückenlage wird das gebeugte Knie vom Untersucher mit einer Hand gehalten und dabei wird der Gelenkspalt getastet, die andere Hand führt den Unterschenkel in Innen- bzw. Außenrotation und führt eine forcierte Beugung/Streckung durch. Der Druckschmerz kann dabei bei Streckung nach vorne, bei Beugung nach hinten wandern (☞ Abb. 16.39).

■ **Payr-Zeichen:** Schmerzen am medialen Gelenkspalt im Schneidersitz deuten auf einen Innenmeniskusschaden hin.

Schmerzen im Bereich der die **Kniescheibe** umgebenden Weichteile sind wesentlich häufiger als Beschwerden des Femoropatellargelenks selbst. Die Palpation muss hier besonders sorgfältig erfolgen, da unterschiedliche Erkrankungen und Beschwerdeursachen topographisch nahe beieinander liegen.

Zohlen-Zeichen: Der Untersucher fixiert durch leichten Druck die Kniescheibe im Gleitlager. Der Patient wird aufgefordert, die Oberschenkelmuskulatur anzuspannen. Dadurch wird die Kniescheibe unter erhöhtem Anpressdruck im Gleitlager nach proximal gezogen. Schmerzreaktion bei Chondromalazie oder Patellofemoralarthrose.

Knieinstabilitäten

Für die Beurteilung von Knieinstabilitäten wird eine Gradeinteilung verwendet:
■ Grad I (leichte Instabilität): Schublade/Aufklappbarkeit von 3 bis 5 mm = (+)
■ Grad II (mittlere Instabilität):Schublade/Aufklappbarkeit von 5 bis 10 mm = (++)
■ Grad III (ausgeprägte Instabilität): Schublade/Aufklappbarkeit über 10 mm = (+++).

Das geschätzte Ausmaß der Instabilität sagt aber nur wenig über die individuelle klinische Bedeutung aus. Bedeutsamer ist die Erfassung der Richtung der Instabilität. Es werden unterschieden:
■ Instabilität in einer Ebene: einfache Instabilität
■ Instabilität in zwei Ebenen: rotatorische Instabilität
■ Instabilität in mehr als zwei Ebenen: kombinierte Komplexinstabilität.

Prüfung der Seitenbandstabilität

Varus-Valgus-Stresstest: Der Untersucher umfasst mit beiden Händen das Tibiaplateau des auf dem Rücken liegenden Patienten und fixiert den Unterschenkel zwischen seinem Unterarm und Rumpf. Die Zeigefingerspitzen palpieren dabei den Gelenkspalt. Es wird ein Varus- bzw. Valgusstress auf den Unterschenkel ausgeübt:
■ in 20° Beugung: nahezu isolierte Stabilisation durch mediales/laterales Seitenband
■ in Streckung: auch bei defektem Seitenband ggf. keine Instabilität bei intaktem vorderen/hinteren Kreuzband und intakter Kapsel.

Prüfung des vorderen Kreuzbands

■ **Lachman-Test:** In Rückenlage des Patienten fixiert die eine Hand des Untersuchers den Oberschenkel, während

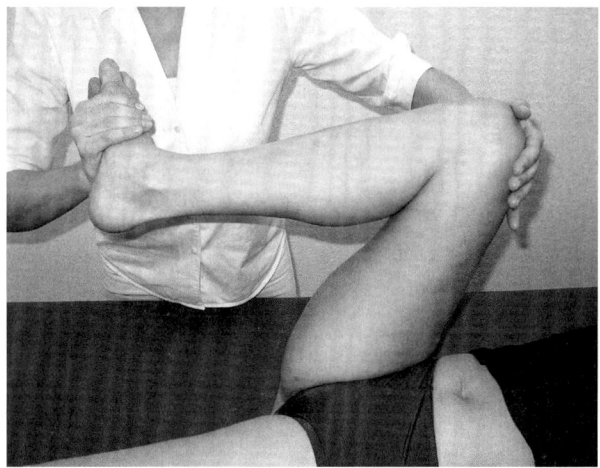

Abb. 16.39   Meniskuszeichen nach Steinmann II.
Unter Außenrotation im Unterschenkel erfolgt eine forcierte Flexion im Kniegelenk. Bei einer Innenmeniskusschädigung kommt es während der Beugung zu einem „Wandern" des Schmerzes nach dorsal, in Streckung nach medioventral. Der Außenmeniskus kann entsprechend unter Innenrotationsstress geprüft werden.

die andere Hand den Tibiakopf nach ventral zu verschieben sucht. Geachtet werden muss auf die Art des Anschlags. Erfolgt dieser hart, so ist das Kreuzband zumindest partiell intakt, ein weicher vorderer Anschlag spricht für eine vollständige vordere Kreuzbandruptur.

■ **Vordere Schublade** (☞ Abb. 16.40): Das Kniegelenk des auf dem Rücken liegenden Patienten wird 90° gebeugt. Der Untersucher fixiert den Fuß des Patienten mit seinem Gesäß in Neutral-Null-Stellung. Der Tibiakopf wird mit beiden Händen umfasst und nach ventral subluxiert. Durch die unterschiedliche Rotationseinstellung des Unterschenkels können auch komplexere Instabilitäten erfasst werden:
– Fußaußenrotation: Prüfung auf eine anteromediale Instabilität
– Fußinnenrotation: Prüfung auf eine anterolaterale Instabilität.

Prüfung des hinteren Kreuzbands   Hintere Schublade: Die Untersuchung wird wie bei der vorderen Schublade vorgenommen, der Tibiakopf wird dabei nach dorsal subluxiert.

16.4.3 Diagnostische und differential-diagnostische Überlegungen bei Krankheiten des Kniegelenks

Beschwerden im Bereich des Kniegelenks können durch Erkrankungen der Kniebinnenstrukturen (z.B. Meniskus, Synovialgewebe, Gelenkknorpel) entstehen oder durch Krankheitsvorgänge in den periartikulären Weichgeweben verursacht werden. Differentialdiagnostisch sind Krankheiten des **Hüftgelenks** auszuschließen, die über einen fortgeleiteten Schmerz im Kniebereich empfunden werden. Dies gilt insbesondere bei jüngeren Patienten (M. Per-

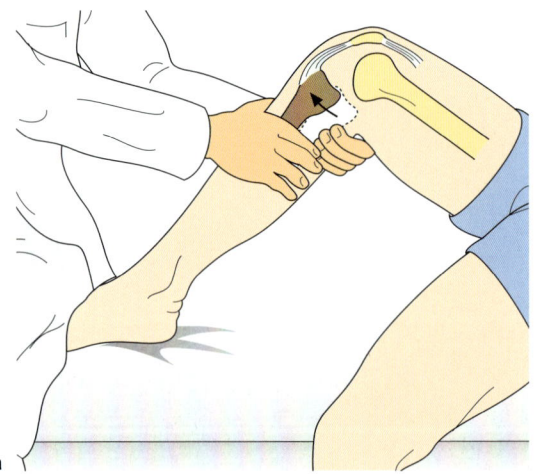
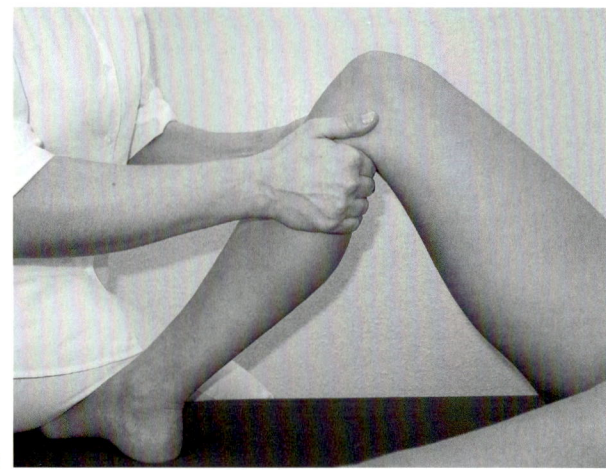

a
b

Abb. 16.40   Vorderes Schubladenphänomen.

a) Prüfung des Schubladenphänomens, hier als vordere Schublade in 90° Kniebeugung.

b) Vorderer Schubladentest: Stabilitätstest des vorderen Kreuzbands. Das Kniegelenk wird in 90° Beugung gebracht, und der Fuß wird durch das Gesäß des Untersuchers fixiert. Der Tibiakopf wird nach ventral gezogen. Beurteilt werden das Ausmaß der Ventralverschiebung sowie der Anschlag (hart/weich).

thes, Epiphyseolysis capitis femoris), bei denen Knieschmerz manchmal das einzige Symptom sein kann.

Radikuläre oder pseudoradikulär ausstrahlende Schmerzen sind am Kniegelenk, anders als an Fuß und Hüfte, differentialdiagnostisch von untergeordneter Bedeutung. Vielfach tritt Knieschmerz erst bei starker Belastung zutage (z. B. bei Sportlern) – ein wesentlicher Unterschied zum Hüftgelenk. Schließlich ist die Schädigung differenter Strukturen des Kniegelenks wesentlich mannigfaltiger als z. B. beim Hüftgelenk: ligamentäre Schäden, Meniskopathien und Tendinosen spielen in der Praxis eine große Rolle.

Ein ganz häufiges Symptom unterschiedlichster Kniegelenkserkrankungen ist der Erguss, der deshalb für dieses Gelenk eine besondere differentialdiagnostische Bedeutung hat.

Kniegelenkserguss

Definition   Jede intraartikuläre Flüssigkeitsansammlung wird als Erguss bezeichnet. Am Kniegelenk kommt dem Gelenkerguss differentialdiagnostisch eine besondere Bedeutung zu, weil er die verschiedensten Krankheiten häufig begleitet und weil er leicht feststellbar ist. Im Kniegelenk gibt es verschiedene Ergussarten:

- serös (**Hydrops**)
- serofibrinös
- eitrig (**Pyarthros**)
- blutig (**Hämarthros**)
- gemischt.

Ätiologie und Pathogenese   Die Ursache **seröser** Ergüsse bleibt nicht selten unbekannt, so dass man auch etwas unscharf von einem **„Reizerguss"** spricht. Trotz Punktion in regelmäßigen Abständen immer wiederkehrende Ergüsse, die sich einer Ursache nicht zuordnen ließen, wurden in früherer Zeit mit einem eigenen Krankheitsbild belegt, dem **Hydrops intermittens**: ein histori-

scher Krankheitsbegriff. Für seröse, auch rezidivierend seröse Ergüsse kommen mechanische Ursachen in Frage wie:

- freie Gelenkkörper
- Folgen von Meniskus- oder Kreuzbandverletzungen
- Folgen von stumpfen Traumen und Patella(sub)luxationen.

Ursächlich können auch **Synovialiskrankheiten** wie eine reaktive Arthritis oder Stoffwechselkrankheiten wie Gicht, Pseudogicht, Amyloidose, Ochronose u. a. sein. Das Volumen an Gelenkflüssigkeit ist die Resultante aus Produktion und Resorption durch das Synovialgewebe.

Der **chronische Gelenkerguss** kommt einer Sollwertverstellung gleich. Damit erklärt sich, dass die einmalige Punktion eines chronischen Gelenkergusses nur eine kurzfristige Entleerung mit begrenztem therapeutischem Erfolg darstellt.

Entzündliche Ergüsse durch eine Synovialitis bei rheumatischer Mono- oder Polyarthritis sind in der Regel eiweißreich, **serofibrinös**. Durch den Eiweißreichtum erhält die Flüssigkeit eine mehr oder weniger starke Trübung und sie kann gerinnen, gelieren.

Eitrige Ergüsse sind durch bakterielle Entzündungen im Gelenk bedingt und durch ihren Eiweiß- und Zellreichtum ebenfalls trüb. Solange eine Infektion der umgebenden Weichteile oder Knochen noch nicht auf das Gelenkkavum übergegriffen hat, kommt es allenfalls zu einem serösen „Begleiterguss", „sympathischen Erguss".

Der **blutige** oder blutig tingierte Erguss hat als Ursache meist ein Trauma:

- Kreuzbandruptur
- basisnaher Meniskusriss
- intraartikuläre Fraktur
- Abscherfraktur
- Verletzung der Synovialis.

Blutig tingierte, rote oder fleischfarbene Ergüsse findet man auch beim tenosynovialen Riesenzelltumor, beim intraartikulären Hämangiom und bei Gerinnungsstörungen, z.B. Hämophilie, Thrombopathien u.Ä. Man denke auch an eine spontane Gelenkblutung durch Überdosierung von Cumarinen.

Ergüsse, die nicht nach wenigen Tagen verschwinden, bedeuten stets Gefahr für das Gelenk (☞ Kap. 1.3.3, ☞ Abb. 1.5): Malnutrition des Gelenkknorpels, sekundäre Schädigung des Synovialisstoffwechsels und reaktive Innervationsstörung der Muskulatur. Eine mechanische Überdehnung der Kapsel- und Bandstrukturen darf mit ihren klinischen Konsequenzen nicht überbewertet werden. Besonders folgenschwer sind aber persistierende Blutergüsse und eitrige Ergüsse wegen ihrer **knorpelzerstörenden Enzymaktivität.**

Klinik Ein Kniegelenkserguss an sich ist nicht schmerzhaft, er bereitet allenfalls ein Spannungsgefühl bei stärkerer Beugung.

Chronische und rezidivierende Ergüsse führen zu einer **Innervationshemmung** der phasischen Muskeln: Es kommt zur Atrophie der Quadrizepsmuskulatur, vor allem des Vastus medialis. Auch ein kräftiger Vastus medialis kann sich innerhalb weniger Tage stark verschlanken.

Ein Gelenkerguss geht mit einer sicht- und tastbaren Schwellung einher. Die Vertiefungen zu beiden Seiten der Kniescheibe sind bei geringem Erguss verstrichen, bei starken Ergüssen ist die Gelenksilhouette deformiert (☞ Abb. 9.21). Bei der klinischen Untersuchung ist ein „**Tanzen der Patella**" auslösbar (☞ Abb. 16.38). Das Gleichgewicht der Beuge- und Streckmuskulatur wird gestört, und es überwiegen die tonischen Kniebeuger, die sich verkürzen: Die Folge ist eine Beugekontraktur.

Beim Gelenkerguss wird die Lagerung des Gelenks in leichter, etwa 20-gradiger Beugung (Kissenunterlage, Knierolle) als besonders angenehm empfunden, weil in dieser Position der Gelenkbinnendruck minimiert ist. Auf Dauer wird dadurch der Entwicklung einer Beugekontraktur Vorschub geleistet.

> **!** Über längere Zeit bestehende Ergüsse führen zu Malnutrition des Gelenkknorpels, sekundärer Schädigung des Synovialisstoffwechsels und reaktiver Innervationsstörung der Muskulatur.

Diagnostik Die Ursache eines Gelenkergusses muss mittels Anamnese, klinischer Untersuchung, Röntgenbild, Laboruntersuchung des Blutes und Kernspintomographie aufgeklärt werden.

Die Beurteilung der Farbe und Konsistenz des Punktats (☞ Kap. 2.5.1) gibt erste Hinweise, und die zytologische und laborchemische Untersuchung des Punktats ist oft richtungsweisend. Es ist nicht richtig, das Punktat allein einer mikrobiologischen Untersuchung zuzuführen.

Die Sonographie ist in der Regel wenig hilfreich in der Aufklärung der Ursache und bestätigt allenfalls das Vorhandensein eines Ergusses.

Differentialdiagnose Differentialdiagnostisch kommt eine Veränderung der Gelenkkontur oder eine Gelenkauftreibung durch Tumorerkrankungen der Knochen und Weichgewebe in Betracht. Auch extraartikuläre Veränderungen wie Bursitis praepatellaris und infrapatellaris, Baker-Zyste, Ganglien der Menisken oder die Vermehrung des subkutanen Fettpolsters bei älteren Frauen mit Gonarthrose gehören zu den mögliche Ursachen eines Gelenkergusses.

Baker-Zyste

Definition Es handelt sich um die Bursa semimembranoso-gastrocnemica, die durch einen Gelenkerguss prall aufgefüllt ist.

Ätiologie und Pathogenese Die Bursa semimembranoso-gastrocnemica steht nicht selten mit dem Kniegelenkkavum in Verbindung. Die Bursa kommuniziert über eine pfenniggroße Öffnung in der hinteren oberen medialen Gelenkkapsel mit dem Gelenk.

Beim Gelenkerguss wird die Synovia in die Bursa abgeleitet, die Bursa weitet sich nach dorsal distal aus und wird in der Kniekehle als **Baker-Zyste** tastbar. Der Rückfluss der Synovia in das Gelenk wird durch einen ventilartigen Mechanismus verhindert, der durch die kräftigen Sehnen des M. gastrocnemius medialis und des M. semimembranosus erzeugt wird. Die Baker-Zyste kann so der einzige Hinweis für einen chronischen (subklinischen) Gelenkerguss sein, der aus dem Gelenk in die Bursa „abgepumpt" wird.

Klinik Die Baker-Zyste erzeugt ein Spannungsgefühl in der Kniekehle, besonders in Gelenkstreckung. Bei starker Aufblähung kann es zu einer Stenosierung der Vena tibialis mit distalen Ödemen kommen, so dass, zusammen mit einem Wadendruckschmerz, Verwechslungsgefahr mit einer Unterschenkelthrombose besteht.

In leichter Kniebeugung lässt sie sich am medialen Gastroknemiusrand unter der Haut tasten.

Bei der rheumatoiden Arthritis kann sich die Bursa über die gesamte Wade bis zum Sprunggelenk erstrecken.

> **!** Die Baker-Zyste ist das unspezifische Symptom eines Kniegelenkergusses. Sie muss zur Suche nach einem Kniebinnenschaden veranlassen. Die symptomatische Therapie der Baker-Zyste, auch ihre operative Entfernung, behebt die Ursache nicht.

Diagnostik Sonographisch lässt sich die Zyste eindeutig identifizieren. Sie muss zur Suche nach einem Kniebinnenschaden (Synovialitis unterschiedlicher Genese, Meniskopathie, Bandinstabilität u.a.) Anlass geben. Im Kernspintomogramm erkennt man bisweilen den schmalen Verbindungsgang zum Kniegelenk (☞ Abb. 16.41).

Differentialdiagnose Thrombose, Aneurysma, paraossales Osteosarkom.

Therapie Die Punktion ist nur zur Diagnostik und symptomatischen Entlastung geeignet. Die Therapie besteht in der Ursachenbeseitigung des Gelenkergusses. Die operative Exzision ist nur in Ausnahmefällen indiziert.

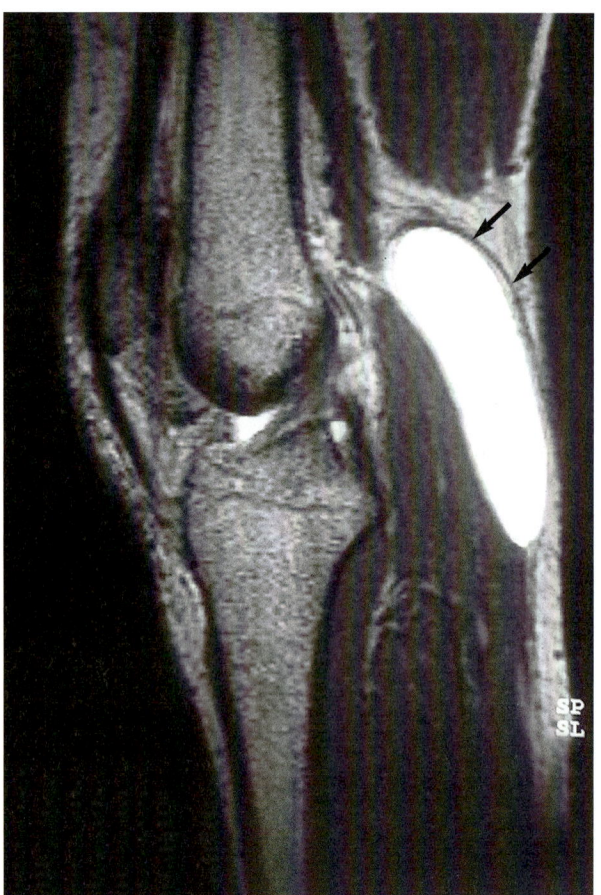

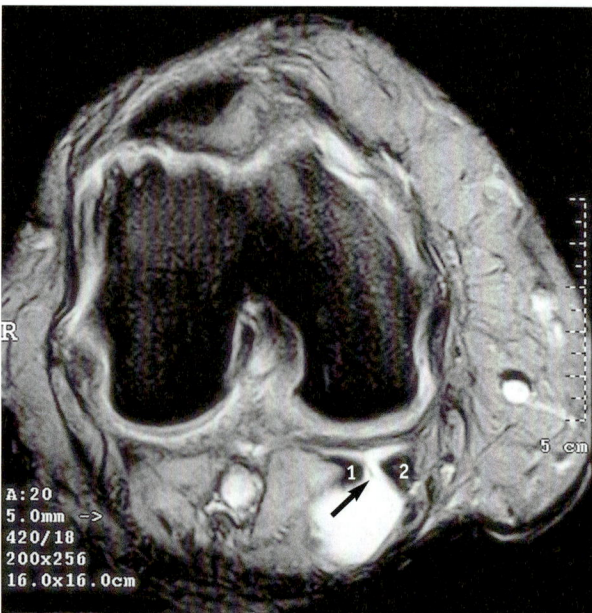

b

Abb. 16.41 Baker-Zyste.

a) Sagittalschnitt des Kniegelenks im Kernspintomogramm. Man erkennt die flüssigkeitsgefüllte Zyste (Pfeile), die weit nach dorsal auslädt. Meist ist die Baker-Zyste Folge eines Kniegelenksergusses, der sich über den Ventilmechanismus nach hinten Abfluss verschafft.

b) Sie steht über einen vielfach engen, ventilartigen Kanal (Pfeil) mit dem Kniebinnenraum in Verbindung. Zwischen medialem Gastrocnemiuskopf (1) und M. semimembranosus (2) tritt sie nach dorsal unter die Unterschenkelfaszie aus.

a

Bei der rheumatoiden Arthritis besteht häufiger die Notwendigkeit zur Operation, weil die Bursa mit Fibrinmassen gefüllt ist, deren Ausmaße erheblich sein können. Die synoviale Auskleidung der Zyste kann außerdem auch von der rheumatischen Grundkrankheit befallen sein.

16.4.4 Fehlanlagen und Fehlentwicklungen im Bereich des Kniegelenks

Genu valgum

Definition Bei einer **Valgus-Deformität** des Beines (X-Bein) verläuft die Mikulicz-Linie lateral des Kniezentrums. Im Stand weisen die Innenknöchel einen Abstand auf, wenn sich die medialen Femurkondylen berühren (☞ Abb. 16.42a). Liegt der Ort der Deformität in Höhe des Kniegelenks, spricht man von einem Genu valgum.

Ätiologie und Pathogenese Der Ort der stärksten Deformität liegt meistens im Bereich des distalen Femurs. Die Winkelbeziehung zwischen der Kondylenachse und der Femurdiaphyse ist im Valgussinn verändert. Die **Coxa valga,** eine Adduktionskontraktur der Hüfte und die Valgusstellung des Rückfußes nehmen valgisierenden Einfluss auf das Kniegelenk. Sie verstärken die Lastübertragung durch das laterale Kniekompartiment und disponieren zur Valgusgonarthrose. Auch im Erwachsenenalter können auf

diese Weise noch deutliche, auch seitendifferente X-Beine entstehen.

Knöcherne Defekte können die Folge von **Arthropathien** (rheumatoide Arthritis), Knochenzysten oder **Tumoren** sein.

Besondere Beachtung verdienen X-Beine im Zusammenhang mit Systemerkrankungen des Knochens und pathologischen Formstörungen aus anderen Gründen, da sie eine ungünstigere Prognose haben. Hierher gehören die X-Beine bei Rachitis und anderen **Osteopathien** (☞ Abb. 5.2a, b), bei Krankheiten des Bindegewebes wie dem Marfan-Syndrom und bei **Lähmungen** (Änderung der Wachstumsrichtung durch asymmetrischen Muskelzug). Andererseits bedingt auch die Valgität im Knie eine Knickfußabweichung.

Infektionen (Osteomyelitis, Brodie-Abszess) oder **Tumoren** (kartilaginäre Exostose, Knochenzysten) **im Wachstumsalter** vermögen entweder durch Zerstörung der lateralen oder Reizung der medialen Hälfte der Epiphysenfugen am Knie die Wuchsrichtung zu verändern.

Posttraumatische X-Beine entstehen entweder durch schiefe Heilung von Tibia- bzw. Femurfrakturen oder (bei Kindern) durch schnelleres Wachstum der Tibia im Verhältnis zur Fibula infolge der frakturbedingten Hyperämie.

Klinik Beim Erwachsenen haben X-Beine keineswegs nur kosmetische Bedeutung. Da die Lotlinie des Beins

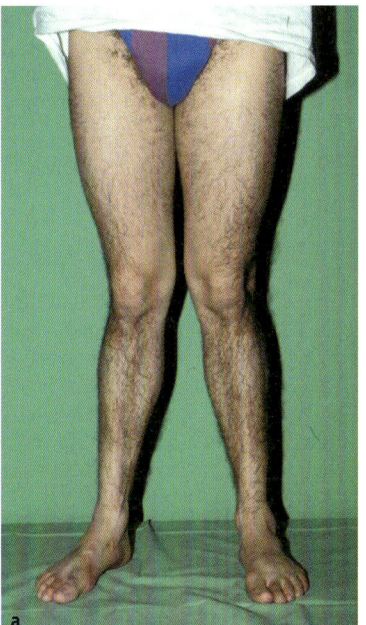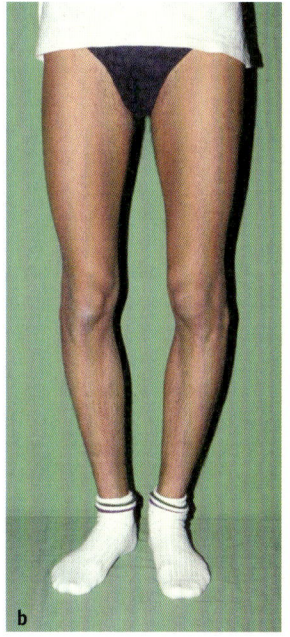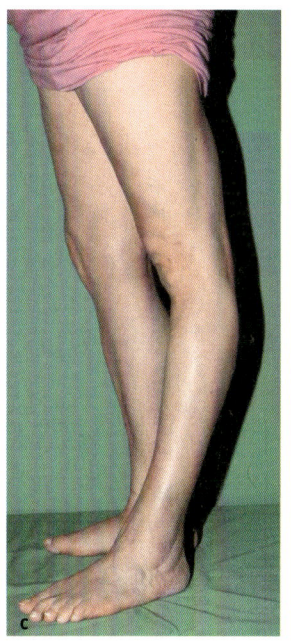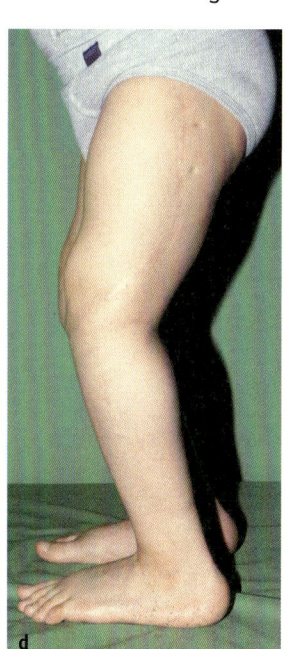

Abb. 16.42   PD-Deviationen der Beinachsen.

a) Genua valga mit intermalleolärem Abstand.

b) Genua vara mit interkondylärem Abstand.

c) Genu recurvatum links.

d) Beugekontraktur beider Kniegelenke.

beim Genu valgum nach außen verlagert ist, erfolgt die Lastübertragung im Knie vorwiegend über den lateralen Teil des Gelenks. Dies führt hier zu frühen und vermehrten Schäden im lateralen Gelenkkompartiment, zunächst als Meniskopathie oder Chondropathie, später als laterale Kniegelenksarthrose (**Valgusgonarthrose**). Achsengerechte Einstellung von Frakturen oder rechtzeitige operative Korrektur der Fehlstellung wirken hier vorbeugend.

Die Valgität kann mit einer **Instabilität** vergesellschaftet sein. Im Stehen imponiert die Achsdeviation dann deutlicher als im Liegen. Dementsprechend sollten Ganzbeinaufnahmen im Stand angefertigt werden.

Therapie   Die Mehrzahl der X-Beine im Wachstumsalter bedürfen keiner Behandlung, sondern nur der Beobachtung mit regelmäßigen Kontrollen, sofern es sich nicht um pathologische Formen handelt. Auch rachitische X-Beine haben eine beträchtliche spontane Ausgleichstendenz, nachdem der floride Krankheitsprozess abgeklungen ist. Die Deformität darf jedoch nicht so stark ausgeprägt sein, dass durch Verlagerung der Gewichts- und Muskelzugverhältnisse ein Circulus vitiosus der Wachstumskräfte zustande kommt.

Zur Aufrichtung eines Knickfußes können bei Kindern **Einlagen mit Innenranderhöhung** angebracht sein, die auch die Wachstumsfugen im Kniebereich im korrigierenden Sinn beeinflussen sollen. Schienenkonstruktionen für die Beine bleiben stets ohne Korrektureffekt auf die Beinachse.

Ist nach längerer Beobachtung gegen den Wachstumsabschluss keine Spontankorrektur zu erkennen oder überschreitet die Deviation 20°, bedürfen die Beine der **operativen Korrektur**:

■ Nach dem Wachstumsabschluss erfolgt die Korrektur mittels (**Keil-)Osteotomie** am Ort der maximalen Fehlstellung, beim X-Bein meist am distalen Oberschenkel.

■ Durch eine **temporäre Epiphyseodese** wird eine Korrektur noch im Wachstumsalter angestrebt. Die medialen Epiphysenfugen von distalem Femur und proximaler Tibia werden durch Metallklammern so lange blockiert, bis durch das freie Wachstum der lateralen Epiphysen die Deformität ausgeglichen ist. Danach werden die Klammern wieder entfernt. Die Operationen sind mit unterschiedlichsten Komplikationen belastet.

■ Sicherer ist die **definitive Epiphyseodese** der medialen Fugen, die allerdings zeitlich so berechnet werden muss, dass bis zum Wachstumsabschluss noch eine ausreichende Korrektur erfolgen kann, eine Überkorrektur aber vermieden wird.

Genu varum

Definition   Von einer **Varus-Deviation** des Beines (O-Bein) spricht man, wenn die Mikulicz-Linie medial des Kniezentrums verläuft. Im Stand zeigen die medialen Femurkondylen einen Abstand voneinander, wenn sich die Innenknöchel berühren. Liegt der Ort der Deformität in Höhe des Kniegelenks, spricht man von einem Genu varum.

Ätiologie und Pathogenese   Das O-Bein des Säuglings und Neugeborenen ist eine physiologische Entwicklungsstufe (☞ Abb. 16.43a). Bleibt der normale Aufrichtungsprozess aus, persistiert es bis ins Erwachsenenalter. Kindliche O-Beine haben allerdings noch größere Tendenz zur Spontankorrektur als Genua valga (☞ Abb. 16.43b).

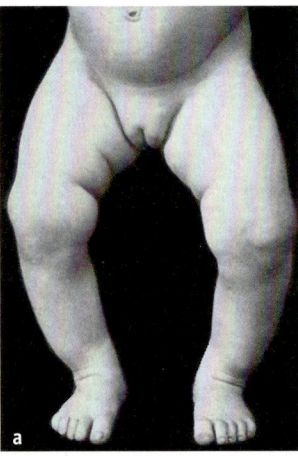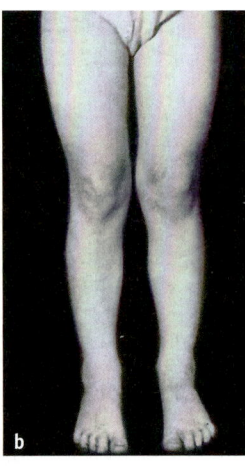

Abb. 16.43 Genu varum im Kindesalter.

a) Ausgeprägte O-Beine bei einem 1½-jährigen Mädchen.
b) 5 Jahre später ohne Behandlung.
Die Bilder demonstrieren normale Entwicklungsstufen. Auch bei starken Achsabweichungen besteht im Kindesalter ein beträchtliches spontanes Korrekturvermögen.

Prinzipiell kommen bei pathologischen O-Bein-Formen die gleichen Ursachen in Betracht, wie sie beim X-Bein genannt wurden. Ferner finden sich O-Beine bei neuropathischen Arthropathien, bei der Paget-Krankheit in progredienter Form und bei der Chondrodystrophie. Das Alters-O-Bein ist die Folge abnehmender knöcherner Stabilität (Osteoporose und Osteomalazie) bei asymmetrischer Belastung.

Klinik Der Ort der stärksten Deformität liegt meistens im Bereich der proximalen Tibia. Die Deformität ist gewöhnlich komplexer als beim Genu valgum, da nicht selten Femurschaft und Tibiaschaft verbogen und die Unterschenkel häufig antetorquiert ist. Gleichzeitig können Dreh- und Achsenfehler des koxalen Femurendes bestehen. Durch Lockerung des Bandapparats kommt es später oft zur **Instabilität** der Kniegelenke, die neben der Achsenabweichung der späteren Entwicklung einer Gonarthrose (☞ Abb. 16.50) Vorschub leistet.

Da beim O-Bein die Lotlinie nach innen verlagert ist, wird von den arthropathischen Veränderungen bevorzugt der mediale Gelenkanteil betroffen. Kniearthrosen älterer Menschen sind in der überwiegenden Mehrzahl mit einem Genu varum verbunden.

Therapie Auch beim kindlichen O-Bein ist die Behandlung nur aufgrund einer längeren Verlaufsbeobachtung zu gestalten. Die Kontrollen werden durch Fotos (Kniescheiben sollen genau nach vorn zeigen!), Messung des Kondylenabstands bei zusammenstehenden Füßen und evtl. durch Röntgen-Ganzaufnahmen beider Beine im Stehen dokumentiert.

Konservative Maßnahmen zur korrigierenden Beeinflussung der Achse im Kindesalter sind nicht effektiv. Dasselbe gilt für das Erwachsenenalter.

Konservative Behandlungsmöglichkeiten bestehen für die Sekundärschäden wie Meniskopathie und Arthrose. Beim Erwachsenen wird der **Schuh-Außenranderhöhung** zur Entlastung der medialen Kniegelenkshälfte und dem Pufferabsatz ein positiver Effekt zugeschrieben.

Operativ: Für die Indikation zur Epiphyseodese gelten gleiche Grundvoraussetzungen wie beim X-Bein. Korrekturosteotomien sollten bei Kindern erst vorgenommen werden, wenn mit einer Spontanaufrichtung nicht mehr gerechnet werden kann.

Eine Begradigung ist bei gröberer Achsenabweichung anzustreben, weil die damit verbundene Fehlbelastung später zur Arthrose führt. Die Osteotomie erfolgt dann in Höhe des Krümmungsscheitels, ggf. kombiniert suprakondylär am Femur und am Tibiakopf. Beim Erwachsenen erfolgt die Korrektur meist als **valgisierende Tibiakopfosteotomie,** insbesondere bei der wenig fortgeschrittenen und wenig symptomatischen Varusgonarthrose (☞ Abb. 16.44).

Genu recurvatum

Definition Es besteht eine Überstreckbarkeit im Kniegelenk, so dass Ober- und Unterschenkel einen nach vorne offenen Winkel bilden (☞ Abb. 16.42c).

Ätiologie und Pathogenese Das Genu recurvatum lässt sich auf unterschiedliche Ursachen zurückführen:

- **Konstitutionell** als Lokalerscheinung einer allgemeinen Laxität des Bindegewebes.
- **Schlaffe Lähmung:** Bei der Femoralisparese ist die Rekurvation des Kniegelenks notwendig, um Standsicherheit zu erzielen und das Einknicken beim Gehen zu verhindern. Die Poliomyelitis erzeugt ein noch komplexeres Lähmungsbild, das zusätzlich u.a. von Spitzfußkontrakturen begleitet ist.
- **Überdehnung der Gelenkkapsel:** Regelmäßig kommt es bei stärkerer Beinlängendifferenz am längeren Bein zum Genu recurvatum. Auch bei Spitzfuß wird das Knie beim Versuch, die Sohle aufzusetzen, chronisch überstreckt.
- **Formveränderung** knöcherner Gelenkanteile:
  - Osteomyelitis
  - Fehlstellung nach Fraktur
  - kindliche Fugenverletzung am ventralen Tibiakopf.

Klinik Das Kniegelenk kann aktiv meist nur angedeutet in die Überstreckung gebracht werden. Auffällig ist die passive Überstreckbarkeit des Kniegelenks, die der Patient beim Gehen herbeiführt. Es besteht ein zögerliches, **hinkendes Gangbild.**

Meist besteht zusätzlich eine seitliche Bandlaxität. Zunächst wird ein Schwächegefühl bis zur Haltlosigkeit empfunden, später kommen **Schmerzen** durch die dorsale Kapselüberdehnung hinzu. Im weiteren Verlauf droht die **sekundäre Arthrose.**

Therapie In leichten Fällen reicht die **krankengymnastische Kräftigung** der Ober- und Unterschenkelmuskulatur, und zwar sowohl der Kniebeuger wie der Kniestrecker.

Die **Absatzerhöhung** kann ein sehr einfaches Mittel sein, die Überstreckung zu begrenzen. Zur Nacht empfiehlt sich

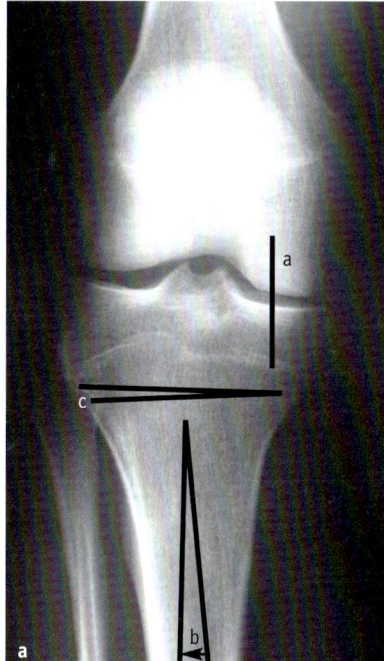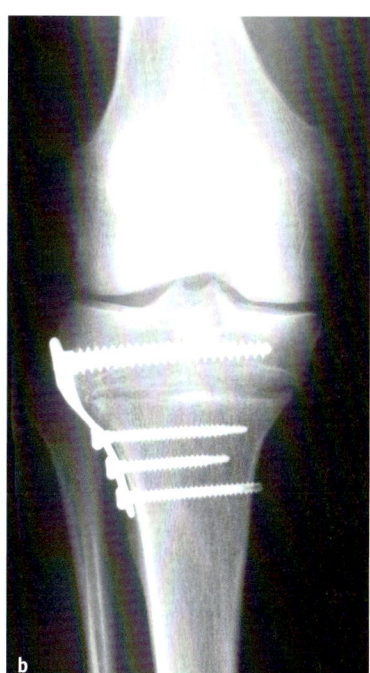

Abb. 16.44   Valgisierende Tibiakopfosteotomie.

a) Präoperatives Röntgenbild in a.p. Sicht mit Planungszeichnung.
Die Mikulicz-Linie (a) verläuft durch das mediale Gelenkkompartiment. Durch die Osteotomie soll die Tibiaschaftachse verlagert werden (b). Es resultiert ein Osteotomiekeil definierter Größe (c).

b) Postoperatives Röntgenbild mit Osteosynthesematerial.

eine **Lagerungsschiene** oder eine Knierolle, um das Bein in leichter Beugestellung zu halten.

In schweren Fällen sollte eine **Orthesenversorgung** erwogen werden, die die Überstreckbarkeit limitiert oder verhindert.

Bei Fehlformen des Tibiakopfes kann durch eine **aufrichtende Osteotomie** eine Korrektur erreicht werden. Bei den schlaffen Lähmungen stellt die Rekurvation des Kniegelenks für den Patienten die einzige Möglichkeit dar, die Quadrizepsschwäche zu kompensieren; sie muss deshalb in therapeutischer Absicht hingenommen werden.

Crus varum congenitum

Definition   Die seltene angeborene Verbiegung der Tibia zählt zu den Dysostosen, einer lokalen Fehlentwicklung des Knochens.

Synonym: angeborene Tibiapseudarthrose.

Ätiologie und Pathogenese   Es handelt sich um einen lokalen Gewebedefekt, der in mehr oder weniger starker Ausprägung in Erscheinung tritt (☞ Kap. 4.1). Er beschränkt sich meist auf einen Unterschenkel. Nur bei wenigen angeborenen Unterschenkelverbiegungen bleiben die Knochen fest. Bei stärkeren Graden der Verbiegung kommt es im Lauf der Zeit zu einer Spontanfraktur, die sich im Bereich einer Umbauzone abspielt und zur Pseudarthrose führen kann. Die Kontinuitätstrennung kann schon kurz nach der Geburt und aus einem nichtigen Anlass auftreten. Daneben gibt es auch Pseudarthrosen, die bereits bei der Geburt vorhanden sind. Sie sind meist doppelseitig angelegt und gehen mit einem größeren Substanzverlust einher. Wahrscheinlich handelt es sich dabei um eine Frühform mit embryonaler Fraktur. Die Knochenenden heilen spontan nicht mehr zusammen.

Klinik   Leichte Ausprägungen lassen sich äußerlich nicht erkennen. Die Übergänge bis zur angeborenen Pseudarthrose sind fließend, bei der sich auf Höhe des Biegungsscheitels eine **abnorme Beweglichkeit** feststellen lässt. Eine zusätzliche Verbiegung nach vorne kann so stark werden, dass die Vorderfläche des abgeknickten Unterschenkels den Fußrücken berührt.

Diagnostik   Im **Röntgenbild** erkennt man eine Verbiegung und Verdünnung von Tibia und Fibula (☞ Abb. 16.45); Verdichtung und unruhige Strukturzeichnung sprechen für die Fehlanlage des ortsständigen Knochens im Krümmungsscheitel. Bei Pseudarthrose besteht eine Spaltbildung mit starker Verdünnung der Knochenenden.

Differentialdiagnose   Crura vara rachiticas: Der Krümmungsscheitel sitzt gewöhnlich an der Grenze zwischen mittlerem und unterem Drittel des Unterschenkels, während der Oberschenkel meist nur kompensatorisch beteiligt ist. Neben der O-Verbiegung besteht häufig noch eine Antekurvation der Tibia mit Torsion ihres peripheren Abschnitts. Immer doppelseitig!

Tibia vara infantum (M. Blount): Es handelt sich um eine einseitige Varusdeviation in Höhe des Tibiakopfes infolge einer Wachstumsstörung des medialen Schienbeinkopfes. Die Wuchsstörung wird als Folge einer Nekrose der medialen Tibiametaphyse aufgefasst. Der Krümmungsscheitel sitzt im Gegensatz zum Crus varum rachiticum oder Crus varum congenitum proximal in der Metaphyse, die Diaphyse der Tibia verläuft in sich weitgehend gerade. Der Unterschenkel kann leicht verkürzt sein. Sofern eine Therapie nötig ist: pendel- oder treppenförmige Osteotomie nach Abschluss des Wachstums.

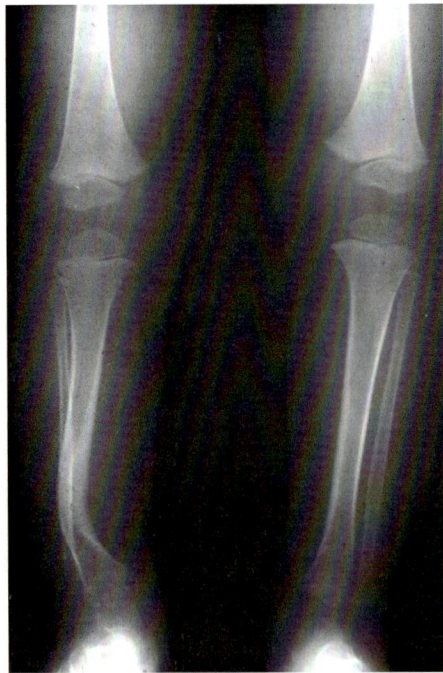

Abb. 16.45 Crus varum congenitum.
Sog. angeborene Pseudarthrose der linken Tibia bei einem 8-jährigen Kind.

Therapie Beim Säugling und jungen Kleinkind wird mit **Schienen** einer Zunahme der Verkrümmung mit dem Wachstum entgegengewirkt und damit versucht, die Entstehung einer Pseudarthrose zu verhindern.

Bei ausreichend entwickeltem Knochen kommt später unter Umständen auch eine **entlastende Orthese** oder gut anmodellierte Unterschenkelhülse in Frage.

Die **operative Korrektur** kann erst erfolgen, wenn der kindliche Knochen ausreichende Stabilität erwarten lässt. Die mechanischen und biologischen Bedingungen für eine Heilung sind besonders bei Kleinkindern ausgesprochen schlecht, die Erfolgsaussichten steigen jedoch mit zunehmendem Alter.

16.4.5 Patelläre und parapatelläre Erkrankungen

Peripatelläres Schmerzsyndrom

Definition Ähnlich wie der Begriff des „Impingementsyndroms" an der Schulter stellt der Begriff des „peripatellären Schmerzsyndroms" einen Sammelbegriff für vielfältige Beschwerden auf der Knievorderseite in unmittelbarer Umgebung der Kniescheibe dar.

Synonyma: femoropatellares Schmerzsyndrom, parapatellares Schmerzsyndrom.

Ätiologie und Pathogenese Beschwerden an der Knievorderseite sind bei Jugendlichen um die Zeit der Pubertät bis ins junge Erwachsenenalter häufig. Die Ursachen lassen sich im Einzelfall nicht immer klären. Als prädisponierende Faktoren gelten:

- Malposition der Patella: Patella lateralisata, Patella alta, Patella infera, X-Bein
- mechanische (sportliche) Überlastung
- muskuläre Dysbalance der Quadrizepsköpfe.

Auf diesen Hintergründen entwickeln sich peripatelläre Insertionstendinosen der Sehnen, Bänder und Retinakula an unterschiedlichen Lokalisationen.

Retropatellare Knorpelschäden, Knochenkrankheiten der Patella, Dystopien und Instabilitäten der Patella können von peripatellären Insertionstendinosen begleitet sein, ein sehr ähnliches Beschwerdebild auslösen und auch auf ähnliche Ursachen zurückgehen. So sind z. B. retropatellare Knorpelschäden, Insertionstendopathien und patellare Instabilitäten oftmals weder klinisch noch mittels bildgebender Verfahren sicher voneinander zu trennen.

Diese diagnostische Unsicherheit kennzeichnet den Begriff des peripatellären Schmerzsyndroms. Dennoch erscheint es sinnvoll und notwendig, die Krankheitsbilder nosologisch voneinander abzugrenzen.

Klinik Typisch sind peripatelläre Schmerzen, meist beidseitig, bei und nach Anstrengungen, insbesondere sportlichen Belastungen, Treppensteigen, Radfahren. Kniegelenksergüsse treten nicht auf.

Die seitliche Palpation der Kniescheibe löst einen eng umschriebenen lokalen Schmerz aus. Beim sog. Patellaspitzensyndrom (Jumper's Knee) findet sich ein heftiger Druckschmerz an der distalen Patella.

Zu achten ist auf muskuläre Atrophien, vor allem des Vastus medialis des M. quadriceps, auf die Beinachse, den Patellalauf bei passiver Kniebeugung.

Diagnostik Die Diagnose stellt eine Ausschlussdiagnose dar, bei der typische anamnestische und klinische Befunde zu berücksichtigen sind.

Röntgenologisch und kernspintomographisch sind in der Regel keine pathologischen Veränderungen erkennbar. Ausnahmen stellen die Patellamalpositionen dar.

Differentialdiagnose Chondropathia patellae, femoropatellare Arthrose, Patella partita, Osteochondrosis dissecans patellae, aseptische Knochennekrosen der Patellapole, traumatische Chondro- oder Osteochondropathien der Patella, Affektionen des Hoffa-Fettkörpers, Bursitiden.

Therapie Neben der kurzfristigen Zurücknahme sportlicher Aktivitäten können **physiotherapeutische Übungsbehandlungen** die Muskelkoordination verbessern helfen. Symptomatisch kommen alle Maßnahmen zum Zug, die bei Insertionstendinosen indiziert sind (☞ Kap. 11.1.1). In aller Regel ist eine operative Therapie nicht notwendig.

Chondromalacia patellae

Definition Im Gegensatz zum parapatellären Schmerzsyndrom handelt es sich bei Chondromalacia patellae um eine Erkrankung der Kniescheibe mit einer symptomatischen Schädigung des retropatellären Knorpels.

Synonyma: Chondropathia patellae, laterales Hyperpressionssyndrom.

Ätiologie und Pathogenese Welche Faktoren im Einzelnen die Malazie des Gelenkknorpels hervorrufen, ist unbekannt. Diskutiert werden:

- chronische Überlastung: Sport, kniende Tätigkeit, langes Sitzen mit gebeugten Knien
- Fehlform des femoropatellären Gelenks
- Fehllage der Patella: Patella lateralisata, Patella alta, Patella infera
- Dysbalancen der Muskulatur und des patellären Halteapparats.

Die Dorsalfläche der Patella weist den dicksten Gelenkknorpel des Körpers auf. Bei mehr als 50 % der Menschen ist im 20. Lebensjahr ein Knorpelschaden bereits makroskopisch erkennbar. In Anbetracht der sehr hohen Anpressdrücke im Femoropatellargelenk, z. B. beim Treppensteigen, in Hockstellung, und bei der kritischen Nutrition des Knorpelgewebes erscheinen frühzeitige Knorpelschäden an dieser Stelle verständlich, insbesondere dann, wenn zusätzliche Schädigungsmomente hinzutreten.

Morphologisch beobachtet man eine Eröffnung der Superfizialzone des hyalinen Gelenkknorpels. Es kommt zur Freisetzung von Enzymen, die für die weitere lokale Schädigung des Knorpels und die synoviale Reaktion verantwortlich gemacht werden. Es ist ungeklärt, warum ein retropatellarer Knorpelschaden **meistens symptomlos** bleibt und fast ausschließlich Patienten im **Alter zwischen 15 und 30** von der Erkrankung betroffen sind. Die Symptome klingen häufig spontan ab und der Übergang in eine femoropatellare Arthrose stellt eine Ausnahme dar.

Somit bleiben der ursächliche Zusammenhang zwischen der Chondromalazie und dem Schmerzbild und die Bedeutung einer begleitenden peripatellaren Tendopathie für die klinische Symptomatik offen.

Klinik Die Patienten klagen über einen **retropatellaren Schmerz,** der durch jede Form der Drucksteigerung zwischen Patella und Gleitlager, z. B. Treppensteigen, Hocken, provoziert werden kann. Als charakteristisch gilt, dass der Patient nach längerem Sitzen mit gebeugtem Knie einen unüberwindbaren Drang empfindet, das Gelenk zu strecken. In engen Stuhlreihen ist er ggf. gezwungen aufzustehen (Cinema Sign). Begleitend kann es zur **Ergussbildung** kommen. Bei der **klinischen Untersuchung** besteht ein Anpressschmerz der Patella (**Zohlen-Zeichen**).

Diagnostik Im **konventionellen Röntgenbild** zeigen sich mitunter atypische Formen der Kniescheibe (☞ Abb. 16.46).

Bei der Inspektion der Gelenkflächen durch **Arthroskopie** findet man einen leicht erhabenen oder höckerigen Bezirk gelblich verfärbten, weicheren, glanzlosen Knorpels, stellenweise Auffaserung und in schweren Fällen bis auf den Knochen reichende Defekte (☞ Abb. 16.47).

Therapie Konservativ wird kurzfristig die Reduzierung der sportlichen Aktivitäten bzw. Vermeidung provozieren-

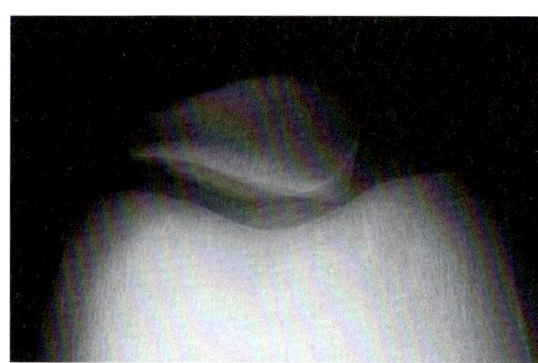

a

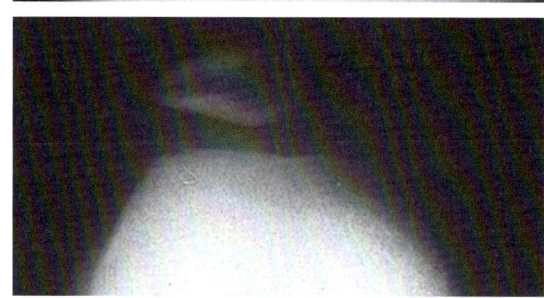

b

Abb. 16.46   Dysplasie der Patella und ihres Gleitlagers.

a) Normale Artikulation der Patella im femoralen Gleitlager (tangentialer Strahlengang).

b) Starke Abflachung des femoralen Gleitlagers, wenig ausgeprägter Patellafirst (sog. Kieselsteinpatella).

der Beanspruchungen empfohlen. Die Wirksamkeit von chondroprotektiven Präparaten ist nicht bewiesen. **Physiotherapeutisch** kommen kräftigende Übungen des M. quadriceps, speziell des M. vastus medialis in Betracht.

Wenn keine anhaltende Besserung eintritt, kommen je nach der Stärke des Knorpelschadens evtl. **operative Maßnahmen** in Frage:

- bei Lateralisationstendenz der Patella mit Hyperpression der lateralen Facette: Durchtrennung des lateralen Retinakulums
- multiple Anbohrung des subchondralen Knochens als Reparationsreiz (fragliche Wirksamkeit)
- Vorverlagerung der Tuberositas tibiae zur Druckentlastung der patellofemoralen Gelenkflächen (erst nach

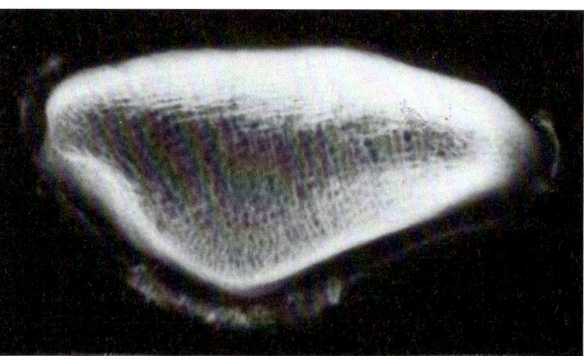

Abb. 16.47   Chondromalazie des Patellaknorpels.

In einem Schnittbildpräparat der Kniescheibe erkennt man den zottigen Aufbruch der Knorpeloberfläche im Bereich des Firstes.

Abschluss des Wachstums!): wird heute kaum noch ausgeführt.

Grundsätzlich ist aber wegen guter Spontanheilungstendenz einerseits und begrenzter Erfolgsaussichten operativer Eingriffe andererseits eher Zurückhaltung mit invasiven Maßnahmen anzuraten.

Patellaluxation

Definition Unter einer Patellaluxation versteht man die Verrenkung der Kniescheibe.

Ätiologie und Pathogenese Prinzipiell sind erworbene traumatische Formen von einer anlagebedingten Grunddisposition zur Verrenkung zu unterscheiden.

Die **traumatische Patellaluxation** (☞ Kap. 14.2.3) ist meist Folge eines direkten Anpralltraumas. Die Luxation erfolgt immer nach lateral. Die medialen Retinakula der Patella zerreißen. Bei der Reposition, die meist bei reflektorischer Anspannung des Quadrizepsmuskels spontan stattfindet, kann es zu einer Abscherfraktur an der lateralen Femurkondyle oder an der medialen Patellafacette kommen.

Kommt es aufgrund der traumatischen Luxation zu einer bleibenden Instabilität mit Luxationsneigung, handelt es sich um eine **chronisch-rezidivierende Patellaluxation** (vgl. auch traumatische, chronisch-rezidivierende und habituelle Schulterluxation, Kap. 15.1.6).

Von der traumatischen und der chronisch-rezidivierenden ist die **habituelle Patellaluxation** streng zu trennen. Bei ihr kommt es mitunter schon bei einer alltäglichen Bewegung zur Subluxation oder Luxation nach lateral, sehr selten nach medial. Ebenso leicht wie die Verrenkung ist meist auch die Einrenkung, so dass sich die Patienten gewöhnlich nur im Zwischenstadium in ärztliche Behandlung begeben. Zwischen den einzelnen Rezidiven können Monate oder Jahre, aber auch Tage liegen. Häufig kommt es allmählich zu immer öfteren und leichteren Wiederholungen; manchmal verliert sich die Luxationsneigung auch

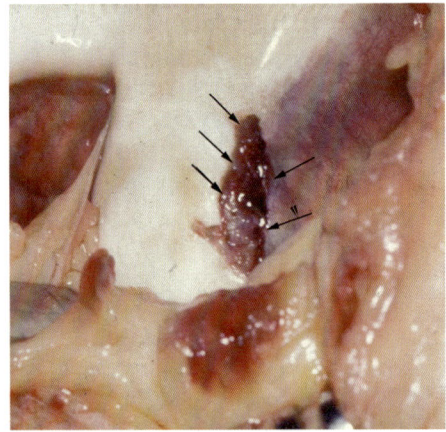

Abb. 16.48 Patellaluxation.

Abscherfraktur der lateralen Femurkondyle (→) nach traumatischer Patellaluxation. Blick in den Operationssitus, links ist die Fossa intercondylaris erkennbar. Posttraumatische Injektion des Synovialgewebes. Ca. 1 × 2,5 cm große osteokartilaginäre Abscherung am Knorpel-Knochen-Übergang.

von selbst. Meist sind **Mädchen** zwischen **8 und 15 Jahren** betroffen, bei Jungen tritt das Leiden seltener auf.

Die **prädisponierenden Faktoren** für eine habituelle Patellaluxation sind:
- angeborene Formvarianten der Patella und ihres Gleitlagers
- Hochstand der Patella
- ligamentäre Anomalien
- Störung des Muskelgleichgewichts durch Lähmung
- Achsenfehler des Beinskeletts (Genu valgum und recurvatum).

Oft finden sich mehrere Veränderungen gleichzeitig: Abflachung des äußeren Femurkondylus, über den die Patella bei Kniebeugung nach lateral hinwegrutschen kann, oder (und) Anomalien der Patella mit Abplattung ihrer Hinterfläche (☞ Abb. 16.46b). Meist bestehen X-Beine, wobei durch Verlagerung der Lotlinie des Beins nach außen das Abgleiten der Kniescheibe begünstigt wird (Lateralisation der Patella). Die Lateralisationstendenz wird durch eine Verkürzung und manchmal strangförmige Verwachsung des lateralen Retinakulumsystems der Patella mit der Ansatzaponeurose des Tractus iliotibialis, Erschlaffung des medialen Kapsel-Band-Apparats oder konstitutionelle Bindegewebsschwäche gefördert. Als Anomalie steht die Kniescheibe nicht nur zu weit lateral, sondern auch zu hoch – **Patella alta**.

Klinik Meist ist die Patella bereits wieder reponiert, wenn sich der Patient dem Arzt vorstellt. Umso wichtiger ist die Anamnese!

Bei der **traumatischen Luxation** (Fußballspiel) wird ein sehr imponierender Ruck und scharfer Schmerz im Knie empfunden. Das Repositionsereignis geschieht durch reflektorische Muskelanspannung meist unmittelbar und wird nicht eigens wahrgenommen. Es entwickelt sich ein **blutiger Erguss** mit allen Symptomen eines stark traumatisierten Kniegelenks.

Liegt eine Luxation vor, ist die Kniescheibe neben dem lateralen Kondylus tastbar.

Eine patellare Instabilität ist durch den **Apprehension-Test** prüfbar: Wird die Patella in Streckung des Kniegelenks nach lateral gedrückt, empfindet der Patient die Luxationsneigung und vermeidet sie durch Anspannung des Quadrizeps.

Die **habituelle Luxation** imponiert klinisch weniger durch eine Fehlstellung als durch Vermeidungsverhalten der Patienten. Es wird eine Unsicherheit beim Gehen beklagt; darüber hinaus besteht Angst vor einer unvorhersehbaren Verrenkung. Die Bewegung ist dabei in leichter Beugung schmerzhaft gesperrt. Mitunter kommt es zu **leichter Ergussbildung.** Im Intervall besteht meist eine sehr lockere Verschieblichkeit der Patella; oft kann man die strangartige Spannung des lateralen Retinakulums tasten.

In älteren Fällen verwächst die Patella gelegentlich in luxiertem Zustand. Die Streckung bleibt dann geschwächt und evtl. eingeschränkt bei weitgehend freier Flexion.

Diagnostik Eine Luxation und prädisponierende Malformationen können im konventionellen **Röntgenbild** erfasst werden. Sehr sorgsam sollte man in Tangentialsicht nach Abscherfrakturen fahnden (☞ Abb. 16.48).

Differentialdiagnose Manchmal findet sich **Patella bipartita,** die für eine Patellafraktur oder eine knöcherne Abscherung gehalten werden könnte. Es handelt sich um eine Ossifikationsstörung der Kniescheibe, wobei durch Ausbleiben der Verschmelzung mehrerer Knochenkernanlagen ein – meist der laterale obere – Quadrant isoliert erhalten bleibt (☞ Abb. 16.49). Das vermeintliche Fragment fügt sich passgenau in die Kavität der Patella, der Spalt ist glatt begrenzt und gering sklerosiert. Insgesamt meist harmloser Zufallsbefund, mitunter auch als Patella tri- oder multipartita. Gelegentlich kann es durch Lockerung der fibrösen Verbindung zu Schmerzen kommen (Patella partita dolorosa).

Therapie Nach Einrenkung einer **traumatisch** luxierten Kniescheibe erfolgt eine Ruhigstellung in einer **Gipshülse** für 3–4 Wochen, anschließend ist die Kräftigung der Muskulatur durch **Krankengymnastik** notwendig. Die Luxationsbandage ist von einer festen Pelotte gekennzeichnet, die lateral der Patella zu liegen kommt und der Luxation einen mechanischen Widerstand entgegenstellen soll.

Sowohl bei **chronisch-rezidivierender Luxation** als auch bei der **habituellen Patellaluxation** kann eine **operative Fesselung** der Kniescheibe bzw. eine Korrektur des Gleitwegs notwendig werden.

Je nach Befund müssen die medialen Retinakula rekonstruiert und verstärkt werden oder es wird die Balancierung der Patella zwischen der Tuberositas und dem Quadrizepsmuskel korrigiert (distales oder proximales Re-Alignment):

- Raffung der medialen Retinakula und Durchtrennung der lateralen Retinakula
- Verlagerung des Vastus-medialis-Ansatzes nach lateral
- Ansatzverlagerung des Lig. patellae und Tuberositasverlagerung (nur bei geschlossenen Wachstumsfugen)
- Korrekturosteotomie bei Genu valgum.

Korrekturen knöcherner Fehlformen der Patella oder des Gleitlagers sind wenig erfolgversprechend. In Ausnahmen ist die **Patellektomie** indiziert.

16.4.6 Degenerative Krankheiten des Kniegelenks

Gonarthrose

Definition Die Arthrose des Kniegelenks stellt die gemeinsame Endstrecke unterschiedlicher Gonarthropathien dar. Die Kniegelenke sind neben der Hüfte am häufigsten von degenerativen Veränderungen betroffen.

Ätiologie und Pathogenese Prinzipiell unterscheiden sich Ätiologie und Pathogenese der Gonarthrose nicht von anderen Arthrosen (☞ Kap. 9.2). Mechanischen Faktoren und vorausgegangenen Gelenkerkrankungen kommt eine besondere Bedeutung zu (**Präarthrose** und **präarthrotische Deformität**):

- Achsdeviationen (Varus- oder Valgusfehlstellung)
- Knochennekrosen und Osteochondrosis dissecans
- Traumafolgen
- Fehlformen der Patella
- chronische Knieinstabilität

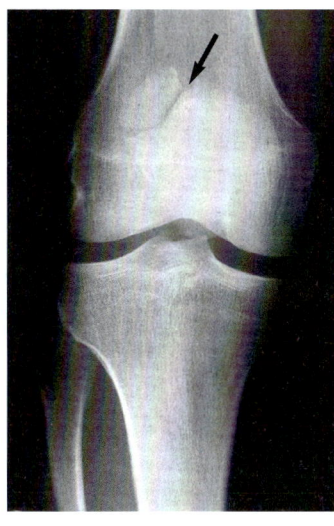

Abb. 16.49 Patella partita.
Im oberen äußeren Quadranten findet sich ein isolierter Knochenkern (→), ihm gegenüber eine passende Aussparung des Patellakörpers.

- abgelaufene Infektionen
- primäre Synovialkrankheiten und Stoffwechselkrankheiten.

Allgemein gilt jedoch auch bei der Arthrose des Kniegelenkes, dass röntgenologisch erkennbare Arthrosezeichen nicht mit entsprechenden Krankheitserscheinungen einhergehen müssen.

Klinik Die Entwicklung erstreckt sich **meist über Jahre** mit allmählicher Verschlimmerung: Es kommt zu Steifigkeit, Spannungsgefühl in der Kniekehle, Belastungs- und Bewegungsschmerz (abnehmende schmerzfreie Gehstrecke), Anlaufschmerz, später auch Ruhe- und Nachtschmerz in Ober- und Unterschenkel. Eine frühzeitige Quadrizepsatrophie geht häufig mit einer Streckbehinderung einher. Bei der klinischen Untersuchung imponiert meist eine Krepitation.

X-Bein- und besonders O-Bein-Deformitäten neigen zur Verschlimmerung und Erschlaffung der kollateralen Bänder, es kommt zu einer progredienten Instabilität.

Die einzelnen Gelenkabschnitte sind oft unterschiedlich betroffen (Kompartmentarthrosen): Bei vorwiegendem Befall der unter starkem Anpressdruck stehenden Patellagleitflächen spricht man von einer **Femoropatellararthrose.** Gleichzeitig oder verschieden stark sind auch die Gelenkverbindungen zwischen Femur und Tibia erkrankt, bei Varusstellung des Beins besonders das mediale (**Varusgonarthrose**), bei Valgusstellung mehr das laterale Gelenkkompartiment (**Valgusgonarthrose**).

Bei alten Menschen mit Gonarthrose kommt es meist zu einem zunehmenden O-Bein, seltener zu einem Genu valgum. Dementgegen entwickelt sich bei der Gonarthritis rheumatica häufiger eine Valgusdeformität.

Diagnostik Für die Diagnostik einer Gonarthrose reichen in der Regel die klinische Untersuchung und eine konventionelle Röntgenaufnahme.

Die Röntgenaufnahme sollte im a.p. Strahlengang und seitlich im Stand erfolgen und ggf. durch eine axiale Patellaaufnahme ergänzt werden. Bei Achsenfehlstellungen

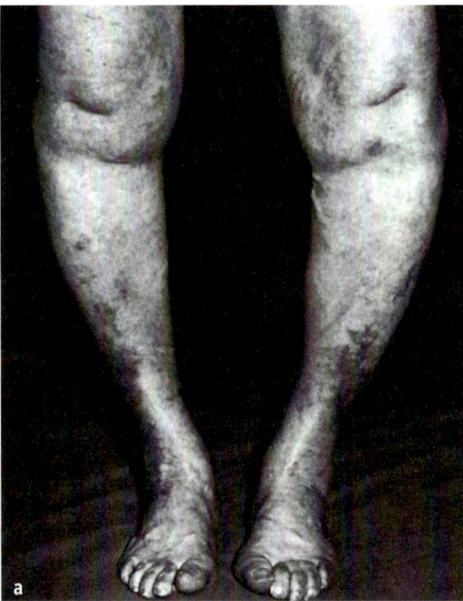
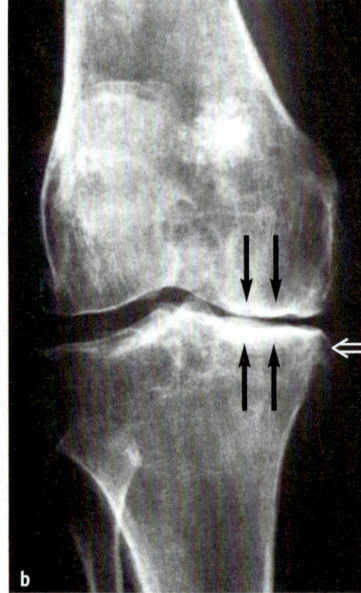
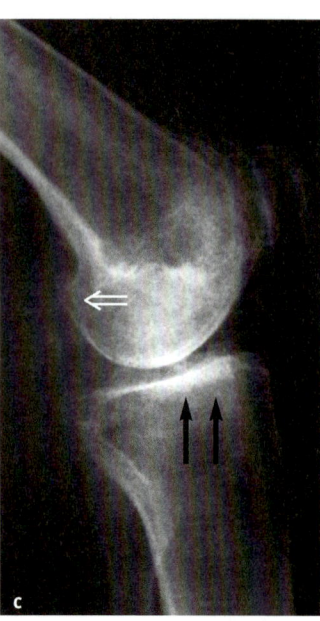

Abb. 16.50 Gonarthrose.

a) 68-jährige Frau, beidseitige Varusdeviation, die in den letzten Jahren zugenommen hat. Sie klagt über belastungsabhängige Schmerzen an den Knieinnenseiten. Die Gelenkkonturen erscheinen grob (Kapselverdickung, kein Gelenkerguss). Verstärkte Fetteinlagerung („Matronenknie").

b) Im Röntgenbild medial deutlich stärkere Arthrosezeichen als lateral: Der mediale Gelenkspalt ist erniedrigt und unregelmäßig begrenzt, der angrenzende subchondrale Knochen sklerosiert (↓↓). Ein großer Osteophyt ist am Knorpel-Knochen-Übergang des medialen Tibiaplateaus zu erkennen (Rauber-Konsole) (⇒).

c) Im seitlichen Röntgenbild weisen der verschmälerte Gelenkspalt und die subchondrale Knochensklerose (↑↑) auf eine gleichzeitige Arthrose des femoropatellaren Gelenks hin. Osteophyt auch am dorsalen Knorpel-Knochen-Übergang des Femurs (⇒).

empfiehlt sich eine Beinganzaufnahme im Stand. Die typischen röntgenologischen Zeichen einer Gonarthrose sind in Abbildung 16.50 dargestellt.

Therapie Die im Kapitel 9.2 beschriebenen **konservativen** Möglichkeiten kommen zum Einsatz, wobei die gute Zugänglichkeit des Kniegelenks lokale physikalische Anwendungen begünstigt. Prinzipielles Ziel der konservativen Therapie ist die Überführung einer **aktivierten Gonarthrose** in eine **latente Form.**

Krankengymnastik und Bewegungstherapie dienen vor allem der Überwindung einer bestehenden Streckbehinderung und der Förderung der Muskelaktionen. Der mechanischen Entlastung dienen ein Pufferabsatz am Schuh (☞ Abb. 3.12) und ein auf der betroffenen Seite geführter Handstock.

Abb. 16.51 Arthrodese des Kniegelenks.

Die Patella wird in den Arthrodesenspalt eingenutet. Achsengerechte Ausrichtung in der frontalen Ebene. Eine leichte Kniebeugung von ca. 10° erleichtert das Durchschwingen des Beins beim Gehen. Die Fixation der Gelenkkörper kann wie hier im Bild mittels externem Fixateur erfolgen oder auch mittels Osteosyntheseplatten oder sog. Arthrodesennagel.

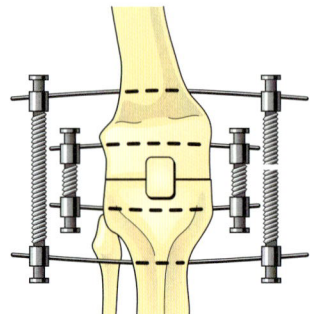

Intraartikuläre Injektionsbehandlungen mit **Steroiden** können eine aktivierte Detritussynovialitis zumindest temporär beruhigen (☞ Kap. 3.2.2.). In jüngster Zeit werden gehäuft sog. **Chondroprotektiva** verordnet, Infiltrationsbehandlungen mit **Hyaluronsäurepräparaten** durchgeführt oder **„gentherapeutische" Verfahren** angepriesen. Weder die symptomatische Wirksamkeit noch eine langfristige, den Knorpel unterstützende Wirksamkeit konnte bis heute in Studien nachgewiesen werden.

Operativ kommen unterschiedliche Verfahren in Betracht:

- palliative arthroskopische oder offene Eingriffe
- Umstellungsosteotomien
- endoprothetischer Gelenkersatz
- Arthrodese.

Palliative arthroskopische oder **offene Eingriffe** wie Synovektomie, Lavage und Débridement (Gelenktoilette: Abtragung störender Osteophyten und flottierender Knorpelabhebungen) werden zwar noch gelegentlich durchgeführt, die Wirksamkeit ist aber nicht ausreichend belegt.

Die **Arthrodese** (☞ Abb. 16.51) hat nur in Ausnahmen eine Indikation, lediglich bei starken Knochendefekten, floriden Infektionen oder nach Entfernung infizierter Endoprothesen kommt sie noch in verschiedenen Techniken zur Anwendung.

Stellungskorrigierende Osteotomien (Umstellungsosteotomien, ☞ Abb. 16.44) setzen einen noch belastbaren Knorpel des kontralateralen Kompartiments voraus und haben ihre Domäne bei den kompartimentalen Arthrosen.

Bei der **Alloarthroplastik** kommen je nach Zustand des Kniegelenks verschiedene Prothesentypen zum Einsatz

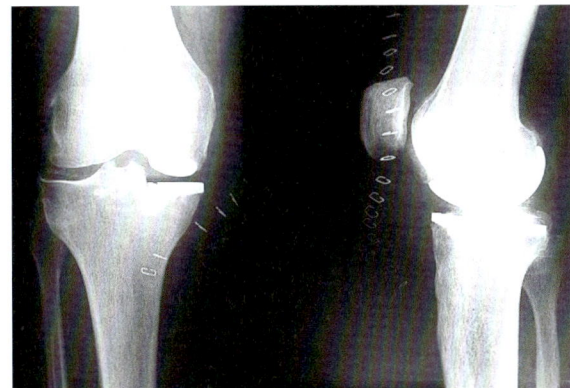

a

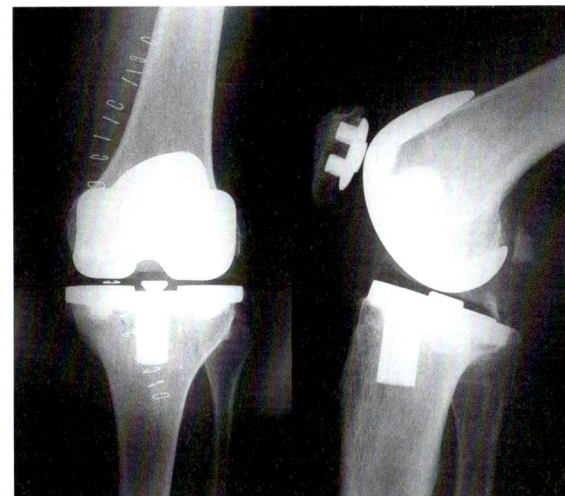

b

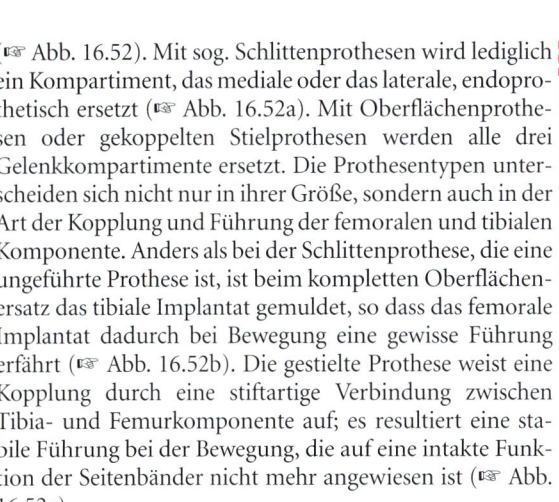

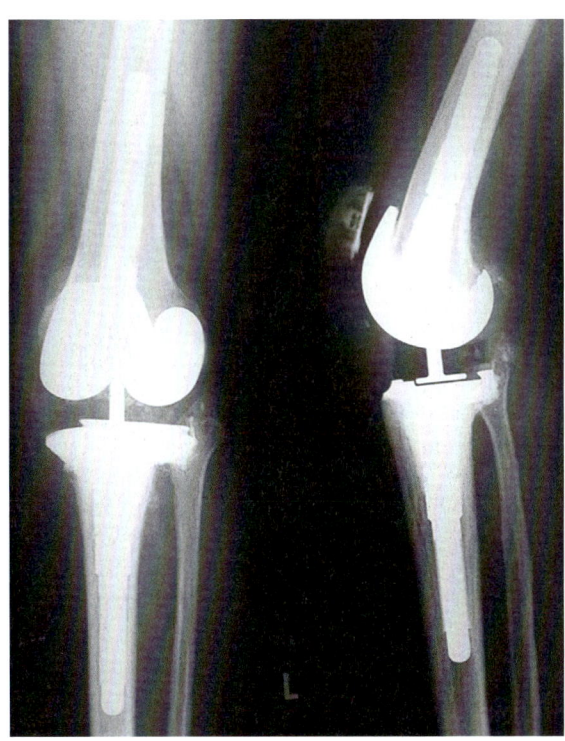

c

Abb. 16.52   Endoprothesentypen für das Kniegelenk.
a) Schlittenprothese zum Ersatz eines medialen Gelenkkompartiments.
b) Kompletter Oberflächenersatz mit Ersatz aller drei Teilgelenke.
c) Kniegelenksersatz mittels gekoppelter Stielprothese.

(☞ Abb. 16.52). Mit sog. Schlittenprothesen wird lediglich ein Kompartiment, das mediale oder das laterale, endoprothetisch ersetzt (☞ Abb. 16.52a). Mit Oberflächenprothesen oder gekoppelten Stielprothesen werden alle drei Gelenkkompartimente ersetzt. Die Prothesentypen unterscheiden sich nicht nur in ihrer Größe, sondern auch in der Art der Kopplung und Führung der femoralen und tibialen Komponente. Anders als bei der Schlittenprothese, die eine ungeführte Prothese ist, ist beim kompletten Oberflächenersatz das tibiale Implantat gemuldet, so dass das femorale Implantat dadurch bei Bewegung eine gewisse Führung erfährt (☞ Abb. 16.52b). Die gestielte Prothese weist eine Kopplung durch eine stiftartige Verbindung zwischen Tibia- und Femurkomponente auf; es resultiert eine stabile Führung bei der Bewegung, die auf eine intakte Funktion der Seitenbänder nicht mehr angewiesen ist (☞ Abb. 16.52c).

16.4.7 Entzündliche Krankheiten des Kniegelenks

Gonitis purulenta

Definition   Eine bakterielle Gonitis stellt einen orthopädischen Notfall dar. Anders als beim Hüftgelenk können klinische Zeichen der Entzündung aufgrund der geringeren Weichteildeckung des Kniegelenks besser erkannt werden.
Synonyma: Kniegelenksempyem, Kniegelenksinfektion.

Ätiologie und Pathogenese   Erreger sind meist **Staphylokokken.** Als Infektionsweg kommen, neben der hämatogenen Aussaat, eine Ausbreitung des Erregers per continuitatem bei Verletzungen der umgebenden Weichteile oder iatrogen nach Punktionen, Injektionsbehandlungen oder Operationen in Betracht. Die bakterielle Ausbreitung im Gelenk führt rasch zur synovialen Entzündungsreaktion und zur enzymatischen Schädigung des Gelenkknorpels (☞ Kap. 7.2.1).

Klinik   Die Patienten beklagen häufig Ruheschmerzen. Das Gelenk ist gerötet und geschwollen, wobei ein Mischbild aus Gelenkerguss und umgebender Weichteilreaktion besteht. Die Beweglichkeit ist eingeschränkt, manchmal schmerzbedingt komplett aufgehoben. Palpatorisch imponiert eine Überwärmung.

> **!** Bis zum Beweis des Gegenteils muss bei einem spontan geschwollenen, geröteten, überwärmten und in seiner Funktion beeinträchtigten Kniegelenk von einem Empyem ausgegangen und die weitere Diagnostik unverzüglich aufgenommen werden.

Diagnostik   Nach der klinischen Untersuchung folgt die Punktion des Gelenks unter aseptischen Kautelen. Eine

311

Zellzahl von über 20 000/μl und eine Trübung können erste Hinweise sein. Die Bakterioskopie kann eine schnelle Bestätigung liefern.

Die laborchemischen Entzündungsparameter CRP und BSG zeigen meist einen raschen Anstieg.

Röntgenologisch kann die Weichteilzeichnung Hinweise für einen Gelenkerguss liefern. Spezifische Hinweise gibt das Röntgen beim Kniegelenkempyem nicht. Besteht der Verdacht auf eine vorbestehende gelenknahe Osteomyelitis, empfiehlt sich die notfallmäßige Durchführung einer Kernspintomographie.

Differentialdiagnose Die **Gonitis tuberculosa** ist wie die tuberkulöse Koxitis selten (☞ Kap. 16.3.6 und 7.2.2). Die **Arthritis urica** kann ebenfalls eine sehr schmerzhafte Gonitis mit Leukozytose und subfebrilen Temperaturen erzeugen. Die Unterscheidung gelingt mit dem Kristallnachweis im Punktat und der hohen Harnsäurekonzentration im Serum. Die **Pseudogicht** geht meist mit einer milderen Symptomatik einher.

Therapie Therapeutisch kann nicht bis zur definitiven Erregerbestimmung gewartet werden. In Anbetracht des erheblichen destruktiven Potentials der Erreger muss eine frühzeitige **chirurgische Eröffnung** des Gelenks mit ausgiebiger Spülung, Synovialektomie und Débridement erfolgen, anschließend Drainage des Gelenks.

Liegt eine gelenknahe Osteomyelitis vor, ist diese in das Débridement einzubeziehen.

Zur **systemischen Antibiotikabehandlung** kommt ggf. zunächst ein Präparat mit breitem Spektrum zum Einsatz, die Änderung erfolgt nach Antibiogramm. Die Antibiose sollte mindestens bis zum deutlichen Rückgang der klinischen und laborchemischen Entzündungszeichen fortgesetzt werden.

Um eine Kontraktur zu vermeiden oder zumindest in Grenzen zu halten, beginnt die **Bewegungstherapie** schmerzorientiert bereits wenige Tage nach der Operation, am besten zunächst auf der motorisierten Kniebewegungsschiene.

> **!** Eine bakterielle Gonarthritis stellt einen orthopädischen Notfall dar, der die frühzeitige chirurgische Eröffnung des betroffenen Gelenks verlangt.

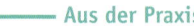

— Aus der Praxis —

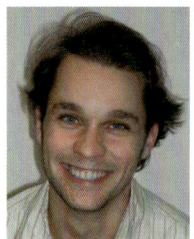

Anamnese Ein 26-jähriger Leistungssportler wird von seinem Teamarzt in die Notaufnahme geschickt. Seit zwei Tagen bestehen starke Ruhe- und Belastungsschmerzen sowie eine Schwellung im linken Kniegelenk. Aufgrund eines Knorpelschadens hatte der Patient zuletzt vor 5 Tagen eine intraartikuläre Injektion mit einem Hyaluronsäurepräparat erhalten.

Klinische Untersuchung Die klinische Untersuchung zeigt eine deutlich verstrichene Gelenkkontur mit periartikulärer Rötung. Die Palpation ergibt einen Gelenkerguss, die Beweglichkeit ist aufgrund der Schmerzen nicht sicher prüfbar.

Diagnostik Laborchemisch zeigt sich eine massive Erhöhung des CRP und der BSG. Fieber besteht nicht. Unter sterilen Kautelen erfolgt die Gelenkpunktion. Das trübe Punktat wird unverzüglich bakterioskopisch untersucht. Dabei zeigen sich grampositive Kokken.

Diagnose Iatrogenes Gelenkempyem des linken Kniegelenks nach intraartikulärer Injektion.

Therapie Sofortige Arthroskopie mit ausgiebiger Spülung und Synovektomie. Systemische Antibiose mit einem Breitbandantibiotikum. Nach Erregernachweis (hier: Staphylococcus aureus) gezielte Antibiose.

Bursitis praepatellaris

Definition Infektiöse und nichtinfektiöse Entzündung der Bursa praepatellaris.

Ätiologie und Pathogenese Eine abakterielle Entzündung wird **nach mechanischer Belastung** beobachtet (kniende Tätigkeiten) oder auch nach einem Schlag auf die Kniescheibe (**Sturz**). Die bakterielle Entzündung tritt in der Regel erst als Komplikation einer abakteriellen Bursitis auf, meist über eine gleichzeitig eingetretene Hautverletzung.

Klinik Die geschwollene Bursa hebt sich prall-elastisch von der Kniescheibe ab. Schmerzbedingt kann es zu einer endgradigen Beugeeinschränkung kommen, meist wird aber nur ein Spannungsgefühl empfunden.

Diagnostik Anamnese und klinischer Untersuchungsbefund sind richtungsweisend.

Therapie Abakterielle Formen werden symptomatisch mit Kühlung und Schonung behandelt. Nur bei chronischen Verläufen, die rezidivierend zu Schwellungen und lokalen Schmerzen führen, kommt die Bursektomie in Betracht. Eine bakterielle Bursitis praepatellaris wird operativ entfernt, das Wundgebiet drainiert. Andernfalls droht eine Ausbreitung per continuitatem bis in die Gelenkhöhle.

Gonitis rheumatica

Definition Das Kniegelenk ist bei Patienten mit einer rheumatoiden Arthritis in über 75 % der Fälle betroffen.

Ätiologie und Pathogenese Allgemeines zur Ätiologie und zum Verlauf der rheumatischen Arthritis findet sich in Kapitel 9.3. Es hat auch für das Kniegelenk Gültigkeit.

Über eine synoviale Entzündungsreaktion kommt es zu **rezidivierenden Ergussbildungen** und durch Freisetzung synovialer Enzyme zur sukzessiven **Knorpeldestruktion.** Die meist langjährigen entzündlichen Prozesse führen am Kniegelenk auch zur Instabilität der Kapsel-Band-Strukturen. Die knöcherne Destruktion führt nicht selten zur Achsabweichung in die Valgusrichtung.

Klinik In der Anfangsphase kommt es zu Schmerzen und Funktionseinschränkungen, ohne dass röntgenmorphologisch wesentliche Veränderungen erkennbar sein müssen. Im Vordergrund steht die synoviale Entzündungsreaktion, die später durch die Destruktion der Gelenkoberfläche zu einer **sekundären Gonarthrose** führt und sich von der Symptomatik einer Gonarthrose nicht unterscheiden lässt.

Diagnostik Initial kommt dem klinischen Untersuchungsbefund und der Synovialanalyse eine besondere Bedeutung zu. Später sind im Röntgenbild typische Veränderungen erkennbar (☞ Abb. 16.53):
- Usurenbildungen
- subchondrale Entkalkungen
- Höhenminderung des radiologischen Gelenkspalts.

Differentialdiagnose Prinzipiell können andere primäre Synovialerkrankungen (z.B. Psoriasisarthritis) oder reaktive Arthritiden (z.B. Lyme-Arthritis nach Borrelieninfektion) ähnliche Symptome hervorrufen.

> **!** Das Kniegelenk ist bei Patienten mit einer rheumatoiden Arthritis in über 75 % der Fälle betroffen.

Therapie Neben der frühzeitigen systemischen medikamentösen Behandlung kann in frühen Stadien eine **Radiosynoviorthese** oder eine arthroskopische/offene **Synovektomie** therapeutisch eingesetzt werden.

Bei fortschreitender Gelenkdestruktion kommen alloarthroplastische Eingriffe in Betracht.

16.4.8 Osteochondrosen und Osteonekrosen des Kniegelenks

Osteochondrosis dissecans des Kniegelenks

Definition Die stadienhafte Demarkierung einer Knochen-/Knorpelscheibe aus einer Gelenkfläche des Kniegelenks bezeichnet man als Osteochondrosis dissecans femoris (O.d.f.).

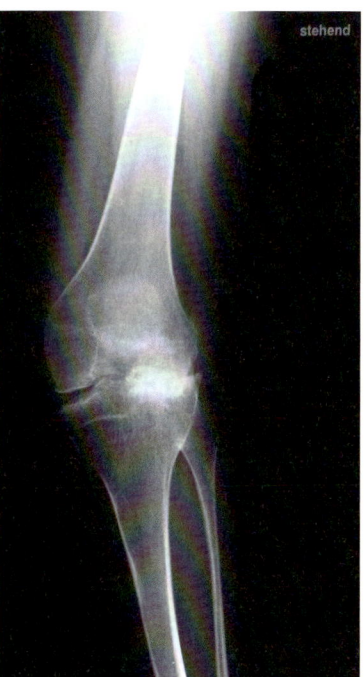

Abb. 16.53 Gonitis rheumatica.

Das Röntgenbild zeigt den völlig aufgehobenen lateralen Gelenkspalt. Der Tibiakopf erscheint vom Femurkondylus bereits imprimiert, daraus resultiert die valgische Beinachse.

Ätiologie und Pathogenese Bei der O.d. handelt es sich um eine zirkumskripte Knochennekrose, die vorwiegend bei **Jugendlichen** in und nach der Pubertät und bei **jungen Erwachsenen** vorkommt. Die Ursache ist bis heute nicht sicher geklärt.

Wahrscheinlich wirken **konstitutionell-disponierende Faktoren** mit **mechanischen Einwirkungen** zusammen, die zu einer lokalisierten subchondralen Ischämie im abhängigen Versorgungsbereich und zur lokalisierten Nekrose des Knochens führen. Dafür sprechen zumindest die für jedes Gelenk typische, immer wieder gleiche Lokalisation und die segmentartige Form des Dissekats.

Die Nekrosezone des Knochens demarkiert sich allmählich gegenüber der gesunden Nachbarschaft und führt zur Degeneration des darüber liegenden Knorpels.

Abbauprodukte können zu dieser Zeit bereits Reizerscheinungen im Gelenk mit Erguss und Schmerzen auslösen. Der Sequester bleibt zunächst noch mit dem lebenden Knochen in Verbindung und kann unter günstigen Bedingungen wieder einheilen. Bei fortgesetzter Bewegung und Belastung löst sich das Dissekat jedoch allmählich aus und wird zum freien Gelenkkörper (**Gelenkmaus, Corpus librum,** ☞ Abb. 6.6). Das „Mausbett" wird mit fibrösem und faserknorpeligem Gewebe ausgefüllt.

Sitz der Erkrankung ist in der Regel der konvexe Gelenkkörper. Typische Lokalisationen sind:
- medialer Kondylus im Kniegelenk (O.d. femoris)
- Patella (O.d. patellae)
- Trochlea femoris.

Klinik Die Patienten beklagen wechselnde, meist **unspezifische Gelenkbeschwerden,** solange das Dissekat noch nicht abgestoßen ist. Auch in dieser Phase kommt es häufig bereits zu Schwellungen durch **rezidivierende Ergüsse.**

Im Stadium allmählicher Demarkierung kommt es zur Schmerzauslösung bei Belastung und bestimmten Bewegungen. Die Einklemmung einer Gelenkmaus führt unter blitzartigem Schmerz zur **Gelenksperre.**

Frühzeitige Arthrosis deformans bei gröberen Schäden der Gelenkfläche.

Diagnostik Im konventionellen Röntgenbild zeigt sich die Aussparung in der Gelenkfläche, das abgestoßene Knorpel-/Knochenstück – es können auch mehrere sein – „im Mausbett" oder auch als „Gelenkmaus" frei im Gelenk (☞ Abb. 6.6). Oft sind zur Darstellung spezielle Einstellungen notwendig (z. B. Tunnelaufnahme nach Frick).

Eine sichere Diagnose und Stadieneinteilung ist mit der **Kernspintomographie** möglich.

Therapie Die Therapie ist abhängig vom Krankheitsstadium, vom Alter und vom Zustand der Gelenkfläche:

Stadium I: Im frühen Jugendalter symptomatische Maßnahmen und Förderung der Reintegration durch Entlastung (Schonung, Sportverbot, ggf. Gipstutor oder Stützapparat für 6–12 Wochen) und engmaschige MRT-Kontrolle.

Stadium II: Bei fortschreitender subchondraler Nekrose und nachfolgender zunehmender Sklerosierung Versuch der retrograden Anfrischung des Mausbetts durch Bohrung oder Spongiosatransplantat.

Stadium III: Bei demarkiertem, aber noch unvollständig abgestoßenem Dissekat Refixation mit feinen Knochenstiften, Schrauben, auch Fibrinkleber oder Spanbolzung durch den gesunden Kondylus bis in die Nekrosezone.

Stadium IV: Ein längere Zeit frei flottierender Gelenkkörper wird am besten entfernt. Langzeituntersuchungen haben gezeigt, dass das Belassen des Mausbetts sehr wahrscheinlich zu einer frühzeitigen Arthrose führt, so dass eine Deckung des Defekts angestrebt wird (Knorpel-Knochen-Transplantate, autologe Chondrozytentransplantation).

M. Osgood-Schlatter

Definition Eine aseptische Osteochondrose der Schienbeinapophyse wird als M. Osgood-Schlatter bezeichnet.

Ätiologie und Pathogenese Es kommt zu einer **Ossifikationsstörung** im Bereich der tibialen Patellasehneninsertion (Apophyse). Sie befällt überwiegend **Jungen** zwischen **12 und 15 Jahren.** In der Vorgeschichte wird nicht selten eine körperliche Überanstrengung angegeben.

Klinik Die Gegend der Tuberositas tibiae ist im floriden Stadium oft leicht verdickt und druckempfindlich (☞ Abb. 16.54a) Es besteht ein Zerrungsschmerz bei passiver Beugung des Kniegelenks und aktiver Streckung gegen Widerstand. Das Kniegelenk selbst ist unbeteiligt.

Diagnostik Das Röntgenbild (☞ Abb. 16.54b und c) zeigt im Verlauf Auflockerungen, Fragmentationen, evtl. Abhebungen einzelner Knochenpartikel der Tuberositas tibiae.

Differentialdiagnose **Bursitis praepatellaris:** Die durch sie bedingte Schwellung sitzt höher, ist breiter und meist kissenartig oder fluktuierend.

Bursitis infrapatellaris profunda: Das Röntgenbild ist unauffällig.

Therapie Zu Beginn der Erkrankung und bei geringen Beschwerden **Schonung,** Befreiung vom Sport bzw. Vermeidung provozierender Sportarten, Wärmeanwendungen, ggf. Versuch mit Eisauflagen. Kommt es darunter nicht zur Besserung, kann eine kurzfristige Versorgung mit einer **Gipshülse** notwendig werden. Damit erfolgt gewöhnlich eine Beruhigung der Symptome nach 4–6 Wochen.

Bleiben nach Ausheilung der Nekrose störende Deformierungen der Tuberositas oder isolierte Knochenkerne in der Patellarsehne zurück, empfiehlt es sich, überstehende Tuberositasanteile **operativ** abzutragen oder zwischen den Sehnenfasern liegende Knochenpartikel unter sorgfältiger Schonung des Patellabandansatzes zu entfernen (nicht vor Abschluss des Wachstums wegen Gefahr einer Schädigung der Wachstumsfuge).

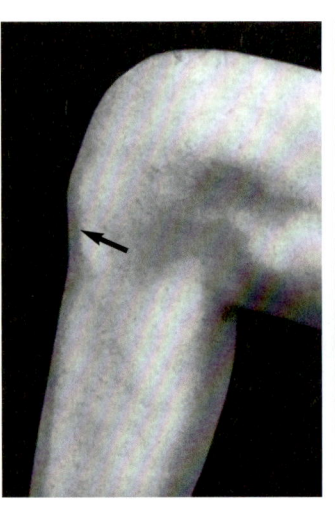 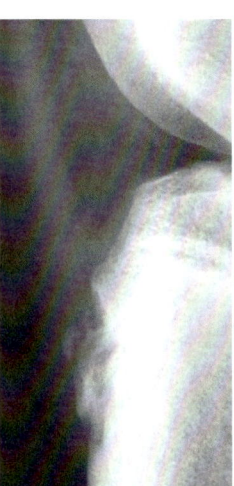 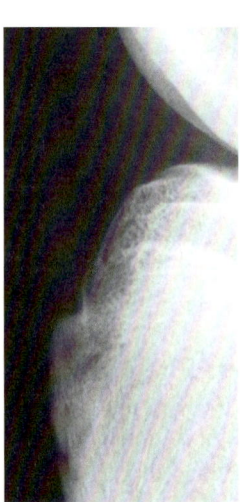

Abb. 16.54 Morbus Schlatter.

a) Schmerzhafte Vorwölbung vor dem Schienbeinkopf infolge einer Schlatter-Krankheit bei einem 15-Jährigen.

b) Röntgenbild bei florider Schlatter-Krankheit: Die Apophysenstruktur der Tuberositas tibiae erscheint wolkig-unscharf, aufgelockert, teilweise bröckelig.

c) Ein Jahr später im ausgeheilten Zustand hat sich die Knochenzeichnung normalisiert. Zurückgeblieben ist eine Prominenz der Tuberositas.

Aseptische Nekrose des Femurkondylus

Definition Die umschriebene subchondrale Osteonekrose eines Femurkondylus wird auch als **M. Ahlbäck** bezeichnet.

Ätiologie und Pathogenese Wie bei allen aseptischen Knochennekrosen (☞ Kap. 6.2) liegt die Ursache auch beim M. Ahlbäck in einer **lokalen Durchblutungsstörung.** Es kommt zu einer mehr oder weniger ausgedehnten Osteonekrose. Der betroffene Kondylus wird deformiert und inkongruent. Schließlich entwickelt sich eine sekundäre Arthrose.

Vorwiegend sind **ältere Frauen** jenseits des 60. Lebensjahres betroffen. Meist ist der mediale Femurkondylus betroffen, seltener der laterale.

Klinik Die Frühstadien der Krankheit verlaufen symptomlos. Meist mit Beginn der Oberflächendeformation treten **plötzlich starke Schmerzen** an der Knieinnenseite auf, es kommt zu **Gelenkerguss** und **Gehbehinderung.**

Diagnostik Das konventionelle **Röntgenbild** ist initial häufig unauffällig.

Später kommt es zur Abflachung und Verdichtung, anschließend zur Dissekation am medialen, seltener am lateralen Kondylus – jedoch weiter zur Belastungszone des Kondylus hin als bei Osteochondrosis dissecans (☞ Abb. 16.55).

Gelegentlich sind auch Veränderungen an der korrespondierenden Tibiagelenkfläche zu beobachten, deren Kante dann später einsinkt.

Im **Kernspintomogramm** erkennt man die volle Ausdehnung des Nekroseareals, auch schon in der Frühphase.

Differentialdiagnose Osteochondrosis dissecans, enchondrale Dysostose, Halbseiten-Gonarthrose, degenerative Meniskopathie.

Therapie Konservative Maßnahmen sind wenig aussichtsreich.

Operativ kann in Frühstadien oder bei kleiner Ausdehnung des nekrotischen Bezirks eine **Umstellungsosteotomie** durchgeführt werden. Der Nekrosebezirk wird zur Stimulation einer Revaskularisation angebohrt.

Bei fortgeschrittener Destruktion und Degeneration kommen unikondyläre Schlittenprothesen – oder ein bikondylärer Oberflächenersatz in Betracht (☞ Abb. 16.53a + b).

16.4.9 Band- und Meniskusverletzungen des Kniegelenks

Meniskusschäden

Definition Infolge ihrer anatomischen Struktur, der besonderen Ernährungsbedingungen und der mechanisch exponierten Lage können die Menisken sowohl **akuten traumatischen** als auch **chronisch-degenerativen** Veränderungen unterworfen sein.

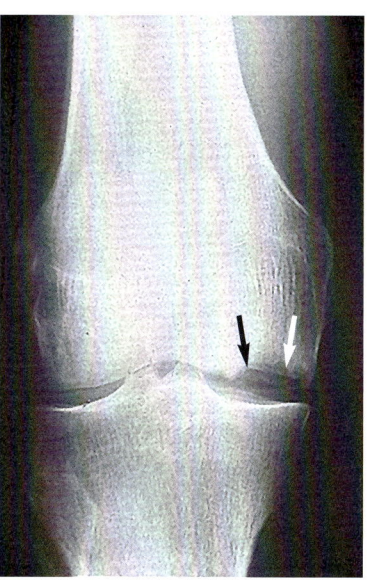

Abb. 16.55 Morbus Ahlbäck.
Mediale Kondylennekrose bei einer 62-jährigen Frau. Im Röntgenbild muldenförmige Aussparung in der Belastungszone des medialen Femurkondylus und Verdichtung des Knochens.

Ätiologie und Pathogenese Eine Auffaserung des Meniskus mit fettigen Degenerationen und biomechanischem Stabilitätsverlust stellt sich bei vielen Menschen schon im dritten Dezennium ein und ist nach dem 40. Lebensjahr nahezu regelmäßig vorhanden.

Bei solchen vorgeschädigten Menisken genügen schon geringe Krafteinwirkungen außerhalb des physiologischen Bewegungsablaufs oder über das alltägliche, gewohnte Maß hinaus, um eine Zusammenhangstrennung herbeizuführen. Die Entwicklung regressiver Veränderungen wird aber auch durch besondere berufliche und sportliche Dauerbelastung gefördert (jahreslanges Arbeiten in Hockstellung, langfristige ständige Überbeanspruchung der Knie z.B. bei Fußballspielern). Ähnlich wie bei Läsionen des Gelenkknorpels sind die reparativen Möglichkeiten des Meniskus begrenzt. Dies wird u.a. darauf zurückgeführt, dass Menisken nur in ihrer äußeren Zone (Red Zone) vaskularisiert sind. Die inneren Meniskusanteile (White Zone) werden ausschließlich über Diffusionsvorgänge ernährt. Entsprechend fehlt den avaskulären Arealen nach Verletzung die Möglichkeit, über eine Entzündungsreaktion reparative Prozesse einzuleiten.

Die chronische Meniskusdegeneration (**Meniskopathie**) leitet allmählich zur Gonarthrose über und kann Beschwerden bei Belastung und Bewegung verursachen, auch ohne dass eine grobe Desintegration vorhanden sein muss.

Ein gesunder Meniskus dagegen reißt selten, gewöhnlich ist dazu ein adäquates Trauma auf dem Boden eines degenerativen Vorschadens erforderlich.

Bei jungen Menschen sind **Meniskusrupturen** stets Folgen grober Traumatisierung, meist bei Sport-, Freizeit-, Berufs- und Verkehrsunfällen (☞ Abb. 16.56). Häufigste Ursachen sind:

- indirekte Gewalteinwirkung durch plötzliche Drehbewegung im gebeugten Knie
- Stoß von lateral bei feststehendem Unterschenkel

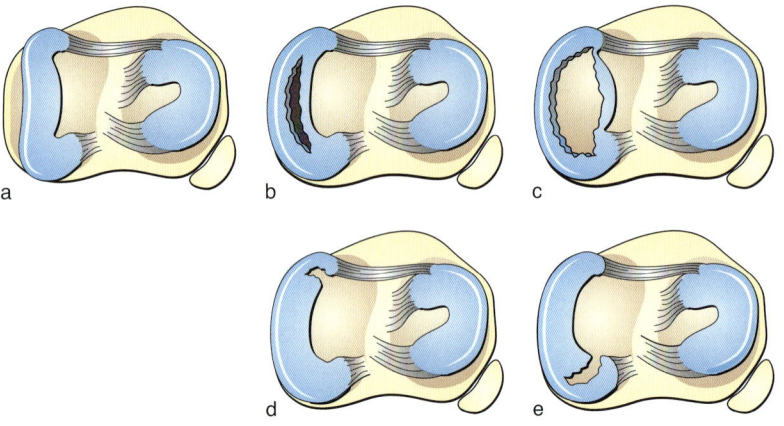

**Abb. 16.56   Verschiedene Rissformen der Knie-
gelenksmenisken.**

a) Ablösung der Meniskusbasis am Kapselrand.
b) Längsriss im Meniskuskörper ohne Dislokation.
c) Längsriss mit Dislokation: Korbhenkelriss.
d) Querriss im Vorderhorn.
e) Lappenriss im Hinterhorn.

■ abrupte Streckung, wobei der Faserknorpel überkritisch
gespannt wird (typischer Unfallmechanismus beim
Fußballspielen, Skifahren usw.).

Der mediale Meniskus ist häufiger betroffen als der laterale. Infolge der Elastizität verlagern sich gelöste Meniskusanteile leicht nach innen und neigen zur Einklemmung
(☞ Abb. 16.57).

Fremdkörpergefühl mit Unsicherheit und Schmerzen bei
Belastung. Die volle Streckfähigkeit ist auch hierbei meist
schmerzhaft eingeschränkt.

> **!** Der mediale Meniskus ist von Rupturen häufiger betrof-
> fen als der laterale.

Klinik   Bei **frischer Ruptur** besteht meist ein heftiger
Schmerz, ggf. kommt es zu Einklemmungserscheinungen
(Gelenk ist in Beugestellung federnd blockiert, heftiger
Schmerz bei forcierter passiver Streckung) und Ergussbil-
dung.

Bei **älterer Meniskusverletzung** und **Meniskopathie**
kann es zu wiederholten Einklemmungserscheinungen bei
bestimmten Bewegungen und anhaltenden oder rezidivierenden Reizergüssen kommen. Mitunter besteht ein

Diagnostik   Für die Diagnostik ist zunächst die Erhebung der exakten Anamnese von größter Wichtigkeit,
insbesondere über den Unfallmechanismus und die ersten
klinischen Beschwerden.

Die **klinische Untersuchung** ist wegweisend (☞ Kap.
16.4.2).

Als bildgebendes Verfahren hat die **Kernspintomographie** die Arthrographie vollständig abgelöst. Dennoch ist
zu bedenken, dass die Darstellung eines Meniskusrisses in

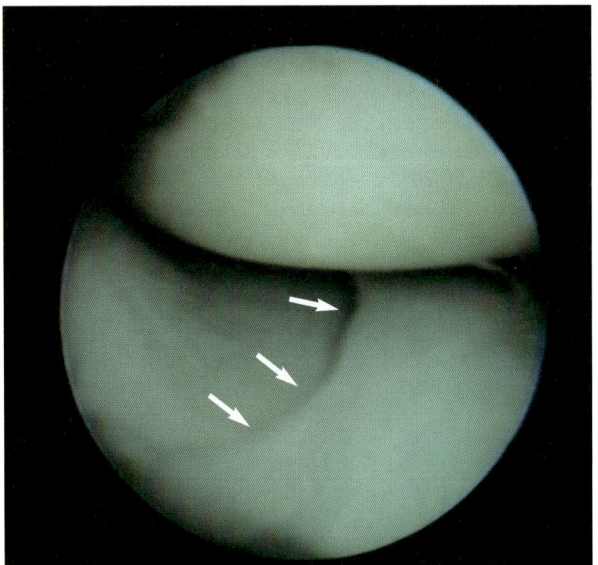

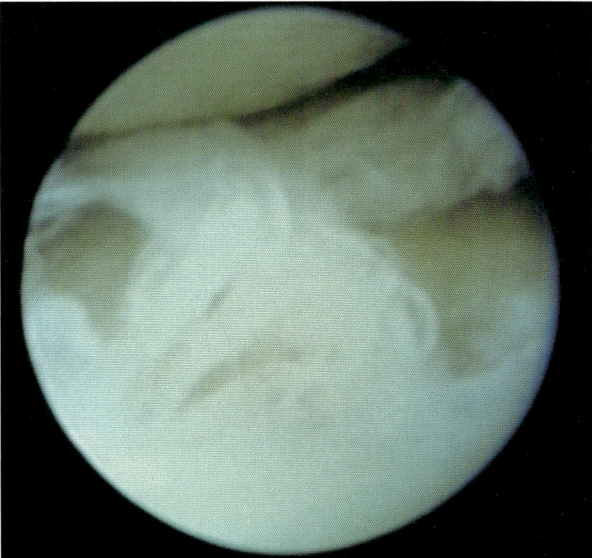

Abb. 16.57   Arthroskopie des Kniegelenks bei Meniskopathie.

a) Blick in das mediale Kniekompartiment, oben Femurkondylus, die Pfeile kennzeichnen den freien Rand des Innenmeniskus.
b) Ruptur des Innenmeniskus mit Dislokation. Faserige Zerstörung des Meniskuskörpers.

der Kernspintomographie noch falsch negative Ergebnisse liefern kann und eine Meniskusläsion im MRT nicht erkannt wird.

Zu beachten ist ferner, dass bei vorausgegangenem Unfallereignis häufig Kombinationsverletzungen (z. B. beim medialen Meniskus gleichzeitige Kollateralbandläsion – Meniskus – Kapsel – inneres Seitenband) vorliegen.

Bei älteren Meniskusschäden kann klinisch eine Atrophie der Quadrizepsmuskulatur beobachtet werden.

In Zweifelsfällen bietet sich eine **Arthroskopie des** betroffenen Gelenks an. Sie hat den Vorteil, dass gleichzeitig therapeutisch vorgegangen werden kann (☞ Abb. 16.57).

Differentialdiagnose   Zu ähnlichen Beschwerden können Zerrungen oder Sehnenrisse des Seitenbands, des sog. Kapselbands (Ligg. meniscofemorale und meniscotibiale) und der Gelenkkapsel führen.

Darüber hinaus können freie Gelenkkörper (Osteochondrosis dissecans), Formanomalien (Scheibenmeniskus) oder Knieschmerzen bei Genu varum oder valgum, Arthrosis deformans, Erkrankungen des Hoffa-Fettgewebskörpers (Hypertrophie, Verkalkungen) oder eine Baker-Zyste (☞ Abb. 16.41) in der Kniekehle für die Symptomatik verantwortlich sein.

Meniskuszysten (**Meniskusganglion**) führen zu einer ähnlichen Symptomatik wie die degenerative Meniskopathie. Es handelt sich um flüssigkeitsgefüllte Pseudozysten des Meniskuskörpers, die sich zunehmend vergrößern und schließlich vor allem in Kniestreckung als umschriebene, derbe und druckdolente Verdickungen meist über dem lateralen Gelenkspalt in Erscheinung treten (☞ Abb. 16.58). Bei Beugung des Gelenks verschwindet der Tumor. Durch degenerative Veränderungen kommt es zusätzlich zu Meniskusrissen.

> **!** Eine Auffaserung des Meniskus mit fettigen Degenerationen und biomechanischem Stabilitätsverlust stellt sich bei vielen Menschen schon im dritten Dezennium ein und ist nach dem 40. Lebensjahr nahezu regelmäßig vorhanden.

Therapie   Die Wahl des therapeutischen Verfahrens orientiert sich heute an der Ursache und der Form der Läsion sowie am Patientenalter:

Bei **traumatischen Läsionen** können kleinere Längsrisse in der vaskularisierten „red zone" konservativ behandelt werden. Möglich ist eine Ausheilung unter Narbenbildung. Größere Längsrisse können durch eine Meniskusnaht behandelt werden.

Liegt der Riss im Kapselgrenzbereich, ist eine Wiederanheftung (Meniskopexie) möglich. Bei Korbhenkelrissen, Radiärrissen und Lappenrissen erfolgt eine Meniskusteilresektion (partielle Meniskektomie).

Die partielle Resektion ist auch bei **degenerativen Meniskopathien** indiziert. Die Operationen werden standardmäßig per Arthroskop durchgeführt.

Der biologische Meniskusersatz, z. B. durch Kollagenvliese, befindet sich derzeit noch in der Erprobung.

Die offene komplette Resektion eines Meniskus war in früheren Jahren ein orthopädisches Standardverfahren. Es

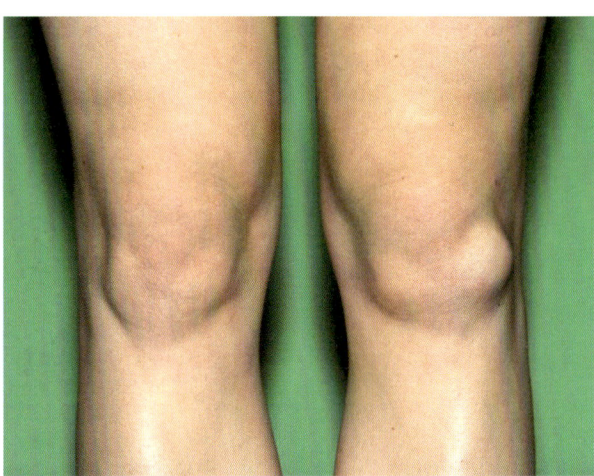

Abb. 16.58   Meniskusganglion.
Über dem lateralen Gelenkspalt links erkennt man in Gelenkstreckung einen eng umschriebenen Tumor, der sich bei Beugung in den Gelenkspalt zurückzuziehen scheint.

konnte aber gezeigt werden, dass die vollständige Meniskusentfernung eine Präarthrose darstellt, d. h. die Patienten in der Folgezeit eine Arthrose in dem betroffenen Kompartiment entwickelten.

Kreuzbandschäden

Definition   Die geringere knöcherne Führung des Kniegelenks bei gleichzeitig hohem beruflichem und sportlichem Funktionsanspruch erklärt die besondere physiologische und pathophysiologische Bedeutung des Kapsel-Band-Apparats.

Ätiologie und Pathogenese   Prinzipiell sind **akute traumatische Rupturen** der Kreuzbänder von **chronischen (meist degenerativen) Instabilitäten** zu unterscheiden.

Isolierte Rupturen der Kreuzbänder sind relativ selten; meist handelt es sich um Kombinationsverletzungen. Unfallmechanismus:

- beim **vorderen Kreuzband:** forcierte Überstreckung des Kniegelenks oder gewaltsame Vorwärtsverlagerung des Unterschenkels bei gebeugtem Knie (Sportverletzung!)
- beim **hinteren Kreuzband:** meist bei forcierter Rückwärtsbewegung des Unterschenkels bei gebeugtem Knie (Aufprallverletzung bei Autounfällen!).

Veraltete Bandschäden bringen das Kniegelenk in eine schwierige Situation: Mangelhafte ligamentäre Festigkeit und damit einhergehende zunehmende Muskelschwäche (vor allem im M. quadriceps) berauben das Gelenk zusätzlich seiner wichtigsten passiven und aktiven Sekundärstabilisatoren. Abnorme Motilität und Beanspruchung begünstigen die Degeneration der Menisken und des Gelenkknorpels. Im Lauf der Zeit kommt es zu fortschreitender Gonarthrose mit Schmerzen und Gebrauchsbehinderung des Beines. Die Möglichkeiten, diesen Circulus vitiosus zu unterbrechen, sind umso schlechter, je später eine Behandlung einsetzt.

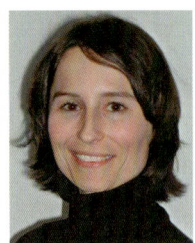

Anamnese Eine 28-jährige Handballspielerin kommt in die Sprechstunde. Nach einer „Verdrehung" des Kniegelenks vor 6 Wochen sei es erstmals zu Schmerzen auf der Innenseite des rechten Kniegelenks gekommen. Die akute Schmerzhaftigkeit habe sich unter Kühlung und kurzfristiger Schonung gebessert. Aber seither bestehen rezidivierende Schmerzen unter Belastung. Gelegentlich tritt eine wenig schmerzhafte Beugehemmung auf, die nach Schütteln des Beins spontan verschwindet.

Klinische Untersuchung Die Untersuchung zeigt normale Gelenkkonturen. Palpatorisch bestehen ein diskreter Gelenkerguss sowie ein Druckschmerz am medialen Kniegelenkspalt. Die Seiten- und Kreuzbänder sind stabil. Payr-Zeichen und Steinmann-II-Zeichen sind positiv, Überstreckschmerz in der medialen Kniekehle.

Diagnostik Das konventionelle Röntgenbild zeigt einen altersentsprechenden Normalbefund. Die Kernspintomographie zeigt einen Einriss im Innenmeniskushinterhorn.

Diagnose Innenmeniskushinterhornläsion rechtes Kniegelenk.

Therapie Arthroskopie des rechten Kniegelenks mit partieller Innenmeniskushinterhorn-Resektion.

Klinik Im frischen Zustand besteht fast immer ein (blutiger) Gelenkerguss. Das Gelenk wird spontan in Kniebeugung gehalten. Eine Untersuchung, insbesondere die Prüfung der Bandstabilität, kann schmerzbedingt unmöglich sein.

Bei älteren Verletzungen wird häufig über eine Unsicherheit beim Gehen, eine abnorme Beweglichkeit sowie mitunter über ein Schnappen geklagt. Oft zeigt sich eine Atrophie der Quadrizepsmuskulatur.

Diagnostik Die klinische Untersuchung ist bei **akuten Verletzungen** meist nur eingeschränkt möglich. Die Punktion eines blutigen Ergusses kann richtungsweisend sein. Ansonsten ist bei akuten Verletzungen eine frühzeitige Kernspintomographie indiziert, die gleichzeitig Begleitverletzungen aufdecken kann. Konventionell radiologisch ist ggf. ein Ausriss eines Knochenfragments aus der Eminentia intercondylaris nachweisbar. Nach Abklingen der akuten Schmerzsymptomatik und bei **chronischen Instabilitäten** können typische Stabilitätsprüfungen durchgeführt werden (☞ Kap. 16.4.2).

Therapie Die initiale Behandlung akuter Kreuzbandverletzungen ist konservativ.

Das Gelenk kann in einer **Knieführungsbandage** gelagert und früh-funktionell behandelt werden. Ein derartiges Behandlungsregime gibt den umgebenden und meist durch das Trauma ebenfalls betroffenen Kapselstrukturen die Möglichkeit zur Ausheilung. Nach 6–8 Wochen wird durch **forcierte Physiotherapie** versucht, eine ausreichende Stabilität durch Training des M. quadriceps zu erzielen.

Kann keine ausreichende muskuläre Stabilisierung des Gelenks erzielt werden oder besteht primär aus beruflichen Gründen das Bedürfnis einer ausgeprägten Stabilität (Leistungssportler, z. B. Skifahrer, Fußballer), kommen **Kreuzbandersatzplastiken** in Betracht (autologe Bandplastiken mit der Semitendinosussehne oder durch Teile der Patellasehne). Die primäre Naht des Bandes wird heute nicht mehr durchgeführt.

Kollateralbandschäden

Definition Isolierte Kollateralbandverletzungen sind selten. Meist besteht eine kombinierte Weichteilschädigung mit Verletzung eines Kreuzbands, der Gelenkkapsel oder der Menisken.

Ätiologie und Pathogenese Ein **Trauma** mit Varus- oder Valgusstresskomponente (z. B. Fremdeinwirkung beim Fußball) ist in aller Regel ursächlich. Die akute Bandverletzung darf nicht mit chronischen Instabilitäten, insbesondere bei degenerativen Veränderungen eines Gelenkkompartiments verwechselt werden.

Klinik Nach akuter traumatischer Verletzung klagen die Patienten häufig über lokale Schmerzen im Bereich des medialen bzw. lateralen Gelenkspalts. Schmerzreflektorisch kann temporär eine Bewegungseinschränkung auftreten.

Diagnostik Die Untersuchung auf Stabilität erfolgt grundsätzlich im Seitenvergleich bei voller Streckung und in 30°-Beugung bei außenrotiert gehaltenem Unterschenkel.

Aufklapp-Phänomen in dieser Flexionsstellung spricht für isolierten Kollateralbandriss, in Extension und bei hochgradiger Aufklappmöglichkeit auch für Beteiligung anderer Strukturen (Kapsel, Meniskus, Kreuzband) der betreffenden Seite (immer Seitenvergleich!). **Palpatorisch** besteht ein Druckschmerz in Höhe der Bandansätze bzw. über dem Gelenkspalt.

Die früher verbreiteten gehaltenen Röntgenaufnahmen werden nur noch selten durchgeführt. **Konventionelle Röntgenaufnahmen** des Kniegelenks zum Ausschluss knöcherner Ausrisse werden durch eine **Kernspintomographie** ergänzt, die das Ausmaß der Kapsel-Band-Läsion und die Beteiligung weiterer Kniebinnenstrukturen zeigt. Bei älteren Fällen kann im Röntgenbild ggf. eine Verkalkung oder Verknöcherung am oberen Bandansatz (**Stieda-Schatten**) erkennbar sein.

Therapie Nur bei knöchernen Ausrissen ist eine operative Behandlung primär indiziert. Alle anderen Bandverletzungen werden in der Regel konservativ mit einer Knieführungsbandage und früh-funktioneller Krankengymnastik behandelt.

> ! Isolierte Kollateralbandverletzungen sind selten. Meist besteht eine kombinierte Weichteilschädigung mit Verletzung eines Kreuzbands, der Gelenkkapsel oder der Menisken.

16.5 Fuß

16.5.1 Topographie und Biomechanik der Fußgelenke

Anatomie Der komplexe Aufbau des Fußes und der Fußgelenke ist Ausdruck der funktionell unterschiedlichen Aufgaben. Einerseits gewährleistet das Zusammenspiel aus aktiven und passiven Strukturen die Stabilität beim Stand, andererseits wird ein federnder Abrollvorgang auch auf unebenem Boden erreicht.

Die Kraft dazu liefern die Muskeln des Beins, Elastizität und Festigkeit werden durch eine **doppelte Bogenkonstruktion** gewährleistet. Diese passive Architektur ist jedoch instabil und gibt der Körperlast nach, wenn sie nicht von ihrer Muskel- und Sehnenverspannung aktiv gestützt wird. Die wichtigste Funktion erfüllen hierbei die steigbügelartig angeordneten Mm. tibialis (anterior und posterior) und fibularis (peroneus) longus und brevis (☞ Abb. 16.59).

Vereinfacht wird der Fuß als Gewölbekonstruktion angesehen, bei dem ein mediales/laterales Längsgewölbe und ein vorderes Quergewölbe ein Dreieck bilden. Die Metatarsalköpfchen I und V sowie das Tuber calcanei stellen die lasttragenden Pfeiler dar.

Die plantar in diesen Arealen sichtbare verstärkte Verschwielung der Haut ist Ausdruck der hohen lokalen Beanspruchung. In diesem Zusammenhang kommt auch dem subkutanen Fettgewebe eine besondere Bedeutung zu, das im Sinne eines Druckkammersystems strukturiert ist und eine Dämpfungsfunktion übernimmt. Eine Insuffizienz dieses „Puffersystems", z. B. beim Rheumakranken, kann zu einer ausgeprägten lokalen Überbeanspruchung führen.

Auf der **Medialseite** des Fußes bilden Fersenbein, Talus, Os naviculare, die Keilbeine und Os metatarsale I in Form des medialen Längsgewölbes eine Konstruktion, die das eigentlich tragende Element des Fußes darstellt. Im Stand ruht das Gewicht nahezu ausschließlich auf dem Tuber calcanei und dem 1. Mittelfußköpfchen. Der 1. Strahl ist nicht nur der kräftigste, sondern auch der am meisten bewegliche.

Der **äußere Fußrand** ist demgegenüber als starres, wesentlich flacheres Gewölbe angelegt. Die Mittelfußknochen 2–4 bilden mit ihren Köpfchen zwischen dem medialen und lateralen Strahl einen weiteren Bogen, das Quergewölbe. Es ändert seine Form ebenfalls unter der Belastung und liefert die Elastizität bei der Verwringung des Vorfußes.

Aus orthopädischer Sicht gilt den folgenden Strukturen eine besondere Aufmerksamkeit:

- **oberes und unteres Sprunggelenk** (Art. talocruralis und Art. talotarsalis): zwischen Tibia und Trochlea tali bzw. zwischen Talus und Kalkaneus/Os naviculare/Os cuboidum.
- **Fußwurzelregion:** Die Art. tarsi transversa (Chopart-Gelenk) ist zusammengesetzt aus dem Talonavikular-

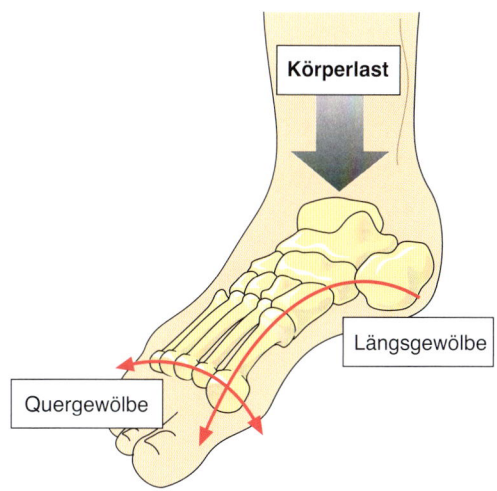

Abb. 16.59 Die Gewölbekonstruktion des Fußes.

gelenk (NT-Gelenk) und dem Calcaneocuboidalgelenk (CC-Gelenk). Die Art. tarso-metatarsalis (Lisfranc-Gelenklinie) ist zusammengesetzt aus den Ossa cuneiformia I–III mit dem Os cuboideum und den Ossa metatarsalia I–V.

- **Zehengelenke** (Art. metatarsophalangeae, interphalangeae prox. und dist.): als Zehengrundgelenke sowie Mittel- und Endgelenke (MTP, PIP und DIP entsprechend der Hand, ☞ Abb. 16.60).

Das **obere Sprunggelenk** ermöglicht in einer nahezu transversalen Achse zwischen der Malleolengabel des Unterschenkels und dem Talus die **Dorsalextension** und **Plantarflexion** des Fußes. Über das Sprungbein werden die einwirkenden Kräfte auf den Rück- und Vorfuß verteilt. Die Malleolengabel wird durch die Syndesmose und die Membrana interossea straff geführt und kann bei Verletzungen zu Gelenkinkongruenzen und nachfolgender Arthrose führen.

Weitaus häufiger als die Bandstrukturen der Malleolengabel sind der laterale und mediale Bandapparat des oberen Sprunggelenks beim „Umknicken" des Fußes (Supinations- bzw. Pronationstrauma) gefährdet.

Die Gelenkachse des **unteren Sprunggelenks** verläuft schräg von dorsolateral nach ventromedial ansteigend und ermöglicht eine Drehbewegung des Fersenbeins. Die Einwärtsdrehung mit Senkung des medialen Fußrandes wird dabei als **Inversion,** die Auswärtsdrehung mit Hebung des medialen Fußrandes wird als **Eversion** bezeichnet.

Die Beschreibung der Einzelgelenke und ihrer Beweglichkeit darf nicht darüber hinwegtäuschen, dass oberes und unteres Sprunggelenk unter Einbeziehung der **Fußwurzelgelenke** funktionell miteinander verknüpft sind. Vor allem das Chopart-Gelenk ist an der Vorfußverwringung im Sinne von Pro- und Supination beteiligt und erleichtert das Stehen und Gehen auf unebenem Grund.

Funktionell sind die **Zehengelenke** Scharniergelenke und ermöglichen eine Dorsalextension/Plantarflexion.

Zwischen den Metatarsaleköpfchen verlaufen die **Nn. digitales pedis,** die bei der sog. Morton-Interdigitalneuralgie u. a. durch eine Gefügeänderung des Quergewölbes beeinträchtigt werden können.

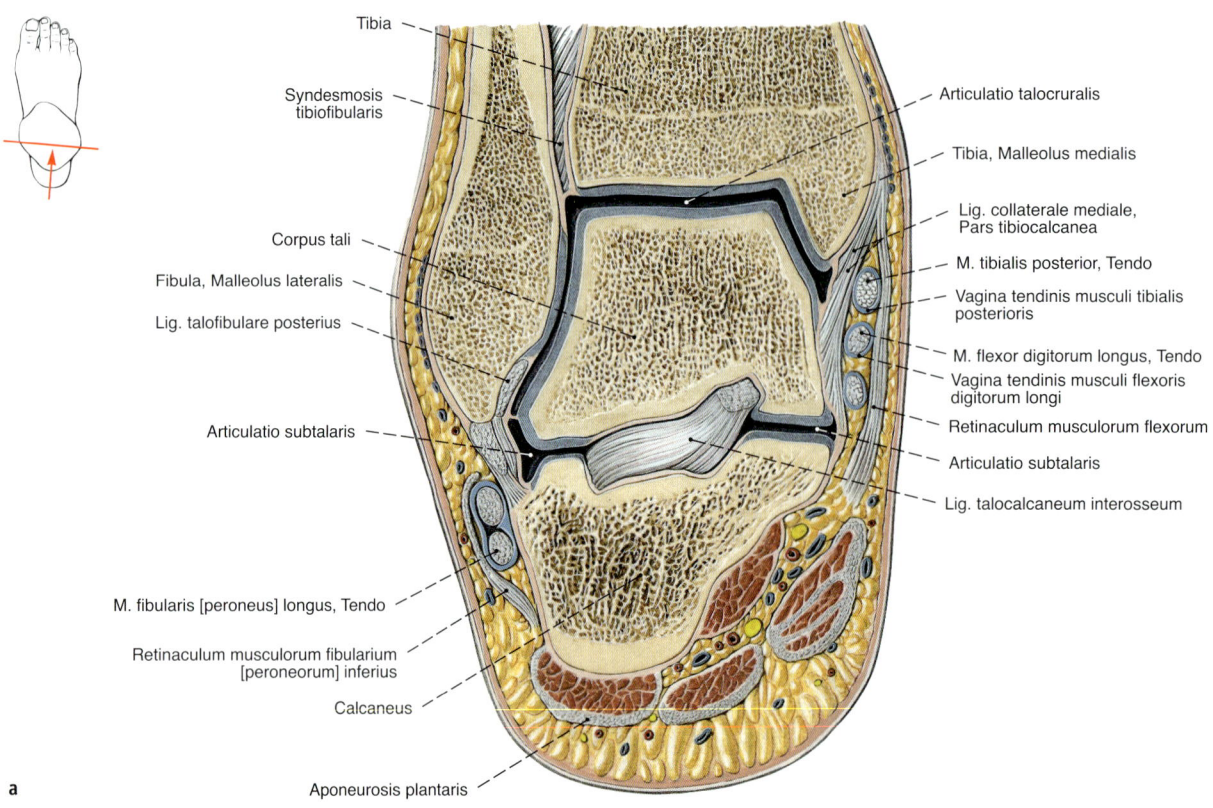

Tibia
Syndesmosis tibiofibularis
Corpus tali
Fibula, Malleolus lateralis
Lig. talofibulare posterius
Articulatio subtalaris
M. fibularis [peroneus] longus, Tendo
Retinaculum musculorum fibularium [peroneorum] inferius
Calcaneus
Aponeurosis plantaris

Articulatio talocruralis
Tibia, Malleolus medialis
Lig. collaterale mediale, Pars tibiocalcanea
M. tibialis posterior, Tendo
Vagina tendinis musculi tibialis posterioris
M. flexor digitorum longus, Tendo
Vagina tendinis musculi flexoris digitorum longi
Retinaculum musculorum flexorum
Articulatio subtalaris
Lig. talocalcaneum interosseum

a

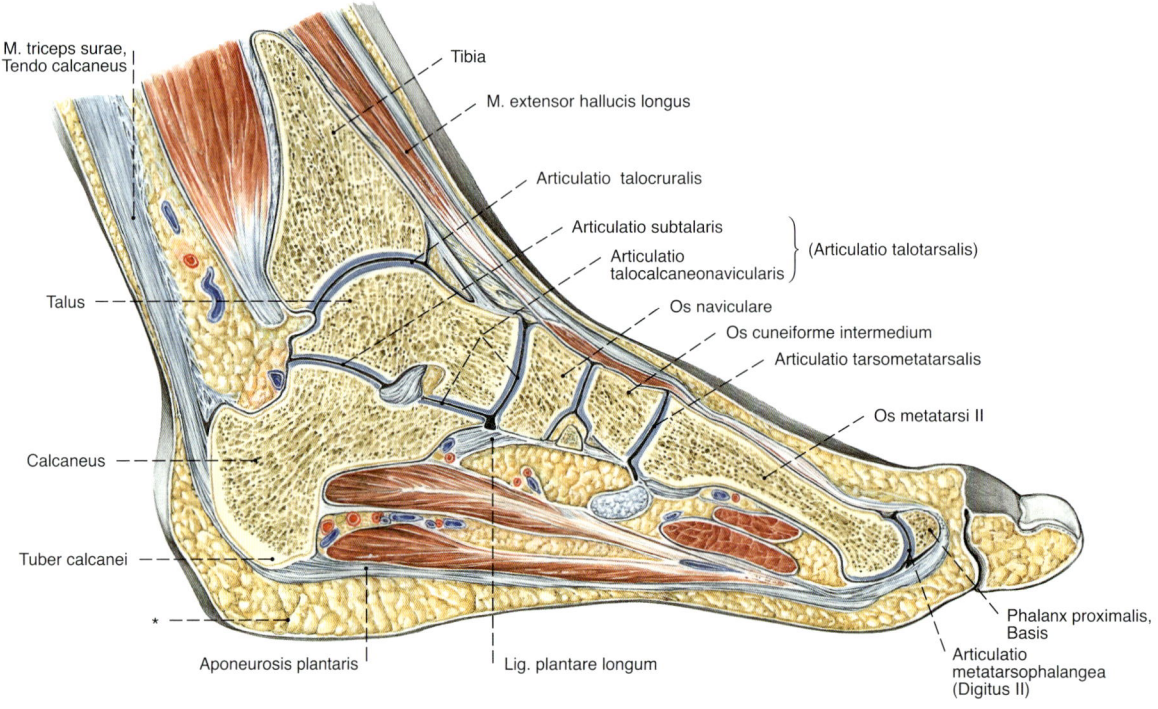

M. triceps surae, Tendo calcaneus
Talus
Calcaneus
Tuber calcanei
*
Aponeurosis plantaris

Tibia
M. extensor hallucis longus
Articulatio talocruralis
Articulatio subtalaris
Articulatio talocalcaneonavicularis
(Articulatio talotarsalis)
Os naviculare
Os cuneiforme intermedium
Articulatio tarsometatarsalis
Os metatarsi II
Phalanx proximalis, Basis
Articulatio metatarsophalangea (Digitus II)
Lig. plantare longum

b

Abb. 16.60   Anatomie des Fußes.

a) Sprunggelenke, Articulationes talocruralis und talocalcaneonavicularis; Frontalschnitt durch die Knöchel von distal.

b) Sprunggelenke, Articulationes talocruralis und talocalcaneonavicularis; Sagittalschnitt durch die Mitte der Trochlea tali von lateral [2].

16.5.2 Klinische Untersuchung des Fußes

Beschwerden im Fuß können ihre Ursache u.a. in statischen Veränderungen der Lenden-Becken-Hüftregion sowie der Beinachse haben. Eine systematische klinische Untersuchung muss daher an der vollständig entkleideten Extremität erfolgen. Sie beginnt mit der Beurteilung des Auskleidungsvorganges, des Gangbildes und der Fußabrollung, die bei Seitendifferenz erste Hinweise für eine Störung im Fußbereich liefern kann.

Inspektion

Bei der Inspektion erfolgt die Betrachtung der Konturen von dorsal, plantar, seitlich und von hinten im Stand, beim Gehen, unter Belastung und Entlastung. Grundsätzlich ist auf lokale Schwellungen zu achten.

In der Ansicht von **hinten** können Wadenregion und Achillessehne beurteilt werden. Bei Krankheiten der Sehne und ihres Paratenons zeigen sich häufig verstrichene Konturen der paraachillären Gruben. Im Stand wird die Stellung des Kalkaneus zur Vertikalen beurteilt. Eine senkrechte Stellung des Fersenbeins bzw. eine leichte Valgusstellung bis 6° gelten als physiologisch, eine Valgusstellung über 6° wird als **Calcaneus valgus** (Knickfuß), eine Varusstellung über 0° als **Calcaneus varus** bezeichnet.

Im Stand und unter Entlastung beurteilt man das mediale Fußgewölbe, das sich im Normalfall unter der Last des Körpergewichts zwar abflacht, aber erhalten bleibt. Eine deutliche Senkung der **Längswölbung** wird als **Senkfuß,** eine Aufhebung des Längsgewölbes bis zum Bodenkontakt als **Plattfuß** (Pes planus) bezeichnet. Die Beurteilung unterliegt einer gewissen subjektiven Bewertung und persönlicher Erfahrung. Berücksichtigt man aber begleitende Befunde wie Fersenvalgus und Vorfußabduktion, ergeben sich reproduzierbare Beurteilungen. Die überstarke Ausprägung der Längswölbung unter Ent- und Belastung wird als **Hohlfuß** (Pes excavatus) bezeichnet.

Eine Abflachung der physiologischen **Querwölbung** ist durch ein Lageveränderung der Mittelfußköpfchen II–IV nach plantar möglich und wird als **Pes transversus** (Spreizfuß) bezeichnet. Sie ist häufig von einem veränderten Verschwielungsmuster auf der Plantarseite des Fußes begleitet. Schließlich kann die Stellung der Mittelfußknochen zum Rückfuß betrachtet werden. Eine verstärkte Auslenkung aller Metatarsalia nach medial wird als **Pes adductus,** eine Ausrichtung nach lateral als **Pes abductus** bezeichnet. Eine verstärkte Rotation des Vorfußes gegenüber dem Rückfuß kennzeichnet man als **Pes supinatus oder pronatus.**

Deformitäten an den Zehen können durch die besondere mechanische Exposition zu einer Klavusbildung („Hühnerauge") führen.

Nicht zuletzt sollten die Schuhe und Schuhsohlen betrachtet werden: Seitendifferenzen? Verstärkte Sohlenabtragung? Ausballung des Oberleders?

Palpation

Die Palpation des Fußes erfolgt systematisch vom OSG nach distal. Besondere Berücksichtigung finden der Sinus tarsi (Sinus-tarsi-Syndrom) ventral des Malleolus lat. und der Tarsaltunnel dorsal und unterhalb des Malleolus medialis (Tarsaltunnelsyndrom).

Bewegungsmessung

Bei der Bewegungsmessung des Fußes werden die beteiligten Gelenke separat geprüft (☞ Abb. 2.3):
- **oberes Sprunggelenk:** Plantarflexion/Dorsalextension
- **unteres Sprunggelenk:** Inversion/Eversion
- **Chopart-/Lisfranc-Gelenk:** Pro-/Supination (Vorfußverwringung)
- **Zehengelenke:** Plantarflexion/Dorsalextension.

Funktionsprüfung

Die Funktionsprüfung testet die Sehnenfunktionen im Einbeinstand, Zehenstand, Fersenstand, bei aktiver Außenrand- und Innenrandhebung und zielgerichtet die Funktionen der Achillessehne, der Antikus- und Postikussehne, der Peronäalsehnen und der kurzen und langen Zehensehnen.
- **Sprunggelenksstabilität:** Am fixierten Unterschenkel versucht der Untersucher durch eine Inversions- (lateraler Bandschaden) bzw. durch eine Eversionsbewegung das obere Sprunggelenk aufzuklappen. Eine Beurteilung verlangt den Seitenvergleich. Wichtig bei Instabilitäten und Unfallfolgen (☞ Abb. 16.44a).
  Schubladentest: Eine Hand fixiert den Unterschenkel von vorn (☞ Abb. 16.44b). Die andere Hand führt einen Ventralschub des Kalkaneus aus. Es wird eine Translationsbewegung des Talus nach vorn überprüft.
- **Thompson-Test:** Der Patient lässt auf dem Bauch liegend den Fuß frei über die Kante der Untersuchungsliege hängen. Kompression der Wadenmuskulatur führt unter physiologischen Bedingungen zur Plantarflexion des Fußes (☞ Abb. 16.61). Bei Achillessehnenruptur bleibt die Plantarflexion aus.
- **Vorfußkompressionsgriff:** Die Mittelfußköpfchen I und V werden zangenartig mit Daumen und Zeigefinger umfasst und komprimiert. Schmerzprovokation bei symptomatischem Spreizfuß, Interdigitalneuralgie oder MTP-Arthritis. Der Test entspricht dem Gaenslen-Zeichen an der Hand. Wichtig bei Metatarsalgie, Morton-Neuralgie, rheumatoider Arthritis.

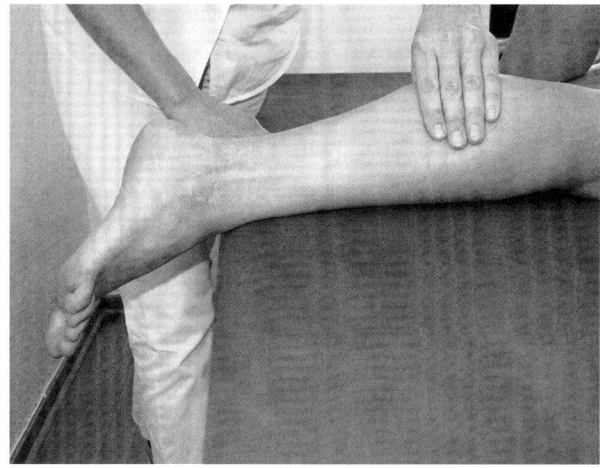

Abb. 16.61   Thompson-Handgriff.
Durch Druck auf die Wadenmuskulatur kommt es bei intakter Achillessehnenfunktion zu einer Plantarflexion des Fußes. Bei einer Ruptur der Sehne bleibt die entsprechende Bewegung aus.

16.5.3 Diagnostische und differential-diagnostische Überlegungen bei Krankheiten des Fußes

Schmerzen im Fuß haben nicht selten ihre Ursache außerhalb des orthopädischen Fachgebiets. Beispiele sind die arterielle Verschlusskrankheit, die Varikosis, Polyneuropathien, Dermatosen.

Schmerzen im Fuß haben darüber hinaus nicht selten ihre Ursache außerhalb der Fußregion. Beispiele sind die Ischialgie, Folgen von Achsenfehlern des Beines, Lähmungsfolgen.

Schmerzen im Fuß werden also nicht immer dort verursacht, wo sie empfunden werden. Denn Schmerzen und Funktionsstörungen führen vor allem am Fuß zu Kompensations- und Ausweichbewegungen, die ihrerseits zu schmerzhaften Funktionsstörungen führen und schließlich das Beschwerdebild dominieren können.

Krankheiten des Fußes werden vorrangig mit den Mitteln der klinischen Untersuchung diagnostiziert. Bildgebende Verfahren und laborchemische Untersuchungen spielen dagegen – anders als z. B. bei Krankheiten der Wirbelsäule – eine weniger wichtige Rolle.

Schließlich weist die individuelle Form des Fußes eine große Variationsbreite auf.

> ! Gerade am Fuß führen Schmerzen und Funktionsstörungen zu Kompensations- und Ausweichbewegungen, die ihrerseits schmerzhafte Funktionsstörungen zu Folge haben können.

16.5.4 Fußdeformitäten

Der kindliche Fuß macht von der embryonalen Entwicklung bis zum Kleinkindalter einen komplizierten **Reifungsprozess** durch, der leicht zu Fehlinterpretationen verleiten kann, wenn der altersspezifische Ablauf nicht bekannt ist.

Beim **Neugeborenen** und jungen Säugling sind Hüft- und Kniegelenke noch nicht vollständig streckbar, die Beine weisen noch eine physiologische Varuskrümmung auf, und die Sohlenflächen stehen sich in einer supinatorischen Haltung gegenüber. Auch die allmähliche Außentorsion der Knöchelachse, die erst im späteren Kleinkindalter ihre endgültige Position erreicht, ist noch nicht vollzogen. Zudem täuscht das embryonale Fettpolster in der Sohle des Säuglingsfußes, das erst im Lauf des Aufrichteprozesses verschwindet, leicht ein zu flaches Gewölbe vor.

Erst unter dem Einfluss der sich spontan einspielenden Muskelaktionen, die die Gewölbe aufrichten und den Fuß im Gleichgewicht halten, und unter der Last des sich aufrichtenden Kindes bildet sich die eigentümliche Belastungsmechanik heraus, deren typisches Merkmal eine Gegenbewegung zwischen dem pronierten Vorfuß und dem sich supinatorisch drehenden Rückfuß ist. Am deutlichsten wird diese gekoppelte Bewegung beim aktiven Zehenstand. Diese **„Zehengangphase"** ist daher auch eine physiologische und notwendige Entwicklungsperiode, die jedes Kind durchläuft. Kommt es im Zehenstand zu der beschriebenen Torsion, kann man davon ausgehen, dass es sich um einen normalen Kinderfuß handelt.

Deformitäten ergeben sich aus einer Übertreibung in der normalen Fußform oder aus Abweichungen in komplexe pathologische Varus- oder Valgusstellungen.

Klumpfuß

Als Klumpfuß bezeichnet man eine komplexe Deformität des Fußes, die unbehandelt zu einer bleibenden schweren Störung der Fußfunktion führt. Ätiologisch werden unterschieden:
- angeborener Klumpfuß
- erworbener Klumpfuß.

Angeborener Klumpfuß

Definition Der angeborene Klumpfuß gehört neben der Hüftdysplasie, die in einem kleinen Teil der Fälle beim gleichen Patienten vorhanden ist, zu den häufigsten angeborenen Entwicklungsstörungen. Das **männliche Geschlecht** ist etwa doppelt so oft befallen wie das weibliche. Meist sind **beide Beine** betroffen. Der einseitige Klumpfuß ist nicht selten mit einem Hackenfuß auf der anderen Seite kombiniert. Auch kongenitale Fehlbildungen kommen in etwa 3 % der Fälle gleichzeitig vor.

Ätiologie und Pathogenese Die zugrunde liegende Störung, die zur Entwicklung eines Klumpfußes führt, ist bis heute nicht bekannt. Diskutiert werden:
- „Stehenbleiben" der embryonalen Skelettanlage des Fußes auf einer frühen Entwicklungsstufe
- Störungen eines funktionellen Gleichgewichts:
  - durch Überwiegen der tibialen Muskeln und Anomalien der Muskelansätze
  - durch Erhaltenbleiben des M. fibularis extensorius über den 3. Fetalmonat hinaus.

Die Formveränderung beim Klumpfuß besteht deskriptiv aus 5 Komponenten:
- Pes equinus (Spitzfußstellung)
- Pes varus (vermehrte Inversion des Fußes)
- Pes adductus (Adduktion von Vor- und Rückfuß zueinander)
- Pes supinatus (Supination von Vor- und Rückfuß zueinander)
- Pes excavatus (Hohlfußkomponente).

Eine entscheidende Rolle bei der Ausbildung der Deformität wird dem **M. tibialis posterior** zugeschrieben, der auch als „Klumpfußmuskel" bezeichnet wird. Er kann mit seiner Zugrichtung den Fuß in Supination und Plantarflexion bringen und steht stellvertretend für das Überwiegen der supinatorisch und plantarflektorisch wirkenden Muskulatur.

Knöcherner Eckpfeiler der Deformität wird der Talus. Ihm gegenüber sind sowohl die Ferse („Rückfuß-Varus") als auch alle davor stehenden Fußwurzelknochen („Vorfuß-Varus") nach innen verdreht; das Os naviculare ist aus seiner Normalstellung vor dem Talus nach medial verlagert (☞ Abb. 16.62).

Die Weichteile auf der konvexen Seite des Klumpfußes sind gedehnt, die auf der konkaven Seite verkürzt, besonders die Plantarfaszie, die Supinatoren und der M. soleus. Die Achillessehne greift mit einem verbreiterten Ansatz nach medial um das Fersenbein herum und hebelt es in

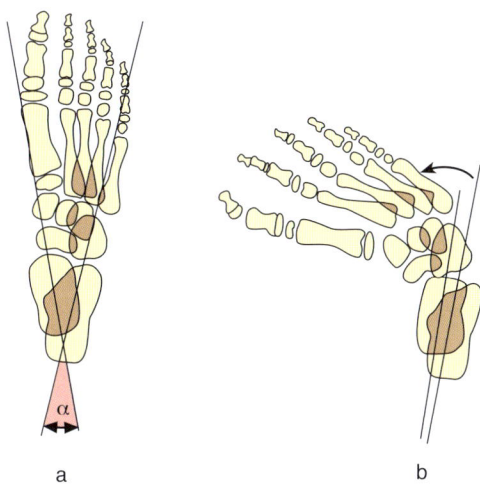

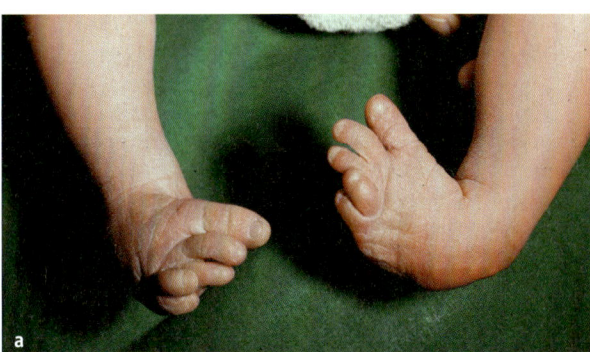

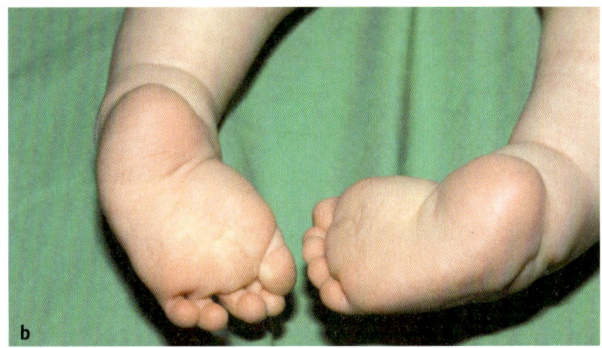

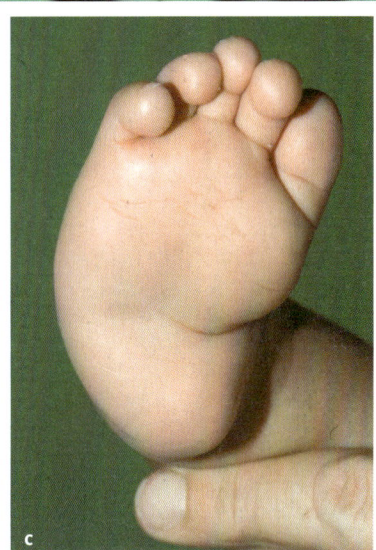

Abb. 16.62   Klumpfuß im Vergleich zum Normalfuß.

a) Normalfuß.
b) Klumpfuß.
Die Röntgenpausen zeigen die typischen Unterschiede der Achsenverhältnisse: Beim Normalfuß nach vorn offene Scherenstellung des
Sprung- und Fersenbeins (Winkel α);
1. und 5. Strahl verlaufen entlang der Kalkaneus- und Talusachse.
Beim Klumpfuß verlaufen Fersen- und Sprungbeinachse annähernd
parallel oder sie bilden eine nach hinten offene Schere, die Mediali-
sierung und Torsion des Vorfußes ist noch stärker und beginnt bereits
über dem Navikulare als Drehpunkt.

Supination. Es kommt zur Auswärtstorsion der Unterschenkelknochen und zur Einwärtsrotation des Fußes. Die
Muskeln des Unterschenkels, insbesondere Flexoren und
Supinatoren, sind schon beim klumpfüßigen Fetus unterentwickelt und zu kurz. Beim Säugling ist die Deformität
noch durch Justierung des Skelettgefüges und Dehnung
der verkürzten Weichteile ausgleichbar; später verformen
sich auch die Knochen der Fußwurzel und geraten unter
dem Einfluss der falschen Zugkräfte immer mehr in eine
pathologische Wachstumsrichtung.

Diagnostik   Die Diagnose ergibt sich durch klinischen
Blick schon bei der Geburt (☞ Abb. 16.65).
   Auf konventionellen **Röntgenaufnahmen** konvergieren
in der Seitaufnahme die Achsen von Talus und Calcaneus
bei normaler Fußentwicklung, in dorsoplantarer Darstellung divergieren die Längsachsen von Talus und Kalkaneus
nach vorn, beim Klumpfuß laufen sie parallel (☞ Abb.
16.63).

Differentialdiagnose   Bei der **physiologischen Supina-
tionshaltung** des Neugeborenen wird das Füßchen auf
einen Kitzelreiz am äußeren Fußrand normal angehoben
und proniert, beim Klumpfuß dagegen eher plantarwärts
bewegt und noch stärker supiniert.
   Von dem angeboren Klumpfuß ist der so genannte **Haltungsklumpfuß** zu unterscheiden. Raumbeengende Prozesse in utero (Fruchtwassermangel, Amnionstränge, Tumoren in utero oder in seiner Nähe, Zwillinge) können
durch die damit verbundene „Zwangshaltung" dem äußeren Bild eines Klumpfußes ähnlich sehen. Es fehlen aber

Abb. 16.63   Angeborener Klumpfuß.

Pes equino-varus-adductus-excavatus-supinatus beidseits bei einem
Neugeborenen:
a) Man erkennt die Supinationsstellung des Vor- und Mittelfußes
(Pes supinatus). Zusammen mit der Varusstellung der Ferse (Pes
varus) richten sich die Fußsohlen nach kranial aus.
b) Der Hochstand der Ferse ist durch den Spitzfuß (Pes equinus) bedingt. Gleichzeitig steht die Ferse varisch.
c) Besonders gut erkennt man die Adduktionskomponente im Bereich
des Mittelfußes an der bogigen Form des Fußaußenrands (Pes adductus). Die Exkavationskomponente (Pes excavatus) führt zusammen mit der Adduktion zu einer Hautfalte am inneren
Fußrand.

die für den echten angeborenen Klumpfuß charakteristischen anatomischen Anomalien; der Haltungsklumpfuß
bildet sich gewöhnlich rasch zurück.

Therapie Konservative Therapie: Die Therapie des Klumpfußes erfolgt unmittelbar nach Geburt. Prinzipiell wird bei der konservativen Behandlung mit **Redressionsmanövern** die noch vorhandene biologische Plastizität des Gewebes genutzt, um eine Korrektur zu erzielen. Die jeweils erreichte Korrektur wird in einem **Oberschenkelgipsverband** bei gebeugtem Knie gehalten. Im ersten Monat erfolgt ein 1–2-mal wöchentlicher Verbandwechsel. Die Behandlung im Gips dauert so lange, bis eine ausreichende Korrektur erzielt wurde. Folgender Ablauf ist dabei von besonderer Bedeutung:

- Sofern eine Verkürzung der Achillessehne besteht, wird die Spitzfußstellung zunächst belassen.
- Ausgleich der Supinations- und Adduktionsstellung des Vorfußes,
- Sorgfältige Beseitigung des Fersen-Varus.

Jeder Versuch, bei einem Klumpfuß mit noch fixierter Varusposition der Ferse die Spitzfußkomponente zu korrigieren, ist schädlich. Durch den Druck des blockierten Talus in die Knöchelrolle kommt es zu Knorpelschäden; die Aufbiegung des Vorfußes führt konsekutiv zur Konvexität des Fußes nach unten (sog. Schaukel- oder Tintenlöscherfuß).

Nach Abschluss der Gipsverbandperiode erhält das Kind **Schienen,** die zunächst ständig und später als Nachtschienen getragen werden.

Nach dem Gehenlernen erfolgt zusätzlich eine **Einlagenversorgung,** die die Korrekturstellung halten und den äußeren Fußrand etwas anheben muss.

Von entscheidender Wichtigkeit bei der Nachbehandlung sind **aktive Muskelübungen,** die von der Mutter durch Reizung des äußeren Fußrands mehrmals täglich durchzuführen sind, um die nun in physiologischer Zugrichtung funktionierende Muskulatur zu kräftigen.

Operative Therapie: Lässt die Rigidität der Weichteile eine befriedigende Korrektur nicht zu oder kommt es zum Rezidiv, z. B. bei zu spätem Behandlungsbeginn, infolge unvollständiger Korrektur oder inkonsequenter Fixation, werden operative Maßnahmen notwendig. Es wird angestrebt, schon vor dem Erlernen des Laufens die wesentlichen Korrekturoperationen durchgeführt zu haben. Zu den Korrekturmöglichkeiten zählen:

- Achillotenotomie mit gleichzeitiger Durchtrennung der dorsalen Kapsel des oberen und unteren Sprunggelenks (Kapsulotomie) und Korrektur der Fersenstellung
- Bei harter Varus- und Adduktionskontraktur des Vorfußes erfolgt eine operative Lösung der subtalaren Fußplatte, die komplette Darstellung des unteren Sprunggelenks und die Korrektur der Medialverschiebung von Os cuboidem und Os naviculare, ggf. mit Verlängerung der Sehne des M. tibialis posterior.

Nach Erreichen der **Knochenreife** kommen Korrekturen am Skelettsystem in Frage: Talushalsosteotomie, quere Osteotomie des Kalkaneus, Keilresektion aus der Fußwurzel mit talotarsaler Arthrodese.

Unter einem **rebellischen Klumpfuß** versteht man entweder einen kindlichen Fuß, der sich unblutig nur schwer oder kaum umformen lässt, oder aber einen immer wieder rückfälligen Klumpfuß. Auch er zwingt häufig später zu operativen Eingriffen am Fußskelett. Verletzungen der Wachstumszonen ziehen Fehlwuchs mit schweren sekundären Deformitäten nach sich.

Prognose Der angeborene Klumpfuß besitzt eine Neigung zu Fehlwuchs und Rezidiv. Seine Behandlung ist schwierig und erfordert Geduld. Sie muss so lange fortgesetzt werden, bis der Korrekturerfolg durch ein normales Muskelspiel selbst stabilisiert wird. Fehlschläge sind fast immer Folgen zu spät einsetzender oder unzureichender Therapie und mangelnder Konsequenz bei der späteren Kontrolle. Auch bei guter Korrektur der Klumpfußdeformität verbleibt meist eine charakteristische Konfiguration der Wade: Der Muskelbauch des Triceps surae ist nach kranial verlagert und verschmächtigt (**Klumpfußwade**).

Erworbener Klumpfuß

Ätiologie Im postnatalen Leben erworbene Klumpfußdeformitäten sind meist posttraumatisch (z. B. durch Frakturen im Fußwurzelbereich), durch Narbenzug bei Verbrennungen oder nach großen Unterschenkelgeschwüren, durch Gelenk- und Knochenentzündungen oder durch spastische (Apoplexie u. a. Hirnschäden!) oder poliomyelitische Lähmungen bedingt (☞ Abb. 16.64).

Therapie Konservative Behandlungsmethoden beziehen sich auf Einlagen und orthopädisches Schuhwerk. In ausgeprägten Fällen sind Osteotomien im Bereich des Mittelfußes erforderlich.

Sichelfuß

Definition Der Sichelfuß (Pes adductus, Pes metatarsus varus) ist gekennzeichnet durch die Adduktion des Vorfußes gegenüber dem Rückfuß bei normalem oder eher leicht valgisiertem Fersenstand.

Ätiologie und Pathogenese Zugrunde liegt eine **kongenitale Deformität** unklarer Genese. Mitunter handelt es sich um eine Restdeformität nach Klumpfußbehandlung. Beim genuinen Sichelfuß liegt in der Regel eine normale oder leichte Knickstellung der Ferse (Valgusstellung) vor, bei Klumpfußresiduen dagegen eher eine Varusferse.

Klinik Die Patienten zeigen Einwärtsstellungen der Fußspitze sowie eine mediale Anspreizung der Großzehe. In der Folgezeit werden gelegentlich Schmerzen in der Gegend des vorspringenden Os cuboideum bzw. der Basis des Os metatarsale V beklagt (☞ Abb. 16.65).

Therapie Konservativ: Die weitaus größte Zahl von Sichelfüßen korrigiert sich auch ohne Behandlung spontan. Bei den rigiden Formen erfolgt eine Frühbehandlung wie beim angeborenen Klumpfuß mit **redressierenden Gipsverbänden,** die später durch **Schienen** und **Einlagen** ersetzt werden. Gut bewähren sich in leichteren Fällen auch sog. Antivarusschuhe.

Operativ: Nur bei Renitenz der Deformität muss je nach Schwere in abgestufter Folge ein Ablösen der Ansatzsehne des M. adductor hallucis, eine mediale Kapsulotomie des Großzehengrundgelenks, der Gelenke zwischen den Ossa metatarsale I, cuneiforme I und naviculare oder sämtlicher

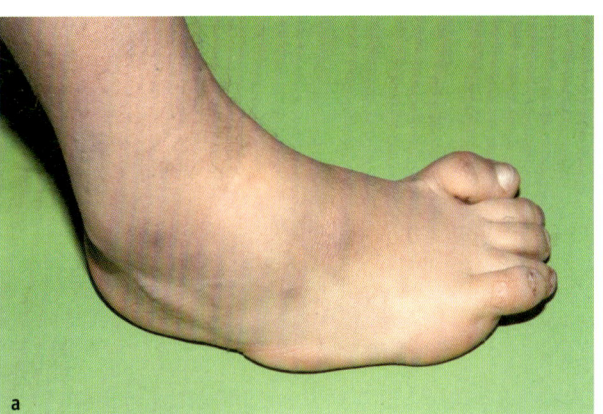 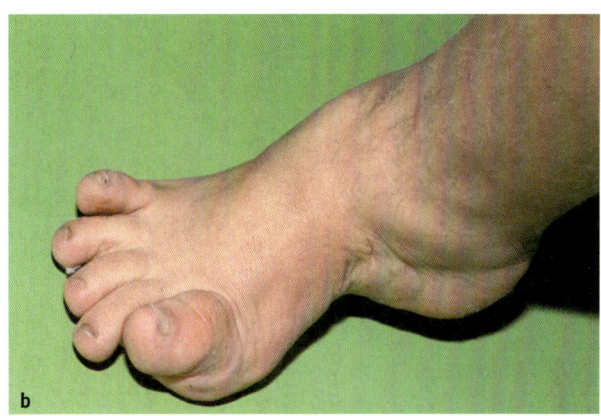

Abb. 16.64   Klumpfuß beim Erwachsenen.

Der angeborene Klumpfuß wurde nicht erfolgreich behandelt. Ähnliche Deformitäten des Fußes können sich auch infolge neurologischer Krankheiten im Jugend- und Erwachsenenalter entwickeln (neurogener, erworbener Klumpfuß).
a) Adduktionskomponente, bogenförmige Ausprägung des lateralen Fußrands. Ausgeprägte Schwiele etwa in Höhe der Metatarsalbasis V durch die übermäßige Belastung des Fußaußenrands beim Gehen.
b) Nur die rechte Seite ist betroffen. Man erkennt die Supination des Vor- gegenüber dem Rückfuß, nur der laterale Fußrand wird im Stand aufgesetzt. Varusstellung der Ferse.

Tarsometatarsalgelenke durchgeführt werden. Die erreichte Korrektur muss temporär mit Kirschner-Drähten fixiert werden

Nach der Skelettreifung und bei Erwachsenen bietet sich eine Osteotomie an den Basen der Mittelfußknochen an.

> **!** Die weitaus größte Zahl von Sichelfüßen korrigiert sich auch ohne Behandlung spontan.

Plattfuß

Der Plattfuß (Pes planus) ist das Ergebnis einer Abflachung der Fußwölbungen. Grundsätzlich hat man den **angeborenen** vom **erworbenen Plattfuß** zu trennen. Beide unterscheiden sich nach ihrer Ursache, ihrer Entwicklung, der notwendigen Behandlung und der Prognose.

Angeborener Plattfuß

Definition   Der angeborene Plattfuß ist eine **seltene** angeborene Fehlbildung. Im Gegensatz zum erworbenen Plattfuß ist er **meist einseitig** und häufig mit anderen Fehlbildungen (Klumpfuß an der anderen Seite, Hüftluxation u. a.) kombiniert.

Synonyma: Talus verticalis, Tintenlöscherfuß, Schaukelfuß.

Ätiologie und Pathogenese   Die Ursachen des angeborenen Plattfußes sind unklar. Das Längsgewölbe ist konvex nach plantar geformt, die Ferse nach oben gerichtet (Wiegen-, Schaukel-, Tintenlöscherfuß). Ferse und Vorfuß sind abduziert, der ganze Fuß steht in Pronation und Dorsalextension, die Möglichkeit der Plantarflexion ist eingeschränkt.

Diagnostik   Das Röntgenbild zeigt ein steil, fast in Verlängerung der Unterschenkelachse stehendes Sprungbein

(„vertical talus"), während das Navikulare nach dorsal auf den Taluskopf luxiert ist (☞ Abb. 16.66).

Therapie   Die Therapie des angeborenen Plattfußes ist schwieriger als beim Klumpfuß und muss wie bei diesem möglichst rasch nach der Geburt beginnen: Zunächst **manuelle Umformung** und Versuch einer Reposition des luxierten Navikulare unter Modellierung des Längsgewölbes, anschließend **mehrwöchige Retention** in mehrfach gewechselten Gipsverbänden.

Gelingt die Korrektur nicht, ist eine baldige **operative Einstellung** von Talus und Navikulares unter Korrektur der Fersenstellung erforderlich. Wie beim angeborenen

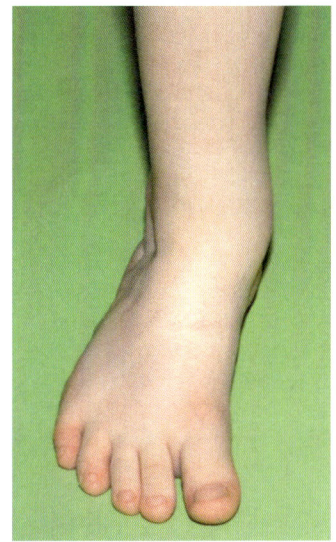

Abb. 16.65   Sichelfuß.

Die Adduktionskomponente wird vorrangig zwischen den Fußwurzelknochen und den Mittelfußknochen wirksam.

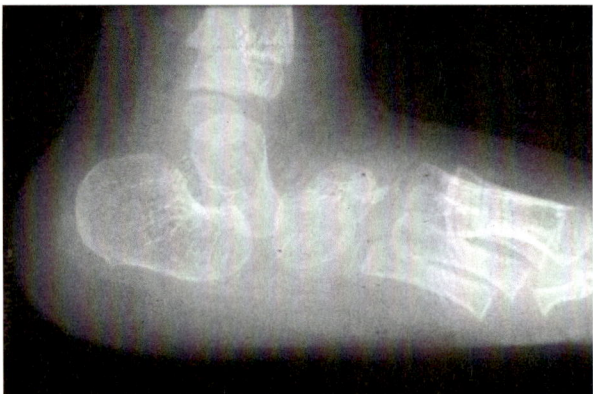

Abb. 16.66   Angeborener Plattfuß
Im seitlichen Röntgenbild erkennt man die nahezu vertikale Stellung des Talus gegenüber dem Kalkaneus.

Klumpfuß ist auch hier die Rezidivgefahr groß. Deshalb ist eine sorgfältige und lange Nachbehandlung mit Übungen, Nachtschienen und Einlagen nötig.

Bei älteren Kindern kommt die extraartikuläre subtalare **Arthrodese nach Grice** in Betracht, bei der die Verschiebung des Talus gegenüber dem Kalkaneus korrigiert und blockiert wird. Auch mit Kalkaneusverlängerungs- oder -verschiebeosteotomien kann die Fehlstellung angegangen werden.

> **!** Beim angeborenen Klumpfuß und beim angeborenen Plattfuß ist die Rezidivgefahr groß.

Erworbener Plattfuß

Definition   Der erworbene Plattfuss ist durch eine Aufhebung des Fußlängsgewölbes und eine Valgusstellung der Ferse gekennzeichnet.

Ätiologie und Pathogenese   Die Knochen der Fußwurzel bilden durch ihre Form, Gelenk- und Bandverbindungen ein komplex funktionierendes mechanisches System. Da die Belastung des Fußes mit einer leichten Innendrehung des Unterschenkels einhergeht, wird der in der Knöchelgabel sitzende Talus mitgenommen. Der Rückfuß gerät dabei gegenläufig in Pronation, wird aber vor weiterem „Umkippen" durch die Muskeln (u.a. Mm. tibialis posterior, peroneus longus und extensor digitorum longus) bewahrt. Ist diese muskuläre Auffangfunktion unzureichend, kommt ein **Knickfuß (Pes valgus)** zustande. Der Talus kippt nach unten, der Fuß sinkt am medialen Rand ein: **Senkfuß (Pes planus)**. Häufig ist mit diesem Vorgang der Fußsenkung auch ein Auseinanderweichen der Mittelfußknochen verbunden, deren mittlere Köpfchen dann keinen Bogen mehr bilden, sondern dem Boden aufliegen: **Spreizfuß**. Alle drei Komponenten zusammen ergeben das Vollbild der **Insufficientia pedis (Knick-Senk-Spreizfuß)**. Die Spreizfußkomponente kann jedoch auch fehlen.

Senkungen des medialen Längsgewölbes sind außerordentlich häufig. Bei Schuluntersuchungen werden bereits bei mehr als 50 % der Kinder lockere Knick-Senkfüße fest-

gestellt. Ihre Mehrzahl beruht auf einer noch nicht ausreichenden muskulären Kräftigung und ist spontan besserungsfähig. In einem geringeren Teil liegen konstitutionelle Bindegewebsschwächen vor. Eine langfristig wirksame Überbeanspruchung durch Zunahme des Körpergewichts (Adipositas), vor allem in Phasen verminderter Widerstandskraft der bindegewebigen Strukturen (Pubertät, Schwangerschaft), begünstigt die Entwicklung eines Plattfußes.

Darüber hinaus können Stabilität und Form des Fußes durch Krankheiten des Knochens beeinträchtigt werden: z.B. angeborene Koalitionen der Mittelfußknochen (z.B. Coalitio talonavicularis, Rachitis, Köhler-Erkrankung des Os naviculare und Verletzungsfolgen (z.B. Bandrupturen am Innenknöchel, Fußwurzelbrüche). Daneben gibt es Plattfüße bei schlaffen und spastischen Lähmungen und einen kompensatorischen Plattfuß beim schweren O- und X-Bein.

Klinik   Der Plattfüßige geht mit auswärts gestellten Fußspitzen unelastisch und, sobald der Fuß kontrakt geworden ist, leicht stampfend und etwas schaukelnd.

Viele Plattfüße bereiten keine Beschwerden. Schmerzen treten vor allem auf, wenn:
- die Beinmuskeln durch vermehrte Haltearbeit ständig überfordert werden
- Druckstellen, Schwielen und Schleimbeutelreizungen an den exponierten Knochenvorsprüngen auftreten
- Arthrosen der Fußgelenke entstehen.

Die Beinmuskeln werden während des dynamisch-labilen Zustands der Insufficientia pedis durch Haltearbeit vermehrt belastet. Die Patienten klagen über rasche Ermüdung, verminderte Leistungsfähigkeit und Schmerzen beim längeren Stehen, die in Ruhe verschwinden. Es werden Schmerzen im Unterschenkel, Knie, in der Hüfte und selbst im Rücken geäußert. In der Muskulatur bilden sich infolge der Überanstrengung Myogelosen. Sie sitzen vor allem in den Schienbeinmuskeln, in den Mm. gastrocnemius, sartorius und gluteus maximus. Belastungsabhängige Fußschmerzen werden in die Gegend des Längsgewölbes, den Fußrücken, die Knöchelgegend, die Innenseite der Ferse oder in den Mittelfußbereich lokalisiert. Andere Klagen beziehen sich auf häufiges Umknicken und Durchwetzen des Schuhleders am inneren Fußrand, wo Talus und Navikulare nach medial vorspringen.

Schließlich kann es durch die statischen Veränderungen im Lauf der Zeit zu Druckstellen an den exponierten Knochenvorsprüngen mit Schleimbeutelreizungen, Periostalgien kommen. Am Ende entwickeln sich Arthrosen der Fußgelenke, meist zuerst zwischen Talus und Navikulare.

Diagnostik   Klinisch imponieren im Stand ein abgesenktes Fußgewölbe sowie eine Valgusstellung der Ferse, die Vorfüße sind nach außen gedreht. In schweren Fällen buckelt sich der Taluskopf fußsohlenwärts und nach medial vor. Bei passiver Bewegung lässt sich die Deformität nicht mehr vollständig ausgleichen (kontrakter Plattfuß), und beim aktiven Fersenstand erfolgt keine spontane Korrektur der Knick- und Senkfußstellung (☞ Abb. 16.67 und 16.68).

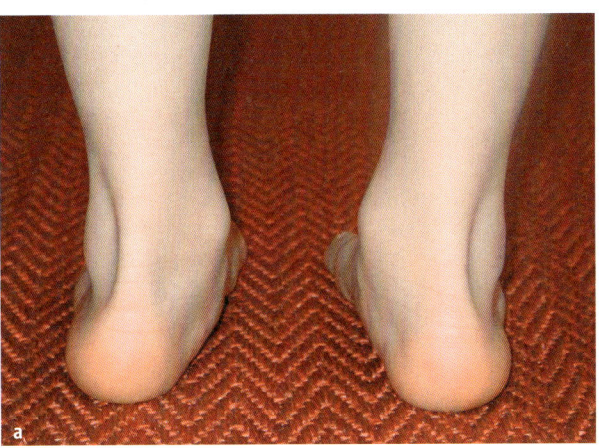
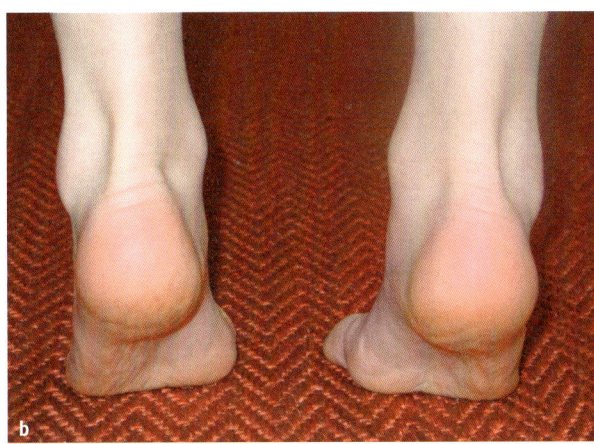

Abb. 16.67 Lockerer Knick-Senk-Fuß.

a) Lockere Knick-Senk-Füße eines Siebenjährigen. Man erkennt die Abflachung der Längsgewölbe und die Valgität der Fersen.

b) Dieselben Füße bei aktivem Zehenstand. Beim Aufrichten in den Zehenstand werden die Absenkung des Längsgewölbes und die Valgusstellung der Fersen vollständig ausgeglichen. Die Gegenbewegung des Vorfußes zum Rückfuß wird deutlich: Inversion der Ferse gegenüber Pronation des Vorfußes.

Therapie   Kindliche Knick- und Knick-Platt-Füße: Ob es sich bei Kleinkindern um physiologische Knickfüße handelt, die sich bei Kräftigung ihrer Muskulatur selbst aufrichten, zeigt am einfachsten der „Zehenstandtest" (☞ Abb. 16.67). Immerhin ist es nicht falsch, auch bei solchen Kindern die aktive Entwicklung der Muskulatur durch Anregung zu Greifbewegungen, Zehengang, Gehen auf dem äußeren Fußrand usw. zu fördern. In jedem Fall sind solche Übungen bei ausgesprochen haltungsschwachen Kindern angezeigt. Einlagen schwächen die Muskulatur und sind daher nur solchen Fällen vorbehalten, in denen die Valgusstellung mit eigener Kraft nicht ausgeglichen werden kann oder wo pathologische Fußfehler vorliegen. Sie müssen dann allerdings auch in der Lage sein, die Fehlstellung zu korrigieren (**korrigierende Einlage,** bei Kindern stets individuell gearbeitete Rand- bzw. Detorsionseinlagen! ☞ Abb. 3.9). Auch bei der Einlagenversorgung darf jedoch die **aktive Behandlung** durch Fußübungen und Barfußgehen nicht vernachlässigt werden.

In (seltenen) Fällen schwerer pathologischer Plattfüße kann es nötig werden, die Fußform **operativ** zu korrigieren: beim Schulkind vom 6. Jahr an durch Eingriffe an den Weichteilen. Definitive Eingriffe am Skelett sollten aber zur Vermeidung von Wuchsstörungen nicht vor Abschluss des Wachstums vorgenommen werden (☞ Abb. 16.69).

Prophylaxe   Der kindliche Fuß soll sich im freien Spiel der Zehen entwickeln und erst möglichst spät in feste Schuhe gesperrt werden. Kinderschuhe müssen daher flexibel sein und der natürlichen Beweglichkeit der Füße ausreichend Freiheit lassen.

Auch sollen Kleinkinder auf rauer Unterlage, die einen Reiz auf die Sohlenhaut ausübt, viel barfuß gehen (Gras, Kies, raue Bodenbeläge).

Ein Kinderfuß ist viel weniger für statische Dauerbelastungen geeignet als der eines Erwachsenen. Kinder sollen daher nur bis zur Ermüdung stehen und gehen. Auch beim Jugendlichen und Erwachsenen zeitigt langes Stehen auf harten Böden eher schädliche Wirkungen. Die Bodenhärte

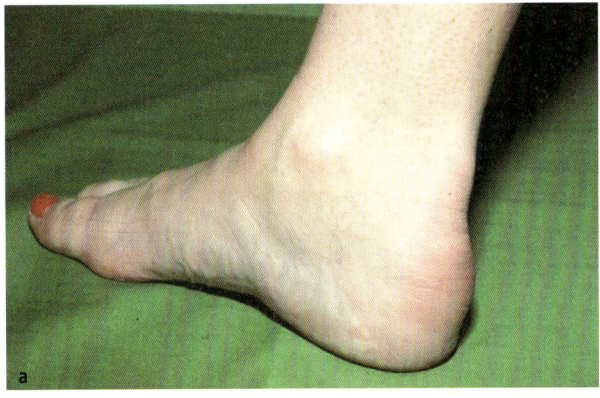
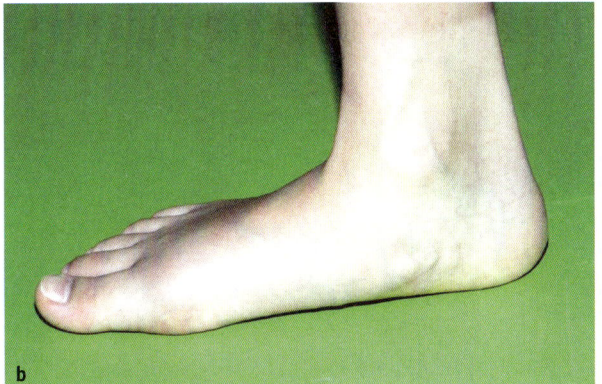

Abb. 16.68 Senkfuß.

a) Normales mediales Längsgewölbe im Stand.

b) Das mediale Längsgewölbe ist in diesem Fall im Stand nicht mehr erkennbar.

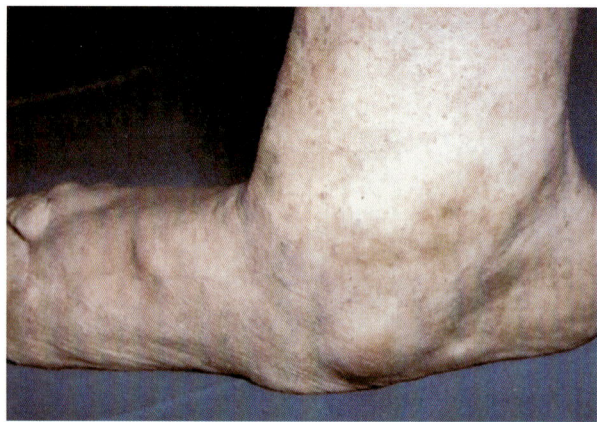

Abb. 16.69   Kontrakter Plattfuß.
Das mediale Längsgewölbe ist völlig aufgehoben und weder aktiv noch passiv korrigierbar. Man erkennt den abgesunkenen Taluskopf als rundliche Vorwölbung.

sollte daher entweder durch elastische Schuhsohlen oder durch entsprechende Bodenbeläge am Arbeitsplatz gebrochen werden. Bei Fettleibigkeit trägt Gewichtsreduktion zur Entlastung der Füße bei.

Spreizfuß

Definition   Als Spreizfuß bezeichnet man die Verbreiterung des Vorfußes durch Auseinanderweichen der Mittelfußknochen (Pes transversoplanus).

Ätiologie   Spreizfüßigkeit ist häufig und hat meist keinen Krankheitswert. Durch die Breite des Vorfußes wird die Lastaufnahme vom 1. und 5. Metatarsalkopf auf den 2.

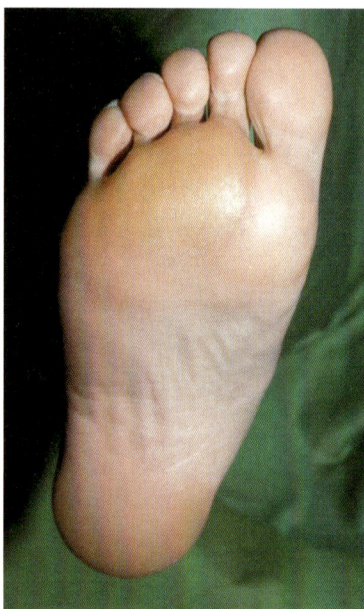

Abb. 16.70   Spreizfuß.
Dicke schmerzhafte Schwiele unter dem 3. und 4. Metatarsalköpfchen infolge starken Spreizfußes.

oder 3. Metatarsalkopf verlagert. Der Spreizfuß kann eine Teilkomponente der Insufficientia pedis sein (☞ erworbener Plattfuß).

Klinik   Die Metatarsalköpfchen II–IV, die normalerweise den Boden nur bei Belastung des Fußes berühren, senken sich unter Abflachung oder Aufhebung des Gewölbes und stehen in ständigem Bodenkontakt. Unter der Sohlenhaut bildet sich hier meist eine derbe Schwiele (typische plantare Sohlenverschwielung), die entzündlich proliferieren und schmerzhaft sein kann (☞ Abb. 16.70). Vor allem wenn die mittleren Metatarsalia den ersten Strahl an Länge überragen, kann es zur Schmerzhaftigkeit der MTP-Gelenke und des plantaren Sehnenkomplexes kommen (**Metatarsalgie**). Der Spreizfuß ist nicht selten kombiniert mit einem Knick-Senk-Fuß oder Hohlfuß, er ist stets vorhanden beim Hallux valgus und häufig begleitet von Krallenzehen.

Es werden Schmerzen im Bereich der mittleren Metatarsalköpfchen angegeben, vorwiegend auf der Sohlenseite und besonders beim Abrollen und beim Auftreten auf Bodenunebenheiten. Bei passiver Querkompression des Vorfußes kann Schmerz ausgelöst werden. Ein dabei nach distal ausstrahlender Schmerz kann seine Ursache in einer Morton-Neuralgie haben.

Therapie   Der Spreizfuß ist bei Beschwerdefreiheit nicht therapiebedürftig.

Bei Zehendeformitäten oder bei belastungsabhängigem Schmerz erfolgt eine Einlagenversorgung zur Entlastung der mittleren Metatarsalköpfchen. Die Einlage ist gekennzeichnet durch eine feste Pelotte, die proximal der mittleren Metatarsalköpfchen angebracht wird (retrokapitale Abstützung, ☞ Abb. 3.9e). In schweren Fällen kommt auch eine Weichbettung der schmerzhaften Areale in Frage (Schmetterlingsrolle Abb. 3.10d). Als operative Behandlungsmaßnahme kann bei erheblichen Belastungsschmerzen eine Schrägosteotomie mit Proximalverschiebung der betreffenden Metatarsalköpfchen (Helal, Weil) durchgeführt werden.

> **!** Der Spreizfuß ist bei Beschwerdefreiheit nicht therapiebedürftig.

Spitzfuß

Definition   Unter Spitzfuß (Pferdefuß, Pes equinus) versteht man einen in Plantarflexion fixierten Fuß, der weder aktiv noch passiv über die Nullstellung des oberen Sprunggelenks extendiert werden kann.

Ätiologie und Pathogenese
Angeborener Spitzfuß:
- in Verbindung mit Fehlbildungen, z.B. Hypoplasie der Unterschenkelknochen, kongenitale Kniegelenksluxation
- Zwangshaltung in utero.

Erworbener Spitzfuß:
- neurologische Störungen
  - spastischer Spitzfuß (Hemiplegie, Little- oder Friedreich-Krankheit, Myelodysplasie)

– paralytischer Spitzfuß (schlaffe Lähmungen der Extensoren, Poliomyelitis)
- Weichteilverkürzungen infolge von Entzündungen (Arthritis des oberen Sprunggelenks, Paratenonitis der Achillessehne)
- Blutungen in die Wadenmuskeln (z. B. Hämophilie)
- Kontrakturen bei Bettlägerigkeit, Beinverkürzungen („Erfordernisspitzfuß"), langjähriges Tragen hoher Absätze
- Traumen, Knochenverletzungen, Narbenzug.

Klinik Kennzeichnend ist die Verkürzung der Weichteile auf der Wadenseite. An der Auftrittsfläche (Groß- und Kleinzehenballen) bilden sich Hornschwielen (☞ Abb. 16.71).

Das Längsgewölbe wird umso ausgeprägter, je stärker die Spitzfußhaltung ist. In ganz schweren Fällen erfolgt der Auftritt sogar mit dem Fußrücken („Teufelsfuß", vor allem bei Nervenkrankheiten wie Morbus Friedreich). Der Vorfuß ist gespreizt, das Fersenbein steht gewöhnlich in Varus-, selten in Valgusstellung. Später entwickelt sich ein kompensatorisches Genu recurvatum und skoliotische Fehlhaltung der Wirbelsäule zum Ausgleich der funktionellen Beinverlängerung. Ein Spitzfuß kann aber bei einseitiger Beinverkürzung (z. B. infolge Poliomyelitis) auch eine notwendige Kompensation darstellen, die nicht beseitigt werden darf!

Therapie Die Behandlung richtet sich nach dem Schweregrad und nach der Ursache. Bei guten Knochen- und Gelenkverhältnissen kann ein Versuch mit langsamer Dehnung der verkürzten dorsalen Weichteile (manuell oder mit Rollenzug, Kniebeugen mit fest auf dem Boden stehenden Füßen) ausreichen. Gewaltsame Umformungsversuche sind nicht sinnvoll, denn forciertes Redressement führt immer zu Verletzungen der Weichteile und des Gelenkknorpels. Besser ist stets die offene oder subkutane **Tenotomie** der Achillessehne.

Auch nach Eintreten der Korrektur sind täglich aktive und passive Dehnungsübungen erforderlich, evtl. **Nachtschiene.** Bei starker Neigung zum Rezidiv muss das Fallen der Fußspitzen durch einen „Peroneusschuh", einen Fersenwinkel oder eine Fußheberorthese verhindert werden.

Operativ: Z-förmige Verlängerung in Höhe der Achillessehne, meist mit dorsaler Kapsulotomie des oberen und ggf. auch des unteren Sprunggelenks.

Die subkutane Operationstechnik verwendet partielle Einkerbungen an verschiedenen Stellen der Sehne mit anschließender vorsichtiger manueller Aufdehnung. Wenn sich die Kontraktur auf den zweigelenkigen Gastroknemiusmuskel bezieht (Spitzfuß in Kniestreckung, kein Spitzfuß bei Entspannung des Gastroknemius durch Kniebeugung), können auch Einkerbungen im proximalen Sehnenspiegel sinnvoll sein (Vulpius-Technik).

Stets ist eine sichere Bemessung der Spannungsverhältnisse erforderlich, da eine Überkorrektur vor allem bei spastischen Spitzfüßen zum Hackenfuß führt.

Bei **irreversiblem Lähmungsspitzfuß** (Fußheberschwäche) kann die Verlagerung funktionstüchtiger Sehnen hilfreich sein. Fehlen aktive Plantarflektoren, ist

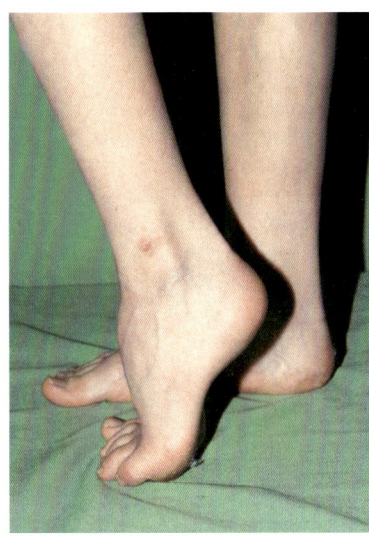

Abb. 16.71 Spitzfuß.
Der linke Fuß erreicht auch bei Belastung nicht die plantigrade Einstellung. Es besteht eine Flexionskontraktur im oberen Sprunggelenk, meist durch Verkürzung des Triceps surae bzw. der Achillessehne.

manchmal auch eine **Arthrodese** des oberen Sprunggelenks indiziert. Eine Korrekturosteotomie aus dem Fußrücken unter Entnahme eines Knochenkeils ändert nichts am Hochstand der Ferse.

Gelingt die Korrektur nicht oder kann eine Operation nicht vorgenommen werden, müssen ein orthopädischer Schuh mit keilartigem Unterbau der Ferse und ein Längenausgleich auf der Gegenseite geschaffen werden (☞ Abb. 16.3).

Prophylaxe Bei längerem Krankenlager müssen die Füße aktiv und ggf. passiv bewegt werden. Es genügt nicht, den Bettdeckendruck durch einen Drahtkorb fern zu halten, denn die Fußspitze kommt schon durch ihr Eigengewicht und die Kontraktion der Wadenmuskeln in Plantarflexion. Nur bei Beinverkürzungen, bei denen der Spitzfuß zum Ausgleich der Verkürzung dienen soll, kann seine Entstehung sogar erwünscht sein.

Hackenfuß

Definition Der Hackenfuß (Pes calcaneus) ist das Gegenstück vom Spitzfuß: ein Fuß, der in einer mehr oder weniger hochgradigen Dorsalextension erstarrt ist und sich nicht über den rechten Winkel plantar flektieren lässt.

Pathogenese Der Pes planovalgus calcaneus ist in seiner **angeborenen Form** entweder die Folge einer intrauterinen Haltungskontraktur, einer Fehlbildung oder er steht in Verbindung mit einer Myelodysplasie oder einer Fehlbildung des Gehirns.

Die **erworbene Form** geht zurück auf
- Lähmungen oder Verletzungen der Wadenmuskeln
- Narben auf dem Fußrücken und vor dem Sprunggelenk
- Überkorrektur bei Achillotenotomie.

Da es sich bei den erworbenen Hackenfüßen im Wesentlichen nur um eine abweichende Fußstellung handelt, fehlen Veränderungen an Knochen und Gelenken.

Klinik Der Fuß ist fußrückenwärts aufgebogen und in leichter Pronation kontrakt; er kann aus dieser Fehlstellung nicht plantarwärts gesenkt werden. Die Weichteile auf der Streckseite sind verkürzt, die auf der Beugeseite verlängert.

Bei angeborenen oder myelodysplastischen Hackenfüßen besteht meist eine Hypoplasie der Wadenmuskulatur. Kinder mit angeborenem Hackenfuß lernen meist verspätet gehen; sie belasten dann nur auf der Ferse. Zehenstand ist auch später nur schwer oder nicht möglich. Die Folge ist eine **Beugestellung von Knie- und Hüftgelenk** beim Gehen mit nachfolgender Beckenkippung und vermehrtem Hohlkreuz. Das Fersenbein steht gewöhnlich in Valgusposition.

Therapie Bei leichteren Graden beim Säugling und Kleinkind erfolgt eine manuelle Dehnung der verkürzten Weichteile an der Vorderseite. Bei schwereren Fällen kommen Schienen in leichter Spitzfußstellung zur Anwendung. Die tägliche passive Überkorrektur mit der Hand und später aktive Übungen müssen noch über längere Zeit erfolgen. Arthrodesen sind meist nur bei Lähmungen indiziert.

Hohlfuß

Definition Der **Hohlfuß** ist charakterisiert durch ein zu hohes Längsgewölbe. Wenn vornehmlich der Großzehenballen beim unbelasteten Fuß stark plantarwärts vorspringt und dadurch den inneren Bogen des Längsgewölbes betont, spricht man von **Ballenhohlfuß.**

Ätiologie und Pathogenese Störung des Gleichgewichts der Fuß- und Unterschenkelmuskeln u.a. infolge:
■ Myelodysplasie (Spina bifida)
■ hereditärer sensomotorischer Neuropathie
■ spastischer Lähmung.

Klinik Der Ballenhohlfuß ist in seiner äußeren Form das Pendant des Plattfußes. Sein Längsgewölbe ist zu hoch, weil der Vorfuß, insbesondere sein medialer Anteil, im Chopart-Gelenk plantarwärts abgeknickt ist. Er steht außerdem in Adduktion und Pronation, die Ferse in Varusstellung. Der Fuß erscheint verkürzt. Besonders stark ist der 1. Mittelfußknochen plantarwärts abgewinkelt; auf der seitlichen Röntgenaufnahme kreuzt er den 5. Mittelfußknochen. Der Auftritt erfolgt vor allem auf dem Großzehenballen, daher die Bezeichnung Ballenhohlfuß. Der Vorfuß ist verbreitert und die Haut unter den Köpfchen der Mittelfußknochen verhornt (☞ Abb. 16.72).

Krallenstellung der Zehen ist in der Regel, bei den beiden zuerst genannten Ursachen immer vorhanden. Über den Mittelgelenken und auf den Kuppen der Krallenzehen sitzen meist Hühneraugen. Beim Versuch, das Längsgewölbe abzuflachen oder den Fuß dorsal zu flektieren, spannt sich die Plantarfaszie an und springt in schweren Fällen strangartig scharf vor. Die Dorsalextension im Sprunggelenk ist eingeschränkt.

Da der Ballenhohlfuß nur ein Symptom ist, muss immer nach der übergeordneten (neurologischen) Ursache gefahndet werden (neurogener Ballenhohlfuß).

Gewöhnlich kommt es erst während der Schulzeit oder noch später zur Verformung des Fußes und der Zehen, die bis zum Abschluss des Wachstums zunehmen kann. Es treten Schmerzen im Bereich des Vorfußes bei Belastung auf, besonders beim Gehen auf hartem Boden und beim Bergaufgehen oder Treppensteigen. Konfektionsschuhe können bei ausgeprägten Ballenhohlfüßen kaum getragen werden, weil sie am hohen Spann und an den Krallenzehen drücken.

Therapie **Konservative Maßnahmen** haben gewöhnlich wenig Erfolg: bei Kindern Nachtschiene, in der gleichzeitig die Krallenzehen korrigiert werden; tägliche passive Dehnungsübungen. Bei schmerzhaften Druckstellen an der

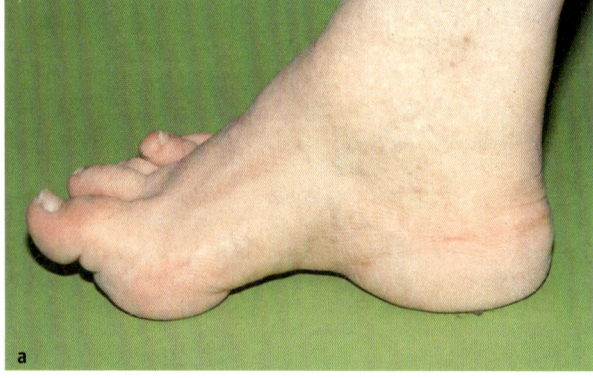
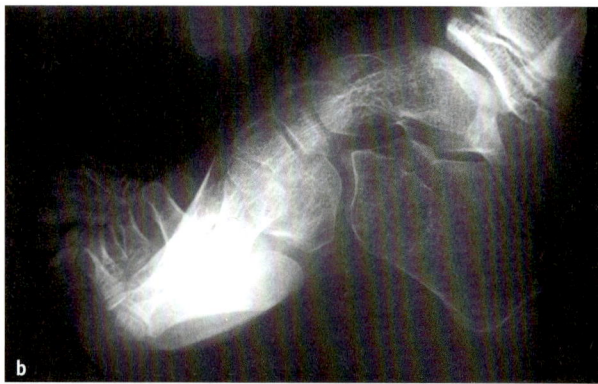

Abb. 16.72 Hohlfuß.
Es liegt eine hereditäre sensomotorische Neuropathie vor (neurogener Ballenhohlfuß).
a) Kennzeichnend für einen Hohlfuß ist das hohe Längsgewölbe. Die Metatarsalia sind stark plantarflektiert, und der Vorfuß ist verbreitert. Es resultiert ein prominenter „Ballen" mit starker plantarer Vorfußverschwielung, der diese Fußfehlform auch als Ballenhohlfuß bezeichnen lässt. Die Großzeh weist eine Flexionskontraktur im Mittelgelenk auf (Hallux malleus). Der Fuß ist insgesamt verkürzt.
b) Das seitliche Röntgenbild zeigt die Steilstellung des Kalkaneus, das hohe Längsgewölbe und die dorsale Positionierung der Zehen in den MTP-Gelenken (Krallenzehen).

Auftrittsfläche Versuch der Entlastung mit Einlagen. Oft sind **orthopädische Schuhe** schon deshalb nötig, weil wegen der Fußform keine Konfektionsschuhe zu finden sind.

Operativ: Solange die Füße noch dehnbar sind, mildert eine Tenotomie oder Teilresektion der Plantaraponeurose bzw. Ablösung der kurzen Zehenbeuger vom Kalkaneus die Deformität, evtl. aber nur vorübergehend.

Nach Abschluss des Wachstums kommen **Keilresektionen** mit Arthrodesen an der Fußwurzel in Betracht, die je nach Art der Deformität etwas verschieden angelegt werden.

16.5.5 Fehlanlagen des Fußes

Os tibiale externum

Definition Es sind zahlreiche akzessorische Knochen des Fußskeletts bekannt. Nur wenige von ihnen haben eine klinische Bedeutung. Das Os tibiale externum stellt einen akzessorischen Knochenkern im Ansatzbereich des M. tibialis posterior dar.

Pathogenese Das Os tibiale externum ist der häufigste akzessorische Knochen am Fußskelett, das meist beidseits ausgebildet ist. Es bildet gewissermaßen die Fortsetzung eines nach hinten hakenförmig verlängerten Os naviculare. Zwischen Os naviculare und dem Os tibiale externum besteht eine straffe bindegewebige Verbindung. Ist das Os naviculare hakenförmig nach dorsal verlängert, ohne dass die im Röntgenbild erkennbare bindegewebige Trennung besteht (☞ Abb. 16.73), spricht man vom **Os naviculare cornutum**.

Klinik Die Patienten beklagen Schmerzen und bisweilen Schwellungen (Bursitis) an der Innenseite des Fußes, meist erstmals im Anschluss an ein Umknicken oder nach längerer Marschbelastung. Bei der Untersuchung tastet man eine harte Verdickung am medialen Fußrand proximal des Os naviculare. Die Haut darüber kann verhornt sein. Lokaler Druck löst Schmerz aus.

Diagnostik Die Diagnose kann anhand der Röntgenbilder eindeutig gestellt werden.

Therapie **Konservativ** kann eine Hebung des Längsgewölbes und Korrektur eines Knickfußes mit einer Einlage zur Entspannung des M. tibialis posterior erfolgen. Bei anhaltenden Beschwerden kommt eine **operative** Entfernung unter Schonung bzw. Refixation des Sehnenansatzes in Frage.

Haglund-Exostose

Definition Die Haglund-Exostose stellt eine Formvariante des Fersenbeins dar, die lokal zu einer Bursitis führen kann.

Pathogenese Es besteht anlagemäßig ein höckerartiger Vorsprung an der hinteren Ecke des Tuber calcanei lateral des Achillessehnenansatzes. Schmerzen entstehen,

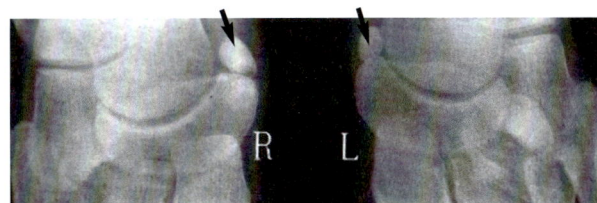

Abb. 16.73   Os tibiale externum beidseits.

wenn sich gleichzeitig, z.B. durch Schuhdruck, eine Bursitis oder Periostitis entwickelt.

Klinik Lateral des Achillessehnenansatzes zeigen sich gewöhnlich eine starke Verhornung und ein entzündlich veränderter Schleimbeutel (☞ Abb. 16.74).

Therapie **Konservativ** wird man ein Schuhwerk mit weicher Fersenkappe oder Sandalen mit offener Ferse empfehlen. Auch ein „Hohllegen" der Druckstelle mit Filzstreifen, die in den Schuh eingeklebt werden, bringt Entlastung. Zusätzlich kommen physikalische Anwendungen (feuchte Verbände, Eis) unterstützend in Betracht.

Bei Persistenz der Beschwerden können eine **operative** Abtragung der knöchernen Prominenz sowie eine Schleimbeutelentfernung notwendig werden.

Fußrückenhöcker

Definition Höckerartige Verdickung auf dem Fußrücken in der Gegend des Gelenks zwischen 1. Mittelfußknochen und Os cuneiforme I bzw. zwischen Os cuneiforme I und Os naviculare (☞ Abb. 16.75).

Pathogenese Die knöcherne Protuberanz ist meist anlagemäßig vorhanden. Sie kann sich jedoch auch beim älteren Menschen durch osteophytäre Anbauten auf dem Boden einer Arthrose entwickeln.

Klinik Schmerzen entstehen schon im Jugendalter durch Druck des Schuhs über der Verdickung. Eine Belastungseinschränkung des Fußes resultiert nicht. Die Vorwölbung fühlt sich knochenhart an, sofern nicht zusätzlich ein Schleimbeutel darüber liegt. Bei einer Arthrose wird zusätzlich über belastungsabhängige Schmerzen geklagt.

Therapie Lokaler Druck durch den Schuh sollte vermieden werden. Liegt eine Arthrose zugrunde, erfolgt die **Einlagenversorgung** mit Abstützung des medialen Längsgewölbes. Eine operative Abtragung ist nur bei starker Ausprägung notwendig.

Hallux valgus

Definition Als Hallux valgus bezeichnet man die Abweichung der Großzehe nach fibular. Familiäres Vorkommen ist häufig.

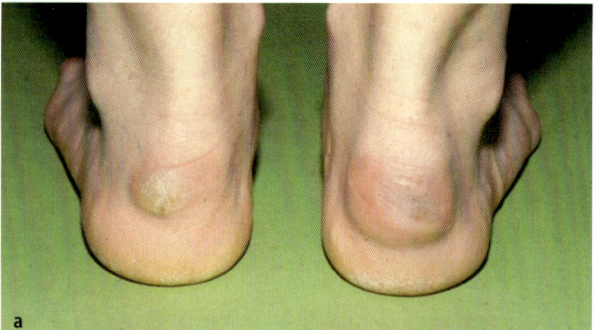

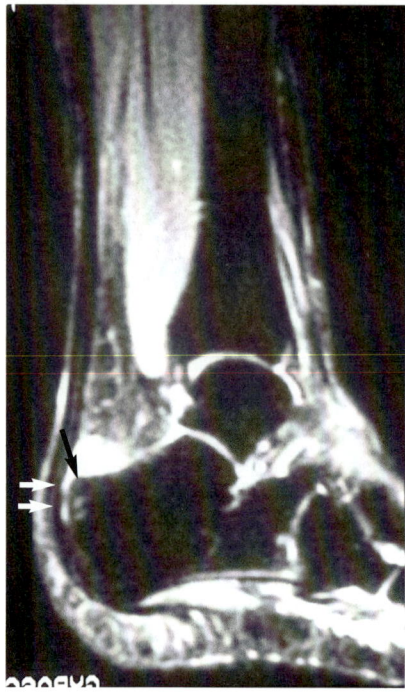

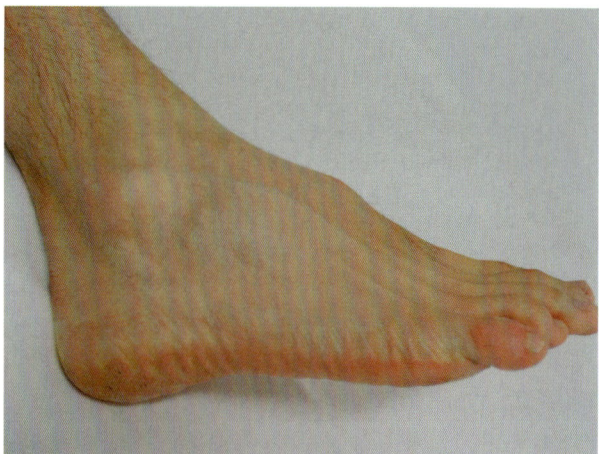

Abb. 16.75   Fußrückenhöcker.
Typische Kontur des Fußrückens mit derber Protuberanz im Verlauf des ersten Strahls.

Abb. 16.74   Haglund-Exostose.

a) Dicke Hornschwiele lateral des Achillessehnenansatzes links, rechts zusätzlich mit entzündlicher Bursitis.

b) Im Kernspintomogramm erkennt man die charakteristische Form der hinteren oberen Kalkaneusecke (schwarzer Pfeil) mit einer reaktiven Bursitis, die sich haubenartig auf den Knochenvorsprung gelegt hat und sich weiß abbildet (weiße Pfeile).

Pathogenese   Tritt der Hallux valgus bereits in jüngerem Alter auf, besteht meist eine familiäre Häufung. Bereits junge Mädchen im Pubertätsalter zeigen mitunter Abweichungen der Großzehen. Diese können sich in der Folgezeit, ähnlich wie bei der erworbenen Form des Hallux valgus, u.a. unter dem Einfluss von engem Schuhwerk (Vorfußbox zu schmal, hohe Absätze) zum Vollbild des Hallux valgus entwickeln.

Die primäre Varisierung des Os metatarsale I (vergrößerter Winkel zwischen den Ossa metatarsalia I und II) führt zu einem Auseinandertreten der Mittelfußköpfchen. Die Zugrichtung der Streck- und Beugesehnen wandert mit verändertem Drehzentrum des Großzehengrundgelenks nach lateral und verstärkt den Valgisationseffekt auf die Großzehe. Das Os metatarsale I und die Großzehe voll-

ziehen zusätzlich eine Pronationsbewegung, so dass sich das fibulare Sesambein zwischen die Metatarsalköpfchen schiebt. Der M. adductor hallucis wandert fußsohlenwärts und verliert damit seine Zugwirkung. Die Deviation im Gelenk verstärkt sich langfristig zur Subluxation, und es entwickelt sich eine sekundäre Arthrose.

Ein Hallux valgus kann auch bei **synovialen Gelenkkrankheiten** auftreten, wenn durch die Synovialitis nicht nur die MTP-Gelenke, sondern auch die intermetatarsale Bandhaftung (Spreizfuß) und die Sehnenfunktion (Zehenfehlstellung) beeinträchtigt werden.

Klinik   Die Großzehe weicht mehr oder weniger stark nach fibular ab, das Köpfchen des 1. Mittelfußknochens springt tibial vor (☞ Abb. 16.76). Zwischen Gelenkkapsel und Haut bildet sich ein Schleimbeutel (Pseudoexostose). Die Haut ist auf der Höhe des Ballenvorsprungs oft verhornt, ein darunter liegender Schleimbeutel entzündet.

Typisch sind Schmerzen im Großzehenballen, die bei starker Belastung besonders in engen Schuhen und bei Entzündung des Schleimbeutels bis zur Unerträglichkeit gesteigert sein können. Die Deformität ist immer mit einem Spreizfuß vergesellschaftet, häufig findet man Hammer- und Krallenzehen.

Diagnostik   Das Ausmaß der Varisierung des Os metatarsale I unter Belastung wird ergänzend zur Röntgenaufnahme in 2 Ebenen durch eine a.p. Aufnahme im Stand gemessen.

Therapie   Prophylaktisch muss, insbesondere bei familiärer Häufung, bei der Auswahl des Schuhwerks auf einen ausreichend weiten vorderen Schuhraum geachtet werden. Hohe Absätze sollte man eher meiden.

Abduzierende **Schienen, Bandagen,** Zehenpelotten und Ballenpolster können die Fehlstellung nicht bessern; sie wirken aber manchmal symptomatisch entlastend. Sowohl zur konservativen Therapie wie auch zur Nachbehandlung einer operativen Korrektur ist eine **Einlagenversorgung** unabdingbar. Die Einlage stützt das abgesenkte Quergewölbe und entlastet den Großzehballen (☞ Abb. 3.9e).

Bei vielen Patienten kann nur mit Hilfe von **operativen Korrekturen** eine Verbesserung der Gehbeschwerden erreicht werden. Die Operationen sind in der Regel recht erfolgreich. Bei jüngeren Menschen besteht kein Grund abzuwarten, bis sich ernsthafte Gangstörungen und Sekundärarthrosen entwickelt haben. Es besteht eine Vielzahl von Operationsvarianten. Die Verfahrensauswahl orientiert sich u.a. am Ausmaß der metatarsalen Varität, der Kongruenz des Gelenks, der Ausprägung einer Sekundärarthrose und am Alter des Patienten.

Der Metatarsus varus wird mit **Osteotomien** des Os metatarsale I korrigiert, die an der Basis, im Bereich des Schaftes oder des Köpfchens platziert werden. Zusätzlich sind **Weichteilkorrekturen** in Form von Sehnenverpflanzungen und Kapselinzisionen in Höhe des Gelenks nötig. Es folgt eine mehrwöchige Entlastung des Fußes.

Palliative Maßnahmen beschränken sich lediglich auf das Abtragen des „Ballens". Bei fortgeschrittenen Arthrosen werden **resezierende Arthroplastiken** des Gelenks vorgenommen.

Für alle operativen Verfahren gilt, dass man die Zeitdauer nicht unterschätzen sollte, bis sich der Fuß wieder im Konfektionsschuh belasten lässt.

> **!** Ohne Operation können sich infolge eines Hallux valgus ernsthafte Gangstörungen und Sekundärarthrosen entwickeln.

Digitus quintus varus

Definition Die nach tibial gerichtete Fehlstellung der Kleinzehe wird als Digitus quintus varus bezeichnet.

Pathogenese Wie beim Hallux valgus kommt auch hier dem Auseinanderweichen der Mittelfußknochen im Rahmen einer Spreizfußdeformität eine besondere Bedeutung zu. „Spiegelbildlich" zum Hallux valgus kommt es zu einer Vergrößerung des Winkels zwischen Os metatarsale IV und V (Valgisierung des Os metatarsale V) sowie konsekutiv durch ein verändertes Drehzentrum der Streck- und Beugesehnen zur Adduktion der Kleinzehe.

Klinik Die Kleinzehe schiebt sich meist über die 4. Zehe (Digitus quintus varus superductus). Manchmal besteht ein Digitus quintus subductus (☞ Abb. 16.82).

Therapie Bei Erwachsenen ist nur selten ein **operatives** Vorgehen indiziert. Gelenkerhaltend wird die subkapitale Korrekturosteotomie durchgeführt, bei bereits fortgeschrittener Arthrose im Grundgelenk kommt eine Resektionsarthroplastik in Frage.

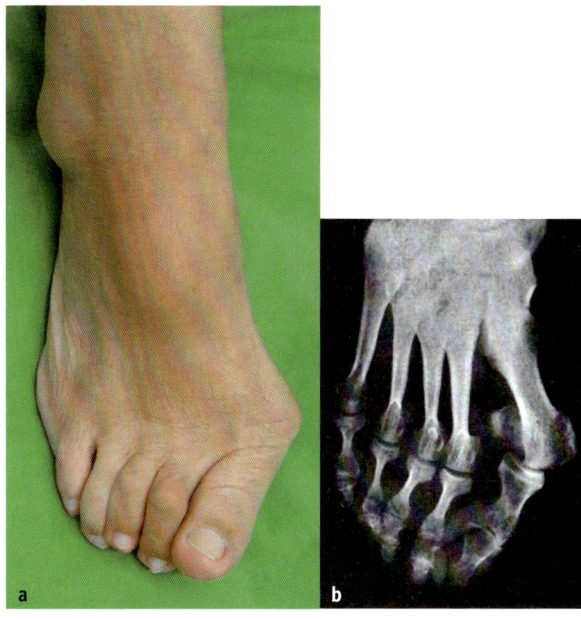

Abb. 16.76 Hallux valgus.

a) Ausgeprägte Valgusstellung der Großzehen mit pronatorischer Rotation. Verbreiterte Vorfüße als Zeichen des Spreizfußes. Prominenter Metatarsalkopf I mit druckdolenter und oft auch geröteter Bursitis (sog. „Ballen"). PIP II und III zeigen eine Hammerzehstellung.

b) Im Röntgenbild ist das Großzehgrundgelenk nach fibular subluxiert. Die Sesambeine liegen nicht mehr unter dem Metatarsalkopf I, sondern sind nach fibular verlagert.

16.5.6 Degenerative Krankheiten des Fußes

Hallux rigidus

Definition Als Hallux rigidus bezeichnet man die einsteifende Arthrose des Großzehengrundgelenks.

Ätiologie und Pathogenese Ursache ist eine Arthrose auf konstitutioneller Grundlage (☞ Polyarthrose, Kap. 9.2), wegen Überlänge der großen Zehe mit mechanischer Überlastung des Grundgelenks beim Abrollen oder auf dem Boden posttraumatischer Veränderungen. Die Arthrose führt zu meist medial und dorsal gelegenen Osteophyten. Sukzessive entsteht eine Einschränkung der Dorsalextension bis zur Versteifung in Beugestellung (Hallux flexus).

Klinik Der Patient beklagt Schmerzen im Großzehengrundgelenk durch Druck des Schuhoberleders (Osteophyt, Abb. 16.77), beim Abrollen des Fußes, besonders beim Bergaufgehen und Treppensteigen. Zehenstand, Tanzen, Tragen von hohen Absätzen verursachen ebenfalls Schmerzen oder sind ganz unmöglich. Es resultieren Störungen des Gangbilds, weil der Fuß der schmerzhaften Steife wegen nur über den lateralen Rand abgerollt wird. Im Bereich des Großzehengrundgelenks kommt es zu Schwellungen. Vom Hallux rigidus ist eine isolierte Schmerzhaftigkeit der Sesambeine (**Sesamoiditis**) zu unterscheiden.

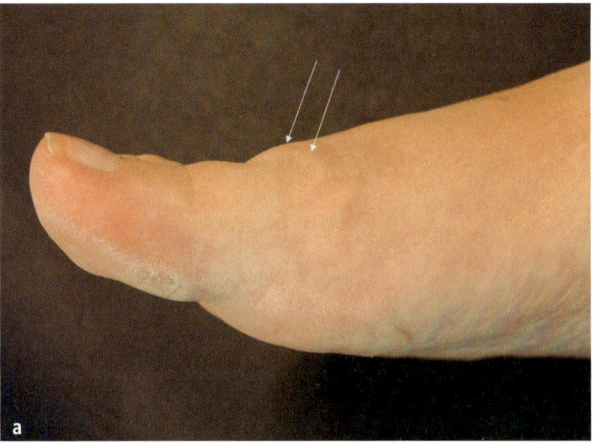

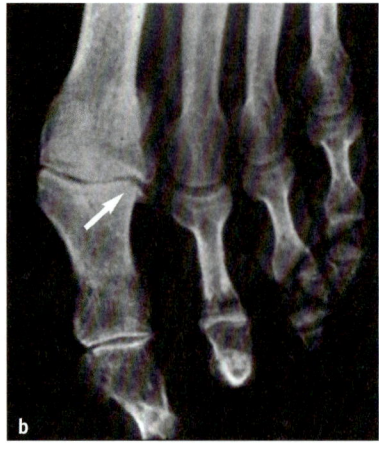

Abb. 16.77 Hallux rigidus.

a) Die Großzehe ist leicht plantarwärts gerichtet. Der Höcker (→) entspricht einem großen dorsalen Osteophyten. Die Dorsalextension ist schmerzhaft und eingeschränkt, dadurch ist der Abrollvorgang behindert.

b) Im Röntgenbild deutliche Arthrosezeichen: Verschmälerung des Gelenkspalts und Osteophyten (→).

Diagnostik Die Diagnose ergibt sich aus dem örtlichen, ganz umschriebenen Druckschmerz, den tastbaren, unregelmäßig höckrigen Osteophyten, der Steife und dem Lokalschmerz bei forcierter Dorsalextension der Großzehe.

Das Röntgenbild zeigt die typischen Phänomene der Arthrose (☞ Abb. 16.77b).

Differentialdiagnose Metatarsalgie, Gicht.

Therapie **Konservativ:** In leichten Fällen können aktive und passive **Dorsalextensionsübungen** symptomatisch helfen. Es erfolgt eine **Einlagenversorgung** mit einer starren Verlängerung unter der Großzehe oder eine Schuh-

bodenversteifung, um die Extension des Grundgelenks beim Abrollen zu vermeiden. Zusätzlich hilft eine Ballenrolle, eine schwellenförmige Erhöhung der Sohle knapp hinter den Mittelfußköpfchen, das Abwickeln des Fußes zu erleichtern (☞ Abb. 3.10b).

Operativ: In Abhängigkeit vom Lokalbefund und Alter des Patienten kommen gelenkerhaltende Eingriffe (Abtragung von Osteophyten und Spülung), gelenkresezierende Eingriffe (Resektionsarthroplastiken) oder die Arthrodese des MTP-I-Gelenks (20° Dorsalextension, 15° Valgusposition) in Frage. Endoprothesen haben sich an diesem Gelenk bisher nicht durchsetzen können.

Fersensporn

Definition Spornartige Exostose, die sich vom Processus medialis eines oder beider Fersenbeine zehenwärts erstreckt (unterer Fersensporn) oder vom Tuber calcanei im Ansatz der Achillessehne nach kranial gerichtet ist (oberer bzw. hinterer Fersensporn).

Pathogenese Dem „Sporn" liegen degenerative Umbauvorgänge der Sehnenansätze der am Tuber calcanei entspringenden bzw. inserierenden Muskeln und der Plantaraponeurose zugrunde. Neben Veranlagung wirkt wahrscheinlich eine hohe Beanspruchung des Längsgewölbes (z.B. bei Plattfuß, Knickfuß, Hohlfuß), die zu intermittierenden Zugreizen der Sehnenfasern (M. abductor hallucis, M. flexor digitorum brevis) und der Plantaraponeurose führt, als auslösendes Moment.

Klinik Ein Fersensporn wird häufig als asymptomatischer Zufallsbefund im Röntgenbild entdeckt. Umgekehrt können Beschwerden so ausgeprägt sein, dass der Patient nur auf der Fußspitze gehen kann. Auch ohne radiologisch erkennbaren Sporn können typische Fersenspornbeschwerden vorliegen.

Ein Druckschmerz lässt sich typischerweise am medialen vorderen Rand der Fersensohle auslösen. Beim oberen Sporn besteht ein Fersendruck in der Schuhkappe (DD Haglund-Exostose). Palpatorisch besteht ein umschriebener Druckschmerz der Sohle im Bereich des Sporns oder am Ansatz der Achillessehne („Achillodynie").

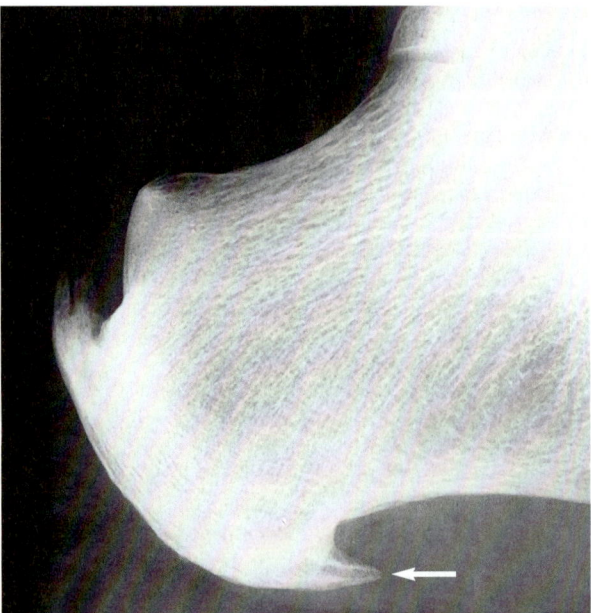

Abb. 16.78 Fersensporn.

Der sog. obere Fersensporn liegt im Verlauf des Achillessehnenansatzes (→). Der untere Fersensporn verläuft in Richtung der plantaren Faszie (⇒).

Diagnostik Im seitlichen Röntgenbild ist der Fersensporn durch seine Verlaufsrichtung und seine Konfiguration eindeutig zu diagnostizieren (☞ Abb. 16.78). Die Größe des Sporns korreliert nicht mit dem Ausmaß der Beschwerden.

Therapie Die **konservative Therapie** steht beim unteren und beim hinteren Fersensporn im Vordergrund. Mit einer **Einlagenversorgung** (lokale Vertiefung, weiche Fersenbettung) soll eine Entlastung der schmerzhaften Stelle beim unteren Sporn erreicht werden; beim oberen Sporn kann durch eingeklebte Filzstückchen zu beiden Seiten der

Druckstelle in der Schuhkappe eine Entlastung erreicht werden. Eine **lokale Infiltration** mit einem Lokalanästhetikum und einer kristallinen Kortisonpräparation von der Seite aus ist nur beim unteren Fersensporn zulässig. Sowohl die Röntgenschmerzbestrahlung als auch die extrakorporale Stoßwellenbehandlung müssen ihren therapeutischen Nutzen letztendlich noch nachweisen.

Operative Maßnahmen kommen nur ausnahmsweise und nur beim unteren Sporn in Frage, wenn die mit ausreichender Hartnäckigkeit durchgeführte, fast immer zum Ziel führende konservative Behandlung einmal versagt. Dabei erfolgt die Einkerbung der kurzen Sohlenmuskeln und Ablösung der Plantaraponeurose vom Fersenbein.

— Aus der Praxis —

Anamnese Eine 57-jährige Unternehmerin stellt sich mit seit Monaten bestehenden und zuletzt progredienten Schmerzen unter dem rechten Rückfuß in der Sprechstunde vor. Ein Trauma ist nicht erinnerlich.

Klinische Untersuchung Die Untersuchung zeigt einen schmerzbedingt inkompletten Abrollvorgang des rechten Fußes sowie eine Senkfußdeformität beidseits. Es besteht eine lokale Druckdolenz unter dem rechten Fersenbein am Übergang zur Plantaraponeurose.

Diagnostik Das Röntgenbild zeigt plantar einen Knochensporn am Vorderrand des Kalkaneus rechts (☞ Abb. 16.78).

Diagnose Unterer Fersensporn rechts.

Therapie Drei Zyklen einer lokalen Kortisoninjektion im Abstand von jeweils 3 Wochen. Einlagenversorgung mit medialer Abstützung und lokaler Vertiefung im Bereich des Sporns. Konfektionsschuhberatung.

Hammerzehe, Krallenzehe

Definition Bei der selteneren **Hammerzehe** ist das End- oder Mittelgelenk in Beugestellung kontrakt, d.h., es lässt sich auch passiv nicht vollständig strecken; das Grundgelenk ist frei beweglich.

Krallenzehen hingegen sind häufiger. Sie sind im Grundgelenk kontrakt überstreckt und im Mittel- und Endgelenk gebeugt. An der Großzehe sieht man eine Flexionskontraktur im Mittelgelenk nur in Ausnahmen (z.B. Hohlfuß, Abb. 16.75) als **Hallux malleus.**

Ätiologie und Pathogenese Eine **fehlerhafte Fußform** ist mit Abstand die häufigste Ursache dieser Zehendeformitäten. Die veränderte Zugspannung der Sehnen, z.B. beim Spreizfuß, Hohlfuß, Spitzfuß, erzeugt eine Dysbalance der Strecker und Beuger und auf Dauer die Kontraktur. Auch die Störung des muskulären Gleichgewichts bei Myelodysplasie, hereditärer sensomotorischer Neuropathie u.Ä. kann – verbunden mit einer Fußdeformität – zu schweren Krallenzehen führen.

Schließlich sind es die **synovialen Arthropathien** (z.B. rheumatoide Arthritis, Abb. 16.79), die mit ausgeprägten Zehendeformitäten einhergehen. Die Kontrakturstellung der Gelenke führt zu Subluxationen und selbst zu Luxationen. Bei hochgradigen Krallenzehen kann die Basis der Grundphalanx auf der dorsalen Fläche des Mittelfußköpfchens sitzen.

Klinik Schmerzhafte Verhornungen und Klavi finden sich an Stellen, die dem Schuhdruck besonders ausgesetzt sind, vor allem über den proximalen und distalen Interphalangealgelenken (☞ Abb. 16.79, 16.80).

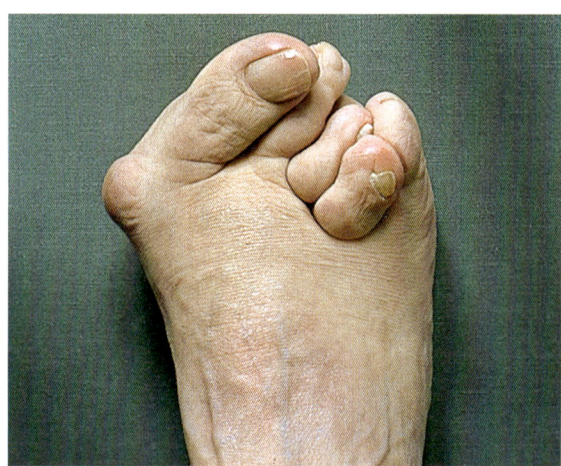

Abb. 16.79 Typische Vorfußdeformität bei rheumatoider Arthritis.
Verbreiterung des Vorfußes (Spreizfuß), Hallux valgus, Digitus quintus varus, Krallenzehen der 3. und 4. Zehe mit Dorsalluxation und Klavi über den Mittelgelenken, Hammerzehe der 2. Zehe.

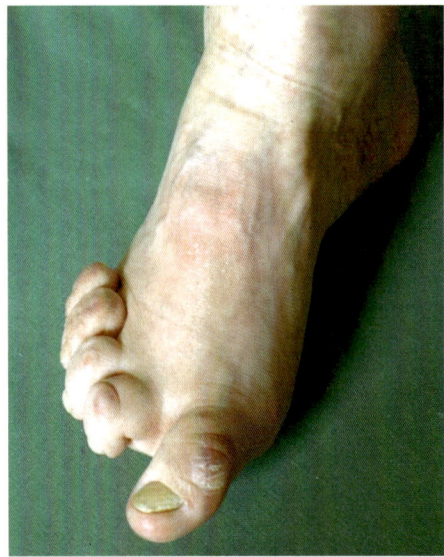

Abb. 16.80   Krallenzehen.
Die Mittelgelenke der Zehen II–V stehen in kontrakter Beugung; die Grundgelenke sind in Überstreckung fixiert. Über dem PIP-Gelenk II hat sich eine reaktive Bursitis ausgebildet. Über dem Mittelgelenk der ersten Zehe findet sich eine umschriebene Verschwielung.

Kontrakte Krallenzehen nehmen am aktiven Kontakt des Fußes mit dem Boden nicht mehr teil, mit der Folge einer funktionellen Fußverkürzung und Gangunsicherheit.

Therapie   Konservativ kann bei Frühformen ohne Kontrakturen versucht werden, durch korrigierende Verbände (Tapeverband) oder Nachtschienen sowie durch passives Strecken mit der Hand eine Zunahme der Zehendeformität abzuwenden. Solche palliativen Maßnahmen befriedigen nur in leichteren Fällen.

Kontrakte Hammer- und Krallenzehen lassen sich nur **operativ** beseitigen:

Ist die Kontraktur **passiv ausgleichbar,** empfiehlt sich die Dorsalverlagerung der kurzen Beugesehne, die so zum Zehenstrecker wird (Tenodese).

Bei kontrakten (nicht passiv ausgleichbaren) Formen kann eine Köpfchenresektion des Grundgliedes im PIP durchgeführt werden (OP n. Hohmann); es resultiert eine fibröse Steife in Korrekturposition. Die Kontraktur im Grundgelenk lässt sich durch eine Arthrolyse mit dorsaler Kapsulotomie und Strecksehnenverlängerung beheben.

Clavus pedis, Schwielen

Definition   Das Hühnerauge stellt eine dornartige, in die Tiefe führende Verhornung dar, die mit seiner Spitze bis in den Papillarkörper der Haut reichen kann. Begrifflich muss es von einer Schwiele unterschieden werden, die eine oberflächliche flächige verhornende Bindegewebsproliferation darstellt (☞ Abb. 16.79, 16.83).
Synonym: Hühnerauge.

Pathogenese   Hühnerauge und Schwiele entstehen als Reaktion auf einen beständigen oder intermittierenden mechanischen Reiz, z.B. Schuhdruck, fehlerhafte Belastung oder Formveränderung der Zehen (Krallenzehen).

Klinik   Schmerzen werden bei **Hühneraugen** gewöhnlich durch Druck auf den empfindlichen Papillarkörper ausgelöst. Diese sitzen auf, unter und zwischen den meist verkrümmten Zehen. Ihre Umgebung ist häufig entzündet.

Schwielen sitzen an der Sohle (Ballen und Ferse) und an den Seiten des Fußes neben den randständigen Köpfchen des 1. und 5. Mittelfußknochens. Sitz und Größe der Schwiele entsprechen der Fußdeformität. Gelegentlich kommt es zu entzündlichen Reizerscheinungen (Schwielenentzündung).

Auch die unter den Schwielen und Hühneraugen liegenden Schleimbeutel können sich entzünden und gelegentlich fisteln. Am häufigsten ist diese Komplikation beim Hallux valgus am Großzehenballen zu finden.

Therapie   Im Vordergrund steht die **Beseitigung der Ursache,** d.h. die Korrektur der Fuß- und Zehendeformität sowie die Anpassung gut sitzender Schuhe ohne Druckstellen. Ein Entfernen der Hornschicht ist nach Erweichen mit **Keratolytika** möglich; der Klavusdorn kann dann exstirpiert werden. Bei wiederholten Schleimbeutelentzündungen und bei Fisteln kommt ausschließlich die operative Exstirpation in Frage.

16.5.7 Knochennekrosen am Fuß

Nekrose des Os naviculare pedis

Definition   Es handelt sich um eine Knochennekrose des **Jugendalters,** die das Os naviculare pedis betrifft.
Synonym: M. Köhler I.

Pathogenese   Es sind vorwiegend Jungen zwischen 3 und 8 Jahren betroffen. Die Ursache ist nicht bekannt. Favorisiert wird eine vaskuläre Genese, die ähnlich wie bei Nekrosen anderer Lokalisation einen stadienhaften Verlauf einleitet (☞ Kap. 6.1).

Klinik   Die Patienten leiden unter Schmerzen bei Belastung und auf Fingerdruck in der Gegend des Os naviculare; manchmal verlaufen die Nekrosestadien symptomlos. Ein beidseitiges Auftreten wird beobachtet. Bei der klinischen Untersuchung imponieren gelegentlich eine Schwellung und eine schmerzhafte Sperre der Pronations- und Supinationsbewegung.

Diagnostik   Im Verlauf erkennt man im Röntgenbild (☞ Abb. 16.81) nach häufig unauffälligem Initialstadium (Stadium I) eine Kondensation (Stadium II) und später eine Fragmentation (Stadium III) des Os naviculare. Eine spontane vollständige Wiederherstellung des Kahnbeins ist in der Reparationsphase (Stadium IV) im Verlauf von Monaten möglich.

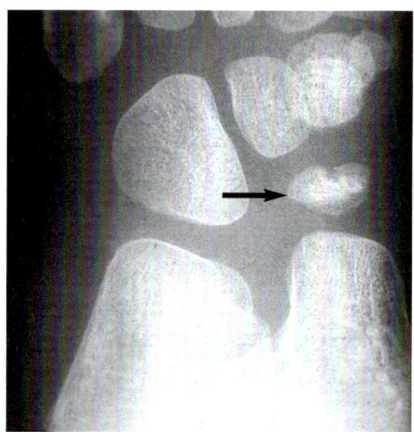
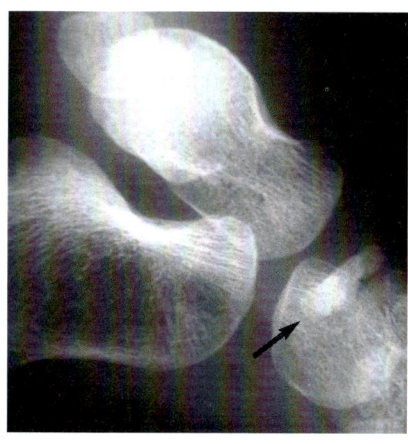

Abb. 16.81 Köhler-I-Krankheit.
Das 4-jährige Mädchen klagt über leichte Beschwerden am inneren Fußrand. Auf dem Röntgenbild erscheint das Kahnbein zu einer schmalen Scheibe komprimiert und strukturell verdichtet (→).

Therapie Die Therapie ist ausschließlich konservativ. Bei Beschwerden erfolgt eine Entlastung durch eine **Einlage**, die das Längsgewölbe unterstützt (☞ Abb. 3.9d). Bei älteren Kindern und stärkeren Beschwerden kann temporär ein Gehgips mit gut anmodellierter Gewölbunterstützung für 3–4 Wochen den Reparationsprozess unterstützen.

Nekrose der Mittelfußköpfchen

Definition Es handelt sich um eine Knochennekrose des Jugendalters, die die Mittelfußköpfchen betrifft. Am häufigsten befallen ist der zweite, seltener der dritte und ausnahmsweise einmal der vierte Mittelfußknochen.
Synonyma: M. Köhler II, M. Freiberg.

Pathogenese Meist handelt es sich bei den Betroffenen um **Mädchen** zwischen dem 10. und 16. Lebensjahr mit bestehender Spreizfußdeformität.
Aus Auslöser der Nekrose werden sowohl **vaskuläre Faktoren** als auch **repetitive Mikrotraumata** angenommen, die ähnlich wie bei Nekrosen anderer Lokalisation einen stadienhaften Verlauf einleiten (☞ Kap. 6.1). Auffällige Erkrankungshäufungen finden sich bei Balletttänzerinnen.

Klinik Im Vordergrund stehen Schmerzen im Bereich des erkrankten Metatarsaleköpfchens besonders bei Belastung, beim Abwickeln des Fußes und bei Belastung auf der Fußspitze. Gelegentlich kommt es zu Schwellungen über dem Krankheitsherd.

Diagnostik Prinzipiell kann auch beim M. Köhler II ein stadienhafter Verlauf im Röntgenbild beobachtet werden. Eine vollständige Wiederherstellung des Metatarsaleköpfchens im Reparationsstadium ist eher selten. Oft resultiert eine Abplattung des Kopfes, die im Erwachsenenalter in einer schmerzhaften sekundären Arthose münden kann (☞ Abb. 16.82).

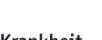
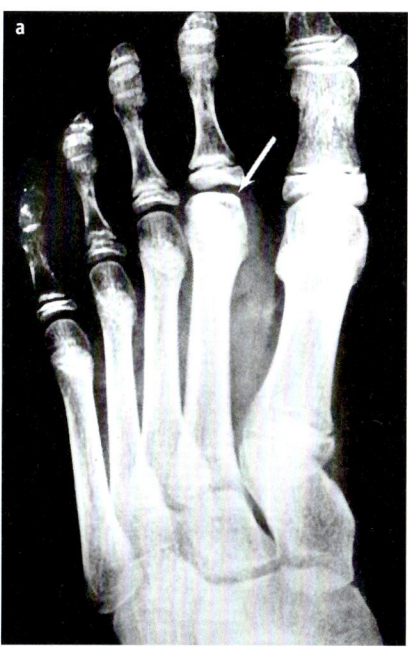
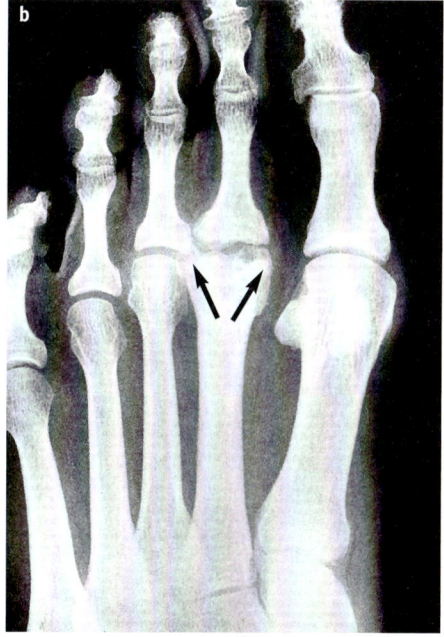

Abb. 16.82 Köhler-II-Krankheit.
a) Nekrose (→) des 2. Mittelfußköpfchens (florides Stadium). Die Wachstumsfugen sind noch offen.
b) Im Erwachsenenalter Deformierung des 2. Mittelfußköpfchens nach abgelaufener Köhler-Krankheit. Der Kopf ist verbreitert und abgeplattet, die Zehenbasis unruhig konturiert. Knochensklerose und osteophytäre Reaktionen (Pfeile) sind Zeichen der sekundären Arthose, die zu Schmerzen vor allem beim Abrollen des Fußes führt.

Therapie **Konservative Maßnahmen** mit einer Einlagenversorgung zur Entlastung des erkrankten Köpfchens stehen ganz im Vordergrund der Therapie. Bei heftigen Beschwerden im floriden Stadium kommt temporär ein Gehgips in Betracht.

Verbleibt ein deformiertes Metatarsaleköpfchen mit sekundärer Arthrose, kommt im Erwachsenenalter eine operative Behandlung in Frage: Modellierung des Gelenks unter Entfernung störender Randwülste, im Ausnahmefall Exzision des proximalen Anteils des Zehengrundgliedes.

16.5.8 Neurogene Erkrankungen des Fußes

Morton-Neuralgie

Definition Die Morton-Neuralgie wird durch Irritation der zwischen dem 3. und 4. oder 4. und 5. Metatarsalköpfchen verlaufenden Interdigitalnerven ausgelöst, wenn die benachbarten Knochenköpfchen bei der Bewegung im Schuh oder bei seitlichem Druck einander zu nahe kommen.

Synonyma: Morton-Syndrom, Morton-Metatarsalgie.

Pathogenese Auslösend wirken neben dem Druck zu enger Schuhe verschiedene Ursachen: eine Traumatisierung mit Hämatom, das sich narbig organisiert, Fußdeformitäten mit erhöhter Vorfußbelastung wie Spreiz-, Platt- oder Hohlfüße sowie in Fehlstellung verheilte Mittelfußbrüche. Der Interdigitalnerv reagiert mit einer lokalen Hyperproliferation (☞ Abb. 16.83), die zur Bildung eines großen Pseudoneuroms führen kann.

Klinik Patienten beschreiben einen plötzlichen, wie elektrisierend auftretenden und wieder abklingenden

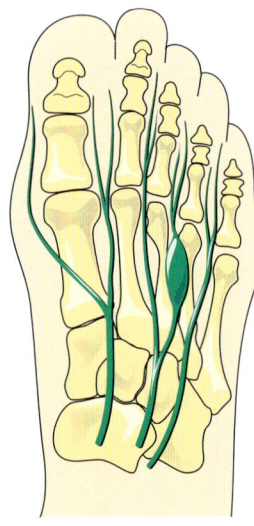

Abb. 16.83 Morton-Metatarsalgie.
Zwischen den Metatarsalia 3/4 oder 4/5 bildet sich plantar eine neuromartige Verdickung des interdigitalen Nervs, die bei Belastung zu lokalen und nach distal ausstrahlenden Schmerzen führt (Sicht von plantar).

Schmerz beim Gehen und bei manchen Fußbewegungen. Der Schmerz kann durch Kompression und Bewegung der Mittelfußköpfchen ausgelöst werden.

Mitunter besteht eine Hypästhesie im zugehörigen Interdigitalraum.

Diagnostik Die Diagnose stützt sich auf das Schmerzbild, den klinischen Befund und eine erfolgreiche Lokalanästhesie. Mitunter lässt sich die neuromartige Nervenverdickung im **MRT** abbilden.

Therapie Die Korrektur des Schuhwerks mit Spreizfußeinlagen steht bei der **konservativ** ausgerichteten Behandlung im Vordergrund. Die **lokale Infiltration** mit Lokalanästhetika und Kortisonzusatz kann neben einer symptomatischen Besserung auch zur Diagnosesicherung eingesetzt werden.

Bei Therapieresistenz kann **operativ** sehr erfolgreich eine Resektion des veränderten Nervenstücks durchgeführt werden.

Tarsaltunnelsyndrom

Definition Dem Tarsaltunnelsyndrom liegt ein Engpasssyndrom des N. tibialis im Tarsaltunnel dorsal-distal des Malleolus medialis zu Grunde.

Pathogenese Die Ursachen der Enge sind mannigfaltig. Neben traumatischen und chronisch-entzündlichen Veränderungen, z. B. durch Überlastung, kann ein Ödem im Rahmen einer Varikosis eine Enge verursachen. Auch eine Tendosynovialitis, z. B. bei einer rheumatoiden Arthritis, kann die Enge im fibrösen Tunnel erzeugen.

Klinik Typisch sind lokale Beschwerden distal-dorsal des Innenknöchels, die nach distal auf die mediale Fußsohle ausstrahlen. Manchmal sind auch Dysästhesien und Hypästhesien der medialen Fußsohle das führende Symptom. Bei subtiler Untersuchung lässt sich meist eine retromalleoläre Tendosynovialitis gut tasten. Lokaler Palpationsdruck kann ausstrahlenden Schmerz auslösen und die Hypästhesie verstärken.

Diagnostik Bildgebende Untersuchungstechniken helfen meist nicht weiter. Sonographisch und kernspintomographisch kann der Inhalt des Tarsaltunnels überprüft werden.

Elektroneurographisch ist die Leitungsgeschwindigkeit des Nervs verlängert.

Therapie Die Beschwerden sind oft **konservativ** beherrschbar: **Einlagenversorgung** mit Unterstützung des medialen Längsgewölbes, lokale Infiltration mit Lokalanästhetikum und Kortison.

Operativ kann eine Neurolyse durchgeführt und der Tarsaltunnel von einer Tendosynovialitis oder anderen Bedrängungen befreit werden.

Neurogene Osteoarthropathie

Vor allem bei Polyneuropathien unterschiedlicher Ursache beobachtet man schwere Gelenk- und Knochendestruktionen am Fuß, die durch eine Diskrepanz zwischen der Stärke der Destruktion und dem geringen Beschwerdeausmaß auffallen. Betroffen sind meist die Lisfranc- oder die Chopart-Gelenkreihe und das subtalare Gelenk.

Besteht eine diabetische Neuropathie, sollte nach umschriebenen Rückfußschwellungen gefahndet werden.

Die Diagnose erhärtet sich durch das Röntgenbild, das schon in den Frühstadien charakteristische Veränderungen bietet (☞ Kap. 9.5, Abb. 9.20).

16.5.9 Traumafolgen am Fuß

Bandrupturen des Sprunggelenks

Definition Bänderzerrungen, Bänderrisse und Knochenbrüche der Knöchelgegend gehören zu den häufigsten Verletzungen des Fußes. Sie werden oft verkannt und können bei nicht sachgerechter Behandlung meist schwerwiegende Folgen haben, die später schwer oder nicht mehr korrigiert werden können.

Ätiologie und Pathogenese Die Stabilität der Knöchelgegend beruht auf der Eigenart ihrer Knochen- und Bandverbindungen, die das **obere Sprunggelenk** (zwischen Talus und der vom distalen Tibia- und Fibulaende gebildeten Malleolengabel), das **vordere** (zwischen Talus und Navikulare) und das **hintere Sprunggelenk** (zwischen Talus und Kalkaneus) bilden.

Gewalteinwirkungen führen, abhängig von ihrer Stärke und Stoßrichtung, zu einer Überdehnung (Distorsion) oder Zerreißung der lateralen oder medialen Kollateralbänder. Das Trauma bewirkt indirekt eine Abscherung, Drehung und/oder Stauchung. Dies geschieht meist in

Form von Supinations-Adduktions-Traumen, seltener von Pronations-Abduktions-Mechanismen.

Klinik Bei Bandverletzungen bestehen stets starke Schwellungen sowie ein lokaler Druck- und Zerrungsschmerz. In der Folgezeit kann es zu anhaltenden Schmerzzuständen mit eingeschränkter Belastungsfähigkeit, chronischen Weichteilschwellungen, Instabilität und sekundären Arthrosen kommen.

Diagnostik Zur Diagnose einer Ruptur wird heute meist eine Kernspintomographie durchgeführt. Sie gibt mehr Informationen über das Ausmaß der Schädigung als die früher üblichen gehaltenen Röntgenbilder (☞ Abb. 16.84). Am häufigsten reißt das Lig. fibulotalare anterius.

Therapie Bei einfacher Prellung oder Distorsion genügen meist abschwellende Maßnahmen: Hochlagerung, Auflage von Eis, feuchte Kompressen, evtl. elastischer Stützgehverband.

Bei Bandrupturen erfolgt eine konservative Behandlung in einer Sprunggelenksführungsschiene mit früh-funktioneller Übungstherapie. Übersehene oder nicht konsequent behandelte Außenbandrupturen sind nicht selten Ursache für anhaltende Schmerzen, chronische Schwellneigung und bleibende Instabilität.

Marschfraktur

Definition Die **Ermüdungsfraktur** eines Os metatarsale auf dem Boden einer repetitiven mechanischen Überlastung wird als Marschfraktur bezeichnet.

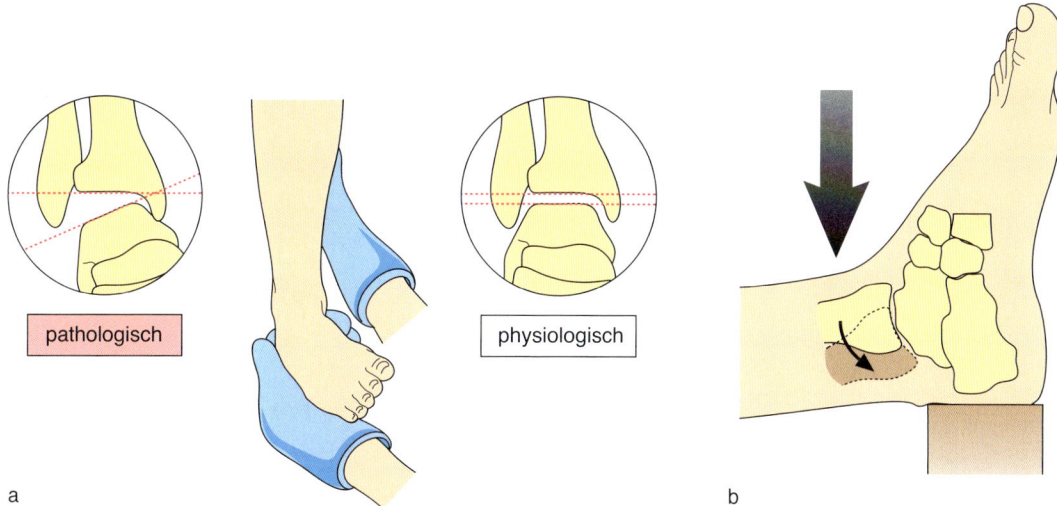

a   b

Abb. 16.84 Außenbandruptur am Sprunggelenk.

Technik der gehaltenen Röntgenaufnahme.

a) Passive Inversion des Rückfußes, mit der Hand gehalten oder mit einem Halteapparat. Bei Ruptur des fibulokalkanearen Bandes seitendifferente Aufklappbarkeit des oberen Sprunggelenksspalts.

b) Passive Ventralverschiebung des Talus in der Knöchelgabel. Bei Ruptur des fibulotalaren Bandes seitendifferente Ventralpositionierung des Talus.

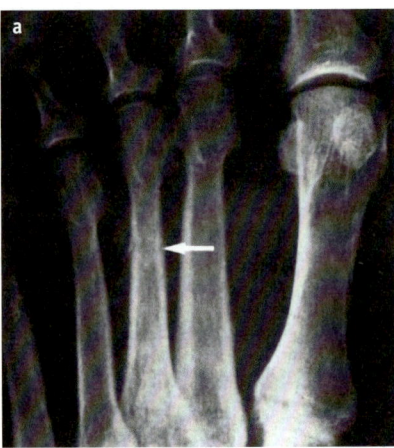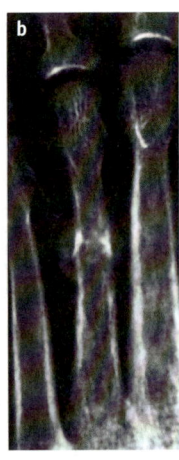

Abb. 16.85   Ermüdungsfraktur des 3. Mittelfußknochens.

a) Zum Zeitpunkt der ersten Beschwerden quer verlaufende Aufhellungslinie in der Diaphyse (Umbauzone, →) mit ersten Zeichen eines Reparaturkallus.
b) Fünf Wochen später deutlicher kugelförmiger Kallus.

Pathogenese   Die Marschfraktur stellt einen typischen Überlastungsschaden dar, der sich durch immer wieder auftretende, ungewohnt ausgiebige Fußbelastung (z. B. große Fußmärsche des untrainierten Soldaten, Laufsport des Untrainierten) entwickelt. Aufgrund des mechanischen Einflusses kommt es schließlich zum **Ermüdungsbruch** eines Metatarsalknochens (meist des 2. oder 3.). Mit dem Überlastungsschaden setzt eine reaktive Kallusbildung ein, so dass die Ausbildung des Ermüdungsbruches und des Kallus parallel abläuft (☞ Abb. 16.85).

Ermüdungsbrüche findet man auch am Kalkaneus, Tibiakopf und seltener auch an anderen Lokalisationen.

Bei der Osteomalazie können ähnliche Vorgänge auftreten (Looser-Umbauzonen, ☞ Abb. 5.3), bei denen der osteopathisch geschwächte Knochen der normalen mechanischen Belastung nicht gewachsen ist.

Klinik   Die Patienten leiden unter lokalen, belastungsabhängigen Schmerzen, die sich nach stärkerer Belastung langsam entwickeln. Es besteht eine geringe teigige Schwellung im Mittelfußbereich.

Diagnostik   Gewöhnlich deckt die starke Kallusbildung erst im Stadium der Abheilung die abgelaufene Fraktur auf (Röntgenbild).

Therapie   Schonung, Kühlung, Ruhigstellung im Unterschenkelgehgips oder Walker für 3–4 Wochen. Langsame Wiederaufnahme der Belastung.

Zusammenfassung

Beinlängendifferenzen

Unterscheidung zwischen absoluter, relativer und funktioneller Beinverkürzung.

Klinik   Beckenschiefstand, kompensatorische skoliotische Fehlhaltung, Verkürzungshinken.

Therapie   Ausgleich erforderlich bei Kindern über 0,5 cm, bei Erwachsenen über 1,0 cm Differenz.

Fersenplättchen, Absatz- und Sohlenerhöhung am Konfektionsschuh, orthopädischer Schuh. Operativ: Verkürzungsosteotomie, Auswechslungsosteotomie, protrahierte Verlängerung.

Hüftdysplasie

Definition   Häufigste angeborene Skelettvariation.

Teratologische Luxation: angeborene Luxation, meist gemeinsam mit anderen Anlagefehlern.

Anthropologische = häufigste, „gewöhnliche" Form: Angeboren ist insuffiziente Form von Pfanne und koxalem Femurende, mangelnder Kontaktreiz führt nicht zu zentrierender Entwicklung.

Schweregrade im Röntgenbild:
I.°   Dysplasie ohne manifeste Stellungsänderung
II.°   Dysplasie mit Lateralisation des Kopfes
III.°   Subluxation
IV.°   komplette Luxation.

Klinik   Klinische Merkmale bei einseitiger Störung: Asymmetrie der Hautfalten, Abduktionsbehinderung, Beinverkürzung, Außendrehhaltung; Ortolani-Phänomen.

Nach dem Gehenlernen (verspätet!): positives Trendelenburg-Zeichen. Hinken. Bei doppelseitiger Störung: watschelnder Gang, Hohlkreuz.

Diagnostik   Röntgenbild: wichtigste Kriterien: flache Pfanne, retardierter Kopfkern, Coxa valga antetorta, auswandernder Kopf.

Diagnosesicherung über möglichst frühzeitige Ultraschalluntersuchung.

Therapie   Neugeborene breit wickeln, Spreizhose. Funktionelle Einstellungsmaßnahmen: Spreizbandage, Beugeschiene, Fettweis-Gipsverbandtechnik, Extensionsreposition.

Offene (operative) Reposition, wenn strukturelle Hindernisse vorliegen. Funktionelle Nachbehandlung zur Retention der eingestellten Hüfte.

Komplikationen   Kopfnekrose, Persistenz von Flachpfanne und Achsenfehlern des koxalen Femurendes.

Therapie Operativ: pfannendachverbessernde Eingriffe, Korrekturosteotomie am koxalen Femurende.

Schenkelhalsfehlstellungen

Definition Schenkelhals-Schaft-(CCD-)Winkel zu steil: Coxa valga; zu flach: Coxa vara.
In der Axialebene (Schenkelhalslängsachse/quere Kondylenachse): Antetorsion, Retrotorsion.

Coxa vara congenita Verknöcherungsstörung im Schenkelhals mit belastungsmechanischer Deformierung (extremer Trochanterhochstand). Stellt die Minimalvariante des proximalen Femurdefekts dar.
Therapie: aufrichtende Osteotomie.

Coxa valga (Steilhüfte) „Entlastungs"-Coxa-valga bei gestörtem Muskelgleichgewicht, einseitiger Beinverkürzung; konstitutionelle Valgität (bei Hüftdysplasie).
Therapie: Operative Korrektur unter strenger Indikation.

Hüftkopf-Epiphysenlösung

Definition Erweichungsprozess mit Lockerung der Wachstumsfuge zwischen Femurhals und -kopf bei Jugendlichen um die Pubertät.
Zwei Formen:
- **E. acuta** mit plötzlicher Verschiebung, Schmerzen, blockierter Beweglichkeit
- **E. lenta:** protrahierter Lockerungsprozess.

Diagnostik Typische Beinhaltung bei Beugung und Innendrehung. Drehmann-Zeichen (Scherensymptom).
Röntgen: Abscherung Kopf/Hals nach medial-dorsal.

Therapie Bei akuter Verschiebung evtl. Reposition (Risiko: Kopfnekrose!). Gleitwinkel bis 20°: Spickfixation mit Kirschner-Drähten, Gleitwinkel 20–50°: intertrochantäre Aufrichtungsosteotomie, über 50°: subkapitale Korrekturosteotomie.

Coxitis fugax

Definition Flüchtiger, abakterieller Reizzustand bei Kindern. Klingt unter Ruhe und Entlastung meist rasch ab.

Differentialdiagnose M. Perthes, bakterieller Infekt, juvenile Arthritis.

Therapie Bei Erguss evtl. diagnostische Punktion, mikroskopische und bakteriologische Untersuchung.

Bakterielle Koxitis

Definition Unspezifische Infektion mit Eitererregern, selten, bei Kleinkindern evtl. im Zusammenhang mit Osteomyelitis.

Klinik Akuter bzw. subakuter Verlauf. Fieber, Bewegung konzentrisch gesperrt, Pyarthros, Zerstörung von Knorpel und Knochen.

Therapie Offene Ausräumung, Spülung und Drainage, Ruhigstellung, parenterale antibiotische Therapie.

Coxitis tuberculosa

Uncharakteristischer Beginn, chronischer Verlauf
Zunehmende Gelenkzerstörung mit Fehlstellung, Subluxation, Wanderabszess, Fisteln, später Ankylose.

Protrusio acetabuli

Definition Pathologisch tiefe Hüftpfanne: primär als anlagemäßige Entwicklungsvariante, sekundär bei Osteopathien, rheumatoider Arthritis, septischer Koxitis, traumatisch nach zentraler Luxation.

Therapie Wie bei Koxarthrose.

Coxa saltans

Definition Schnappendes Gleiten des Tractus iliotibialis über den Trochanter major bei aktiver Beuge- und Streckbewegung des Oberschenkels.
Unterschiedliche Ursachen (strangartige Weichteilverdickung, Knochenvorwölbung, Kallus etc.). Missgefühl, evtl. Schmerzen.

Therapie Fixation des Tractus iliotibialis am Trochanter major, nur bei unerträglichen Beschwerden!

Erguss im Kniegelenk

Definition
- Serös (Hydrops, klar bernsteinfarben).
- Serofibrinös (flockig), eitrig = Pyarthros durch bakterielle Infektion.
- Blutig (Hämarthros): traumatisch oder bei Hämophilie.

Differentialdiagnose Kapselschwellung (z.B. bei rheumatoider Arthritis), extraartikuläre Ursachen, Bursitis praepatellaris, Knochenauftreibung durch Tumorerkrankung. An der Dorsalseite: Baker-Zyste.

Therapie Punktion aus diagnostischen Gründen (Zellzahl, Bakterien, Kultur, Kristalle etc.) und therapeutisch zur Entlastung. Wichtig: peinliche Asepsis!
Kompressionsverband, ggf. Ruhigstellung auf Schiene, Eisauflage.

Habituelle Patellaluxation

Definition Subluxation oder Luxation der Kniescheibe nach lateral, meist bei Mädchen zwischen 8 und 15 Jahren, seltener bei Jungen, schon bei harmlosen Gelegenheiten.
Ursache: Formvarianten der Patella, durch X-Bein bedingte Lateralisation, Patella alta.

Diagnostik   Axiale Rö.-Aufnahmen.

Therapie   Fesselungsoperation der Patella.

Genu recurvatum

Definition   Pathologische Überstreckbarkeit im Kniegelenk.
Ursachen: konstitutionell, Lähmung, Sitzfuß, veränderte Knochenform.

Therapie   Muskelkräftigung, Absatzerhöhung, bei Schlotterknie Orthese. Operativ: Osteotomie.

X-Bein, Genu valgum

Ursachen   Konstitutionell, Rachitis, Coxa valga, Adduktionskontraktur der Hüfte, epiphysäre Wachstumsstörung, Bänderschwäche. Folgen: Valgus-Gonarthrose.

Therapie   Operativ: Epiphyseodese, Osteotomie.

O-Bein, Genu varum

Ursachen   Bei Kindern wie bei Genu valgum. Bei Älteren Folge abnehmender knöcherner Stabilität bei asymmetrischer Belastung. Konsequenz: Varus-Gonarthrose.

Therapie   Operativ temporäre Epiphyseodese, Osteotomie.

Crus varum congenitum

Definition   Seltene Fehlbildung mit umschriebener Gewebshypoplasie im unteren Drittel. Pseudarthrose ist bereits angeboren oder entwickelt sich unter Muskelzug und Belastung.

Therapie   Beim Säugling durch Entlastung, später operativ.

Meniskusschäden im Kniegelenk   Aufgaben der Menisken: Verbesserung der Gelenkführung, Stoßdämpfung. Faserknorpel, gefäßlos, nur äußerer Rand an Blutversorgung angeschlossen.
Rupturen: meist degenerativer Vorschaden plus adäquate Gewalteinwirkung. Typischer Mechanismus: forcierte Drehbewegung bei fixiertem und gebeugtem Unterschenkel. **Rissformen:** Lösung am Kapselrand, Hinter-/Vorderhorn, Korbhenkel-, Lappenriss. Oft kombiniert mit Kapsel- und Bandverletzung.
Erguss: bei Riss am Kapselrand blutig, sonst serös.

Diagnostik   Mittels Kernspintomographie oder Arthroskopie.

Differentialdiagnose   Scheibenmeniskus, Meniskusganglion.

Therapie
- Bei degenerativer Meniskopathie wie bei Arthrose.

- Ruptur: bei frischer Kapselablösung evtl. konservativ mit Gipstutor.
- Erguss: Abschwellen, Punktion, Schienenlagerung.
- Operativ: Meniskopexie, partielle Meniskektomie.

Seitenbandverletzungen

Definition   Medial: Valgusinstabilität, lateral: Varusinstabilität. Kombinationsverletzungen, z. B. mediales Seitenband, Kapsel-, vorderes Kreuzband; Kombination mit Knochenverletzung.

Diagnostik   Aufklappphänomen: 1. in Streckstellung, 2. bei 30° Beugung und außenrotiertem Unterschenkel.
Kreuzbandverletzung: Schubladenphänomen in 30°-(Lachman-Test) und 90°-Beugung, Subluxationsschnappen. Bei Knochenausriss Hämarthros. Häufig Kombinationsverletzung!

Therapie   Kniegelenkschiene, Muskeltraining. Operative Rekonstruktion.

Gonarthrose

Definition   Degeneratives Kniegelenksleiden. Auslösend: u.a. präarthrotische Deformitäten, entzündliche und stoffwechselbedingte Arthropathien.

Klinik   Anlauf-, Bewegungs-, Belastungsschmerz, später auch Ruheschmerz. Krepitation. Dentritussynovialitis: Reizerguss.
Kompartimentale Erkrankung: patellofemoral, femorotibial medial oder lateral, Panarthrose.

Therapie   Konservativ physikalisch, krankengymnastisch, medikamentös, intraartikuläre Injektionen, Handstock. Operativ: Osteotomie, Débridement, Endoprothese.

Klumpfuß

Definition   Pes equinovarus adductus supinatus excavatus.
Meist **angeboren** (erbliche Anlagestörung, embryonale Fehlentwicklung, pränatale Zwangshaltung), erworben durch neurologisch bedingt gestörtes Muskelgleichgewicht.

Klinik   Supination, Adduktion von Vor- und Rückfuß, Spitzfuß, Hohlfuß.

Therapie   Beim Neugeborenen und Säugling schonendes manuelles Redressement und Etappengipsbehandlung, später korrigierende Schienen und Einlagen. Operative Korrekturverfahren.

Komplikationen   Schaukelfuß bei zu früher Spitzfußkorrektur, Rezidivneigung bei unzureichender Korrektur („rebellischer" Klumpfuß), Überkorrektur in Pes valgusplanus.

Sichelfuß

Definition Pes adductus. Pes metatarsus varus congenitus.
Adduktion von Mittel- und Vorfuß, evtl. nur der Großzehe.

Therapie Konservative Frühbehandlung mit redressierenden Gipsverbänden, Schienen, Einlagen, Anti-Varus-Schuhe. Später evtl. operativ.

Plattfuß, Knick-Senkfuß

Definition **Angeboren:** seltene Fehlbildung, oft zusammen mit anderen Geburtsdefekten. Typisch im Rö.-Bild: vertikal stehender Talus.
Erworben: durch Schwäche der aufrichtenden Muskulatur und der ligamentären Haltemechanismen
Knick-Senkfuß bei Abplattung auch des Quergewölbes (Spreizfuß) Vollbild der Insufficientia pedis.
Disponierend wirken X-Beine, Überbeanspruchung, Muskelschwächen, Mittel- und Rückfußfrakturen.
Kontrakter Plattfuß: muskulär, ligamentär, ossär.

Therapie Beim angeborenen Plattfuß analog wie beim Klumpfuß, aber umgekehrte Korrekturrichtung!
Erworbener Plattfuß beim Kind: Muskelkräftigung, ggf. supinierende, individuell gefertigte Schaleneinlagen.
Beim Erwachsenen: Einlagen mit Längsgewölbeunterstützung. Schmerzhafter ossär kontrakter Plattfuß (Arthrose!): orthopädische Schuhe, talotarsale Arthrodese.

Spreizfuß

Definition Durchsinken der das Quergewölbe bildenden Metatarsalköpfchen II–IV. Schwielenbildung an der Fußsohle, Hallux valgus, Morton-Neuralgie

Therapie Quergewölbentlastung durch Pelotte, Einlage, Vorfußbandage.

Spitzfuß

Definition Fuß steht in Plantarflexion fixiert.
Ursachen: angeboren als Fehlbildung. Erworben neurogen, durch Narbenzug, Lagerungskontraktur, posttraumatisch.

Therapie Richtet sich nach Ursache und Schweregrad. Dehnungsbehandlung, Achillotenotomie. Orthopädischer Schuh bzw. Orthese mit Verkürzungsausgleich.

Hohlfuß, Ballenhohlfuß

Definition Zu hohes Längsgewölbe, Ferse steil und in Varusstellung, Ballen springt plantarwärts vor und ist an den Auftrittstellen (vor allem unter dem Metatarsalköpfchen I) beschwielt. Krallenform der Zehen.

Therapie Konservativ: Redressionsmaßnahmen, Nachtschienen, orthopädische Schuhe.

Operativ: Weichteiloperationen bei Kindern, später Keilosteotomien und Arthrodesen.

Marschfraktur

Definition Überlastungsschaden, Ermüdungsbruch an einem Metatarsale (meist II oder III).

Therapie Wärme, Hochlagern, Antiphlogistika, bei Schmerzen Unterschenkelorthese.

Morton-Metatarsalgie

Definition Neuromartige Verdickung des Interdigitalnervs zwischen Metatarsalköpfchen 3/4 oder 4/5.

Therapie Quergewölbentlastung. Lokalanästhesie. Neurolyse.

Fersensporn

Definition Spornartiger Knochenvorsprung im Ansatz der Plantaraponeurose bzw. Achillessehne (unterer und oberer Fersensporn).
Belastungsschmerz, Insertionstendopathie.

Therapie Entlastung durch Einlage oder Fersenkehlung, physikalisch. Operativ (in Ausnahmen).

Haglund-Exostose

Knöcherne Prominenz der lateralen oberen Kante des Tuber calcanei, oft mit Bursitis.

Dorsaler Fußhöcker

knöcherne Prominenz über dem Lisfranc-Gelenk I. Konstitutionell oder (meist) infolge Arthrose.

Os tibiale externum

Akzessorischer Knochenkern im Sehnenansatz des M. tibialis post.
Bisweilen lokaler Schmerz und Schwellung.
Differentialdiagnose: traumatische Absprengung.

Hallux valgus

Definition Großzehe lateralwärts abgewichen, Ballen springt medial vor, Spreizfuß. Ursachen: familiäre Disposition oder mechanisch (Schuhwerk!).

Therapie Palliativ mit mechanischem Ballenschutz, geeignetes Schuhwerk.
Operativ: unterschiedliche Verfahren je nach Befund.

Hallux rigidus

Definition Starrheit, Steife eines oder beider Großzehengrundgelenke, meist in Plantarflexion (Hallux flexus). Ursache: konstitutionell, Polyarthrose.

Therapie In leichten Fällen Dehnungsübungen, Abrollhilfe am Schuh.

Operativ: Débridement, Resektionsarthroplastik oder Arthrodese.

Krallen-, Hammerzehen

Definition Kontrakte Zehendeformitäten meist im Zusammenhang mit pathologischer Fußform, Lähmungen, rheumatoider Arthritis. Klavi über den vorspringenden Gelenken.

Therapie Geeignete Schuhe bzw. zehenoffene Sandalen, palliative Entlastung.

Operativ: Resektionsosteotomie an Zehenbasis.

17 Wirbelsäule und Brustkorb

Zur Orientierung

Die Entstehung des aufrechten Gangs des Menschen ist nur durch wesentliche Veränderungen der Statik und Kinematik der Wirbelsäule möglich gewesen. Diese phylogenetisch noch „junge" Entwicklung wird für die hohe Inzidenz von Krankheiten der Wirbelsäule verantwortlich gemacht. Überwiegend handelt es sich dabei um funktionelle Beschwerden, die u.a. durch die veränderten Arbeits- und Freizeitgewohn-heiten mit überwiegend statischer und wenig dynamischer Tätigkeit ausgelöst werden. Andererseits können degenerative, entzündliche oder neoplastische Prozesse durch die topographische Nähe der Wirbelsäule zu Rückenmark und Nervenwurzeln zu ausgeprägten Schmerzbildern und orthopädischen Notfällen führen.

17.1 Anatomie und klinische Untersuchung

17.1.1 Topographie und Biomechanik

Aufgaben der Wirbelsäule

Die Wirbelsäule hat als Achsenorgan drei wesentliche Aufgaben zu erfüllen:
1. Halte- und Stützfunktion
2. dynamische Ausgleichsfunktion gegenüber den gegensätzlich wirkenden Einflüssen der Schwerkraft und des Muskelzugs.
3. Leit- und Schutzfunktion für das Rückenmark und die segmental austretenden Spinalnervenwurzeln.

Die Wirbelsäule hat die Stabilität des Rumpfs unter allen Haltungs- und Bewegungsbedingungen zu gewährleisten (Haltefunktion). Die im aufrechten Stand und bei Bewegungen zustande kommenden statischen und dynamischen Belastungen nehmen nach den Gesetzen der Schwerkraft in kraniokaudaler Richtung zu, d.h., die unteren Lendenwirbel sind erheblich stärker belastet als die oberen Wirbelsäulenabschnitte (Übertragung etwa im Verhältnis 1:10). Dementsprechend sind auch die Wirbelkörper und die sie tragenden Intervertebralscheiben von oben nach unten zunehmend stärker dimensioniert. Der letzte Lendenwirbel ist um ein Mehrfaches stabiler gebaut als ein Halswirbel.

Bewegungssegmente

Die Wirbelsäule (Columna vertebralis, ☞ Abb. 17.1) wird in der Regel von **32** ähnlich gebauten **Wirbelkörpern** gebil-

det. Den beweglichen Abschnitten mit Halswirbelsäule (7 Halswirbelkörper), Brustwirbelsäule (12 Brustwirbelkör-per) und Lendenwirbelsäule (5 Lendenwirbelkörper) wer-den die zu einer Einheit verschmolzenen Wirbelkörper des Kreuz- (5 Wirbelkörper) und des Steißbeins (3–4 Wirbel-körper) gegenübergestellt. Zwischen dem 2. Halswirbel-körper und dem Kreuzbein sind **23 Zwischenwirbelschei-**

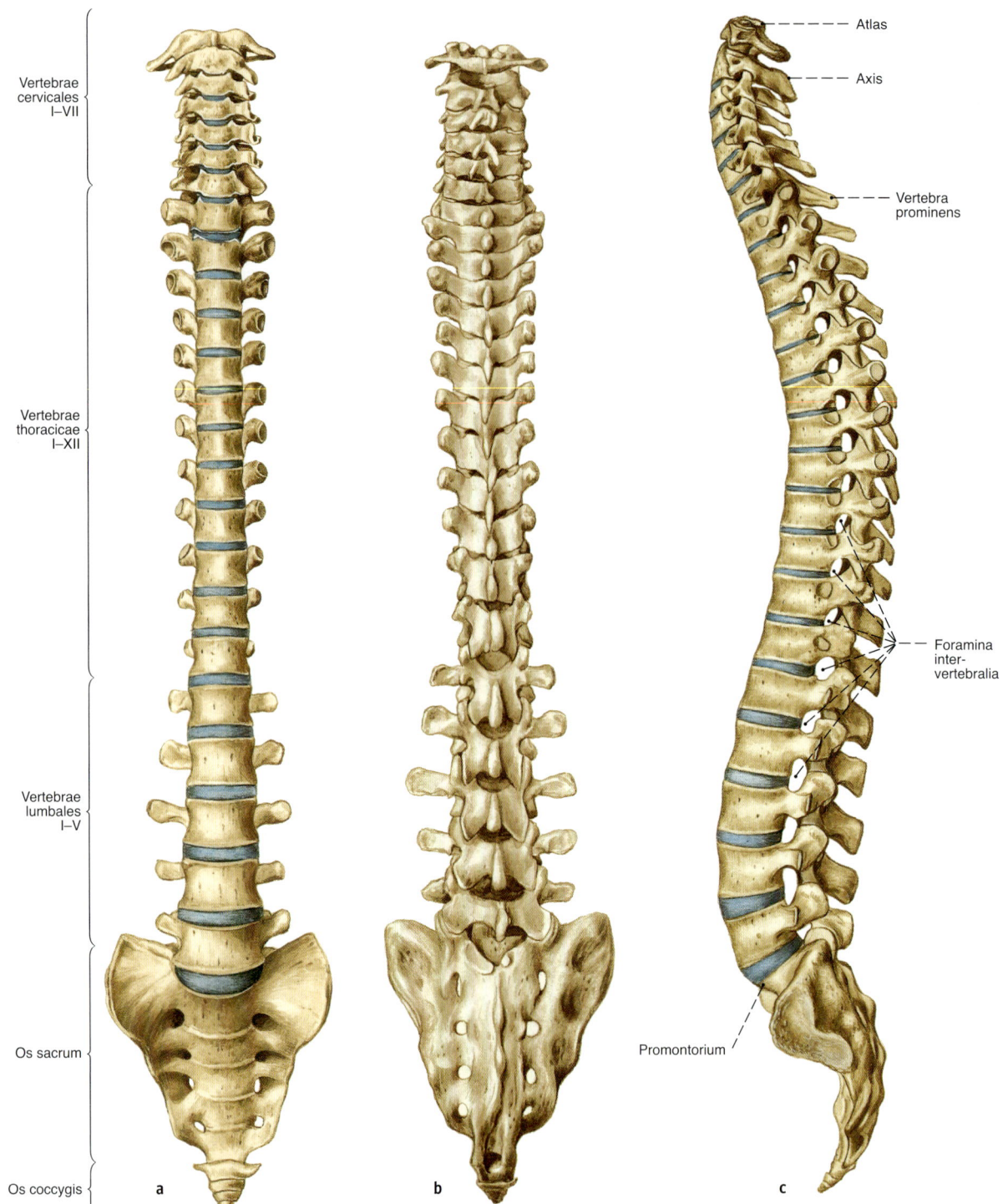

Vertebrae
cervicales
I–VII

Vertebrae
thoracicae
I–XII

Vertebrae
lumbales
I–V

Os sacrum

Os coccygis

a   b   c

Atlas

Axis

Vertebra
prominens

Foramina
inter-
vertebralia

Promontorium

Abb. 17.1   Aufbau der Wirbelsäule. Ansicht von ventral (a), dorsal (b) und seitlich (c). Blau dargestellt: Bandscheiben. In der Seitansicht sind die physiologischen Krümmungen der Hals- und Lendenwirbelsäule (Lordosen) sowie der Brustwirbelsäule (Kyphose) erkennbar. [2]

ben (Bandscheibe, Discus intervertebralis) eingelagert. Für zwei benachbarte Wirbelkörper mit der dazwischenliegenden Bandscheibe sowie den diesen Bereich umgebenden Bandstrukturen und der autochthonen Rückenmuskulatur wurde unter funktionellen Gesichtspunkten der Begriff des **Bewegungssegments** geprägt (☞ Abb. 17.2).

Physiologische Krümmungen

Bei allen Bewegungen treten wechselnde Spannungs-, Druck- und Stoßbelastungen auf, die elastisch aufgefangen werden müssen. Für den dazu notwendigen dynamischen Ausgleich ist die Wirbelsäule mit Krümmungen in der Sagittalebene ausgestattet:

Lordose im Hals- und Lenden-, **Kyphose** im Brustabschnitt (☞ Abb. 17.1) mit der Möglichkeit zur Einstauchung und elastischen Rückkehr in die Ausgangsposition.

Bandscheiben

Bandscheiben wirken wie hydraulische Stoßdämpfer (☞ Abb. 17.2). Sie bestehen aus dem **Anulus fibrosus,** der mit den Deck- und Grundplatten der benachbarten Wirbel fest verbunden ist und als faseriger Abschlussring den **Nucleus pulposus** umschließt.

Die Grundsubstanz dieses Gallertkerns besteht vorwiegend aus Polyglykanen und besitzt daher ein hohes Wasserbindungsvermögen. Beim Kind beträgt der Wassergehalt ca. 80 %. Infolge seiner physikalisch-chemischen Eigen-

schaften ist der Gallertkern kompressibel. Die bei Bewegungen und Belastungen zustande kommenden Sprengkräfte werden auf den Anulus fibrosus übertragen, der sich dabei etwas erweitert, danach aber wieder in seine alte Form zurückkehrt.

Als ein wesentliches Merkmal aller Alterungsvorgänge nimmt der Wassergehalt im Lauf des Lebens ab, und damit auch der Turgor der Bandscheiben. Sie können deshalb die Belastungskräfte nicht mehr in vollem Umfang ausgleichen, der Intervertebralraum wird schmaler. Dies ist röntgenologisch das erste Anzeichen eines Alterungs- oder Degenerationsprozesses. Entsprechend der stärksten Beanspruchung der unteren lumbalen Bandscheiben macht sich dieser Prozess dort meist zuerst und am deutlichsten bemerkbar.

Wirbelbogengelenke

Wirbelbogengelenke stellen eine Gelenkverbindung zwischen den Gelenkfortsätzen der Wirbelbögen dar.

Eine Begründung für die besondere **Prädilektion des lumbosakralen Übergangs** für degenerative Prozesse ergibt sich aus der Phylogenese (☞ Abb. 17.3): Die volle Aufrichtung des Menschen aus dem Vierfüßlerstand war nur möglich, indem die Wirbelsäule über dem Kreuzbein nach dorsal abgeknickt wurde. Diese Knickstelle zwischen L5 und S1 ist das Promontorium. Die nunmehr schräg stehende Kreuzbeinoberfläche gerät mit der untersten Bandscheibe so unter eine besonders ungünstige Scherbelastung, indem

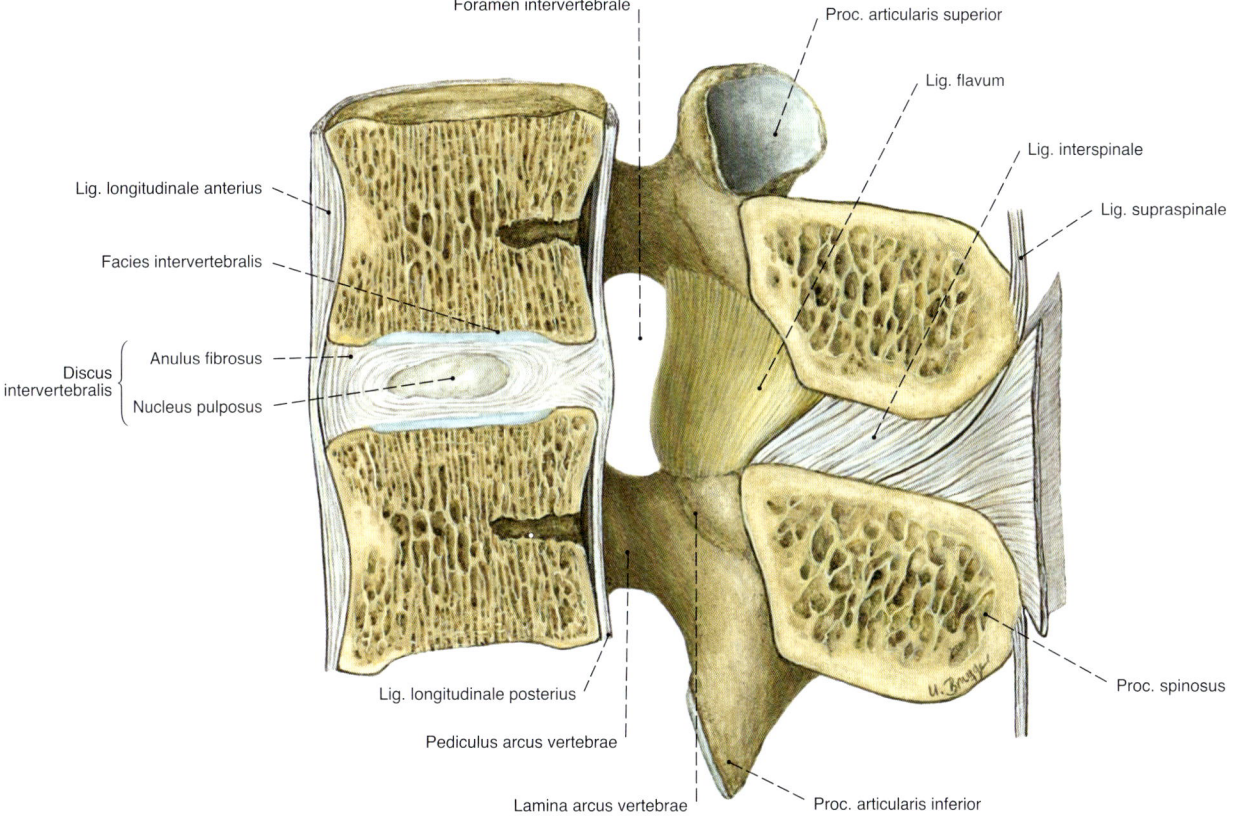

Abb. 17.2 Lumbales Bewegungssegment. Im Mediansschnitt sind vorderes und hinteres Längsband, der Discus intervertebralis sowie die Wirbelkörper und Wirbelbögen erkennbar. [2]

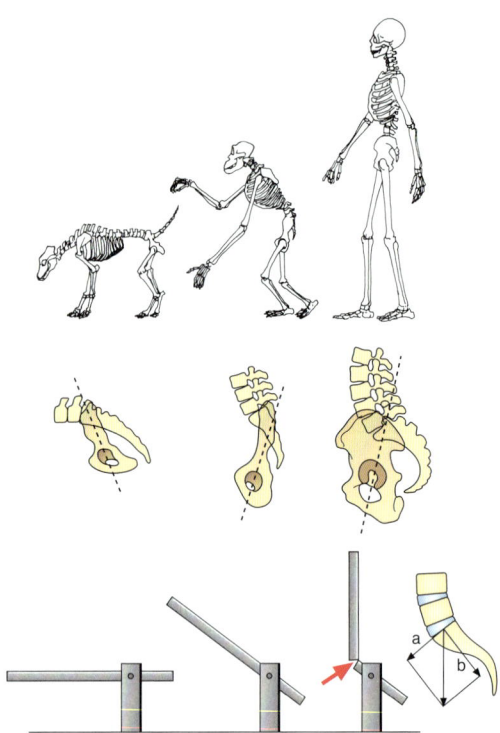

Abb. 17.3   Phylogenese des aufrechten Ganges.
Die vergleichende Anatomie lässt erkennen, dass das Becken des Menschenaffen bereits den gleichen Aufrichtegrad besitzt wie das des Menschen (obere und mittlere Reihe). Die volle Aufrichtung zur menschlichen Haltung erfolgt jedoch im lumbosakralen Übergang der Wirbelsäule. Der dazu notwendige Knick, entsprechend einem über den Sperrwinkel hinaus angehobenen Schlagbaum, entspricht dem Promontorium (untere Reihe). Aus der schrägen Stellung der Kreuzbeinoberfläche ergeben sich typische Schub- (a) und Druckkräfte (b) in der Lumbosakralregion.

der 5. Lendenwirbel mit dem ganzen darüber stehenden Rumpf nach vorn und unten drängt (☞ Abb. 17.3). Es ist verständlich, dass unter solchen Bedingungen der lumbosakrale Übergang zu einer besonderen Problemregion wird.

Die Anforderungen an die haltenden und aufrichtenden Muskelkräfte werden umso größer, je mehr sich bei zunehmender Lordose der Schwerpunkt des Körpers ins Becken hinein verlagert (z.B. bei stärkerer Hohlkreuzbildung, bei Fettleibigkeit, in der Schwangerschaft). Die damit vermehrte Haltearbeit kann zu einer Überbeanspruchung der Rückenmuskeln und zu Rückenschmerzen führen.

Die hinteren Wirbelkanten rücken aneinander und nehmen den Faserring der Bandscheibe in die Zange. Damit beginnt eine Kette von Veränderungen im Bandscheibengewebe, an den Schlussplatten der benachbarten Wirbelkörper und an den Intervertebralgelenken, die typische klinische Erscheinungen zur Folge haben, je nachdem welche schmerzleitenden Strukturen davon betroffen werden (Osteochondrose, ☞ Abb. 17.26).

Myelon und Spinalnerven

Für das Verständnis neurologischer Symptome im Rahmen von Wirbelsäulenerkrankungen ist es hilfreich, die in Frage kommenden topographischen „Berührungspunkte" näher zu betrachten:

Das Rückenmark (Myelon) verlässt den Schädel durch das Foramen magnum und verläuft normalerweise gut geschützt im Canalis vertebralis der Wirbelsäule. Fehlbildungen des Dens axis oder rheumatische destruktive Veränderungen können jedoch zu einer pathologischen Einengung des Spinalkanals und zur Erkrankung des Rückenmarks (**Myelopathie**) führen. Dies gilt gleichermaßen für Traumen, entzündliche und vor allem tumoröse Prozesse, die im Bereich der HWS, BWS und LWS zu einer Bedrängung des Rückenmarks bzw. der Cauda equina (ab LWK 2) führen können.

Das Myelon wird im Spinalkanal von Rückenmarkshäuten umgeben (☞ Abb. 17.4). Die Pia mater umhüllt direkt das Rückenmark. Zwischen der Pia mater und der nach außen folgenden Arachnoidea liegt der Subarachnoidalraum. Die Dura mater liegt der Arachnoidea unmittelbar auf und wird vom Periost durch den Epiduralraum getrennt, der insbesondere bei bakteriellen Entzündungen (epiduraler Abszess) eine bedeutsame Rolle spielt.

Die vorderen und hinteren Wurzeln des Rückenmarks vereinigen sich beim Durchtritt durch die Foramina intervertebralia zu Spinalnerven (☞ Abb. 17.4). Da es während der Entwicklung zu einem schnelleren Wachstum der Wirbelsäule in Relation zum Rückenmark kommt (Conus medullaris in Höhe BWK 12/L2), müssen die lumbalen Spinalnerven zunächst eine Strecke im Rückenmarkskanal zurücklegen, bevor sie über die Foramina intervertebralia austreten können.

Rückenmarkssegment und Austritt des dazugehörigen Spinalnervs aus dem Canalis spinalis liegen also nicht auf gleicher Höhe.

17.1.2 Klinische Untersuchung

Anamnese, Inspektion und Palpation

Die **Anamnese** gibt Auskunft über Art, Stärke und Lokalisation der Beschwerden, Zeitpunkt und Modalitäten ihres ersten Auftretens, eventuelle Unfallereignisse und deren Hergang. Insbesondere sollten ausstrahlende Schmerzen bzw. Sensibilitätsstörungen in die Beine (z.B. Diskusprolaps) und schließlich ein Kontrollverlust der Blasen-Mastdarm-Funktion (Kauda-Syndrom) erfragt werden.

Die sorgfältige Untersuchung des Rumpfs und der Wirbelsäule kann nur am entkleideten Patienten vorgenommen werden. Die **Inspektion** erfasst die Körperhaltung sowie Auffälligkeiten im Stand und beim Gehen.

Am **stehenden Patienten von hinten und vorn** gewinnt der Untersucher weitere Informationen über Form, Aufbau und Symmetrie der Wirbelsäule, die Kopfhaltung in der Frontalebene und über die Proportionen des Rumpfs und der Extremitäten (zur Körperhaltung ☞ auch Kap. 17.1.3). Geachtet wird auf die Beckenkamm- und Schulterhöhe (☞ Abb. 17.5) sowie auf die Symmetrie der Michaelis-Raute (obere Darmbeinstachel – 5. LWK – Crena ani).

Die Betrachtung und Betastung der Dornfortsätze gibt Auskunft über den lotgerechten Verlauf (Lot von Dornfortsatz C7 verläuft durch die Rima ani). Bei Seitausbiegungen der Wirbelsäule kommt es zu einer Asymmetrie

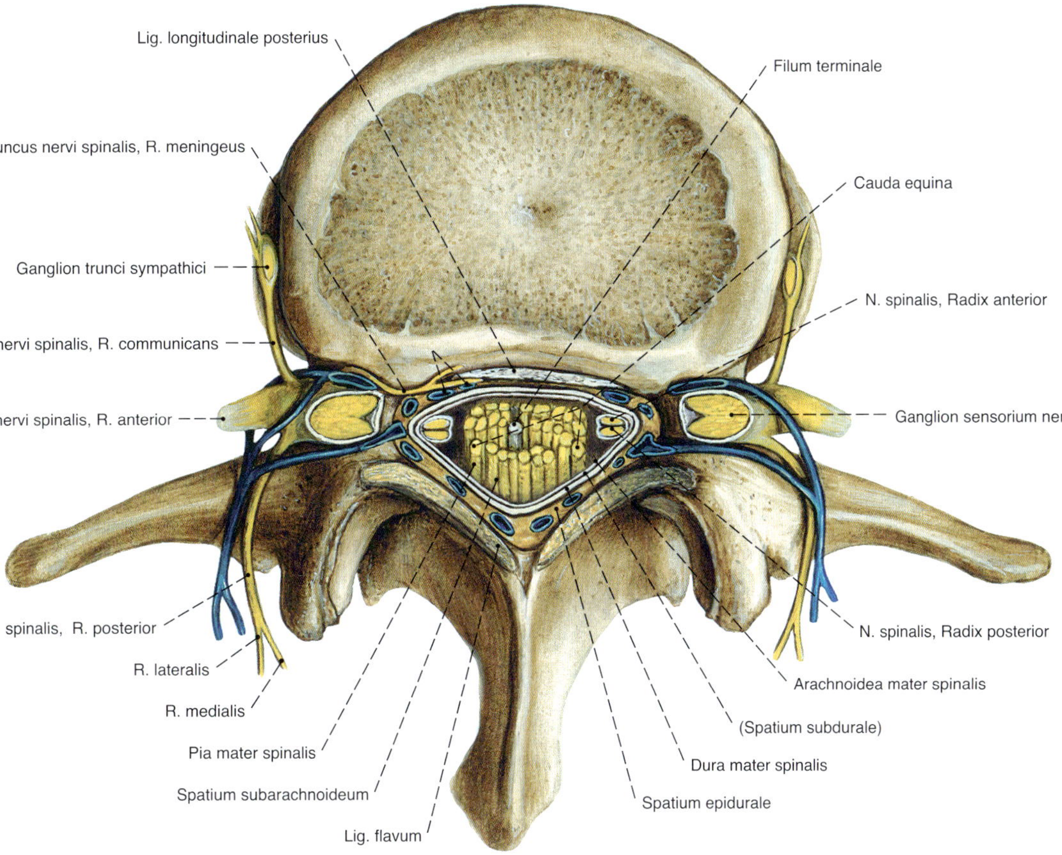

Lig. longitudinale posterius

Truncus nervi spinalis, R. meningeus

Ganglion trunci sympathici

Truncus nervi spinalis, R. communicans

Truncus nervi spinalis, R. anterior

Truncus nervi spinalis, R. posterior

R. lateralis

R. medialis

Pia mater spinalis

Spatium subarachnoideum

Lig. flavum

Filum terminale

Cauda equina

N. spinalis, Radix anterior

Ganglion sensorium nervi spinalis

N. spinalis, Radix posterior

Arachnoidea mater spinalis

(Spatium subdurale)

Dura mater spinalis

Spatium epidurale

Abb. 17.4   Inhalt des Wirbelkanals. Canalis vertebralis; Querschnitt auf Höhe des dritten Lendenwirbels; von oben betrachtet. [1]

der Taillendreiecke sowie zur Ausbildung eines Lendenwulstes oder eines Rippenbuckels.

Bei der **seitlichen** Betrachtung werden systematisch von kranial nach kaudal Kopfhaltung, Ausprägung von Kyphose und Lordose und die Beckenkippung erfasst.

Bei der **Palpation** wird oberflächlich zunächst die Verschieblichkeit der Haut gegenüber der Faszie geprüft, die

bei Erkrankungen der Wirbelsäule häufig schmerzhaft eingeschränkt ist. Anschließend erfolgt die tiefe Palpation der autochthonen Muskulatur. Vom Hinterkopf aus lässt man den Zeigefinger in der medianen Muskelrinne nach kaudal gleiten.

Der erste deutlich vorspringende Dornfortsatz entspricht dem 5. Halswirbel (C5), nicht der Vertebra promi-

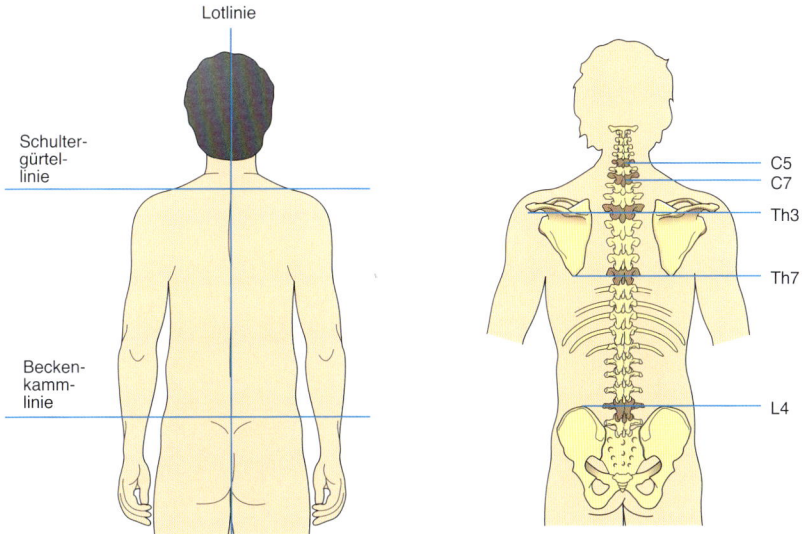

Lotlinie

Schultergürtellinie

Beckenkammlinie

C5
C7
Th3
Th7
L4

Abb. 17.5   Topographische Orientierung an der Wirbelsäule. Anhand prominenter Bezugspunkte lässt sich eine annähernde Höhenlokalisation vornehmen.

nens des 7. Halswirbels (C7). Man tastet sich segmentweise nach kaudal und palpiert getrennt den Interspinalraum und den dazugehörigen Dornfortsatz. Ein Schmerz bei Perkussion (Reflexhammer) eines Dornfortsatzes kann isolierte Wirbelprozesse aufdecken. Mit einiger Verlässlichkeit lässt sich auf der Verbindungslinie der Beckenkämme die Höhe des 4. lumbalen Wirbelkörpers (L4) bestimmen. Im aufrechten Stand kreuzt die Verbindungslinie der Spinae scapulae in der Regel den dritten Brustwirbelkörper (Th3), die Verbindungslinie der unteren Skapulawinkel den 7. Brustwirbel (Th7, ☞ Abb. 17.5)

Schmerzhafte Areale in der Muskulatur sind von einem empfindlichen Nierenlager und von den **MacKenzie-Druckpunkten** zu unterscheiden, die Projektionen funktionsgestörter innerer Organe auf die Haut des Rückens darstellen.

Beweglichkeitsprüfung

Die Beweglichkeitsprüfung der Wirbelsäule erfasst das kombinierte Bewegungsausmaß ganzer Wirbelsäulenabschnitte (HWS, BWS, LWS). Die Prüfung der Beweglichkeit im einzelnen Bewegungssegment ist möglich, erfordert aber spezielle chirodiagnostische Techniken. Die **Bewegungen** der Wirbelsäule finden hauptsächlich in der Hals- und Lendenwirbelsäule statt, während die Brustwirbelsäule durch ihre Rippenverbindungen stärker fixiert ist. Eine normale Wirbelsäule beschreibt bei der Vor- und Seitwärtsbewegung einen gleichmäßig geschwungenen Bogen. Eine Funktionsbeeinträchtigung zeigt sich durch streckenweise oder gänzliche Starre. Sie kann muskulär (reflektorisch) oder durch strukturelle Skelettveränderungen bedingt sein.

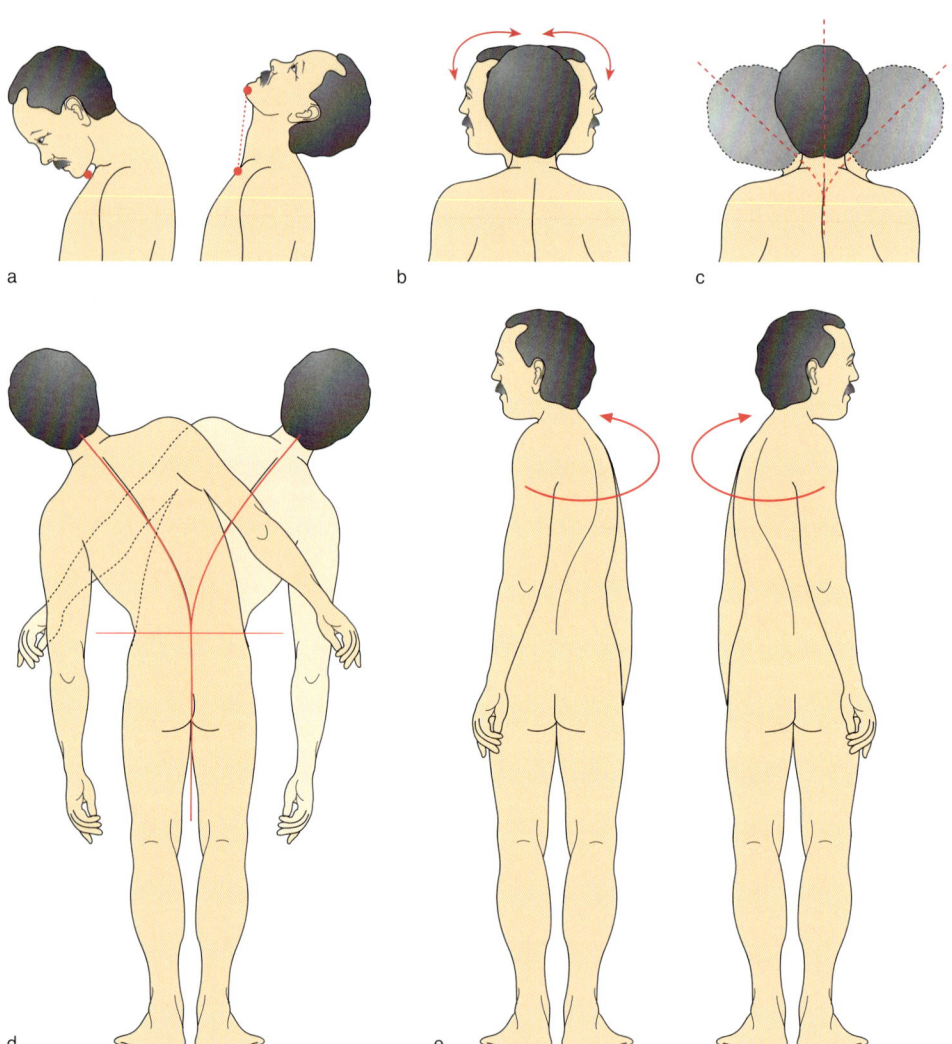

Abb. 17.6 Beweglichkeitsprüfung der Wirbelsäule.

a) Vor- und Rückneigen (Inklination und Reklination) der Halswirbelsäule lässt sich als „Kinn-Jugulum-Abstand" (in cm) messen.

b) Links- und Rechtsrotation erreichen normalerweise ein Ausmaß von je 80°.

c) Links- und Rechtsneigung haben normalerweise ein Bewegungsausmaß von ca. 60°.

d) Bei der Seitneigung im Stand ist auf die harmonische großbogige Krümmung zu achten (Skoliose?). Die Bewegung findet hauptsächlich in der Lendenwirbelsäule statt. Normalerweise erreichen die Fingerspitzen etwa die Höhe des Kniegelenksspalts.

e) Die Rumpfrotation geschieht bei fixiertem Becken (im Sitzen). Normalerweise gelingt die Gesamtdrehung über den rechten Winkel hinaus.

Wichtigste Parameter der aktiven Bewegungsprüfung von **BWS** und **LWS** sind:

- **Vorwärtsneigen** (Beugen, Kyphosieren) im Stand. Es erfolgt die Messung des Abstands zwischen Fingerspitzen und Boden (Finger-Boden-Abstand, FBA). Allerdings wird die Bewegung bei steifer Wirbelsäule weitgehend von den Hüften übernommen, so dass deren Funktion stets mit berücksichtigt werden muss.

  Eine genauere Beurteilung der Beweglichkeit gestatten die Zeichen nach **Schober** und **Ott** (☞ Abb. 17.7).

- **Seitwärtsneigen** im Stehen oder besser im Sitzen. Die Bewegung findet vorwiegend in der Lendenwirbelsäule statt (☞ Abb. 17.6d).

- **Rückwärtsneigen** (Strecken, Überstrecken, Lordosieren) im Stehen und in Bauchlage mit hinter dem Kopf gefalteten oder längs am Rumpf liegenden Armen. Eine nichtfixierte Kyphose flacht sich dabei ab.

- **Rumpfdrehen** (Rotation der Wirbelsäule) im Stehen oder besser im Sitzen unter Fixation des Beckens: Verdrehung zwischen Schulter- und Beckengürtel (☞ Abb. 17.6e).

Die **Bewegungsprüfung der Halswirbelsäule** erfolgt in gleicher Weise unter Bewegung des Kopfes gegen den fixierten Rumpf bzw. Schultergürtel. Dabei ist auch auf unterschiedliche Beweglichkeit in den verschiedenen Halswirbelabschnitten zu achten. In Beugehaltung ist die Beweglichkeit der mittleren und unteren HWS-Segmente am größten, in Hyperextension sind sie gesperrt, die Prüfung der oberen HWS-Schädel-Verbindungen erfolgt daher in

Überstreckung. Zur einfachen Beurteilung der Flexions-Extensions-Möglichkeit dient die Messung des Abstandes der Kinnspitze zum Jugulum bei maximaler Kopfsenkung und Rückneigung (☞ Abb. 17.6a–c).

Im Vergleich zur Betrachtung der aktiven wird die **passive Beweglichkeit** durch separate Prüfung an allen drei Wirbelsäulenabschnitten einzeln ermittelt und unter Vergleich beider Seiten in Winkelgraden festgehalten.

Funktionsprüfung

Die **Funktionsuntersuchungen** der Wirbelsäule ermöglichen eine differentialdiagnostische Eingrenzung der Beschwerden. Vereinfacht lassen sich unterscheiden (☞ Abb. 17.7):

- HWS-Funktionstests
- BWS-LWS-Funktionstests
- Tests der Iliosakralgelenke (☞ Kap. 16)
- Nervenwurzelsymptome

Die **Funktionstests der BWS/LWS** dienen der Unterscheidung zwischen lokalen Schmerzursachen (Lumbago, Diskusprolaps) und fortgeleiteten Schmerzen aus dem Kreuzbein-Darmbein-Bereich bzw. dem Hüftgelenk:

- **Psoas-Prüfung:** Ein Bein des liegenden Patienten wird passiv gestreckt angehoben. Der Untersucher lässt das Bein plötzlich fallen, so dass es reflektorisch zu einer Anspannung des M. iliopsoas kommt, um das Bein zu halten. Schmerzen werden bei lumbalen Erkrankungen oder ISG-Affektionen angegeben.

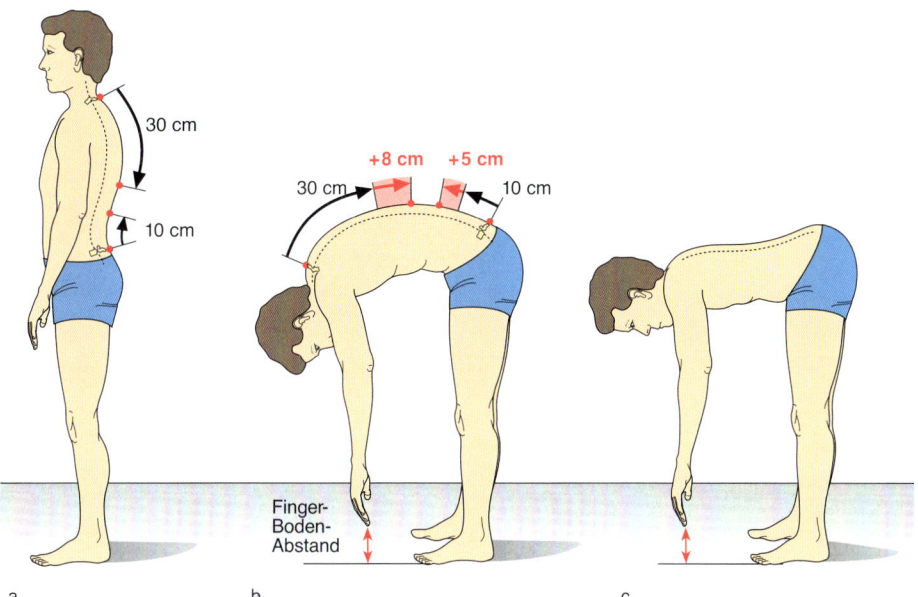

Abb. 17.7   Funktionsprüfung der Wirbelsäule.

a) Im Stand physiologische Krümmungen, normale Beckenkippung.

b) Beim Vorwärtsneigen im Stand kann der Abstand zwischen Fingerspitzen und Fußboden gemessen werden (Finger-Boden-Abstand in cm). Eine genauere Angabe über die Dehnungsfähigkeit der Wirbelsegmente gestatten die Zeichen nach Schober (für die Lendenwirbelsäule) und Ott (für die Brustwirbelsäule). Beim stehenden Patienten werden die Dornfortsatzspitze C7 und ein Punkt 30 cm tiefer (für das Ott-Zeichen) und die Dornfortsatzspitze S1 und ein Punkt 10 cm höher (für das Schober-Zeichen) markiert. In Inklination vergrößert sich an der normal beweglichen Wirbelsäule die Entfernung zwischen den Marken. Die Entfernungen im Stand und in Inklination werden in cm angegeben, z. B. „Schober 10/15 cm".

c) Bei steifer Wirbelsäule kann die Inklinationsbewegung von den Hüften kompensiert werden: Der Finger-Boden-Abstand ist unverändert. Die Rückenkontur ändert sich allerdings nicht, so dass die Zeichen nach Schober und Ott auffällig sind.

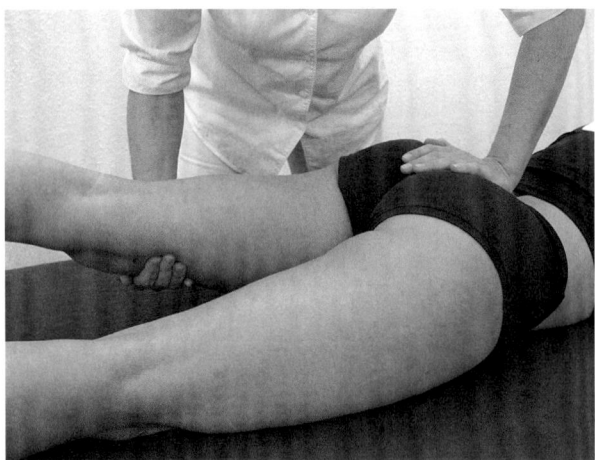

Abb. 17.8 Hyperextensionstest. Die Beweglichkeit von Hüftgelenk (Extensionsfähigkeit), Kreuzbein-Darmbein-Gelenk und der lumbalen Bewegungssegmente können separat geprüft werden, je nachdem welcher Abschnitt durch die hier linke Hand des Untersuchers fixiert wird.

- **Hyperextensionstest:** In Bauchlage wird ein Bein des Patienten bei gleichzeitiger Fixation des Darmbeins passiv extendiert. Die Überstreckung von etwa 10–15° entspricht der physiologischen Überstreckbarkeit des Hüftgelenks. Anschließend wird das Kreuzbein fixiert und weiter extendiert, so dass die geringe Beweglichkeit des Kreuzbein-Darmbein-Gelenks geprüft werden kann, bevor durch Fixation der LWS einzelne LWS-Segmente geprüft werden können (☞ Abb. 17.8).

Krankheiten der Wirbelsäule können aufgrund der topographischen Nähe zu Rückenmark und Nervenwurzeln zu neurologischen Störungen führen. **Die neurologische Untersuchung mit Prüfung der Nervenwurzelsymptome** ist daher wichtiger Bestandteil der Wirbelsäulendiagnostik und gehört zum orthopädischen Untersuchungsgang. Die differenzierten Prüfungen werden mit den Krankheitsbildern besprochen.

Der Prüfung der HWS-Beweglichkeit können sich gezielte **HWS-Funktionsprüfungen** anschließen. Diese sind nicht mit der segmentalen chirodiagnostischen Untersuchung zu verwechseln, die spezielle Techniken erfordert.

- **Valsalva-Manöver:** Der Patient wird aufgefordert, einen Finger in den Mund zu nehmen und diesen wie einen Ballon aufzublasen, oder der Patient wird zum Husten oder zur Bauchpresse aufgefordert. Durch die konsekutive Muskelanspannung kann es bei Bandscheibenvorfällen zur Schmerzprovokation kommen.
- **Foramina-Stresstest:** Der Patient wird unter assistiver Hilfe des Untersuchers gebeten, den Kopf maximal in eine Richtung zu drehen, zu neigen und mäßig zu reklinieren. Die Foramina intervertebralia werden auf diese Weise ipsilateral eingeengt. Eine radikulär ausstrahlende Symptomatik ist von pseudoradikulären Schmerzen und Dehnungsschmerzen der Gegenseite zu unterscheiden.

17.1.3 Normale und gestörte Haltung

Vereinfacht beschreibt „Haltung" das Gesamtbild des frei und aufrecht stehenden Menschen.

Die Haltung ist abhängig von den **passiven** (Knochen, Bänder) und **aktiven Haltevorrichtungen**, die aktuell vom propriozeptiven Reflexspiel kontrolliert werden und die ihrerseits wiederum abhängig sind von der ererbten Anlage, vom Alter, vom Kräftevorrat und von der seelischen Verfassung. Freude belebt, hebt, Kummer deprimiert, drückt. Erfolg macht straff, Misserfolg schlaff. Kleine Menschen strecken sich und halten sich infolgedessen besser als große Menschen, die sich meist gebückt halten. Schließlich haben Blinde von Geburt an eine schlechte Haltung.

Die zur Aufrichtung gegen die Schwerkraft notwendige Muskelarbeit ist mit Energieverbrauch verbunden und daher ermüdbar. An der Aufrichtung ist eine Vielzahl von Muskelgruppen beteiligt, deren Zusammenspiel das individuelle Haltungsbild bestimmt.

Wichtigste Partner sind die Rücken-, Gesäß- und Bauchmuskeln, Muskeln des Schultergürtels und Brustmuskeln. Ihre Anspannung führt zur vollen Aufrichtung (aufrechte Haltung), ihre Erschlaffung zur Ruhehaltung (entspannte, Erholungshaltung). Sie liegt zwischen der extrem straffen und extrem schlaffen Haltungsform, bei der Bandapparat und Skelett die wesentliche Haltefunktion übernehmen.

Entwicklung der Haltung

Das individuelle Haltungsbild gewinnt erst im Lauf einer jahrelangen Entwicklung seine endgültige Form. Jeder gesunde Säugling strebt aus eigenem Antrieb zur Aufrichtung, die unter dem Einfluss eines gesetzmäßig reifenden Reflexverhaltens (☞ Kap. 13.1.1) bis etwa zum 6. Jahr abläuft. Die kindliche Muskulatur ist zu Dauerleistungen viel weniger befähigt als die des Erwachsenen, dagegen beim Wechsel der Bewegungsformen wesentlich ausdauernder.

Bei der Haltungsuntersuchung muss man deshalb diesen Wechsel des Haltungsbildes und die Belastbarkeit mit berücksichtigen.

Innerhalb eines individuellen Spielraums unterliegt das Haltungsbild durch das ganze Leben bis ins Alter mit nachlassenden Muskelkräften einem Wandel. Man kann daher auch nicht von „normaler" Haltung sprechen, sondern es gibt viele Variationen der physiologischen Haltung und im Gegensatz dazu verschiedene krankhafte Haltungen (☞ Abb. 17.9).

Haltungsschwäche und Haltungsverfall

Mangelndes Aufrichtevermögen mit schlechter Haltung bezeichnet man in zunehmender Reihenfolge als Haltungsschwäche und Haltungsverfall. Bei ihnen spielen sowohl psychische Faktoren, Antriebsschwächen als auch eine (konstitutionelle oder krankheitsbedingte) Binde- und Stützgewebsschwäche die entscheidende Rolle.

Matthiass hat zur Haltungsuntersuchung einfache Kriterien formuliert:
- **Haltungsgesundheit:** Volle Aufrichtung der Wirbelsäule im Stand gelingt. Die Beibehaltung dieser aufrechten Haltung durch Anheben der Arme in die Horizontale ist über 30 Sekunden möglich.
- **Haltungsschwäche:** Volle Aufrichtung gelingt. Absinken in Ruhehaltung während 30 Sekunden Armvorhalten.
- **Haltungsverfall:** Unfähigkeit zur vollen Aufrichtung aus Ruhehaltung. Sofortiges Absinken in Ruhehaltung bei Beginn des Armvorhaltens.

Schlechte Muskelentwicklung, schlaffe Bauchdecken und fixierte Fehlhaltung, Verkürzung der Pektoralismuskeln bei Vorsinken der Schultern und vermehrte Kyphosierung der Brustwirbelsäule bedingen eine Verkleinerung des Brustkorbumfangs mit Einschränkung der Atemfunktion.

Schlechte Haltung ist nicht nur ein kosmetischer Mangel, sondern sie zeigt eine muskuläre Leistungsminderung an, die sich auf das Schul- und Berufsleben auswirken kann. Solche Kinder und Jugendliche sind durch Arbeiten in gebückter Haltung und durch Tätigkeiten, die andauerndes Stehen, Sitzen (Schule) oder schweres Lastentragen erfordern, schnell überlastet.

Daraus ergibt sich die Wichtigkeit geeigneter Schulmöbel, ausreichender Bewegung, Einschränkung unnötig langen Sitzens, ausgleichender sportlicher Betätigung, aber auch regelmäßiger körperlicher Ruhe und genügenden Schlafs.

> **!** Innerhalb der normalen Variationsbreite gibt es konstitutionelle Eigenarten der Rückenform ohne pathologische Bedeutung, die alle von den physiologischen Krümmungen der Wirbelsäule in der Sagittalebene ausgehen. Abweichungen in der Frontalebene (Skoliosen) sind dagegen stets pathologisch.

Therapie Ein Krafttraining der zu schwachen Muskulatur durch isometrische und isotonische Übungen, die durch eine Krankengymnastin erlernt und kontrolliert, aber täglich zu Hause durchgeführt werden sollen, steht neben Dehnungsübungen der kontrakten Muskeln und ligamentären Strukturen im Vordergrund. Die Förderung von Sport und Spiel im Freien, besonders in Gemeinschaft mit anderen, sowie die Teilnahme am Schulsport aktivieren die körperlichen und psychischen Kräfte zur Aufrichtung.

Rund-, Hohl- und Flachrücken

Man unterscheidet neben der harmonischen, ausgewogenen Haltung den:
- Hohlrundrücken
- Rundrücken
- Flachrücken.

Es sind gewissermaßen Übertreibungen physiologischer Krümmungen in der einen wie der anderen Richtung:

Rundrücken

Beim totalen Rundrücken (☞ Abb. 17.9b) ist die thorakale Kyphose verstärkt und bis in die Lendenwirbelsäule nach

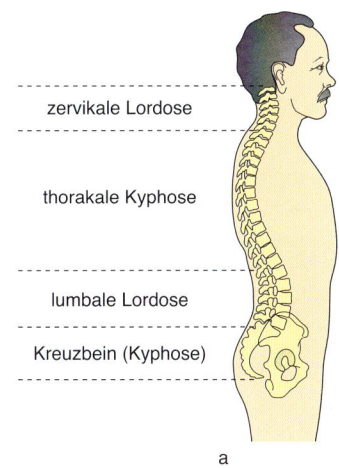

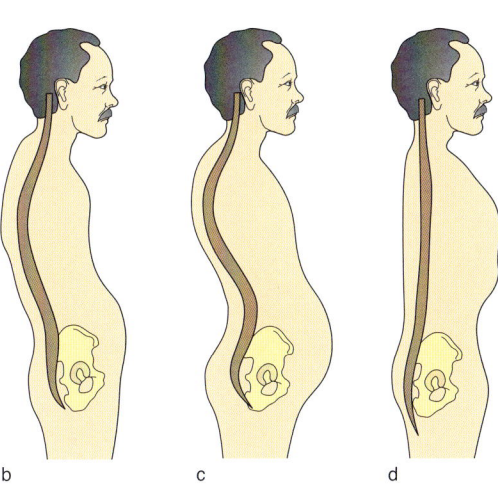

Abb. 17.9 Variationen der Rückenkonfiguration (a–d) und verschiedene krankhafte Rückenformen (e–g).

a) Harmonische Haltung mit physiologischen Krümmungen.
b) Totalrunder Rücken. Die Brustkyphose zieht weit nach kaudal, die Lendenlordose ist abgeflacht oder aufgehoben.
c) Hohlrunder Rücken. Brustkyphose und Lendenlordose sind besonders betont.
d) Flachrücken. Brustkyphose und Lendenlordose sind besonders wenig ausgeprägt.
e) Eingesteifte, großbogige thorakale Hyperkyphose mit bodenwärts gerichtetem Blickfeld, z.B. bei M. Bechterew.
f) Hohe thorakale Hyperkyphose bei Altersrundrücken durch Osteoporose.
g) Kurzbogige Hyperkyphose (Gibbus) nach Spondylitis, Tumor, Fraktur.

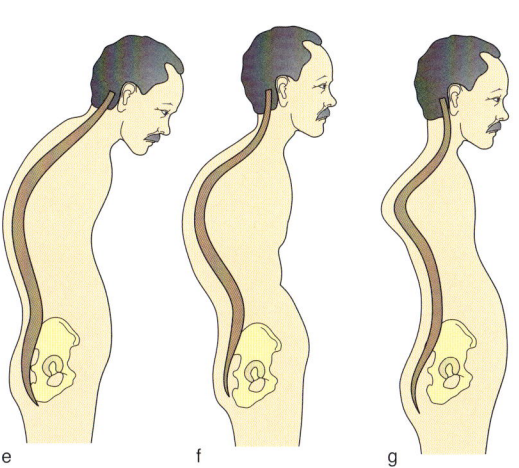

unten verlängert. Die lumbale Lordose ist verkürzt und durch die kompensatorische Rückverlagerung des Rumpfs meist verstärkt. Nicht selten ist bei dieser Form ein vermehrt nach hinten gerichtetes Kreuzbein (Sacrum acutum bzw. arcuatum) mit daraus folgenden statisch-dynamischen Problemen im lumbosakralen Übergangsbereich zu finden.

Hohlrücken

Beim hohlrunden Rücken (☞ Abb. 17.9c) sind thorakale Kyphose und lumbale Lordose stärker betont, der Rumpf bekommt einen mehr gedrungenen Eindruck.

Häufig liegt der Hyperlordose eine zu starke Beckenneigung zugrunde, z.B. infolge angeborener Formveränderungen des 5. Lendenwirbels, durch Rückverlagerung des Drehpunktes der Hüftgelenke bei angeborener Hüftluxation (☞ Kap. 16.3.3), infolge beschränkter Streckfähigkeit der Hüften (Beugekontrakturen, ☞ Kap. 16.1.3) oder infolge Insuffizienz der Gesäßmuskeln mit daraus folgender Beckenkippung nach vorn.

Flachrücken

Beim konstitutionellen Flachrücken (☞ Abb. 17.9d) hat die Wirbelsäule ihre physiologischen Krümmungen und damit auch einen wesentlichen Teil ihrer Fähigkeit zum Ausgleich von Erschütterungen verloren. Stoß- und Druckbelastungen werden ungünstiger auf den Bandscheibenapparat und die Kreuz-Darmbeinfugen übertragen, die demzufolge meist frühzeitig degenerative Veränderungen erleiden. Träger von Flachrücken kommen nicht selten schon in jungen Jahren mit Rückenschmerzen zum Arzt.

Formfehler

Von den genannten, mehr oder weniger noch im Spielraum des Physiologischen liegenden Varianten der Rückenform und Haltungsschwächen sind echte Formfehler (☞ Abb. 17.9e–g) zu unterscheiden, die auf einer (angeborenen oder erworbenen) Deformierung von Skelettelementen beruhen.

Pathologische Kyphosen können durch kongenitale Fehlbildungen, Rachitis, Scheuermann-Krankheit, Bechterew-Krankheit, Osteoporose, Wirbelfrakturen, Paget-Krankheit oder Spondylitis entstehen (☞ Kap. 17.3).

17.2 Krankheiten der Wirbelsäule

17.2.1 Fehlanlagen und Fehlentwicklungen

Variationen des Wirbelgefüges entstehen bei der Längsdifferenzierung (der Segmentation) der Wirbelsäule durch Kranial- oder Kaudalverschiebung über die physiologischen Abschnittsgrenzen (Hals-, Brust-, Lumbal-, Sakral-, Steißbeinregion). Es lassen sich abgrenzen:

- Übergangswirbel
- Synostosen
- Wirbelfehlbildungen.

Übergangswirbel

Definition Als Übergangswirbel werden Wirbelkörper bezeichnet, die die Form und Eigenschaften der angrenzenden Wirbelregion angenommen haben:

- zervikothorakaler Übergangswirbel: C7, seltener auch C6, sind mit so genannten Halsrippen ausgestattet
- thorakolumbaler Übergangswirbel: Ein Lendenwirbelkörper weist ein- oder doppelseitig rudimentäre Rippenstummel auf (Lendenrippe, differentialdiagnostische Abgrenzung gegen Querfortsatzfraktur L1!)
- lumbosakraler Übergangswirbel: Sakralisation des 5. Lumbalwirbels bzw. Lumbalisation des 1. Sakralwirbels.

Klinik und Therapie Solche Variationen sind gewöhnlich symptomfrei. Halsrippen können die Skalenuslücke verengen und zu Beschwerden führen (Plexus brachialis, A. subclavia, ☞ Kap. 15).

Eine symptomatische Halsrippe kann durch Resektion erfolgreich behandelt werden. Lumbosakrale Übergangswirbel können mit ihren Fortsätzen schmerzhafte, gelenkartige Verbindungen zum Os sacrum und Os ilium ausbilden. Wenn die konservative Schmerztherapie versagt, empfiehlt sich eine Versteifungsoperation.

Synostosen

Definition Bei den Synostosen bleibt die Segmentation partiell oder vollständig aus.

- Atlasassimilation: Verschmelzung des Atlas mit dem Os occipitale, partiell oder total
- Blockwirbel: totale Segmentierungsstörung mit fehlender Bandscheibe oder partielle Formen, isoliert oder multipel; an der Halswirbelsäule beim Klippel-Feil-Syndrom (☞ Kap. 17.2.3)
- Assimilation des 5. Lumbal- und 1. Sakralwirbels bei der Sakralisation, ein- oder (seltener) beidseitig, oft mit flügelförmig verbreitertem Querfortsatz.

Klinik und Therapie Auch Synostosen bleiben meist symptomfrei. Klinische Bedeutung erlangen sie gelegentlich dadurch, dass die angrenzenden Bewegungssegmente stärker belastet und überlastet werden: zervikozephale Schmerzsyndrome bei Atlasassimilation, Lumbalgie bei lumbosakralen Segmentationsstörungen.

Meist reicht eine konservative Therapie aus. Nur selten müssen angrenzende Segmente versteift werden.

Wirbelfehlbildungen

Definition Primäre Differenzierungsstörungen der Wirbelsäulenanlage führen zu Wirbelfehlbildungen. Sie können alle Teile eines oder mehrerer Wirbel betreffen (Körper, Bogen, Gelenk-, Dorn- und Querfortsätze).

Der Formenreichtum solcher Fehlbildungen ist groß, es gibt:

- **Wirbeldefekte:** Fehlen von Teilen
- **Keilwirbel:** sagittal oder frontal
- **Halbwirbel, Viertelwirbel**

■ **Schmetterlingswirbel:** bestehend aus zwei seitlichen Halbwirbeln.

Wirbeldefekte und Plus-/Minusvarianten haben vor allem Bedeutung für die Entwicklung der physiologischen Wirbelsäulenkonfiguration. Sie führen in der Regel weder zu neurologischen Defiziten noch zu Schmerzen. Aber einseitige Wirbelsegmente führen zur Skoliose (☞ Abb. 17.10), sagittale Keilform zur Kyphose.

Spalten kommen selten im Wirbelkörper, häufiger dagegen im Bogen vor. Hier liegen sie meist mehr oder weniger ausgedehnt in der Sagittalebene, ggf. unter Mitbeteiligung des Rückenmarks und/oder seiner Häute (Spina bifida, ☞ Kap. 13.1.4, Spondylolyse, ☞ Kap. 17.2.4).

Das **Klippel-Feil-Syndrom** ist von Fehlbildungen an der gesamten Halswirbelsäule geprägt (☞ Abb. 17.13). Das **Os odontoideum** ist Ausdruck einer ausbleibenden Verschmelzung von Dens und Korpus, die normalerweise etwa im 6. Lebensjahr erfolgt. Die **Densaplasie** kennzeichnet einen Anlagedefekt des Dens axis.

Am **Steißbein** ist die Zahl der Wirbel variabel, gewöhnlich zwischen 3 und 6 Segmenten. An der Verbindung zwischen Kreuz- und Steißbein gibt es häufig Variationen (Syndesmose, Synarthrose, knöcherne Assimilation, auch zwischen den Steißwirbeln), Schräg- und Knickstellen des Steißbeins.

Sie sind klinisch in der Regel ohne Bedeutung; dagegen kommt es durch Irritation des Plexus sacralis unter verschiedenen Umständen (auch Trauma!) zu Schmerzen (**Kokzygodynie**, ☞ Kap. 16.2.3).

Die **Kreuzbeinaplasie** in verschiedenen Variationen ist regelmäßig mit neurologischen Störungen verbunden.

Basiläre Impression

Definition Als basiläre Impression bezeichnet man eine hypoplastische Fehlbildung der Schädelbasis, bei der die Umgebung des Foramen magnum trichterförmig in den Schädel eingestülpt erscheint. Die obere Halswirbelsäule rückt somit kopfwärts.

Ähnliche Veränderungen der Schädelbasis sind bei knochenerweichenden Krankheiten als **sekundäre basiläre Impression** zu beobachten, z.B. beim M. Paget, bei fibröser Dysplasie, Osteogenesis imperfecta und rheumatoider Arthritis (☞ Abb. 17.11).

Bei Kombination von basilärer Impression mit Atlasassimilation und anderen ossären und zerebralen Anomalien spricht man von **okzipitozervikaler Dysplasie** (☞ Kap. 17.2.3).

Diagnostik Die Diagnose gelingt anhand von **Röntgenaufnahmen** bzw. **Computertomographie** durch Orientierung an speziellen Hilfslinien.

Klinik und Therapie Es können Hinterhauptkopfschmerzen resultieren und langsam fortschreitende Störungen der motorischen Bahnen, Kleinhirn- und Hinterstrangsymptome (zervikale Myelopathie).

Bei entsprechender Symptomatik kann eine Resektion der dorsalen Begrenzung des Foramen occipitale magnum mit Dekompression des oberen Halsmarks sowie eine transorale Resektion des Dens axis erfolgen.

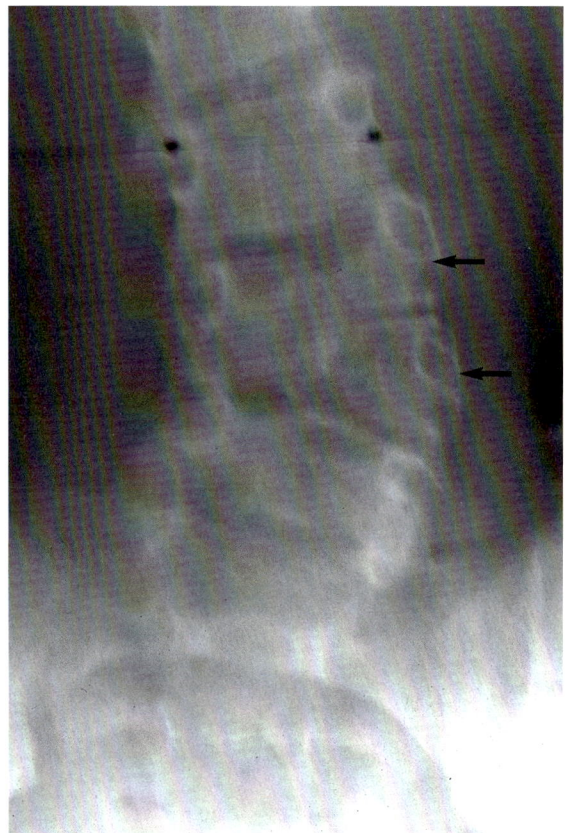

Abb. 17.10 Störung der Wirbelsegmentation.
Linksseitiger Halbwirbel (→) mit linkskonvexer Fehlbildungsskoliose.

Muskulärer Schiefhals

Definition Schiefstellung des Kopfs infolge angeborener, selten erworbener einseitiger Verkürzung des M. sterno-

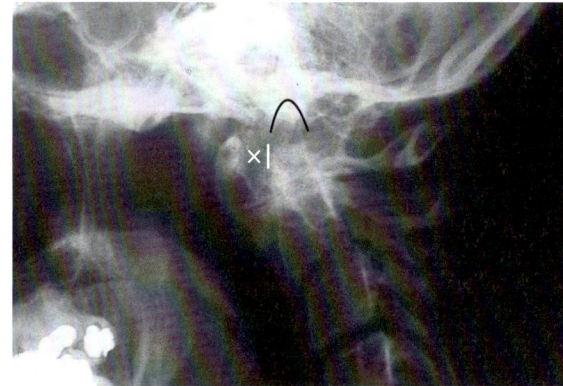

Abb. 17.11 Basiläre Impression.
Durch die knöcherne Destruktion des kraniozervikalen Übergangs und die Zerstörung der atlantookzipitalen Gelenke bei rheumatoider Arthritis ist es zu einem Hochstand des Dens gekommen, dessen Spitze in den Eingang des Foramen magnum hineinragt (basiläre Impression).
Gleichzeitig besteht eine atlantoaxiale Instabilität (C1/2), die in Inklination des Kopfes zu einer Dissoziation von Atlasbogen und Dens von 10 mm geführt hat (x).

cleidomastoideus. Der **muskuläre Schiefhals** ist die häufigste Form des Torticollis.

Synonyma: Torticollis muscularis, Caput obstipum.

Ätiologie und Pathogenese Neben einer angeborenen Fehlbildung des Muskels kommen Verletzungen während des Geburtsvorgangs mit Dehnungen, Zerrungen und Einreißen des M. sternocleidomastoideus in Betracht. Für die Annahme einer Kontraktur des M. sternocleidomastoideus durch Zwangshaltung in utero gibt es keine gesicherten Hinweise.

Klinik Der verkürzte M. sternocleidomastoideus ist als derber, sehniger Strang sicht- und tastbar. Der Kopf ist nach der Seite des verkürzten Muskels geneigt, das Kinn zur gesunden Seite gedreht und leicht angehoben; Bewegungen in gegenläufiger Richtung sind beschränkt. Es kommt im Wachstum zu einer Asymmetrie des Schädels und des Gesichts (☞ Abb. 17.12). Zwei quere Linien, die man durch die Augen- und Mundpartie zieht, konvergieren zur kranken Seite hin. Die skoliotische Fehlhaltung des Halses kann in eine strukturelle Skoliose der ganzen Wirbelsäule übergehen.

Therapie und Prognose Ein **konservativer** Versuch ist nur bei Säuglingen in den ersten Lebensmonaten und in sehr leichten Fällen durch passive Korrekturübungen sinnvoll, die täglich mehrmals von den Eltern durchgeführt werden. Liegeschalen werden nur noch selten verwendet, da sie gewöhnlich wenig nützen und die Kinder schwer darin zu halten sind.

Operativ kommt die offene Durchtrennung der sternalen und klavikulären Insertion des M. sternocleidomastoideus in Frage. Falls notwendig, kann auch der sehnige Ursprung am Proc. mastoideus zur sicheren Vermeidung eines Rezidivs proximal und distal (bei proximaler Myote-

notomie: cave N. facialis!) durchtrennt werden. Anschließend erfolgen eine Nachbehandlung mit einem steifen Verband in Überkorrektur für 4 bis 6 Wochen sowie aktive und passive Übungstherapie bis zur Normalisierung der Kopfhaltung und Begradigung der Wirbelsäule.

Das beste Operationsalter liegt bei ca. 12 Monaten.

Schiefhals aus anderen Ursachen

Neben dem muskulären Schiefhals kommen zahlreiche andere Ursachen für eine Schiefhaltung des Kopfes und der HWS in Betracht:

- **funktioneller Schiefhals:** häufige kurzfristige funktionelle Beeinträchtigung eines Bewegungssegments (Blockade) ohne nachweisbare Strukturveränderungen
- **ossärer Schiefhals:** angeboren durch Fehlbildungen des Skeletts, z. B. Verschmelzung eines oder mehrerer Halswirbel, Schaltwirbel, Halsrippe (rudimentäre Rippenanlage am 7. Halswirbel ☞ Abb. 17.13); erworben bei einseitigen Veränderungen der Halswirbelsäule infolge Trauma, Degeneration, Entzündung oder Tumor
- **narbiger Schiefhals:** meist bedingt durch Verbrennungen, Verbrühungen der Haut; auch nach operativer Entfernung von Halslymphomen
- **neurogener Schiefhals** bei schlaffen und spastischen Lähmungen (Torticollis spasmodicus)
- **okulärer Schiefhals** durch asymmetrische Funktion von Augenmuskeln (Schielen!)
- **arthrogener Schiefhals** kommt gelegentlich durch destruierende Veränderungen an Intervertebralgelenken im Rahmen einer rheumatoiden Arthritis vor (☞ Abb. 17.11).

Therapie und Prognose Bei diesen Ursachen ist der Schiefhals lediglich Symptom einer übergeordneten Störung. Infolgedessen richten sich Behandlung und Prognose nach dem Grundleiden. Die sehr häufige funktionel-

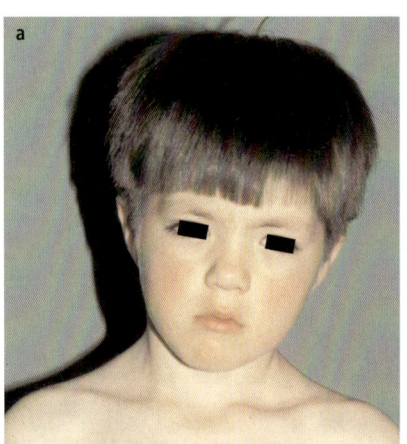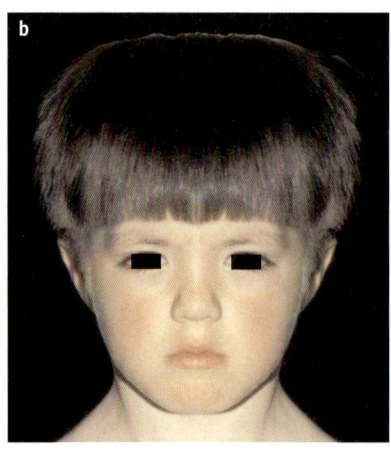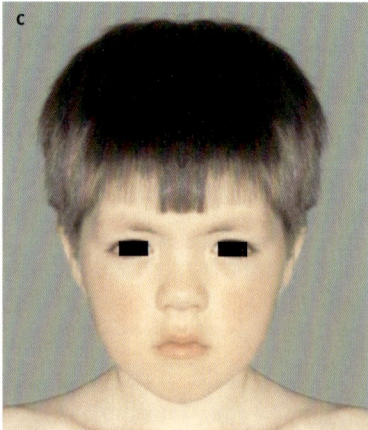

Abb. 17.12 Muskulärer Schiefhals.

a) Schiefhals bei einem 4-jährigen Jungen. Man erkennt die Linksneigung und Rechtsdrehung des Kopfes, den deutlich unter der Haut hervorspringenden M. sternocleidomastoideus. Die gedachten Verbindungslinien der Mundwinkel und der Pupillen verlaufen nicht parallel. Um die Gesichtsasymmetrie deutlicher darzustellen, wurden die jeweiligen Gesichtshälften mit ihrem Spiegelbild zusammengesetzt.

b) Die beiden rechten Gesichtshälften.

c) Die beiden linken Gesichtshälften.

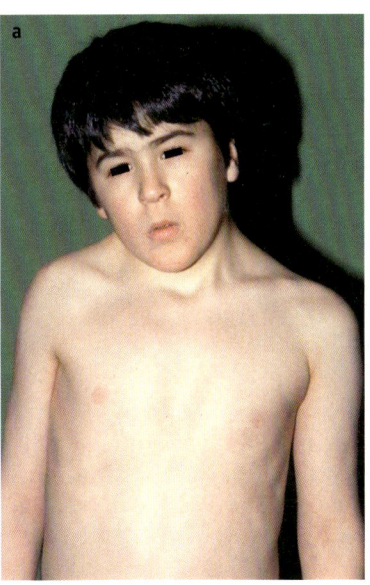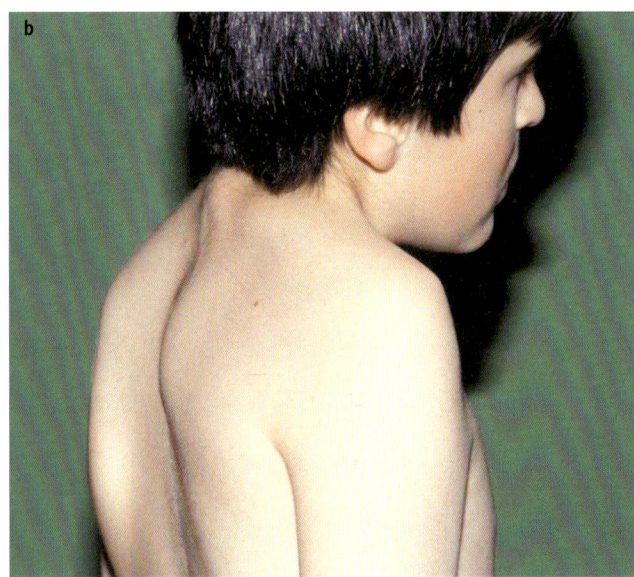

Abb. 17.13   Klippel-Feil-Syndrom.
Deutlicher Schiefstand des Kopfes wegen zervikaler Fehlbildungsskoliose mit Bewegungseinschränkung, kurzer gedrungener Hals, Hochstand des Schulterblattes rechts.

le Schiefhaltung des Kopfes kann in den ersten 6–8 h durch chirotherapeutische Manipulationen behandelt werden. Alternativ können Wärmeanwendungen sowie eine medikamentöse Therapie mit nichtsteroidalen Antiphlogistika angewandt werden.

Klippel-Feil-Syndrom

Definition   Das Klippel-Feil-Syndrom, auch Kurzhals-Syndrom genannt, ist eine angeborene Fehlbildung mit groben Formanomalien und Verschmelzung von Halswirbeln, auch zerviko-okzipitaler Blockbildung.

Ätiologie und Pathogenese   Der Hals wird durch die mannigfaltigen Fehlbildungen stark verkürzt und unbeweglich. Oftmals entwickelt sich ein ossärer Schiefhals. Die Weichteile erscheinen segelartig verbreitert und betonen die gedrungene Form (**Pterygium colli,** ☞ Abb. 17.13). In manchen Fällen besteht eine basiläre Impression oder/und zervikale Spina bifida.

Klinik   Neben klinisch **symptomfreien Fällen** gibt es solche mit **Entwicklungsstörungen** des Zentralnervensystems und in Kombination mit angeborenen **neurologischen Erkrankungen,** z.B. Syringomyelie.

Diagnostik   Das konventionelle Röntgenbild zeigt die knöchernen Formanomalien und Segmentationsstörungen. Zur Beurteilung einer Rückenmarksbeteiligung hat die Kernspintomographie die Myelographie abgelöst.

Therapie   Eine ursächliche Behandlung der Fehlbildung ist nicht möglich. Die gezielte operative Blockierung der Wirbelkörper-Epiphysenfugen (Epiphyseodese) kann eine Lenkung des weiteren Wachstums ermöglichen. Bei basilärer Impression sind evtl. Dekompressionsoperationen notwendig.

Spondylolisthese

Definition   Kommt es zu einem Gleitvorgang zwischen zwei benachbarten Wirbelkörpern in der Sagittalebene, spricht man von einer Spondylolisthese (Wirbelgleiten). Obwohl die Darstellung der Olisthesen hier in dem Kapitel der Fehlbildungen erfolgt, darf nicht übersehen werden, dass u.a. degenerative Krankheiten der Wirbelsäule ebenfalls zu einem Gleitvorgang führen können.

Ätiologie und Pathogenese   Als Ursachen einer Spondylolisthese lassen sich unterscheiden:
- Spaltbildung oder Dysplasie im Wirbelbogen (isthmische Spondylolisthese)
- degenerative Veränderungen im Bewegungssegment (degenerative Spondylolisthese)
- dysplastische Anlage der Wirbelgelenke
- Verletzungen der Wirbelbögen und Wirbelgelenke, auch als Operationsfolge (Laminektomie)
- pathologische Knochenveränderungen (z.B. Tumoren)

Die **Spondylolyse** stellt eine Spaltbildung im Wirbelbogen dar, und zwar meist in der Bogenregion zwischen oberem und unterem Gelenkfortsatz des Wirbelbogens, d.h. in der Interartikularportion (☞ Abb. 17.14).

357

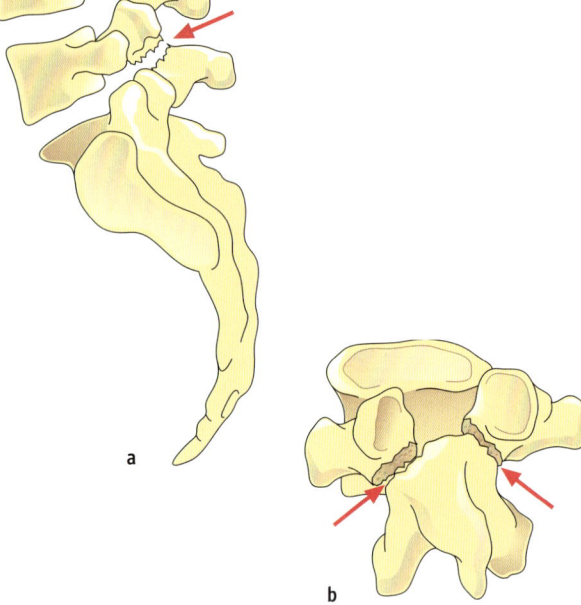

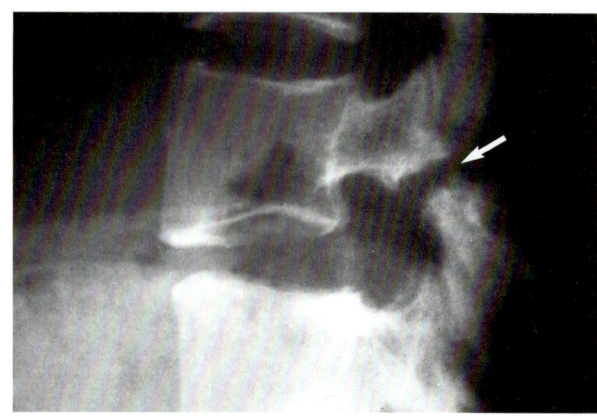

Abb. 17.14a–c   Spondylolyse.
Der Spalt liegt beidseits in der Interartikularportion des 5. Wirbelbogens, zwischen dem kranialen und kaudalen Gelenkfortsatz.
a) Sicht von lateral.
b) Sicht von dorsal.
c) Im seitlichen Röntgenbild erkennt man eine breite Spondylolyse (→). Zu einer wesentlichen Olisthese ist es nicht gekommen (Meyerding I).

Mehr als 95 % der Defektbildungen betreffen den LWK V. Seltener ist der 4. Lendenwirbel betroffen. Bogendefekte am 3. und gleichzeitiges Vorkommen an mehreren benachbarten Lendenwirbeln sind Raritäten. Spondylolysen sind bei etwa 5 % der Bevölkerung festzustellen.

Die gelegentliche Kombination mit Wirbelfehlbildungen (Spina bifida, überzählige Lumbalwirbel, Fortsatz- und Körperasymmetrien) sowie das Vorkommen schon bei Kindern sprechen für eine anlagemäßige Fehlbildung des Wirbelbogens. Bei der Entwicklung des Kleinkinds zur aufrechten Haltung können zusätzliche kritische Biege- und Scherkräfte wirksam werden, die einen strukturellen Umbauvorgang in der Interartikularportion bis zur Defektbildung (Lyse) auslösen können.

Diese Vorstellungen lassen sich mit der Vermutung vereinbaren, dass z. B. Spitzenbelastungen bei jungen Menschen die Inzidenz einer Spondylolyse zu erhöhen vermögen. So wurde sowohl bei Bergarbeitern, die lange Zeit in Hockstellung oder Hyperlordose verbringen mussten, als auch bei bestimmten Leistungssportlern (z. B. junge

Kunstturnerinnen) eine deutlich höhere Lyserate festgestellt. Das erst spätere Ingangkommen des Gleitvorgangs (Olisthese) um und im Anschluss an die Pubertät erfolgt dann unter dem Einfluss der zunehmenden Belastungen, denen der geschwächte Bogenabschnitt gerade an einer Stelle nicht gewachsen ist, an der sich die größten statischen und dynamischen Kräfte konzentrieren.

Durch **funktionelle Anpassung** bleiben die meisten dieser Vorgänge kompensiert, und es kommt nicht oder nur gering zum sagittalen Gleitvorgang.

Die mit zunehmender **Bandscheibendegeneration** einhergehende segmentale Instabilität ist dann die Voraussetzung für eine zweite Häufung klinisch apparenter Spondylolisthesen zwischen dem **20. und 50. Lebensjahr,** die aber gewöhnlich nach 5–10 mm Gleitweg durch die sklerosierende Osteochondrose und osteophytäre Abstützung an den vorderen Wirbelkanten zum Stehen kommen. Insgesamt wandert der Gleitwirbel in unterschiedlichem Ausmaß nach ventral (☞ Abb. 17.15). Der Verschiebewirbel nimmt dabei das obere Gelenkpaar mit, während die

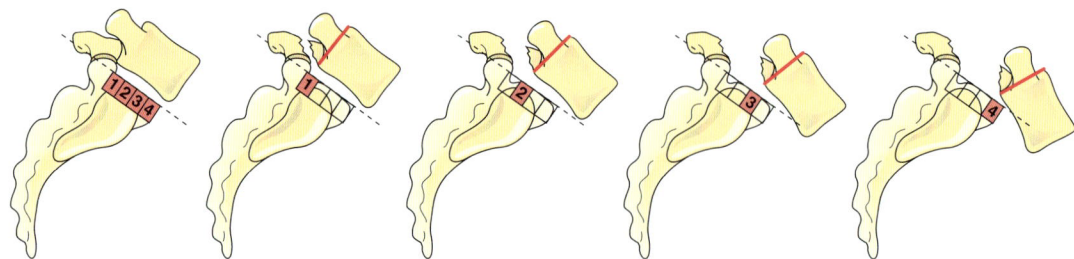

Abb. 17.15   Spondylolyse und Spondylolisthese.
Das Bild links zeigt einen Normalbefund, nach rechts zunehmendes Wirbelgleiten nach vorn (Spondylolisthesis) bis zum Abkippen über die vordere Kreuzbeinkante (Spondyloptose).
Stadieneinteilung nach Meyerding: Die unterhalb des Gleitwirbels gelegene Deckplatte wird in 4 gleiche Strecken geteilt. Die Lagebeziehung der hinteren unteren Wirbelecke zu diesem Segment bestimmt den Grad der Verschiebung.

dorsal der Lyse befindlichen Anteile (unterer Gelenkfortsatz, hinterer Bogenteil mit Dorn- und Querfortsätzen) an der alten Stelle verbleiben. In seltenen Fällen wandert er über die ganze Fläche und kippt über die Vorderkante des darunter stehenden Wirbels ins Becken ab (**Spondyloptose**).

Bisweilen findet man bei ventralem Versatz des oberen Wirbelkörpers keine Zusammenhangstrennung in der Interartikularportion, sondern man erkennt lediglich eine Elongation dieses Knochenteils mit unregelmäßigen Verdichtungsbezirken. Es kann sich um eine anlagemäßige Fehlbildung dieser Region handeln oder um die sekundär knöcherne Überbrückung einer Spondylolyse.

Die degenerative Zerrüttung der Bandscheibe kann zur Höhenminderung des Intervertebralraums mit Ventralversatz des kranialen gegenüber dem kaudalen Wirbel führen, ohne dass eine morphologische Alteration am Wirbelbogen vorliegt: **Pseudospondylolisthesis** oder **degenerative Spondylolisthese** (☞ Kap. 17.2.4). Besteht infolge der segmentalen Gefügestörung ein Dorsalversatz des kranialen gegenüber dem kaudalen Wirbel, spricht man von **Retrolisthese.**

> **!** Eine Versetzung eines Wirbels nach dorsal (Retrolisthese, Dorsaldislokation) ergibt sich, wenn die Distanz zwischen benachbarten Wirbeln bei der Bandscheibendegeneration abnimmt. Sie hat mit der Spondylolisthesis nichts zu tun, kann aber ebenfalls mit Beschwerden verbunden sein.

Klinik Spondylolysen bereiten gewöhnlich keine Beschwerden, sie werden oft röntgenologisch als Zufallsbefund entdeckt. Auch Spondylolisthesen können klinisch stumm bleiben. Symptome können auf verschiedene Auslöser zurückgeführt werden:

- Die **Instabilität** des betroffenen Wirbelsegments kann zu lage- und belastungsabhängigen Rückenschmerzen führen (Ermüdungsschmerz im Stehen, ☞ Abb. 17.16).
- Im Bereich der Lysezone entwickelt sich hypertrophes narbiges Bindegewebe, das eine oder mehrere Spinalwurzeln komprimieren (im Bereich des 5. Lendenwirbels Wurzeln L5 und/oder S1) und eine Wurzelreizsymptomatik mit neurologischen Defiziten wechselnden Ausmaßes auslösen kann (☞ Abb. 17.33).
- Die Instabilität begünstigt **degenerative Veränderungen** der Bandscheiben und der Wirbelgelenke (☞ Kap. 17.5.2).
- Bei zunehmender Dislokation des Wirbelkörpers entfernen sich die benachbarten Wirbelkanten voneinander, so dass die Dura zu einem stufenförmigen Verlauf gezwungen und eingeklemmt wird. Im Lauf der Zeit kommt es zu ausgedehnten Verwachsungen zwischen Füllgewebe, Dura und Spinalwurzeln, die ein wechselndes klinisches Bild aus Lumbalgie und Ischialgie begründen können.

Diagnostik Bei der **klinischen Untersuchung** kann bei stärkerem Abgleiten der stehen gebliebene Dornfortsatz als knopfförmiger Vorsprung tastbar sein; die darüber nach

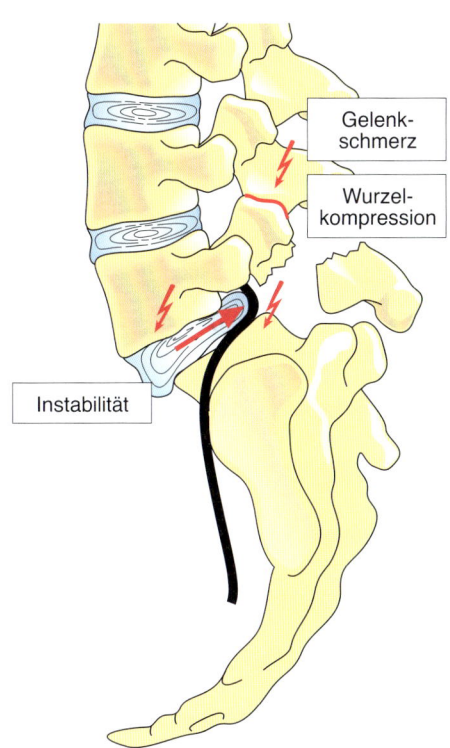

Abb. 17.16 Klinische Leitsymptome bei Spondylolisthese.
Die Spondylolyse im Wirbelbogen L5 hat zu einer Spondylolisthese Meyerding Grad 2 geführt. Die Zerrüttung der Bandscheibe L5/S1 bedingt eine Höhenminderung dieses Intervertebralraums mit Instabilität im Bewegungssegment L5/S1, eine Dorsalverlagerung von Bandscheibengewebe mit Kompression der austretenden Spinalnerven (schwarze Linie) und eine Fehl- und Überbelastung der kleinen Wirbelgelenke.

vorn abgerutschte Wirbelreihe täuscht eine vertiefte Lendenlordose (Hohlkreuz) vor. Zu beiden Seiten ist die paravertebrale Muskulatur strangartig gespannt.

Im **Röntgenbild** ist der Gleitvorgang auf seitlichen Aufnahmen erkennbar (☞ Abb. 17.14c), während der für die Diagnose beweisende Defekt in der Interartikularportion am besten im schrägen Strahlengang zur Darstellung kommt (**„Hundehalsband"**). Auf dem a.p. Bild sieht man den Spalt meist dicht unterhalb der Bogenwurzeln.

Bei stärkerer Dislokation entsteht durch Übereinanderprojektion des 5. Lenden- und 1. Sakralwirbels das Bild des umgekehrten **„Napoleonhuts"**. Der unter dem Gleitwirbel gelegene Intervertebralraum ist meist verschmälert; in älteren Fällen ruhen die benachbarten Deckplatten hart aufeinander und sind sklerosiert.

Die Klassifizierung erfolgt nach der Gleitstrecke im seitlichen Röntgenbild (**Meyerding I–IV**) (☞ Abb. 17.15).

Die perkutane Infiltration in das Lyseareal der Pars interarticularis mit einem Lokalanästhetikum kann zur Unterscheidung Lyse-assoziierter Schmerzen von Rückenschmerzen anderer Genese genutzt werden.

Differentialdiagnose Jede Form des tief sitzenden Rückenschmerzes, z.B. im Rahmen von Osteochondrosen, Bandscheibenvorfällen oder knöchernen Stenosen des Spinalkanals kommt differentialdiagnostisch in Betracht.

> ! Die röntgenologisch erkennbare Spondylolyse darf nicht unkritisch als Ursache von Rückenschmerzen betrachtet werden, denn die meisten Spondylolysen bereiten keine Schmerzen.

Therapie Die meisten Spondylolysen und -olisthesen bedürfen keiner besonderen Behandlung. Bei Lumbalgien und Ischialgien reichen meist konservative Maßnahmen mit Krankengymnastik und physikalischen Anwendungen aus.

Bei Instabilitätsbeschwerden leisten flexible Mieder mit einer Lumbosakralpelotte gute Dienste. Jüngere Patienten sollten auf eine adäquate Berufswahl hingewiesen werden.

Lassen sich Schmerzen und Symptome konservativ nicht beseitigen und entwickeln sich neurologische Defizite, kommen **operative Maßnahmen** in Betracht:

Bei der **segmenterhaltenden Technik** wird eine operative Stabilisierung der Interartikularportion mit Haken und Schrauben angestrebt. Voraussetzung ist ein Rückenschmerz, der sich ausschließlich auf die Lyse zurückführen lässt (Infiltrationstest). Sind bereits wesentliche Veränderungen im Bewegungssegment nachgewiesen, kommen **segmentversteifende Eingriffe** (interkorporelle Spondylodesen nach Reposition) zur Anwendung. Diese müssen bei klinisch relevanter Nervenwurzelkompression durch eine Dekompressionsoperation ergänzt werden.

17.2.2 Kyphose

Definition Als Kyphose bezeichnet man die sagittale Ausbiegung der Wirbelsäule nach hinten. Sie ist krankhaft, wenn sie über das physiologische Maß deutlich hinausgeht und/oder bei Aufrichtung bzw. Rumpfrückneigung (Reklination) nicht ausgeglichen werden kann.

Man unterscheidet (☞ Abb. 17.9):
- **arkuäre Kyphosen** (Rundrücken). Es handelt sich um eine verstärkte Kyphose über mehrere Segmente. Ihre wichtigsten Ursachen sind:
  - angeborene Formfehler und Wirbelfehlbildungen (☞ Kap. 17.2.1)
  - individuelle Variationen der Rückenform
  - Insuffizienz der aufrichtenden Muskulatur (Haltungsrundrücken, Haltungsschwäche, ☞ Kap. 17.1.3)
  - Adoleszentenkyphose (☞ Kap. 17.3.2)
  - Bechterew-Krankheit (☞ Kap. 17.6.3)
  - Alterskyphose (☞ Kap. 17.3.3)
- **anguläre Kyphosen** (Spitzbuckel, Gibbus). Sie entstehen durch keilförmigen Zusammenbruch eines oder mehrerer benachbarter Wirbel, z. B. durch:
  - bakterielle Spondylitis (☞ Kap. 17.6)
  - Wirbelfrakturen (☞ Kap. 17.7)
  - destruierende Tumoren (☞ Kap. 8.4.6).

Kongenitale Kyphose

Angeborene kindliche Kyphosen sind selten und häufig mit anderen angeborenen Fehlbildungen (z. B. Spina bifida) vergesellschaftet. Ein oder mehrere Wirbel oder Block- und Spaltwirbel sind keilförmig nach vorn abgeplattet.

Im Verlauf kann es aufgrund einer progredienten Krümmung zu einem **thorakalen Querschnittssyndrom** kommen.

Mit konservativer Behandlung sind kongenitale Kyphosen nicht zu beeinflussen. Operativ werden korrigierende Spondylodesen durchgeführt.

Adoleszentenkyphose

Definition Entwicklungsstörung der Wirbelsäule, die mit Rundrückenbildung besonders im thorakalen und im thorakolumbalen Abschnitt einhergeht und vornehmlich Jungen zwischen dem 12. und 16. Lebensjahr befällt.

Synonyma: juvenile Kyphose, **Morbus Scheuermann,** juvenile Osteochondrose der Wirbelsäule.

Ätiologie Die Ursachen der Adoleszentenkyphose sind bis heute unklar. Wahrscheinlich besteht eine anlagebedingte Gewebsalteration der Wirbelendplatten. Überbelastungen in der kritischen Entwicklungsphase, in der die Wirbelabschlussplatten und ihre Randleisten verknöchern, werden als auslösendes Moment genannt, obwohl mechanische Faktoren (schlechte Haltung, körperliche Arbeit usw.) keineswegs immer nachweisbar sind. Auch Knochennekrosen in den Grund- und Deckplatten werden als Ursache angenommen.

Pathogenese Das Wesentliche der Erkrankung ist eine wohl mit der Pubertätsentwicklung zusammenhängende gewebliche Insuffizienz der Wirbelgrund- und -deckplatten. Auf dieser Grundlage dringt Bandscheibengewebe durch die weniger widerstandsfähigen Wirbelendplatten in die Wirbelkörper ein.

Diese sog. **Schmorl-Knorpelknötchen** sind röntgenologisch gut erkennbar, weil sie von einem sklerotischen Randsaum umgeben sind. Sie sind das kennzeichnende Symptom der Erkrankung (☞ Abb. 17.17). Die Verlagerung von Bandscheibengewebe in den Wirbelkörper hinein geht mit einer Höhenminderung des Bandscheibenraums einher. Weiterhin beobachtet man keilförmige Deformierungen der betroffenen Wirbelkörper mit einer ventralen Höhenminderung. Bei asymmetrischen Knoten können auch leichte skoliotische Fehlformen entstehen. Die Krankheit beschränkt sich meist auf die untere Brust- und obere Lendenwirbelsäule.

Sie kann die gesamte Brust- und Lendenwirbelsäule befallen oder auch nur kurze Abschnitte.

Klinik Schmorl-Knorpelknoten sind im Röntgenbild häufig anzutreffen. Meist treten sie isoliert an einzelnen oder wenigen Wirbeln in unterschiedlicher Größe auf. Ihnen ist keine klinische Bedeutung beizumessen. Erst wenn multiple Segmente mit großen Schmorl-Knoten betroffen sind, kommt es in der Summe zu einer Rundrückenbildung (Adoleszentenkyphose). Aber selbst bei starkem Befall müssen klinische Symptome oder gar Schmerzen nicht zwangsläufig auftreten.

Die Adoleszentenkyphose entwickelt sich stadienhaft:

Stadium I: In der präpuberalen Zeit zwischen 10 und 14 Jahren kommt es unter muskulärer Leistungsminderung zu einem zunehmenden Rundrücken. Die Wirbelsäulen-

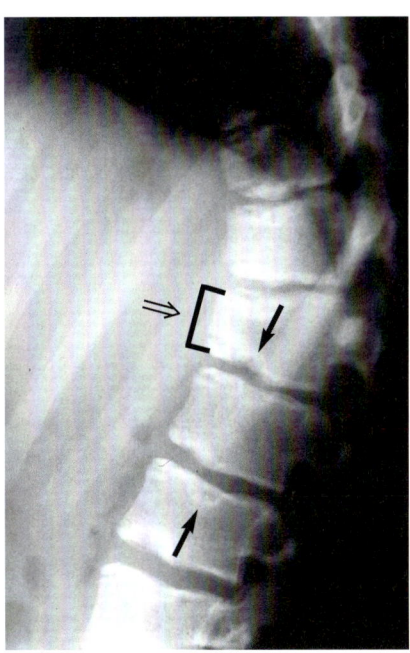

Abb. 17.17 Scheuermann-Krankheit.

Tief sitzende Brustkyphose (thorakolumbaler Übergang) mit typischen Grund- und Deckplattendefekten (Schmorl-Knötchen, →). Minderung der ventralen Wirbelkörperhöhe (↔) führt zur fixierten Hyperkyphose.

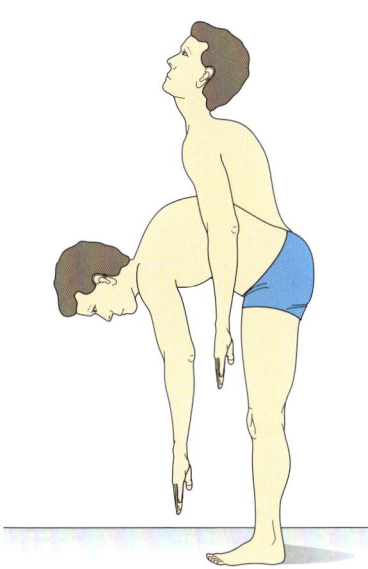

Abb. 17.18 Fixierter Rundrücken

Bei fixiertem Rundrücken lässt sich auch bei Aufrichten aus der Inklination oder bei der Reklination die Kyphose nicht ausgleichen. Meist gleicht sie sich teilweise aus (teilfixierter Rundrücken).

beweglichkeit ist zunächst nicht eingeschränkt (☞ Abb. 17.18). Die pathogenetische Bedeutung einer vorausgehenden oder begleitenden Haltungsschwäche ist nicht klar.

Stadium II: In der folgenden Zeit bis etwa zum 18. Lebensjahr verliert die eingetretene Deformität der Wirbelsäulenabschnitte ihre Fähigkeit zum Ausgleich. Die Hyperkyphose ist durch aktive Bewegung (Reklination) oder passive Hyperextension nicht mehr oder nicht mehr vollständig aufzurichten (**fixierte und teilfixierte Hyperkyphose**). Im floriden Stadium kann der betroffene Wirbelsäulenabschnitt je nach Ausprägung der Veränderungen druck- und stauchempfindlich sein, die Rückenmuskulatur ist dann verspannt und oft mit **schmerzhaften Insertionstendopathien** versehen.

Stadium III: Zum Ende der Pubertät erfolgt schließlich eine **Defektheilung.** Die bis dahin aufgetretenen Schmorl-Knoten und keilförmigen Deformierungen bleiben dauerhaft bestehen. Die geschädigten Wirbel-Bandscheiben-Verbindungen bergen eine Neigung zu später fortschreitenden osteochondrotischen Veränderungen. Auch die knöcherne Form der Wirbelkörper begründet die Hyperkyphose (☞ Abb. 17.18), die sich aktiv nicht ausgleichen lässt: fixierter totaler Rundrücken oder hohlrunder Rücken. Im weiteren Verlauf beklagen die Patienten zeitweilig belastungsabhängige Beschwerden (beim Sport, im Beruf, „Lehrlingsrücken", ☞ Abb. 17.19).

Diagnostik Die Adoleszentenkyphose wird im konventionellen **Röntgenbild** diagnostiziert. Den besten Überblick über das Ausmaß der Kyphose bietet die seitliche Wirbelsäulen-Ganzaufnahme. Neben der verstärkten ky-

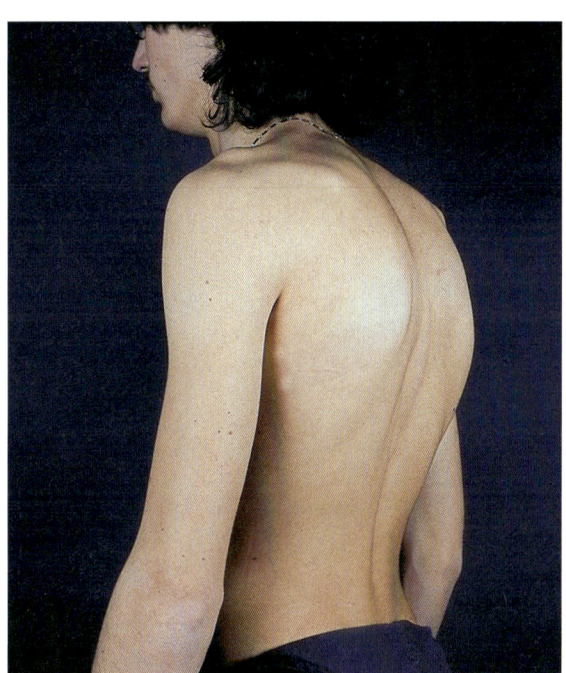

Abb. 17.19 Scheuermann-Krankheit.

17-jähriger Handwerkslehrling mit Adoleszentenkyphose. Es bestehen belastungsabhängige Rückenschmerzen. Klinisch: fixierter Rundrücken mit muskulärem Hartspann.

photischen Krümmung sind die Schmorl-Knorpelknötchen (☞ Abb. 17.17) und Unregelmäßigkeiten der gesamten Bandscheiben-Wirbelkörper-Grenze kennzeichnend (juvenile Osteochondrose).

Später kommt es zu einer Verschmälerung des Zwischenwirbelraums. Der dreieckige Schatten der Randleis-

361

ten (Apophysen der Wirbelkörper), der vor der oberen und unteren Ecke des Wirbelkörpers liegt, fehlt häufig. Die Wirbelkörper verlieren besonders vorn an Höhe, nehmen Keilform an, so dass der erkrankte Wirbelsäulenabschnitt mehr oder weniger stark kyphosiert ist.

Differentialdiagnose Enchondrale Dysostose (Ribbing-Syndrom), spondyloepiphysäre Dysplasie.

Therapie Obwohl das Ausmaß einer Kyphose durch den Einfluss der variablen Körperhaltung nur eine Moment-aufnahme sein kann, wird versucht, durch die Angabe von Winkelgraden behandlungsbedürftige Abweichungen von Normvarianten zu trennen.

Die konservative Behandlung von Abweichungen zwischen 40 und 60° basiert auf **krankengymnastischen Übungsbehandlungen** zur Stärkung der aufrichtenden Muskelkräfte.

Bei progredienter oder sehr rigider Kyphose ab 60° kann eine aktive oder passive Aufrichtung durch **Orthesen** (z.B. Boston-Korsett, Dreipunkt-Korsett) mit fortgesetzter Krankengymnastik erfolgen. Eine Korsettbehandlung ist nur in solchen Fällen sinnvoll, bei denen mit einem Wachstumsabschluss in frühestens 2–4 Jahren zu rechnen ist, damit sich die Wachstumsanpassung noch auswirken kann. Die Aussichten sind jedoch gering.

Jenseits des Wachstumsalters können schwere thorakolumbale Kyphosen eine Indikation zur **operativen Aufrichtung** darstellen, wenn auch selten.

Alterskyphose

Definition Die Alterskyphose entwickelt sich in wechselndem Ausmaß als Folge aus einer Insuffizienz der Muskulatur, einer Bandscheibendegeneration und einer Osteoporose.

Synonyma: senile Kyphose, Altersrundrücken.

Ätiologie und Pathogenese Unter dem Einfluss der nachlassenden Aufrichtekräfte der Muskulatur kommt es allmählich zur **fixierten Kyphosierung.** Die Degeneration der thorakalen Bandscheiben wirkt sich unter den Belastungsverhältnissen der Brustwirbelsäule besonders ventral aus; die Deckplatten der benachbarten Wirbel können sich im Krümmungsscheitel vorn berühren, meist bilden sich **spondylotische Randwülste** aus. Eine ventrale Höhenminderung der Wirbelkörper (Keilwirbel) durch eine senile Osteoporose verstärkt das Gesamtbild.

Klinik Der Altersrundrücken bereitet in der Regel **keine Schmerzen.** Man findet eine großbogige meist völlig fixierte Hyperkyphose der Brustwirbelsäule. Wenn Schmerzen auftreten, sind sie meist Folge einer erneuten osteoporotischen Sinterung oder der **muskulären Überlastung:** Hartspann der paravertebralen Muskulatur, Tendinosen des Schultergürtels und der verkürzten Pektoralismuskulatur.

Diagnostik Das **Röntgenbild** zeigt die typischen Strukturveränderungen der senilen Osteoporose (☞ Kap. 5.4).

Mittels **Osteodensitometrie** lässt sich das Ausmaß der Osteoporose quantifizieren. Weitergehende Bildgebung ist nur von differentialdiagnostischer Bedeutung.

Therapie Nur bei Schmerzen kommen Analgetika und Wärme zur Anwendung. Mittels Krankengymnastik wird die Muskulatur gekräftigt. Grundsätzlich ist Bewegung besser als Ruhe. Medikamentöse Therapie der Osteoporose.

17.2.3 Skoliose

Definition Eine Skoliose ist eine dauerhafte seitliche Wirbelsäulenverbiegung, die mit charakteristischen Form- und Strukturveränderungen der Wirbelkörper und der Bewegungssegmente einhergeht. Dementgegen ist eine **skoliotische Fehlhaltung** eine vorübergehende seitliche Wirbelsäulenverbiegung, die sich durch aktive oder passive Bewegung oder durch Beseitigung der Ursache ausgleichen lässt. Das ist bei einer strukturellen Skoliose nicht möglich.

Ätiologie und Einteilung Skoliotische Fehlhaltungen können Ausdruck einer schlechten oder labilen Haltung sein oder Kompensationsvorgänge statischer Fehler ("statische Skoliose", ☞ Abb. 16.10) darstellen, z.B. eines Beckenschiefstands. Auch schmerzbedingte Zwangshaltungen ("Scoliosis ischiadica") können zu skoliotischen Fehlhaltungen führen.

Ihr besonderes Merkmal ist das Fehlen anatomischer Normabweichungen an den Wirbelkörpern und Bewegungssegmenten. Fallen die ursächlichen Faktoren weg, verschwindet auch die Fehlhaltung – es sei denn, sie hat so lange bestanden, dass sich inzwischen Kontrakturen am Band- und Muskelapparat der Wirbelsäule oder gar knöcherne Deformierungen durch Schiefwuchs bei Kindern eingestellt haben. Im letzteren Fall kann in Ausnahmen aus der skoliotischen Fehlhaltung eine strukturelle Skoliose entstehen.

Eine **strukturelle Skoliose** stellt eine bleibende Deformität der Wirbelsäule mit aktiv und passiv nicht korrigierbarer Verkrümmung in der Frontalebene dar.

Angaben über die **Häufigkeit von Skoliosen** sind nicht einheitlich, sie dürfte zwischen 2 und 5 % der Bevölkerung betragen. Nur ein Bruchteil davon ist aber behandlungsbedürftig.

Wichtigste Kriterien zur Beurteilung einer Skoliose sind ihre Ätiologie, die Altersstufe ihres Auftretens, der dabei gemessene Krümmungsgrad und die Charakteristik der Verbiegungen.

Nur etwa 10 % aller Skoliosen lassen ihre Ursache erkennen. Sie sind den ersten drei Gruppen der folgenden Einteilung zuzurechnen:
1. **osteopathische Skoliosen** sind angeborene Skelettfehlbildungen (☞ Abb. 17.10), die einzelne Wirbel oder größere Teile der Wirbelsäule und die Rippen betreffen können (Keilwirbel, Spaltwirbel, Blockwirbel, zusammengewachsene Rippen und Rippendefekte).
2. **myopathische Skoliosen** beruhen auf primären Muskelerkrankungen, z.B. der progressiven Muskeldystrophie (☞ Kap. 10.4), oder angeborenen Muskeldefekten (sehr selten!). Mit Vorbehalt sind hier auch Narbenskoliosen nach Pleuraempyem zu nennen.

3. **neuropathische Skoliosen** sind Folgen schlaffer Lähmungen mit Störung der symmetrischen Rücken- und Bauchmuskelaktionen („paralytische" Skoliose, vor allem nach Poliomyelitis); Systemerkrankungen (z. B. Neurofibromatose). Es handelt sich dabei meist um sehr ausgeprägte Skoliosen, die therapeutisch besonders schwer zu beeinflussen sind.

4. **idiopathische Skoliosen:** Mehr als 90 % der Fälle sind mangels hinreichender Kausalitätsmerkmale in diese Gruppe einzustufen. Auch hier kann in verschiedene Formen unterteilt werden, die aufgrund ihres zeitlichen Auftretens und ihrer Form wesentliche Unterschiede in der Prognose aufweisen:

- **Säuglingsskoliosen:** Sie sind angeboren oder entwickeln sich im Lauf des 1. Lebensjahres. Es handelt sich dabei um **nichtstrukturelle Haltungsskoliosen** infolge asymmetrischer Spannung der Rückenmuskeln, die sich in 80 % spontan zurückbilden. Wahrscheinlich sind sie nicht nur die Folgen einer „Fehlhaltung in utero", sondern beruhen auf Dissonanzen der neuromotorischen Entwicklung in der Fetalperiode. Fast regelmäßig kann in solchen Fällen eine mehr oder weniger ausgeprägte Verformung des Kopfes beobachtet werden, wobei die der Konvexseite der Skoliose entsprechende Kopfhälfte abgeflacht ist (Plagiozephalie). Aufgrund der heute gebräuchlichen Bauchlagerung von Säuglingen wird die Säuglingsskoliose heute weniger beobachtet.
- Als **infantile Skoliose** bezeichnen wir eine strukturelle, also bereits mit **Wirbelverformung** verbundene Krümmung, die ohne erkennbare Ursache vor dem 3. Lebensjahr auftritt. Sie ist gewöhnlich linkskonvex, betrifft hauptsächlich **Knaben** und ist in der Mehrzahl der Fälle progressiv (manche Kinder erreichen von 20° Ausgangswert bis zum Schulalter mehr als 100°!).
- **Juvenile Skoliosen,** die mit Abstand häufigste Form, treten zwischen dem 4. Lebensjahr und der Pubertät in Erscheinung. Sie betreffen überwiegend **Mädchen** (6:1) und sind meist rechtskonvex. Je früher die Skoliose innerhalb dieser Gruppe auftritt, desto schlechter ist ihre Prognose. In Phasen langsamen Wachstums nimmt die Verbiegung im Schnitt um 3–4° jährlich zu, in der **präpuberalen Zeit** kommt es aber häufig zu **starker Progredienz.**
- Von **Adoleszentenskoliose** spricht man, wenn die Skoliose zwischen Pubertät und dem Ende der Skelettreifung auftritt. Während dieser Zeit verlangsamten Wachstums ist die Verschlimmerungsgefahr geringer als in der Pubertät. Allerdings kann auch nach völligem Sistieren der Wuchsvorgänge noch eine Krümmungszunahme eintreten, deren Größe von Ausmaß und Form der Skoliose beim Wachstumsabschluss abhängt.

Pathogenese und Pathomechanik Als **Scheitelwirbel** bezeichnet man bei der Skoliose jenen Wirbel, der den Scheitel der Krümmung bildet, am weitesten zur Seite auslädt, aber am wenigsten aus der Horizontalen gekippt ist.

Als **Übergangswirbel** bezeichnet man jene Wirbel, die bei einer S-förmigen Skoliose den Übergang von der einen in die andere Konvexität bilden: Sie laden am wenigsten zur Seite aus, sind aber am stärksten in der Horizontalen verkippt.

Hauptkrümmungen sind von Deformationen der Wirbelkörper und der Bewegungssegmente gekennzeichnet,

sie betreffen die Strukturveränderungen der Skoliose. **Nebenkrümmungen** führen den statischen Ausgleich herbei, stellen kompensatorische Krümmungen dar und halten die Wirbelsäule im Lot, weisen aber keine Wirbelrotation und -torsion auf.

Neben der ätiologischen Klassifikation (s. o.) können die Form und die Entwicklung für weitere Klassifikationen und Unterteilungen herangezogen werden:

- Einteilung nach der Form: **Einfache Skoliosen** bestehen aus einer Hauptkrümmung mit kompensatorischen Krümmungen kranial und kaudal. Je nachdem, ob die Hauptkrümmung nach rechts oder links zeigt, spricht man von einer **rechts- oder linkskonvexen Skoliose.** Sind zwei Hauptkrümmungen in gegenläufigen Richtungen vorhanden, entsteht eine S-förmige oder **zusammengesetzte Skoliose.**
- Einteilung nach der Beweglichkeit: Je nach Ausmaß der verbliebenen Beweglichkeit können **lockere,** d. h. teilweise passiv korrigierbare, und **fixierte** Skoliosen unterschieden werden. Ober- und unterhalb davon sorgt die aufrichtende Tendenz der Muskelkraft dann wieder für kompensatorische Nebenkrümmungen.
- Einteilung nach der Höhenlokalisation (Lage des Scheitelwirbels): Vereinfacht können **zervikale, thorakale** und **lumbale** Skoliosen sowie die Lagen im Bereich der

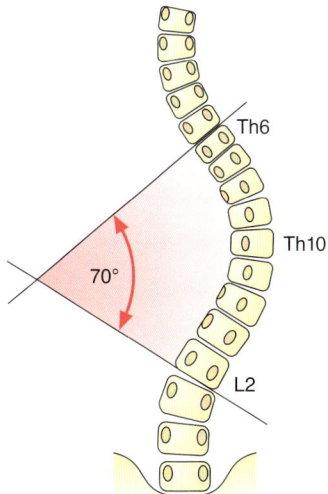

Abb. 17.20 Winkelmessung bei Skoliose.
Es handelt sich um eine einfache thorakolumbale, rechtskonvexe Skoliose mit einer Haupt- und zwei Nebenkrümmungen. Der 10. Brustwirbel (Scheitelwirbel) liegt im Scheitel der Krümmung. Er weist die geringste Abweichung aus der Horizontalen, aber die stärkste Wirbelrotation, erkennbar an den projizierten Wirbelbogenansätzen („Wirbelaugen"), auf.
Die Wirbel Th6 und L2 (Neutralwirbel) bilden den Übergang von der Hauptkrümmung zu den Nebenkrümmungen. Sie weisen die stärkste Abweichung aus der Horizontalen, aber die geringste Wirbelrotation auf. Der zwischen Th6 und L2 liegende Bereich stellt die primäre Krümmung (Hauptkrümmung) dar, in welcher der deformierende Faktor wirksam wird. Oberhalb und unterhalb davon liegen kompensatorische Krümmungen (Nebenkrümmungen), die die Wirbelsäule zur Senkrechten aufzurichten suchen. Im Unterschied zur Hauptkrümmung weisen die Nebenkrümmungen keine Rotation auf!
Der zwischen Deck- und Grundplatte der Neutralwirbel liegende Winkel **(Cobb-Winkel)** ist ein Maß für die Ausprägung der Skoliose.

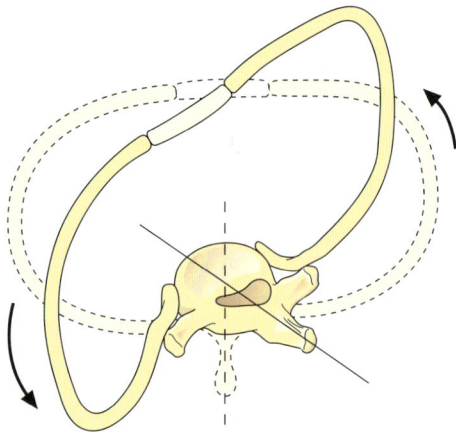

Abb. 17.21   Wirbelrotation und -torsion bei Skoliose.

Schematischer Horizontalschnitt durch den Brustkorb eines Skoliotikers. Der Wirbel ist um seine Längsachse rotiert und entsprechend den Torsionskräften verformt (torquiert). Durch Mitnahme der Rippen in den kostotransversalen Gelenken entsteht auf der Konvexseite ein Rippenbuckel (hier links) und korrespondierend dazu vorn auf der gleichen Seite eine Abflachung, auf der Gegenseite (hier rechts) eine Vorwölbung.

Übergänge (zervikothorakal, thorakolumbal und lumbosakral) unterschieden werden.

Das **Ausmaß der Krümmungen** ist das wichtigste Merkmal für die Beurteilung einer Skoliose und ihre Verlaufskontrolle. Die **Winkelgrade** werden anhand von Röntgenbildern gemessen (☞ Abb. 17.20). Die seitliche Verbiegung

geht mit einer Rotation der Wirbelkörper um ihre Längsachse einher, die umso stärker ist, je näher sie dem Scheitel der Verbiegung sitzen (☞ Abb. 17.21). Die Wirbelkörpervorderkanten drehen sich in Richtung der Konvexität der Krümmung, die Wirbelkörperhinterkanten zur konkaven Seite (☞ Abb. 17.21). Aus der verschieden starken Rotation benachbarter Wirbel ergeben sich unterschiedliche Druck- und Spannungskräfte auf die obere und untere Wirbelabschlussplatte, so dass ein Schiefwuchs resultiert: Der einzelne Wirbelkörper ist in sich torquiert und auf der konkaven Seite niedriger als auf der konvexen. Die Zwischenwirbelscheiben sind ebenfalls auf der konkaven Seite niedriger als auf der konvexen Seite der Skoliose.

Im Bereich der Brustwirbelsäule werden die Rippen von der Wirbelrotation mitgenommen: Konvexseitig entsteht ein **Rippenbuckel,** dem vorn eine Abflachung des Brustkorbs entspricht; auf der Konkavseite werden sie nach vorn verdreht, so dass eine Abflachung hinten und eine Vorwölbung vorn entsteht. Daraus ergibt sich die typische asymmetrische Thoraxdeformierung der Skoliotiker (☞ Abb. 17.21, Abb. 17.22). Im Lumbalabschnitt können die starken Querfortsätze bei der Drehung lediglich die paravertebrale Muskulatur mitnehmen, und es entsteht sinngemäß auf der Konvexseite einer lumbalen Hauptkrümmung ein **Lendenwulst.**

Bei starken fixierten Skoliosen reichen die kompensatorischen Krümmungen manchmal nicht aus, um den Körper in der Lotlinie zu halten: Es kommt zum **seitlichen Überhang** (☞ Abb. 17.19, Abb.17.22).

Der Schultergürtel wird entsprechend der Form der oberen Brustkorbhälfte verlagert: Die konvexseitige Schulter steht höher und weiter nach vorne, die konkavseitige tiefer.

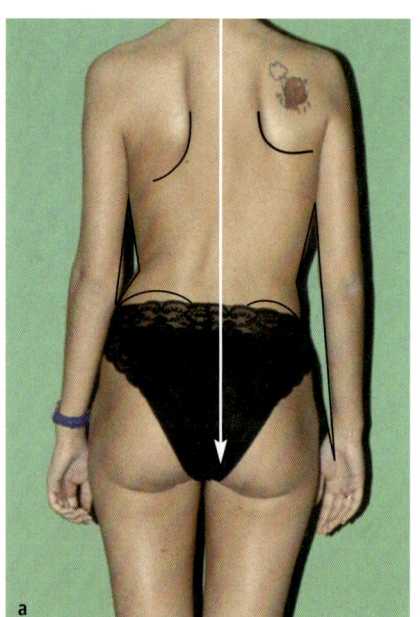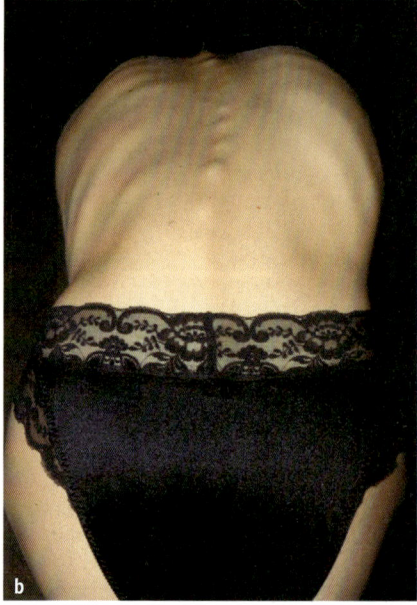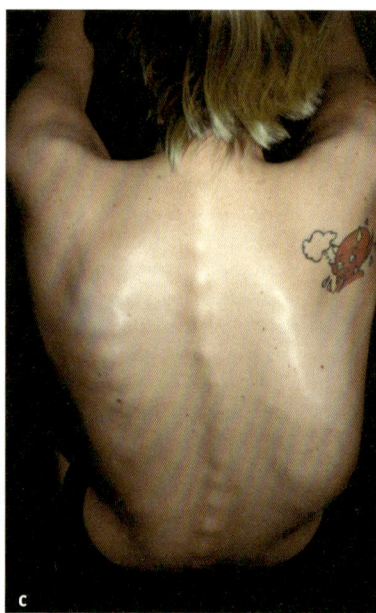

Abb. 17.22   Klinisches Erscheinungsbild der Skoliose.

a) Idiopathische Skoliose bei einem 16-jährigen Mädchen. Beckentiefstand rechts, rechtes Taillendreieck größer als linkes, seitendifferente Höhe der Schulterblätter. Das Lot vom 7. Halswirbel fällt rechts neben die Analfalte und deutet damit die statische Dekompensation infolge Verlagerung des Rumpfs nach rechts an.

b) + c) Der Rippenbuckel wird in tiefer Vorneigung des Rumpfs besonders augenfällig, der im aufrechten Stand vor allem bei kleinen Cobb-Winkeln der Entdeckung entgehen kann.

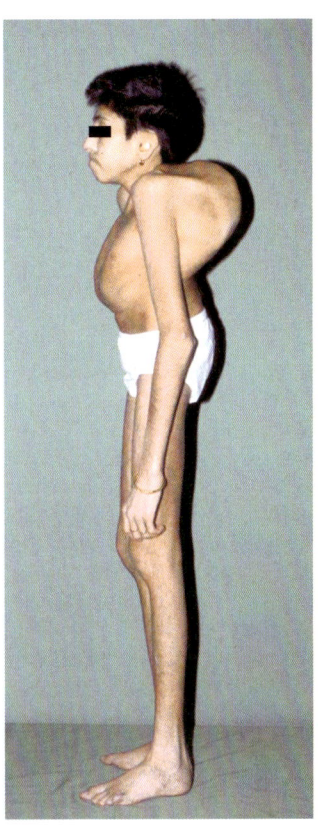

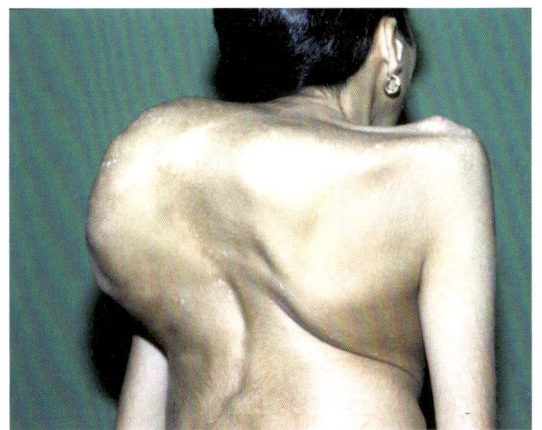

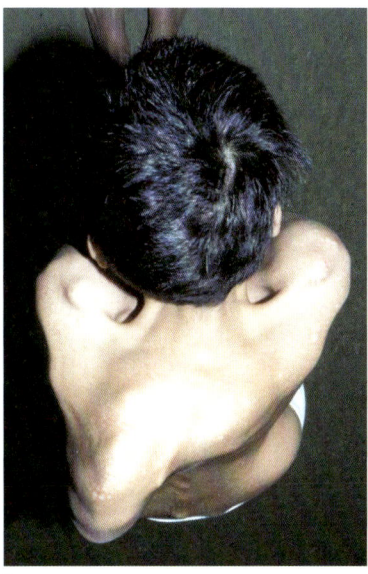

Abb. 17.23   Kyphoskoliose

Schwere Skoliose bei einer 33-jährigen Frau, die gleichzeitig mit einer starken Kyphose der Brustwirbelsäule einhergeht: Kyphoskoliose.
a) Buckelbildung, verkürzter Rumpf.
b) Linkskonvexe Thorakalskoliose mit Hyperkyphose.
c) Rotation des Brustkorbs mit spitzem Rippenbuckel links.

Durch die Biegungen wird die Wirbelsäule scheinbar kürzer. Dadurch wird der Brustkorb dem Becken genähert, die unteren Rippen können auf dem Beckenkamm reiten und verursachen gelegentlich Bewegungsschmerzen.

Durch die Seitabweichung der Wirbelsäule mit Rotation und Torsion der Wirbelkörper kommt es auch zu einer Änderung des Sagittalprofils. Gewöhnlich verläuft die skoliotische Wirbelsäule flach, d.h. Kyphose und Lordose sind weitgehend aufgehoben. Von einer **Kyphoskoliose** spricht man nur bei zusätzlicher Ausbiegung nach hinten, dies gehört zu den Ausnahmen (☞ Abb. 17.23).

Klinik   Am häufigsten werden idiopathische Skoliosen mit 10–12 Jahren entdeckt. Typische Klagen, die die Patienten oder deren Eltern zum Arzt führen, sind häufig zunächst kosmetischer Art. Es fällt das Hochstehen einer Schulter, das Vorspringen einer Hüfte oder das Hervortreten eines Rippenbuckels auf.

Schmerzen und Bewegungseinschränkungen werden während der Adoleszenz und im frühen Erwachsenenalter selten angegeben. Nur bei schweren Deformierungen kommt es zu Kurzatmigkeit und anderen Erscheinungen vonseiten der Brust- und Bauchorgane.

Die Veränderungen der Wirbelsäule und des Brustkorbs deformieren Brust- und Bauchhöhle und können in schweren Fällen zu Verlagerung, Deformierung und Funktionsstörungen von Herz, Lungen und Verdauungsorganen führen. Die Vitalkapazität ist oft eingeschränkt. Bei der schweren Skoliose des Erwachsenen entwickelt sich häufig ein **Cor pulmonale.**

Rückenschmerzen treten in der Regel nicht vor **Mitte bis Ende des dritten Lebensjahrzehnts** auf, wenn die Leistungsfähigkeit der unter ungünstigen Verhältnissen arbeitenden Rückenmuskeln nachlässt und sich allmählich regressive Veränderungen am Skelett einstellen. Schmerzen sind zunächst typische **Insuffizienzbeschwerden** beim längeren Sitzen und Stehen im Beruf. Sie werden meist unterhalb der Hauptkrümmung lokalisiert und strahlen ins Kreuz, nach den Seiten aus.

Die Muskeln sind verspannt, es finden sich schmerzhafte **Tendomyosen** über den Dornfortsätzen, Darmbeinkämmen und anderen Ansatzzonen. Degenerative Veränderungen an den Bandscheiben und eine frühzeitig einsetzende Spondylosis deformans führen später zu Rückenschmerzen.

Durch Druck auf Nervenwurzeln im Foramen intervertebrale oder auf Interkostalnerven an der konkaven Seite oder durch Zug an den Nerven auf der konvexen Seite kann es im späteren Verlauf zu neuralgiformen Schmerzen kommen.

Paresen durch Beeinträchtigung des Rückenmarks sind selten; sie werden gelegentlich bei progredienten Skoliosen Erwachsener, im Zusammenhang mit Systemerkrankungen oder bei zu forschen therapeutischen Extensionsmaßnahmen beobachtet.

Diagnose   Klinischer Untersuchungsbefund und radiologische Diagnostik sind für die Diagnosestellung und Therapiewahl ausreichend. Weitergehende diagnostische Maßnahmen sind nur bei besonderen Fragestellungen notwendig (z.B. Lungenfunktionsmessung, Kernspintomographie).

Klinischer Untersuchungsbefund

- Abweichung der **Dornfortsatzlinie** aus dem Lot; sie wird erst bei stärkeren Krümmungsgraden eindeutig klinisch erkennbar, weil sich die Dornfortsätze in Richtung Konkavität drehen und so das Ausmaß der Skoliose verschleiert wird (☞ Abb. 17.22a).
- Die Asymmetrie der **Taillendreiecke** (Raum zwischen herunterhängendem Arm und Rumpf, ☞ Abb.17.22a).
- Ungleich hohe **Stellung der Schultern.**
- Beurteilung der Beckenstellung (dabei müssen die Beine nebeneinander stehen und die Knie durchgedrückt sein, ☞ Abb. 16.2): Schiefstellung des Beckens ist an der verschiedenen Höhe der Gluteafalten, an dem schrägen Verlauf der Analfalte sowie an der verschiedenen Höhe der Grübchen über den hinteren Darmbeinstachelen zu erkennen. Durch Unterlegen von Brettchen unter den Fuß der tiefer stehenden Seite kann man die Höhendifferenz quantitativ festlegen.
- Brustkorbasymmetrie, **Rippenbuckel** (am deutlichsten erkennbar beim gebückten Patienten, ☞ Abb. 17.22c, 17.23), entsprechend auch Muskelwulst in der Lendengegend und bei hochsitzender Skoliose am Nacken.
- **Überhang**: Verlagerung des Brustkorbs nach lateral: Das vom 7. Halswirbeldornfortsatz gefällte Lot fällt neben die Analfalte (☞ Abb. 17.22a).
- Beweglichkeit der Wirbelsäule: Vor- und Rückwärtsneigung, unterschiedliche Seitenneigung nach links und rechts (☞ Abb. 17.7), Prüfung der Streckfähigkeit bei Extension (☞ Abb. 17.18).
- Messung der Thoraxexkursionen bei In- und Exspirium, der Vitalkapazität, evtl. Lungen- und Herzfunktionstests.
- Messung der Körperlänge bei jeder Nachuntersuchung, um Phasen beschleunigten Längenwachstums zu erkennen. Die Relation zwischen Längenwachstum und Pro-

gredienz der Skoliose ist ein wichtiger Anhaltspunkt für die Therapie.

Röntgenuntersuchung Zur Beurteilung einer Skoliose sind **Wirbelsäulenganzaufnahmen** in zwei Ebenen erforderlich; evtl. werden diese durch Funktionsaufnahmen unter Rechts- und Linksneigung und ggf. mit von außen einwirkenden Kräften zur Aufhebung der Krümmungen (Bending-Aufnahmen) ergänzt. Zur Kontrolluntersuchung kann man sich meist auf Röntgenaufnahmen in der Frontalebene beschränken.

Anhand der Röntgenaufnahme erfolgt die sorgfältige vergleichbare Ausmessung der Krümmungsgrade (☞ Abb. 17.22, Abb. 17.24).

Die Beurteilung der **biologischen Reife des Körpers** erfolgt nach der Skelettentwicklung: Bestimmung des „Knochenalters" anhand von Handgelenksaufnahmen und der Tabellen von **Greulich und Pyle.** Das Knochenalter entspricht nicht immer dem Lebensalter, stellt aber eine zuverlässigere Basis für die Beurteilung von Verlauf und Prognose dar. Die Ossifikation der Darmbeinapophysen erlaubt annähernden Aufschluss über den Stand des Wirbelsäulenwachstums (**Risser-Zeichen I–V,** ☞ Abb. 17.25).

Eine ausmessbare Abbildung der Oberflächenform des Rückens und insbesondere der Formänderungen ermöglichen spezielle Techniken wie das Moiré- und das Optimetric-Verfahren.

Therapie und Prognose Die Behandlung einer Skoliose ist schwierig. Ihr Erfolg ist nicht nur von ätiologischen und klinischen Kriterien abhängig, sondern ebenso von Zeitpunkt, Art und Konsequenz der eingeleiteten Therapie, von der speziellen Erfahrung des Arztes und der Mitarbeit des Patienten und der Eltern.

Eine Restitutio ad integrum ist unter günstigen Voraussetzungen nur bei Säuglingsskoliosen in den ersten beiden

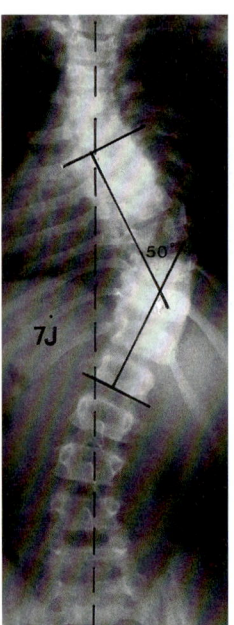
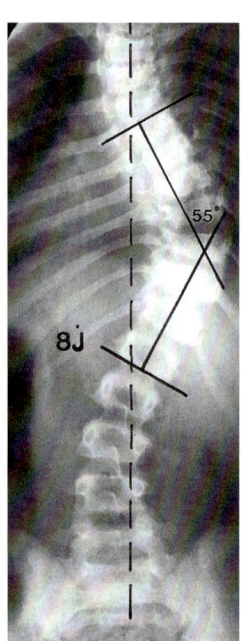
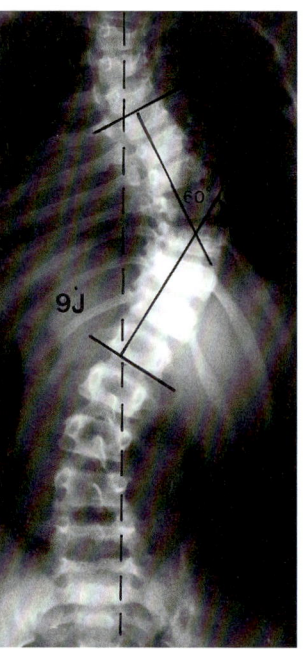

Abb. 17.24 Entwicklung der idiopathische Skoliose.

Skoliose eines 7-jährigen Mädchens. Hauptkrümmung Th6 bis L1, rechtskonvex 50° nach Cobb (☞ Abb. 17.17). Nach erstem Jahr 55° Krümmungswinkel; mit 9 Jahren 60° Krümmungswinkel. Entsprechende Zunahme auch der kompensatorischen Gegenkrümmungen und des Rumpfüberhangs nach rechts (Lotlinie).

Lebensjahren möglich. Dazu sind geeignete Lagerungsmaßnahmen zum Ausgleich der Krümmung, viel Bauchlage und krankengymnastische Übungen erforderlich.

> **!** Die konservative Behandlung der Skoliose konzentriert
> sich während des Wachstums in erster Linie darauf,
> eine Verschlimmerung zu verhüten. Nach Abschluss
> des Wachstums ist sie auf die Beseitigung sekundärer
> Beschwerden gerichtet.

Grundlagen der Skoliosebetreuung sind die regelmäßige
Kontrolle während der gesamten Wachstumsperiode, Aufklärung und Führung des Patienten und seiner Eltern. Die
Wahl des therapeutischen Verfahrens hängt von der Ursache, dem Verlauf, der Lokalisation, dem Alter und der
individuellen Konstitution ab.

Die folgenden Anhaltspunkte können als therapeutische
Grundprinzipien für die häufige Thorakalskoliose im Kin-
der- bzw. Jugendalter gelten:

■ krankengymnastische Übungsbehandlung. Thorakalkrümmung < 20° nach Cobb
■ Korsetttherapie: Thorakalkrümmung 20–50° nach Cobb
■ operative Therapie: Thorakalkrümmung > 50° nach
Cobb.

Krankengymnastik: Durch aktive, spezielle, **überwiegend
symmetrische Beübung** der Rücken- und Bauchmuskulatur wird die Aufrichtung gefördert. Die heute gebräuchlichen Behandlungskonzepte zielen nicht allein auf den
Muskelaufbau ab. Vielmehr bedienen sie sich **neurophysiologischer Methoden,** um Halte- und Stellreflexe zu
synchronisieren oder gezielt zur Korrektur der Haltung
einzusetzen (z.B. Methoden nach Vojta, Hanke usw.). Die
Wachstumsvorgänge an den Wirbelapophysen sollen
günstig beeinflusst werden.

Vor allem **leichtere Skoliosen** sind einer physiotherapeutischen Behandlung zugänglich. Progrediente Phasen der
Verkrümmung lassen sich damit jedoch nicht aufhalten
und eine wesentliche Verbesserung schwerer Skoliosegrade
ist nicht zu erwarten.

Korsetttherapie: Beträgt die thorakale Hauptkrümmung mehr als 20° nach Cobb und besteht gleichzeitig die
Gefahr einer Progredienz, z.B. bei noch zu erwartender
Wachstumspotenz, wird die tägliche aktive Gymnastik
durch ein geeignetes Korsett unterstützt. Entgegen der allgemeinen Annahme einer allein passiv stützenden Funktion des Korsetts werden bei modernen Korsettformen
aktive Korrekturelemente berücksichtigt:

■ Derotation
■ Extension
■ Krümmungsumkehr.

Die Krümmung und Fehlrotation werden durch die Bauart
des Korsetts in eine Korrekturstellung gedrückt (meist
Drei-Punkte-Korrektur-Prinzip). Gleichzeitig gibt das
Korsett Korrekturräume frei. Der Patient arbeitet und at-
met sich in diese Freiräume hinein und erzielt eine aktive
Korrektur. Die Auswahl des Korsetttypus richtet sich u.a.
nach der Ausprägung und der Höhe der Skoliose (z.B. Bos-
ton-, Cheneau-Korsett; ☞ Abb. 17.26).

Die Korsettbehandlung kann den Ausgangsbefund in
der Regel nicht anhaltend verbessern, aber sie ist geeignet,
die **Progredienz aufzuhalten** oder zu **verhindern**, wenn sie

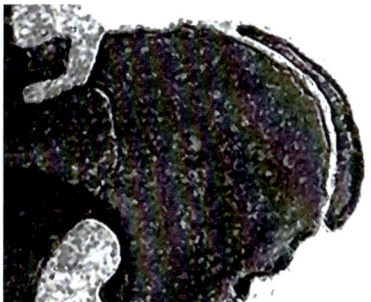

a

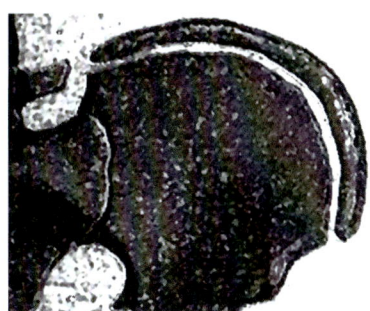

b

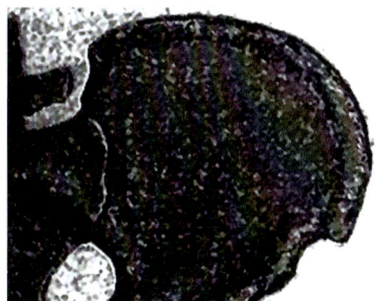

c

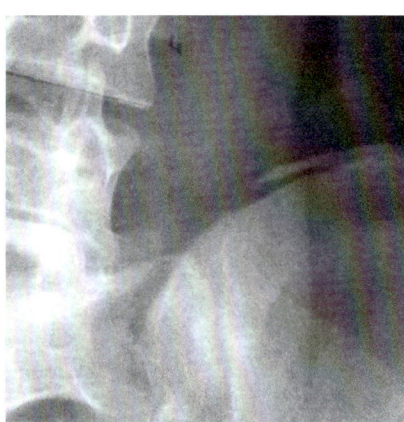

d

Abb. 17.25   Risser-Stadien.
Die Stadien I–V markieren den sukzessiven Fortschritt der Ossifizie-
rung. Im Stadium I beginnende Knochenbildung am lateralen
Beckenkamm, im Stadium IV vollständig ausgebildete Apophyse, im
Stadium V knöcherne Verlötung mit dem Darmbein.
Das Stadium IV kennzeichnet in etwa das Ende des Skelettwachstums.
a) Die Darmbeinkammapophyse ossifiziert von lateral nach medial
(Stadium III).
b) Darmbeinapophyse im Röntgenbild kurz vor der vollständigen
Ausbildung (Stadium IV)
c) Vollständiger Verschluss der Apophysenfuge (Stadium V).
d) Röntgenbild eines Beckenkamms im Risser-Stadium IV.

367

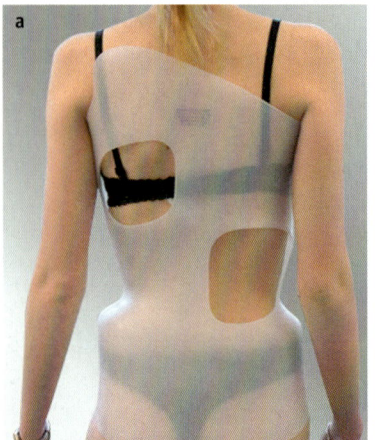
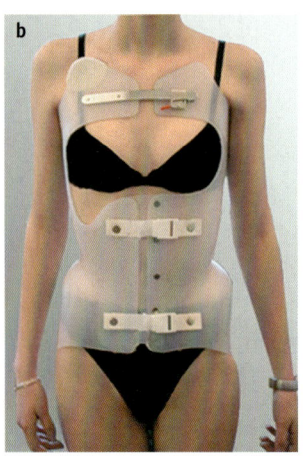
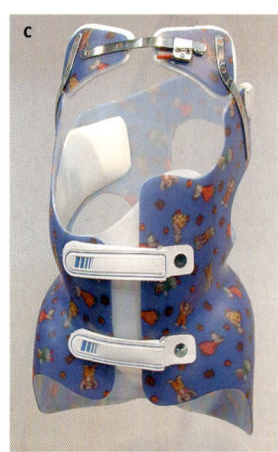

Abb. 17.26 Cheneau-Korsette zur Skoliosetherapie.
Die Korsette sind nach Gipsabdruck erstellt und liegen dem Körper eng an. Sie fassen das Becken und reichen bis hoch thorakal. Mit eingearbeiteten und veränderbaren Pelotten wird lokaler Druck ausgeübt.

über den gesamten kritischen Zeitraum durchgeführt wird. Ein Abtrainieren des Korsetts kann bei Mädchen etwa 2–3 Jahre nach der Menarche erfolgen. Bei Jungen sollte das Risser-Stadium 4–5 erreicht sein.

Eine Korsetttherapie ist vor allem bei den **idiopathischen Thorakalskoliosen** des Kinder- und Jugendalters indiziert. Sonderformen der Skoliose, z. B. im Rahmen verschiedener Grunderkrankungen (Fehlbildungen, Myopathien etc.), sind einer erfolgreichen Korsettbehandlung häufig nicht zugänglich.

Operative Therapie: Die konservative Behandlung ist langwierig, mitunter lästig und belastend (Korsett) und keineswegs immer erfolgreich.

Bei rascher Verschlimmerung und erheblicher Deformität ist die operative Stabilisierung unter möglichst weitgehender Streckung der mechanisch wesentlichen Krümmungen zu erwägen. Die Indikation richtet sich nach:

- der Schwere der Verbiegung im Wachstumsalter (**ab 40–50°**)
- der Schnelligkeit ihrer Progredienz
- dem Alter (möglichst nicht vor dem 10.–12. Lebensjahr)
- dem Allgemeinzustand.

Es handelt sich stets um **große Eingriffe** mit relativ **hohem Operationsrisiko,** die insbesondere vor dem Hintergrund der häufigen Beschwerdefreiheit der Patienten zum Operationszeitpunkt sorgfältig geplant werden müssen.

Behandlungsziel ist es, der bei schweren Skoliosen spontan zu erwartenden Einsteifung in ungünstiger Position durch eine Spondylodese in optimaler Korrektur zuvorzukommen. Einer deletären Auswirkung der Thoraxdeformierung mit einer erhöhten Morbidität für Herz-Kreislauf-Erkrankungen und Lungenerkrankungen soll vorgebeugt werden.

Zur **Vorbereitung der Operation,** insbesondere bei ausgeprägten Skoliosen, kann die Hauptkrümmung durch lockernde Krankengymnastik soweit wie möglich aufgedehnt und mobilisiert werden. Für die Anästhesie ist die eingeschränkte Vitalkapazität zu berücksichtigen.

Bei der Operation wird der betreffende Abschnitt der Wirbelsäule von dorsal und/oder ventral freigelegt, derotiert und extendiert, mit Hilfe spezieller Fixationsinstru-

mente stabilisiert und durch Knochenanfrischung und Einlagerung kortikospongiöser Knochentransplantate zur Fusion vorbereitet.

Dorsale Techniken: Eine dorsale Instrumentierung eignet sich vor allem für **thorakale** und **thorakolumbale Skoliosen.** Mit dem **Harrington-Verfahren** wurde versucht, die Krümmung vorwiegend durch einen konkavseitig verankerten Distraktionsstab aufzuspannen und gegebenenfalls auch durch konvexseitige Kontraktion zu korrigieren. Meist resultierte ein Flachrücken ohne Wiederherstellung des Sagittalprofils.

Mittlerweile verwendet man **Bogenwurzelschrauben** (Pedikelschrauben), mittels deren die Wirbel stabil gefasst, in ihrer Stellung korrigiert und über Längsträger verbunden werden können (☞ Abb. 17.27a–e). Anschließend erfolgt eine langstreckige Spondylodese durch Fusion der kleinen Wirbelgelenke und Anlagerung autologen Knochens an die Wirbelbögen.

Ventrale Techniken: Eingriffe durch einen transthorakalen oder retroperitonealen Zugang kommen vornehmlich im **lumbalen** oder/und **thorakolumbalen Abschnitt** in Frage. In der Konvexität des Krümmungsscheitels werden die Bandscheiben exzidiert und die angefrischten Knochenflächen mit Hilfe spezieller Hebelinstrumente unter Ausgleich der Kurve und pathologischen Rotation unter Zug verspannt (**Derotations-Spondylodese,** Abb. 17.28a–c). Ggf. können vordere und hintere Eingriffe kombiniert werden.

Dorsalen und ventralen Techniken ist gemeinsam, dass sie eine **Derotation der torquierten Wirbelkörper** bewirken können. Von besonderer Bedeutung ist dabei nicht nur die Korrektur in der Frontalebene, sondern gleichzeitig die Wiederherstellung des Sagittalprofils. Letzteres gelingt bei ventralen Eingriffen zufriedenstellender.

In **besonders schweren Einzelfällen** kommt als vorbereitender Eingriff evtl. eine Lösung der Strukturen in der Konkavität der Krümmung, welche die Korrektur behindern (angeborene Synostosen, ligamentäre Kontrakturen), oder auch eine Osteotomie von Wirbelkörpern in Betracht.

Postoperativ wird die Wirbelsäule je nach dem ausgeführten Eingriff für kürzere oder längere Zeit durch eine Korsettbehandlung bis zur knöchernen Konsolidierung zusätzlich abgestützt.

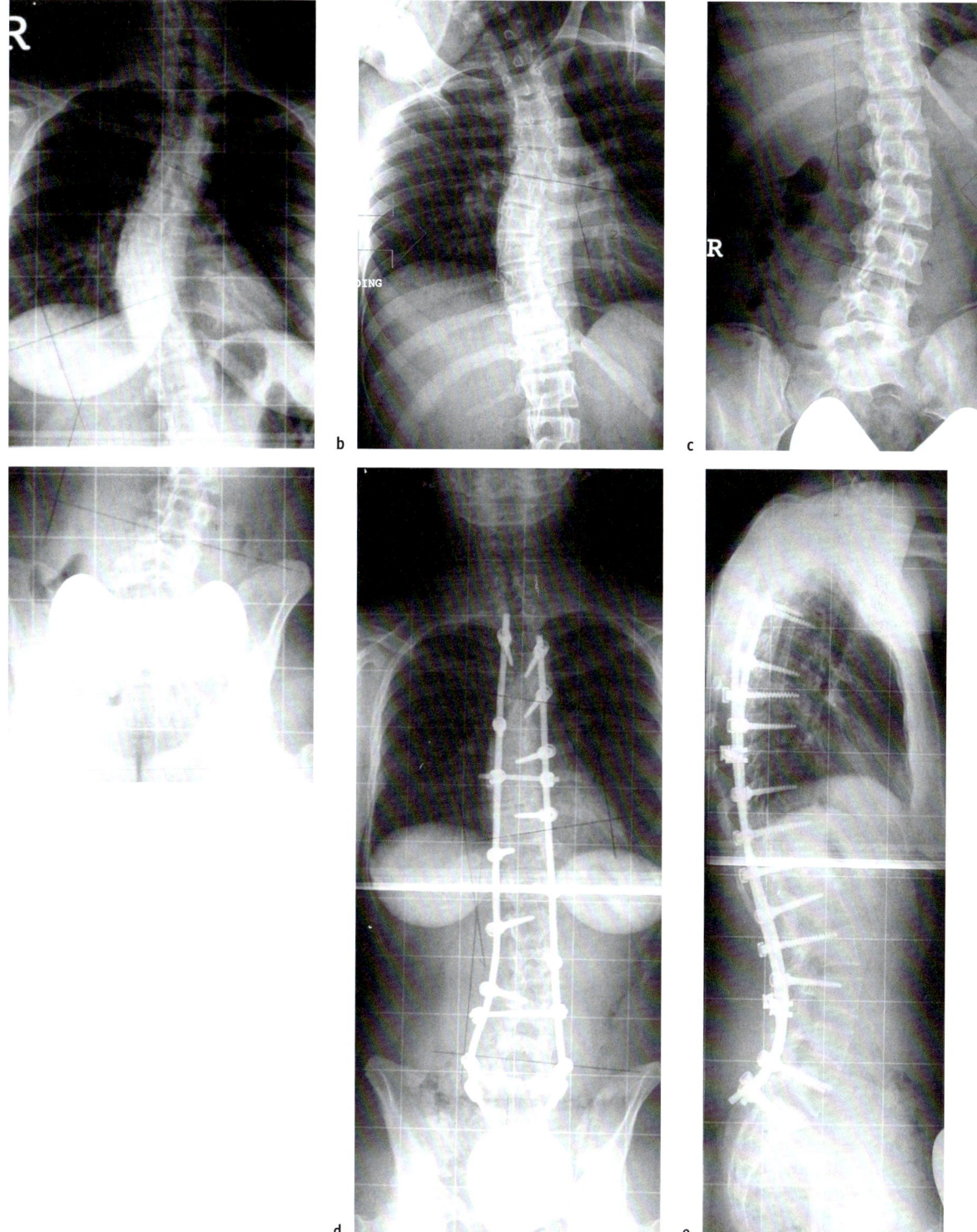

Abb. 17.27   Dorsale Korrekturspondylodese bei Skoliose.

a) Idiopathische Skoliose mit thorakaler und thorakolumbaler Hauptkrümmung.

b) Bei Linksneigung gleicht sich die thorakale Krümmung teilweise aus als Zeichen ihrer Flexibilität und Korrigierbarkeit.

c) Bei Rechtsneigung gleicht sich die lumbale Krümmung ebenfalls teilweise aus.

d) Langstreckige Korrekturspondylodese mit anmodellierten Stäben, die über Pedikelschrauben in den Wirbelkörpern fixiert sind. Das Korrekturprinzip liegt nicht nur in der Aufdehnung und Abstützung der Krümmungen, sondern auch in der Derotation. Man erkennt im Vergleich zu a) die gute Korrektur der Krümmungen.

e) In Seitsicht stellt sich ein gutes Sagittalprofil mit Brustkyphose und Lendenlordose dar.

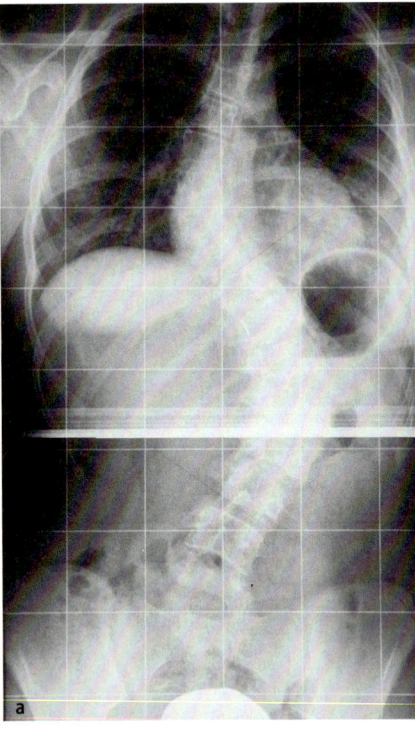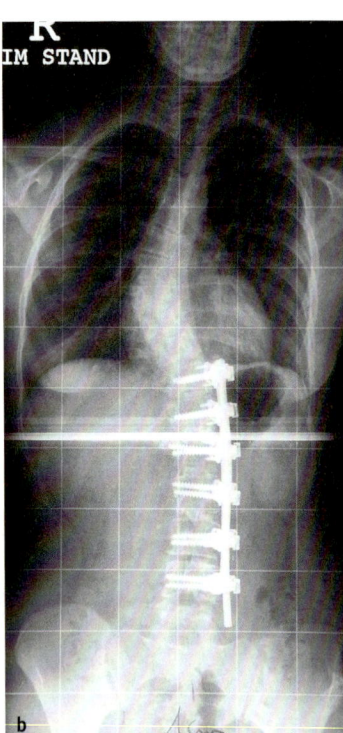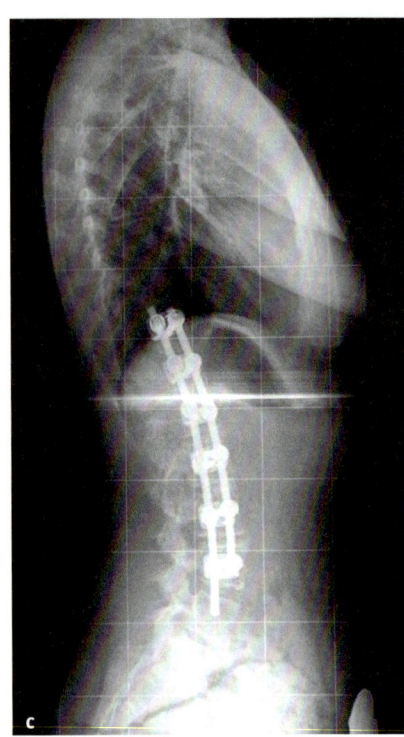

Abb. 17.28 Ventrale Korrekturspondylodese bei Skoliose.

a) Idiopathische Skoliose mit thorakaler und lumbaler Hauptkrümmung.
b) Korrektur der lumbalen Krümmung durch ventrale Spondylodese.
c) In Seitsicht gute Rekonstruktion der lumbalen Lordose.

> ! Ziel der operativen Behandlung von schweren Skoliosen ist, die Einsteifung in ungünstiger Position und die Thoraxdeformierung mit einer erhöhten Morbidität für Herz-Kreislauf-Erkrankungen und Lungenerkrankungen zu verhindern.

17.2.4 Funktionelle Störungen und degenerative Krankheiten der Wirbelsäule

Ätiologie und Epidemiologie Alle an der Bewegung beteiligten Strukturen der Wirbelsäule (Bandscheiben, Intervertebralgelenke, Deck- und Grundplatten der Wirbelkörper, Ligamente) unterliegen im Lauf des Lebens einem **Alterungs- und Aufbrauchprozess,** der sich am ehesten und stärksten dort abspielt, wo die Beanspruchung am größten ist. Dies sind vor allem die Umschlagstellen der physiologischen Krümmungen, die gleichzeitig auch die Übergänge von gut zu weniger gut beweglichen Abschnitten darstellen: die Lumbosakralregion, die untere Halswirbelsäule (C4–6) und je nach der Rückenform und Besonderheiten der Belastung auch der thorakolumbale Übergang sowie die obere Halswirbelsäule mit ihrer Verbindung zum Hinterhaupt.

Degenerative Veränderungen an der Wirbelsäule müssen nicht mit Beschwerden verbunden sein, sie stellen aber ein beträchtliches Krankheitspotenzial von großer **sozialmedizinischer Bedeutung** dar. Umgekehrt darf nicht verkannt werden, dass viele Patienten Ärzte wegen Rücken-

schmerzen konsultieren, ohne dass wesentliche degenerative Prozesse nachzuweisen wären. Diese Gruppe funktioneller Störungen, die zahlenmäßig wahrscheinlich sogar die größte Gruppe am Rücken erkrankter Patienten ausmacht, wird unter den degenerativen Wirbelsäulenerkrankungen abgehandelt.

Die **funktionelle Störung** ist als eine Störung des koordinierten Zusammenspiels zwischen Gelenken, Muskeln, Bändern und Propriozeption zu verstehen, die die Gelenkfunktion behindert und zu Beschwerden führt, ohne dass eine morphologische Ursache auszumachen ist. Bei den meisten Patienten mit einer funktionellen Störung liegt weder ein wesentlicher Degenerationsprozess vor, noch ist er für die Folgezeit zu erwarten.

Rückenschmerzen gehören zu den häufigsten und am meisten behindernden Erkrankungen, die den Menschen während seines Arbeitslebens befallen. Sie begründen einen Großteil der Krankmeldungen und vorzeitigen Rentenanträge. Acht von zehn Menschen werden während ihres Lebens mindestens einmal von Rückenschmerzen geplagt. Ebenfalls zu berücksichtigen ist der Einfluss psychischer Störungen. Sie können für sich allein oder als krankheitsförderndes Moment eine Ursache von Rückenbeschwerden sein. Umgekehrt bleiben **chronisch-degenerative Veränderungen** der Wirbelsäule nicht ohne Einfluss auf die berufliche und soziale Situation und damit auf die psychosoziale Integrität des Individuums. Dies gilt es in besonderem Maß zu berücksichtigen, auch oder gerade dann, wenn der Patient eine lange Krankengeschichte aufweist.

Pathogenese Die Involution der Zwischenwirbelscheiben beginnt schon gegen Ende des Wachstumsalters. Nach dem 20. Lebensjahr lässt die Fähigkeit des Nucleus pulposus, Wasser zu binden, deutlich nach und nimmt im 3. Dezennium rapide ab.

Unter der mechanischen Beanspruchung (Belastung und Bewegung) kommt es im Anulus fibrosus zur Strukturauflockerung und Auffaserung, es bilden sich Spalten und Risse. Eine Gasansammlung in der Bandscheibe gilt als ausgeprägteste Form der Nukleusdegeneration, die im Röntgenbild/CT als **Vakuumphänomen** erkennbar sein kann. Der geschwächte Faserring ist ggf. dem Expansionsdruck des Nucleus pulposus nicht mehr gewachsen, wenn dieser im jüngeren Alter noch gut erhaltenen ist: Der Anulus buckelt sich vor (**Protrusio**, ☞ Abb. 17.29) oder lässt Anteile des Gallertkerns durch seine Faserschichten hindurch nach außen dringen (**Prolaps, Bandscheibenvorfall,** ☞ Abb. 17.33).

Geschieht dies in dorsaler Richtung zum Wirbelkanal hin (unter Vorwölbung bzw. Durchwanderung des hinteren Längsbandes), werden das Rückenmark bzw. die Fasern der Cauda equina komprimiert (**medianer Prolaps**). Bei dem häufigeren dorsolateralen Vordringen kommt es vornehmlich zur Druckschädigung der Spinalwurzel.

Die als **Chondrosis intervertebralis** oder **Diskose** (☞ Abb. 17.29) bezeichneten Vorgänge werden durch die Reaktion der angrenzenden knöchernen Wirbelabschlussplatten bald zur **Osteochondrosis intervertebralis,** wenn sich nämlich im Röntgenbild nicht nur eine Verschmälerung des betroffenen Intervertebralspalts zu erkennen gibt, sondern auch eine **reaktive Knochenverdichtung** der Deckplattenkonturen. Höhenminderung des Intervertebralraums mit Ausweitung des Anulus fibrosus und Abheben der Bänder von den Wirbelkörperkanten üben dort unter dem Einfluss der ständigen Bewegungsreize eine reaktive Knochenneubildung aus, die zur Bildung wulst-, sporn- und spangenförmiger Osteophyten, hier **Spondylophyten** genannt, führt:

Spondylose (☞ Abb. 17.30). Im Lauf der Zeit nähern sich die benachbarten Wirbelkörper immer mehr, bis es durch bindegewebige Obliteration zu einer spontanen Einsteifung kommt. Wie bei der Arthrose tritt dabei keine knöcherne Verbindung ein, aber durch die nunmehr eintretende „Ruhe im Bewegungssegment" können die Beschwerden nachlassen. Es kann aber jederzeit zu neuerlichen Schmerzen kommen.

Durch die **Höhenabnahme der Bandscheibe** lässt die auf eine bestimmte Distanz ausgelegte Spannung des Bandapparats nach. Die bisher durch diese Bandspannung und die distrahierende Kraft der Bandscheibe aufrechterhaltene Stabilität im Segment geht verloren. Diese Lockerung (**segmentale Gefügestörung**) veranlasst zu ständiger, unbewusster Haltungskorrektur durch die Muskulatur mit einer chronischen Überlastung und mit fortgesetzten Zerrungsreizen der sensibel versorgten Bänder und Gelenkkapseln. Die Höhenminderung des ventralen Bewegungssegments verursacht eine Fehlbelastung und verstärkte Flächenpressung der Intervertebralgelenke.

Eine weitere Folge der Höhenabnahme des Zwischenwirbelraums ist die Lageabweichung des kranialen Wirbels: Er kann in einer bestimmten, meist um die Längsachse rotierten Stellung blockiert oder um ein Geringes

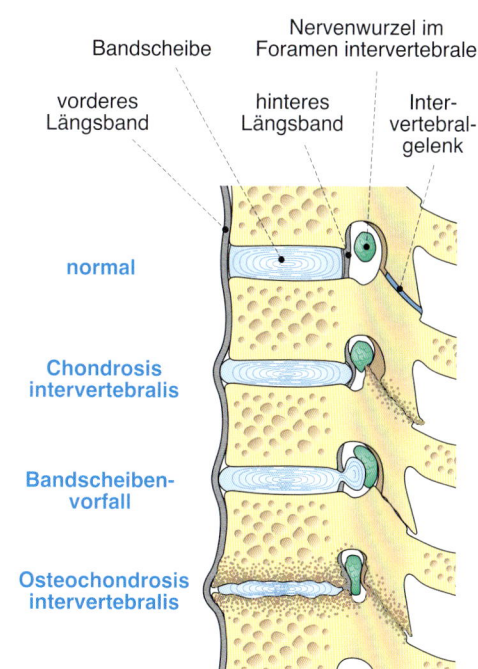

Abb. 17.29   Degenerative Veränderungen des Bewegungssegments.
Schematische Darstellung der Vorgänge bei der Bandscheibendegeneration.
Bei der **Chondrosis intervertebralis** kommt es zu Höhenverlust des Zwischenwirbelraums, Lockerung des Bandapparats („Gefügestörung" mit Neigung zu Positionsveränderung der benachbarten Wirbel), Formveränderung des Foramen intervertebrale, Fehlbelastung der Zwischenwirbelgelenkflächen (Facettensyndrom), Protrusion der Bandscheibe.
Bei der fortgeschrittenen **Osteochondrose** findet man eine weitgehende Destruktion der Bandscheibe unter Annäherung der benachbarten Deckplatten, die ihrerseits mit knöchernen Um- und Anbauten reagieren. Schnabelförmige Randzacken und -wülste an den Wirbelkörpern kennzeichnen die Spondylosis deformans, Osteophyten, Gelenkspaltverschmälerung und Sklerose der kleinen Wirbelgelenke die Spondylarthrose.
Dringt Bandscheibengewebe durch den Anulus fibrosus in den Wirbelkanal oder das Zwischenwirbelloch, liegt ein **Bandscheibenvorfall** (Prolaps) vor.

nach hinten verlagert werden (Dorsaldislokation, **Retrolisthesis**) und die Fehlbelastung der Facettengelenke noch verstärken.

Aus der vermehrten und pathologischen Beanspruchung der Intervertebralgelenke resultiert der gleiche Vorgang wie bei der Arthrosis deformans an anderen Körpergelenken: Es kommt zur **Spondylarthrose (Facettensyndrom,** ☞ Abb. 17.31) mit Knorpeldegeneration und Bildung von osteophytären Anbauten, die ihrerseits eine Raumbeeinträchtigung im Foramen intervertebrale zur Folge haben können.

Involution und Degeneration sind schicksalhafte Vorgänge, auf deren Beginn, Zeitablauf und Intensität genetische und stoffwechselbedingte Gegebenheiten (Konstitution) ebenso Einfluss haben wie berufliche und andere Belastungsmodalitäten, Haltungsfehler und traumatische Einwirkungen. Die damit verbundenen Veränderungen stellen ein beträchtliches Krankheitspotenzial dar, das bei den meisten Menschen früher oder später zu Beschwerden

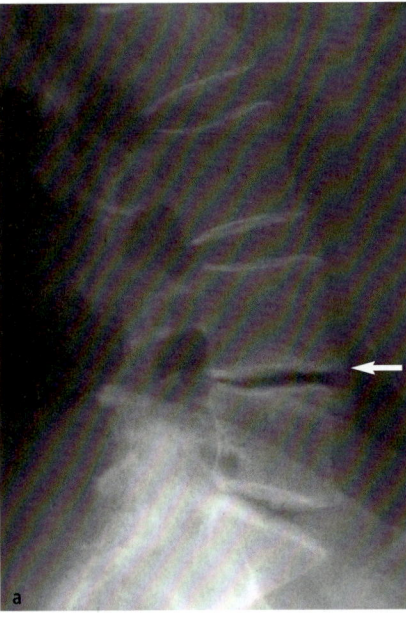 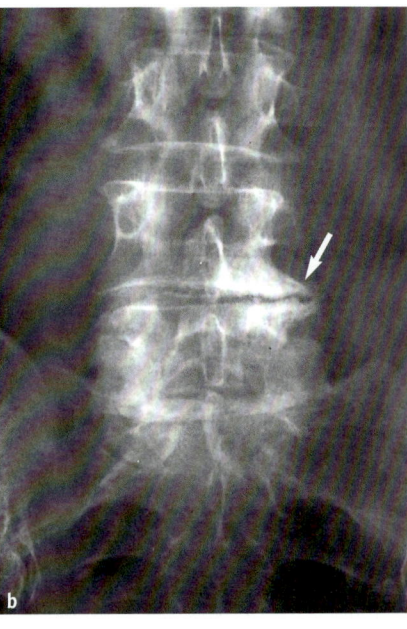

Abb. 17.30 Osteochondrose und Spondylose.

a) Im Segment L4/5 erkennt man eine deutliche Höhenminderung des Intervertebralraums im Vergleich zum Segment L3/4. Die angrenzende Grundplatte L3 und Deckplatte L4 sind sklerosiert. Ventral finden sich Spondylophyten (→).

b) Auch in diesem Fall ist eine deutliche Höhenminderung des Segments L4/5 erkennbar (in a.p. Sicht). Nach links haben sich große schnabelartige Spondylophyten ausgebildet (→).

führt, aber keineswegs führen muss. Hochgradige Veränderungen im Röntgenbild bleiben oft ohne klinisches Korrelat und umgekehrt.

Die **Rückenmuskulatur** reagiert bei statischen und Haltungsfehlern, funktionellen Überlastungen und den geschilderten pathologischen Zuständen als empfindlicher Reizindikator mit schmerzhaften Verspannungen (**muskulärer Hartspann**) bis hin zu knotenartigen Verhärtungszuständen der Muskulatur (**Myogelosen**). Viele Rücken-

schmerzen sind daher zunächst muskulären Ursprungs, ehe die Reizschwelle des pathologischen Geschehens überschritten wird.

Klinik In der Pathogenese degenerativer Wirbelsäulenerkrankungen sind unterschiedliche Gewebe in unterschiedlichem Ausmaß in den Krankheitsprozess involviert: Wirbelkörper, Bandscheiben, Wirbelgelenke, Ligamente,

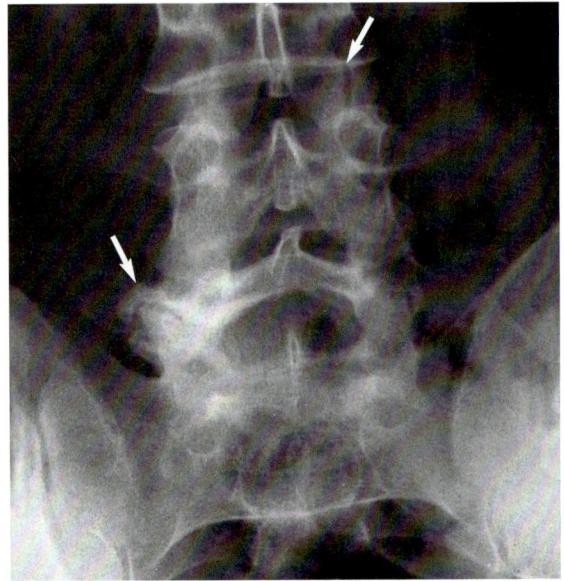 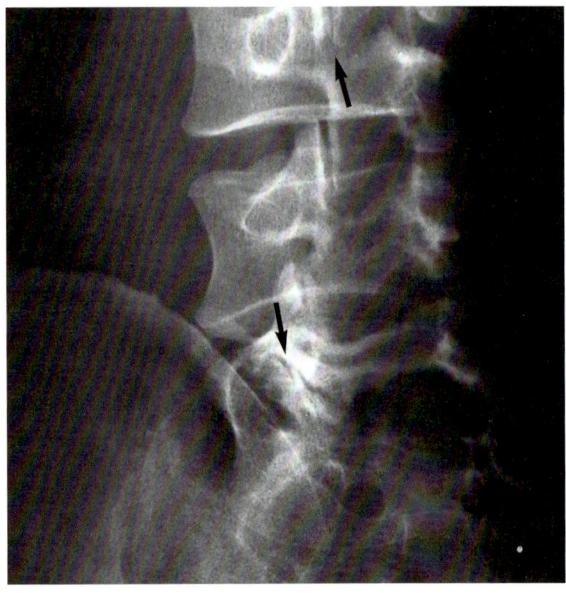

Abb. 17.31 Spondylarthrose.

a) In der a.p. Sicht stellen sich die kranialen kleinen Wirbelgelenke als normal dar (→, Segment L3/4 links). Das Facettengelenk L5/S1 rechts weist große Osteophyten auf (→).

b) Die kleinen Wirbelgelenke sind ihrer Schrägstellung wegen in Schrägprojektionen jeweils für die linke und rechte Seite besser darstellbar. Auch in dieser Projektion ist das Facettengelenk L3/4 normal (→). Das Gelenk L5/S1 ist deformiert, der Gelenkspalt ist verschmälert, subchondral sklerosiert und osteophytär angebaut (→).

Rückenmark, Nervenwurzeln, Muskulatur. Es darf deshalb nicht verwundern, dass die klinische Symptomatik ausgesprochen vielfältig ist.

Asymptomatische Verläufe trotz schwerer Degeneration und immobilisierende Schmerzen trotz relativ geringer morphologischer Veränderungen kennzeichnen die Bandbreite, die eine Zuordnung klinischer Symptome erschwert. Umgekehrt können unterschiedliche Krankheitsursachen in einer gemeinsamen Endstrecke münden und sehr ähnliche Symptome hervorrufen.

Lumbale Schmerzsyndrome

Definition   Als Lumbalgie bezeichnet man einen lokalisierten lumbalen Rückenschmerz unterschiedlicher Ausprägung. Der Lumbalgie liegen die unterschiedlichen Variationen funktioneller und degenerativer Prozesse eines oder mehrerer Bewegungssegmente der lumbalen Wirbelsäule zugrunde.

Ätiologie und Pathogenese   Unterschiedliche Faktoren und Ursachen können zum klinischen Bild des lokalen lumbalen Rückenschmerzes führen:

- **funktionelle Störung mit muskulären, ligamentären und arthrogenen Schmerzphänomenen.** Akute Überlastungen, längeres Arbeiten in statischem Verhalt oder Tätigkeiten bei Nässe und Zugluft können zur Funktionsstörung in einem Bewegungssegment oder zu schmerzhaften Spannungszuständen der umgebenden Muskulatur führen. Den funktionellen Beschwerden liegt am ehesten eine Koordinationsstörung zwischen Muskelaktion und Gelenkbewegung bzw. dem koordinierten Zusammenspiel zwischen Gelenken, Muskeln, Bändern und Propriozeption zugrunde. Die funktionelle Störung ist als Zustand zu verstehen, der Schmerz und Bewegungseinschränkung erzeugt, ohne dass eine morphologische Ursache auszumachen ist. Bei den meisten Patienten mit einer funktionellen Störung liegt weder ein wesentlicher Degenerationsprozess vor, noch ist er für die Folgezeit zu erwarten.
- **Diskosen, Osteochondrosen und Spondylosen** (☞ Abb. 17.29, 17.30). Degenerative Veränderungen der Bandscheibe und der Wirbelkörper führen sowohl direkt über sensible Fasern als auch indirekt über Verspannungen der umgebenden Muskulatur zu tief sitzenden Rückenschmerzen.
- **segmentale Instabilität:** Segmentale Gefügelockerungen, meist im Segment L4/5, seltener auch in höheren Etagen und in L5/S1, können für sich allein oder in Zusammenwirken mit begleitenden degenerativen Veränderungen lumbale Schmerzen verursachen.
- **Spondylarthrosen (Facettensyndrom,** ☞ Abb. 17.31): Arthrosen der Facettengelenke sind häufige Begleitphänomene degenerativer Veränderungen des gesamten Bewegungssegments. Sie können Fehlbelastungsfolge bei Skoliosen und Hyperlordosen sein, Traumafolgen und Überlastungsfolgen.
- **Kompression der Dura oder des Längsbandes** (☞ Abb. 17.33a). Durch verlagertes Bandscheibengewebe oder knöcherne Stenose des Spinalkanals verursachte Rückenschmerzen.

Die genannten Möglichkeiten können jeweils allein für die Beschwerden verantwortlich sein. Im klinischen Alltag finden sich jedoch meist Mischbilder. Entzündungen, Tumoren und Traumata können in gleicher Weise wie die degenerativen Veränderungen zu lokalen Rückenschmerzen führen. Sie stellen deshalb die wesentlichen Differentialdiagnosen zum degenerativen lokalen Rückenschmerz dar.

Klinik   Die Lumbalgie kann sich in Form chronischer, meist in der Intensität wechselhafter oder nach beschwerdefreien Intervallen rezidivierender Kreuzschmerzen äußern. Auch tritt sie akut als **Lumbago** („Hexenschuss") nach Gelegenheitsbewegungen, Bücken, Heben eines schweren Gegenstands etc. auf. Von großer Bedeutung ist die Schmerzanamnese (Warnzeichen, Red Flags)!

Der Schmerz geht von den Irritationsquellen (Periost, Bandapparat, Kapseln der Intervertebralgelenke) aus, bewirkt aber gleichzeitig eine reflektorische Kontraktur der segmental zugehörigen Rückenmuskeln. Neben dem meist in der Tiefe der Kreuzgegend empfundenen Schmerz kommt es daher zu einer mehr oder weniger ausgeprägten **Sperrung der Beweglichkeit:**

Die LWS wird fixiert, die physiologische Lordose abgeflacht (☞ Abb. 17.32). Oft ist der Rumpf infolge einseitig überwiegender Muskelspannungen zu einer Seite verzogen (Zwangshaltung, Schmerzskoliose). Je akuter der Schmerz ist, desto weniger exakt kann er vom Patienten lokalisiert werden. Beim chronischen Rückenschmerz bezeichnet der Patient seine schmerzhaften Zonen, die meist auch palpatorisch an Sehnenansätzen, im Muskelverlauf, an den Gelenken, Dornfortsätzen identifiziert werden können. Der Schmerz kann allein auf die lumbosakrale Region be-

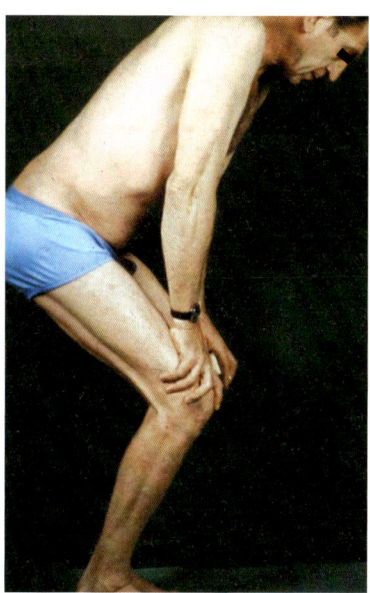

Abb. 17.32   Lumbales Schmerzsyndrom.
Die Wirbelsäule, vor allem lumbal, wird zwanghaft steif gehalten, reflektorischer Muskelhartspann. Die Inklination ist eingeschränkt mit Schmerzausstrahlung in den Oberschenkel. Bei Aufrichtung werden Klettergriffe zu Hilfe genommen, d.h. Aufrichtung mit den Armen, um die Rückenmuskulatur zu entlasten und Schmerz zu vermeiden.

schränkt sein, aber auch zum Rücken aufwärts und vor allem ins Gesäß und die Trochanterregion nach distal ausstrahlen. Diese Schmerzausstrahlung kann der Schmerzausbreitung durch Irritation einer Nervenwurzel ähneln, und sie wird deshalb als **pseudoradikuläre Schmerzausstrahlung** bezeichnet.

Schmerzauslösend oder verschlimmernd wirken gewöhnlich Lageveränderungen (u.a. Aufrichten aus der Vorneigung, Reklination, Drehbewegung, Bücken, Heben von Gewichten). Bei einer akuten Lumbago kann jede Bewegung und Lageveränderung äußerst schmerzhaft sein.

Diagnostik Mitunter sind die Patienten derartig schmerzgeplagt, dass die **klinische Untersuchung** nur eingeschränkt möglich ist. Dennoch sollte sie möglichst vollständig sein. Es zeigt sich häufig eine **fixierte Zwangshaltung.**

Es besteht ein Bewegungsschmerz, Druck- und Klopfschmerz über den betreffenden Dornfortsätzen sowie ein Hartspann der Muskulatur (je nach Ursache seitendifferent). Ein Rumpfüberhang nach rechts oder links ist Zeichen einer skoliotischen Fehlhaltung und weist auf einen Bandscheibenvorfall hin.

Man muss vor allem sorgfältig auf **neurologische Ausfallerscheinungen** achten: Reflexdifferenzen, segmentale Sensibilitätsstörungen, Kraftabschwächung der Kennmuskeln, perianale Sensibilitätsstörungen und Tonusstörungen des Analsphinkters (vgl. Bandscheibenprolaps).

Das **Röntgenbild** zeigt die zugrunde liegenden morphologischen Alterationen, deren Ausmaß aber nicht mit dem Beschwerdebild und klinischen Befund übereinstimmen muss. Das Röntgenbild ist deshalb nicht bei jeder Lumbalgie notwendig und indiziert. Vor allem die leichten und mittelgradigen Lumbalgien bedürfen nicht ohne weiteres einer bildgebenden Diagnostik, vielmehr kann man zunächst den Verlauf unter konservativer Behandlung abwarten.

> ! Hohe Aufmerksamkeit ist bei der Diagnostik des lumbalen Schmerzsyndroms besonders geboten, wenn (Warnzeichen, **Red Flags**):
> - bereits junge Menschen über starke Rückenschmerzen klagen (M. Bechterew, Spondylolisthese, Tumoren wie Osteoidosteom, aneurysmatische Knochenzyste, Riesenzelltumor)
> - ein plötzlicher Rückenschmerz in höherem Alter auftritt (Osteoporose, Metastase, Spondylitis)
> - gleichzeitig Fieber besteht (Spondylitis, Sakroileitis)
> - eine Tumoranamnese vorliegt (Metastase)
> - ein stärkeres Trauma voranging (Wirbelfraktur)
> - neurologische Defizite bestehen (Bandscheibenvorfall, Spinalstenose, Tumor)
> - der Rückenschmerz trotz konservativer Therapie ohne Besserungstendenz bleibt.

In diesen Fällen sollte umgehend eine differentialdiagnostische Klärung herbeigeführt werden, die in jedem Fall mit dem Röntgenbild beginnt und sich je nach Verdachtsdiagnose mit Laboruntersuchungen, MRI und/oder CT fortsetzt.

Differentialdiagnose Spondylitis, Osteoporose, Spondylolisthese, lumbale Skoliose, lumbaler Bandscheibenvorfall, primäre Tumoren und Metastasen, spinale Stenose und Rezessusstenose, Sakroileitis, seronegative Spondylarthritis, Nierenkolik, Prostatitis, retroperitoneale und gynäkologische Schmerzursache, Herpes zoster, Koxarthrose.

Therapie Die Therapie der lumbalen Schmerzsyndrome orientiert sich am Ausmaß des Schmerzes und der körperlichen Beeinträchtigung. Da die Beschwerdebilder in weiten Grenzen schwanken, kann die Therapie individuell recht unterschiedlich ausfallen. Es sind die folgenden Therapieansätze zu nennen.

Bei akuten Schmerzen:
- **Analgetika,** z.B. Paracetamol, nichtsteroidale Antiphlogistika, Muskelrelaxanzien
- **Muskelentspannung** durch Lagerung mit gebeugten Knie- und Hüftgelenken (z.B. Stufenbett oder Knierolle) zur Entlordosierung und Entlastung der Facettengelenke durch lokale Wärme mittels Fangopackung, Heizkissen, heißer Dusche etc.
- **Infiltration der Schmerzpunkte** mit einem Lokalanästhetikum: an die Facettengelenke (**Facettenblockaden**), paravertebral an schmerzhafte Muskelansätze

Bei subakuten und chronischen Beschwerden:
- **Analgetika** und **nichtsteroidale Antiphlogistika** wie beim akuten Schmerzsyndrom in niedrigerer Dosis oder retardierter Anwendung
- wiederholte **Infiltration der Schmerzpunkte** mit einem Lokalanästhetikum wie beim akuten Schmerzsyndrom
- **lokale Wärme,** z.B. mittels Fangopackungen, heißer Rolle, Heizkissen, Bädern etc.
- **Krankengymnastik** zur Lockerung, Entspannung, Kräftigung der Rücken- und Bauchmuskulatur
- **manualtherapeutische Maßnahmen** kommen unter bestimmten Bedingungen bei funktionellen Beschwerden mit „Blockierung" von Intervertebralgelenken zur Anwendung, setzen jedoch spezielle Kenntnisse voraus, um Schäden zu vermeiden. Beim Bandscheibenvorfall sind sie kontraindiziert.
- **Leibbinden und Mieder** mit und ohne Lumbosakralpelotte werden als schmerzlindernd empfunden, vermutlich wegen ihrer entlordosierenden und wärmenden Wirkung (☞ Abb. 17.33). Stützkorsette sind die (vorübergehende) konservative Alternative zur operativen Fusion. Bei lumbalgiformen Schmerzen infolge einer Osteochondrose oder Spondylarthrose sind Korsette nicht indiziert, da sie auf Dauer die Rückenmuskulatur schwächen.
- **Extensionsmaßnahmen:** Auspendeln im Hang, Schlingentisch, manuelle Extensionsgeräte
- **Elektrotherapie:** mit analgetischer, reflexlösender, zirkulationsfördernder Wirkung
- **Muskelmassagen:** mit Vorsicht (manuell, Unterwasserstrahlmassagen)
- **„Rückenschule":** ist ein Haltungs- und Verhaltenstraining zur Vermeidung von Rückenschäden. Rückenschmerzgefährdete und Kreuzschmerzpatienten lernen eine schonende Ökonomie ihrer Bewegungen („Halte den Rücken beim Heben und Tragen, Bücken und Sitzen gerade" etc.). Gleichzeitig helfen die gymnastischen

Übungen, die Muskulatur zu trainieren, den muskulären Hartspann abzubauen und die reflektorische Zwangshaltung zu beseitigen.

Operative Therapiemaßnahmen sind grundsätzlich erst dann indiziert, wenn die langfristige konservative Behandlung nicht zur ausreichenden Schmerzlinderung führt. Meist handelt es sich um schwere Spondylosen und Spondylarthrosen mehrerer lumbaler Segmente, z. B. bei einer lumbalen Skoliose, segmentalen Instabilitäten oder Unfallfolgen. Die Operationen bestehen durchweg in Spondylodesen über ein oder mehrere Segmente.

Lumbaler Bandscheibenvorfall

Definition   Sowohl die Bandscheibenvorwölbung (**Protrusio**) als auch der Bandscheibenvorfall (**Prolaps**) sind die Folgen degenerativer Veränderungen des Anulus fibrosus bei noch ausreichendem Expansionsdruck des Nucleus pulposus. Ihre klinische Bedeutung erhalten sie durch die Auslösung eines Nervenschmerzes und sensibler wie motorischer Defizite. Die Übergänge von einer Protrusion zu einem Prolaps in seiner unterschiedlichen Ausprägung sind fließend und nicht immer eindeutig. Mit Protrusionen sind grundsätzlich Vorwölbungen der Bandscheibe mitsamt dem Anulus gemeint, während Prolapse durch Austritte von Nukleusgewebe durch Anuluseinrisse in die Umgebung gekennzeichnet sind (☞ Abb. 17.34).

Synonyma: radikuläres Lumbalsyndrom, lumbales Wurzelreizsyndrom, Ischialgie, Ischias, Nukleus-pulposus-Prolaps, Wurzelkompressionssyndrom.

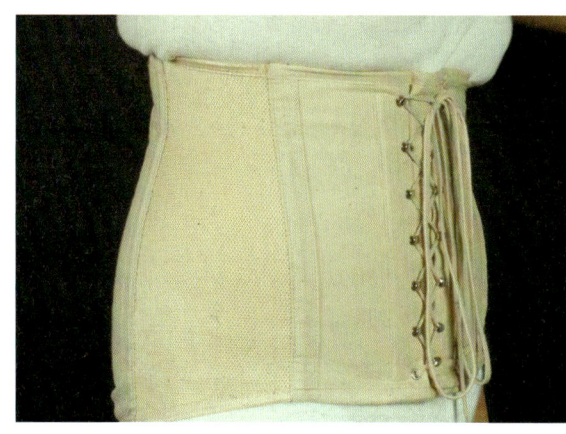

Abb. 17.33   Halbelastisches Mieder.

Im Gegensatz zum Korsett (Abb. 17.42) besteht das Mieder aus flexiblem Material, hier aus straffem Stoff, verstärkt mit seitlich eingearbeiteten flexiblen Stützstäben. Die ventrale Schnürung erlaubt es, die Bauchkompression zu variieren. Dieses sog. Lindemann-Mieder umfasst gerade die untere Thoraxapertur und reicht dorsal über die Beckenkämme bis zum Os sacrum.

Ätiologie und Pathogenese   Die degenerative Schwächung des Anulus mit Spalten- und Rissbildung führt zur Verlagerung von Nukleusgewebe, das auf den Spinalnerv einwirkt. Traumatische Bandscheibenvorfälle sind selten und gehen immer mit großen Begleitschäden im gesamten Bewegungssegment einher. Durch die Vorwölbung oder den Gewebeaustritt wird der **Spinalnerv komprimiert** und

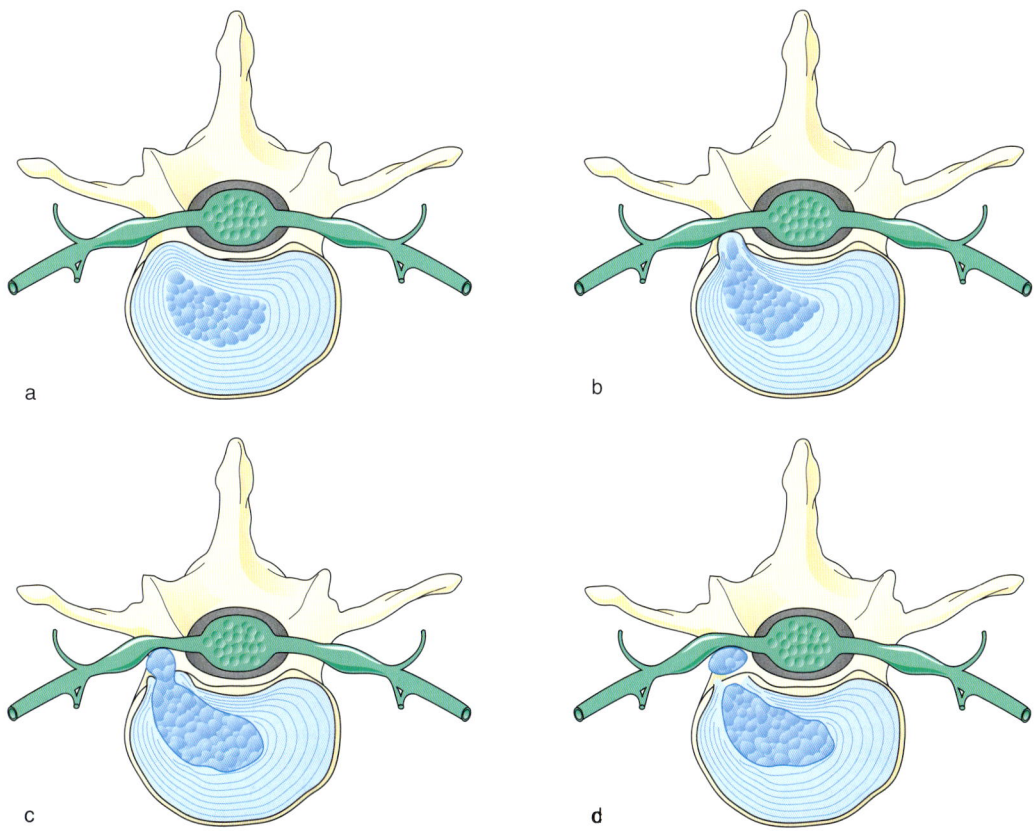

Abb. 17.34   Bandscheibenvorfall.

a) Protrusion.
b) Prolaps.
c) Prolaps mit subligamentärem Sequester.
d) Prolaps mit freiem Sequester.

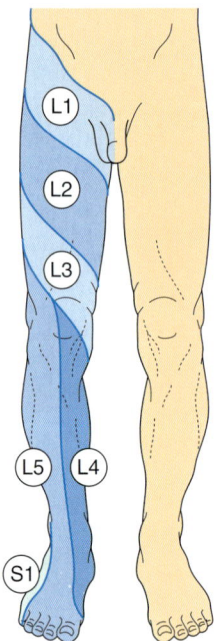

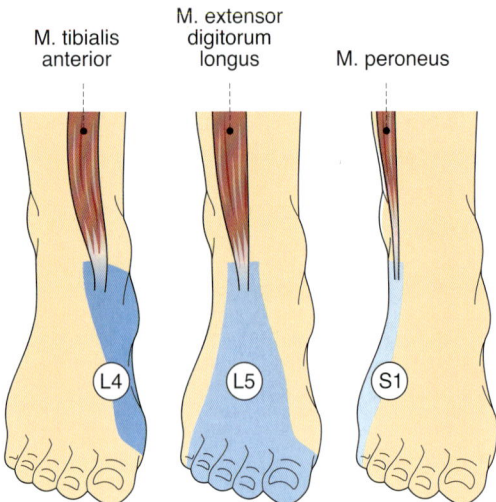

Abb. 17.35 Segmentale Sensibilitätsstörungen und motorische Defizite.

Dermatome (blau) und Kennmuskeln (rot) der Segmente L4, L5 und S1.

gereizt, so dass **Projektionsschmerzen** im Bein und sensible und motorische Defizite entstehen (☞ Abb. 17.38).

Möglicherweise ist nicht allein der mechanische Druck auf den Nerven bedeutsam, sondern zugleich die Änderung des lokalen chemischen Milieus (Zytokine, PH-Wert, Ödeme etc.), die das klinische Bild des radikulären Lumbalsyndroms begründen.

Mehr als 90 % der Prozesse spielen sich an den unteren Lumbalsegmenten ab, mit absteigender Häufigkeit: L5/S1 (meist Nerv S1 betroffen), L4/5 (meist Nerv L5), L3/4 (meist Nerv L4). Je nach Lokalisation kommt es zu charakteristischen Schmerzausstrahlungen und -lokalisationen und zu kennzeichnenden neurologischen Ausfällen (☞ Abb. 17.35).

Bandscheibenprotrusionen und -prolapse können aber auch durchaus schmerzfrei sein, wenn nämlich der Spinalkanal eine ausreichend große Weite aufweist, um den Spinalnerv ausweichen zu lassen. Umgekehrt können beim angeboren oder erworben engen Spinalkanal bereits kleine Bandscheibenprotrusionen zu ausgeprägten Bedrängungssymptomen führen.

Das Prolapsvolumen ist deshalb weder entscheidend für das Auftreten klinischer Symptome noch für ein Therapiekonzept.

Radikuläre Schmerzsyndrome durch Bandscheibenvorfälle sind Erkrankungen des mittleren Lebensalters (30. bis 50. Lebensjahr). Im jungen Erwachsenenalter ist der Anulus fibrosus noch derart stabil, dass Prolapse nur unter besonderen Bedingungen vorkommen. Bandscheibenvorfälle im Jugendalter kommen vor, sind aber eine Seltenheit.

Hat im höheren Alter der Expansionsdruck des Nucleus pulposus nachgelassen, werden Bandscheibenvorfälle deutlich seltener. Radikuläre Schmerzsyndrome werden dann eher durch osteophytäre Anbauten bei Spondylosen erzeugt (laterale Rezessusstenose, Spinalkanalstenose).

Bezüglich der Lokalisation im hinteren Anulus fibrosus unterscheidet man eher median und eher lateral gelegene Prolapse und Protrusionen.

Für klinische Belange grenzt man an der Lendenwirbelsäule voneinander ab:

- unteres radikuläres Lumbalsyndrom (Nervenwurzel L4–S2) **Ischialgie**
- oberes radikuläres Lumbalsyndrom (Nervenwurzel L1–L4) **Femoralisneuralgie.**

> **!** Radikuläre Schmerzsyndrome können im mittleren Lebensalter eher durch Bandscheibenvorfälle, im höheren Alter eher durch osteophytäre Anbauten bedingt sein. Im jungen Erwachsenenalter sind sie seltener, da degenerative Veränderungen des Bewegungssegments (noch) fehlen.

Klinik Während der lokale Rückenschmerz als Lumbalgie im Kreuz empfunden wird, ist das führende und kennzeichnende Symptom des Wurzelreizsyndroms der in das Bein ausstrahlende Schmerz.

Beim **oberen radikulären Lumbalsyndrom (Femoralisneuralgie)** folgt der Schmerz dem Verlauf des N. femoralis und zieht nach ventral auf die Vorderseite des Oberschenkels. Die Schmerzauslösung und die wechselnde Schmerzcharakteristik entsprechen derjenigen der Ischialgie. Klare Unterschiede bestehen in der Schmerzlokalisation und -ausbreitung und der neurologischen Defizitsymptomatik.

Beim **unteren radikulären Lumbalsyndrom (Ischialgie)** zieht der Schmerz, dem Verlauf des N. ischiadicus folgend, je nach Höhenlokalisation der betroffenen Nervenwurzel unterschiedlich, als Schmerzband an der Hinterseite des Oberschenkels und an der Hinter- oder Außenseite des Unterschenkels bis in den Fuß (**Generalsstreifen**, ☞ Abb. 17.35). Manchmal ist er auch nur als dumpf-bohrender Schmerz in der Gesäßgegend oder in der Wade lokalisiert. Ischialgiforme Schmerzen kommen allein oder zusammen mit Kreuzbeschwerden vor (**Lumboischialgie**).

Oft bewirkt die Protrusion der hinteren Bandscheibenzirkumferenz bei fortschreitender Chondrose monate- oder jahrelange wechselnde, von beschwerdefreien Intervallen unterbrochene Kreuzschmerzen, bis schließlich eine Irritation des Spinalnerv die erste Ischiasattacke auslöst. Sie kann chronisch-protrahiert auftreten oder in ebensolchen wechselhaften Schüben verlaufen wie die Lumbago. Sie kann aber, meist durch massiven Prolaps von Nukleusgewebe ausgelöst, auch als hochakuter Anfall auftreten mit plötzlich ins Bein einschießenden heftigen Schmerzen, die den Patienten völlig bewegungsunfähig machen.

Der Schmerzanfall kann spontan vollständig abklingen oder in einen chronischen Zustand rezidivierender Ischialgien übergehen. Auch neurologische Defizite sind spontan reversibel, können aber auch zu einer irreversiblen Läsion der betroffenen Wurzeln mit bleibenden Lähmungen, Sensibilitäts- und Reflexstörungen führen.

Abhängig von mechanischen Drucksteigerungen im Foramen intervertebrale werden ischialgiforme Schmerzen durch Lagewechsel verstärkt durch plötzliche Bewegungen des Rumpfes, schweres Heben, Husten, Niesen, Pressen. Der Patient empfindet sie nicht selten heftiger bei Witterungswechsel und entzündlichen Erkrankungen, „Erkältungen"; oft werden Zugluft und Nässe angeschuldigt.

Die Symptome des Wurzelkompressionssyndroms folgen mit zunehmendem Ausprägungsgrad der **Reihenfolge Schmerz – Sensibilitätsstörung – Lähmung.** Je dünner die Myelinscheide der Nervenfaser ist, umso eher tritt ein Schaden ein. So kommt eine Lähmung durch einen akuten Bandscheibenvorfall ohne Ischialgie praktisch nicht vor, es sei denn, der komprimierte Nerv hat seine Funktion völlig eingebüßt („Wurzeltod"). Eine Lähmung ohne zugehörige Sensibilitätsstörung stellt eine Seltenheit dar. Die Ischialgie ohne neurologisches Defizit ist dagegen häufig.

Diagnostik Die **klinische Diagnostik** bezieht sich wie bei der Lumbalgie in besonderem Maß auf die Wirbelsäule und das Becken. Darüber hinaus ergeben sich diagnostisch wegweisende Befunde aus der Irritation der betroffenen Nervenwurzel.

- **Lasègue-Phänomen:** Bei Anheben des im Knie gestreckten Beins tritt ein scharfer einschießender Schmerz an der Hinterseite des Ober- und Unterschenkels (Abb. 17.36) im Verlauf des Ischiasnervs auf (Ischiasdehnungsschmerz). Die Ausprägung dieses Schmerzphänomens kann man in Winkelgraden angeben, je nachdem um wie viel Grad das Bein von der Unterlage abgehoben werden kann (z. B. „Lasègue bei 40° positiv"). Meistens ist das Lasègue-Phänomen auf der nicht vom Prolaps betroffenen Seite negativ. In besonders ausgeprägten Fällen oder bei medianen Prolapsen kann durch Hebung des kontralateralen Beins ein Schmerz im betroffenen Bein ausgelöst werden: **gekreuztes LasèguePhänomen.** Dieselben Schmerzphänomene erzeugt das Sitzen mit gestreckten Beinen.
- **Umgekehrtes Lasègue-Phänomen:** Mit passiver Überstreckung des Beins in Bauchlage wird der N. femoralis gedehnt, so dass bei Irritation der Nervenwurzeln L3 oder L4 ein ausstrahlender Schmerz im ventralen Oberschenkel provoziert wird.

- **Bragard-Zeichen:** Wenn das im Knie gestreckte Bein bis kurz vor Auftreten des Lasègue-Zeichens gehoben und dann der Fuß dorsalflektiert wird, tritt der gleiche Schmerz wie beim Lasègue-Zeichen auf (Abb. 17.36).
- **Valleix-Druckpunkte:** Schmerz bei Druck auf den Ischiadikusverlauf an der Hinterseite des Oberschenkels bei gereiztem Nerv; analog Druckschmerz im Femoralisverlauf.
- **Sensibilitätsstörung:** Hypästhesie, seltener Hyperästhesie im zugehörigen Dermatombereich (☞ Abb. 17.35):
  - **Wurzel L3:** Hautareal am ventralen und inneren Oberschenkel bis zum Knie ziehend

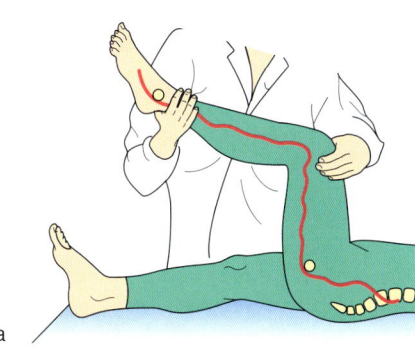

a

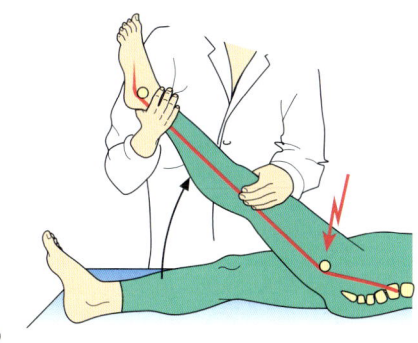

b

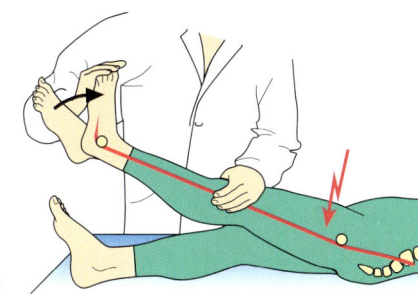

c

Abb. 17.36 Zeichen nach Lasègue und nach Bragard.

a) Durch Bewegung des Beins kann auch beim Bandscheibenvorfall kein Schmerz ausgelöst werden, solange das Knie ausreichend gebeugt bleibt.

b) Wird das Bein in Kniestreckung angehoben, kommt es bei der Ischialgie zu einem Schmerz, der vom Rücken über das Gesäß und die Rückseite des Beins bis in den Fuß ausstrahlt (positives Lasègue-Zeichen, „Nervendehnungsschmerz"). Je heftiger die Nervenirritation, umso weniger kann das Bein angehoben werden.

c) Wird das Bein in Kniestreckung so weit angehoben, dass der Lasègue-Schmerz gerade noch nicht auftritt, lässt sich durch Dorsalextension des Fußes der gleiche Schmerz provozieren wie beim Lasègue-Zeichen (positives Bragard-Zeichen).

– **Wurzel L4:** Zone auf der Vorder- und Innenseite des Unterschenkels, medialer Teil des Fußrückens und der Großzehe

– **Wurzel L5:** Streifen an der Außenseite des Ober- und Unterschenkels, Fußrücken, Oberseite der 1. bis 3./4. Zehe

– **Wurzel S1:** Hinter-Außenseite des Ober- und Unterschenkels, Ferse, äußerer Fußrand bis Kleinzehe.

■ **Reflexabschwächung:** Abschwächung oder Ausfall des der betroffenen Wurzel zugehörigen Muskeleigenreflexes:

– **Wurzel L3 und L4:** Patellarsehnenreflex

– **Wurzel L5:** Tibialis-posterior-Reflex

– **Wurzel S1:** Achillessehnenreflex.

■ **Motorik:** Zur Feststellung einer Muskelschwäche ist die Muskelkraft im Seitenvergleich zu beurteilen. Besonders aufschlussreich ist die Prüfung der den Versorgungssegmenten zugeordneten **Kennmuskeln** (Abb. 17.35):

– **Wurzel L3:** Parese des M. quadriceps femoris (Besteigen eines Stuhls erschwert)

– **Wurzel L4:** Parese des M. quadriceps femoris, Schwäche des M. tibialis anterior

– **Wurzel L5:** M. extensor hallucis longus (Schwäche der Großzehenextension → Fersenstand erschwert)

– **Wurzel S1:** Mm. peronei, M. triceps surae (geschwächter Zehenstand).

■ **Trophik:** Bei längerem Bestand der Wurzelläsion → Umfangsabnahme des Beins entsprechend der segmental befallenen Muskulatur und infolge Inaktivitätsatrophie.

Weitere Aufschlüsse über Art und Sitz einer Wurzelschädigung können mit einer zeitlichen Latenz durch **EMG** (Ableitung aus den Kennmuskeln) und Aufzeichnung der **NLG** gewonnen werden.

Eine massive Kompression der Kaudafasern (**Kaudasyndrom**) durch einen medianen Bandscheibenprolaps kann eine Störung der Blasen- und Mastdarmfunktion (unwillkürlicher Harn- und Stuhlabgang, Überlaufblase → Restharnbestimmung durch Katheterismus oder mittels Ultraschall, digitale Prüfung des Sphinktertonus!) mit Reitho-

senanästhesie (Sensibilitätsausfall an Perineum, Anus, Skrotum und oberem Teil der inneren Oberschenkelflächen) bewirken. Sie ist eine Notfallindikation zu sofortiger Operation, weil die bleibende Schädigung der Blasen- und Darmfunktion droht! Bei einem lumbalen Radikulärsyndrom ist deshalb nach Symptomen einer Kaudakompression gezielt zu fahnden.

> ! Ein massiver Bandscheibenvorfall mit Beeinträchtigung der Blasen- und Mastdarmfunktion stellt eine Indikation zur sofortigen notfallmäßigen Operation dar.

Röntgenbild: Ein Bandscheibenvorfall ist auf dem Röntgenbild nicht sichtbar. Eine Verschmälerung des Intervertebralraums kann immer nur ein indirekter Hinweis für Störungen im Bewegungssegment darstellen (Osteochondrose, Spondylarthrose). Bei ausgeprägteren Veränderungen dieser Art ist vielmehr anzunehmen, dass die klinischen Symptome eher vom benachbarten, röntgenologisch noch nicht oder weniger veränderten Segment ausgehen. Anzeichen für begleitende funktionelle Vorgänge sind eine abwegige Haltung der Wirbelsäule (Streckung der Lendenlordose, Flachrücken, kurzbogige, tief sitzende skoliotische Fehlhaltung). Eine Spondylolisthese kann sich durch einen Bandscheibenvorfall möglicherweise erstmals zu erkennen geben.

Computertomographie (Abb. 17.39a) oder **Kernspintomographie** (Abb. 17.39b) zeigen die genaue Lage und Ausdehnung der Protrusion bzw. des Prolapses.

Die **Myelographie** (Abb. 17.39c) hat als invasives diagnostisches Verfahren neben der Kernspintomographie noch in besonderen Fällen eine Indikation.

Differentialdiagnose Spinalkanalstenose, laterale Rezessusstenose, Spondylolisthese mit Wurzelkompression, Varikose der Venen im Wirbelkanal, Spondylitis, myelogene Kompression durch Tumoren, Zosterneuralgie, Polyneuropathie, neurogene Tumoren des Myelons und der Nervenwurzeln, periphere Nervenläsionen vor allem des N. femoralis und des N. ischiadicus, pseudoradikulär ausstrahlende lumbale Schmerzsyndrome.

Therapie Soweit keine Indikation zur Operation besteht, gelten ähnliche therapeutische Richtlinien wie bei der Lumbalgie. Der zeitweilig sehr starke Schmerz, die Bewegungseinschränkung bis hin zur schmerzbedingten Bewegungsunfähigkeit und die neurologische Defizitsymptomatik verlangen darüber hinaus therapeutische Besonderheiten.

■ **Analgetika:** intravenöse Schmerztherapie mit Metamizol und Opioiden wie Tramadol und Tilidin. Nichtsteroidale Antiphlogistika sind gleichzeitig zur Abschwellung eines perineuralen Ödems nützlich.

■ **Muskelentspannung:** Stufenbettlagerung zur Entlordosierung und Entspannung der Spinalnerven, lokale Wärme mittels Fangopackung, Heizkissen usw.

■ **Periradikuläre Injektion** eines Lokalanästhetikums (evtl. mit Kortisonzusatz) an die Spinalnerven im Foramen intervertebrale (sog. **Wurzelblockade**), am besten

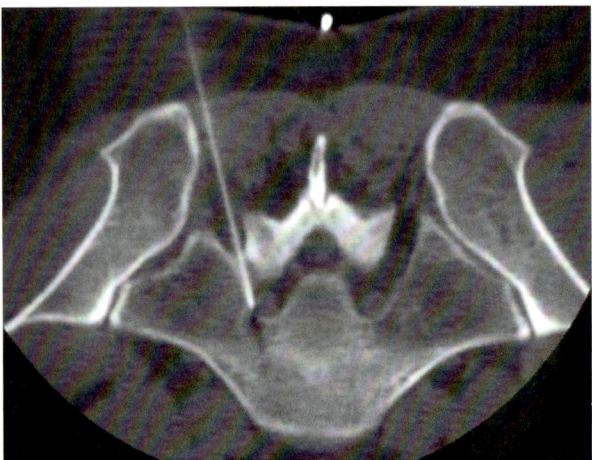

Abb. 17.37 Periradikuläre Anästhesie.
Eine Nadel wird an die schmerzhafte Nervenwurzel geführt zur periradikulären Umspülung mit einem Anästhetikum; hier unter Steuerung im CT.

unter Bildwandlerkontrolle oder auch im CT (Abb. 17.37); oder Umspülen der kaudalen Nerven mit einem Lokalanästhetikum durch Injektion über den Hiatus sacralis (sakrale Überflutung).

- **Krankengymnastik** setzt erst nach deutlicher Linderung der akuten Schmerzen ein.
- **Leibbinden und Mieder** werden in der Rehabilitationsphase als schmerzlindernd empfunden (Abb. 17.33).
- **„Rückenschule"** gehört zur Tertiärprävention gegen wiederauftretende Beschwerden.

Die Indikation zur **Operation des Bandscheibenvorfalls** ist gegeben, wenn ein Nukleusprolaps oder eine Protrusion im Kernspintomogramm oder im CT nachgewiesen ist und wenn:

- die Nervenkompression zu beeinträchtigenden **Paresen** geführt hat, z. B. Fußheberschwäche Kraftgrad 2 oder 3. Eine konservative Therapie führt, auch wenn sie erfolgreich, d. h. schmerzbefreiend, gelingt, nicht immer zum Rückgang oder gar zur Beseitigung von Sensibilitäts- und Kraftminderungen. Man muss also bei konservativem Therapieregime damit rechnen, dass die neurologischen Defizite dauerhaft bestehen bleiben. Auch die zeitnah durchgeführte Operation führt nicht sicher zur Behebung der neurologischen Ausfälle, doch sind die Erfolgschancen diesbezüglich größer. Gleichzeitig wirkt die Operation schmerzbefreiend.
- eine konservative Behandlung über mehrere Wochen erfolglos bleibt und nicht zu einer ausreichenden Schmerzbefreiung führt.
- häufig Ischiasrezidive (auch ohne neurologische Ausfallserscheinungen) auftreten.
- ein Kaudasyndrom vorliegt (notfallmäßig).

> **!** Die schmerzhafte Osteochondrose ohne Wurzelreizsymptome ist keine Indikation zur Bandscheibenoperation, ebenso wenig der kernspintomographisch nachgewiesene Prolaps ohne Wurzelreizsymptome.

Die **Operation des Bandscheibenvorfalls** (☞ Abb. 17.39) beinhaltet die Eröffnung des Spinalkanals von dorsal unter Resektion des Ligamentum flavum (**Fenestrotomie**), die Entfernung des prolabierten Gewebes (**Sequestrektomie**) und die Ausräumung jener Anteile der Bandscheibe, die gelockert erscheinen (**Nukleotomie**). Sofern nötig wird die Nervenwurzel von komprimierenden Osteophyten befreit und das Foramen intervertebrale erweitert (**Radikulolyse**).

Die Operation wird in der Regel mit mikrochirurgischen Methoden ausgeführt, die eine bessere Übersicht im Operationsfeld gewähren und den Vorteil der geringeren Traumatisierung der Umgebung, vor allem des periduralen Fettgewebes, mit sich bringen.

Die Erfolgschancen der Bandscheibenoperation liegen bei sorgfältig gestellter Indikation bei ca. 80 %.

Komplizierend kann sich ein chronisches **Postdiskotomiesyndrom** entwickeln, das weniger seine Ursache in einem Rezidivprolaps nach unvollständiger Ausräumung des Intervertebralraums hat, als vielmehr in narbigen periradikulären Verwachsungen, die manchmal therapieresistent erscheinende, chronische Beschwerden nach sich

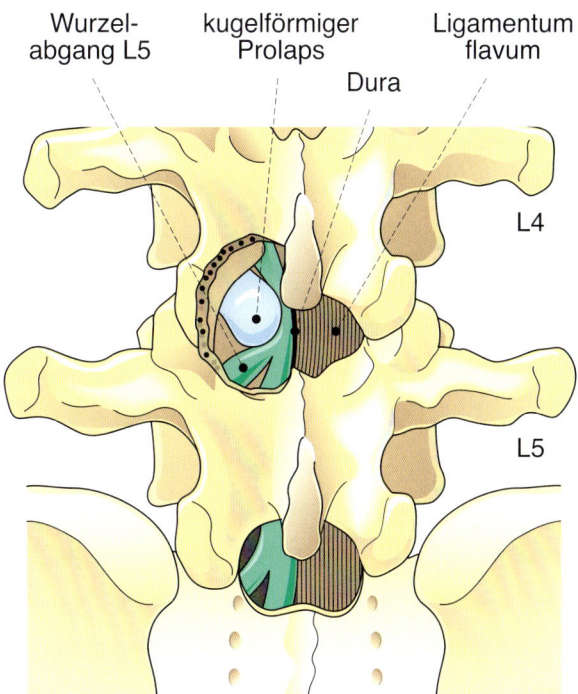

Abb. 17.38   Bandscheibenvorfall.
Typischer anatomischer Situs bei Bandscheibenvorfall in Höhe L4/5 links.
Im Segment L5/S1 ist das Ligamentum flavum auf der linken Seite entfernt. Man erkennt dort den normalen Wurzelabgang S1. In der betroffenen Etage L4/5 drückt der Prolaps auf die abgehende Wurzel L5 und hat sie verlagert. Zur besseren Darstellung wurden knöcherne Anteile des Wirbelbogens entfernt, wie dies auch bei einer Operation als partielle Hemilaminektomie manchmal notwendig ist.

ziehen. Gelegentlich tritt eine postoperative (chronische) Infektion (Spondylodiszitis, Spondylitis) oder eine segmentale Instabilität auf.

Grundsätzlich gilt die Erfahrung, dass die Aussicht auf Beschwerdefreiheit mit der Zahl der Folgeoperationen abnimmt.

Zwischen konservativer und operativer Therapie des Bandscheibenvorfalls stehen weniger invasive, sog. **intradiskale Therapieverfahren.** Sie zielen auf eine Volumen- und Druckminderung im Intervertebralraum ab und gründen auf der Vorstellung, der Protrusion, in Ausnahmen auch dem Prolaps die mechanische Effektivität zu nehmen. Bei der **Chemonukleolyse** wird Chymopapain oder Kollagenase zur enzymatischen Erweichung in die betroffene Bandscheibe injiziert. Andere Verfahren bedienen sich der Gewebevaporisation oder mechanischer Absaugung. Den Verfahren fehlt bislang die allgemeine klinische Anerkennung.

Stenose des lumbalen Spinalkanals

Definition   Das kennzeichnende Merkmal dieses Krankheitsbildes ist die konzentrische Einengung des Wirbelkanals in Höhe der Bewegungssegmente auf dem Boden angeborener und/oder degenerativer Veränderungen.

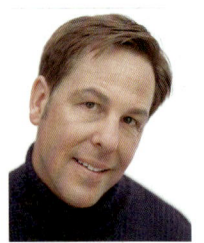

Aus der Praxis

Anamnese Ein 40-jähriger Büroangestellter klagt plötzlich nach dem Anziehen der Straßenschuhe über einschießende Rückenschmerzen sowie linksseitige Beinschmerzen, die derart ausgeprägt sind, dass die Einlieferung in die Orthopädische Klinik mit dem Krankenwagen notwendig ist. Anamnestisch gibt der Patient an, bisher nur gelegentlich unter Rückenschmerzen gelitten zu haben.

Klinische Untersuchung Die klinische Untersuchung ist schmerzbedingt nur eingeschränkt möglich. Neben bewegungsabhängigen LWS-Beschwerden imponiert ein heftiger Beinschmerz auf der linken Oberschenkel- und Unterschenkelrückseite. Die Sensibilität ist am ventrolateralen Unterschenkel und am medialen Fußrand bis zur Großzehe abgeschwächt. Das Zeichen nach Lasègue ist ab 25° positiv. Die Prüfung der motorischen Funktionen ergibt eine Parese der Großzehenhebung links (Kraftgrad 2 von 5). Der Achillessehnenreflex ist normal auslösbar, Blasen- und Mastdarmfunktion sind nicht eingeschränkt.

Diagnostik Die laborchemischen Untersuchungsbefunde sind unauffällig. Das Röntgenbild nicht wegweisend, es besteht allenfalls eine geringe Höhenminderung des präsakralen Bandscheibenraums. Die Kernspintomographie, das CT und die Myelographie ergeben einen mediolateralen Bandscheibenvorfall links in dem Segment L4/L5 mit Bedrängung der Nervenwurzel L5 links (☞ Abb. 17.39).

Diagnose Mediolateral gelegener Diskusprolaps im Bewegungssegment L4/L5 mit Kompression der Nervenwurzel L5 links.

Therapie Aufgrund der Größe des kernspintomographischen Befunds sowie der erheblichen Zehenheberparese erfolgt die mikrochirurgische Nukleotomie im Segment L4/L5.

Synonyma: spinale Stenose, Spinalkanalstenose, Claudicatio spinalis.

Ätiologie und Pathogenese Die Spinalkanalstenose kann auf angeborene und erworbene Ursachen zurückgehen:
- anlagemäßig kurze und eng stehende Wirbelpedikel
- angeborene Stellungsvarianten von Gelenkfortsätzen
- Störungen der enchondralen Knochenbildung im Wachstumsalter (z. B. Chondrodystrophie)
- Spondylophyten, Osteophyten der Intervertebralgelenke, Hypertrophie des hinteren Längsbandes und der Ligg. flava bei degenerativer Erkrankung der Wirbelsäule
- Knochenapposition und Narbengewebe bei Spondylolisthesis oder durch vorausgegangene Operationen.

Beschwerdeauslösend ist meist die Kombination angeborener und erworbener Faktoren. Am häufigsten sieht man in der klinischen Praxis eine mehr oder weniger ausgeprägte anlagemäßige Pedikelverkürzung, der sich degenerative Veränderungen durch Spondylophyten und Facettenhypertrophien aufpfropfen. Meist dehnt sich die Stenose über mehrere lumbale Segmente in unterschiedlicher Ausprägung aus, es sei denn, sie geht auf eine monosegmentale Krankheit zurück, z. B. Trauma- oder Operationsfolgen.

Eine Variante der Spinalkanalstenose stellt die **laterale Rezessusstenose** dar. Dabei ist nicht der gesamte Spinalkanal von bedrängender Einengung betroffen, sondern mehr oder weniger nur das Foramen intervertebrale. Die Ursachen liegen meist in osteophytären Appositionen, Hypertrophien der Bandstrukturen, verbunden mit Ödemen der periradikulären Gewebe.

Die klinische Symptomatik entspricht dem **Wurzelkompressionssyndrom.** Die konservative Behandlung folgt den Grundsätzen der Ischiastherapie, ggf. ist die operative Erweiterung des Nervenkanals indiziert.

> ❗ Beschwerden durch die spinale Stenose entstehen meist durch die Kombination anlagemäßig kurzer Pedikel und zusätzlicher degenerativer Veränderungen mit Spondylophyten und Facettenhypertrophien.

Klinik Die Patienten beklagen **belastungsabhängige Lumbalgien,** wie sie auch für Spondylosen und Spondylarthrosen typisch sind. Oft treten zusätzlich beidseitige oder wechselhafte **ischialgiforme Schmerzphasen** auf, die unter Entlastung (Abstützen mit den Händen) und Kyphosierung der LWS (z. B. Sitzen mit vornübergeneigtem Oberkörper, Fahrradfahren) bessern. Kennzeichnend für das Krankheitsbild sind lumbale und ischialgiforme Schmerzen mit **Schwächegefühl in den Beinen** und mit **distalen Sensibilitätsstörungen,** die nach einer mehr oder weniger langen Gehstrecke auftreten und den Patienten quasi ultimativ zwingen stehen zu bleiben (**Claudicatio spinalis**). Die Beschwerden bilden sich rasch, innerhalb weniger Minuten, zurück, vor allem wenn der Rumpf im Sitzen vornübergeneigt wird. Nach etwa gleicher Gehstrecke treten die Beschwerden prompt wieder auf.

Der klinische Befund an der Wirbelsäule ist geprägt von der Spondylose und Spondylarthrose mit **schmerzhaften Bewegungseinschränkungen,** Druckschmerzen im Bereich der Muskelansätze und ggf. einer Wurzelreizsymptomatik.

Spinalkanalstenosen können asymptomatisch sein und werden dann als **kompensierte** Stenose den **dekompensierten Formen** gegenübergestellt.

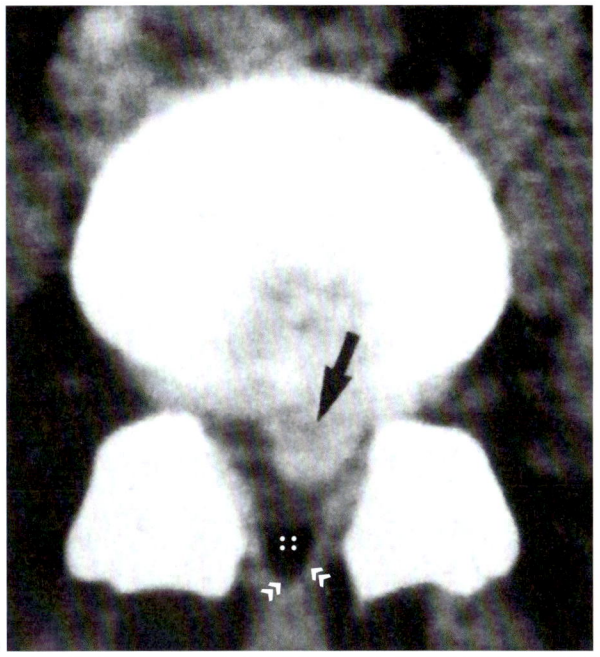

a

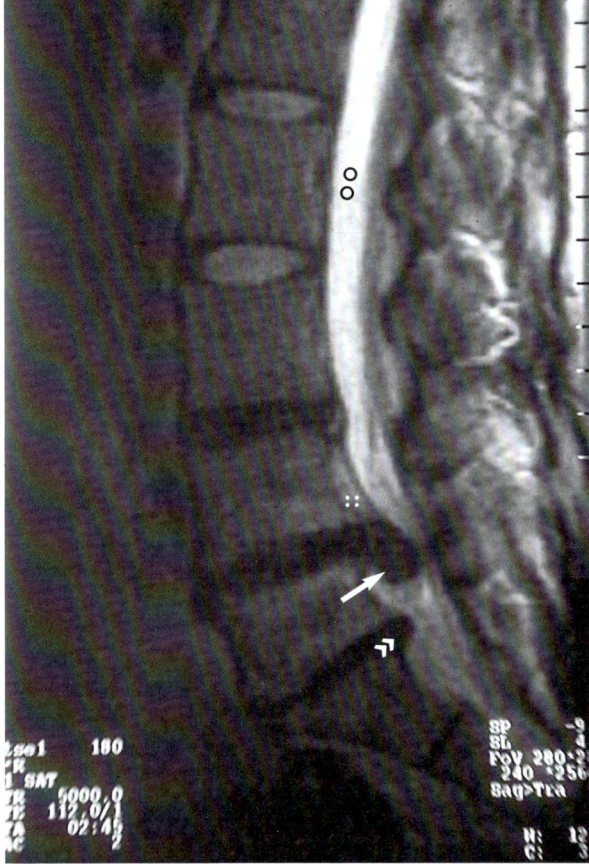

b

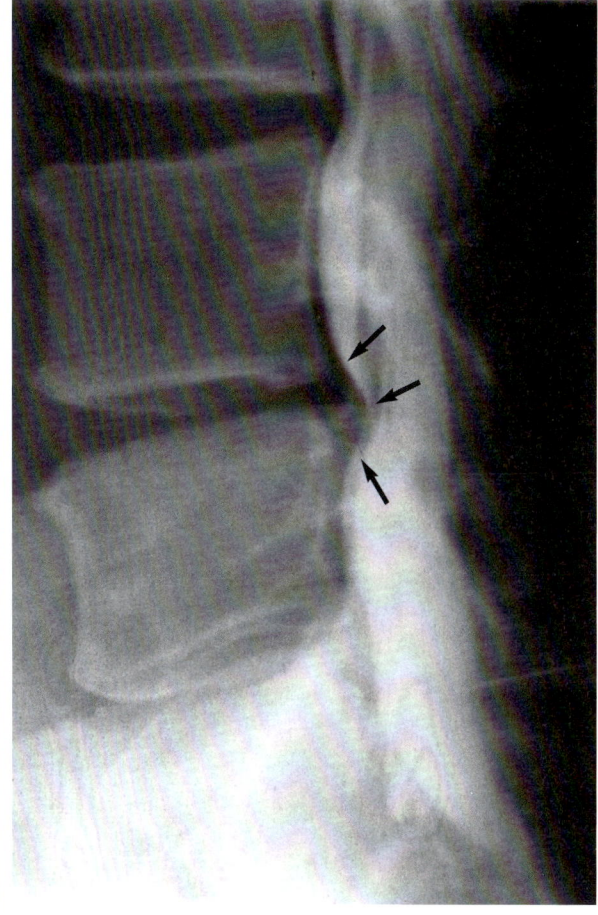

c

Abb. 17.39 Bandscheibenvorfall L4/L5.

a) Computertomogramm des Segments L4/L5: Transversalschnitt durch den Wirbelkörper und die beiden Facettengelenke. Man erkennt den großen Bandscheibenvorfall (→), den Duralsack und die Ligamenta flava (>>).

b) Die Kernspintomographie gestattet auch Darstellungen in anderen Ebenen, hier Sagittalschnitt paramedian. Man erkennt den großen Bandscheibenvorfall L4/L5, der nach kaudal disloziert ist (→). Die Bandscheibenräume L1/L2 und L2/L3 weisen normale Signale auf, die kaudal davon gelegenen Bandscheibenräume sind dem entgegen höhengemindert (vor allem L5/S1) und zeigen eine niedrigere Signalintensität (homogen schwarz) als Hinweis auf degenerative Veränderungen der Bandscheibe (Chondrose).
Im Segment L5/S1 dorsale Protrusion (>>). Klar abgrenzbar sind auch Duralsack (°°) und peridurales Fett (::).

c) Lumbale Myelographie in der seitlichen Projektion.
Die Kontrastmittelsäule zeigt dorsokaudal des Segments L4/L5 eine Aussparung (Pfeile) als Ausdruck eines Bandscheibenvorfalls.

! Die Spinalkanalstenose wird entscheidend durch die **charakteristische Schmerzanamnese** diagnostiziert.

Diagnostik Die neurologische Untersuchung deckt häufig sensible und motorische Defizite auf, die sich nicht immer einem einzelnen Segment zuordnen lassen.

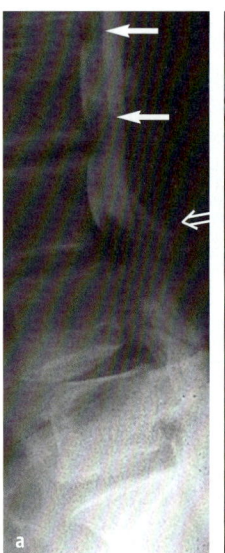
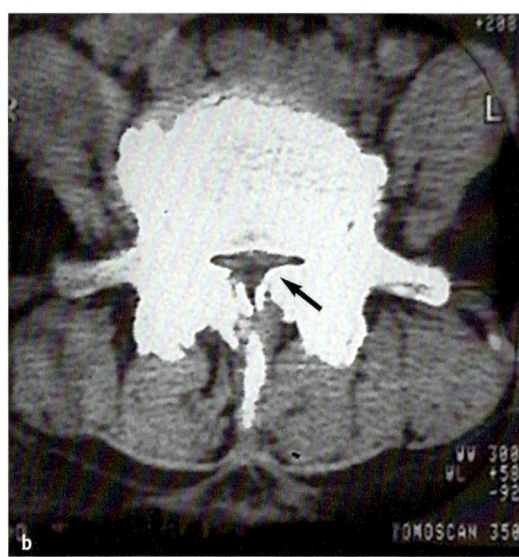

Abb. 17.40 Lumbale Spinalkanalstenose.

a) Lumbale Myelographie: sanduhrförmige Einschnü-
rungen (⇒) und bei L4 komplette Unterbrechung (→)
der Kontrastmittelsäule.

b) Computertomographie: vor allem durch die Vorwölbungen der Facettengelenke (→) starke Einengung
des Spinalkanals. (Größenvergleich ☞ Abb. 16.36a).

Im **Röntgenbild** erkennt man meist bereits die ausgedehnten degenerativen Veränderungen im Sinn der Spondylose und Spondylarthrose. Die angeborene spinale Enge
ist im Seitbild von kurzen Pedikeln und im a.p. Bild vom
geringen Abstand der Pedikel gekennzeichnet; röntgen-
morphometrische Parameter geben aber nur in ausgeprägten Fällen eindeutige Hinweise.

In transversalen Schnitten des **Computertomogramms**
(☞ Abb. 17.40b) oder des Kernspintomogramms wird die
Einengung des Spinalkanals in Höhe der Bewegungsseg-
mente augenfällig.

Da zwischen den Bewegungssegmenten, d.h. in Höhe der
Wirbelkörper, die Enge nicht so stark ausgeprägt ist, entsteht eine sanduhrförmige Konfiguration des Spinalkanals,
wie sie im **Myelogramm** gut darstellbar ist (☞ Abb. 17.40a).

Differentialdiagnose Wurzelreizsyndrom, Lumbalsyndrom, arterielle Verschlusskrankheit, Koxarthrose, Einengung des Spinalkanals durch Tumoren und Traumafolgen,
Polyneuropathie.

Therapie Durch konservative Maßnahmen kann versucht werden, die Symptomatik zu mildern und einen
kompensierten Zustand zu erreichen. Die Therapieregimes
entsprechen im Grundsatz denjenigen bei der Lumbalgie
und Ischialgie. In der konkreten Gestaltung der therapeutischen Maßnahmen muss dem meist fortgeschrittenen
Alter der Patienten Rechnung getragen werden.

Ist die konservative Behandlung nicht oder nicht ausreichend erfolgreich, sollte man mit der **operativen Erweiterung des Wirbelkanals** nicht zögern, weil sie dem Patienten in aller Regel schlagartig und dauerhaft Linderung verschafft.

Das **Operationsprinzip** fußt auf der Erweiterung des
Spinalkanals mit Resektion der verdickten Ligg. flava, Re-

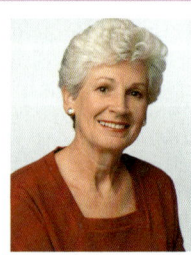

Anamnese Eine 60-jährige Frau klagt seit Monaten über ein Schwächegefühl in den Beinen mit Abnahme der täglichen Gehstrecke. Seit Jahren sind tief sitzende Rückenschmerzen wechselnder Intensität bekannt. Auf Nachfrage berichtet die Patientin, dass es beim
Spazierengehen zu langsam zunehmenden Schmerzen und zu einer Beinschwäche kom-
me, die sie zum Stehenbleiben oder Hinsetzen zwängen. Eine angiologische Untersuchung
sei unauffällig gewesen.

Klinische Untersuchung Bei der klinischen Untersuchung zeigen sich geringgradige
Paresen der Kniestrecker und der Fußheber beidseits sowie Sensibilitätsstörungen ohne
Zuordnung zum Innervationsgebiet einer Spinalwurzel.

Diagnostik Die konventionelle Röntgenaufnahme der WS in 2 Ebenen zeigt multiseg-
mentale Osteochondrosen und Spondylarthrosen und eine Lumbalskoliose (☞ Abb.
17.40a). Computertomographisch werden die Querschnittsveränderungen des Spinalkanals in den Segmenten L2/3 L3/4 und L4/5 deutlich (☞ Abb. 17.40b).

Diagnose Spinalkanalstenose L2–L5.

Therapie Die konservative Therapie mit nichtsteroidalen Antiphlogistika, Wärme und
entlordosierender Krankengymnastik blieb erfolglos. Daher bestand die Indikation zur
operativen Dekompression der betroffenen Segmente, die aufgrund der Lumbalskoliose
durch eine dorsale Stabilisierung ergänzt wurde.

duktion hypertropher Facettengelenke, Erweiterung der lateralen Rezessus. Nicht alle stenotischen Segmente müssen dekomprimiert werden. Ist die knöcherne Hypertrophie Folge einer Segmentinstabilität oder müssen große Anteile der Facettengelenke und des Wirbelbogens entfernt werden, ist die Dekompression durch eine Segmentversteifung zu ergänzen.

> ! Die operative Erweiterung des eingeengten Spinalkanals führt meist sofort und dauerhaft zur Linderung der Symptome.

Zervikale Schmerzsyndrome

Definition Entsprechend den lumbalen Schmerzsyndromen kann man auch an der Halswirbelsäule eine Reihe von Schmerzphänomenen abgrenzen, die auf die unterschiedlichen Variationen funktioneller und degenerativer Prozesse der Bewegungssegmente zurückgehen. Wie an der LWS zwischen lokalen Schmerzen bei der Lumbalgie und den ausstrahlenden Schmerzen der Ischialgie unterschieden werden kann, trennt man an der HWS die **Zervikalgie** (lokales Schmerzsyndrom), die **Brachialgie** (ausstrahlender Schmerz durch Wurzelreizung) und die **Zervikobrachialgie** (Kombination) voneinander ab.

Pathogenese Die für die LWS geltenden Pathomechanismen für die funktionellen Störungen, die Diskosen, Osteochondrosen, Spondylosen, segmentale Instabilitäten und Spondylarthrosen haben auch für die HWS Gültigkeit. Allerdings haben die Wirbel, die Gelenke und die Spinalnerven an der HWS eine noch **engere räumliche Beziehung.** Zudem sind die Spinalnerven an der HWS von **vegetativen Fasern** begleitet.

In unmittelbarer Nachbarschaft zieht die **A. vertebralis** gemeinsam mit ihrem **vegetativen Geflecht** durch die Foramina costotransversaria kopfwärts, so dass sich in jeder Segmenthöhe Kreuzungsstellen zwischen den Spinalnerven und der Arterie mit ihren begleitenden Nervengeflechten ergeben.

Der **Halsgrenzstrang** enthält eine ganze Perlenkette von Ganglien, deren wichtigstes, das **Ganglion stellatum,** eine Umschaltstelle des gesamten vegetativen Geschehens zum Kopf, zum Brustraum und zu den Armen darstellt.

Die Processus covertebrales sind anatomische Besonderheiten der HWS, die als Unkovertebralgelenke ebenso degenerativen Veränderungen unterworfen sind wie andere Gelenke.

Insgesamt ergibt sich eine Vielfalt möglicher Krankheitserscheinungen, die an der HWS eher noch komplexer erscheinen als an der LWS. Gemäß den anatomischen Besonderheiten spielen an der Halswirbelsäule die mit Gefügestörungen und Funktionsabweichungen der vegetativen Nerven zusammenhängenden Alterationen eine noch größere Rolle. Protrusionen und Prolapse der Bandscheiben kommen dagegen zervikal seltener vor als lumbal.

Klinik Die klinischen Symptome entsprechen prinzipiell denjenigen, die für die Lumbalregion beschrieben wurden.

Die Einengung eines Foramen intervertebrale durch unkovertebrale und artikuläre Osteophyten oder protrudierte bzw. prolabierte Bandscheibenteile kann zur Kompression der Spinalnervenwurzel mit Schmerzprojektion zum Schultergürtel und Arm der betroffenen Seite führen (**Brachialgie, „Schulter-Arm-Syndrom"**).

Wie an der Lendenwirbelsäule sind auch hier, in etwa 80 %, die kaudalen Bandscheiben, nämlich diejenigen der Segmente **C5/6 und C6/7,** betroffen.

Die meisten Kranken stehen im 4. und 5. Lebensjahrzehnt. Frauen erkranken gewöhnlich früher und häufiger als Männer.

Bei den klinischen Erscheinungen lokaler und radikulärer Zervikalsyndrome unterscheidet man:

- Infolge **Reizung sensibler Nerven** (z.B. des dorsalen Spinalnervenasts oder der sensiblen Rezeptoren in den Kapseln der Intervertebralgelenke und im Bandapparat) kommt es zur **reflektorischen Kontraktur** der zugehörigen Muskulatur. Dauerspannung von Muskeln tut weh. Dieser myogene Schmerz wird ebenfalls fortgeleitet in die Nackenmuskeln, zum Hinterkopf, zwischen die Schulterblätter und zu den Schultern. Die Trapeziusränder sind oft druckschmerzhaft; man tastet schmerzhafte **Myogelosen.** Die Muskelkontraktur vermehrt wiederum Spannungs- und Druckverhältnisse an der Wirbelsäule und bewirkt somit einen **Circulus vitiosus.**
- **Vegetative Symptome:** Bei Störungen der unteren Zervikalsegmente kommt es fast immer zu einer – mehr oder weniger im Vordergrund stehenden – Reizung sympathischer Elemente. Ihre Folgen sind **Schmerzen** und **vasomotorische Störungen.** Oft sind sie vergesellschaftet mit anderen vegetativen Stigmata wie feuchten Handflächen, veränderter dermographischer Reaktion oder Schwankungen der Hauttemperatur. Vegetative Schmerzen zeichnen sich aus durch einen diffusen, segmental nicht zuzuordnenden Charakter. Trophische Störungen am Arm und an der Schulter können das Bild eines **„zervikalen Sudeck-Syndroms"** auslösen.
- Die **Kompression der Spinalnerven** äußert sich in Form von Nackenschmerzen und durch eine Schmerzprojektion in die Peripherie.
Gleichzeitig oder auch als einziges Symptom treten **Hypästhesien** und **Parästhesien** der Finger und Hände auf (Taubheitsgefühl, „Ameisenlaufen"). Schließlich kommt es zu **motorischen Defiziten.** Die ausstrahlenden Schmerzen werden meist bei bestimmten Bewegungen von Arm und Kopf, z.B. Neigen des Kopfes nach der kranken Seite, ausgelöst oder verstärkt.
- Scharf begrenzte Dermatome, welche am Bein die Höhe des Vorfalls eindeutig bestimmen lassen, sind am Arm allerdings nicht so eindeutig. Trotzdem lässt sich an den neurologischen Symptomen erkennen, welche **Wurzel** betroffen ist.
  - **C6** bedingt Schwäche und Reflexstörung des Bizeps, betrifft ein Dermatom an der radialen Seite des Unterarms und der Streckseite des Daumen
  - **C7** betrifft sensibel die mittleren Finger und motorisch u.a. den M. trizeps
  - **C8** Parästhesien im 4. und 5. Finger sowie Innervationsstörungen vorwiegend in den Muskeln des Kleinfingerballens.

Die lokalen Schmerzsyndrome ohne Irritation der Spinalnerven sind an der HWS ebenfalls von ausstrahlenden Schmerzen begleitet.

Beim oberen oder **zervikozephalen Syndrom** stehen Hinterhauptschmerzen im Vordergrund, die mit Kopfschmerzen, Schwindel, Ohrengeräuschen und Augenstörungen einhergehen.

Beim unteren oder **zervikobrachialen Syndrom** wird über Beschwerden im oberen Körperquadranten geklagt: im Nacken, in der Schulter, auch im Arm und in der Hand. Typisch ist der dorsolaterale Tiefenschmerz, „die eiserne Klammer in der Schulter". Er erstreckt sich vom Nacken über die Gegend des Schulterblatts, die Rückseite der Schulter bis zur Außenseite des Oberarms. Sein plötzliches Auftreten wird als **Schulterschuss** bezeichnet.

Bei der **Brachialgie** und **Zervikobrachialgie** werden die Klagen der Patienten bestimmt von der Irritation der Spinalnervenwurzeln. Die Nervenstörungen, die eine oder auch beide Seiten befallen können, beginnen selten akut, in

der Regel langsam und verlaufen chronisch und periodenhaft.

Ein **„akuter Schiefhals"** kommt gelegentlich nach längeren Autofahrten, „Verliegen" während der Nachtruhe, Zugwindeinflüssen oder exzessiven Bewegungen (z. B. Schleudertrauma; ☞ Kap. 17.2.7) als Folge asymmetrischer Muskelspannungen vor, die zur „Blockierung" eines Intervertebralgelenks führen können.

Diagnostik Die **Anamnese** ist für die Diagnose von ausschlaggebender Bedeutung. Das Aufdecken auch kleiner, passagerer Symptome, z. B. Kribbeln in einem oder mehreren Fingern, ist wegweisend für eine Nervenirritation, nicht das Röntgenbild. Sie tritt nur etwa in der Hälfte der Fälle mit erkennbarer Einengung der Foramina intervertebralia auf.

Bei stärkerer Spondylarthrose und Spondylose: Knack- und Knistergeräusche bei Bewegungen, Steifigkeit, spontane oder von der Bewegung, dem Wetter abhängige Schmerzen. Bei Druck großer Spondylophyten auf die Speiseröhre wird gelegentlich über Schluckbeschwerden und **Globusgefühl** geklagt.

Schiefe oder starre Kopfhaltung. **Hartspann** und druckempfindliche Zonen, Myogelosen in der Nacken- und Schultergürtelmuskulatur. **Einschränkung der Beweglichkeit** bei aktiver und passiver Prüfung (Seitenvergleich!).

Limitierte Drehbewegung bei maximaler Vorneigung lässt auf eine Störung im oberen Halswirbelbereich, eingeschränkte Rotation bei maximaler Rückneigung auf eine Veränderung im unteren Abschnitt schließen.

Oft wird **Krepitation** bei der passiven Bewegungsprüfung wahrgenommen. Schmerzempfindlichkeit bei Druck auf Dorn- und Gelenkfortsätze, auf Nervenaustrittspunkte und die Stämme des Plexus cervicalis, Sensibilitätsstörungen, Parästhesien, Reflexabweichungen, Atrophien, Paresen im Innervationsgebiet können vorhanden sein.

Röntgenbild: Krankhafte Veränderungen können ganz fehlen, andererseits besteht bei ausgeprägtem Röntgenbefund oft Beschwerdefreiheit. Zu unterscheiden sind **funktionelle** von **anatomischen Veränderungen.**

Erstere drücken sich durch abweichende Stellung der Wirbel zueinander aus: Abflachung bzw. Aufhebung der normalen Lordose (☞ Abb. 17.52), Rotation von Wirbeln in der Längs- und Kippstellung um die Quer- und Sagittalachse, einseitiges Klaffen von Gelenkspalten, anormale Beweglichkeit bei Funktionsaufnahmen.

Röntgenologische Alterationen (☞ Abb. 17.41) sind:
- Verschmälerung der Intervertebralspalten
- Spondylosis und Spondylarthrosis deformans
- unkovertebrale Osteophytenbildung
- Einengung von Foramina intervertebralia (Schrägaufnahme).

Bei Prolapsverdacht Kernspintomographie und EMG!

a   b

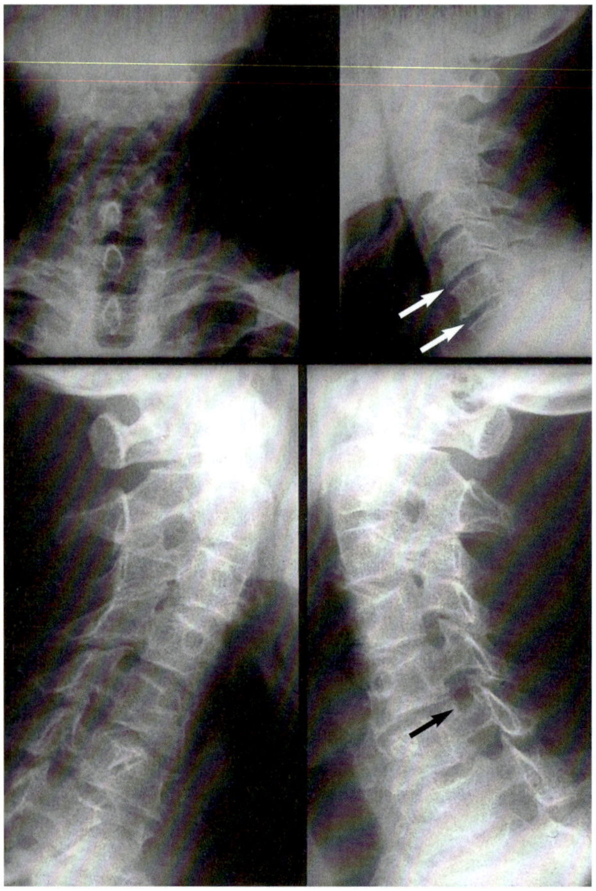

c   d

Abb. 17.41 Osteochondrose der Halswirbelsäule.

In Seitsicht (b) findet man eine Höhenminderung der Intervertebralräume C5/C6 und C6/C7 mit ventralen Spondylophyten (→). Die Lordosierung der Wirbelsäule ist in diesen Segmenten unterbrochen. Die Schrägprojektionen geben Einblick in die Zwischenwirbellöcher. In der Rechtsprojektion geringe sanduhrförmige Einengungen durch Spondylophyten durch eine Unkarthrose (→).

Differentialdiagnose Halsrippe, Skalenussyndrom, Angina pectoris, periphere Nervenläsionen und Myelopathien, Arthropathien des Arms.

Therapie Die therapeutischen Prinzipien entsprechen denjenigen an der lumbalen Wirbelsäule. Bei **akuten**

Krankheitsbildern Analgetika und Antirheumatika, Entlastung und Wärme durch Halskrawatte.

Nach Abklingen des akuten Stadiums und bei **chronischen Zervikalsyndromen** physikalische Maßnahmen mit Wärmeanwendung, lockernde und dehnende, aber auch kräftigende und stabilisierende krankengymnastische Übungen. Schmerzpunkte können lokal mit Lokalanästhetika infiltriert werden. Je nach der Situation bewährt sich eine Extensionsbehandlung (Glisson-Schlinge, ☞ Abb. 3.6b) oder vorsichtige manuelle Dehnung.

Manualtherapeutische Maßnahmen können nach sorgfältiger funktioneller Diagnostik hilfreich sein, nach Ausschluss aller Kontraindikationen und nur durch die Hand des Erfahrenen!

Operativ: Bei gesichertem Prolaps mit Kompressionserscheinungen wird dieser von vorn mit gleichzeitiger Spondylodese des Segments entfernt. Wenn nötig, operative Erweiterung verengter Foramina intervertebralia, vorher Resektion von Spondylophyten.

17.2.5 Entzündliche Krankheiten der Wirbelsäule

Bei entzündlichen Prozessen der Wirbelsäule unterscheidet man die **infektiösen** Formen (Spondylitis, Spondylodiszitis) von den **nichtinfektiösen,** in der Regel rheumatisch bedingten Formen (Spondyloarthritis). Ätiologie, Pathogenese, Verlauf und Therapie unterscheiden sich in erheblichem Maß.

Spondylitis

Ätiologie Bakterielle Infektionen an der Wirbelsäule sind selten; dennoch sind sie regelmäßig in differentialdiagnostische Überlegungen einzubeziehen, und die Diagnose hat für den Patienten weitreichende Konsequenzen.

Die Erreger gelangen durch eine hämatogene Aussaat von entlegenen Infektionsquellen, iatrogen im Rahmen operativer Eingriffe oder sehr selten durch offene Verletzung an die Wirbelsäule. Meist ebnen Allgemeinkrankheiten (Diabetes mellitus, Tumorerkrankungen, Kortisonmedikation) mit Schwächung der Infektionsabwehr den Weg.

Synonym: Spondylodiszitis.

Pathogenese Die Infektion nimmt ihren Ausgang in der gut durchbluteten Grund- oder Deckplatte eines Wirbelkörpers und breitet sich in der Spongiosa des Wirbelkörpers aus (**Spondylitis**). Eine natürliche Schranke zum Intervertebralraum besteht nicht und die Infektion kann auf die Bandscheibe übergreifen. Da sich die Erreger hier wegen fehlender Vaskularisierung der körpereigenen Abwehr entziehen, breitet sich die Infektion unter Zerstörung des Bandscheibengewebes rasch aus (**Spondylodiszitis).** Schließlich wird der zweite benachbarte Wirbel in den Prozess einbezogen.

Im weiteren Verlauf kann sich das Entzündungsgeschehen durch Abszesse auf die Nachbarschaft ausdehnen, in Richtung umgebender Muskulatur (**Psoasabszess),** in Richtung Spinalkanal (**epiduraler Abszess),** in Richtung Lunge (Pleuraabszess). Die Abszesse können, u.a. abhängig vom Erreger und von der Abwehrlage, große Ausmaße

annehmen, in den Muskellogen bis ins Becken ziehen und sich ins Mediastinum ausbreiten.

Über eine subperiostale oder intraspongiöse Ausbreitung kann eine benachbarte Bandscheibe einbezogen werden. Ein epiduraler Abszess kann das Myelon komprimieren und zu einer Querschnittssymptomatik führen. Insgesamt entsprechen die Möglichkeiten der Krankheitsentwicklung der einer hämatogenen Osteomyelitis an anderer Stelle (☞ Kap. 7.1.1), so dass auch an der Wirbelsäule **akute, chronische und sklerosierende Verlaufsformen** beobachtet werden können.

Eine direkte Keimeinschleppung in den Intervertebralraum kann z.B. bei einer Bandscheibenoperation oder einer intradiskalen Injektion auftreten. Meist entwickelt sich dann eine chronisch ablaufende nekrotisierende Entzündung der Bandscheibe (**Diszitis),** die auf die angrenzenden Wirbelkörper übergreifen kann, vorrangig aber auf den Bereich der Wirbelabschlussplatten beschränkt bleibt (**Spondylodiszitis).** Da die Bandscheibe im Kindesalter noch mit eigenen Blutgefäßen versorgt wird, kann in diesem Alter eine hämatogene pyogene Diszitis auftreten.

Das Erregerspektrum entspricht dem der Knocheninfektionen an anderer Stelle. Als Erreger wird am häufigsten **Staphylococcus aureus** gefunden. Es kommen aber praktisch alle Eitererreger in Frage. Auch spezifische Entzündungen durch Tuberkelbakterien, Salmonellen, Treponemen und Pilze kommen vor.

> **!** Die Ausdehnung einer Spondylitis in den Epiduralraum (epiduraler Abszess) kann zu schweren neurologischen Schäden führen und stellt einen orthopädischen Notfall dar.

Klinik Die Bandbreite des klinischen Bildes reicht von milden Schmerzen, die sich von den Beschwerden bei degenerativen Krankheiten nicht unterscheiden, bis hin zu akut exazerbierenden heftigen Rückenschmerzen. Insbesondere bei milderen Verlaufsformen können Monate bis zur Diagnosestellung vergehen, zumal das Röntgenbild in den Frühphasen nicht eindeutig ist. Schwere Verlaufsformen hingegen zeigen einen typischen Ruheschmerz von bohrendem Charakter. Häufig ist dann weder durch Analgetika noch durch Bettruhe ein Abklingen der Schmerzen zu erzielen.

Der Allgemeinzustand ist reduziert. Fieber besteht selten.

Diagnostik Bei der **klinischen Untersuchung** findet man isolierte, teils heftige Klopfschmerzen über dem Dornfortsatz der betroffenen Wirbel. Beim Psoasabszess ist die aktive Hüftbeugung geschwächt und schmerzhaft. Im betroffenen Wirbelsäulenabschnitt ist die Beweglichkeit eingeschränkt.

Laborchemisch können die Entzündungsparameter BSG, CRP und Leukozytenzahl Hinweise für eine Infektion sein, insbesondere wenn subfebrile oder febrile Temperaturen und ein reduzierter Allgemeinzustand fehlen.

Im **Röntgenbild** fällt schon früh eine Verschmälerung des betroffenen Intervertebralraums auf. Es folgen Unschärfen und Defekte, Osteolysen neben Verdichtungs-

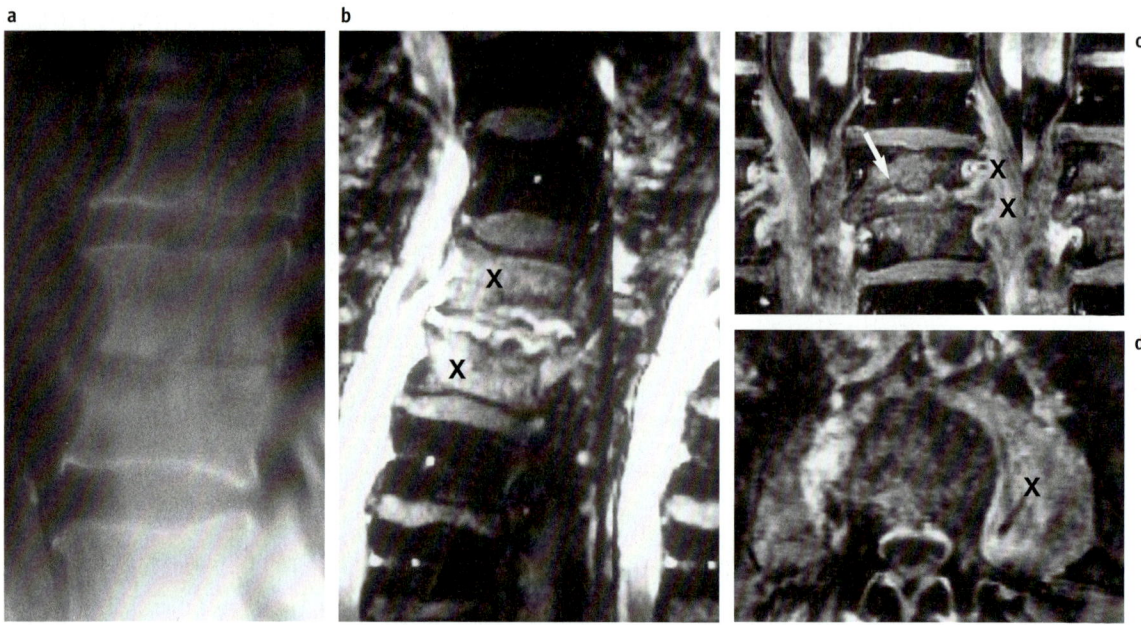

Abb. 17.42 Spondylitis

Staphylokokken-Spondylitis L3/L4 durch hämatogene Infektion bei chronischer Niereninsuffizienz.
a) Das seitliche, konventionelle Tomogramm zeigt die Höhenminderung des Intervertebralraums, die Osteolysen und Sklerosen der angrenzenden Grund- und Deckplatte.
b) Das Kernspintomogramm in der Sagittalebene bestätigt den Röntgenbefund. Zusätzlich ist das Markraumödem der befallenen Wirbelkörper durch starke Signalanhebung zu erkennen (x).
c) In der frontalen Schicht des Kernspintomogramms wird neben der Zerstörung der angrenzenden Wirbelhälften (→) die perifokale Weichteilbeteiligung deutlich (x).
d) In der Transversalebene des Kernspintomogramms ist ein links-paravertebraler Abszess dargestellt (x).

zonen in Grund- und Deckplatten (☞ Abb. 17.42a). Die Reparation erfolgt unter zunehmender Sklerosierung und schließlich ossärer Blockbildung der benachbarten Wirbelkörper.

Eine frühzeitige Diagnosestellung ist mittels **Kernspintomographie** (Abb. 17.42b–d) möglich. Es gelingt die Abgrenzung von degenerativen Krankheiten durch den Nachweis perifokaler Knochenödeme und Abszessformation im Intervertebralraum. Die Methode erlaubt es zudem, die Ausdehnung der Entzündung in die Nachbarschaft sicher zu beurteilen.

Ist die Identifikation der Krankheitsursache nicht möglich (z.B. bei einer Neoplasie), kann durch eine **perkutane transpedikuläre Probeexzision** die Diagnose histopathologisch und mikrobiologisch gesichert werden.

Therapie Das therapeutische Spektrum bakterieller Infektionen der Wirbelsäule umfasst konservative und operative Verfahren, die beide ihre Berechtigung haben und nach den individuellen Gegebenheiten abgewogen werden müssen.

Konservative Therapie: Sie sollte grundsätzlich überlegt werden, allein um dem Patienten einen operativen Eingriff zu ersparen. Sie ist gerechtfertigt, wenn:
■ keine Abszesse vorliegen
■ ausgeprägte systemische Entzündungszeichen wie Fieber, Leukozytose, hohes CRP fehlen
■ wenig Beschwerden vorhanden sind

■ keine umfänglichen knöchernen Destruktionen bestehen.

Die konservative Therapie umfasst die **Antibiotikabehandlung** über mehrere Wochen. Es ist sinnvoll, vor Beginn der Antibiose eine perkutane Biopsie vorzunehmen, um den Erreger (auch Pilze und Mykobakterien!) anzuzüchten, es sei denn, der Erreger ist aus Blutkulturen oder vorbestehenden Streuherden bekannt. Mitunter lässt sich der Erreger auch serologisch nachweisen (Salmonellen, Brucellen). Je nach Schmerzbild ist eine kurzfristige Bettruhe notwendig.

Danach erfolgt die Mobilisation mit einem abstützenden Korsett (☞ Abb. 17.43) bis zum Abklingen der Entzündung und zu ausreichender Reparation. Kriterien: Spontanschmerz ist abgeklungen, Entzündungsparameter sind normal, im Röntgenbild zunehmender knöcherner Durchbau.

Operative Therapie: Bei fulminanten klinischen Verläufen, Abszessen, Wirbelkörperdestruktion mit Beeinträchtigung des statischen Aufbaus, Beteiligung des Epiduralraums oder erfolgloser konservativer Therapie mit chronischen Beschwerden ist ein operatives Vorgehen indiziert.

Paravertebrale Abszesse werden vom ventralen Zugang drainiert. Epidurale Abszesse sind rasch von dorsal zu eröffnen und zu drainieren. Bei abgrenzbarer Zerstörung innerhalb eines oder mehrerer Wirbelkörper (☞ Abb. 17.42) ist eine **Vertebrotomie** angezeigt: Der Herd wird eröffnet, ausgeräumt und mit einem Knochentransplantat

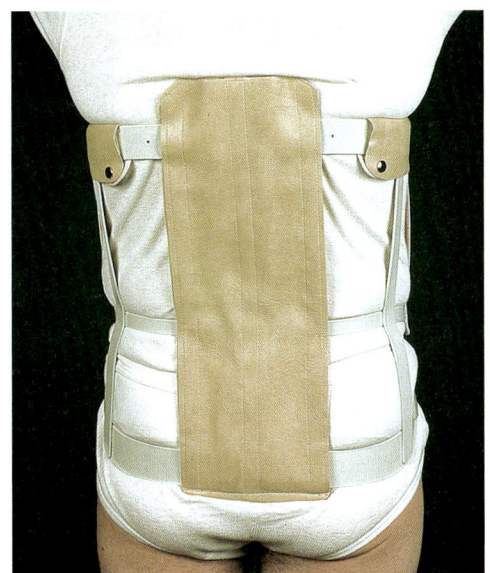 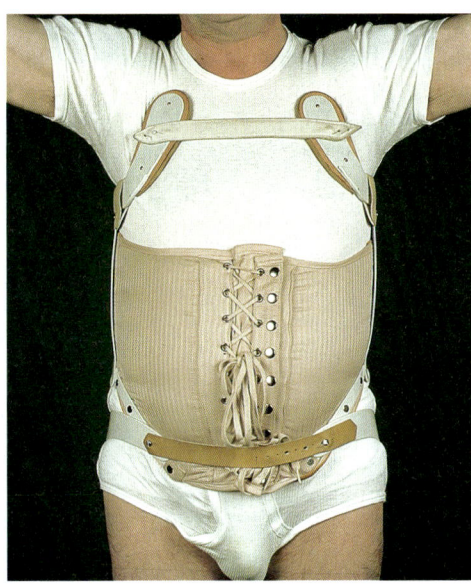

Abb. 17.43 Klassisches Spondylitiskorsett nach Hessing.

Das Korsett fixiert und entlastet die Wirbelsäule, ohne den Brustkorb einzuengen. Wichtig sind die stabile Fassung des Beckens und die hohe dorsale und ventrale Abstützung.

aufgefüllt. Die Weiterbehandlung orientiert sich an den Richtlinien der konservativen Behandlung und umfasst eine temporäre Ruhigstellung sowie eine systemische Antibiose.

Die Inaktivierung und der knöcherne Durchbau des Herdes können durch eine operative Stabilisierung unterstützt werden.

Eine **Spondylodese** erfolgt transfokal durch Abstützung der gereinigten Herdhöhle mit einem Beckenkammspan oder extrafokal durch eine Blockierung der benachbarten Wirbel mittels einer dorsalen Instrumentierung (Pedikelschrauben, Stabsystem). Die Spondylodese mit Stellungskorrektur wird dann anzuwenden sein, wenn es bereits zu gröberen Destruktionen gekommen ist und mit einer stärkeren Deformierung zu rechnen ist.

Spondylitis tuberculosa

Epidemiologie Bei allgemeinem Rückgang der Tuberkuloseerkrankungen wird die Wirbelsäule heute noch am häufigsten befallen. Vorwiegend sind ältere Menschen jenseits des 50. Lebensjahrs betroffen.

Synonym: M. Pott.

Ätiologie Die Infektion der Wirbelsäule geht von einem entfernten Primärherd aus. Die zeitliche Latenz zwischen dem Geschehen am Primärherd und dem Befall der Wirbelsäule erschwert häufig die Diagnostik.

Pathogenese Der Herd sitzt gewöhnlich im Wirbelkörper, nur im Bereich der Halswirbelsäule bevorzugt in den Wirbelgelenken. Es können gleichzeitig oder auch zu verschiedenen Zeiten mehrere voneinander entfernt liegende Wirbel erkranken.

Klinik Am Anfang treten **meist uncharakteristische Beschwerden** auf. Gelegentlich kommt es zu Nachtschweiß. Die Rückenschmerzen können in die Extremitäten ausstrahlen und werden leicht als degeneratives Lumbalsyn-

drom missdeutet. Zu einer Verschlimmerung kann es durch Erschütterung (Niesen, Husten), Belastung und Bewegung kommen.

Lokal besteht ein Klopf-, Stauch-, Bewegungsschmerz. Die Beweglichkeit der Wirbelsäule ist von Anfang an deutlich eingeschränkt. Unter gewöhnlich sehr langsamem Zusammensintern der Wirbelvorderkante entsteht der **tuberkulöse Buckel** (winkelige Abknickung: Gibbus), falls keine Therapie eingeleitet wird.

Äußerlich **hervortretende Abszesse** sieht man nur noch sehr selten.

Sie können sich je nach ihrem Sitz an der hinteren Rachenwand oder dem Hals (neben dem M. sternocleidomastoideus) vorwölben, Speise- und Luftröhre verlagern und einengen oder als fluktuierende Schwellung unter der Haut zutage treten. Mitunter treten sie weit vom Krankheitsherd entfernt auf.

Wenn ein Abszess die Speise- oder Luftröhre verengt, kann es zu Schluck- bzw. zu Atembeschwerden kommen. Die Abszesse im Lendenbereich ergießen sich fast immer in die Spatien (**Senkungsabszess**) um den M. psoas. Seine Kontraktur führt zur **Streckhemmung im Hüftgelenk,** währenddessen übrige Bewegungen (Rotation!) frei bleiben.

Gelegentlich kommt es zu **Paresen** bis zum **kompletten Querschnitt** durch ein perifokales Ödem, durch Einbruch eines Abszesses in den Wirbelkanal oder durch komprimierende Knochensequester.

Diagnostik Im **Röntgenbild** oder mit anderen bildgebenden Verfahren lässt sich eine Spondylitis nicht als tuberkulös oder unspezifisch differenzieren.

Somit kommt der **Probeexzision** (z.B. transkutane transpedikuläre Biopsie) eine ausschlaggebende Bedeutung zu. Histologisch (Langerhans-Riesenzellen) und mikrobiologisch (Tuberkelbakterien) kann die Diagnose durch **Biopsatanalyse** gesichert werden und ermöglicht zudem bei zunehmend häufiger Erregerresistenz die Erstellung eines **Antibiogramms.**

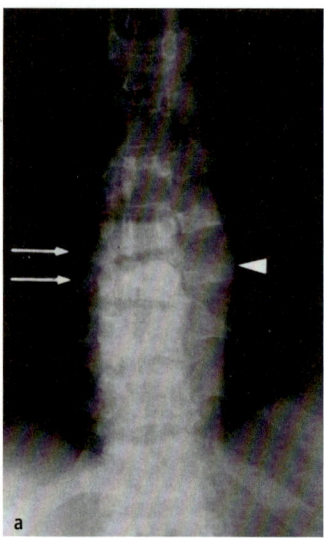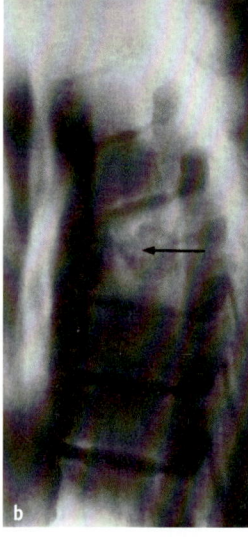

Abb. 17.44   Spondylitis tuberculosa.

a) In der Übersicht von vorn erkennt man eine Destruktion und einen Höhenverlust beider betroffenen Wirbel B8 und B9 (→). Der paravertebrale Abszess hat die Weichteile verdrängt und bildet einen spindelförmigen Abszessschatten (◄).

b) Das seitliche Tomogramm zeigt eine große, beide Wirbel verbindende Kaverne (→).

Röntgenologisch spricht eine **geringe Progredienz** der Veränderungen für eine Tuberkulose. Es kommt zu einer Verschmälerung des betreffenden Zwischenwirbelraums, zu einer Strukturverdichtung des komprimierten Knochengewebes im Prozessbereich und zu einer diffusen Porose: wolkig-verwaschene Konturen, osteolytische Destruktion, Höhlenbildung (Abb. 17.44).

Abszesse sind bereits im Röntgenbild durch den Weichteilschatten meist gut darstellbar. Besser und sicherer kommen sie im **Kernspintomogramm** zur Darstellung (☞ Abb. 17.45b).

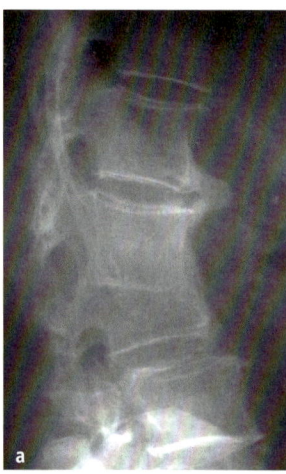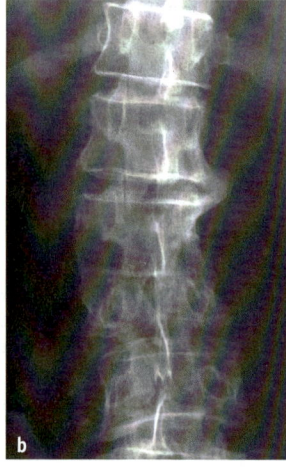

Abb. 17.45   Blockwirbel nach Ausheilung einer Spondylitis tuberculosa.

Es ist zu einer leichten Kyphose (a) und Skoliose (b) gekommen. Das nach oben angrenzende Segment zeigt eine Osteochondrose mit schnabelartigen Spondylophyten.

Therapie   Die bei der unspezifischen Spondylitis dargestellten Überlegungen gelten auch für die tuberkulöse Spondylitis.

Die medikamentöse Behandlung verlangt allerdings eine **tuberkulostatische Therapie über 12 Monate.** Angestrebt wird eine solide knöcherne Durchbauung der betroffenen Wirbel (**postinfektiöser Blockwirbel**) mit Schmerzfreiheit (☞ Abb. 17.46). Kommt es aber zu stärkeren Deformationen (Gibbus, Skoliose), können statische Probleme und Beschwerden in den benachbarten Segmenten die Spätfolgen sein.

Spondylitis ankylosans

Definition   Es handelt sich um eine schleichend oder schubweise verlaufende Systemkrankheit des Bindegewebes, die sich vorwiegend am Bandapparat der Wirbelsäule und an den stammnahen Gelenken abspielt. Sie führt unter teils heftigen Schmerzen allmählich zu einer Sklerosierung der betroffenen Bindegewebsstrukturen und zu ihrer knöchernen Versteifung.

Synonyma: Bechterew-Krankheit, M. Marie-Strümpell, Spondylarthritis ankylopoetica, ankylosierende Spondylitis.

Ätiologie und Pathogenese   Die Bechterew-Krankheit gehört zu den entzündlichen Krankheiten des Synovialgewebes und wird wie u. a. die Psoriasisarthritis in die **Gruppe der seronegativen Spondylarthritiden** eingereiht. Trotz gewisser klinischer Ähnlichkeiten in den Prodromalstadien ist sie von anderen rheumatischen Gelenkkrankheiten als eigene, ihrem Wesen nach andersartige Erkrankung abzugrenzen.

Ihre Ätiologie ist nicht eindeutig bekannt. Wahrscheinlich ist das Zusammentreffen mehrerer Faktoren notwendig, unter denen eine erbliche Disposition, eine Infektion (z. B. im urogenitalen Bereich) und pathologische Autoimmunreaktionen von Bedeutung sind. Für die genetische Disposition spricht, dass sich bei über 90 % der Betroffenen das **HLA-B27-Antigen** auf den Zelloberflächen nachweisen lässt.

Neben chronisch-entzündlichen Erscheinungen im parossalen Bindegewebe wird die Krankheit geprägt von Entzündungen in den Synovialgeweben der Iliosakralgelenke, der Intervertebralgelenke und der Rippen-Wirbel-Gelenke. Es entwickeln sich metaplastischen **Verknöcherungen im Band- und Kapselapparat der Wirbelsäule** und Arthritiden mit frühen **Sekundärarthrosen der großen Gelenke.**

Die Veränderungen treten nicht regelhaft bei jedem Patienten in gleichem Umfang auf. Dementsprechend kann sich der Prozess auf einen Teil der Wirbelsäule beschränken oder die ganze Wirbelsäule und auch große Extremitätengelenke (Abb. 17.46, 17.47, 16.26) befallen.

Es sind überwiegend Männer betroffen. Bei Frauen verläuft die Krankheit meist weniger prägnant.

Klinik   Das Leiden beginnt meist mit uncharakteristischen „rheumatischen" Beschwerden vorwiegend bei Männern zwischen dem 20. und 40. Lebensjahr.

Ruheschmerz und Morgenschmerz, tief sitzender Kreuz- und Rückenschmerz, begleitet von Schmerz am

Sitzbein, hinter dem Sternum, an den Schienbeinkanten und am Fersenbein (Tendoperiostalgien) sollte an einen Morbus Bechterew denken lassen. Schmerzhaft können auch Sehnenansätze sein, z.B. der Achillessehne, der Hüftadduktoren (**Enthesiopathien**).

Zu den Frühsymptomen zählen ebenfalls Nachtschweiß, Iritis, Urethritis. Schmerzen durch eine **Synovialitis in den Extremitätengelenken** treten meist erst im späteren Verlauf der Krankheit auf. Betroffen sind vor allem die Hüftgelenke, aber auch alle anderen großen Gelenke, die kleinen Gelenke dagegen selten.

Die Rumpfhaltung wird allmählich „überkorrekt" oder zunehmend kyphotisch. Charakteristisch ist vor allem die kurzbogige fixierte Kyphose der BWS mit eingeschränkter Kopfbeweglichkeit (☞ Abb. 17.9e).

Die Beweglichkeit der Wirbelsäule und der erkrankten Gelenke wird geringer. Mit zunehmender **Einsteifung des knöchernen Brustkorbs** kommt es zu einem Engegefühl und zur Bauchatmung. Die Schmerzen können heftig und quälend sein und werden häufig durch kleine Erschütterungen (Husten, Niesen!), Bewegungs- und Witterungswechsel provoziert oder verstärkt.

Mit dem Abklingen der Progredienz und der Zunahme der Verknöcherungen lassen die Schmerzen gewöhnlich nach. In Spätstadien werden die Patienten von der **Bewegungsunfähigkeit der Wirbelsäule beeinträchtigt.** Bei einer ungünstigen Kopfstellung ist der Blick nach unten gerichtet, und der Blick in die Ferne ist nicht mehr möglich.

Eine vollständig starre Wirbelsäule ist bei Stürzen besonders verletzungsgefährdet. Durch den ungünstig langen Hebelarm kann es zu **Stressfrakturen** kommen, die in pseudarthroseähnlichen, schmerzhaften Unterbrechungen des Bambusstabes münden (**Andersson-Läsion**).

Auffällig sind der geradezu regelhaft zu beobachtende Leistungswille der Bechterew-Kranken und ihre meist hohe Motivation, trotz der Beschwerden im Berufsleben aktiv zu bleiben.

> **!** Zwischen dem Prodromalstadium und der Diagnosestellung vergehen im Mittel mehr als fünf Jahre.

Als typische klinische Zeichen gelten:
- **Abnahme der Wirbelsäulenbeweglichkeit:** Die LWS erweist sich beim Bücken als steif, messbar durch den Schober-Test (☞ Abb. 17.6), Zunahme des Finger-Boden-Abstands beim Bücken, geringe Entfaltung der BWS bei Inklination (Zeichen nach Ott ☞ Abb. 17.6); Kinn-Sternum-Abstand bei inkliniertem Kopf > 0, bei rekliniertem Kopf gegenüber der Norm vermindert (☞ Abb. 17.7), symmetrische Einschränkung der HWS-Rotation.
- **Formveränderungen der Wirbelsäule:** Die physiologische Lordose wird flach oder verschwindet, die Kyphose der BWS nimmt meist zu, der Kopf wird starr nach vorn geschoben (☞ Abb. 17.9e). Durch die Haltungsveränderung (Kyphose) bilden sich quere Bauchfalten.
- **Thoraxstarre:** Sie entsteht durch Einsteifung der Wirbel-Rippen-Verbindungen. Auffällig sind Thoraxkompressionsschmerz, vorwiegende Bauchatmung, messbare Abnahme der Atembreite unter 2 cm (Thoraxumfangsdifferenz über dem 4. ICR in maximaler Inspiration und maximaler Exspiration) sowie eine Verminderung der Spirometerwerte.
- **Befall der Kreuz-Darmbeinfugen:** Es kommt zu Ruheschmerz, aber auch Druck- und Stauchschmerz. Beide Fugen werden **symmetrisch befallen,** im Gegensatz z.B. zur Psoriasisarthropathie und zur bakteriellen Infektion der Iliosakralfuge. Auch die Symphyse und die Synchondrosis manubriosternalis können früh mitbeteiligt sein und sind dann druckempfindlich.
- **Befall der peripheren Gelenke:** Er geht mit den typischen Zeichen einer Arthritis der großen, seltener der kleinen Gelenke einher. Meist ist die Synovialitis weniger stark als z.B. bei der rheumatoiden Arthritis. Charakteristisch ist die frühe Entwicklung einer sekundären Arthrose mit ausgeprägten Osteophyten. Werden die Hüftgelenke befallen, tritt in der Regel rasch eine Bewegungseinschränkung auf (artikuläre Kontraktur).

Diagnose Bis auf das HLA-B27 ist die Labordiagnostik wenig richtungweisend. Die klinischen Symptome sind nicht ausreichend spezifisch, um allein die Diagnose der Spondylitis ankylosans zu erhärten. Erst die charakteristischen Röntgenphänomene gelten als beweisend für die Krankheit.

Labor: CRP und BSG sind in der aktiven Phase leicht bis mittelgradig erhöht. Die Rheumafaktoren sind negativ. Die Serumkonzentrationen von Eisen (erhöht) und Kupfer (erniedrigt) sind für die Diagnostik nicht ausreichend zuverlässig.

Bei über 90 % der Bechterew-Patienten lässt sich das **HLA-B27-Antigen** nachweisen. Hingegen sind nur ca. 7 % der Gesamtbevölkerung HLA-B27-positiv. Der Nachweis des HLA-B27-Antigens kann deshalb nur zusammen mit den klinischen und bildgebenden Befunden interpretiert werden, er ist keinesfalls allein beweisend. Umgekehrt ist eine Spondylitis ankylosans bei fehlendem Nachweis des HLA-B27-Antigens nicht ausgeschlossen, aber unwahrscheinlich.

Röntgen: An den **Kreuz-Darmbeinfugen** kommt es zu unscharfen Begrenzungen durch Arrosion der knöchernen Grenzlamelle. Es entstehen rundliche Osteolysen, die sich perlschnurartig an der Begrenzung der Iliosakralfugen aufreihen. Umschriebene Sklerosen des benachbarten Knochens, Verschmälerung und knöcherne Überbrückung des Gelenkspalts (☞ Abb. 17.46) komplettieren das „**bunte Bild**" der charakteristischen Veränderungen. Mit CT lassen sich schon in Frühstadien diese typischen Veränderungen darstellen.

An der Wirbelsäule kommt es zu Knochenauflagerungen an der Oberfläche der Lendenwirbelkörper, so dass sie im seitlichen Röntgenbild eine eher rechteckige Form annehmen (**Kastenwirbel, Tonnenwirbel,** ☞ Abb. 17.48). Der Anulus fibrosus verknöchert, so dass im a.p. Röntgenbild vor allem am thorakolumbalen Übergang vertikal ausgerichtete streifenförmige Knochenspangen sichtbar werden, die die Intervertebralräume an ihren äußeren Begrenzungen überbrücken (**Syndesmophyten**). Später tritt die stabile knöcherne Überbauung der Intervertebralräume ein, so dass die Wirbelsäule die **Form eines Bambusstabs** annimmt (☞ Abb. 17.47).

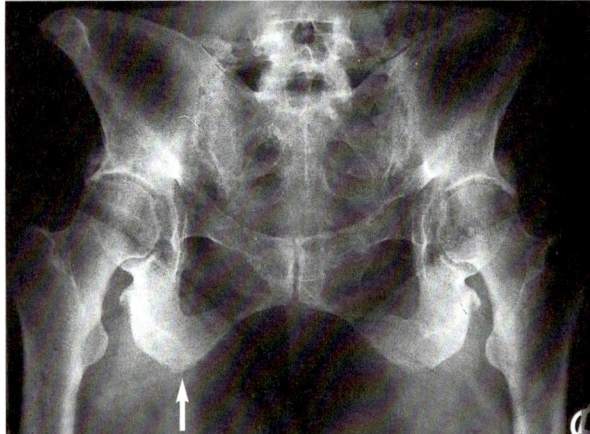

Abb. 17.46   Spondylitis ankylosans.

52-jährige Frau mit tief sitzendem, betont morgendlichem Kreuzschmerz. Im Vordergrund steht eine schmerzhafte Bewegungseinschränkung beider Hüftgelenke.

Die Beckenübersichtsaufnahme zeigt unruhige Konturen der Iliosakralfugen mit Sklerosen und Osteolysen („buntes Bild"). Die Symphysenbegrenzung ist auffällig sklerotisch. Verschmälerung des Gelenkspalts beider Hüftgelenke, subchondrale Sklerosen, ausgeprägte, umfassende Osteophyten sind Zeichen einer sekundären Koxarthrose (Bechterew-Hüfte). Verknöcherungen an den Muskelansätzen (produktive Enthesiopathien →).

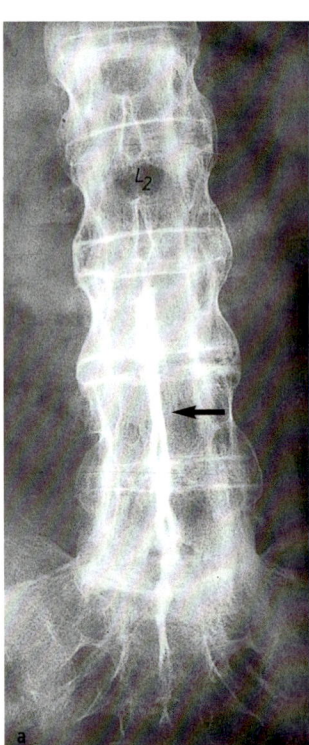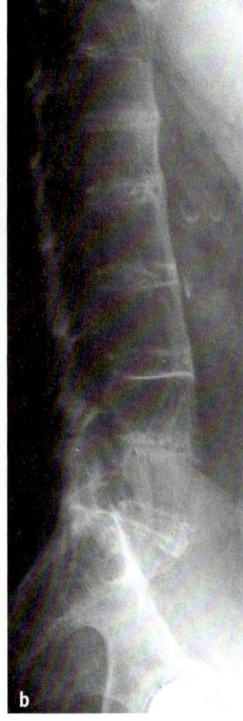

Abb. 17.47   Spondylitis ankylosans.

Ansicht der Lendenwirbelsäule im Röntgenbild von vorn (a) und von der Seite (b). Vollständige Verknöcherung des Band- und Kapselapparats der Wirbelsäule, der kleinen Wirbelgelenke, der Rippenwirbelgelenke, der Interspinalligamente (→) und der Iliosakralfugen. Die Bandscheibenräume sind knöchern überbaut, so dass die äußere Form an einen Bambusstab erinnert.

Skelettszintigraphie: Sie hat mit der Entwicklung der CT und MRT an Bedeutung verloren. Ihr Vorteil liegt in der Ganzkörperuntersuchung, so dass Entzündungen an peripheren Gelenken und Wirbelsäule gleichzeitig aufgedeckt werden können, noch bevor klinische Symptome auftreten. Die Traceranreicherung in den ISG-Fugen lässt sich quantifizieren und kann als Parameter für das Ausmaß der Entzündung dienen.

Differentialdiagnose   In den Anfangsstadien ist eine Verkennung als degeneratives Lumbalsyndrom möglich. Bei Schmerzen in den Kreuz-Darmbeinfugen ist auch der Verdacht auf eine Psoriasisarthritis und andere seronegative Spondylarthritiden zu lenken, nicht zuletzt ist die pyogene Infektion des Iliosakralgelenks abzugrenzen (einseitiger Befall). Arthrosen, Enthesiopathien und Periostosen anderer Genese.

Wie die Spondylitis ankylosans ist auch die **Spondylosis hyperostotica (M. Forestier)** geradezu gekennzeichnet von Verknöcherungen der Wirbelsäule, die den Bandscheibenraum überbrücken. Eine Abgrenzung gelingt dadurch, dass die Knochenbrücken zwischen den Wirbelkörpern viel massiver ausfallen. Anders als der Syndesmophyt beim M. Bechterew (☞ Abb. 17.48a) nimmt der überbrückende Sporn beim M. Forestier zunächst einen horizontalen Verlauf und weist damit ein Charakteristikum eines Spondylophyten auf (☞ Abb. 17.48). Das Krankheitsbild wird deshalb vielfach als Maximalvariante einer Osteochondrose der Wirbelsäule aufgefasst, zumal die Spondylosis hyperostotica ohne Entzündungssymptome meist als **schmerzfreie Einsteifung** abläuft und vorwiegend **ältere Menschen** betrifft. Offenbar besteht eine konstitutionelle Neigung zur Verknöcherung des fibrösen Bindegewebes, die auch an begleitenden produktiven Enthesiopathien (☞ Abb. 11.1a) zu erkennen ist. Die Spondylosis hyperostotica wird deshalb auch als ein Teilbild einer „diffusen idiopathischen skelettalen Hyperostie" (DISH) aufgefasst. Beschwerden bestehen zumeist nicht, oder sie entsprechen denen bei Spondylosis deformans. Die Behandlung, falls notwendig, orientiert sich an der Therapie degenerativer Lumbalsyndrome (☞ Kap. 17.5.2).

Therapie   Der **Krankengymnastik** kommt in der Therapie der Spondylitis ankylosans eine überragende Bedeutung zu. Sie dient der Erhaltung der Beweglichkeit und Bekämpfung weiterer Einsteifungen sowohl an der Wirbelsäule wie an den peripheren Gelenken. Die Muskulatur wird gekräftigt, um ausgefallene Bewegungsfähigkeit kompensatorisch ersetzen zu können.

Physikalische Anwendungen vor allem in Form von Wärme unterstützen die Übungsbehandlung, entspannen die Muskulatur, lockern das Gewebe und nehmen einen günstigen Einfluss auf die Schmerzen.

Die **medikamentöse Therapie** hat die Bekämpfung der phasenartigen Schmerzen zum Ziel. Überwiegend kommen nichtsteroidale Antiphlogistika zum Einsatz, die gleichzeitig auch eine hemmende Wirkung auf die Ossifikationsvorgänge nehmen. Basistherapeutika wie Sulfasalazin und auch Methotrexat finden ihren Einsatz vor allem bei der Beteiligung peripherer Gelenke.

Operationen: Entzündlich veränderte und eingesteifte große Gelenke können durch einen endoprothetischen Gelenkersatz erfolgreich wiederhergestellt werden. Eine ausgeprägte Kyphose, die den Blick in die Ferne unmöglich macht, kann eine Korrekturspondylodese (Kolumnotomie) der Wirbelsäule notwendig machen.

Eine begleitende Iritis und Urethritis gehört in die Hand erfahrener Augenärzte.

Prognose Das Leiden kann kontinuierlich über lange Zeit fortschreiten oder schubweise mit Remissionen verlaufen, es kann aber auch in jedem Stadium zum Stillstand kommen! Keineswegs erreicht jeder Bechterew-Kranke das Vollbild der Wirbelsäulenversteifung! Die Diagnose beinhaltet nicht den schicksalhaften Verlauf in die Frühinvalidität. Vielmehr beschränkt sich der Krankheitsverlauf in den meisten Fällen auf Teilaspekte. Parameter, die eine sichere Prognose über den zu erwartenden Verlauf zulassen, fehlen.

17.2.6 Verletzungen der Wirbelsäule

Die besondere Problematik der Wirbelsäulenverletzungen liegt in der Gefahr irreversibler Schädigung von Rückenmark und Spinalnerven.

Ätiologie

Verletzungen der Wirbelsäule entstehen gewöhnlich durch indirekte Gewalteinwirkung in Form plötzlicher, überkritischer Hyperflexion, Hyperextension oder Längsstauchung. Abgesehen von Frakturen bei der Osteoporose und pathologischen Frakturen müssen große Kräfte wirken, um schwerwiegende Verletzungen zu bewirken. Sie können den Bandapparat, die Bandscheiben und die knöchernen Elemente sowohl allein als auch in Kombination treffen.

Einfachste Verletzungsformen sind **Kontusionen** und **Distorsionen,** die weder eine Knochenschädigung noch

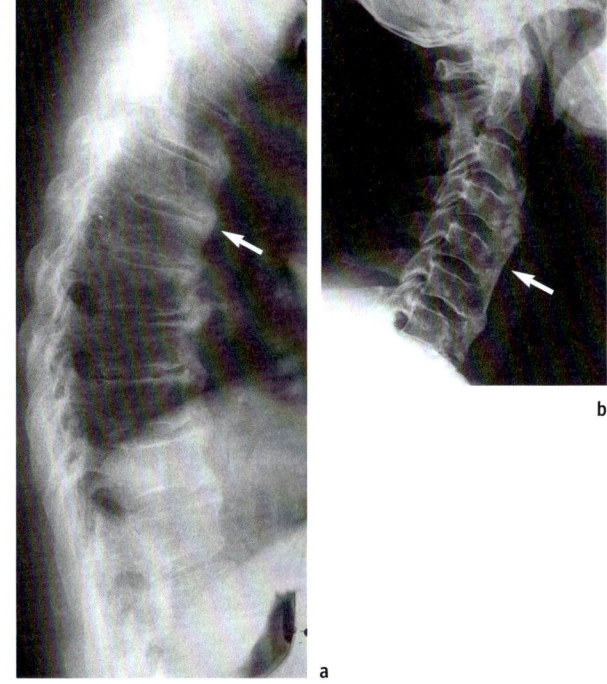

b

a

Abb. 17.48   Spondylosis hyperostotica.

a) Schnabelartige, den Bandscheibenraum überbrückende Spondylophyten an der ventralen Brustwirbelsäule (→).

b) Die massiven Knochenneubildungen an der Halswirbelsäule (→) führen nicht nur zur Steifheit, sondern auch zur stenosebedingten Dysphagie.

Zerreißungen der Haltestrukturen erzeugen noch das Nervensystem beteiligen.

Wirbelfrakturen sind am häufigsten an den Übergängen der beweglichen zu den weniger beweglichen Wirbelsäulenabschnitten lokalisiert, zuvorderst am **thorakolumbalen Übergang,** aber auch am zervikothorakalen und am kraniozervikalen.

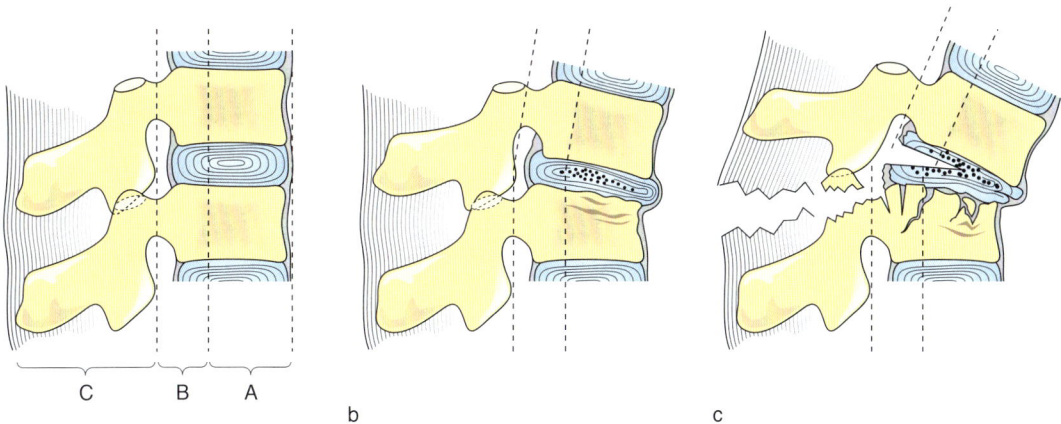

a   b   c

Abb. 17.49   Dreisäulenmodell zu Klassifizierung von Wirbelfrakturen.

a) Die hintere Säule besteht aus Wirbelbogen, Gelenkfortsätzen, Lig. intra- bzw. supraspinale, die mittlere Säule aus Wirbelkörperhinterwand, hinterem Längsband und dorsaler Wand des Anulus fibrosus. Brüche gelten als instabil, wenn die Strukturen der hinteren und mittleren Säule betroffen sind.

b) Kompressionsfrakturen beschränken sich gewöhnlich auf die vordere Säule und sind stabil.

c) Instabile Fraktur mit Beteiligung aller Säulen.

Maßgeblich für den Schweregrad der Verletzung ist die **Beteiligung von Nervengewebe** und die Unterscheidung zwischen stabilen und instabilen Frakturen.

Eine verletzte Wirbelsäule gilt als **stabil,** wenn die Wirbelkörper axialen Stauchungskräften ohne weitere Deformierung standhalten, wenn die dorsalen Strukturen den Zugkräften widerstehen und Rotationskräfte abgefangen werden, so dass die Wirbelsäule in der Lage ist, den Körper aufrecht zu halten und den Inhalt des Spinalkanals vor weiteren Verletzungen zu schützen.

Somit stellt jede Verminderung der Druck-, Zug- und Torsionsfestigkeit eine Instabilität unterschiedlichen Schweregrads dar.

Für die praktischen Belange geht man von einem **3-Säulen-Modell** aus, das eine theoretische Aufgliederung in der Längsachse vorsieht (☞ Abb. 17.50).

Danach gelten Brüche als instabil, wenn Strukturen der hinteren Säule (u. a. Wirbelbogen, Gelenkfortsätze, Lig. interspinale) und mittleren Säule (Wirbelkörperhinterwand, hinteres Längsband, dorsale Wand des Anulus fibrosus) verletzt sind.

Verletzungen der hinteren und mittleren Säule können zur Wirbelluxation führen (☞ Abb. 17.52b). Durch die Lageverschiebung eines Wirbels oder einzelner Wirbelbruchstücke oder durch ein Hämatom kann es zur Kompression, in schweren Fällen zur völligen Zertrümmerung des Rückenmarks oder der Spinalwurzeln mit partieller oder totaler Leitungsunterbrechung bis zur kompletten Querschnittslähmung kommen (☞ Kap. 13.1.3). Bei etwa 15 % der Wirbelfrakturen ist das Rückenmark mitverletzt. Die neurologischen Ausfälle können sofort nach dem Unfall vorhanden sein oder sich erst im Laufe von Stunden entwickeln (Ödem, Hämatom!).

Kompressionsfrakturen mit Deckplatteneinbruch und keilförmiger Deformierung beschränken sich gewöhnlich auf die vordere Säule (Abb. 17.48a). Die mittlere Säule (Hinterwand!) bleibt dabei intakt und wirkt als Scharnier beim Kollaps des vorderen Wirbelkörperanteils. Wenn dieser etwa 50 % seiner Höhe verliert, kann die Spannung der

dorsalen Ligamente und Intervertebralgelenke kritisch werden. Auf Röntgenaufnahmen nicht erkennbare Hinterwandverletzungen können durch Computer- oder Kernspintomographie sicher aufgedeckt werden. Bei der **Berstungsfraktur** (vertikale Gewalteinwirkung) zerfällt der Wirbelkörper in mehrere Fragmente (Abb. 17.51a). Seltener kommt es zur groben Dislokation (**Luxationsfraktur** Abb. 17.51b) oder zur **Spaltungsfraktur** (Abb. 17.51c).

Die **Halswirbelsäule** wird infolge ihrer exponierten Form- und Funktionsverhältnisse häufig von Beschleunigungstraumen betroffen, bei denen die Weichgewebeschäden ohne Knochenverletzung eine größere Rolle spielen als in den anderen Abschnitten der Wirbelsäule. Es kommen Verletzungstypen von einfacher Distorsion bis zur Bänder- und Bandscheibenzerreißung vor, die nicht immer von Gelenk-, Knochen- und Nervenverletzungen begleitet werden.

Die Diagnose ist sowohl im frischen Zustand als auch bei späteren Kontrollen nicht immer einfach und erfordert eine subtile funktionelle und neurologische Untersuchung, Röntgenaufnahmen in verschiedenen Funktionsstellungen (nach frischer Verletzung zur Vermeidung von Sekundärschäden zunächst nur Übersichtsaufnahmen!) und gegebenenfalls ein MRT.

Oft schließen sich nach einem schmerzfreien Intervall hartnäckige Kopf- und Nackenschmerzen an, nicht selten mit starkem psychovegetativem Einschlag (☞ Zervikalsyndrome, Kap. 17.5.5).

Das typische **Schleudertrauma** ereignet sich vornehmlich bei Heckauffahrunfällen im Straßenverkehr, wobei ein abrupter horizontaler Kraftstoß unerwartet den Rumpf von hinten trifft (☞ Abb. 17.52). Ohne wirksame (ausreichend hohe!) Nackenstütze führt das Ereignis zu:
1. einem heftigen Beschleunigungsvorschub, dem die ungeschützte Halswirbelsäule zunächst nicht folgen kann und der sich in erster Linie im unteren Zervikalbereich auswirkt
2. einer ruckartigen Hyperextensionsbewegung, unmittelbar gefolgt von

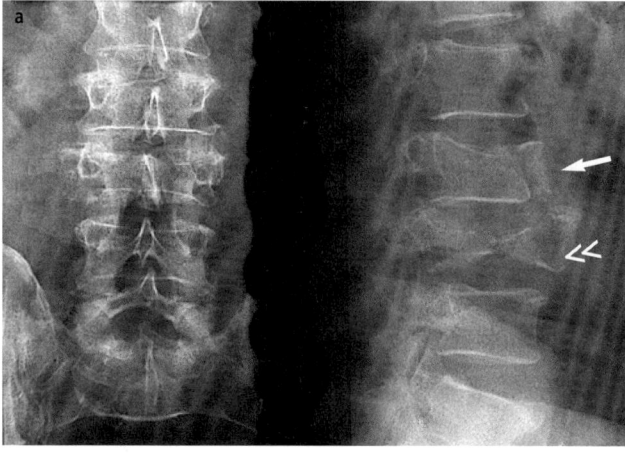
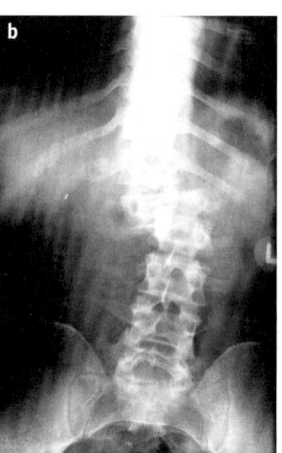
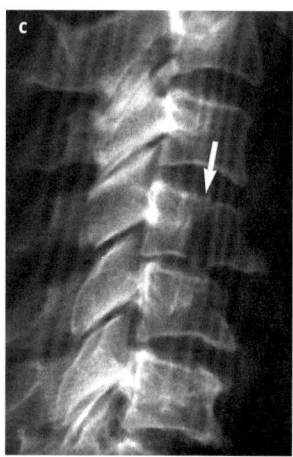

Abb. 17.50 Wirbelfrakturen.

a) Bei den meisten Wirbelfrakturen handelt es sich um Kompressionsbrüche mit Deckplatteneinbruch und keilförmiger Deformierung des Wirbelkörpers (Keilwirbel L2, →). Beim Berstungsbruch zerspringt der Wirbelkörper in mehrere Fragmente (L3 >>).

b) Luxationsfraktur L1/L2 mit grober Dislokation.

c) Spaltungsfraktur des 4. Halswirbels (→).

3. einer ebenso heftigen Hyperflexion („Peitschenhieb"-Mechanismus!).

Die Indikation zur Röntgendiagnostik eines traumatisierten Wirbelsäulenabschnitts sollte großzügig gestellt werden. Insbesondere bei Stürzen aus großer Höhe oder bei bewusstlosen Patienten ist eine radiologische Diagnostik aller Wirbelsäulenabschnitte geboten. Die Bestimmung des Frakturtyps und einer knöchernen Bedrängung des Spinalkanals ist die Domäne der Computertomographie. Sie kann bei spezifischen Fragestellungen durch eine Kernspintomographie ergänzt werden, z. B. zur Beurteilung begleitender Weichteil- oder Gefäßverletzungen.

Therapie

Halswirbelsäule **Stumpfe Traumen** ohne Knochenverletzung klingen unter Ruhe und Abstützung mit Schanz-Krawatte oder Kunststoffkragen gewöhnlich innerhalb von 4–6 Wochen ab. Initial symptomatisch Analgetika, Antiphlogistika. Je nach Verträglichkeit vorsichtiger Beginn mit stabilisierender, nicht mobilisierender Krankengymnastik.

Stabile Frakturen: Ruhigstellung in fixierender Zervikalstütze (☞ Abb. 3.7a) oder Halo-Jackett für 6 Wochen, dann abhängig von Röntgenkontrolle abnehmbarer Kunststoffkragen für weitere 6–12 Wochen und Physiotherapie.

Instabile Frakturen: Häufig ist operative Reposition und Verblockung des instabilen Segments durch **Spondylodese** die Therapie der Wahl. Je nach Stabilität der Osteosynthese folgt eine zusätzliche Sicherung durch eine Zervikalstütze über mehrere Wochen. Eine sichere Fixation gelingt auch im Halo-Jackett, das gegenüber dem Thorax-Kopf-Gipsverband (Diadem-Gips) die Vorteile einer nachträglichen Stellungskorrektur und eines besseren Tragekomforts für den Patienten bietet.

Brust- und Lendenwirbelsäule Bei **stumpfen Traumen** ohne Knochenverletzung und neurologische Symptome genügen meist Schonung bzw. Ruhelagerung bis zum Abklingen der initialen Schmerzen (1–3 Wochen), frühzeitige aktive Muskelübungen und ggf. noch mehrere Wochen fortgesetzte Wärmeanwendung. Symptomatisch Analgetika und Antiphlogistika.

Stabile Frakturen: Je nach Lokalisation und Ausmaß Lagerung unter leichter Lordosierung auf fester Unterlage oder im anmodellierten **Gipsbett** für 2–4 Wochen, dann Aufstehen im **Dreipunktkorsett** (☞ Abb. 17.53), das in der Regel 6 Wochen zu tragen ist. Symptomatisch Analgetika und Antiphlogistika. Je nach Beschwerden **frühzeitiger Beginn mit Physiotherapie** (vor allem Spannungsübungen der Rückenmuskulatur). Ziel der Behandlung ist die Stabilisierung und knöcherne Ausheilung der Fraktur im Status quo.

Instabile Frakturen benötigen in der Regel die **operative Stabilisierung:** offene Aufrichtung und Osteosynthese einschließlich der Nachbarsegmente mit Hilfe spezieller Techniken der inneren Fixation (☞ Abb. 17.54). Evtl. muss ein geborstener, nicht heilungsfähiger Wirbelkörper rekonstruiert und durch Knochentransplantate stabilisiert werden. Eine progrediente neurologische Symptomatik (Zunahme einer bisher inkompletten Lähmung, aufsteigende Parese, Lähmungszeichen nach freiem Intervall) stellt eine Indikation zur notfallmäßigen Operation dar.

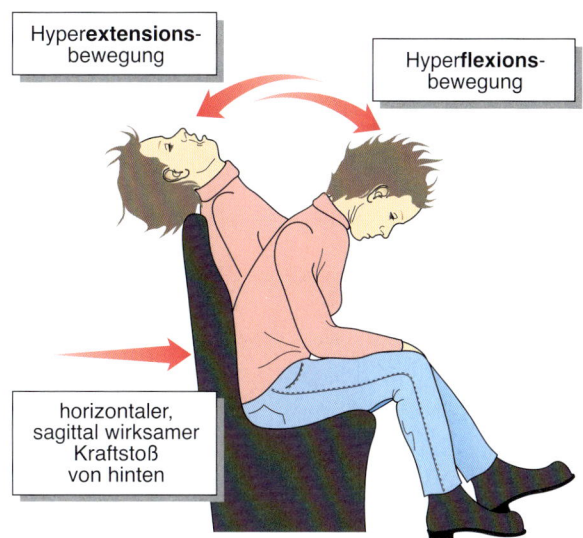

Abb. 17.51   Verletzungsmechanismus beim Schleudertrauma.
Ein horizontaler, sagittal wirksamer Kraftstoß von hinten bewirkt zunächst eine Hyperextension und schließlich eine Hyperflexion der Halswirbelsäule.

Die definitive stabile Ausheilung einer Wirbelfraktur dauert wenigstens 1 Jahr. Sie ist bei instabilen Frakturen wegen der Interposition vernarbten Faser- und Bandscheibenmaterials trotz langer Ruhigstellung nicht sicher.

Instabil verheilte Wirbelfrakturen sind an ihrer Fehlstellung röntgenologisch zu erkennen und verursachen häufig

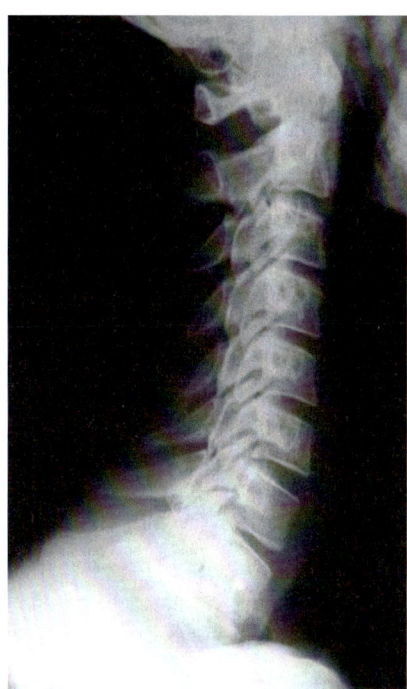

Abb. 17.52   Schleudertrauma der HWS.
Steilgestellte Halswirbelsäule mit völliger Aufhebung der Halslordose, hier nach einem Schleudertrauma. Degenerative Veränderungen sind nicht zu erkennen, keine knöcherne Verletzung.

393

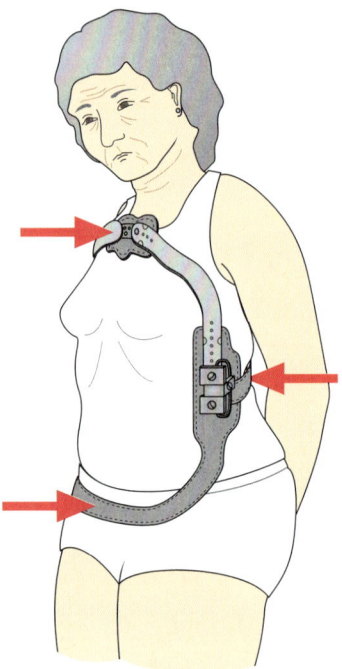

Abb. 17.53 Wirkungsprinzip beim Dreipunktkorsett.

Einfaches Dreipunktkorsett zur Behandlung stabiler Wirbelfrakturen.

chronische Rückenbeschwerden. Späterhin können schmerzhafte posttraumatische Wirbelsäulendeformitäten zur operativen Korrektur und Spondylodese veranlassen.

Inkomplette Rückenmarksverletzungen und ihre Prognose Markkontusion (Erschütterung, „Rückenmarksschock"): sofort partieller oder kompletter Funktionsausfall mit Erholung gewöhnlich innerhalb von 24 Stunden.

Motorische Halbseitenläsion (Brown-Séquard): motorische Lähmung auf der einen, Schmerz- und Temperaturausfall auf der anderen Seite. Prognose gut.

Zentrales Marksyndrom: gewöhnlich zervikal; alle motorischen Funktionen sind betroffen. Prognose unterschiedlich. Schwache Handfunktion, Spastizität.

Vorderes Marksyndrom: partieller oder kompletter Ausfall von Schmerz, Temperatur und motorischen Funktionen; Berührungs- und Lagesinn erhalten. Prognose der Motorik ist schlecht, besonders wenn auch die Schmerzempfindung betroffen ist.

Hinteres Marksyndrom: erhaltene Schmerzempfindung bei erloschenem Berührungs- und Lagesinn. Prognose schlecht.

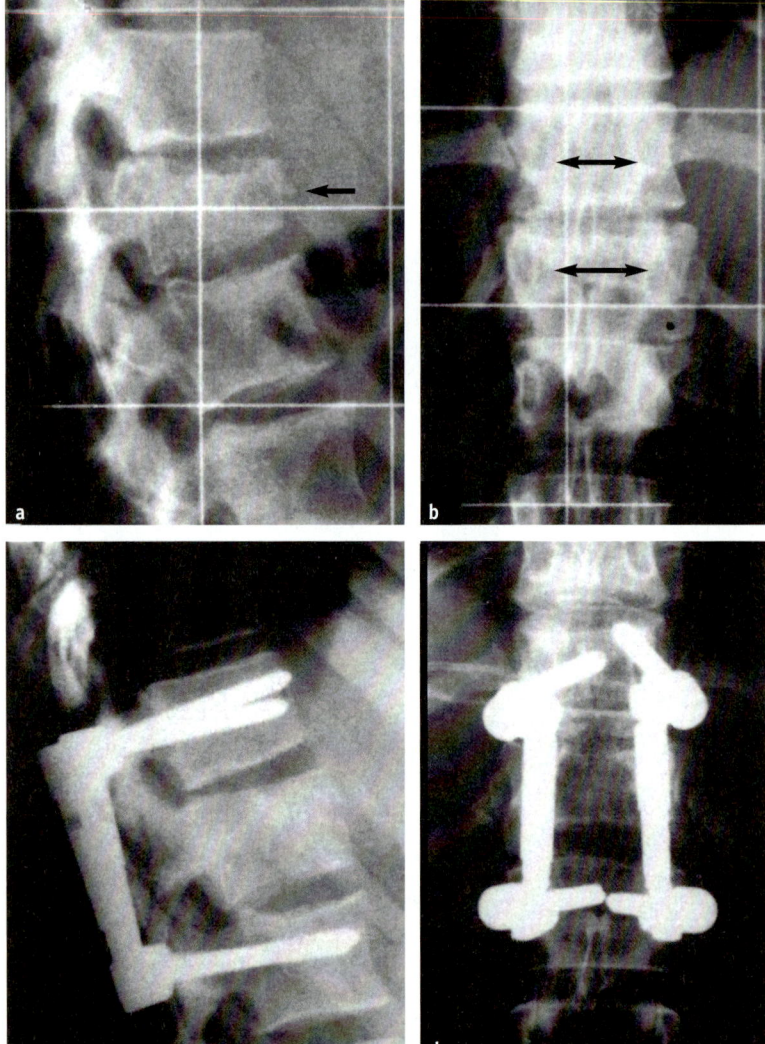

Abb. 17.54   Instabile Kompressionsfraktur.

a) Im seitlichen Röntgenbild ist die ehemalige ventrale Wirbelhöhe D12 um 40 % gemindert; Abplattung nach vorn (Keilwirbel); Dorsalversatz der Hinterkante gegenüber dem tiefer liegenden Wirbel als Zeichen der Hinterwandbeteiligung.

b) In a.p. Sicht erscheint der Wirbel eher verbreitert (Abstand der „Wirbelaugen" ↔).

c) und d) Osteosynthese mit Fixateur interne: Die Schrauben werden durch die Pedikel in den Wirbelkörper eingebracht. Der zusammengebrochene Körper ist weitgehend wieder aufgerichtet, die Weite des Wirbelkanals wiederhergestellt, der Wirbel stabil abgestützt.

17.3 Krankheiten des Brustkorbs

17.3.1 Kielbrust

Definition Kielartiges Vorspringen des Brustbeins, häufig vergesellschaftet mit Wirbelsäulendeformitäten (Abb. 17.53a).
Synonyma: Hühnerbrust, Pectus carinatum.

Ätiologie und Pathogenese Anlagebedingt, allein oder begleitend mit anderen Symptomen, z.B. beim Marfan-Syndrom oder im Rahmen einer Rachitis.

Klinik Das Brustbein springt kielartig vor. Beschwerden bestehen nicht. Nur in seltenen Fällen sind die Thoraxorgane beeinträchtigt. Die Deformität stellt vor allem ein kosmetisches Problem dar (☞ Abb. 17.55a).

Therapie Bei aller Zurückhaltung in der Indikation kann eine operative Korrektur unter Resektion des kartilaginären Rippenanteils erfolgen. Dabei wird der Periostschlauch erhalten und nach der Resektion gerafft.

17.3.2 Trichterbrust

Definition Trichterförmige Einziehung vorwiegend der unteren Hälfte des Brustbeins mitsamt der vorderen Thoraxwand (☞ Abb. 17.55b).
Synonym: Pectus excavatum.

Ätiologie Die Ursache liegt wohl in einer angeborenen Wachstumshemmung der vorderen Thoraxwand mit bindegewebiger Fixation des Sternums an der ventralen Wirbelsäule.

Klinik Die Deformität ist zunächst meist geringfügig und nimmt mit den Wachstumsschüben zu. Schmerzen treten nicht auf. Die Deformität wird von den Betroffenen als kosmetisches Problem empfunden.

In schweren Fällen kann es zu Kreislauf- und Atemstörungen infolge Einengung des Mediastinalraums und Herzverlagerung kommen. Oft besteht gleichzeitig ein Rundrücken, gelegentlich auch eine Skoliose. Die Trichterbrust kann singuläres Symptom eines Status dysrhaphicus oder des Marfan-Syndroms sein.

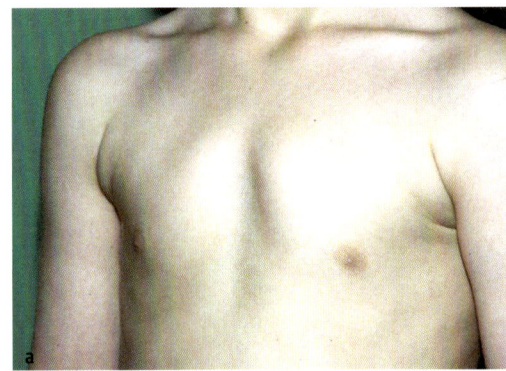
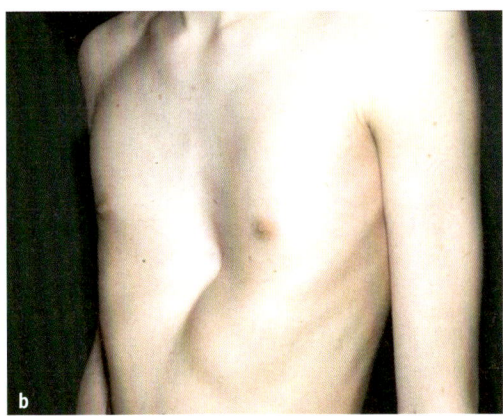

Abb. 17.55 Kielbrust und Trichterbrust.
a) Kielbrust bei einem 10-jährigen Jungen.
b) Trichterbrust eines Erwachsenen.

Therapie Auch für die Trichterbrust gilt, dass eine operative Therapie nur in seltenen Fällen medizinisch indiziert ist. In ausgeprägten Fällen mit Beeinträchtigung der Herz- und Lungenfunktion, aber auch bei größerer kosmetisch-psychischer Belastung kann eine operative Korrektur erfolgen.

Die **Umkehrplastik des Sternums** erfordert die multiple Durchtrennung der angrenzenden knorpeligen Rippenteile und des Sternums und die Hebung und Schienung der mobilisierten Brustkorbpartie. Als günstigstes Operationsalter wird das 4.–8. Lebensjahr angesehen. Die Operationsergebnisse sind von relativ häufigen Rezidiven belastet.

Zusammenfassung

Funktionelle Anatomie

Als „Achsenorgan" hat die Wirbelsäule drei wesentliche Aufgaben zu erfüllen:
1. Haltefunktion: Gewährleistung der Stabilität des Rumpfes unter allen Haltungs- und Bewegungsbedingungen.

2. Dynamische Ausgleichsfunktion gegenüber den gegensätzlich wirkenden Einflüssen der Schwerkraft und des Muskelzuges.
3. Leit- und Schutzorgan für das Rückenmark und die Spinalnervenwurzeln.
Wegen der **kraniokaudal zunehmenden Belastung** sind Wirbel und Bandscheiben von C1 bis L5 zunehmend

stärker dimensioniert. An der Verbindung zwischen beweglicher LWS und starrem Kreuzbein (L5/S1) treten die größten Belastungen auf, abhängig auch von der individuellen Form des Überganges.

Austragungsort der statischen und dynamischen Kräfte in jeder Etage ist das **intervertebrale Bewegungssegment** mit vorderem und hinterem Längsband, der Bandscheibe, den Foramina intervertebralia und den Intervertebralgelenken.

Dem Ausgleich von Spannungs-, Scher-, Druck- und Stoßkräften bei der Bewegung dienen besondere anatomische Vorrichtungen:
- die physiologischen Krümmungen
- die Bandscheiben mit ihrem Anulus fibrosus und Nucleus pulposus.

Voraussetzung für die **Elastizität der Bandscheiben** ist das Wasserbindungsvermögen des Nucleus pulposus. Mit zunehmendem Alter nimmt der Turgor der Bandscheiben ab und die mechanische Kompensationsfähigkeit lässt nach. Dies wird an den meistbeanspruchten Stellen – am zervikothorakalen, thorakolumbalen und lumbosakralen Übergang – am ehesten und stärksten bemerkbar.

Normale und gestörte Haltung Haltung ist das Gesamtbild des frei und aufrecht stehenden Menschen. Sie ist abhängig von Erbanlage, Alter sowie physischer und psychischer Verfassung.

Anspannung führt zur aufrechten Haltung, Erschlaffung zur Ruhehaltung. Mangelndes Aufrichtevermögen bezeichnet man als **Haltungsschwäche,** in schwerer Form als **Haltungsverfall.**

Variationen der physiologischen (harmonischen, ausgewogenen) Haltung sind der hohlrunde Rücken, der Flachrücken und der totale Rundrücken. Davon zu unterscheiden sind pathologische Haltungsformen.

Anlage- und Entwicklungsstörungen

Variationen des Wirbelgefüges Variationen des Wirbelgefüges entstehen bei der Längsdifferenzierung des Achsenorgans und führen zu **Übergangswirbeln,** die Form und Eigenschaften des Nachbarabschnitts haben:
- C7 mit Halsrippen
- Sakralisation L5
- Lumbalisation S1.

Oder **Synostosen:**
- Atlasassimilation
- Blockwirbel durch ausbleibende oder unvollständige Segmentation
- lumbosakrale Assimilation.

Wirbelfehlbildungen Wirbelfehlbildungen sind primäre Differenzierungsstörungen der Wirbelsäulenanlage:
- Defekte von Wirbelteilen
- Keilwirbel
- Halb-, Viertel-, Schmetterlingswirbel
- Spalten meist im Wirbelbogen (Dysrhaphie, Spina bifida, Spondylolyse).

Diastematomyelie betrifft die Längsleiste im Wirbelkanal, die das Rückenmark in 2 Stränge teilt.

Basiläre Impression Hypoplastische Fehlbildungen der Schädelbasis mit Invagination des Dens in das Foramen magnum. Sekundäre basiläre Impression bei M. Paget, fibröser Dysplasie und rheumatoider Arthritis. Diagnose mittels Röntgen und CT und Orientierung an speziellen Hilfslinien.

Hinterhauptkopfschmerzen und langsam fortschreitende Störungen der motorischen Bahnen, Kleinhirn- und Hinterstrangsymptome (zervikale Myelopathie). Therapie durch operative Dekompression des oberen Halsmarks. Kombination von basilärer Impression mit anderen Anomalien: **okzipitozervikale Dysplasie, Klippel-Feil-Syndrom.**

Muskulärer Schiefhals

Schiefstellung des Kopfes (Torticollis) infolge einseitiger Verkürzung des M. sternocleidomastoideus. Der Kopf ist nach der Seite des verkürzten Muskels geneigt, das Kinn zur gesunden Seite gedreht und leicht angehoben. Es kommt zu einer Asymmetrie des Schädels und des Gesichts. Konservative Therapie nur bei Säuglingen in den ersten Lebensmonaten mit passiven Korrekturübungen. Operation mit Durchtrennung der sternalen und klavikulären Insertion des M. sternocleidomastoideus und Nachbehandlung mit steifem Verband in Überkorrektur.

Schiefhals aus anderen Ursachen

- **funktioneller Schiefhals:** Blockade eines Bewegungssegments ohne nachweisbare Strukturveränderungen
- **ossärer Schiefhals:** angeboren durch Fehlbildungen des Skeletts; erworben durch Trauma, Entzündungen oder Tumor
- **narbiger Schiefhals:** durch Verbrennungen der Haut
- **neurogener Schiefhals:** bei schlaffen und spastischen Lähmungen
- **okulärer Schiefhals:** durch asymmetrische Funktion von Augenmuskeln
- **arthrogener Schiefhals:** durch Gelenkdestruktion bei rheumatoider Arthritis.

Spondylolisthese

(Wirbelgleiten nach vorn): häufigste Ursachen sind Spondylolysen (Spaltbildungen) in der Interartikularportion des Wirbelbogens und degenerative Veränderungen der Bandscheiben und Wirbelgelenke. Spondylolysen bereiten gewöhnlich keine Beschwerden, auch Spondylolisthesen bleiben klinisch meist stumm. Schmerzauslöser sind die Instabilität des betroffenen Segments, degenerative Veränderungen der Bandscheiben und der Wirbelgelenke, Kompression der Spinalnerven. Gradeinteilung nach Meyerding bis zur Spondyloptose. Charakteristisches Röntgenbild mit Hundehalsband und Napoleonhut. Bei Lumbalgien und Ischialgien reichen meist Krankengymnastik und physikalische Anwendungen aus. Bei Instabilitätsbeschwerden segmentversteifende Operation.

Arkuäre Kyphosen

Sind verstärkte Kyphosen über mehrere Segmente wegen angeborener Wirbelfehlbildungen, Haltungsschwäche, Scheuermann-Krankheit, Bechterew-Krankheit und Osteoporose.

Anguläre Kyphosen

(Spitzbuckel, Gibbus) entstehen durch keilförmigen Zusammenbruch eines oder benachbarter Wirbel, z.B. durch Wirbelfrakturen.

Adoleszentenkyphose

Rundrückenbildung im thorakalen und thorakolumbalen Abschnitt vornehmlich bei Jungen zwischen dem 12. und 16. Lebensjahr. Durch Insuffizienz der Wirbelgrund- und -deckplatten dringt Bandscheibengewebe in die Wirbelkörper ein (Schmorl'sche Knorpelknötchen), dadurch Höhenminderung des Bandscheibenraums und keilförmige Deformierungen der Wirbelkörper. Erst wenn multiple Segmente betroffen sind, kommt es in der Summe zu einer Rundrückenbildung. Selbst bei starkem Befall sind Schmerzen nicht zwangsläufig. Meist konservative Behandlung mit krankengymnastischen Übungsbehandlungen zur Stärkung der aufrichtenden Muskelkräfte.

Alterskyphose

Sie entwickelt sich aus einer Insuffizienz der Muskulatur, einer Bandscheibendegeneration und einer Keilwirbelbildung bei Osteoporose. Meist sind ältere Frauen betroffen mit großbogiger fixierter Hyperkyphose der Brustwirbelsäule, Hartspann der paravertebralen Muskulatur und Tendinosen des Schultergürtels. Krankengymnastik und medikamentöse Therapie der Osteoporose.

Skoliose

Dauerhafte seitliche Wirbelsäulenverbiegung, die mit charakteristischen Form- und Strukturveränderungen der Wirbelkörper und Bewegungssegmente einhergeht. Die skoliotische Fehlhaltung ist dagegen vorübergehend und verschwindet bei Beseitigung der Ursache. Einteilung nach Ursache:
1. Osteopathische Skoliosen wegen angeborener Skelettfehlbildungen.
2. Myopathische Skoliosen beruhen auf primären Muskelerkrankungen.
3. Neuropathische Skoliosen sind Folgen schlaffer Lähmungen.
4. Idiopathische Skoliosen: Mehr als 90 % der Skoliosen sind hier einzustufen. 1. Säuglingsskoliosen : entwickeln sich im Lauf des ersten Lebensjahrs. Infantile Skoliose tritt vor dem 3. Lebensjahr auf, betrifft hauptsächlich Knaben und ist in der Mehrzahl der Fälle progressiv. Juvenile Skoliosen(häufigste Form) treten zwischen dem 4. Lebensjahr und der Pubertät in Erscheinung, betreffen überwiegend Mädchen und sind rechtskonvex.

Adoleszenzskoliose tritt zwischen dem Ende der Pubertät und dem Ende der Skelettreifung auf.
Einteilung nach Form, Beweglichkeit und Lokalisation:
Einfache Skoliosen oder zusammengesetzte Skoliose, lockere und fixierte Skoliose, zervikale, thorakale und lumbale Skoliose.
Besondere Termini: Scheitelwirbel. Neutralwirbel, Cobb-Winkel, Risser-Zeichen. Klinik: meist Flachrücken, Rippenbuckel, Lendenwulst, asymmetrische Taillendreiecke, Rumpfüberhang, verminderte Vitalkapazität. Die Kyphoskoliose ist gekennzeichnet von zusätzlicher Hyperkyphose.

Therapie konzentriert sich während des Wachstums zuerst darauf, eine Verschlimmerung zu verhüten (Krankengymnastik, Korsett). Nach Abschluss des Wachstums ist sie auf die Beseitigung sekundärer Beschwerden gerichtet. Erst bei höheren Ausprägungsgraden operative Behandlung mit langstreckigen Korrekturen und Versteifungen.

Degenerative Veränderungen an der Wirbelsäule

Betreffen Bandscheiben, Intervertebralgelenke und Ligamente. Sie müssen nicht mit Beschwerden verbunden sein, sie stellen aber ein beträchtliches Krankheitspotenzial dar. Die funktionelle Störung beruht auf fehlender Koordination im Zusammenspiel zwischen Gelenken, Muskeln, Bändern, Propriozeption, die die Gelenkfunktion behindert und zu Beschwerden führt, ohne dass eine morphologische Ursache auszumachen ist. Chondrosis intervertebralis, Osteochondrosis intervertebralis und Spondylose kennzeichnen die zunehmende Degeneration des Bewegungssegments mit Höhenminderung des Intervertebralraums, Sklerose der Grund- und Deckplatten und Spondylophyten. Segmentale Gefügestörung, Retrolisthese, Spondylarthrose, Protrusio und Prolaps der Bandscheibe sind weiter Folgen degenerativer Veränderungen des Bewegungssegments.

Lumbalgie

Lokalisierter lumbaler Rückenschmerz unterschiedlicher Ausprägung. Der Lumbalgie liegen die unterschiedlichen Variationen funktioneller und degenerativer Prozesse eines oder mehrerer Bewegungssegmente der lumbalen Wirbelsäule zugrunde.
Ursachen (allein oder kombiniert):
1. funktionelle Störungen mit muskulären, ligamentären und arthrogenen Schmerzphänomenen
2. Chondrose, Osteochondrose, Spondylose
3. segmentale Instabilität
4. Spondylarthrosen
5. Kompression der Dura oder des Längsbandes

Klinik chronischer, meist in der Intensität wechselnder oder nach beschwerdefreien Intervallen rezidivierender Schmerz in der lumbosakralen Region ggf. mit pseudoradikulärer Schmerzausstrahlung, akut als Lumbago, mehr oder weniger ausgeprägte Sperrung der Beweglichkeit, Muskelhartspann. Auf neurologische Ausfallerscheinungen ist zu achten.

Red Flags:
- junge Menschen mit starken Rückenschmerzen
- plötzlich auftretender Rückenschmerz in hohem Alter
- gleichzeitiges Fieber
- Tumoranamnese
- stärkeres Trauma
- neurologische Defizite
- Rückenschmerz ohne Besserungstendenz trotz konservativer Therapie.

Therapie Orientiert sich am Ausmaß des Schmerzes und der körperlichen Beeinträchtigung. Ruhe, Medikation, lokale Injektion, Wärme, Krankengymnastik, Manualtherapie, Mieder, Extensionen, Rückenschule.

Lumbaler Bandscheibenvorfall

Folgen der degenerativen Veränderungen des Anulus fibrosus bei noch ausreichendem Expansionsdruck des Nucleus pulposus. Verlagerung von Nukleusgewebe, das auf den Spinalnerv einwirkt. Lokalisation mit absteigender Häufigkeit: L5/S1 (meist Wurzel S1 betroffen) L4/L5 (meist Wurzel L5), L3/L4 (meist Wurzel L4). Je nach Lokalisation kommt es zu charakteristischen Schmerzausstrahlungen und -lokalisationen und zu kennzeichnenden neurologischen Ausfällen. Man unterscheidet ein oberes radikuläres Lumbalsyndrom (Femoralisneuralgie) vom unteren radikulären Lumbalsyndrom (Ischialgie).

Klinik Beinschmerz, dem Verlauf des betroffenen Nervs folgend (Generalstreifen), Lähmungen, Sensibilitäts- und Reflexstörungen. Lasègue-Phänomen, gekreuztes Lasègue-Phänomen, umgekehrtes Lasègue-Phänomen, Bragard-Zeichen.
Sonderform des Massenprolaps: Kaudasyndrom mit Störung der Blasen- und Mastdarmfunktion.

Diagnostik Mittels Kernspintomographie oder Computertomographie.

Therapie Soweit keine Indikation zur Operation besteht, gelten Richtlinien wie bei der Lumbalgie. Die Operation des Bandscheibenvorfalls beinhaltet die Fenestrotomie, die Sequestrektomie, die Nukleotomie und ggf. die Radikulolyse. Komplikationen: Postdiskotomiesyndrom und Spondylodiszitis.

Spinalkanalstenose

Kennzeichnendes Merkmal ist die konzentrische Einengung des Wirbelkanals in Höhe der Bewegungssegmente wegen angeborener und/ oder degenerativer Veränderungen. Sonderform: laterale Rezessusstenose.

Klinik Kennzeichnend für das Krankheitsbild sind lumbale Schmerzen mit Schwächegefühl in den Beinen und mit Sensibilitätsstörungen, die nach einer mehr oder weniger langen Gehstrecke auftreten und den Patienten quasi ultimativ dazu bringen stehen zu bleiben (Claudicatio spinalis). Der klinische Befund an der Wirbelsäule

ist geprägt von der Spondylose und Spondylarthrose mit schmerzhaften Bewegungseinschränkungen, Druckschmerz im Bereich der Muskelansätze und ggf. einer Wurzelreizsymptomatik.

Diagnostik Im Computertomogramm oder Kernspintomogramm wird die Einengung des Spinalkanals augenfällig.

Therapie Zunächst konservative Maßnahmen wie bei Lumbalgie und Ischialgie. Operationsgebiet: Erweiterung des Spinalkanals mit Resektion der verdickten Ligg. flava, Reduktion hypertropher Facettengelenke, Erweiterung der Rezessus mit meist schlagartiger und dauerhafter Linderung der Beschwerden. Ggf. ist die Dekompression durch eine Segmentversteifung zu ergänzen.

Zervikale Schmerzsyndrome

Zervikalgie (lokales Schmerzsyndrom), Brachialgie (ausstrahlender Schmerz durch Wurzelreizung) und Zervikobrachialgie (Kombination). Die für die LWS geltenden Pathomechanismen für die funktionellen Störungen, die Diskosen, Osteochondrosen, Spondylosen, segmentale Instabilitäten und Spondylarthrosen haben auch für die HWS ihre Gültigkeit.

Spondylitis

Bakterielle Infektion des Wirbelkörpers und des Bandscheibenraums. Ursachen: hämatogene Aussaat von entlegenen Infektionsquellen oder iatrogen bei Operationen; oft besteht eingeschränkte Infektabwehr durch Diabetes mellitus, Tumorerkrankungen, Kortisonmedikation. Die Infektion beginnt in der Grund- und Deckplatte eines Wirbelkörpers und breitet sich in den Intervertebralraum aus (Spondylodiszitis). Abszesse können sich auf die Nachbarschaft ausdehnen: Psoasabszess, epiduraler Abszess, Pleuraabszess.

Klinik Reicht von milden Schmerzen bis zu akut exazerbierenden heftigen Rückenschmerzen, isolierte Klopfschmerzen über dem Dornfortsatz der betroffenen Wirbel, reduzierter Allgemeinzustand, meist kein Fieber.

Diagnostik Im Röntgenbild ist die Verschmälerung des Intervertebralraums kennzeichnend mit Unschärfen und Defekten in Grund- und Deckplatten; Diagnosestellung mittels Kernspintomographie möglich; ggf. perkutane transpedikuläre Biopsie zur histopathologischen und mikrobiologischen Diagnostik.

Therapie Konservative Therapie nur bei milden Verläufen ohne Abszedierung. Sonst operative Ausräumung und Spondylodese. Stets konsequente Antibiose und körperliche Schonung.

Spondylitis ankylosans

Entzündliche Krankheit des Synovialgewebes aus der Gruppe der seronegativen Spondylarthritiden; schubweiser Verlauf überwiegend am Bandapparat der Wirbelsäule und an den stammnahen Gelenken. Sie führt unter teils heftigen Schmerzen allmählich zu Verknöcherungen im Band- und Kapselapparat der Wirbelsäule und Arthritiden mit frühen Sekundärarthrosen der großen Gelenke. In der Ätiologie sind eine erbliche Disposition, eine triggernde Infektion und pathologische Autoimmunreaktionen von Bedeutung. Meist sind Männer betroffen, bei Frauen verläuft die Krankheit milder.

Klinik Morgenschmerz und Ruheschmerz, tief sitzender Kreuz- und Rückenschmerz, Tendoperiostalgien. Später eingeschränkte Beweglichkeit der Wirbelsäule (Zeichen nach Schober). Thoraxstarre, Arthritis peripherer Gelenke.

Diagnostik Charakteristische Röntgenphänomene mit Kastenwirbel, Syndesmophyten, buntes Bild der Iliosakralfugen, Bambusstabform der Wirbelsäule. HLA-B27-Antigen.

Therapie Krankengymnastik, physikalische Anwendungen, Medikation, ggf. Gelenkersatzoperationen und Korrekturosteotomien an der Wirbelsäule.

Prognose Das Leiden kann kontinuierlich fortschreiten oder schubweise mit Remissionen verlaufen, es kann aber auch in jedem Stadium zum Stillstand kommen!

Spondylosis hyperostotica

Gekennzeichnet von Verknöcherungen der Wirbelsäule, die den Bandscheibenraum überbrücken; wird als Maximalvariante einer Osteochondrose der Wirbelsäule aufgefasst. Keine Entzündungssymptome, meist schmerzfreie Einsteifung, vorwiegend ältere Menschen betreffend. Es besteht eine konstitutionelle Neigung zur Verknöcherung des fibrösen Bindegewebes.

Therapie Falls notwendig, entsprechend degenerativer Lumbalsyndrome.

Verletzungen der Wirbelsäule

Meist indirekte Gewalteinwirkung kann Weichteile oder knöcherne Elemente allein oder in Kombination schädigen: Kontusion, Distorsion, Luxation, Fraktur, Luxationsfraktur.

Wirbelfrakturen Häufigste Lokalisation L1/Th12. Zu unterscheiden: Kompressionsbrüche (meist durch Biegung), Berstungsbrüche (vertikale Gewalteinwirkung). Für Therapie und Prognose entscheidend: **stabile** und **instabile Fraktur,** richtet sich nach der anatomischen Lokalisation.

Drei-Säulen-Theorie: Stabilitätsgefährdet sind vor allem Brüche zwischen hinterem Wirbelkörperdrittel, Bogen und Gelenkfortsätzen.

Dislokation ohne Knochenverletzung kommt praktisch nur an der HWS vor (vor allem Okziput-Atlas-C1/2).

Komplikationen: Spinalwurzelläsionen, partielles oder komplettes Querschnittssyndrom, Hämatomyelie.

Therapie **Halswirbelsäule:** Bei stumpfen Traumen der HWS ohne Knochenverletzung: Ruhe, Analgetika, abstützende Orthese.

Bei stabilen Frakturen feste Zervikalstütze oder Kopf-Thorax-Gipsverband.

Bei instabilen Frakturen Extension mit Crutchfield-Klammer oder Halo-Jackett, danach Minerva- oder Diademgips, ggf. operative Revision und instrumentelle Fusion.

Brust- und Lendenwirbelsäule: bei stumpfen Traumen ohne Knochen- und Nervenbeteiligung: Schonung bzw. Ruhelagerung, frühzeitige Krankengymnastik.

Bei stabilen Frakturen Lagerung in leichter Lordosierung, dann Dreipunktkorsett und Physiotherapie.

Bei instabilen Frakturen: operative Einrichtung und Osteosynthese.

Kielbrust

Kielartiges Vorspringen des Brustbeins (Hühnerbrust).

Konservative Maßnahmen wenig effektiv, wegen meist geringfügiger Beeinträchtigung ist operative Korrektur nur selten angezeigt.

Trichterbrust

Trichterförmige Einziehung vorwiegend der unteren Brustbeinpartien mit der vorderen Thoraxwand. Schmerzen treten nicht auf, meist als kosmetisches Problem empfunden. Nur in schweren Fällen Einengung des Mediastinalraums und Herzverlagerung mit Kreislauf- und Atemstörungen.

Therapie Meist nicht erforderlich. Operative Korrekturen sind aufwendig und mit Rezidiven belastet.

Empfehlenswerte weiterführende Literatur

Übersichtswerke

Baumgartner, Rene; Greitemann, Bernhard.: Grundkurs Technische Orthopädie, Thieme, Stuttgart 2002

Baumgartner, Rene; Stinus, Hartmut: Die orthopädietechnische Versorgung des Fußes, Thieme, Stuttgart 2001

Wirth, Carl Joachim: Praxis der Orthopädie, Thieme, Stuttgart 2000

Breusch, Steffen; Mau, Hans; Sabo, Desiderius: Klinikleitfaden Orthopädie, Urban & Fischer Verlag, München 2002

Rüter, Axel; Trentz, Otmar; Wagner, Michael: Unfallchirurgie, Urban & Fischer Verlag, München 2003

Diagnostik

Heuck, Andreas: Radiologie der Knochen- und Gelenkerkrankungen, Thieme, Stuttgart

Matthijs, Omer; Paridon-Edauw, Didi van; Winkel, Dos: Manuelle Therapie der peripheren Gelenke, Bd. 1, Urban & Fischer Verlag, München 2003

Matthijs, Omer; Paridon-Edauw, Didi van; Winkel, Dos: Manuelle Therapie der peripheren Gelenke, Bd. 2, Ellenbogen, Hand, Urban & Fischer Verlag, München 2003

Reiser, M.F., Semmler, W.: Magnetresonanztomographie, Springer, Berlin 2002

Therapie

Bauer, Rudolf; Kerschbaumer, Fridun; Poisel, Sepp: Operative Zugangswege in Orthopädie und Traumatologie, Thieme, Stuttgart 2001

Ewerbeck; Wentzensen; Holz; Krämer: Standardverfahren in der operativen Orthopädie und Unfallchirurgie, Thieme, Stuttgart 2004

Hüter-Becker, Antje; Dölken, Mechthild: Physiotherapie in der Orthopädie, Thieme, Stuttgart 2005

Hüter-Becker, Antje; Dölken, Mechthild: Physiotherapie in der Traumatologie/Chirurgie, Thieme, Stutgart 2005

Buchbauer, Jürgen; Steininger, Kurt: Funktionelles Kraftaufbautraining in der Rehabilitation, komplette Programme zum medizinischen Aufbautraining, Elsevier, München 2004

Kunz, Michael: Medizinisches Aufbautraining, Erfolg durch MAT in Prävention und Rehabilitation, Urban & Fischer Verlag, München 2003

Spezielle Darstellungen

Miehle, Wolfgang; Fehr, Kurt; Schattenkirchner, Manfred: Rheumatologie in Praxis und Klinik, Thieme, Stuttgart 2000

Krämer, Jürgen: Wirbelsäule und Thorax, Thieme, Stuttgart 2004

Krämer, Robert; Herdmann, Jörg; Krämer: Mikrochirurgie der Wirbelsäule, Thieme, Stuttgart 2004

Mumenthaler, Marco; Stöhr, Manfred; Müller-Vahl, Hermann (Hrsg.): Kompendium der Läsionen des peripheren Nervensystems, Thieme, Stuttgart 2003

Buckup, Klaus: Kinderorthopädie, Thieme, Stuttgart 2001

Rompe; Erlenkämper: Begutachtung der Haltungs- und Bewegungsorgane, Thieme, Stuttgart 2004

Kapandji, Ibrahim A.: Funktionelle Anatomie der Gelenke, Thieme, Stuttgart 2001

Sachverzeichnis

413